NOUVELLE HISTOIRE DE LA PSYCHIATRIE

SOUS LA DIRECTION DE
J. POSTEL ET C. QUETEL

NOUVELLE HISTOIRE DE LA PSYCHIATRIE

DUNOD

Maquette et illustration de couverture
Franco Novati

Cette édition constitue une édition revue et augmentée de l'ouvrage paru sous le même titre aux éditions Privat en 1983 (© Privat).

ISBN 2 10 002035 8

SOMMAIRE

V
Le XIXe siècle

VI
Le XXe siècle

VII
Aspects de la psychiatrie en Europe et en Amérique

AVANT-PROPOS À LA NOUVELLE ÉDITION

Dix ans sont passés depuis la première parution de cet ouvrage qui a vite trouvé des lecteurs assez nombreux pour disparaître des librairies dès 1988. Il fallait donc le rééditer en l'actualisant, en le corrigeant, mais sans le transformer profondément, et en l'augmentant seulement de chapitres consacrés à l'histoire de la psychiatrie dans certains grands pays oubliés dans la première édition.

Dix ans, c'est à la fois très long pour la vie d'un livre d'aujourd'hui, mais aussi très court quant à l'évolution de la discipline que celui-ci représente, discipline qui se cherche encore et qui ne s'est toujours pas totalement dégagée de la tendance hagiographique de ses origines. Et pourtant, durant cette décennie, on a vu naître deux sociétés d'histoire de la psychiatrie. D'abord en France où nous avons, avec Michel Collée, créé en décembre 1983 la Société française d'histoire de la psychiatrie et de la psychanalyse, qui s'est voulue d'emblée ouverte à tous les chercheurs, qu'ils soient ou non psychiatres ou psychanalystes. Elle est devenue ensuite (un peu prématurément, pour certains) la Société internationale d'histoire de la psychiatrie et de la psychanalyse (SIHPP) dont l'actuel président est René Major, et le secrétaire général, Gérard Milleret. Cette société a été représentée sur le plan éditorial d'abord par la *Revue internationale d'histoire de la psychiatrie* (J. Arveiller) puis par la revue *Frénésie* et une collection de rééditions d'ouvrages psychiatriques classiques, sous la direction de Michel Collée. Ses membres ont publié, par ailleurs, de nombreux ouvrages dont l'*Histoire de l'hystérie* d'Étienne Trillat, l'*Histoire de la schizophrénie* de Jean Garrabé, et tout récemment le déjà célèbre « *Lacan* » d'Élisabeth Roudinesco, actuelle vice-présidente de la SIHPP. La société a organisé chaque année un colloque, tantôt à Paris, tantôt en province, et une fois en Belgique. Les deux derniers qui ont connu un gros succès ont eu pour thème l'un, l'« *Histoire de la folie* de Michel Foucault trente après », et le second « *Le normal et le pathologique* » de G. Canguilhem en présence de l'auteur de cette remarquable thèse de médecine soutenue il y a précisément cinquante ans. Et la SIHPP a pu disposer d'un local à l'hôpital Sainte-Anne où sont aménagées une bibliothèque et une permanence de secrétariat, et classées les archives du célèbre historien de la psychiatrie Henri Ellenberger, confiées à la société, en attendant l'arrivée d'autres fonds d'archives (Jenny Aubry, Auguste Marie, etc.).

Est aussi bien vivante une Société européenne d'histoire de la psychiatrie, créée à Bois-le-Duc, patrie de Jérôme Bosch, quelques années plus tard. Elle est animée, en particulier, par G. Berrios, R. Porter et D. Weiner. Et son dernier congrès, à Londres, en août 1993 a connu un grand succès. C'est également à G. Berrios que l'on doit la publication, depuis cinq ans, d'une revue qui s'est définitivement imposée dans notre domaine, *History of Psychiatry*. Paraissant quatre fois par an, elle est devenue l'organe le plus important, et le plus ouvert à tous les courants, de notre discipline.

Mais il reste difficile de dresser un tableau exhaustif des recherches en histoire de la psychiatrie depuis cette dizaine d'années. Il faut en effet souligner d'emblée l'extraordinaire éclatement de ce qu'il convient d'ailleurs plus d'appeler un centre d'intérêt qu'une discipline, et où travaillent aujourd'hui, chacun de leur côté, psychiatres (universitaires ou non), psychanalystes historiens des sciences (médecins ou non), juristes, philosophes, historiens, sociologues, critiques littéraires, voire journalistes. Comment donner un aperçu, même sommaire, d'une telle hétérogénéité ? Que l'on aborde la question par le biais des personnes, des institutions, des publications, et l'on retombera toujours dans l'inconvénient d'un catalogue qui, de la chiche mention à l'horrible oubli, mécontentera le plus grand nombre.

Et pourtant, il nous faut rappeler ce qui nous a paru le plus important, ce qui a été une ouverture nouvelle dans des directions restées jusque-là ignorées. Et il nous faut aussi régler notre dette à celui que nous avions trop négligé dans notre première introduction. Comme dans *Le Grand Meaulnes*, « quelqu'un est venu qui a soufflé la lampe »... C'est Michel Foucault qui, avec son *Histoire de la folie à l'âge classique*, a enlevé l'histoire de la psychiatrie au cercle académique de ses praticiens. Sa thèse de philosophie (1961), qui fut un événement médiatique, annonce à plus d'un titre le mouvement antipsychiatrique de la fin des années 1960 et du début des années 1970. Il est difficile de parler en toute sérénité de Michel Foucault car on est résolument pour ou résolument contre et ce n'est pas le lieu ici d'en débattre. Soulignons seulement que c'est en philosophe et en sociologue que parlait Foucault et qu'il disait lui-même que ce n'était pas une histoire de la psychiatrie qu'il voulait faire (même si c'est de cela qu'il parlait essentiellement) mais de la folie elle-même « dans sa vivacité, avant toute capture par le savoir ». Ce n'est pas là la moindre ambiguïté de cette œuvre qui aujourd'hui encore pèse de tout son poids sur l'histoire de la psychiatrie. Ce qui intéresse plus notre propos ici, c'est de souligner que Foucault a ouvert un champ de recherche immense, d'abord en allongeant une perspective historique jusque-là limitée à la traditionnelle année zéro qu'instaurait le geste de Pinel, ensuite en assignant ce champ de recherche aux sciences humaines alors conquérantes. Désormais, l'histoire de la psychiatrie échappait aux seuls « aliénistes ». Et même lorsqu'on ne partage pas ses perspectives idéologiques critiques, on utilise cette magnifique « boîte à outils » (M. Demangent) qu'il a mis à notre disposition d'historiens.

C'est ce qu'a fait, avec beaucoup de talent, Joan Goldstein dans son ouvrage *Console and Classify*, un des plus remarquables de cette décennie. Cette historienne de l'université de Chicago a étudié le développement de la psychiatrie en France, au cours de l'irrésistible ascension d'une « profession » médicale se dégageant progressivement, vers la fin du XVIIIe siècle, de sa condition purement corporative, pour acquérir le statut d'une activité « libérale ». Elle nous le montre dès le premier chapitre de son livre, en insistant sur le concept sociologique de profession s'inscrivant dans l'évolution, pendant tout le XIXe siècle, d'une société de plus en plus marquée par la multiplication et l'officialisation d'activités professionnelles spécifiques, bien distinctes les unes des autres dans leur apprentissage, leur pratique et leur statut socio-économique. Pour la profession de psychiatre ou plus précisément de « médecin aliéniste », l'auteur va nous préciser qu'elle trouva sa spécificité, dans le cadre médical plus général, en raison de ses aspects administratifs prédominants. C'est toute la gestion sociale de la maladie mentale qui va devenir sur le plan pénal (article 64) un écart par rapport au judiciaire, et toute l'organisation si particulière des lieux de soins spécifiques à la folie, lieux qui préfigurent le futur « asile » créé dans chaque département par la loi du 30 juin 1838. Mais dans la mesure où l'aliéniste va prendre de l'importance dans les responsabilités que lui confie la société sur le plan médico-administratif et médico-légal et dans la gestion de la santé mentale (des particuliers et du public), responsabilités qu'il revendique et qu'il arrache peu à peu aux divers corps administratifs qui en avaient jusque-là la charge, il se met dans une position de déséquilibre constant, tel un funambule, oscillant entre la médecine et les soins du corps d'une part, et la gestion d'un désordre social d'autre part. Déjà, avant P. Pinel, Doublet et Colombier, entre autres, avaient revendiqué ce double rôle. Mais c'est le grand médecin de la Salpêtrière qui, indiscutablement, sera en France le promoteur de la psychiatrie, comme nous le montre J. Goldstein dans le premier chapitre de son livre. Sans doute ses protecteurs, Cabanis et Thouret, lui faciliteront la tâche dans cette période révolutionnaire et thermidorienne si propice à de tels changements. P. Pinel reste cependant, comme Forlenze pour l'ophtalmologie, le pionnier et le fondateur de la psychiatrie française.

C'est par le « traitement moral » que J. Goldstein voit ensuite s'instaurer la spécificité et la pratique psychiatrique, thérapeutique purement mentale que Pinel irait chercher chez les charlatans et les « empiriques » et non pas, comme on le croyait, chez les médecins anglais. Pour assurer sa thèse, l'auteur n'hésite pas à affirmer que le grand Francis Willis, cité par Pinel à plusieurs reprises, n'était lui-même qu'un propriétaire de maison de santé, obligé sur le tard de passer un doctorat en médecine (de complaisance ?) pour avoir le droit de poursuivre ses pratiques lucratives assez proches de celles des charlatans (?). Nous n'en sommes pas aussi convaincus qu'elle, d'autant plus que les origines du traitement moral sont certainement plus complexes qu'elle ne le pense. Elle nous montre en tout cas que Pinel cherche à lui donner un cachet « scientifique », en le reliant à l'étiologie des maladies mentales (selon une théorie essentiellement psychogénétique) et à la philosophie savante de l'époque (sensualisme de Condillac et idéologie de Destut de Tracy). Il confirmera ce statut « scientifique » en en mesurant les effets (la guérison) par des études statistiques, dont le fameux mémoire de 1808 (Résultats d'observations et construction des tables pour servir à déterminer le degré de probabilité de la guérison des aliénés) est le témoignage le plus frappant. J. Goldstein a tout à fait raison de mettre en évidence ces efforts pour authentifier et remettre dans le cadre médical officiel ce qui n'était que pratiques empiriques exercées jusque-là avec talent par des non médecins, comme l'infirmier Pussin, le père Pouthion de Manosque ou le premier de la dynastie des Tuke, qui n'était qu'un quaker particulièrement pratiquant et généreux.

Une fois la spécialité créée, il faut l'ancrer dans le monde médical, l'assurer dans l'institution hospitalière et universitaire, l'organiser dans les systèmes du savoir et du pouvoir. C'est l'école psychiatrique française qui va se constituer à partir de P. Pinel et surtout d'E. Esquirol, sur le mode patronal, ce que l'auteur appelle « the politics of patronage ». J. Goldstein développe longuement cette « généalogie » de la psychiatrie française, commençant avec le « cercle de Pinel » et se poursuivant avec celui d'Esquirol.

C'est ce dernier qui apparaît vraiment comme le « grand patron », celui dont les élèves vont se multiplier et s'installer dans toutes les principales villes de France pendant toute cette première moitié du XIXe siècle, période dénommée souvent « âge d'or de l'aliénisme ». C'est aussi celle du développement du concept nosologique de « monomanie ». J. Goldstein en fait une longue étude dans le cinquième chapitre, peut-être le meilleur de son ouvrage. Elle nous en montre fort bien les enjeux politiques. Il s'agit en effet, pour Esquirol et ses élèves, d'envahir le domaine judiciaire, en créant une psychiatrie médico-légale qui s'impose à la fois aux juges, aux responsables de la morale (philosophes, confesseurs, pédagogues) et à tous les hommes politiques. Pinel s'y était peu intéressé ; et Fodéré n'avait consacré qu'un chapitre du premier tome de son volumineux *Traité de médecine légale aux maladies mentales* (1815). En revanche, leurs successeurs vont s'intéresser très fortement aux expertises en matière de justice criminelle. Avec l'alibi d'inspiration philanthropique, « il faut sauver de pauvres malades des rigueurs de la justice » ils pénètrent, avec Esquirol à leur tête, dans les prétoires et les cours d'assises. Le diagnostic de monomanie est à la fois vague et très extensif. Lorsqu'on quitte le domaine des monomanies « intellectuelles » véritablement délirantes, pour celui des monomanies « affectives » et surtout des monomanies « instinctives », tout délit, tout crime, peut devenir le symptôme unique d'une folie que seul le médecin aliéniste peut percevoir. Il est en effet l'unique spécialiste compétent pour reconnaître la maladie mentale, tout à fait latente derrière la conduite délictueuse. Peu à peu, en effet, Esquirol et ses élèves ont admis que certaines monomanies « instinctives » et en particulier la fameuse « monomanie homicide », pouvaient apparaître hors de toute atteinte du jugement ou de l'affectivité. Les magistrats vont s'opposer avec vigueur à une telle extension de la pathologie mentale dans le champ de la criminalité. À l'occasion d'affaires très célèbres comme celle des deux crimes de Papavoine ou celle du puéricide d'Henriette Cornier, les débats seront particulièrement violents. Élias Regnault, défendant le corps judiciaire, écrira même en 1828 un ouvrage mettant en cause la compétence des aliénistes (*Du degré de compétence des médecins dans les questions judiciaires relatives aux aliénations mentales*). Mais, dans l'ensemble, les aliénistes l'emporteront dans ce combat où la défense médicale du concept de monomanie sert à l'auto-défense de la spécialité psychiatrique. Et il faudra attendre près de trente ans après la mort d'Esquirol pour que cette entité nosologique polymorphe soit mise en pièces par les psychiatres eux-mêmes.

J. Goldstein va aussi étudier les racines religieuses de la psychiatrie et les rivalités entre les médecins et les religieux jusque-là chargés de traiter les malades mentaux. Les choix idéologiques des aliénistes ne se sont pas toujours faits du côté du matérialisme et de l'anticléricalisme (voir par exemple le cas de Brierre de Boismont), et il ne faut pas réduire les débats entre psychogenèse et organogenèse de la maladie mentale à un conflit entre spiritualisme et matérialisme. On a l'impression que, pour J. Goldstein, les aliénistes ne peuvent s'imposer qu'en chassant tout ce qui est religieux et que la loi de 1838 sanctionnerait en quelque sorte la victoire de cet anticléricalisme. Comme elle le reconnaît d'ailleurs, l'asile créé par la loi s'installe souvent dans les murs de la charité ou du couvent, en gardant presque toujours le personnel religieux.

Mais cet anticléricalisme se poursuivrait néanmoins au sein de l'administration. Et J. Goldstein termine son livre sur J.-M. Charcot, le César de la Salpêtrière, le prototype du grand patron, pourfendant les hystériques qui auraient pris en quelque sorte la place des religieuses. Le « religieux » refoulé ferait donc retour sous le masque de l'hystérie.

C'est une thèse que nous retrouvons évoquée dans le bel ouvrage d'Étienne Trillat paru en 1987 dans la collection que l'un de nous dirige, sur l'histoire de l'hystérie. Ses descriptions rejoignent souvent celles de J. Goldstein, pour en arriver d'ailleurs à la conclusion que la grande hystérie est morte, remplacée par les névroses anxio-dépressives et la pathologie psychosomatique, comme si elle ne pouvait vivre qu'un temps sur le lit des grandes religions agonisantes. C'est aussi que l'hystérie était, avec l'épilepsie, le passage obligé des conquêtes de la neurologie sur la psychiatrie. Et là où, comme en Allemagne, les psychiatres du XIXe siècle sont suffisamment autonomes des neurologues, l'hystérie n'a jamais connu de tels développements. Micale nous l'a bien montré récemment dans un brillant article sur la grandeur, puis la décadence de la « grande névrose ».

Il n'est pas question pour nous de reprendre ici la recension de tous ces grands livres parus durant cette dernière décennie. Nous n'avons rappelé longuement celui de J. Goldstein que parce qu'il est le résultat d'une méthode historique à la fois critique et basée sur une étude précise des conditions sociales, économiques, idéologiques, dans lesquelles s'est développée la médecine aliéniste du XIXe siècle. Et aussi parce que c'est notre regret qu'il n'ait pas été écrit par un historien français. Dans une même perspective citons seulement les essais historiques parus en trois volumes, de 1985 à 1988, sous le titre commun de *The anatomy of Madness*, et sous la direction des trois grands historiens britanniques de la psychiatrie, W.F. Bynum, Roy Porter et Michael Sheperd.

Si nous ne pouvons pas citer tous les travaux importants de cette décennie, rappelons au moins les nombreux *reprints*, les réimpressions de qualité de tous ces textes psychiatriques introuvables et peu connus sur lesquels les historiens ne faisaient autrefois que répéter les mêmes commentaires itératifs, n'ayant que rarement la possibilité de retrouver le texte original, ou d'en avoir une bonne traduction. Nous avons déjà cité M. Collée et sa collection « Insania ». Rappelons aussi la collection « Rhadamanthe », que l'un de nous, avec J. Corraze, avait lancée au cours de la décennie précédente. Tout récemment, on a vu réapparaître une traduction de la *Folie maniaque-dépressive* d'É. Kraepelin. Et on peut enfin lire en français l'ouvrage inaugural d'E. Bleuler sur la schizophrénie. Faire revivre ces anciens ouvrages, ces études fondamentales dans leur version authentique, est une des grandes tâches des historiens de la psychiatrie. Ceux-ci ne doivent pas être de simples fossoyeurs comme le reprochait Charles Péguy aux historiens de son époque. Dans une chronique des *Cahiers de la Quinzaine*, leur directeur stigmatisait cette attitude si fréquente qui consiste à ne voir dans les tâches de l'histoire que creusement de tombes et enterrement de personnages célèbres, avec tout le refoulement des « vérités » qu'il faut définitivement cacher, comme le faisaient les anti-dreyfusards durant la fameuse affaire. Ces vérités « indésirables » (P. Decourt) il faut, au contraire, les faire revivre, en évitant cependant d'en faire de « nouvelles fictions » (M. de Certeau). Charles Péguy concluait sa diatribe contre ces historiens, en affirmant que les fossoyeurs étaient presque toujours des êtres joyeux. En fait, ils ne sont pas si heureux de vivre que cela. Nous en connaissons beaucoup qui sont alcooliques, noyant dans le vin rouge ou les apéritifs, la dépression qu'entraîne leur triste métier.

L'historien de la psychiatrie n'est plus là pour écrire des discours funéraires, et enterrer, réenterrer, au cours de cérémonies successives, comme le faisait R. Semelaigne, ceux qu'il est chargé, au contraire, de faire revivre, en commettant le moins d'anachronismes possible et en essayant de détruire les mythes successifs de cette histoire. C'est cette œuvre qu'il lui faut poursuivre, et c'est dans ce but que nous rééditons notre *Nouvelle histoire*.

J. Postel et C. Quétel.

ADDENDA BIBLIOGRAPHIQUE

ARISTOTE, *L'homme de génie et la mélancolie*, tr. fr. J. Pigeaud, Paris, Rivages, 1988.

BLEULER E., *Dementia Praecox on Groupe des Schizophrénies* (1911), tr. fr. A Viallard, Paris, EPEL, GREC, 1993.

BYNUM W.F., PORTER R. et SHEPERD M. (sous la direction de), *The Anatomy of Madness. Essays on the History of Psychiatry*, vol. I : *People and Ideas*, London, Tavistock, 1985 ; vol. II : *Institutions and Society*, London, Tavistock, 1985 ; vol. III : *The Asylum and its Psychiatry*, London, Routledge, 1988.

CARROY J., *Hypnose, suggestion et psychologie. L'invention des sujets*, Paris, PUF, 1991.

CHAZAUD J., *FJV Broussais : de l'irritation à la folie. Un tournant méthodologique de la Médecine au XIXe siècle*, Toulouse, Érès, 1992, 188 p.

CHIARUGI V., *On Insanity and its Classification* (1793-1794), tr. anglaise G. Mora, Canton (Ma-USA), Watson Pub, 1987.

COLLÉE M. et QUÉTEL C., *Histoire des maladies mentales*, Paris, PUF, 1987.

CUTTING G. et SHEPERD M., *The Clinical Roots of the Schizophrenia Concept*, Cambridge, Cambridge University Press, 1987.

DARNTON R., *La fin des Lumières. Le mesmérisme et la Révolution* (1977), Paris, Librairie Académique Perrin, 1984.

DIGBY A., *Madness, Morality and Medicine. A Study of York Retreat*, Cambridge, New York, London, Cambridge University Press, 1985.

DUCHÉ J.D., *Histoire de la psychiatrie de l'enfant*, Paris, PUF, 1990.

ELLENBERGER H., *La découverte de l'inconscient*, nouv. éd. présentée par É. Roudinesco, Paris, Fayard, 1994.

FRITZ J.-M., *Le discours du fou au Moyen Âge*, Paris, PUF, 1992.

FULLINWIDER S.P., *Technicians of the Finite. The rise and decline of the schizophrenia in American Thought*, London, Greenwood Pr, 1992.

GARRABE J., *Histoire de la schizophrénie*, Paris, Seghers, 1992.

GATEAUX-MENNECIER J., *Bourneville et l'enfance aliénée*, Paris, Le Centurion-Bayard, 1989.

GINESTE T., *Victor de l'Aveyron. Dernier enfant sauvage, premier enfant fou*, Paris, Hachette, 1993.

GOLDSTEIN J., *Console and Classify*, Cambridge, New York, Cambridge University Press, 1987.

GOUREVITCH D., *Le mal d'être femme*, Paris, Les Belles Lettres, 1984.

HARRINGTON A., *Medicine, Mind and the Double Brain*, Princeton (N.J.), Princeton University Press, 1987.

HARRIS R., *Murders and Madness. Medicine, Law and Society in the "fin de siècle"*, Oxford, Clarendon, 1989.

HOWELLS J.G. (sous la direction de), *The Concept of Schizophrenia : Historical Perspectives*, Washington APA Pr., 1992.

KRAEPELIN E., *La folie maniaque dépressive* (1913), tr. fr. G. Poyer, Grenoble, J. Millon, 1993.

LAHARIE M., *La folie au Moyen Âge. XIe-XIIIe siècles*, Paris, Le Léopard d'Or, 1991.

LAMBOTTE M.-C., *Esthétique de la mélancolie*, Paris, Aubier, 1984.

LANTÉRI-LAURA G. et GROS M., *La discordance*, Levallois-Perret, UNICET, 1984.

MICALE M.S., « On the "Disappearance of Hysteria" », *Isis*, 1993, *84*, 496-526.

MOREL P. et QUÉTEL C., *Médecines de la folie*, Paris, Hachette, 1985.

PICHOT P., *Un siècle de psychiatrie*, Paris, Dacosta, 1983.

PICHOT P. et REIN W. (sous la direction de), *L'approche clinique en psychiatrie. Histoire, rôle, applications*, vol. I, Le Plessis-Robinson, Synthélabo, 1992 ; vol. II, Synthélabo, 1993 ; vol. III, Synthélabo, 1993.

PIGEAUD J., *La maladie de l'âme*, Paris, Les Belles Lettres, 1981.

PIGEAUD J., *Folie et cure de la folie chez les médecins de l'antiquité gréco-romaine. La manie*, Paris, Les Belles-Lettres, 1987.

POSTEL J., *Genèse de la psychiatrie. Les premiers écrits psychiatriques de Philippe Pinel*, Paris, Le Sycomore, 1981.

QUÉTEL C., *Histoire de la syphillis*, Paris, Seghers, 1987.

RENARD E., *Le docteur G. Gatian de Clérambault, sa vie, son œuvre* (1942), 2e éd., Le Plessis-Robinson, Synthélabo, 1992.

RIPA Y., *La ronde des folles. Femmes, folies et enfermement au XIXe siècle*, Paris, Aubier, 1986.

ROUSSELLE A., *Croire et guérir. La foi en Gaule dans l'Antiquité tardive*, Paris, Fayard, 1990.

SHORTT S.E.D., *Victorian Lunacy. Richard M. Bucke and the practice of late nineteenth century psychiatry*, Cambridge, New York, London, Cambridge University Press, 1986.

TONES N., *A Generous Confidence. Thomas Story Kirkbride and the art of asylum-keeping*, Cambridge, New York, London, Cambridge University Press, 1984.

TRILLAT E., *Histoire de l'hystérie*, Paris, Seghers, 1986.

VALENSTEIN E.S., *Great and Desperate Cures*, New York, Basic Books, 1986.

VINDRAS A.M., *Louis II de Bavière selon Ernst Wagner, paranoïaque dramaturge*, Paris, EPEL, 1993.

WACJMAN C., *Enfermer ou guérir*, Saint-Étienne, Publications de l'Université de Saint-Étienne, 1991.

WACJMAN C., *L'enfance inadaptée. Anthologie des textes fondamentaux*, Toulouse, Privat, 1993.

WEINER D.B., *The Citizen-Patient in Revolutionary and Imperial Paris*, Baltimore, London, John Hopkins University Press, 1993.

INTRODUCTION À LA PREMIÈRE ÉDITION

À une époque où la psychiatrie est en pleine mutation, où ses cadres nosographiques s'effondrent, où ses institutions thérapeutiques les plus diverses (de l'asile au « secteur ») sont toutes remises en question, il devenait particulièrement utile de se pencher sur son passé, à la fois relativement récent puisqu'elle n'apparaît comme une spécialité médicale reconnue qu'à la fin du XVIIIe siècle, avec J. C. Reil en Allemagne et P. Pinel en France, et fort ancien, puisque déjà des maladies mentales spécifiques ont été observées, décrites et traitées par le grand Hippocrate et ses successeurs grecs et latins. Il fallait donc réétudier dans une perspective nouvelle, à la fois critique et extensive, cette histoire de la psychiatrie, en s'efforçant de la dégager de ses narrations officielles et de ses mythes, trop complaisamment répétés jusque-là dans de nombreux ouvrages. Ceux-ci en effet se sont, pour la plupart, attachés davantage à défendre diverses idéologies, des plus médicales aux plus antipsychiatriques, qu'à suivre avec rigueur et objectivité le développement dialectique d'une spécialité dont les enjeux scientifiques, socio-économiques et politiques doivent être, à chaque stade de son évolution, soigneusement repérés. C'est ce que s'efforce de réaliser cette nouvelle histoire de la psychiatrie. Cette tâche, si difficile qu'un seul historien n'aurait pu la mener à bien, a nécessité la collaboration d'une quarantaine de spécialistes intéressés par ce projet, chacun particulièrement concerné par une époque déterminée ou par un domaine bien précis de cette histoire.

Cette œuvre collective traitera d'abord de la pathologie mentale dans la médecine gréco-romaine, dans la médecine hébraïque et dans la médecine arabe. C'est ensuite la transmission de cet héritage au Moyen Âge qui est étudiée, en particulier dans la société médiévale européenne. Puis vient la Renaissance, annoncée par une brutale répression de la folie avec les procédures de l'Inquisition entraînant un mouvement médical de réprobation où se distingue un Jean Wier, qu'on peut situer comme un des fondateurs de la psychiatrie, puisqu'il discerne, le premier, l'hystérie et le délire derrière des manifestations jugées démoniaques par les juges-inquisiteurs.

C'est à l'âge classique que se développent, en partie sous l'influence de Descartes, les premières grandes théories psychopathogéniques d'inspiration physiologique (T. Willis, Van Helmont) d'où vont découler de véritables pratiques thérapeutiques médicales de la folie. On y verra que le « grand renfermement » des fous n'a pas eu l'importance fondatrice que certains auteurs ont voulu lui donner. Puis c'est le siècle des Lumières, où apparaissent de nouvelles figures pathologiques (des « vapeurs » de Pomme aux « crises » de Mesmer) et des réformes qui annoncent déjà la transformation des vieilles maisons de force en asiles.

À l'aube du XIXᵉ siècle, c'est l'événement théorique que représente la parution du *Traité de la manie* de Philippe Pinel, avec une nouvelle approche de la folie permettant un authentique « traitement moral ». De longs développements seront ensuite consacrés à ce qu'on a pu appeler « l'âge d'or de l'aliénisme » : naissance de l'asile, création de thérapeutiques et de législations propres à la folie en France et dans les diverses nations occidentales, apparition de nouvelles entités nosologiques (paralysie générale, paranoïa, psychose maniaco-dépressive, démence précoce...), fondation d'un enseignement spécialisé avec multiplication rapide des chaires universitaires, en particulier en Allemagne, et triomphe apparent d'une causalité organiciste des maladies mentales, qu'elle soit lésionnelle avec les progrès de l'anatomie pathologique du cerveau, ou héréditaire avec le fameux dogme de l'hérédodégénérescence introduit par Morel et défendu par Magnan jusqu'à l'orée du XXᵉ siècle.

Avec ce siècle qui est le nôtre, nous assistons à de profonds bouleversements, et en particulier à la révolution freudienne qui introduit une psychopathologie dynamique et la psychologie clinique s'accompagnant d'un retour en force de la psychogenèse, puis de la sociogenèse dont l'avatar le plus récent est représenté par l'anti-psychiatrie. Mais c'est en même temps l'époque des grandes thérapeutiques biologiques (malariathérapie, sismothérapies diverses, cure de Sakel) et surtout de la découverte des neuroleptiques qui, à partir de 1952, vont transformer le pronostic des psychoses et l'atmosphère des asiles, devenus entre-temps hôpitaux psychiatriques. Malgré ces progrès thérapeutiques évidents, les combats menés sur différents fronts par une psychiatrie critiquée de toute part, et en particulier de l'intérieur, sont loin d'être terminés. Si de nouveaux champs se sont ouverts pour elle, entre autres la psychiatrie infantile et la criminologie, la psychiatrie, dans ses événements les plus récents, reste déchirée et souvent contradictoire. Sa spécificité est cependant une constante nécessaire qui apparaît bien à la lecture de cette « Nouvelle histoire », dont la richesse documentaire et la grande diversité d'auteurs venus de multiples horizons ont permis, pour la première fois peut-être, une vision aussi complète et élargie. Ceci ne pouvait pas se concevoir sans certaines révisions déchirantes, ni sans dénonciations de mythes rassurants et souvent fondateurs. Quelques grands hommes et « héros » de la psychiatrie ont été ainsi ramenés à des dimensions plus modestes et donc plus humaines. On pourra nous trouver parfois mesquins, ou rancuniers. Mais nous n'avons fait que suivre les conseils de Jean Rostand, lorsqu'il écrivait : « Le vrai a pour moi un goût de vengeance : je refuse de faire à la réalité la grâce de m'abuser sur elle. »

Jacques Postel, Claude Quétel
(septembre 1982).

Première partie

L'ANTIQUITÉ

TABLE DES MATIÈRES

LA PSYCHIATRIE DE L'ANTIQUITÉ GRÉCO-ROMAINE

C'est une entreprise impossible que d'écrire en quelques pages une histoire de la psychiatrie dans l'Antiquité gréco-romaine : c'est à la fois trop et trop peu. Trop, puisqu'il n'y a pas eu de psychiatrie antique ; trop peu, puisqu'il y eut, en Grèce et à Rome, des fous qui souffrirent ; des médecins qui cherchèrent à les guérir ou à les soulager ; des juristes qui s'efforcèrent de les protéger et de limiter leurs actions ; des philosophes qui tentèrent de dégager l'essence de la folie ; des dramaturges qui firent de la folie du héros le sujet de leurs tragédies. Trop peu aussi, parce que tout écrivain, un jour ou l'autre, a quelque chose à dire sur cette espèce de scandale ; parce que tout être humain regarde le fou, s'en inquiète, et s'efforce de s'en protéger.

Nous avons donc limité notre entreprise à ce qui s'intègre le mieux à une histoire de la psychiatrie véritable, c'est-à-dire à l'histoire des idées médicales sur la pathogenèse théorique de la folie, sur son déroulement concret et sur le traitement du fou. Nous verrons ainsi :

- *la place de la maladie mentale dans l'histoire de la médecine antique* et le rôle de quelques grands « psychiatres » (ce mot, on le sait, admirablement forgé, n'est pas un mot antique) ;
- *les plus importantes entités nosologiques* : phrénitis et léthargie, manie et mélancolie (l'épilepsie, l'hystérie et la lycanthropie faisant l'objet de chapitres particuliers), avec certains aspects de leur traitement ;
- *des récits de cas.*

Cette histoire, purement médicale, ne peut donc commencer qu'au Ve siècle avant J.-C. avec Hippocrate, et se termine avec Célius Aurélien (Ve siècle) et Alexandre de Tralles (VIe siècle) qui allaient, pour le Moyen Âge à venir, fixer les cadres d'étude de la maladie mentale.

La place de la maladie mentale dans l'histoire de la médecine antique

La théorie humorale

La théorie humorale est progressivement élaborée par Hippocrate et les autres auteurs du *Corpus hippocraticum.*

Dans cette perspective, la santé repose sur l'équilibre des humeurs (sang, phlegme, bile jaune, bile noire, au moment où cette théorie est la plus parfaite) et sur l'équilibre des qualités qui les accompagnent (chaud, froid, sec, humide, essentiellement). La maladie en général et toutes les maladies en particulier reposent sur leur déséquilibre. Il n'y a pas de problème de dichotomie entre maladies de l'âme et maladies du corps ; toutes les maladies sont des maladies physiques, toutes ont une explication physiologique, toutes relèvent de traitements somatiques. La théorie humorale n'exclut pas cependant la notion de parties du corps ; l'une de ces parties est spécialement affectée dans la maladie mentale, c'est le cerveau, comme le remarque en particulier l'auteur de la *Maladie sacrée* : « Il faut savoir que d'une part les plaisirs, les joies, les ris et les jeux, d'autre part les chagrins, les peines, les mécontentements et les plaintes ne proviennent que [du cerveau]. C'est par là surtout que nous pensons, comprenons, voyons, entendons, que nous connaissons le laid et le beau, le mal et le bien, l'agréable et le désagréable [...] C'est par là encore que nous sommes fous [verbe *mainomaï*], que nous délirons, que les craintes et les terreurs nous assiègent, soit la nuit, soit après la venue du jour, des songes, des erreurs inopportunes, des soucis sans motifs, l'ignorance du présent, l'inexpérience. Tout cela nous l'éprouvons par le cerveau quand il n'est pas sain. [§ 14] [...] L'altération du cerveau se fait par le phlegme ou la bile [...] » (§ 15). On voit que le cerveau n'est pas créateur de maladie mentale, mais qu'il rend apparents par leur expression psychique les troubles humoraux. Ceux-ci enfin peuvent être dus à des facteurs internes ou à des facteurs externes, parmi lesquels l'alimentation. D'où l'importance du régime dans la thérapeutique, associé à des médicaments, dont un spécifique, l'ellébore, à tel point lié à l'idée de maladie mentale que le dérivé de son nom en latin, *elleborus*, sera un des substantifs désignant le fou. On peut dire enfin que toute « psychothérapie » n'est pas absente du traitement, dans la mesure où le médecin attache une grande importance au dialogue qu'il noue avec son malade : il écoute, puis explique et ordonne.

L'école méthodiste

Les idées hippocratiques vont se figer au cours des siècles et se répéter pieusement pour constituer ce qu'on appelle l'*école dogmatique.* On conçoit que cette situation ait suscité l'*école empirique*, qui, rejetant la recherche des causes, considère que, dans l'art de guérir, seule compte l'expérience, expérience directe et personnelle du médecin, expérience collective consignée dans les écrits médicaux, expérience analogique pour résoudre les cas nouveaux. L'*école méthodiste* est née de l'opposition entre dogmatiques et empiriques. Elle eut pour premier inspirateur Asclépiade de Pruse, un Bithynien installé à Rome au Ier siècle av. J.-C. Sa théorie médicale est dans la ligne de la philosophie d'Épicure, qui retrouve précisément alors un vif éclat avec le *De natura rerum* de Lucrèce : le corps est un assemblage de particules toujours en mouvement que traversent des conduits par où passent le *pneuma* ou *spiritus* – un air élaboré – et les fluides du corps. L'état de maladie et de santé dépend des mouvements de ces particules, de leur vitesse, de leur nombre, de leur taille, de leur forme, ainsi que de l'état des conduits et de la liberté de passage qu'y rencontrent ou n'y rencontrent pas le souffle et les liquides corporels. L'œuvre d'Asclépiade ne nous est pas directement connue, mais ses opinions sont conservées chez Célius Aurélien. On constate qu'il n'y a pas de distinction de nature entre les maladies somatiques et les maladies psychiques, la seule différence étant dans le siège où se produit le trouble mécanique, ainsi le cerveau pour la maladie appelée phrénitis. Après Asclépiade, on considérera que toute maladie est à mettre en rapport avec un état de relâchement, ou un état de resserrement, ou un état mixte (*status laxus, status strictus* et *status mixtus*, comme diront ses commentateurs plus tardifs). Relèvent par exemple de l'état de resserrement la phrénitis et la suffocation utérine.

Dans ces conditions, la thérapeutique est elle aussi essentiellement mécanique : on agit par les massages, la promenade à pied, toutes sortes d'exercices « passifs » dans lesquels le corps se contente de se laisser agiter, comme la promenade en voiture ou le voyage en bateau.

Cette école ne s'intéresse pas à l'étude des causes, qu'elle considère comme cachées et devant rester cachées. Cette attitude, qui nous étonne, envers la science est particulièrement ambivalente chez Soranos d'Éphèse (IIe siècle de notre ère). D'autre part, cet auteur met en valeur la notion de « sympathie », selon laquelle tout processus pathologique dans une partie du corps entraîne des réactions dans les autres parties. Surtout, on est frappé par l'esprit de liberté de Soranos dès qu'il passe aux choses pratiques.

Seuls les écrits gynécologiques de Soranos ont été directement conservés. Ses autres écrits nous sont connus essentiellement par Célius Aurélien, son traducteur latin et son interprète. Dans quelle mesure est-il traducteur, dans quelle mesure interprète ? Et quand vit-il ? Si on le considère comme génial interprète, on le fait remonter jusqu'au IIIe siècle de notre ère ; si on le considère comme un traducteur stupide, on le fait descendre jusqu'à l'aube du Moyen Âge. À notre avis, il n'est ni l'un ni l'autre ; c'est un adaptateur intelligent, qui s'appuie sur Soranos avec prédilection, mais qui n'ignore pas le reste de la tradition médicale. Il jouit en latin d'un art remarquable de la définition, et nous croyons pouvoir le situer au Ve siècle. Nous le citons très largement, car, quelles qu'en soient les composantes, son œuvre psychiatrique est sans doute la plus importante de la médecine antique.

L'école pneumatiste

Ce fut une réplique au groupe des méthodistes, auxquels s'étaient amalgamés de nombreux charlatans. Comme le méthodisme, le pneumatisme s'inspire d'une doctrine philosophique déjà constituée, cette fois : le stoïcisme. Le *pneuma* ou *spiritus*, produit élaboré de l'air extérieur, circule dans le corps humain et lui apporte la santé, si toutefois sa tension est celle qui convient. Cette tension se manifeste par le pouls, que l'ingéniosité des médecins qualifie avec une précision extrême. Dans ce courant se distingue Rufus d'Éphèse (IIe siècle de notre ère), auteur, comme on pouvait s'y attendre, d'un traité *Du pouls*, mais aussi neurologue et observateur des grands désordres psychiques. La connaissance de ce Rufus s'est récemment enrichie de la découverte de vingt et un récits de cas dans une compilation du XIe siècle, due à un médecin arabe, Sarabiyun Ibn Ibrahim (*Krankenjournale*, éd. tr. M. Ullmann, Wiesbaden, 1978). Ces récits, dont la technique est visiblement inspirée de celle des *Épidémies* d'Hippocrate, reposent sur une base théorique assez originale (même si l'on en peut trouver quelques traces dans le *Corpus hippocraticum*) : les dyscrasies humorales qui causent les maladies sont de deux types : ou bien il y a tout simplement un déséquilibre humoral ; ou bien il s'introduit une matière peccante qu'il faut éliminer avant d'entreprendre la rééquilibration humorale. Cette deuxième vision physiologique prendra une importance particulière au Moyen Âge.

L'éclectisme

Ces quatre écoles sont déjà en place (dogmatique, empirique, pneumatique, méthodique) quand Celse entre en scène. Cet encyclopédiste du Ier siècle est le premier grand écrivain latin à s'intéresser systématiquement aux problèmes médicaux. En matière de maladie mentale, il a une sympathie particulière pour les idées d'Hippocrate, source de l'école dogmatique, et pour celles d'Asclépiade de Bithynie. Ses goûts sont *éclectiques*, il rejette l'esprit de système et, choisissant une voie moyenne, prend son bien où il le trouve.

Il applique sa division générale des maladies aux maladies mentales : aux maladies aiguës, divisées en générales et locales, s'opposent les maladies chroniques, générales et locales. La phrénésis fait partie des maladies aiguës générales ; la mélancolie (à laquelle il ne donne d'ailleurs pas ce nom) est une maladie chronique générale ; restent les délires, les uns avec hallucinations – qui peuvent être tristes ou gaies –, les autres sans hallucinations, constituant des délires généraux et des délires partiels, parmi lesquels il faut ranger la manie.

L'éclectisme est également la position d'Arétée de Cappadoce (Ier siècle). S'il s'intéresse aux idées pneumatistes, il n'exclut les humeurs ni de sa physiologie, ni de sa pathologie, et il ne rejette pas l'anatomie. Son traité *Sur le traitement des maladies aiguës et chroniques* est relativement banal, du moins pour les maladies qui nous occupent. Mais son traité *Sur les causes et les signes des maladies aiguës et chroniques* est d'une remarquable finesse diagnostique. Par exemple, dans son chapitre sur « La manie », il distingue des troubles maniaques d'autres dérangements avec lesquels on les confondait souvent : « Certaines substances qu'on consomme rendent fous, comme la mandragore et la jusquiame, mais ces états ne prennent jamais le nom de manie : en effet, ils apparaissent tout à coup, et s'apaisent encore plus vite, alors que la manie se maintient en permanence. À cette manie ne ressemble nullement non plus le radotage, malheur qui frappe la vieillesse : c'est là en effet une torpeur de la faculté de penser et du jugement, et un endormissement de l'esprit [...] » (I, VI, 1). Il est aussi l'un des auteurs antiques qui passe le plus près de la maladie maniaque-dépressive : « Si, à la suite d'un épisode d'abattement, il arrive de temps en temps que se produise une amélioration, la joie s'installe chez la plupart ; mais les autres deviennent maniaques » (I, V, 3).

Éclectique enfin, mais fort original, le plus grand médecin de l'Antiquité après Hippocrate, Galien, né à Pergame en 130. Du jour où Asclépios décida de sa carrière médicale, Galien reçut l'enseignement des meilleurs maîtres de Pergame, de Corinthe, de Smyrne et d'Alexandrie, dont les intérêts, les tendances intellectuelles, la formation, étaient des plus variés. Il enrichit sa compétence par quatre ans de pratique comme médecin des gladiateurs à Pergame, et par de nombreux voyages, notamment pour recueillir des drogues de qualité. C'est surtout pendant la glorieuse période de son installation à Rome qu'il rédigea ses très nombreux ouvrages, dont la médecine est le thème principal mais non l'unique.

Hostile aux méthodistes, il prend partout ailleurs ce qui lui convient, mais en synthétisant ces données et en leur donnant une couleur personnelle. Il met en particulier sur pied la théorie des tempéraments – sanguin, phlegmatique, colérique et mélancolique –, selon la prédominance dans l'individu d'une des quatre humeurs, sang, phlegme, bile jaune ou bile noire. Les maladies de l'âme sont essentiellement des lésions de la sensibilité et de l'intelligence survenues ou bien à la suite de l'atteinte primitive du cerveau, ou bien, par sympathie, à la suite de l'atteinte primitive d'un autre organe. « Lorsque dans la pleuritis ou dans la péripneumonie, quelqu'un se met à délirer, personne ne prétend que le symptôme en question vient de la plèvre ou du poumon. Mais tous les médecins estiment qu'est affectée par sympathie la partie où réside le principe de l'âme. [...] Dans d'autres maladies, au contraire, ce n'est pas par sympathie mais par atteinte primitive que, selon eux, souffre cette partie, comme dans la léthargie ou la phrénitis. » (*Des lieux aff.*, II, X ; Kühn, VIII, 127.)

Au VIe siècle de notre ère, à Byzance, Alexandre de Tralles est sans doute le dernier auteur classique des grands médecins grecs de l'Antiquité. Éclectique comme Galien, il a une source de plus que lui, et c'est précisément Galien. La pathologie mentale, selon lui, est le résultat de troubles humoraux au niveau du cerveau. Il lance pour la première fois l'idée des localisations cérébrales, en considérant, à propos de la paralysie, que la sensibilité a son siège dans la partie antérieure du cerveau. Mais son classement nosographique a quelque chose de confus car, si chaque humeur, par elle-même, peut rendre malade, la maladie peut également venir de mélanges humoraux. Ce classement inventorie les maladies *a capite ad calcem* (de la tête au talon), d'où la présence dans les maladies de la tête, au livre I des *Douze livres de médecine*, de la phrénitis, de la léthargie et de la mélancolie. Chacune d'elles a une forme parfaite si elle dépend d'une seule humeur, imparfaite si elle dépend d'un mélange ; chacune peut se présenter sous une forme intense ou sous une forme sinon chronique, du moins invétérée. La plus complexe d'entre elles est la mélancolie, parce qu'« il n'y a pas qu'une seule humeur qui engendre cette affection », et parce que peuvent être atteints « plusieurs organes souffrants » (I, 17).

Les grandes entités nosologiques

Donc toutes les maladies sont des maladies somatiques ; mais certaines d'entre elles sont très particulières puisqu'elles ont des effets considérables et caractéristiques sur l'état de l'âme, de l'esprit et du caractère, ainsi que sur les conduites. Nous en avons retenu quatre, à cause de l'articulation particulièrement bien structurée qui s'établit entre elles à l'apogée de la médecine grécoromaine ; à cause de leur intérêt particulier ; à cause de leur rôle fondateur dans la naissance d'une psychiatrie autonome. Ce sont la frénésie et la léthargie d'une part ; la manie et la mélancolie d'autre part. Dans la vision antique, on peut dire *grosso mode* que les deux premières sont des folies aiguës avec fièvre, l'une avec un état d'excitation (la frénésie), l'autre avec un état d'abattement profond (la léthargie) ; et que leur font pendant deux folies chroniques sans fièvre : la manie, avec excitation ; la mélancolie, avec abattement. Le contenu de ces deux derniers termes, manie et mélancolie, a sans doute connu bien des vicissitudes depuis la fin de l'Antiquité, mais les mots eux-mêmes sont encore bien vivants. Les deux premiers, frénésie et léthargie, ne s'emploient plus car ils ne correspondent pas à des maladies psychiatriques : ils recouvrent des états toxi-infectieux de toutes sortes, avec fièvre intense et manifestations pseudo-psychiatriques, états confusionnels, affaiblissement du niveau de conscience ou même abolition de la conscience, délire, agitation ou stupeur. En fait, les Anciens savaient qu'il fallait distinguer les états psychiatriques des états pseudo-psychiatriques, mais ils ne faisaient pas passer la barre là où nous la mettons.

La frénésie ou phrénitis

C'est une entité déjà connue du *Corpus hippocraticum*, en tant que folie aiguë, qui s'oppose à la manie (laquelle alors recouvre divers états d'agitation et de délire) et à une folie chronique d'une coloration très particulière, la mélancolie.

Elle comporte un délire, le plus souvent agité, avec fièvre intense et continue, carpologie et corcidisme – gestes de cueillette que connaissait bien encore

Littré mais qu'on n'a plus guère l'occasion de voir –, anomalies du pouls, souvent petit et rapide, insomnie ou sommeil agité avec rêves, tremblements et parfois spasmes, sécheresse de la langue, sueurs du corps, maux de tête et souvent douleurs dans la région des hypochondres ou des phrènes. Ce peut être une maladie primaire ou une maladie secondaire à d'autres, dont le traité des *Maladies I* décrit le mécanisme en ces termes : « Toutes les maladies proviennent, pour ce qui est des choses du dedans, de la bile et du phlegme ; pour ce qui est des choses du dehors, des fatigues, des blessures [...] » (I, 30 ; Littré, 6, 142). Si la cause est interne, « la phrénitis se comporte ainsi : le sang dans l'homme apporte la plus grande part de l'intelligence ; quelques-uns même disent qu'il l'apporte tout entière. Quand la bile mise en mouvement a pénétré dans les vaisseaux et dans le sang, elle ôte à ce liquide en l'agitant et en le rendant séreux sa viscosité et son mouvement habituels, et elle l'échauffe. Échauffé, il échauffe à son tour le corps entier. Dès lors, le patient délire et est hors de lui en raison de l'importance de la fièvre, ainsi que de l'état séreux du sang et de son mouvement inhabituel. » (I, 30 ; Littré, 6, 201.) La continuité du délire distingue cette maladie des épisodes délirants d'autres fièvres où le délire s'apaise en période de déclin puis disparaît.

La question du siège des maladies n'est pas un problème qui se pose à la médecine hippocratique ; dans ce cas particulier, l'adoption du nom de phrénitis suggère tout juste l'importance particulière des phrènes ou diaphragme dans la pensée médicale préhippocratique. Dans cette ligne, Celse préfère la considérer comme une affection de tout le corps, *acuta et in febre, cum continua dementia* (III, 8). Pourtant la question du siège de la frénésie va un jour diviser les esprits : « Chacun d'eux a indiqué comme siège de la phrénitis la partie où il a pensé que se tient le gouvernement de l'âme », remarque judicieusement Célius Aurélien, dans ses *Causes des maladies aiguës*, I, 54. Pour lui, c'est encore une affection de l'ensemble du corps (*totum corpus*) avec souffrance particulière de la tête (*plus pati caput*, I, 55). Mais il a consigné des opinions différentes de la sienne, telle que celle d'Asclépiade qui « au premier livre de ses *Maladies aiguës* dit que la phrénitis est un arrêt des particules ou une obstruction dans les membranes du cerveau, fréquemment sans douleur mais avec aliénation et fièvre » (I, 6). Arétée, de son côté, considère qu'un pneuma sec et subtil attaque alors le cerveau, mais ne néglige pas le rôle des nerfs ; il insiste sur le caractère pénible des hallucinations des frénétiques : « Chez eux, la sensibilité est faussée ; ils voient comme si elles étaient là des choses qui n'y sont pas ; et ce qui n'apparaît pas aux autres se présente à leur vue » (III, 6, 7). Galien distingue pour sa part une frénésie affectant le cerveau d'une autre forme affectant le diaphragme (*Des lieux aff.*, V, 4 ; Kühn, 8, 327 et s.) ; elles peuvent se manifester surtout par des troubles du jugement, surtout par des troubles du sens, ou par l'alliance des deux, comme nous le verrons avec le cas n° 4. Enfin, Alexandre de Tralles maintient fermement que « la phrénitis parfaite est produite par la bile jaune qui, se répandant dans le cerveau ou ses enveloppes, amène leur inflammation » (I, 3) et que « la cause du mal est au cerveau » ; il rejette « l'opinion de quelques auteurs [selon laquelle] la phrénitis provient de l'inflammation du diaphragme ». Il distingue dans le déroulement de la maladie une période préalable pendant laquelle les malades ont un sommeil agité, avec « cauchemars et songes, au point que quelques malades ont même été soupçonnés de voir l'avenir et de vouloir le prédire » ; puis vient une période active où tous les signes de l'accès frénétique sont présents ; enfin, une période de chronicisation, dans laquelle, le malade s'affaiblissant, les signes sont moins nets. Elle peut se compliquer par la combinaison d'autres humeurs nocives. Et l'écrivain byzantin du VIIe siècle, Paul d'Égines, jouera un rôle important dans la transmission aux Arabes de ces notions de phrénétis (III, 6), de léthargie (III, 9), de manie et de mélancolie (III, 14).

La léthargie

Sur la léthargie ou léthargos, Célius Aurélien fait très bien le bilan de l'opinion commune : cette maladie fait partie des *celerum cum febricula passionum*. « C'est une maladie qui, en comparaison, est plus grave que la phrénésie, exactement comme la perte totale de la vision est plus grave qu'une gêne partielle ou la mutité qu'une gêne dans la parole » (*Causes des maladies aiguës*, II, 1, 1). « Ce n'est pas un sommeil dans lequel toutes les fonctions de l'activité naturelle sont empêchées, mais un espèce d'étouffement qui, loin de faire du bien au malade, l'étouffe plutôt » (II, 3, 4). « Nous reconnaissons la léthargie à l'affaiblissement et à l'obnubilation des sens, à l'état stuporeux, à la fièvre aiguë, continue et rémittente, au pouls large et lent » (II, 1, 13). « D'abord donc, il y a un état stuporeux, mal déterminé, qui fait penser au sommeil, et dans lequel le malade sombre. Si on appelle ce malade, il n'a pas de mal à sortir de cet état. Si on lui pose une question, il peut répondre ; pas immédiatement, sans doute, mais après un certain temps. Puis, si on lui ordonne de tirer la langue pour qu'on l'examine, ou s'il y est forcé par un bâillement, ou bien il ne le fait pas, ou bien il ne le fait que lentement. S'il a consenti à tirer la langue, ou bien il ne la rentre pas, ou bien il met du temps à la resserrer. S'il a pris quelque chose dans la main, sans s'en apercevoir et sans le vouloir, il le lâche. S'il parle, il oublie ce qu'il vient de dire [...] » (II, 3, 14). « Si on lui dit d'uriner, il ne demande pas le vase ; ou, s'il le demande, il n'y pense pas une fois qu'on le lui a donné, et il n'urine pas si on ne lui dit pas de le faire. S'il urine, c'est dans la douleur et en petites quantités, et son urine est trouble. Il a une salive abondante, peu aqueuse et épaisse, et parfois non-cuite » (II, 3, 15). « La maladie s'aggravant, le malade est continuellement couché sur le dos ; son teint est plombé ou bleuâtre, son visage est contracté, ridé, les sourcils joints, exactement comme chez ceux que nous voyons plongés dans le chagrin ou le deuil. Il glisse du haut vers le bas du lit. Leurs sens sont étouffés, ils ont du mal à rassembler leurs idées, au point que leur attention ne peut être éveillée que si on les pique ou si on les appelle à haute voix ; et, même alors, ils ne font qu'à peine bouger et contracter les lèvres, puis sombrent à nouveau. Ce qu'ils disent est inintelligible, et ensuite, même si on les excite en les piquant ou en les chatouillant, ils ne font pas attention. Si on lève leurs mains et qu'on les lâche, celles-ci retombent immédiatement. Ils n'urinent ni ne vont à la selle, à tel point que beaucoup de gens, guéris de leur maladie, sortis de leur état stuporeux, meurent faute de pouvoir uriner » (II, 3, 16).

« Si l'état du patient empire, sa respiration s'épaissit. Les paupières ne se ferment pas parfaitement, les yeux sont creux, la langue est sèche et dure ; les dents restent serrées, grincent, et, si on veut les écarter de force, on n'y parvient pas ; ou bien, la bouche est à demi ouverte et pendante, si bien que le menton est affaissé et que la main ne peut rapprocher les mâchoires détendues. Il y a en même temps un sifflement dans la poitrine. »

« Si on introduit un liquide ou si on en verse goutte à goutte [dans la bouche du malade] pour le nourrir, la déglutition est difficile, puis ne se fait plus. La lèvre inférieure est pâle et agitée, les membres sont comme engourdis, les ongles bleuâtres, la gorge gonflée fait saillie, le pouls est bas et s'affaiblit progressivement ; des sueurs froides et visqueuses siègent sur la face et le cou. Souvent l'émission d'urine et la défécation se produisent involontairement. Il y a aussi spasme, c'est-à-dire convulsion des diverses parties du corps » (II, 3, 18). « Mais si le malade commence à manifester des signes de retour à la santé, si la maladie semble marcher vers sa fin, tous les symptômes dont nous avons parlé ci-dessus s'atténuent. Certains en vérité s'améliorent véritablement et recouvrent la santé. Mais quelques-uns, bien que leur état stuporeux cède, sont atteints d'aliénation mentale, leur pouls devient plus bas et plus rapide ; ou bien la maladie les reprend et ils sombrent de nouveau, si bien que les deux maladies [léthargie et phrénitis] semblent entremêlées ; d'autres enfin, libérés de leur léthargie, tombent dans une phrénitis simple et finissent enfin par obtenir la santé » (II, 3, 19).

La léthargie avec Alexandre de Tralles connaît la même complication que la frénésie, qui comme elle a son « siège dans le cerveau » (I, 14). En effet, si l'humeur qui cause la léthargie franche est le phlegme, les choses sont claires ; mais « lorsque le phlegme n'entre pas seul dans la tête, qu'il y est accompagné de bile, nécessairement les symptômes deviennent mixtes ». Quand cette complication n'existe pas, le malade « ne peut plus se souvenir des paroles prononcées mais veut toujours fermer les paupières et se reposer, ou bien il est entièrement dans un sommeil pesant dû à l'humidité et au refroidissement qui étouffent et engourdissent le souffle vital ».

Dans l'ensemble, c'est là sans doute le concept le plus stable de la nosographie psychiatrique antique, mais aussi le plus abstrait, et très rares sont les cas antiques auxquels on puisse attribuer ce diagnostic.

La manie

Dans la pensée médicale à ses débuts, c'est, plutôt qu'une maladie, un symptôme dans différentes situations pathologiques, y compris dans la frénésie et dans la mélancolie. Elle est faite d'agitation et de délire.

C'est plus tard que la manie devient une entité spécifique bien délimitée, en partie pour répondre à des réalités cliniques, en partie aussi pour permettre la belle construction à quatre éléments qui nous a servi de point de départ. Sans qu'on puisse dire exactement à quel moment elle s'isole ainsi, nous la voyons constituée chez Asclépiade qui, dans son livre de *Définitions*, l'aurait appelée *passio in sensibus* (comme la phrénitis), mais *intardans et sine febribus* (Célius Aurélien, *Causes des maladies aiguës*, I, 15). On considère qu'elle a son siège dans la tête, et même dans la *neruositas* (ce qu'il y a de nerveux dans la tête ou ensemble du système nerveux ?), toujours selon Célius (I, 154). On la distingue des délires temporaires bien qu'elle puisse présenter des intervalles libres ou être continuelle. Surtout, elle est protéiforme, comme le fait remarquer Arétée par exemple : « Il y a des milliers de formes de la manie. Ceux qui ont un bon naturel et apprennent facilement font de l'astronomie sans l'avoir apprise, de la philosophie spontanée, de la poésie par la seule inspiration des Muses. Car même dans les maladies, la bonne éducation a ses effets » (III, 6). Mais c'est encore Célius qui fait le tableau le plus ambitieux et le plus précis : « La manie est une aliénation chronique sans fièvre, ce qui la distingue de la frénésie. En vérité, on observe que la manie n'est pas une maladie aiguë et qu'elle se produit sans fièvre. Or, s'il arrive qu'un maniaque ait de la fièvre, on le distingue du frénétique par des considérations chronologiques : en effet, chez les maniaques, c'est la manie qui se manifeste la première, la fièvre venant après, et ces malades n'ont pas un pouls tellement petit ; chez les frénétiques, c'est la règle que ces deux conditions soient remplies [antériorité de la fièvre, pouls petit]. »

« La manie se rencontre particulièrement chez les jeunes gens et chez les hommes d'âge moyen, rarement chez les vieillards, et très rarement chez les enfants et chez les femmes » (I, 146). « Parfois elle est d'invasion brutale ; parfois, elle s'installe graduellement ; tantôt elle a des causes cachées, tantôt des causes évidentes comme une exposition à la chaleur, un refroidissement, une indigestion, des ivresses répétées et sans retenue [en grec *krapélè*], des insomnies perpétuelles, l'amour, la colère, la tristesse, la crainte, une conduite véritablement obsessionnelle, une secousse, un choc, une trop grande tension des sens et de l'intellect, par désir d'apprendre, par intérêt, par souci de gloire. Mais aussi, pour avoir bu des drogues, en particulier de celles qui passent pour faire naître l'amour [en grec *philtropota*], ou pour s'être fait enlever des hémorroïdes anciennes ou des varices, ou chez les femmes, quand manque la purgation menstruelle » (I, 147). Tant que la maladie couve, elle présente certaines ressemblances avec l'épilepsie, mais « quand la maladie devient visible, quand elle est apparente, il y a aliénation de l'esprit sans fièvre ; chez les uns, cette aliénation est sévère, chez d'autres peu marquée ; mais, chez chacun, elle prend une forme et une apparence différentes, bien qu'elle n'ait qu'une nature et qu'une espèce. En effet, la manie, quand elle s'empare d'un esprit, se manifeste par la colère, par la gaieté, par la tristesse, par la futilité ou, comme certains le rappellent, par des craintes peu fondées : certains ont peur des grottes, certains ont peur de tomber dans des précipices, ou ont d'autres sujets de crainte » (I, 147). « La folie, ou si l'on préfère, la manie, est parfois continue ; parfois elle est allégée par des intervalles libres ; elle fait que le malade tantôt oublie ce qu'il a à faire, tantôt n'a pas conscience de ses oublis ; tantôt souffre d'une aliénation de tous les sens, possédé qu'il est par la fausseté du jugement, tantôt est trompé par d'autres sortes d'erreur. Ainsi donc un maniaque se prend pour un moineau, un autre pour un coq, un autre pour un pot en terre, un autre pour une brique ; un autre encore pour un dieu, un autre pour un acteur tragique ou pour un acteur comique ; un autre se prend pour un brin de paille et prétend qu'il occupe le centre du monde ; un autre veut qu'on le prenne dans les bras en vagissant comme un bébé. Chez la plupart de ces malades, au moment de la crise, les yeux sont injectés de sang et le regard intense. Il se produit aussi des insomnies perpétuelles ; les vaisseaux sont distendus, les joues rouges, le corps dur ; la force du malade n'est pas ce qu'elle est d'habitude » (I, 151).

La mélancolie

Malgré son nom qui semble la définir, c'est de toutes les grandes entités psychiatriques antiques la plus difficile à saisir. Sans doute, il est bien évident que la bile noire y est pour quelque chose ; et tout le monde admet également qu'elle présente deux sentiments spécifiques : la tristesse et la crainte. Sous une forme lapidaire, Hippocrate, le premier, constate cette coloration spécifique : « Si crainte et tristesse durent longtemps, c'est un état mélancolique. » (*Aphor.*, 6e section, 23 ; Littré, 4, 568.) Mais Hippocrate ne précise pas s'il y a un lien causal entre l'humeur et les sentiments, dans un sens ou dans l'autre ; ou s'il y a simplement deux sortes de signes présents en même temps. Une fois de plus, Célius Aurélien met le doigt sur le problème : « La mélancolie tire son nom de ce que souvent le malade vomit de la bile noire .[…] Ce nom ne dérive pas, comme beaucoup le pensent, de ce que la bile noire pourrait être la cause ou l'origine de la maladie. » (*Causes Chron.*, I, 6, 180.) On conçoit donc à la fois l'accord sur la définition générale de la mélancolie, et la diversité du détail de cette définition.

« La mélancolie est une maladie qui lèse la pensée, avec tristesse, aversion pour les choses les plus chères, sans fièvre. Chez certains de ces malades s'ajoute une bile abondante et noire qui attaque l'estomac, si bien qu'ils vomissent, et en même temps leur pensée est conjointement atteinte », écrit l'auteur des *Definitiones medicae* quelque temps avant Galien (Kühn, 19, 416). Quant à Galien lui-même, s'il admet la réalité des troubles digestifs, il s'irrite de voir que certains leur donnent trop d'importance, Dioclès de Caryste par exemple (*Des lieux aff.*, 3, 10 ; Kühn, 8, 186). Célius Aurélien est encore une fois parfaitement clair et modéré : « Ceux qui sont atteints d'une mélancolie réellement installée sont emplis d'anxiété et de malaise, avec en plus une tristesse accompagnée de mutisme et de haine de l'entourage. Tantôt, ensuite, le malade désire vivre, tantôt mourir, et il soupçonne que des machinations sont ourdies contre lui. En même temps, pleurs immotivés, paroles inarticulées et vides de sens, et puis retour à l'hilarité. »

« Gonflement de la région précordiale, surtout après les repas ; membres froids, légère sueur, sensations mordicantes à l'estomac et au cardia, et qui s'étendent jusqu'à la région interscapulaire. […] Également, lourdeur de tête, teint verdâtre avec des traces noires, ou presque bleuâtres ; amaigrissement, faiblesse, mauvaise digestion avec éructations nauséabondes. » (*Causes Chron.*, I, 6, 181-182.)

Chez Alexandre de Tralles, le problème des causes est à nouveau posé, car, à ses yeux, « la cause de la mélancolie n'est pas unique et il n'y a pas qu'une seule humeur qui engendre cette affection » (I, 17) ; en outre, les « organes souffrants » peuvent être divers : « Chez les uns, le cerveau est malade ; chez d'autres, c'est tout le corps ; chez d'autres, c'est uniquement le ventre et les hypocondres. »

Tous les auteurs anciens sont frappés par la variété des thèmes sur lesquels s'exerce cette tristesse du mélancolique, sur la variété des « impulsions et des symptômes », comme l'écrit Alexandre. Rufus se pose des questions difficiles : « Une foule de questions douteuses se présentent, comme par exemple pourquoi les mélancoliques voient des dangers là où il n'y en a pas [...], pourquoi tel malade a peur de son entourage et tel autre de tous les hommes pris en masse. » (Fragment 70 de Rufus, extrait d'Aetius, VI, 9.) Et tout un stock d'histoires-types se constitue ainsi ; chacun sait que « le malade est affecté d'une tristesse sans raison, qu'il est abattu et en proie aux terreurs, qu'il désire la mort, qu'il est hostile à ceux qui paraissent être le plus ses amis, qu'il soupçonne sans fondement qu'on cherche à le tuer, soit à coup d'épée, soit par le poison. Nous savons d'ailleurs que cette humeur est capable de présenter une infinité d'autres manifestations fantastiques, étranges et variées ; certains malades croient être devenus de la poterie, d'autres du cuir, d'autres un coq et veulent imiter son cri ; de même quelques-uns pensent être des rossignols et pleurent la mort d'Itys ; d'autres sont persuadés qu'ils supportent le ciel comme Atlas ; ils disent qu'ils ont peur qu'il ne tombe et n'écrase non seulement leur corps, mais le monde entier avec eux ». Dans ce passage d'Alexandre (I, 17), on aura reconnu des anecdotes médicales déjà évoquées à propos de la manie ; ce n'est pas qu'Alexandre soit plus confus qu'un autre, c'est que les Anciens ont tous senti, en l'exprimant plus ou moins bien, que le problème des rapports entre la mélancolie et la manie était essentiel : selon Célius Aurélien (*C. Chron.*, I, 183), la mélancolie est pour le méthodiste Thémison une forme de la manie (*hanc passionem furoris speciem*) ; pour Rufus d'Éphèse, la phase maniaque précède l'état mélancolique ; pour Arétée, les mélancoliques deviennent maniaques. En fin de compte, ce qui fait la mélancolie, qu'elle soit constitutionnelle ou acquise par suite d'erreurs de régime, c'est sa couleur psychologique très particulière et ses liens avec un état apparemment fort différent.

Le traitement de la manie selon les méthodistes

Voyons à titre d'exemple le traitement de la manie selon les méthodistes (Célius Aurélien, *C. Chron.*, I, 155 et s.). « Et pour commencer, il convient que le patient soit couché dans une pièce qui ne soit ni trop éclairée ni trop chauffée, qui ne soit troublée par aucun bruit ni décorée d'aucune peinture ; qui ne soit pas éclairée par des fenêtres bas placées ; située au rez-de-chaussée plutôt que dans les étages. En effet, ceux qui souffrent de manie souvent se jettent par la fenêtre. Il faut également fixer solidement le lit, mais ne pas le tourner en direction de la porte, pour éviter que les malades ne voient ceux qui entrent, et que, exaspérés par la vue de visages divers, ils n'aillent aggraver les sottises de leur folie [...] » (155).

« En outre, il faudra interdire que beaucoup de gens puissent entrer dans la chambre, interdire surtout les visiteurs inconnus du malade. Il faut également charger les domestiques de corriger leurs erreurs en leur accordant une écoute bienveillante. C'est-à-dire éviter que, en donnant leur assentiment à tout ce qu'il dit, ils n'augmentent la manie du malade en confirmant toutes ses élucubrations ; mais aussi éviter qu'ils n'aillent au contraire, en s'opposant à tout, aggraver l'accès de la maladie, établissant que tantôt, en lui cédant, et en le persuadant, ils lui fassent des concessions ; tantôt, par l'insinuation, ils redressent ses illusions en lui montrant le vrai [...] » (156-157). « Si les malades sont agités en voyant des gens, il faudra faire usage de liens, mais sans leur faire de mal, en protégeant leurs membres de flocons de laine d'abord, en plaçant le bandage sur eux après. Mais si ces malades ont l'habitude de manifester de la crainte ou du respect à l'égard de quelqu'un, cette personne ne devra pas être admise souvent dans la chambre. Car une présence fréquente provoque un manque d'égards. Mais, quand les circonstances l'exigent, ou quand les malades n'acceptent pas l'administration d'un remède, alors on devra faire entrer cette personne, vu la nécessité d'inspirer au malade la peur et le respect [...] » (157-158).

Quand le malade va mieux et a repris des forces, « il faut aussi prescrire la lecture de livres, et même de livres entachés d'erreur, pour que les malades exercent leur esprit en profondeur. C'est pourquoi il faudra aussi les harceler de questions, d'une part pour repérer leurs mensonges, d'autre part pour obtenir les informations que nous souhaitons » (I, 162). « Et d'autre part, après la lecture, il faut leur présenter une pièce comique, ou du mime, si ces fous souffrent de tristesse ; ou, inversement, une pièce offrant tristesse ou crainte tragique, si ces fous sont atteints de gaieté puérile. Car il convient de corriger les caractéristiques particulières de l'aliénation par leur contraires, pour qu'aussi l'état de l'âme recouvre la condition moyenne qu'est la santé » (I, 163). Avec la progression du traitement, et en fonction de ses possibilités intellectuelles, on le fera réfléchir, discuter, parler en public. « Mais s'il n'a aucune culture, il faudra lui poser des problèmes en rapport avec son propre métier, à un paysan des problèmes d'agriculture, à un pilote des problèmes de navigation. Et si le malade à traiter ne s'intéresse à rien de particulier, il faudra poser des questions sur des sujets fort ordinaires, ou bien le faire jouer à des jeux de pions. Car ces jeux ont quelque chose qui peut exercer l'esprit, surtout si le partenaire qui joue avec le malade est plus habile que lui » (I, 165)... « Et si les malades veulent entendre les discussions des philosophes, il faudra les y faire assister. Car par leurs paroles, ils enlèvent la crainte, la tristesse ou la colère, ce qui n'est pas une mince contribution au soulagement du corps » (I, 166).

Enfin, quand le malade va vraiment mieux, on essaie diverses mesures physiques, « et même, il faut conseiller des voyages lointains, par terre ou par mer, et tels ou tels délassements de l'âme qui puissent détendre l'esprit » (I, 170).

Mais Célius ne se contente pas d'élaborer un programme de traitement ; il critique les méthodes employées par les médecins des autres sectes, et même par certains des tout premiers méthodistes. Ceux-ci « prétendent que les malades doivent être tenus dans des pièces obscures »... ; pourtant « on voit bien que certains malades haïssent l'obscurité » (I, 171). « Ils prescrivent également une diète extrêmement sévère, [...] sans se rendre compte qu'une privation exagérée de nourriture affaiblit les forces physiques. [...] Ils disent aussi qu'il faut considérer ces malades comme analogues aux bêtes féroces, qui, si on les prive de nourriture, perdent leur férocité et s'apprivoisent. [...] En outre, ils ordonnent que les malades soient systématiquement attachés [...] ; ils veulent aussi provoquer chez eux, en usant de certaines drogues, un sommeil profond, leur faisant des fomentations de pavot, obtenant ainsi non pas le sommeil mais une espèce de léthargie ou d'engourdissement » (I, 172-173). « D'autres encore recommandent de saigner le patient aux deux bras, jusqu'à l'évanouissement, si bien qu'ils provoquent souvent la mort » (I, 174)... « Certains disent aussi que les malades doivent être enivrés, alors que souvent c'est de l'ivrognerie que naissent la manie et la folie. D'autres prétendent qu'il faut les mater en les fouettant. [...] Ils font aussi appel à la flûte, qui joue des mélodies sur différents modes. Le mode appelé phrygien, agréable, anime, disent-ils, ceux qui dans leur folie sont reconnaissables à leur tristesse » (I, 175-176). Célius est particulièrement hostile à cette musicothérapie, considérant que « le son de la musique emplit la tête – comme on le voit très clairement même chez des gens en bonne santé –, et même, comme on le rappelle souvent, [qu'] il allume la folie chez certains [...] » (I, 176).

Récits de cas

Frénésie

Cas n° 1. Hippocrate (*Ép.* III, 17, liste de seize malades, quatrième malade ; Littré, 3, 117-119) : « Le malade atteint de phrénitis, s'étant alité le premier jour, eut des vomissements abondants de matières couleur de rouille et ténues ; fièvre accompagnée de frissons, très forte ; sueurs continues et générales ; apesanteur de la tête et du cou, avec douleurs ; nuages de matières en suspension, petits et dispersés, point de sédiment ; il rendit une grande quantité d'excréments ; beaucoup d'hallucinations, point de sommeil. Deuxième jour, le matin perte de la parole ; fièvre aiguë, sueur ; point d'intermission ; battements dans tout le corps ; la nuit, convulsions. Troisième jour, tout s'aggrava ; il mourut [...]. »

Cas n° 2. Galien (*Des lieux aff.* IV, 2 ; Kühn 8, 266). Frénésie dans laquelle le jugement est particulièrement atteint. « À Rome, un malade laissé seul chez lui en compagnie d'un esclave, ouvrier en laine, se leva de son lit et se mit à sa fenêtre, d'où il pouvait à la fois être vu et voir les passants. Et puis, leur montrant un par un les vases de verre qu'il possédait, il leur demanda s'ils voulaient qu'il les jetât. Ceux-ci en riant lui dirent de les jeter, et l'applaudirent.

Alors, immédiatement, il les prit tous et les jeta, sous les rires et les acclamations. Mais voilà qu'ensuite il leur demande s'ils voulaient qu'il jetât aussi l'ouvrier. Les autres dirent oui ; il le jette ; et eux, voyant un homme précipité de si haut, cessèrent de rire et coururent ensemble au secours de l'esclave tombé par la fenêtre, le corps brisé. »

Cas n° 3. Galien (*Des lieux aff.* IV, 1 ; Kühn 8, 226). Épisode de frénésie dans lequel le jugement est à peu près correct, mais avec trouble des sens, dont a souffert Galien lui-même dans sa jeunesse. « Souffrant, un été, d'une fièvre intense, je croyais que s'accrochaient à mon lit des brins de paille de couleur foncée, et à mes vêtements des duvets du même genre. Je cherchai à les attraper, mais, comme je ne pouvais en prendre aucun dans mes doigts, je m'acharnai à continuer avec plus de persévérance et d'obstination. J'entendis deux de mes amis qui étaient présents se dire entre eux : "Il est déjà pris de crocidisme et de carpologie". » Galien comprend ainsi ce qui lui arrive, demande de l'aide et est guéri le lendemain.

Cas n° 4. Galien (*Du mouvement des muscles*, II, 6 ; Kühn, 4, 446). Frénésie avec troubles du jugement et troubles des sens. Le malade en question « se croyait à Athènes et non à Rome. Il ne cessait d'appeler l'esclave attaché à sa personne et lui ordonnait de rassembler tout ce qu'il fallait pour le gymnase, puis au bout d'un moment, il disait : "Je veux dire ce qu'il faut pour le Ptolémeum, car je veux là-bas me baigner longtemps." Et parfois, au beau milieu de ce qu'il disait, il s'élançait, s'habillait et allait droit à la porte côté cour. Les esclaves qui étaient dans la maison le retenaient et l'empêchaient de sortir ; alors il leur demandait : "Pourquoi m'empêchez-vous de sortir ?" Et ceux-ci, comme il n'y avait rien d'autre à dire que la vérité, lui répondirent qu'il avait eu la fièvre et qu'il l'avait encore. Le malade répondit lui-même à ces mots avec une parfaite convenance, disant qu'il savait bien qu'il avait encore un peu de fièvre, mais que ce n'était rien du tout, et qu'il n'y avait aucun risque qu'un bain lui fît du mal, puisque toute cette fièvre qu'il avait lui venait de son voyage. "Ne te souviens-tu pas, disait-il en se tournant vers son esclave, comme notre route a été pénible hier en allant de Mégare à Athènes ?" Alors qu'il parlait et se conduisait ainsi, il lui survint une abondante hémorragie nasale, puis des sueurs, et il guérit très rapidement, ne gardant aucun souvenir de cet épisode. »

Léthargie

Cas n° 5. Hippocrate (*Ep.* VII, 3 ; Littré, 5, 317-319). Le fils d'Ératolaüs souffre d'une dysentrie (probablement une dysentrie bacillaire évoluant en colite chronique). Il devient insomniaque, ne mange plus et tombe dans un état léthargique : « Il y avait un sorte d'amnésie, de cette façon : il posait une question pour s'informer de quelque chose puis, au bout d'un intervalle, il la répétait et protestait qu'il n'avait rien dit. Mis sur le siège, il l'oubliait, à moins qu'on ne l'en fît se souvenir. Lui-même avait conscience de ce défaut de mémoire, qui ne lui échappait pas [...]. »

Manie

Cas n° 6. Arétée (I, 6). « Un charpentier était chez lui un ouvrier tout à fait sensé, capable de mesurer le bois, de le couper, de le raboter, d'en clouer les morceaux, de les ajuster, d'exécuter de façon raisonnable une charpente en bois, de se comporter normalement avec ceux qui lui commandaient un travail, de conclure un arrangement, d'obtenir pour son travail un juste prix. Ce charpentier donc, lorsqu'il se trouvait sur son lieu de travail, était, comme on le voit, de sens rassis. Mais s'il lui arrivait de sortir, pour aller à l'agora, ou pour se rendre aux bains ou pour remplir quelque autre obligation, d'abord, en déposant ses outils, il se mettait à pousser des gémissements, puis en sortant il se raidissait le dos. Dès qu'il avait perdu de vue les gens de sa maison, qu'il avait interrompu la pratique de son métier, qu'il était loin de son lieu de travail, il devenait complètement fou. Mais s'il revenait chez lui au pas de course, tout de suite il reprenait ses esprits. Telle était l'espèce d'affinité qui s'était établie entre la demeure et la raison de cet homme. »

Mélancolie

Cas n° 7. Hippocrate (*Ép.* VII, 89). « Parméniscos, auparavant aussi, tombait dans des épisodes de découragement avec désir de quitter la vie. Et puis, de nouveau, bonne humeur. Un jour, à Olynthe, il était couché sur le dos sans parler, gardant l'immobilité, s'efforçant de prononcer quelque chose qu'il ne pouvait qu'à peine commencer. Et s'il parvenait à dire quelque chose, à nouveau il était sans parler. »

« Il y avait des moments de sommeil ; il y avait aussi de l'insomnie ; agitation silencieuse continuelle ; agitation inquiète ; sa main vers les hypocondres comme s'il souffrait dans cette région. Parfois aussi il tournait le dos et restait couché immobile. Constamment sans fièvre, avec une respiration favorable. Par la suite, il dit qu'il reconnaissait les personnes qui se présentaient. »

« Pour ce qui est de boire, tantôt il s'y refusait pendant une journée entière et une nuit, même si on lui offrait de la boisson ; tantôt il arrachait soudainement la cruche et avalait toute l'eau. Urine épaisse, comme celle des bêtes de somme. Vers le quatorzième jour, il se remit. »

Cas n° 8. Rufus (*Krankenjournale*, 3). « Je connais un autre homme chez qui la mélancolie a commencé par une brûlure du sang. L'homme était de caractère pacifique et la crainte et l'inquiétude qui l'ont attaqué n'étaient pas bien fortes. Et même, cette crainte et cette inquiétude restaient mêlées de quelque bonne humeur. La cause de son état était qu'il méditait sans discontinuer sur la science géométrique et qu'il participait aussi aux festivités mondaines offertes par le prince. »

« À cause de cela s'était collectionnée en lui une matière bilieuse noire, à un moment où l'âge à lui seul la produit habituellement – je pense à la période du déclin –, et il faut ajouter que, dans sa jeunesse, il avait déjà un tempérament sombre. Quand l'âge s'y ajouta, la bile noire se collectionna en lui. Le plus souvent le mal l'attaquait la nuit, du fait de son état insomniaque, mais aussi à l'aube. Et s'il dormait à ce moment-là, des images sans réalité apparaissaient dans son sommeil, lequel alternait avec une léthargie provoquée par l'insomnie. »

« C'est alors qu'un médecin inexpérimenté le traita. Il le purgea, il le fit vomir par des moyens puissants, mais il négligea d'équilibrer son tempérament. La correction du tempérament est pourtant, dans une maladie comme celle-ci, la mesure thérapeutique la plus importante, car c'est la dyscrasie qui produit une telle humeur, et la production de cette humeur ne s'arrête que par la correction du tempérament. Après que son tempérament, à cause de ces médicaments, fut redevenu sombre, la brûlure augmenta à l'intérieur de son corps, et son cas s'aggrava jusqu'à la folie. Il ne voulut plus manger ni boire jusqu'à sa mort. »

Cas n° 9. Galien (*Comm. VIII Ép* VI, texte arabe, trad. all. R. Pfaff, *C.M.G.* V, 10, 2, 2, Leipzig, 1940, p. 487). « Je connais un homme de Cappadoce qui s'est mis dans la tête une idée insensée, et qui, de ce fait, est tombé dans la mélancolie. L'idée qu'il s'était mise dans la tête était vraiment ridicule. Ses relations le voyaient en pleurs et l'interrogeaient sur son chagrin. Tout en soupirant profondément, il répondait en disant qu'il avait peur que le monde entier ne s'écroulât. Son chagrin, disait-il, venait de ce que le roi dont les poètes disent qu'il porte le monde et qu'il s'appelle Atlas s'était fatigué pour l'avoir porté une si longue durée. D'où le risque que le ciel ne s'effondrât sur la terre et ne l'écrasât. »

« Vous avez également entendu de moi l'histoire de la femme dont j'ai parlé, qui se figurait avoir avalé un serpent, et l'histoire de celui qui pensait qu'un mort l'avait appelé alors qu'il passait devant le cimetière, et l'histoire de l'homme à qui, en présence de gens, un vent avait échappé et qui, de honte, dépérit et mourut. »

L'homme de Cappadoce est connu à une époque antérieure de sa vie par un autre texte de Galien (*Comm. III Hipp. Ép. I* ; Kühn, 17, 213-214) : « C'est un indice aussi que ce que disent et ce que font les malades. L'un de nos malades s'était présenté, tôt le matin, comme il en avait l'habitude, pour se faire examiner. Il dit qu'il n'avait pas dormi de toute la nuit, envisageant ce qui pourrait bien arriver si la fatigue d'Atlas l'empêchait désormais de soutenir le ciel. Comme il disait cela, nous comprîmes que c'était là le début d'une mélancolie. »

Cas n° 10. Alexandre de Tralles (I, 17). « Pour moi, j'ai vu une femme en proie à cette idée chimérique que le majeur d'une de ses mains était comprimé parce qu'il soutenait l'univers entier. Elle pleurait parce qu'elle craignait que son doigt ne fléchît et qu'alors le monde entier ne vînt à s'écrouler en faisant tout périr »... « Le médecin Philotimus guérit un malade qui se croyait décapité pour avoir été un tyran, et qui déplorait sa situation, en lui appliquant subitement sur la tête une calotte de plomb. En sentant la pesanteur de l'objet, il fut persuadé qu'il avait récupéré sa tête, il en fut extrêmement joyeux, et son idée fantastique et insensée disparut. »

Ainsi, cette « psychiatrie » antique isolée du reste de la médecine peut surprendre, d'une part parce que nombre des maladies qu'elle décrit ne sont nullement psychiatriques ; d'autre part, parce qu'elle méconnaît et refuse généralement de connaître, après la grande période classique, la « maladie psychique » (Galien) ou la « maladie de l'âme » (Célius).

Il n'en avait pas toujours été ainsi, et le *Corpus hippocraticum*, moins soucieux de classification, plus « naïf », rapporte (en particulier dans les *Ép*. V et VII) des cas de « peurs » qui sont de vraies phobies, et des cas où le « souci » (*phrontis*) est en lui-même une « maladie pénible » (par ex. *Mal*. II, 72).

Nous voyons Célius s'exprimer très vigoureusement sur la séparation entre maladies du corps et maladies de l'âme : « Donc ceux qui estiment que la manie est essentiellement une maladie de l'âme, et une maladie de corps en second lieu, ceux-là sont dans l'erreur, vu que jamais un philosophe n'en a obtenu la guérison, et que, avant l'atteinte de l'esprit, le corps est manifestement atteint de troubles dans sa substance même » (§ 154). Ce que cette médecine a manqué, c'est la névrose ; ou alors, elle ne la rencontre que par accident, comme celle du charpentier agoraphobe, classé comme maniaque (cas n° 6). Galien peut bien s'intéresser à des malades simulateurs, ou à un enfant qui mange en cachette. Mais s'il s'intéresse à eux, c'est dans la mesure où son flair médical va lui permettre d'éliminer la maladie somatique. Pourquoi, au fond, ce citoyen ou cet esclave ont-ils choisi la voie de la simulation ? Pourquoi cet enfant se bourre-t-il de nourriture en cachette ? Ce sont là des problèmes de détective qui peuvent l'amuser, mais qui ne relèvent absolument pas de sa compétence médicale, comme n'en relèvent pas non plus les perversions qui le dégoûtent : manger des parties du corps de l'homme, « certes, c'est contraire aux lois, mais ce n'est pas un trait de dérèglement. Alors que boire de la sueur ou de l'urine, ou du sang des menstrues d'une femme, c'est du dérèglement, c'est quelque chose de dégoûtant. Et plus que tout, les fèces [...]. » (*De simple. méd. temp. facult.* X, 1 ; Kühn, 12, 259.)

Ce que cette médecine a d'éminemment positif, c'est qu'elle a enlevé à la magie, aux prêtres, aux charlatans, à la haine et au mépris, une première fournée de malades mentaux ; c'est qu'elle les a observés et classés ; c'est qu'elle a tenté de les soigner, parfois avec une certaine brutalité, qui d'ailleurs était celle de la médecine en général, jamais avec méchanceté, parfois avec une espèce de tendresse humaine et un grand optimisme. Ainsi aux pionniers de la psychiatrie proprement dite, à une époque où la pathologie humorale n'était pas encore éliminée, ces médecins anciens ont-ils pu servir de maîtres (*cf.* Pigeaud, *infra*). Le lecteur moderne qui s'intéresse à l'histoire des idées médicales ne restera pas insensible à leurs considérations pathogéniques, et partout, comme les psychiatres du XIXe siècle, il s'enchantera de la présence partout sensible des germes du futur (notion de maladie maniaque dépressive ou de folie partielle par exemple), et de la finesse d'observation des cas particuliers.

BIBLIOGRAPHIE

ANZIEU D., CARAPANOS F., GILLIBERT J., GREEN A., NICOLAÏDIS N., POTAMIANOU A., *Psychanalyse et culture grecque*, Paris, Les Belles-Lettres, 1980, 243 p.

CALDWELL R.S., « Selected bibliography on psychoanalysis and classical studies », in *Arethusa*, 7, 1974, p. 115-134.

CATUREGLI G., *La psichiatria di A.C. Celso*, Pise, 1966, 53 p.

CIANI M.G., « Lessico e funzione della follia nella tragedia greca », in *Bull. Ist. Filol. greca*, 1, 1974, p. 70-110.

DAILLY R. et EFFENTERRE H. van, « Le cas Marc-Aurèle, essai de psychologie historique », in *Rev. ét. anciennes*, 56, 1954, p. 347-365.

DEVEREUX G., *Tragédie et poésie grecques, études ethnopsychanalytiques*, Paris, Flammarion, 1975, 377 p.

DODDS (E.R.), *The Greeks and the irrational*, Berkerley, Un. Calif. Press, 1956 ; en fr. : *Les Grecs et l'irrationnel*, Paris, Aubier, 1965, 308 p., Champs-Flammarion, 1977.

DOVER K.J., *Greek homosexuality*, Londres, Duckworth, 1978, X-244 p., 56 pl. ; en fr. : *L'homosexualité grecque*, La Pensée sauvage, Grenoble, 1982.

DRABKIN I.E., « Remarks on ancient psychopathology », in *Isis*, 46 (3), n° 145, sept. 1955, p. 223-224.

DRACOULIDES N., *Psychanalyse d'Aristophane, de sa vie et de ses œuvres*, Paris, Éd. Univers., 1967, 255 p.

FELDMAN A.B., « Lapsus linguae in Latin comedy », in *Bull. Philadelphia Ass. Psychoan.* 6, 1956, p. 119-120.

FLASHAR H., *Melancholie und Melancholiker in den medizinischen Theorien der Antike*, Berlin, De Gruyter, 1966.

GARDIA BALLESTER L., « Diseases of the soul in Galen. The impossibility of a Galenic psychotherapy », in *Clio medica*, 9, 1974, p. 35-43.

GLENN J., « Psychoanalytic writings on Greek and Latin authors, 1911-1960 », in *Cl. World*, 1972, p. 129-145.

GOLDSTEIN A., « The moral psychiatry of imperial Rome as practised by Soranos of Ephesus », in *Psychiatric Quart.* 43 (3), 1969, p. 535-544.

GOUREVITCH D., « À propos de la simulation dans l'Antiquité : Galien et sa monographie princeps : Quomodo morbum simulantes sint deprehendendi libellus », in *Médecine légale et expertise médicale*, 1, 1975-1976, p. 13-18.

GOUREVITCH D., « Psychanalyse et vases grecs », in *Méd. Ec. franç. Rome Ant.* 90, 1978, p. 153-160.

GOUREVITCH D., « Quelques fantasmes érotiques et perversions d'objet dans la littérature gréco-romaine », in *Mél. Ec. fanç. Rome*, 94, 1982, p. 832-842.

GOUREVITCH D., « À propos d'une image de bestialité », *Littérature, médecine, société*, 5, 1983, p. 115-129.

GOUREVITCH D., « Les mots pour dire la folie en latin. À propos de passages de Celse et de Célius Aurélien », *Évol. psych.* LVI (2), 1991, 561-568.

GOUREVITCH D., « Affectif et cognitif. Étude de quelques cas galéniques », in *Affectif et cognitif. Journée d'histoire de la psychiatrie de l'Hôtel-Dieu*, 1992, Paris, 1993, p. 27-37.

GOUREVITCH D. et GOUREVITCH M., « Chronique anachronique », in *Évol. psych.* : I. Traumatismes crâniens, XLV (3), 1980, p. 595-597. II. Mélancolie, XLV (3), 1980, p. 597-599. III. Simulation, XLVI (1), 1981, p. 205-209. IV. Agalmatophilie, XLVI (4), 1981, p. 1151-1124. V. « La déplorable histoire de Périandre, tyran de Corinthe », XLVII (1), 1982, p. 333-336. VI. « Un accès mélancolique », XLVII (2), 1982, p. 623-624. VII. « Phobies », XLVII (3), 1982, p. 888-893. VIII. « Médecins fous », XLVII (4), 1982, p. 1113-1118. IX. « Marc-Aurèle devint-il toxico-dépendant ? », XLVIII (2), 1983, p. 587-591. X. « La mauvaise foi du toxicomane », XLVIII (2), 1983, p. 587-591. XI. « Un enfant boulimique ? », XLVIII (3), 1983, p. 853-857.

GOUREVITCH M. et D., « Le cas Aelius Aristide, ou mémoires d'un hystérique au IIe siècle », in *Information psych.* 44, n° 11, 1968, p. 897-902.

HADOT I., *Seneca und die griechish-römische Tradition der Seelenleitung*, Berlin, 1969, 232 p.

HALPERN S., « The first exploration of a slip of the tongue », in *Class. Journ.* 57, 1961-1962, p. 555-558.

HALPERN S., « Free association in 423 B.C. : Socrates in *The Clouds* of Aristophanes », in *Psychoan. Rev.* 50, 1963, p. 419-436.

HEIBERG J.L., *Geisteskrankheiten im klassischen Altertum*, De Gruyter, Berlin-Leipzig, 1927, 44 p. (ou *Allg. Zschr. Psychiatrie*, 86, 1927, p. 1-44).

JACKSON S.W., « Galen on mental disorders », in *Journ. Hist. behav. Sci.*, 5, 1969, p. 365-385.

JAEGER W., *Paideia*, Ire éd. all. 1933 ; 2e éd. américaine, New York, 1945, en particulier t. III, *Greek medicine as Paideia* (seul le tome I est traduit en français : Gallimard, coll. « Tel » (n° 127), Paris, 1988).

KAUFMAN M.R., « The Greeks had some words for it : early Greek concepts on mind and insanity », in *Psychiatric Quart.*, 1966, p. 1-33.

KUDLIEN F., « Der Arzt der Körpers und der Arzt der Seele », in *Clio medica*, 3, 1968, p. 1-20.

KURTH W., « Das Traumbuch des Artemidoros im Lichte der freudschen Traumlehre », in *Psyche* 4, 1951, p. 488-512.

LAIN ENTRALGO P., *The therapy of the word in classical Antiquity*, New Haven-Londres, Yale un. Press, 1970, 253 p.

LEIBBRAND W. et WETTLEY A.M., *Der Wahnsinn : Geschichte des abendländischen Psychopathologie*, Karl Alber, Fribourg-Munich, 1961, 697 p.

LOGRE (Dr.), *L'anxiété de Lucrèce*, Paris, Janin, 1946, 356 p.

MATTES J., *Der Wahnsinn im griechischen Mythos und in der Dichtung bis zum Drama des fünften Jahrunderts,* Carl Winter, Heidelbert, 1970, 116 p.

MICHENAUD G. et DIERKENS J., *Les rêves dans les* Discours sacrés *d'Aelius Aristide*, Mons, 1972, 128 p.

PIGEAUD J., *La maladie de l'âme. Étude sur la relation de l'âme et du corps dans la tradition médico-philosophique antique*, Paris, Les Belles-Lettres, 1981, 588 p.

PIGEAUD J., « Le rêve érotique dans l'Antiquité gréco-romaine, l'oneirogmos », dans *Université de Nantes. Littérature et médecine*, n° 3, 1981, *Rêve, sommeil et insomnie*, p. 10-23.

PIGEAUD J., *Folie et cure de la folie chez les médecins de l'Antiquité gréco-romaine. La manie*, Paris, 1987, 266 p.

RÉNIER E., « Terminologie de l'aliénation mentale », in *Rev. int. droits de l'Ant.*, 4, 1956, p. 429-453.

ROCCATAGLIATA G., *Storia della psichiatria antica*, Ulrico Hoepli, Milan, 1973, 351 p.

ROSEN G., *Madness in society*, New York, Harper and Row, 1969, chap. *Greece and Rome.*

ROZELAAR M., *Seneca. Eine Gesamtsdarstellung*, Amsterdam, 1976, 663 p.

SEMELAIGNE (Dr.), *Études historiques sur l'aliénation mentale dans l'Antiquité*, Paris, Asselin, 1869, 285 p.

SIEGEL R.E., *Galen on psychology, psychopathology and function and diseases of the nervous system. An analysis of his doctrines, observations and experiments*, Bâle, 1973, XII-130 p.

SIMON B., *Mind and madness in ancient Greece*, Cornell Un. Press, Ithaca-Londres, 1979, 336 p.

SMITH W.D., « So-called possession in pre-christian Greece », in *Tr. Proc. Am. philol. Ass.* 96, 1965, p. 403-426.

STOK F., « Concetto e trattamento dell'insania in A. Cornelio Celso », *Studi Filol. Pisa*, 4, 1980, p. 9-42.

LA PSYCHIATRIE DANS LA CIVILISATION HÉBRAÏQUE ANTIQUE

La civilisation hébraïque fait partie intégrante des civilisations du Moyen-Orient. Elle a été influencée en particulier par les civilisations de l'Égypte ancienne et de la Mésopotamie. Dans ces pays, on a découvert récemment des témoignages d'une médecine développée déjà au troisième millénaire avant notre ère, une médecine d'inspiration religieuse. On sait que le dieu de la médecine était Imhotep en Égypte, et Inurta et sa femme Gila à Babylone ; ou, par exemple, toujours à Babylone, Idpa était le dieu des maladies mentales.

On a trouvé, en Égypte, des textes médicaux écrits en hiéroglyphes hiératiques (le célèbre papyrus Ebars), et le Code d'Hamourabi, à Babylone, contient des tableaux relatifs à la médecine et aux médecins. Déjà à cette époque, au deuxième millénaire avant l'ère chrétienne, existait, à Babylone, une union des médecins, et on a découvert un serment des médecins précédant de mille ans celui d'Hippocrate qui est, jusqu'à nos jours, la base du serment du médecin moderne.

Notons que Zilboorg, dans son livre *The history of medical psychology*, prétend que, dans les temps antiques, il n'y avait pas de limite nette entre les maladies du corps et de celles de l'esprit : les maladies corporelles étaient attribuées à des causes non matérielles : « *There was apparently no division into physical and mental diseases ; sickness was all mental.* » (P. 28.) La division entre maladies du corps et maladies de l'esprit s'établit peu à peu, à une époque plus tardive, en particulier dans la civilisation gréco-romaine, caractérisée par le passage lent et progressif de la pensée magique à l'orientation scientifique. Et l'approche magique, qui était la règle dans les cultures antiques, devint au cours des âges l'exception, comme de nos jours.

Une conception monothéiste

La civilisation hébraïque se distingue, entre autres, par le passage du polythéisme des civilisations voisines à la conception monothéiste du monde, qui a repoussé non seulement le culte des dieux mais aussi les croyances magiques trouvant leur expression chez les sorciers, les devins, etc., comme en témoigne, par exemple, le verset du *Lévitique*, 20, 27 : « L'homme ou la femme qui serait l'esprit d'un mort ou d'un sortilège, ils seront mis à mort ; on les lapidera : leur sang retombera sur eux. » Cette conception monothéiste s'accompagne, entre autres, du sentiment de culpabilité, qui trouve son expression dans l'accent mis sur la punition à cause des péchés ; par suite, la conception s'impose de la maladie comme châtiment des transgressions, conscientes ou accomplies par mégarde. Le passage à la conception monothéiste est souligné à plusieurs reprises dans la Bible ; par exemple : « Je fais mourir et vivre, Je frappe et Je guéris, et en dehors de Moi, il n'est point de sauveur » (*Deutéronome*, 32, 39) ; ou : « Tous les maux que J'ai infligés à l'Égypte, Je ne te les infligerai pas car Je suis l'Éternel qui te guéris. » (*Exode*, 15, 26.) Cela implique la négation des dieux de la médecine auxquels croyaient les peuples voisins. La spécificité et l'importance de la civilisation hébraïque, même du point de vue historique, tiennent à cette conception monothéiste qui est aussi un des éléments de son influence sur la civilisation moderne par l'intermédiaire de la civilisation chrétienne romaine, elle-même mélange d'éléments juifs et hellénistiques.

En général, les maladies mentales ou corporelles étaient traitées par des prêtres-guérisseurs (ou prophètes) messagers divins, de haut rang social. On employait parfois des remèdes mais les moyens de cure principaux étaient les prières, les incantations, les rituels d'exorcisme et autres. N'oublions pas que la science médicale au sens moderne du mot n'existait pratiquement pas, sinon dans ses rudiments. Selon *Genèse* 20, Abimélec ne put toucher Sarah, femme d'Abraham, qu'il avait fait amener à lui, car l'Éternel lui apparut en songe, disant : « Rends donc la femme de cet homme car c'est un prophète. Qu'il prie pour toi et tu vivras. » On peut interpréter l'absence de rapport sexuel entre Abimélec et Sarah et aussi ses autres femmes, semble-t-il – comme un phénomène d'impuissance psychique qui a été guéri par l'intermédiaire de la prière d'Abraham, comme il est dit : « Abraham pria Dieu et Dieu guérit Abimélec, sa femme et ses servantes ; et elles purent enfanter. » On trouve un autre exemple de cure par la prière dans le *Deuxième livre des Rois* 20, quand le roi Ézéchias (environ mille ans après Abraham) fut guéri de ce qui paraît être une maladie psychosomatique, après que le prophète Isaïe lui a annoncé : « Tu vas mourir et tu ne vivras plus. » Ézéchias adressa sa prière à l'Éternel, qui lui répondit : « J'ai entendu ta prière. Voici, Je te guéris. »

Les Anciens accordaient une grande importance à la nécromancie. Nous en trouvons peut-être un écho dans l'histoire de la pythonisse d'En Dor à laquelle s'adresse le roi Saül dans sa détresse, la suppliant de faire monter les mânes de Samuel du Chéol afin de lui demander : « Que faire ? » (I *Samuel* 28, 15.) Les commentateurs juifs du Moyen Âge virent dans cette histoire une tromperie de la pythonisse ou un effet de l'imagination maladive de Saül, une sorte de délire.

Premières descriptions de maladies mentales

Il n'y avait pas, en ces temps-là, de classification ou de recherche étiologique des maladies mentales. Par contre, on trouve, dans la Bible, des descriptions de maladies mentales ressemblant, dans leurs traits essentiels, aux syndromes psychiatriques cliniques de nos jours, et il convient de les rappeler.

Dans *Deutéronome* 28, 28, l'Éternel menace de punir le peuple d'Israël de toutes sortes de maladies, entre autres de maladies mentales, s'il n'écoute pas sa voix, comme il est écrit : « L'éternel te frappera de délire, d'aveuglement, d'égarement d'esprit, et tu tâtonneras en plein midi comme l'aveugle dans l'obscurité, tu ne réussiras pas dans tes voies et il n'y aura point de sauveur. » Le délire est une sorte de psychose, l'égarement d'esprit ressemble à l'apathie ou à la catatonie, et l'aveuglement à une sorte de confusion, d'aveuglement psychique. Dans *I Samuel*, 1 on parle d'Anne qui souffrit de dépression réactionnelle, semble-t-il, à sa stérilité. Il est dit que « l'amertume dans l'âme [...] elle versa des pleurs » ; « Anne parlait dans son cœur et ne faisait que remuer ses lèvres mais on n'entendait pas sa voix. » Eli, le grand-prêtre, la crut ivre mais, à son reproche, Anne répondit : « Je suis une femme qui souffre en son cœur, et je n'ai bu ni vin, ni boisson enivrante, mais je répandais mon âme devant l'Éternel. » Elle aussi fut guérie par l'intermédiaire de la bénédiction du grand-prêtre Eli et enfanta un fils, Samuel.

La description clinique classique de la Bible est celle de la maladie du roi Saül, dans le *Premier livre de Samuel*. Saül, semble-t-il, était une personnalité instable depuis sa jeunesse, du moins est-ce ce qui ressort de sa conduite après qu'il fut oint roi. Il est écrit qu'il rencontre « une troupe de prophètes » ; alors « l'esprit de Dieu le saisit, et il prophétisa au milieu d'eux [...] et devint un autre homme ». Et plus loin : « Il ôta ses vêtements et il prophétisa aussi devant Samuel ; et il se jeta nu par terre tout ce jour-là et toute la nuit. » (*I Samuel* 19, 24.) Après que Dieu l'eut rejeté comme roi, l'état psychique de Saül alla s'aggravant, comme il est écrit : « Et l'esprit de l'Éternel se retira de Saül qui fut agité par un mauvais esprit, suscité par l'Éternel. » (*I Samuel*, 16, 14.) On chercha un homme qui sût jouer de la harpe : « Et lorsque l'esprit de Dieu était sur Saül, David prenait la harpe et jouait de sa main ; Saül respirait alors plus à l'aise et se trouvait bien et le mauvais esprit se retirait de lui. » (*I Samuel* 16, 23.) Et plus loin, il est écrit : « Dieu envoya à Saül un esprit mauvais qui le fit délirer au milieu de la maison. David jouait de la harpe comme les autres jours, et Saül avait sa lance à la main. Saül leva sa lance, disant en lui-même : je frapperai David. » (*I Samuel* 1, 10-11.) Le terme hébreu traduit ici par « délirer » est le même que celui employé précédemment pour « prophétiser », il appartient à la classe des mots archaïques à double sens. Cela rappelle que le peuple ressent une sorte de parenté entre la prophétie et la folie, comme il est écrit dans *Osée* 9, 7 : « Le prophète est fou, l'homme inspiré a le délire. » (Platon aussi, parlant de la « manie », y inclut la « manie prophétisante ».) Quant à la méfiance de Saül, elle alla croissant jusqu'à englober même Jonathan son fils et les gens de sa cour – système paranoïde schizo-affectif avec des intervalles lucides.

Un exemple de simulation de maladie mentale est décrit dans *I Samuel* 21, 13-15. Il s'agit de David craignant la colère de Saül et s'enfuyant chez Akish, roi de Gath. David eut peur que Akish ne le tuât et il simula la folie, comme il est écrit : « Il se montra comme fou à leurs yeux, et fit devant eux des extravagances ; il faisait des marques sur les battants des portes, et il laissait couler sa salive sur sa barbe. Akish dit à ses serviteurs : vos voyez bien que cet homme a perdu la raison, pourquoi me l'amenez-vous ? Est-ce que je manque de fous pour que vous m'ameniez celui-ci et que vous me rendiez témoin de ses extravagances ? Faut-il qu'il entre dans ma maison ? » (Selon le Midrash sur les *Psaumes*, la femme et le fils de Akish étaient des malades mentaux.)

Nous rappellerons Job et sa maladie, très discutée et diversement interprétée dans la littérature moderne. En général, on diagnostique sa maladie comme maladie physique, et on parle moins de l'état psychique de Job. Jack Hahn, dans son ouvrage sur Job, *Job's illness, Loss, Grief and Integration*, prétend, entre autres, que c'est « le langage de la paranoïa » sur un fond de personnalité obsessionnelle. Il voit dans les sacrifices offerts par Job après chaque festin de ses fils l'expression de son caractère obsessionnel, et une sorte de catharsis thérapeutique dans la conversation avec les trois consolateurs qui furent nécessaires pour que Job parlât et épanchât son cœur en exprimant ses problèmes et ses sentiments. Dans la révélation divine de la fin du livre biblique, il faut voir une expérience interne, curatrice, grâce à laquelle Job est parvenu à une sorte d'intégration psychique qui permet une compréhension plus profonde du bien et du mal dans le monde. L'anéantissement de la famille, de la maison, de la richesse et de la santé de Job, décrit dans l'introduction du livre, rappelle l'expérience d'anéantissement du monde, caractéristique de nombreux schizophrènes à la période aiguë de leur maladie. Et avec la guérison, le monde du malade revient à son état normal antérieur.

Le fou et la société

Comme en Mésopotamie, il n'y avait pas de sanctuaires thérapeutiques ou d'institutions hospitalières dans la civilisation hébraïque antique. Si les malades menaçaient la paix ou l'ordre public, l'attitude de la société envers eux était cruelle. On pense qu'ils étaient chassés de la communauté ou que leur sort était semblable à ceux qui avaient en eux « l'esprit de divination ou l'esprit d'un mort », c'est-à-dire qu'ils étaient passibles de mort, à cause de ces esprits mauvais et de ces démons qui étaient en eux. Dans les sociétés menaçantes pour les malades mentaux, beaucoup de ceux-ci s'enfuirent dans les forêts, où ils furent négligés, allèrent de mal en pis et devinrent un objet de terreur pour ceux qui les rencontraient. De là les histoires de lycanthropie et de boanthropie. On cite souvent un exemple de boanthropie tiré de la Bible, *Daniel* 5, 21. Il s'agit de Nabuchodonosor qui « fut chassé d'entre les hommes, son cœur devint semblable à celui des bêtes, sa demeure fut avec les ânes sauvages, il fut nourri d'herbe comme les bœufs, et de la rosée du ciel son corps fut trempé, jusqu'à ce qu'il reconnût que Dieu suprême est maître de la royauté des hommes ». De nouveau, nous retrouvons la maladie mentale comme punition du ciel, conception caractéristique et traditionnelle de la culture juive. Il faut noter que la croyance en des êtres dangereux mi-homme, mi-bête sauvage vivant dans les forêts ou des endroits déserts sera fort répandue en Europe jusqu'à la fin du Moyen Âge.

On trouve dans les livres bibliques des allusions à des hallucinations ou à des illusions. On raconte dans *II Rois* 7, 6-7 : « Le Seigneur avait fait entendre dans le camp des Syriens un bruit de chars et un bruit de chevaux, le bruit d'une grande armée [...] Ils se levèrent et prirent la fuite vers le soir, abandonnant leurs tentes [...] et ils s'enfuirent pour sauver leur vie. » C'est là un exemple d'hallucination collective. Des hallucinations individuelles sont décrites dans *Ezékiel* I, 27-28 ; le prophète eut des « visions » diverses, telles que lumière éclatante, feu, rayonnement, puis « je vis et je tombai sur ma face et j'entendis parler une voix ». Est-ce là un langage allégorique, une transe spirituelle ou une expérience psychotique ? Il est difficile de trancher.

Il est intéressant de signaler l'indulgence témoignée aux suicidaires, telle qu'elle s'exprime dans l'attitude envers les quatre suicidés célèbres de la Bible : Samson, Saül, Achitophel et Zimri. Samson fut enterré dans le sépulcre de Manoach son père (*Juges* 16, 31), Achitophel dans celui de son père (*II Samuel* 2717, 23), et Saül à Jabès en Galaad, sous le tamaris (*II Samuel* 31, 13). On peut déduire de ces faits que les suicidés étaient enterrés honorablement dans le tombeau familial. Ce n'est que beaucoup plus tard, au Moyen Âge semble-t-il, à la période post-talmudique, que le suicide fut considéré comme transgression sévère – comme « sang versé ».

La culture hébraïque ancienne a apporté une contribution toute spéciale à la psychiatrie légale. M. Guttmacher, psychiatre légal bien connu aux États-Unis, prétend que le peuple juif fut le premier, parmi les peuples antiques, à abandonner le principe des représailles automatiques (« *absolute retaliation* ») et à prendre en considération la personnalité du délinquant, les raisons de sa conduite criminelle, son degré de responsabilité et sa capacité personnelle à remplir les devoirs religieux. De même fut abandonné le principe de l'exclusion du délinquant de la société, ou sa suppression.

Afin d'établir des instructions en ce domaine, il fallait définir ce qu'était la maladie mentale. Une des définitions les plus connues se trouve dans le supplément talmudique, « Tosephta Troumot », en ces termes : « Qui est fou ? Celui qui sort seul la nuit, qui couche dans les cimetières, jette des pierres, déchire son vêtement et perd ce qu'on lui donne. » Cette définition convient mieux à l'image populaire du malade mental qu'à la réalité, mais elle est caractéristique, et de telles définitions étaient très répandues. Citons comme exemple Aristote dans son *Éthique à Nicomaque* : « Le malade mental est celui qui tue sa mère et en mange la chair », ou « l'esclave qui tue son camarade et en mange le foie. » À la période talmudique et post-talmudique, on modifia et perfectionna la définition. Citons le talmudiste Rish Lackish (IIIe siècle) qui émit l'idée que l'homme ne transgresse les commandements que si l'esprit de folie entre en lui (Traité Sota 91). Il prétendait aussi que « ceux qui commettent des péchés et envient sans raison sont en fait des malades mentaux et il faut essayer de comprendre leurs mobiles ».

La plus connue des définitions est celle de Maïmonide (qui, au XIIe siècle, a consacré à la maladie mentale deux de ses *Huit chapitres*), définition citée par J. Bazak dans son ouvrage hébreu sur *La responsabilité du malade mental* : « N'est pas fou seulement celui qui va tout nu, brise des objets et jette des pierres, mais encore celui dont l'esprit est égaré, dont les pensées s'embrouillent toujours à propos d'un même sujet bien qu'il parle et questionne normalement dans les autres domaines. Celui-ci est inapte et on le rangera parmi les fous. » Maïmonide évoque aussi la périodicité de nombreuses maladies mentales et dit que, dans leurs périodes lucides, il faut accorder à ces malades les droits de tout citoyen. Il est intéressant de noter que Maïmonide souligne que certaines personnes avouent des fautes qu'elles n'ont pas commises, ceci, entre autres, afin d'être tuées. Ce n'est que récemment, et dans certains pays seulement, que les institutions juridiques ont porté leur attention sur la possibilité de faux aveux provenant d'un sentiment de culpabilité et du désir inconscient de châtiment. À l'époque talmudique, on discuta en particulier du droit des malades mentaux à se marier, à divorcer, à faire leur testament, à témoigner en justice, à gérer leurs biens, et la tendance fut très libérale en général. Du fait qu'il n'y avait pas de psychiatre, les juges décidaient qui était malade, si le délit était le fait de la folie et aussi quelle était la part de responsabilité du délinquant.

Traitements

La littérature hébraïque ancienne ne parle pas beaucoup du traitement des troubles mentaux. Il semble qu'il ait été identique dans les diverses civilisations antiques.

Le rêve était considéré par les Anciens comme une révélation des forces supérieures qui donnaient parfois la clé d'une méthode thérapeutique adéquate. L'interprétation des rêves tient une place importante dans la *Bible* et la littérature post-biblique. La signification et la symbolique du rêve, selon les Anciens, n'étaient pas comprises des rêveurs, c'est pourquoi ceux-ci devaient recourir aux experts en la matière. La technique de l'interprétation des rêves telle qu'elle est décrite dans le Talmud (Traité « Brachot » 9) ressemble beaucoup à celle du livre d'Artemidoros de Daldis (IIe siècle avant notre ère), livre qui résume « l'*oneirocritica* » citée fréquemment par Freud dans le premier chapitre de son « *magnum opus* » sur le rêve.

Le traitement par la musicothérapie est évoqué dans le chapitre de la maladie du roi Saül, comme nous l'avons indiqué plus haut. Il semble qu'on utilisait aussi une sorte de milieu-thérapie et d'ergothérapie, comme l'évoque le Talmud par la bouche de Rav Assi et de Rav Ami (IIIe siècle). Dans l'Antiquité biblique, il était d'usage de traiter l'asthénie du malade ou du vieillard en faisant coucher près de lui un être jeune et sain dans l'espoir de lui transmettre, par le contact corporel, vitalité et chaleur. Nous trouvons un exemple de ce traitement dans *I Rois* 1, 3 : on amena au roi David vieillissant « pour le réchauffer » Abishag, la Sunamite, « jeune fille fort belle » qui « le servit », « et le roi ne la connut point ». Il semble que les prophètes Élie et Élisée guérirent par la même méthode. Dans *II Rois* 4, 34-35, on dit qu'Élisée, pour guérir le fils de la Sunamite, « monta et se coucha sur l'enfant, mit sa bouche sur sa bouche, ses yeux sur ses yeux, ses paumes sur ses paumes... et la chair de l'enfant se réchauffa » ; puis « l'enfant éternua sept fois et ouvrit les yeux ».

La guérison de malades mentaux par la prière et la parole est évoquée dans le *Nouveau Testament*, entre autres dans *Matthieu* 4, 23-24 : « Il [Jésus] parcourait toute la Galilée [...], guérissait toute maladie et toute langueur parmi le peuple ; sa renommée gagna toute la Syrie, et on lui amena tous les malheureux atteints de maladies et de tourments divers, des démoniaques, des lunatiques, des paralytiques, et il les guérit. »

Parfois des remèdes étaient utilisés, et il était courant d'enduire d'huile, de salive ou d'autres liquides le corps – et en particulier la tête – du malade.

Au cours des siècles, l'attitude du peuple juif envers les troubles mentaux évolua, transformant la conception antique des peuples du Moyen-Orient, sous l'influence du monothéisme qui pénétra de plus en plus la vie spirituelle des anciens Hébreux. L'approche magique de la compréhension et du traitement des maladies mentales fut progressivement rejetée, bien qu'elle ne disparût pas complètement. À l'époque de la Mishna et du Talmud (du IIe à la fin du Ve siècle), et en particulier après que l'État juif devint une partie de l'empire romain, les cultures gréco-romaine et hébraïque s'influencèrent réciproquement. L'influence juive grandit avec la montée du christianisme dans cette région du globe. Quand, plus tard, l'Islam se répandit et régna sur une grande partie du monde méditerranéen, de nombreux médecins juifs – et parmi les plus célèbres citons Assaf Harofé (VIIIe siècle), Shabbetaï Donolo (Xe siècle), Maïmonide (XIIe siècle) – conservèrent la tradition et les découvertes de la médecine hellénique et contribuèrent à leur transmission à la culture islamique. De là, à la fin du Moyen Âge, elles passèrent aux pays européens où elles furent à la base du développement de la médecine – y compris la psychiatrie moderne.

BIBLIOGRAPHIE

ARTEMIDOROS DE DALDIS, cité in S. Freud, « Die Traumdeutung », *Gesammelte Schriften*, vil. 2/3, Intern. Psychoanal. Verl. GmbH., Wien, 1925.

BAZAK (J.), *Responsabilité criminelle et maladie mentale*, Jérusalem, Kiryat Sepher Ltd., 1964 (en hébreu).

EHRENWELD (J.), *From medecine man to Freud. An Anthology*, New York, Dell Publ. Comp. Inc., 1956.

GUTTMACHER (M.) et WEIHOFEN (H.), *Psychiatry and the law*, New York, W. & W. Norton Publ. Comp. Inc. 1952.

KAHN (J.) et SOLOMON (H.), *Job's Illness, loss, grief and integration*, New York, Pergamon Press Publ. Comp. Inc., 1975.

MAIMONIDE, *Guide to Good Health*, chap. 3.

MAIMONIDE, *Livre de la connaissance*, II, 7.

PREUSS (J.), *Biblisch. talmudische Medizin*, Berlin, 1923, 4ᵉ éd.

Talmud, Traité Brachot, chap. 9.

Talmud, Traité Erubin.

ZILBOORG (G.), *A History of Medical Psychology*, New York, W. & W. Norton publ. Comp. Inc.

Deuxième partie

LE MOYEN ÂGE

TABLE DES MATIÈRES

LA RÉFLEXION MÉDICALE MÉDIÉVALE ET L'APPORT ARABE

Dans la recherche des antécédents qui ont lentement préparé la naissance de la psychiatrie moderne, la médecine médiévale se trouve le plus souvent maltraitée. Le fait que les sources en soient d'accès difficile, car très rarement éditées à une époque récente, pousse les non-initiés à deux types de conclusions divergentes, mais tout aussi erronées, qui consistent soit à affirmer que la littérature savante se contente de perpétuer l'assimilation entre folie et possession, soit à surestimer l'importance d'une « psychothérapie » qui aurait été inventée par les Arabes. L'étude des principales lignes de force et de quelques exemples précis conduira à montrer, dans les pages qui suivent, que d'une part les médecins du Moyen Âge se placent du côté de la rationalité et que, d'autre part, lorsqu'ils cherchent à comprendre les états psychologiques, en s'aidant au besoin de la philosophie, c'est pour mieux les intégrer à une représentation qui se veut essentiellement somatique.

Nosographie : transmission de l'héritage antique par les Arabes

Durant ce qu'il est convenu d'appeler le haut Moyen Âge, l'Occident chrétien conserve l'héritage antique principalement à travers des auteurs d'époque romaine, tels que Celse, Caelius Aurélien ou Cassius Félix, et les Byzantins Alexandre de Tralles ou Oribase dont les œuvres ont été traduites en latin. Rappelons qu'il faut attendre l'impulsion donnée par les traductions de l'arabe pour qu'à partir du XIe siècle un éveil intellectuel soit possible. Dans le domaine des maladies mentales, les vastes synthèses élaborées en terre d'Islam apportent, outre la relation d'expériences nouvelles, d'importants vestiges hérités de Rufus d'Éphèse, d'Aetius d'Amida ou de Paul d'Égine, dont l'Occident médiéval n'a jamais connu les textes directement. À ce don de transmetteurs, les Arabes allient un goût de la systématisation qui fournit à la médecine occidentale le cadre scientifique dans lequel elle évolua jusqu'à l'époque moderne.

Le contexte du discours médical sur les troubles mentaux

Des œuvres arabes connues en latin, on en compte seulement deux qui soient exclusivement consacrées à des troubles mentaux : le traité sur la mélancolie d'Ishâq ibn ᶜImrân, et celui sur la maladie de l'oubli d'Ibn al-Jazzâr, adaptés l'un et l'autre en latin par Constantin l'Africain, dès le XIe siècle. Il faut donc chercher l'information dans les ouvrages généraux qui envisagent l'ensemble des questions médicales.

Comme leurs prédécesseurs arabes, les savants du Moyen Âge n'ont composé qu'exceptionnellement des traités consacrés en priorité aux troubles mentaux ; citons le *De parte operativa* que les éditeurs de la Renaissance attribuent au célèbre médecin catalan Arnaud de Villeneuve (fin XIIIe siècle - début XIVe siècle). Les genres favoris des auteurs sont soit les commentaires d'œuvres grecques ou arabes, soit des sommes médicales, comme le *Lilium medicinae* du Montpelliérain Bernard de Gordon (XIVe siècle) ; les points de doctrine les plus délicats trouvent leur résolution dans les questions de dispute scolastique, dont le *Conciliator* de Pietro d'Abano (XIVe siècle) donne un bon aperçu. En outre, grâce à l'utilisation qu'en font, au XIIIe siècle, les auteurs non-médecins d'encyclopédies (Barthélemy l'Anglais, Thomas de Cantimpré, Vincent de Beauvais), les œuvres arabes exercent leur influence sur un plus vaste public, ce que reflète parfois, en ce qui concerne la folie, la littérature d'imagination.

Les maladies de la tête : tentatives pour isoler la faculté lésée

La pathologie médiévale arabe et latine se fonde sur la distinction entre désordres généraux ou fièvres (maladies d'origine infectieuse, le plus souvent) et affections qui ont leur siège dans une partie spécifique du corps. Signe du rôle primordial qu'ils accordent au cerveau, les auteurs inscrivent la plupart des troubles mentaux au nombre des maladies de la tête, dans le voisinage de la migraine ou des blessures du crâne ; le psychiatre moderne devra néanmoins chercher l'interprétation des désordres sexuels ou la préhistoire de l'hystérie à l'autre bout des livres, où figurent également les chapitres consacrés aux organes de la génération.

Lieu et date de la traduction latine Nom du traducteur	Nom du médecin arabe *Titre latin de l'œuvre*
Italie du Sud, 2e moitié XIe s. Constantin l'Africain	Ishâq ibn cImrân (Xe s.) *De melancolia* Ibn al-Jazzâr (Xe s.) *Viaticum, De oblivione* cAlî ibn al-cAbbâs (Xe s.) *Pantegni*
Espagne, 2e moitié XIIe s. Gérard de Crémone	Ibn-Sînâ (= Avicenne) (XIe s.) *Canon in medicina* Ar-Râzî (= Rhazès) (fin IXe-déb. Xe s.) *Liber ad Almansorem* Ibn-Sarabyun (= Sérapion) (IXe s. ?) *Breviarium practicae*
Italie du Nord, milieu XIIIe s. Bonacosa	Ibn-Rushd (= Averroès) (XIIe s.) *Colliget*
Italie du Sud-Sicile, fin XIIIe s. Faradj ben Salem	Ar-Râzî (= Rhazès) (fin IXe s.-déb. Xe s.) *Continens*
Italie, fin XIIIe s. Jean de Capoue	Ibn-Zuhr (= Avenzoar) (XIIe s.) *Theisir*

Œuvres arabes qui ont influencé la théorie médicale occidentale sur les maladies mentales.

L'opinion d'un vulgarisateur du XIIIe siècle

« De une espèce de follie qui est appellée amence.
Il est une espèce de folie que les phisiciens appellent amence et les autres l'appellent manie, mais c'est tout une selon ce que dit le Plateire. Ceste maladie est une infection de la chambrete du chief par devent qui oste l'imagination ainsi comme mellencolie est infection de la moyenne chambrete du cerveau et oste la raison, si comme dit Constantin ou livre de la melencollie ou il dit que melencollie est une suspection qui a la seigneurie de l'ame qui est amenée par paour et par tristesse. Ces deux passions sont differentes l'une a l'autre, car amence ou manie qui est tout ung blece l'ymagination et melancollie si blece la raison.

Ces maladies sont engendrées auscunesfoys de viandes mellancollieuses et auscunesfoys par bon et fort vin qui art les humeurs et les faict venir ainsi comme cendre ; auscunesfoys elles adviennent par les passions de l'ame, si comme par trop grant sollicitude, par tristesse, par estudier trop et par paour ; auscunesfoys elles adviennent par morsure de chien enragé ou austre beste venimeuse ; auscunesfoys par la corruption de l'air, auscunesfoys par l'humeur qui a la seigneurie du corps qui est disposé a celle maladie.

> Ilz sont divers signes de ceste maladie selon que elle vient de diverses causes, car auscuns sont qui crient tousjours et se salvent l'ung a l'autre et si batent et navrent les autres et se muscent en tenebres et en lieux obscurs, si comme nous avons dit ou V. livre ou chapitre des passions du cerveau.
>
> La medecine est qu'ils soient liéz pour oster tout doubte qu'ilz ne blecent eulx et les aultres, et faire chanter et sonner des instruments de musique pour les resjouyr et pour oster leur paour et tristesse, et si les doibt on faire travailler moyennement. Et finablement se les purgations et electuaires n'y souffisent, on les guerit par art de cirurgie. »
>
> Barthélemy l'Anglais (vers 1240),
> *Le propriétaire des choses*, traduction du latin en français par Jean Corbechon (1372),
> livre VII, chapitre 5, édition de Paris, 1518.

La liste des maladies de la tête reprend les principales entités définies dans l'Antiquité. Les auteurs qui sont davantage attachés à la description clinique, comme Rhazès, se contentent d'une énumération à laquelle ne préside aucun ordre bien établi. Des médecins plus galénistes tentent de fonder leur classification d'une part sur la présence ou non d'une lésion anatomique, d'autre part sur la fonction perturbée. L'illustration la plus claire de cette tendance se trouve chez Avicenne (*Canon*, III, 1). Les maladies qui provoquent des troubles mentaux y sont classées en trois groupes :

- les apostèmes ou inflammations d'une partie du cerveau (membranes, substance, etc.), comme la frénésie ou la léthargie ;
- les affections entraînant une perturbation des sens (facultés mentales), qui comprennent l'aliénation d'esprit ou confusion de la raison, la stupidité ou amoindrissement de la raison, la corruption de la mémoire, la corruption de l'imagination, puis, la manie, la mélancolie, la lycanthropie et l'amour ;
- les affections entraînant une perturbation du mouvement, comme le vertige, l'épilepsie ou l'apoplexie.

La deuxième catégorie marque une tentative pour répartir les troubles suivant les trois facultés mentales que sont la mémoire, l'imagination, le jugement. Cependant, l'aliénation, bien que caractérisée par une perturbation du jugement, met le plus souvent en jeu une autre faculté ; Avicenne ne peut donc l'illustrer qu'en renvoyant aux entités isolées dans l'Antiquité : la manie, la mélancolie, etc. Le même schéma est repris par Arnaud de Villeneuve, dans le *De parte operativa*. L'auteur tourne la difficulté en établissant la distinction entre aliénation simple et aliénation composée ; mais lorsqu'il veut réintroduire les maladies traditionnelles, il est contraint de recourir à une classification fondée sur les « accidents de l'âme » qui les accompagnent, c'est-à-dire l'audace pour la manie, la peur pour la mélancolie, etc.

Le statut difficile de la frénésie

La *phrénitis* grecque n'a pas gagné en stabilité par son passage en langue arabe. Sa triple appellation dénote la persistance d'une hésitation à fixer son siège (cerveau ou diaphragme ?) : devenue *qarânitis*, par les vicissitudes de l'écriture arabe, elle oscille entre les deux mots d'origine persane, *sirsam* et *birsam*, qui ont en commun l'idée d'inflammation, mais qui placent celle-ci, l'un dans la tête, l'autre dans la poitrine. Les commentateurs de langue latine trouvent donc une situation particulièrement embrouillée, que ne contribuent pas à éclaircir les traductions des textes galéniques ; ils disposent, en effet, de quatre mots : *frenesis, karabitus* (*qarânitis* mal lu), *sirsen* et *birsen* qu'ils empruntent à l'arabe.

Même s'ils montrent leur érudition en rappelant l'étymologie vraie ou supposée des mots grecs et arabes et en signalant les divergences entre les auteurs, les médecins du Moyen Âge optent le plus souvent pour la position avicennienne, qui a le mérite d'être claire. Ainsi, pour Bernard de Gordon, la frénésie vraie est due à une inflammation des membranes du cerveau (méninges), alors que la frénésie « non vraie » est une conséquence d'autres maladies fébriles, parmi lesquelles il cite un « apostème du diaphragme » (*Lilium medicinae*, II, 22). La localisation dans le cerveau n'est plus guère mise en doute au Moyen Âge ; les seuls points de divergence résident dans la question de savoir s'il s'agit d'une inflammation des membranes ou de la substance elle-même.

Un dernier infléchissement décisif est encore imposé par le *Canon* d'Avicenne, qui, en distinguant et en définissant la forme « furieuse » de la maladie, fournit l'équivalence suivante : « Cette furie est comme une manie associée à la frénésie, de même que la frénésie est comme une mélancolie associée à un apostème chaud et à une fièvre » (III, 1, 4, 6). Si, dans l'Antiquité, la manie était définie comme une « phrénitis sans fièvre », c'est au tour de la frénésie médiévale d'être caractérisée, pour les troubles mentaux qui l'accompagnent, par rapport aux deux concepts-clés que sont devenues la manie et la mélancolie.

L'extension du concept de mélancolie

La poésie de la fin du Moyen Âge se teinte de mélancolie ; la médecine l'avait précédée dans cette voie. Alors que la traduction de Barthélemy de Messine apporte, au milieu du XIIIe siècle, la connaissance du célèbre Problème XXX, I, qui, sous l'autorité d'Aristote, confère aux grands créateurs un tempérament mélancolique, les textes médicaux arabes transmettent une vision envahissante de la mélancolie-maladie.

Dès le XIe siècle, Constantin l'Africain, par son adaptation du traité d'Ishâq Ibn ʿImrân, lui-même très influencé par Rufus d'Éphèse, installe la maladie dans trois formes principales, suivant qu'elle naît dans le cerveau, qu'elle ne fait que s'y diffuser en venant de tout le corps ou qu'elle siège à l'orifice de l'estomac (forme hypocondriaque). En attribuant à la bile noire le pouvoir de se mêler par embrasement aux trois autres humeurs, et non pas seulement à la bile jaune, Avicenne (*Canon*, III, 1, 4, 19) permet de faire correspondre à la multiplicité des symptômes une modulation subtile des causes. Selon l'expression de Bernard de Gordon, la mélancolie peut ainsi se manifester par « des millions de signes » (*Lilium medicinae*, II, 19), dont la tristesse et l'angoisse ne sont pas toujours les caractères dominants. L'observation, devenue classique, des cas où la mélancolie se transforme en manie, ainsi que l'explication humorale qui rend responsable de cette dernière l'embrasement du couple bile noire-bile jaune, amènent les médecins à faire couvrir par la mélancolie un champ de plus en plus vaste de l'aliénation mentale. Cette situation est enregistrée par Jacques Despars, au XVe siècle : « Les médecins utilisent souvent le terme de mélancolie comme nom commun pour désigner la manie et la mélancolie proprement dite, puisque toutes deux sont une aliénation de l'esprit due à l'occupation par la bile noire, aduste ou non, du ventricule médian du cerveau. » (Commentaire au *Canon* d'Avicenne, III, 1, 4.) L'extension du concept de mélancolie est une des illustrations de l'esprit médiéval, plus porté à réfléchir sur les causes qu'à isoler les symptômes.

Étiologie : rencontre de la physiologie et de la psychologie

Le pont jeté par Galien, puis élargi par les Arabes, entre médecine et philosophie, est volontiers franchi au cours du Moyen Âge chrétien. Il a favorisé (certes sur des données fausses) une compréhension des phénomènes psychopathologiques.

Les données de la physiologie

Le système physiologique médiéval, arabe et latin, repose sur un galénisme aux traits accentués. Des principaux constituants du corps humain que sont les humeurs, les membres (toutes les parties solides), les complexions et les esprits, les deux derniers s'avèrent les plus efficaces pour rendre compte des phénomènes psychologiques.

La notion de complexion, issue de la *crasis* grecque, ou combinaison des quatre qualités premières, a l'avantage de caractériser le tempérament d'un individu, mais aussi de s'appliquer à chaque partie du corps, dont l'état sain se trouve ainsi défini. Parallèlement, le Moyen Âge connaît une caractérologie fondée sur la notion de tempérament humoral, à laquelle est associée, chez certains auteurs, une explication astrologique. Comme l'énonce Arnaud de Villeneuve dans le *Speculum medicinae*, le tempérament est l'élément corporel le plus apte à « préparer la génération des accidents de l'âme » ; ce n'est qu'une répétition de ce qu'avaient dit avant lui le Platon du *Timée*, puis Galien. Mais le processus se fait également dans le sens inverse : les accidents de l'âme figurent au nombre des « choses non naturelles » qui ont le pouvoir d'altérer le tempérament.

L'originalité du Moyen Âge réside dans l'importance accordée aux esprits (naturel, vital, animal). Héritiers lointains du *pneuma* stoïcien, ces constituants physiques les plus subtils véhiculent des forces ou vertus et agissent comme des intermédiaires privilégiés entre l'âme et le corps. Dans un monde fortement christianisé, la première introduction de cette théorie, par l'intermédiaire du *Pantegni*, a pu faire trembler les théologiens ; la mise en garde ne s'est pas fait attendre et dès le XIIe siècle nous lisons dans le *De natura corporis et animae* de Guillaume de Saint-Thierry : « Les diverses vertus naturelle, vitale ou animale ne sont pas l'âme, mais les instruments de l'âme. » Les médecins respectent généralement cette loi et évitent de poser le problème de l'âme, préférant s'interroger sur la nature des esprits, sur leur rapport avec la chaleur innée ou sur les conduits qui les transportent (seulement les artères, ou aussi les veines et les nerfs ?).

Les sens internes et leurs localisations cérébrales

La rencontre entre médecine et philosophie naturelle donne naissance au Moyen Âge à la théorie des sens internes, répandus chez les auteurs arabes et hébraïques. Il ne nous appartient pas de retracer ici les antécédents antiques, à la fois médicaux et philosophiques, mais de dégager l'utilisation qui a été faite de ce système explicatif des processus mentaux. Distincts d'une part des cinq sens externes et d'autre part des puissances intellectives, les sens internes sont conçus comme des forces ou vertus transmises par les esprits. Leurs sièges se situent dans les trois ventricules cérébraux, eux-mêmes partagés en deux. D'un auteur à l'autre, l'appellation et le nombre des sens internes varient quelque peu ; par souci de clarté, nous retiendrons l'exposé que fait Avicenne dans son traité *De l'âme*, traduit en latin dès le milieu du XIIe siècle.

Localisation cérébrale	***Sens interne***	***Rôle***
Ventricule antérieur	sens commun	centralise les données des différentes sensations
	vertu imaginative	retient et conserve ce que le sens commun a perçu
Ventricule médian	vertu cogitative	placée sous l'empire de la raison, combine ou sépare les images présentes dans l'imagination
	vertu estimative	exerce un jugement sur les intentions non perçues par les sens externes
Ventricule Postérieur	mémoire	retient et conserve les intentions de la vertu estimative

*Comparaison des sens internes d'après Avicenne (*De anima, *I, 5).*

L'exemple de l'amour-maladie

L'amour, entré dans la médecine dès l'Antiquité, est bien installé dans le tableau nosographique arabe. À la charnière du XIIIe et du XIVe siècle, il retient tout spécialement l'attention des médecins : Arnaud de Villeneuve lui consacre un opuscule, Dino del Garbo commente un poème du contemporain de Dante, Guido Cavalcanti, Bernard de Gordon écrit un long chapitre dans son *Lilium medicinae* ; il fait encore l'objet de disputes scolastiques au XVe siècle. Ce succès est certes à replacer à la fois dans le contexte des débats théologiques sur l'amour de Dieu, et dans celui de la courtoisie romanesque, mais il s'explique aussi par la valeur pédagogique que représente son interprétation ; il constitue un exemple simple de passage d'un état d'âme à des manifestations psychosomatiques pathologiques.

Nous retiendrons l'explication que donne Arnaud de Villeneuve dans le *De amore heroico*. La description du processus psychologique s'appuie sur la théorie avicennienne des sens internes et sur des emprunts directs à Aristote. Elle peut être schématisée de la façon suivante :

> Perception de l'objet → conception d'un plaisir → la vertu estimative juge que ce plaisir est très grand → conservation à la fois par la vertu imaginative et par la mémoire → la vertu cogitative s'exerce continuellement pour trouver les moyens d'atteindre l'objet → réflexion assidue qui peut mener à la folie.

La responsabilité du désordre est attribuée à la vertu estimative, qui a effectué un jugement erroné en privilégiant l'objet désiré comme le seul bien à obtenir. L'origine du mal est donc à chercher dans le ventricule médian du cerveau. Le processus physique redonne au cœur, siège des passions, un rôle déterminant : de la perception d'un objet agréable naît une ébullition des esprits vitaux qui, du cœur, se répandent dans tout le corps. Quand ils parviennent, brûlants, dans le ventricule médian du cerveau, ils se mettent à tourbillonner, confondant ainsi le jugement ; par voisinage, ils dessèchent aussi le ventricule antérieur, naturellement humide, ce qui entraîne une fixation des impressions perçues par la vertu imaginative. Si le froid est brusquement associé à cette qualité excessivement sèche, les conditions sont réunies pour que l'amour se transforme en « inquiétude mélancolique », laquelle peut devenir manie, si le malade n'est pas traité.

Grâce à la dynamique des qualités premières, sont expliqués à la fois les états psychologiques et les manifestations somatiques de l'amour (amaigrissement, rythme du pouls, etc.). Le rôle médiateur des esprits et des forces qu'ils véhiculent permet ainsi au médecin médiéval de faire l'aller-et-retour entre l'accident de l'âme le plus subtil et la matière la plus épaisse, en élargissant à son gré l'éventail des possibilités. Notons toutefois que, pour qu'un état pathologique devienne chronique, il faut qu'une perturbation humorale entre en jeu.

Le médecin confronté à la pratique

Dans un monde que les historiens aiment considérer comme familier du surnaturel, quelle peut être l'influence d'une représentation somatique de la pathologie mentale ? Quelques témoignages de médecins des XIVe et XVe siècles apportent des éléments de réponse.

Les récits de cas

La première constatation est que les auteurs du Moyen Âge répètent inlassablement les histoires-types et les listes de symptômes qui restent figées depuis l'Antiquité. La fatigue du géant Atlas, rarement christianisé en ange, continue, aux dires des médecins, à peser sur l'esprit des mélancoliques !

On note toutefois l'importance croissante du contexte religieux. Outre qu'une ascèse excessive est jugée nocive, le mysticisme et l'inspiration prophétique apparaissent de façon répétée parmi les délires ; Bernard de Gordon mentionne au nombre des « millions » de types de mélancoliques : « ceux qui croient être des prophètes ou inspirés du Saint-Esprit, et vont prêcher sur l'état futur du monde ou la venue de l'Antéchrist ». On retrouve ici le lien entre inspiration divine et folie, mais il s'inscrit aussi dans une sorte de mise en garde : les médecins éprouvent quelque inquiétude devant l'exacerbation du sentiment religieux de la fin du Moyen Âge et soulignent le danger que représentent, pour eux-mêmes et pour l'esprit de leurs auditeurs, les prédicateurs fanatiques qui sillonnent les routes.

Les récits de cas sont rarement inscrits dans le temps : la chronicité de certaines maladies, pourtant signalée au niveau de la théorie, n'apparaît pas dans les exemples cités, qui mettent surtout en lumière les émotions déclenchantes. Ainsi, Jacques Despars, en son commentaire au *Canon* d'Avicenne, évoque un étudiant de Bologne devenu maniaque lors d'une dissection, un fidèle perdant la raison à l'audition d'un sermon apocalyptique, un notable sombrant dans la mélancolie à l'annonce de la décapitation d'un de ses amis, etc. La référence psychologique se limite donc à la cause déclenchante, l'anamnèse au passé immédiat ; la détermination du tempérament à l'état sain, obligatoire pour tout praticien, ne comporte que des prédispositions caractérielles générales : elle n'entre pas dans le détail de la vie individuelle.

Une « cure » au XVe siècle

Les régimes rédigés par les médecins, à l'intention de personnes réelles ou fictives, constituent une source privilégiée. Malheureusement, les délires furieux ou dévastateurs n'y apparaissent pas : reflet d'impuissance, ou d'abandon à d'autres « thérapeutes » ? On ne rencontre que des mélancoliques accidentels, comme ce patient d'Ugo Benzi (XVe siècle) atteint d'hypocondrie.

Marchand italien, âgé d'environ trente ans, il se met à craindre continuellement pour sa santé, à la suite de déboires professionnels. Outre une angoisse perpétuelle, qui l'assaille surtout la nuit, il ressent dans les jambes des chocs, qu'il attribue au passage de vents, et il s'inquiète de ne plus éprouver l'envie de se moucher, imaginant que l'humeur qui devrait venir au nez se trouve emprisonnée dans l'estomac. Le diagnostic est celui d'un début de mélancolie. La cure prescrite reflète les orientations de la médecine savante :

- prévoir un environnement favorable, en plaçant le malade dans un endroit aéré, et clair, pour contrarier l'obscurcissement dû à la mélancolie ;
- calmer par des drogues à base de laitue et d'opium ;
- évacuer l'humeur-mélancolie à l'aide de saignées, d'une diététique et d'une pharmacopée appropriées ;
- agir sur la cause psychologique en procurant de la joie, grâce à la musique et à des récits, ou, pour ce marchand, par la manipulation de « deniers bien propres ».

Le régime se termine par une prescription destinée à exciter les muqueuses nasales, afin de dissiper l'une des craintes du patient. Notons que les conseils d'ordre psychologique ne sont envisagés que dans le but de « réchauffer le cœur, le cerveau et le foie ». Les états mentaux passent nécessairement par le corps.

Le médecin et les démoniaques

Bien que leur explication fasse exclusivement appel à la physiologie, les médecins gardent une ambiguïté dans leur vocabulaire, en rendant parfois le mot manie par *demonium*. Comme nous l'avons dit, peu d'exemples concrets de cette maladie sont évoqués. Les textes ne prévoient aucune réclusion ; ils se contentent de prescrire une garde. L'immobilisation se trouve néanmoins avalisée par l'idée que le lien des extrémités empêche les matières nocives de monter au cerveau. Valesco de Tarenta (XVe siècle) rapporte le cas d'un maniaque « enragé » qui mourut des ulcères aux bras qu'avaient provoqués ses liens ; cette pratique est néanmoins jugée bénéfique, puisque le malade, devenu calme, a pu se confesser (*Philonium medicinae*, I, 12). En cas d'impuissance thérapeutique, le devoir du praticien est de présenter au prêtre un fidèle en état de sauver son âme.

L'éventualité d'une possession n'est pas envisagée par la médecine savante. À la suite d'Avicenne (*Canon*, III, 1, 4, 18), les auteurs répètent que, même s'il arrive que la puissance divine permette une intervention diabolique, celle-ci ne se fait que par des processus physiques sur lesquels le médecin peut opérer. Il est aussi du devoir du praticien de réagir contre la crédulité des patients. Citons à ce propos la phrase amère de Jacques Despars (III, 1, 4, 18) : « C'est l'opinion commune de la foule et de certains théologiens que de dire des mélancoliques et des maniaques qu'ils ont le diable dans le corps, ce que souvent les malades croient eux-mêmes et proclament. Ceux qui se fient à ces idées vulgaires ne recherchent pas, pour le soin de leur maladie, l'aide des médecins, mais celle des saints réputés avoir reçu de Dieu le pouvoir de chasser les démons. »

BIBLIOGRAPHIE

AGRIMI J. et CRISCIANI C., *Medicina del corpo e medicina dell'anima*, Milan, 1978

AVICENNA *latinus, Liber de anima seu Sextus de naturalibus, IV-V*, Édition critique de la traduction latine médiévale par S. van Riet, Introduction sur la doctrine psychologique d'Avicenne par G. Verbeke, Louvain-Leyde, 1968.

CÉARD J. et SIMONIN M. (éd.), *La folie et le corps*, Paris, 1985.

FRITZ J.-M., *Le discours du fou au Moyen Âge*, Paris, 1992.

GARBERS K., *Ishâq ibn'Imrân « Maqâla fil-mâlîhulîyâ » und « Constantini Africani libri duo de melancholia »*, Hambourg, 1977.

HARVEY E.R., *The inward wits, Psychological theory in the Middle Ages and Renaissance*, Londres, 1975 (*Warbourg institute Surveys* VI).

JACQUART D., « Le regard d'un médecin sur son temps : Jacques Despars (1380-1458 », dans *Bibliothèque de l'École des chartes*, 138, 1980, p. 35-86.

JACQUART D., « Les avatars de la *phrénitis* chez Avicenne et Rhazès », dans *Maladie et maladies. Hommage à Mizko D. Gzwek*, Genève, 1992, p. 181-192.

KLIBANSKY R., PANOFSKY E. et SAXL F., *Saturne et la mélancolie*, Paris, Gallimard, 1989.

LAHARIE M., *La folie au Moyen Âge (XIe-XIIIe siècles)*, Paris, 1991.

NEAMAN J., *Suggestion of the devil : the origins of madness*, New York, 1975.

PANIAGUA J.A., « La psicoterapia en las obras médicas de Arnau de Vilanova », dans *Archivo ibero-americano de historia de la medicina*, 15, 1963, p. 3-15.

SCHIPPERGES H., « Zur Psychologie und Psychiatrie des Petrus Hispanus », dans *Confinia Psychiatrica* 4, 1961, p. 137-57.

SIRAISI N.G., *Taddeo Alderotti and his pupils*, Princeton, 1979, spécialement p. 203-236.

SUDHOFF W., « Die Lehre von den Hirnventrikeln in textlicher und graphischer Tradition des Altertums und Mittelalters », dans *Archiv für Geschichte der Medizin*, 7, 1913, p. 149-205.

ULLMANN M., *Islamic medicine*, Edimbourg, 1978.

WACK M., *Lovesickness in the Middle Ages*, Philadelphie, 1990.

FOLIE ET NOTATIONS PSYCHOPATHOLOGIQUES DANS L'ŒUVRE DE SAINT THOMAS D'AQUIN

Notre image de la folie au Moyen Âge prend souvent une allure héraldique où roi et fou, fou et saint, s'échangent dans un jeu où alternent fortune et calamité. La souffrance des égarements quotidiens est plus difficile à cerner. Un témoignage essentiel nous reste pourtant : celui du théologien, contraint de se pencher sur ce scandale qu'est pour lui la perte de la raison.

Au XIIIe siècle, l'effort théologique a trouvé dans l'œuvre de saint Thomas d'Aquin (1225-1274) un point d'équilibre et d'achèvement. Grâce à l'apport des philosophies grecques et arabes, il tente de rendre compte de ce qui peut être compris par la raison dans la foi et de ce qui peut être saisi de la raison par la foi. Cette œuvre a marqué pour des générations la pensée de l'Europe chrétienne.

La théologie thomiste ne doit pas être réduite à une élaboration dogmatique. Elle est aussi, et peut-être avant tout, une théologie morale. Elle explore la conduite humaine pour en dégager la dynamique propre, fondée sur la raison. Son ambition ultime est de constituer une sagesse qui tire ses leçons aussi bien de l'expérience quotidienne que de la réflexion. Elle veut conduire l'homme dans le chemin qui mène au bien et au bonheur : la béatitude, connaissance et jouissance parfaites dans l'union à Dieu. À cette fin, l'intelligence doit être éclairée, la volonté doit être exercée afin que se constitue un savoir pratique de la juste ordonnance des biens de ce monde à leur fin dernière.

La folie semble bien éloignée de ces préoccupations tant elles sont marquées par un effort d'ordre et de raison. Il ne faut pourtant pas conclure de la brièveté des textes qui traitent de la question à un désintérêt. Ce serait méconnaître l'extrême économie de moyens qu'utilise saint Thomas dans sa réflexion : en tenant un compte précis du contexte, on voit apparaître une pensée riche et précise qui nous livre des indications précieuses sur ce que fut le regard sur la folie du plus rationnel des penseurs médiévaux.

L'homme *animus* et *anima*

La psychologie des facultés rationnelles et sensitives de saint Thomas dépend étroitement de l'élaboration d'Aristote dans son *De anima*. Elle tire toute son originalité d'une orientation dynamique toute différente : la connaissance de l'homme et de ses désirs a pour but principal de le rendre plus capable d'intelligence et d'amour, actes dans lesquels l'homme fait croître en lui l'image de Dieu qui est sa perfection.

L'homme apparaît en effet à saint Thomas comme « un horizon entre la matière et l'esprit ». Cette métaphore contient toute la tension de la morale thomiste. L'homme est situé dans la création en un lieu tangentiel et conflictuel. Lien entre le monde spirituel libéré des contingences du temps et le monde matériel voué à la corruption, sa tâche est de ramener à Dieu le monde matériel en lui et avec lui. Grande vision mystique s'il en fut.

La description classique du composé humain en termes d'âme et de corps manifeste mal l'originalité de l'anthropologie thomiste. Celle-ci repose sur une vision ontologique très étrangère à nos modes de pensée mais qui fonde toute la réflexion morale. L'homme est l'union en un seul individu de deux degrés de réalisation de l'être. Le premier est le résultat de l'engendrement matériel. Au terme de cette génération apparaît la « forme », la détermination du corps, *animus*, comparable en tous points à ce qui constitue dans l'existence les animaux. Cet *animus* organise le corps, sa vie, les facultés sensorielles, sensitives et motrices adaptées aux conditions de la vie terrestre. En lui s'organisent les mouvements de ce qui depuis Aristote est appelé l'appétit sensitif, les *passions*, qu'un langage plus moderne mais inexact appellerait les mouvements instinctuels orientés vers la décharge et la satisfaction immédiate.

Un degré d'être plus élevé achève et détermine le composé humain : dès lors même que l'*animus* a été engendré, il apparaît nécessaire que soit créée – directement par Dieu – l'âme spirituelle, *anima*. Celle-ci constitue l'homme dans ce qui lui est propre, la rationalité. *Anima* est le siège de la *ratio*, la raison faite d'intelligence et de volonté. Ces facultés sont spirituelles, dégagées de la matérialité qui imprègne les facultés sensitives. Elles tirent leur savoir des objets matériels et singuliers, mais leur perfection ne peut s'accomplir que dans la reconnaissance et le désir de l'être absolu, seul vrai et seul bien parfaitement désirable, Dieu en personne.

Ainsi s'établit une tension entre l'appétit d'*animus* à la recherche des satisfactions immédiates de son nourrissement et de la décharge de ses tensions et le désir d'*anima* toujours insatisfaite d'un bien limité, en quête du bien sans aucune restriction, la source et la cause de l'être.

Mais, « dans l'état de cette présente vie », *animus* et *anima* sont indissolublement liés : images sensorielles, mémoire et passions sont les outils mêmes de l'exercice de l'intelligence et de la volonté. La vie humaine apparaît alors comme le travail sans cesse repris de l'unification de la matière et de l'esprit. L'acte de l'homme n'a sa valeur humaine à proprement parler que s'il est soumis à la raison. Encore faut-il pour que cet acte soit bon qu'il soit ordonné progressivement à cette fin dernière de l'homme qu'est l'union à Dieu. Cet ordre n'est pas donné, il doit être acquis dans la recherche et le choix du bien par un exercice de tout l'homme qui réalise progressivement l'harmonie d'*animus* et *anima*. Dans cet exercice s'acquiert la vertu, cette « seconde nature », capacité intériorisée, inscrite en l'homme, à se porter vers le bien. Toujours fragile, la vertu est opposée à ce qu'on pourrait appeler la pente naturelle de l'*animus* vers la satisfaction immédiate et primaire dont la répétition inscrit en l'homme ce désordre qu'est le vice.

À partir de là se développe une morale qui décrit un double mouvement simultané. Elle est à la fois pédagogie : présenter à l'intelligence le souverain bien, fin dernière de l'homme ; et une ascèse : exercer la volonté en vue de l'unification de tout l'être humain. Dominer les passions ne doit pas en être la négation, mais l'imprégnation de tout leur mouvement par la rationalité. L'équilibre est toujours à reprendre, comme le souligne l'adage : « La raison exerce un pouvoir politique sur les passions. » Insistons sur le mot passion, qui n'a pas de sens péjoratif ou d'excès : c'est le mouvement même de l'*animus*, tout ce qui se meut de matériel dans le composé humain.

Folie et privation de la raison

La morale de saint Thomas apparaît comme une lute pour l'harmonie d'un être dont la fonction d'intermédiaire, de passage dans la création, laisse ouvert le danger d'une rupture possible entre les deux ordres, matériel et spirituel. Face à ce risque, s'ouvre une dimension résolument optimiste, de caractère proprement théologique, qui est la certitude que l'homme a reçu de Dieu à travers la Rédemption tout ce qui lui est nécessaire pour parvenir librement à sa perfection. Ce mal qu'est la perte de la raison et de son libre exercice apparaît d'autant plus scandaleux. La question n'est pas pour autant éludée.

Les mots qui tentent d'exprimer ce scandale sont loin des nôtres. Leur compréhension permet d'indiquer les différences et l'originalité de points de vue qui dépendent du statut donné à la folie dans la société médiévale.

Amentes et *furiosi*

Pour désigner de la façon la plus générale la perte de la raison, saint Thomas emploie les termes d'*amentes* et *furiosi*[1]. Il s'agit là de termes traditionnels, mais leur choix est très délibéré : ils désignent l'état d'un homme en qui l'observateur ne peut trouver aucune maîtrise rationnelle. La privation de raison apparaît comme absolue. Le mot *amens* est bien plus fort que *dément*, et qu'il s'accompagne du mot *furieux* souligne bien l'inaccessibilité à la relation humaine.

Une telle absence se rencontre sous trois modes différents : la raison ne s'est jamais manifestée, ou elle a disparu, soit définitivement, soit pour un temps limité. En tous les cas, l'homme est alors réduit à l'état de brute animale : la source de ses actes n'est plus *anima*, mais *animus*. La perte de qualité proprement humaine de ces actes en est fortement soulignée : la raison étant empêchée, liée, il n'y a plus ni liberté, ni responsabilité.

Il ne s'agit pourtant pas d'une disparition de la raison. Les textes ne laissent aucun doute : elle est paralysée, incapable de se manifester, mais toujours présente car, du moment qu'il y a forme humaine, il y a âme spirituelle et donc raison en puissance. De là résulte l'attitude à prendre devant l'*amens* : s'adresser à ce qui peut être connu ou suppléé du désir raisonnable de cet homme paralysé en ce qui lui est proprement essentiel.

Paralysie de la raison ne veut pas pour autant dire lésion organique. L'exemple souvent repris de la maladie ou du toxique ne rend pas compte de la pensée thomiste. La perte de la raison n'est pas seulement la conséquence d'une atteinte corporelle, encore moins celle d'une atteinte organique au sens moderne du mot.

L'*insania*

Il est en effet une autre voie qui mène à la perte de raison : l'*insania*, abandon à la passion. L'*amentia* désigne avant tout un état, l'*insania* est un résultat d'un processus de perte de la maîtrise rationnelle au profit des appétits inférieurs[2]. On pourrait traduire le mot par « folie passionnelle » à condition de bien noter la différence de sens par rapport aux habitudes cliniques modernes.

Apparaît alors la possibilité d'une origine volontaire de la perte de la raison : la poursuite volontaire de satisfactions immédiates et désordonnées donne plus de force aux passions qu'à la raison, qui pourra progressivement se trouver complètement liée. En ce sens, la folie peut avoir pour origine un acte mauvais, un péché. Mais bien souvent s'y ajoute la maladie ou « d'autres raisons de cet ordre ». Il faut cependant souligner que la privation, le manque originaire, peut être d'ordre volontaire, spirituel, même si le résultat se comprend comme une expression réduite à celle de la brute animale.

---

1. Saint Thomas, *Somme théologique*, Ia IIae, q. 10 a. 3.
2. Saint Thomas, *op. cit.*, Ia IIae, q. 77 a. 2.

Intentio animae

Trois modes de conduite humaine peuvent alors être distingués : deux incluent l'exercice de la raison, l'autre l'exclut totalement. La première tend à ordonner la vie humaine de la façon la plus rationnelle ; c'est le chemin vertueux de la perfection. La seconde met la raison au service des biens terrestres et des appétits matériels ; l'homme s'installe dans le vice et la satisfaction immédiate du péché.

Ces deux modes s'opposent dans un même genre, celui de l'acte humain. Le troisième dépouille l'homme de sa liberté car *amentia* ou *insania* sont privation de toute manifestation de la raison. On voit alors que la privation de la raison ne survient chez celui qui s'efforce à la vertu que par accident ; par contre elle apparaît comme une conséquence possible et directe de l'abandon aux appétits inférieurs.

Ce trouble est à concevoir comme une rupture d'ordre entre corporel et spirituel : les images matérielles nécessaires au fonctionnement de l'intelligence dans la détermination du jugement pratique sont brouillées par l'agitation des passions. Mais jugement faussé n'est pas perte de raison, et saint Thomas insiste : tant qu'il y a un reste de raison, il faut tenter d'y accéder. La privation de raison apparaît à un certain seuil qualitatif. Comment comprendre cette rupture ?

La réponse de saint Thomas n'a rien d'évident. Bien sûr, en cas de lésion corporelle, de maladie, le fonctionnement des faculté humaines est perturbé, images et sensations sont déformées ou même déjà paralysées. Mais comment peut surgir la paralysie de l'esprit chez un homme apparemment sain ? L'argumentation repose sur l'unité fondamentale du composé humain et sur sa limitation dans l'être et va beaucoup plus loin qu'une métaphore énergétique ou économique. Si toute la puissance d'action de l'homme est utilisée dans l'acte d'une faculté, sensitive s'il s'agit d'une passion, spirituelle s'il s'agit de l'exercice de la raison, les autres facultés voient leur force diminuée d'autant. La perte de raison apparaît alors comme une sorte d'épuisement de l'existence humaine dans la passion. C'est cette puissance d'action unique en tout l'homme, limitée comme l'est l'être humain lui-même, qu'est l'*intentio animae*[1]. Elle peut être totalement absorbée par la passion libérée, soit par la maladie, soit par l'abandon volontaire, jusqu'au point d'une paralysie de la raison vidée de sa force d'existence.

Notations de type clinique dans l'étude des passions

Les concepts fondamentaux qui viennent d'être brièvement décrits sont employés sans cesse quand saint Thomas étudie l'une après l'autre les passions

1. Saint Thomas, *op. cit.*, Ia IIae, q. 77 a. 1.

à travers des mots où sédimentent la terminologie philosophique antique et celle des moralistes chrétiens. Ce travail ne peut être mené à bien sans quelque artifice rhétorique, mais derrière le langage convenu apparaissent des notations d'une finesse étonnante. Quelques exemples suffiront à en montrer l'intérêt.

La tristesse

C'est la passion la plus dangereuse, « celle qui nuit le plus au corps », porteuse de la mélancolie. La tristesse se définit comme la souffrance qui naît de l'appréhension d'un mal présent au sujet : « Elle enlève parfois la raison, comme par exemple chez ceux qui tombent dans la manie ou la mélancolie à cause de la souffrance. »[1]

Car la tristesse alourdit l'âme : « Comme la tristesse résulte de la présence d'un mal, il empêche le mouvement de la volonté et entrave la jouissance de son acte. [...] Si la force du mal est telle que tout espoir d'évasion a disparu, alors le mouvement intérieur de l'âme qui est plongée dans l'angoisse est paralysé au point qu'elle ne peut en sortir ni d'un côté ni de l'autre ; parfois même le mouvement extérieur du corps est entravé au point que l'homme en reste stupide. »[2] Mais elle entraîne aussi agitation et manie. En tout cas c'est elle qui est le plus capable d'attirer vers l'*intentio animae.*

La tristesse a pourtant ses remèdes : toute joie, les larmes, les amis, le sommeil et les bains, mais surtout les sollicitations de la vie : « Quand deux causes entraînent un mouvement à des buts contraires, l'une tend à gêner l'autre et c'est en fin de compte la plus forte et la plus durable qui a le dessus. On peut voir ces deux causes à l'œuvre chez l'homme qui est triste du souvenir de ce dont il avait coutume de se réjouir avec un ami mort ou absent. En effet, d'une part, la pensée de la mort ou de l'absence de l'ami est à l'origine de la douleur ; mais le bien présent invite à la jouissance, et donc l'un tend à diminuer l'autre. Par ailleurs, le sentiment du présent peut davantage que la mémoire du passé, et l'amour de soi-même est présent de façon beaucoup plus permanente que l'amour de l'autre ; de sorte qu'à la fin la jouissance repousse la tristesse. »[3] Mais cela n'est pas sans quelques complications possibles dans la mesure où « la tristesse peut être matière à jouissance ou le contraire ». La simplicité de la description ne cède en rien à la profondeur de l'observation.

Amour et délectation

L'étude de l'amour dépasse largement celle des passions pour se placer au centre de l'anthropologie thomiste. Elle est cependant remplie de notations d'un très grand intérêt.

1. Saint Thomas, *op. cit.*, Ia IIae, q. 37 a. 4 ad 3m.
2. Saint Thomas, *loc cit.*, a.2.
3. Saint Thomas, *op. cit.*, I. IIae, q. 38 a. 1 ad 3m.

L'extase : « L'homme peut être mis hors de lui-même de deux façons. Selon sa capacité d'appréhension : il est alors mis hors de sa connaissance propre ; soit qu'il soit élevé à une connaissance supérieure [...], soit qu'il soit rabaissé au rang inférieur, par exemple lorsqu'il tombe dans la furie ou l'*amentia* [...]. Selon son appétit : on dit que quelqu'un est en extase quand l'appétit se porte vers l'autre, sortant d'une certaine façon de lui-même [...]. Ce type d'extase a pour cause directe l'amour [...]. »[1]

La délectation : C'est la passion qui résulte de la possession du bien. Elle accompagne l'exercice même de la raison, mais aussi celui du corps : « Dans la mesure où la délectation corporelle est grande, ou elle empêche l'usage de la raison, ou elle l'enlève complètement en attirant complètement l'*intentio* de l'âme. » Les risques de la délectation corporelle vont jusqu'à l'acte contre nature : « Par une certaine complexion, comme certains ont pour délices de manger de la terre ou du charbon ; ou même par altération de l'âme, comme certains qui en raison d'une coutume se délectent de manger des hommes ou du coït avec les bêtes ou les garçons et autres choses de ce genre qui ne relèvent pas de la nature humaine. »[2]

La brièveté de ces notes renforce le caractère parfois abrupt des distinctions thomistes : ou raison, liberté, responsabilité et péché sont présents, ou ils ont totalement disparu. Il faut donner toute leur importance aux réflexions sur les remèdes à l'insoumission des passions. Elles sont là pour manifester la sollicitude et la confiance de saint Thomas en la personne humaine : tout ce qui est propre à stimuler la raison doit être utilisé ; enseignement, ascèse bien réglée, pour que l'homme accède au bon ordre de sa perfection, malgré les obstacles. En cas d'échec, la communauté qui entoure l'insensé devra suppléer à la paralysie de cette raison en tenant un compte rigoureux de la dignité imprescriptible de cet esprit paralysé dans sa manifestation.

Stultitia, la folie de la Croix

Un mot manque, le plus commun du latin médiéval quand il s'agit de parler de folie : *stultitia*. Saint Thomas l'évite dans tous ses développements techniques. Il a une raison d'importance : l'emploi qu'en fait l'Écriture. Dans la *Première épître aux Corinthiens*, saint Paul écrit : « Le langage de la Croix est folie [*stultitia* dans le texte latin] pour ceux qui se perdent, mais pour ceux qui se sauvent, pour nous, il est puissance de Dieu », et plus loin : « Si quelqu'un se croit sage au jugement de ce monde, qu'il se fasse fou pour devenir sage, car la sagesse de ce monde est folie devant Dieu. »[3]

---

1. Saint Thomas, *op. cit.*, q. 28 a.3.
2. Saint Thomas, *op. cit.*, Ia IIae, q. 31 a.7.
3. Saint Paul, *1 Co.* 1, 18 et 3, 18.

Saint Thomas commente : « Il existe deux sagesses comme il existe deux folies : il y a une sagesse selon Dieu à laquelle s'oppose une certaine folie selon les hommes [...]. La sagesse de ce monde qui est folie auprès de Dieu est bien différente. Celui qui s'appuie sur Dieu affirme être le plus fou devant le jugement humain, parce qu'il méprise les biens humains que recherche la sagesse des hommes [...]. D'une autre façon, on peut dire que la sagesse des hommes est celle qui est acquise par la raison humaine ; la sagesse des saints est celle que donne l'inspiration divine. »[1] On pourrait croire que le contenu prophétique du texte de saint Paul est évacué : la sagesse de Dieu ne serait que la sagesse théologique. Il n'en est rien. La réflexion se dépasse elle-même pour atteindre cet ordre qu'exprime saint Bernard : « La mesure d'aimer Dieu est de l'aimer sans mesure »[2], autre façon d'expliquer la folie mystique.

L'effort théologique se trouve pris lui-même dans ce dépassement : la vision insensée de la liberté de l'homme dans sa course au bonheur divin, l'ordre de la nature magnifié dans l'ordre de la grâce. D'où l'attitude qui imprègne la piété médiévale : tout excès, toute folie, qui manifeste l'ordre du salut sera accepté dans un sens du merveilleux qui donne son caractère positif à l'étrangeté. S'y ajoute une confiance en la vérité qui, bien qu'elle entraîne ses excès, l'inquisition, permet de trouver le sens là où nous ne voyons que délire. Deux personnages en donnent une image frappante : Henri Suso dont les folles et répugnantes pénitences précèdent un regard serein sur la sagesse divine ; et que dire des excès de langage de Catherine de Sienne !

François d'Assise désespérait son père et faisait crier au fou. L'immense mouvement qu'il a soulevé est une des images les plus claires de cette folie de la Croix, de cette folie de Dieu qui laisse loin derrière elle les nécessités de renfermement psychiatrique. Il existe alors un mouvement d'équilibre pétri pour nous du sentiment d'inquiétante étrangeté : l'homme se trouve tiré par le désir d'une jouissance absolue que seule la mort peut apporter mais qui s'affirme avec la Croix, germe de résurrection.

L'édifice s'écroule là où le sujet s'affirme dans son doute et sa solitude. L'éloge de la folie prend un autre sens quand Érasme écrit : « Me définir serait me donner des bornes et ma puissance n'en a point. » La toute-puissance change de camp. La morale médiévale s'adressait au pécheur toujours appelé au pardon par la folie divine ; l'humanisme renaissant entendra prononcer les premières condamnations pour la folie.

---

1. Saint Thomas, *op. cit.*, IIa IIae, q.113 a.1 ad 1m.
2. Saint Bernard, *Traité de l'amour de Dieu*, ch. 1.

BIBLIOGRAPHIE

SAINT BERNARD, *Œuvre mystique*, Paris, Seuil, trad. A. Beguin, 1953.

SAINTE CATHERINE DE SIENNE, *Le livre des dialogues*, Paris, Seuil, trad. L.-P. Guigues, 1953.

SUSO (H.), *Œuvres complètes*, Paris, Seuil, trad. J. Ancelet-Ustache, 1953.

LE GOFF (J.), *La civilisation de l'Occident médiéval*, Paris, Arthaud, 1967.

CHENU (M.-D.), *Introduction à l'étude de saint Thomas d'Aquin*, Paris, Seuil, 1950.

GILSON (E.), *Le thomisme*, Paris, 1955.

Références et textes de saint Thomas ont été limités à la *Somme théologique*. Abréviations : Ia = Prima pars ; Ia IIae = Prima secondae, q. : question, a. : article, ad lm... = réponses aux objections. Voir l'édition bilingue de *La revue des jeunes*, Paris, Tournai, Desclée de Brouwer, 1949.

LE MALADE MENTAL DANS LA SOCIÉTÉ MÉDIÉVALE (XIe-XIIIe siècle)

C'est au XIe siècle que le terme de *fol*, issu du latin *follis*, apparaît dans la littérature en langues vulgaires pour désigner de manière générale celui qui a perdu la raison. Mais le polymorphisme de la folie s'exprime également dans une bonne vingtaine d'adjectifs et de substantifs reflétant des conceptions et des images multiples, divergentes et foisonnantes en significations. Au cours des trois siècles (XIe-XIIIe siècle) qui constituent le Moyen Âge appelé « classique » – car marqué par le développement et l'épanouissement de la société féodale chrétienne spécifiquement médiévale –, les différents registres du monde de la folie, leurs constantes et leurs évolutions sont décrits, peints ou étudiés dans des sources très variées : romans courtois, enluminures (notamment celles du psaume *Dixit insipiens*), chroniques, écrits médicaux et pharmacologiques, récits hagiographiques, ouvrages théologiques, traités juridiques... L'exploitation de cette documentation considérable fait appel à une démarche transdisciplinaire, se rattachant au courant actuel de l'anthropologie historique qui privilégie le dialogue entre l'histoire et les sciences humaines et sociales connexes.

L'univers de la folie médiévale paraît singulièrement complexe. On trouve tout d'abord une conception surnaturelle de la folie, traduisant une sensibilité à l'irrationnel et une fascination des extrêmes propres à la mentalité de l'époque ; elle fait du fou un être dominé par des forces supérieures et mystérieuses, un des enjeux de la lutte entre Satan et Dieu : les démoniaques (possédés du démon), les pécheurs insensés (en particulier les incroyants, les juifs et ceux qui versent dans la démesure), les simples d'esprit et les fous de Dieu relèvent de cette folie surnaturelle, qui enregistre ainsi un triple processus de diabolisation, de moralisation et de sanctification au cours des trois siècles étudiés. Par ailleurs, se développe une approche « naturelle » de la folie. Dans les romans, le héros, tel Yvain ou Lancelot, verse dans la folie furieuse à cause d'un chagrin d'amour. Dans les ouvrages médicaux, les auteurs de l'époque distinguent, comme dans l'Antiquité, quatre grandes entités nosologiques : la frénésie, la manie, la mélancolie et la léthargie ; il s'agit de concepts larges, aux contours imprécis, n'englobant pas seulement des affections psychiatriques, et où l'on peut retrouver, grâce à l'utilisation du diagnostic rétrospectif cher aux historiens de la médecine, l'essentiel des troubles qualifiés aujourd'hui de psychotiques. Par ailleurs, le terme d'*amentia*, que l'on trouve sous la plume des théologiens comme sous celle des médecins, revêt une signification très large, celle de la folie en général.

Cependant l'interpénétration entre folie « extraordinaire » et folie « ordinaire » reste une constante pendant toute l'époque féodale et la place du malade mental dans la société en découle directement. Car, contrairement au lieu commun erroné qui fait du Moyen Âge une sorte d'âge d'or de la folie où les débiles et malades mentaux auraient bénéficié d'une grande tolérance et auraient vécu sans difficulté au sein de leur famille et de leur milieu social, on constate une ambivalence et une ambiguïté fondamentales. En effet, les attitudes positives de la société féodale par rapport à ses fous, se traduisant par la compassion, l'accueil et un souci d'intégration, coexistent avec des attitudes négatives où prédominent la peur, le rejet, l'exclusion. Analyser leur contenu respectif, leur imbrication et leurs mutations peut ainsi permettre de cerner la position très particulière du fou-malade mental dans la société médiévale.

Tolérance et intégration

Les soins médicaux

Contrairement à certaines idées reçues, les thérapeutiques visant à soulager ou à guérir la folie sont nombreuses et diversifiées à l'époque féodale. Elles s'inspirent en grande partie de l'Antiquité et de la médecine arabe, mais avec des nouveautés, des variantes et une dimension plus nettement caritative, en rapport avec le contexte chrétien dans lequel elles sont dispensées, tout malade (mental) étant une image du Christ souffrant. Indiquées de manière succincte dans les encyclopédies du XIIIe siècle, elles sont détaillées dans les traités médicaux généraux classiques de Gilbert l'Anglais, d'Arnaud de Villeneuve et du pseudo-Arnaud de Villeneuve ; dans l'ouvrage assez singulier d'Hildegarde de Bingen intitulé *Causae et curae* ; dans les ouvrages spécifiquement consacrés à la maladie mentale : *De melancholia* de Constantin l'Africain, *De parte operativa* et *De amore heroïco* d'Arnaud de Villeneuve ; dans les ouvrages pharmacologiques de référence : *Antidotaire de Nicolas* et *Livre des simples médecines* de Platearius ; et dans des traités de diététique et d'hygiène : *Régime de Salerne, Régime du corps*, d'Aldebrandin de Sienne.

Le malade mental est soigné le plus souvent à domicile, mais il arrive qu'il soit hébergé dans un monastère, gratuitement ou moyennant le versement d'une pension. Par ailleurs, l'hospitalisation des fous se développe lentement, dans un esprit d'accueil et d'assistance, mais seulement dans les établissements importants comme l'Hôtel-Dieu de Paris. Une spécialisation commence même à s'ébaucher, la première mention explicite d'une mesure de ce genre figurant dans les statuts de l'hôpital du Saint-Esprit, fondé à Montpellier en 1178-1179 : « S'il y a des fous dans la ville, vous les accueillerez et vous rechercherez l'origine de leur folie pour y porter remède. Vous les mettrez seuls, de peur qu'ils ne se fassent mal les uns aux autres. »

Il est en général nécessaire d'attacher le fou furieux, le recours aux moyens de contention pouvant donc traduire la sollicitude des proches qui veillent à protéger le fou contre lui-même tout en préservant la sécurité de tous. Ainsi, dans les *Miracles de saint Louis* de Guillaume de Saint-Pathus, Ponce, qui déchire et démolit tout ce qui se trouve à sa portée, est attachée par son père qui l'aime tendrement ; et dans *Cléomadès* d'Adenet le Roi, Meniadus fait bâtir une maison-forte pour Clarmondine qui a perdu la raison : « Là, on la garde soigneusement, de peur qu'elle ne brise et ne déchire tout. Chaque jour la mère et la sœur du roi vont la voir, et les pucelles la servent très doucement. »

Dans tous les cas d'aliénation mentale, on rase la tête du malade, à la fois pour l'empêcher de s'arracher les cheveux ou parce que l'humeur mélancolique est associée au système pileux, et pour lui appliquer des onguents. Cette tonsure, totale ou en croix, se retrouve d'ailleurs fréquemment dans l'iconographie de l'époque et constitue un des attributs de la folie.

La gamme des médicaments utilisés dans le traitement de la folie est très vaste ; ceux-ci contiennent des substances soit spécifiquement psychotropes, soit valables également pour traiter d'autres maladies, et qui sont tirées des règnes animal, minéral et surtout végétal. On utilise beaucoup l'opium et les solanacées (mandragore, jusquiame) pour calmer l'agitation du malade, voire même l'endormir. Voici, par exemple, ce que recommande Thomas de Cantimpré :

> « Qu'on mette sur le front [du frénétique] un emplâtre de gomme arabique avec un peu d'opium, de la semence de pavot, de la semence de laitue, de la semence de jusquiame ; et qu'on mette tout ceci, broyé et délayé avec du lait de femme ou du suc de laitue, comme emplâtre, sur son front. »

Dans les cas de mélancolie et de léthargie, on donne au malade des médicaments toniques, soit en préparations simples (à base de cannelle, cardamone, castoreum, menthe, poivre...), soit dans des breuvages sophistiqués dont l'*Antidotaire de Nicolas* nous donne plusieurs exemples. Comme anti-spasmodiques, on utilise principalement le castoreum, le musc, la chélidoine, la pivoine ou la sauge, parfois associés à d'autres substances, comme dans l'électuaire *Diacastoreum* qui comprend :

> « Castoreum, myrobalan : trois drachmes ; aloès : une drachme ; assa foetida, myrrhe, euphorbe : une drachme ; antimoine, pyrèthre, réglisse, gomme adragante, chaux, aspic, opopanax, rhapontic, sagapénum, gingembre, cannelle : une

> drachme ; fenouil, persil, ache, sermontain, laurier, sang-dragon, encens, agaric, mastic, zédoaire, sel ammoniac, anis : une drachme ; sarriette, hysope, germandrée, pouliot, origan, balsamite, branche-ursine, dictame, rue, aristolche longue et ronde, sauge, rose, épithyme, polypode, câprier : 9 grains ; fenouil de porc, absinthe : 7 grains ; iris de Florence : 3 grains ; miel en suffisance. À donner en quantité d'une petite noix (pour les douleurs du chef), avec une boisson à la sauge [...], le matin. »

Enfin les émétiques et les purgatifs sont systématiquement administrés aux malades mentaux dans le souci de les débarrasser de leurs humeurs superflues ou corrompues. L'ellébore blanc est considéré depuis l'Antiquité comme la plante qui guérit la folie, mais il s'agit, en fait, d'un émétique extrêmement violent et même toxique, puisqu'il entraîne, outre les vomissements recherchés, des effets secondaires redoutables : spasmes, vertiges, voire même pertes de conscience ; on fait donc vomir également les malades avec de l'asaret ou de la noix vomique. Dans le domaine des purgatifs, on utilise principalement l'aloès, la casse, la coloquinte, l'ellébore noir et le séné.

D'autres thérapeutiques viennent compléter l'action des médicaments. Les saignées sont couramment pratiquées ; le recours à la lancette obéit à des règles très précises : âge du malade, saison, heure, lieu, veine utilisée. Ainsi, dans les cas de frénésie, « on prend la veine médiane du bras, en second celle de la tête, en troisième, si la maladie persiste, la veine du front » (pseudo-Arnaud de Villeneuve). L'hydrothérapie est également très souvent conseillée : l'immersion dans des bains chauds, tièdes ou froids, est recommandée pour tous les malades mentaux, mais surtout pour les léthargiques et les mélancoliques, que le bain réveille et réconforte. La chirurgie est, en revanche, réservée aux cas rebelles : le pseudo-Arnaud de Villeneuve nous en fournit la description suivante :

> « Qu'après avoir rasé la tête, on applique un cautère au sommet de la tête, qu'on incise la peau en forme de croix et qu'on perfore le crâne, pour que la matière sorte à l'extérieur ; et que le malade saigne beaucoup puisqu'il est ainsi libéré par la matière qui sort ; ou bien que l'on fasse simplement un cautère sur ce sommet de la tête et que la blessure soit tenue ouverte. »

Il est difficile d'apprécier si cette « psychochirurgie », allant du simple cautère à la trépanation, était souvent mise en œuvre. Étroitement liée à la localisation cérébrale de la folie, elle avait la prétention de guérir le malade en s'attaquant à la racine même du mal. L'ouverture du crâne « en croix » rappelle, par ailleurs, que le geste médical n'est jamais dépourvu de signification religieuse, surtout lors d'opérations risquées. Enfin, il paraît très probable qu'on trouve là les bases scientifiques de ce qui, après un cheminement qu'il conviendrait d'éclaircir, deviendra quelques décennies plus tard une mode plutôt qu'un geste thérapeutique : l'extraction des pierres de folie, rendue célèbre par les tableaux de Bosch (vers 1480) et de Bruegel (vers 1556).

Des règles d'hygiène et de diététique sont souvent prescrites au malade mental. Ainsi le mélancolique doit éviter les viandes lourdes et « toutes les légumineuses, qui sont nocives parce qu'elles entraînent de la flatulence, excepté le jus de pois chiche qui humecte et purifie » (Constantin l'Africain) ;

consommer, au contraire, des viandes jeunes, des poissons, des fruits mûrs, du vin parfumé et clair. On lui conseille également un repos suffisant, des promenades et des activités. Enfin une « psychothérapie » (d'inspiration platonicienne) est proposée par Arnaud de Villeneuve pour l'ensemble des malades mentaux ; fondée sur la confiance du malade en son médecin, elle utilise la persuasion et la suggestion : par exemple, rappelons-le, « à celui qui se croit sans tête, il met un capuchon de plomb, pour qu'il se rende compte qu'il a quelque chose sur les épaules ».

On ne saurait donc parler de néant thérapeutique face à la folie à l'époque féodale. La médecine affirme, au contraire, sa présence à travers des méthodes très variées, qui vont de la phytothérapie au traitement relationnel, et dont la richesse montre qu'elles n'étaient certainement pas inopérantes. Il est donc possible de parler d'une « psychiatrie médiévale » qui, si elle ne dispose pas à l'évidence d'outils de diagnostic et de traitement aussi performants qu'aujourd'hui, montre que la médicalisation de la folie est beaucoup plus ancienne qu'on ne le croit communément.

Le recours aux saints guérisseurs

La recherche de la guérison miraculeuse coexiste à l'époque féodale avec le recours aux thérapeutiques « naturelles ». Car tout saint, à l'image du Christ qui a lui-même guéri de nombreux malades et infirmes en les touchant ou en leur imposant les mains, est considéré comme un médecin (*physicus*) disposant d'un pouvoir thaumaturgique surnaturel et reconnu par l'Église. On peut ainsi dénombrer trente-cinq saints spécialisés dans le traitement de la folie, et environ soixante-dix qui guérissent les affections mentales au milieu d'autres maladies : soit au total une bonne centaine de saints guérisseurs de la folie.

Une vingtaine d'entre eux exercent leur action thaumaturgique de leur vivant, en particulier saint Bernard, saint Dominique, saint François d'Assise, sainte Hildegarde de Bingen et saint Norbert de Xanten ; mais la majorité des aliénés qu'on leur amène est constituée de possédés. Car la possession ne peut être guérie par des moyens médicaux, mais seulement par le recours au spirituel, c'est-à-dire, en l'occurrence, à l'exorcisme ou à une cérémonie équivalente. On peut pour cela s'adresser à de simples clercs. Mais on préfère, quand cela est possible, s'en remettre à ceux qui ont acquis une réputation de sainteté et dont la *virtus* thaumaturgique est connue pour son efficacité. De plus, le contact direct entre la personne du saint et celle du possédé décuple les chances de guérison (par rapport à la simple prière, ou même au pèlerinage thérapeutique). Enfin, la délivrance du possédé représente la guérison par excellence, puisqu'en débarrassant le malade du démon qui l'habite, elle chasse l'esprit même du Mal. Le récit suivant offre un exemple significatif :

> « On montra [à saint Bernard] une petite fille qui était vivement tourmentée par le diable, en le priant de venir au secours de la pauvrette et de chasser d'elle ce diable frénétique. Ayant entendu les supplications des assistants, ayant vu la jeune personne grincer des dents et crier de telle sorte qu'elle était un objet

> d'horreur pour tous ceux qui la voyaient, il eut pitié de son âge tendre et souffrit de sa peine si vive. Il prit donc la patène du calice dans lequel il devait célébrer les divins mystères, il en répandit le vin sur ses doigts, tout en priant intérieurement et, se confiant en la force du Seigneur, il appliqua le breuvage salutaire sur les lèvres de la fillette et en fit tomber des gouttes médicinales sur son corps. Aussitôt Satan, brûlé, ne put supporter la vertu de cette infusion ; grâce à ce remède pressant venu de la croix, il sortit précipitamment et tout tremblant, dans un vomissement infect. »
>
> Ernaldus, *Vie de saint Bernard, abbé de Clairvaux*

Dans les représentations iconographiques de scènes d'exorcisme de l'époque, on voit un démon griffu et cornu, ou bien un oiseau noir, s'échapper de la bouche du possédé, tandis que le saint récite les prières rituelles ; cette expulsion est censée marquer la fin des troubles. En effet, lorsque l'exorcisme réussit, son efficacité est immédiate et totale.

Mais les aliénés, dans leur ensemble, font plus souvent appel au pouvoir thaumaturgique *post mortem* des saints guérisseurs dont les reliques sont conservées dans les sanctuaires. Spontanément, une hiérarchie des pèlerinages thérapeutiques pour fous s'est mise en place, de telle sorte qu'au XIIIe siècle les sanctuaires les plus fréquentés sont ceux de Larchant en Gâtinais (culte de saint Mathurin), Geel en Flandre (culte de sainte Dymphne) et Haspres dans le nord de la France (culte de saint Acaire).

> « Il n'est de saint jusqu'en Irlande qui fasse d'aussi beaux miracles : il chasse l'Ennemi du possédé par le saint miracle divin et il guérit de la fureur les fous et les folles. J'en vois souvent des plus atteints venir à notre église d'Haspres et en repartir bien portants. »
>
> Adam de la Halle, *Le Jeu de la Feuillée.*

Par ailleurs, les lieux de culte des saints guérisseurs de la folie et de la possession, renommés sur un plan seulement régional ou local, pullulent : on vénère les reliques de sainte Berthe à Avenay, de saint Dizier à Saint-Dizier, de saint Florentin à Bonnet, de saint Girons à Hagetmau, de saint Menoux à Saint-Menoux, de saint Thomas Becket à Canterbury ou de saint Willibrod à Echternach…

Le pèlerinage thérapeutique pour fous, loin d'être exceptionnel, représente donc une pratique courante. Les fous agités et les possédés arrivent au sanctuaire solidement attachés et bien gardés. Ils y sont souvent placés dans des logements spéciaux : hôpital avec salle commune ou cellules grillagées, adossé à l'église (Gell, Larchant) ou situé à proximité (Notre-Dame d'Escœuilles, Haspres, Ablain-Saint-Nazaire) ; on peut aussi les enfermer dans les caveaux (Locminé) ou la crypte (Hagetmau). Dormir à proximité des reliques favorise songes et visions. De plus, en adoptant un point de vue psychanalytique, on constate que ces vieux rites d'incubation recréent le climat affectif de la petite enfance, permettant au malade un régression indispensable et salutaire.

La durée du séjour, variable aux XIe et XIIe siècles, s'uniformise au XIIIe siècle (neuvaine). Il se déroule partout selon un rituel précis et symbolique. Les messes et les veillées de prières créent un climat de ferveur et d'excitation. Les cérémonies d'exorcisme, précédées de bastonnades administrées par les passants aux possédés, ont pour but de chasser les démons. À Saint-Menoux, Saint-Dizier, Bonnet, Munchweier, les malades peuvent avoir recours aux bienfaits d'une fontaine ou d'une source réputée miraculeuse : l'hydrothérapie et les rites de purification cumulent leurs effets. Mais le moment fort du séjour est celui où le malade « touche » les reliques du saint, et doit pour cela réussir une épreuve de passage plus ou moins difficile : ramper plusieurs fois par jour sous le sarcophage à Bonnet et à Saint-Dizier, sous la châsse à Geel ; ou bien engager la tête dans une échancrure circulaire ou semi-circulaire du tombeau, à Saint-Menoux (où l'on peut voir encore la « déberdinoire » du XIIe siècle), Saint-Pair-sur-mer, Saint-Victurnien. Tous ces rites ont pour objectif de permettre au malade de rompre avec sa folie et de renaître. Car l'atmosphère générale de ferveur et d'excitation dans laquelle il se trouve plongé pendant plusieurs jours, ainsi que les différents chocs psychologiques qu'il reçoit en présence des reliques, constituent autant d'éléments favorables à une évolution vers la guérison.

En effet, si l'on ignore le nombre, sans doute assez considérable, de fous qui se sont adressés en vain aux saints guérisseurs entre le XIe et le XIIIe siècle, on peut, en revanche, avoir une idée assez précise de l'importance des guérisons miraculeuses concernant des affections mentales. D'après les travaux à caractère soit général (Pierre Sigal, André Vauchez), soit ponctuel, réalisés ces dernières années, il apparaît que les guérisons de fous et possédés représentent entre 8 et 10 % de l'ensemble des guérisons miraculeuses de l'époque féodale. Elles arrivent en quatrième position, après les affections neurologiques (essentiellement paralysies et épilepsies), les maladies contagieuses et organiques, et les infirmités à caractère sensoriel (cécité et surdi-mutité). Cependant, le caractère hystérique probable d'un certain nombre de paralysies, d'hémiplégies ou de cas de cécité permet d'avancer un chiffre nettement supérieur : de 20 à 30 %.

Parfois le malade est « délivré » en route, avant même l'arrivée au centre de pèlerinage ou, au contraire, sur le chemin du retour. Mais, le plus souvent, la guérison survient pendant le séjour au sanctuaire ; ainsi pour Nicolas de Lalaing, atteint de mélancolie depuis plusieurs années :

> « Plus il priait et pleurait, et plus il lui semblait que son cœur s'éclaircissait et s'allégeait, et que toute la tristesse dont il était affligé auparavant s'en allait. Après, il alla à son hôtel, but librement et joyeusement, et dormit bien et fermement cette nuit-là. Et le lendemain, jour de la Pentecôte, monseigneur Jean célébra la messe en l'église de Saint-Denis, à l'un des autels, et monseigneur Nicolas prit le béni vrai corps du Christ ; et dès lors il apparut que monseigneur Nicolas était en bon état. »
>
> Guillaume de Saint-Pathus.

S'il est possible aujourd'hui d'expliquer médicalement certaines de ces guérisons (en particuliers les pseudo-possessions correspondant à des états hystériques), il convient de souligner qu'elles surviennent seulement, d'après les textes, lorsque la confiance du malade ou de ses proches est profonde. Une fois l'intercession du saint guérisseur obtenue, l'émotion, la reconnaissance et la joie du malade et de son entourage, ainsi que l'admiration des témoins, s'expriment par des larmes et les prières de louange et d'action de grâce.

La folie : itinéraire initiatique

Si la dimension affective est essentielle dans la relation thérapeutique unissant un médecin et le malade mental qu'il soigne, comme dans le recours aux saints guérisseurs, la littérature courtoise présente quelques cas où l'amour humain suffit à lui seul à guérir le héros devenu fou. L'histoire d'Yvain montre de manière exemplaire que l'expérience de la folie peut représenter un itinéraire initiatique, en partie expiatoire, qui correspond à une maturation psychologique et morale.

Yvain a été pris d'un accès de démence en apprenant que sa femme, Laudine, qu'il avait délaissée, ne voulait plus le revoir. Il a rejoint la forêt et y mène une vie sauvage. Sa régression est telle qu'il se comporte en animal prédateur pour trouver sa nourriture. Il ne sait plus parler et a tout oublié de sa vie passée : son nom, sa famille, ses amis, son rang social. Dépouillé de son identité, il se retrouve seul avec sa souffrance. Cette situation tragique est, en apparence, méritée, car Yvain s'est exclu lui-même, pour se punir d'avoir négligé son engagement envers Laudine. Mais, en fait, ce séjour forcé dans la forêt va lui donner l'occasion de devenir vraiment lui-même. L'analyse de Chrétien de Troyes, fine et pertinente, et certainement inspirée par des faits réellement observés, nous montre la richesse d'un itinéraire à la fois psychologique et social, dont les étapes successives sont chargées de symboles.

Un jour, alors qu'il rôdait dans les bois, Yvain aperçoit la maison d'un ermite. Ce dernier est d'abord effrayé par l'allure du fou et rentre chez lui. Les choses auraient pu en rester là ; mais l'ermite, tout en conservant une certaine crainte, est également ému et pris de pitié à la vue de cet homme seul et dépourvu de tout. « Par charité », il accomplit alors un geste d'ouverture décisif à l'égard d'Yvain : « Il prit de son pain et de son eau qu'il lui mit, hors de sa maison, sur le rebord d'une étroite fenêtre ; l'autre s'approche, plein de convoitise, prend le pain et y mord. [...] Yvain dévora tout le pain de l'ermite et il le trouva savoureux ; puis il but de l'eau froide au pot. » Certes, Yvain était affamé, mais la nourriture donnée par « le saint homme » ne lui permet pas seulement de survivre sur le plan physique; elle constitue un cadeau désintéressé dont Yvain, au sein de sa détresse, saisit toute la portée : la maison de l'ermite est le « lieu où on lui fait du bien ».

Alors s'instaure pendant plusieurs semaines un dialogue original entre Yvain et l'ermite. Reconnaissant envers son bienfaiteur, Yvain dépose périodiquement « quelque bête sauvage sur le seuil ». L'ermite écorche le gibier et le fait cuire, puis il en rend une partie à Yvain, en y ajoutant du pain et une cruche d'eau, le tout « se trouvant chaque jour à la fenêtre pour rassasier le forcené ». On peut analyser cette étape essentielle de la croissance (ou de la convalescence) d'Yvain en adoptant successivement plusieurs angles de vue complémentaires.

Sur le plan économique et social, on relève qu'Yvain et l'ermite se rendent mutuellement service, dans le cadre de relations qui sont marquées par l'échange et la solidarité. Dans ce système de troc assez particulier qu'ils ont spontanément mis au point, chacun des partenaires trouve des avantages : Yvain peut se nourrir autrement qu'à la manière d'un animal ; quant à l'ermite, il améliore son ordinaire qui n'était fait que de pain et d'eau.

D'un point de vue anthropologique, on retrouve l'opposition classique entre « cru » et « cuit ». Yvain incarne un univers sauvage, caractérisé par l'animalité, où, livré à lui-même, il ne peut se nourrir que de « venaison toute crue ». Mais l'ermite, personnage singulier et respecté, et qui représente ici le monde civilisé, lui (ré)apprend la valeur du « cuit ». La communication n'est cependant possible que dans la mesure où Yvain « se situe à la limite supérieure de la "nature", dont le degré inférieur est représenté par le monde animal et végétal de la forêt tandis que [l'ermite] se situe à la limite inférieure de la "culture", dont le degré supérieur [...] est représenté par la cour et l'univers des chevaliers » (J. Le Goff). L'ermite, se situant à la jonction du monde sauvage et du monde civilisé, sert de passeur ; il permet à Yvain de ne pas être complètement coupé du monde des hommes et d'amorcer sa réintégration. Les aspects anthropologiques et psycho-sociologiques sont donc imbriqués.

Sur le plan psychologique, en effet, on constate que, grâce à ces échanges muets réguliers, une relation affective se développe entre Yvain et l'ermite. Les efforts et la fidélité de chacun y ont une grande place ; il s'agit d'un contrat de confiance. À tout moment la communication pourrait cesser : l'ermite retrouverait sa vie paisible ; Yvain, lui, serait le grand perdant car il a besoin de l'ermite pour guérir. Mais ce dernier a compris le rôle positif qu'il pouvait jouer et, tout en prenant ses précautions à l'égard d'Yvain (il ne le laisse jamais entrer chez lui), il répond à chacune de ses demandes. Or, à l'heure actuelle, certaines psychothérapies donnent précisément à la régression profonde et contrôlée du patient une place importante dans le processus de guérison. Dans le cas d'Yvain, on peut aller plus loin encore dans cette perspective psychanalytique. La forêt peut être comparée à un ventre maternel. La régression d'Yvain est telle qu'il est revenu au stade de la vie intra-utérine. L'ermite, en le nourrissant matériellement et affectivement, alimente, telle une mère, le cordon ombilical. Il permet ainsi à Yvain d'accomplir la gestation intérieure qui fera de lui un homme nouveau. Cependant son action doit d'abord être complétée par une intervention féminine.

Un jour, « dans la forêt [Yvain] est trouvé endormi par deux demoiselles, suivantes d'une dame qu'elles escortaient ». L'une d'elles le reconnaît grâce à une cicatrice au visage, « signe indiscutable » qu'elle se trouve en présence d'Yvain. « Toute interdite, elle multiplie les signes de croix ; mais en se gardant bien de secouer ni d'éveiller le dormeur. » La demoiselle réagit donc d'abord par la crainte car ce fou endormi « nu et misérable » peut être dangereux. Mais, comme l'ermite, la demoiselle est pleine d'humanité et elle n'abandonne pas Yvain. Elle s'adresse à sa maîtresse, la dame de Noroison, en sanglotant :

> « Dame, j'ai découvert Yvain, le chevalier le mieux éprouvé du monde et le plus émérite ; mais j'ignore dans quel malheur est tombé un homme aussi noble ; peut-être est-ce quelque chagrin qui le fait vivre dans un tel état : on peut bien devenir fou de douleur et il est clair qu'il n'a pas toute sa raison ; jamais en vérité il n'en serait venu à mener une vie si pitoyable s'il n'avait perdu l'esprit. Ah ! si Dieu pouvait le lui rendre au mieux que jamais il ne l'eut et qu'une fois guéri, il daignât rester pour vous secourir ! »

Ce plaidoyer émouvant convainc rapidement la dame de Noroison, qui rassure sa servante : « Je crois qu'avec l'aide de Dieu, nous lui ôterons de la tête toute sa frénésie et son délire. » Elles vont alors chercher un onguent magique, cadeau de la fée Morgane, réputé pour « chasser de la tête la folie la plus opiniâtre ». Malgré les recommandations de la dame, la demoiselle ne se contente pas de frictionner le front et les tempes d'Yvain : « Tel est son désir de le voir guéri qu'elle s'applique à l'enduire par tout le corps. Elle y dépense tout l'onguent ; peu lui importent les injonctions de sa dame, elles sont bien oubliées. Elle en met plus qu'il ne convient, persuadée qu'elle est d'en faire le meilleur usage : elle lui frotte les tempes, le front et le corps tout entier, jusqu'à l'orteil. » Par ces gestes féminins, où la tendresse se manifeste à travers la vigueur du massage, Yvain est symboliquement recréé de la tête aux pieds. Il reste d'ailleurs endormi tout le temps de la friction, recevant l'affection inconditionnelle et surabondante de celle qui l'a reconnu. La persévérance et la générosité de la demoiselle parachèvent ainsi le travail de l'ermite. Yvain se réveille, c'est-à-dire qu'il émerge enfin de cette longue période d'égarement où le désespoir d'amour l'avait plongé. Il retrouve aussitôt sa pudeur : quand il se voit nu, il est « bouleversé » ; mais la demoiselle, avant de partir se cacher derrière un chêne, a déposé des vêtements neufs. « Il essaie de se lever, de se tenir debout, mais n'a pas la force de faire un pas. [...] Il peut à peine se tenir sur ses pieds. » Cette faiblesse est attribuée par l'auteur aux séquelles de la « terrible maladie » qui a affecté Yvain, mais elle évoque aussi le vacillement du jeune poulain nouveau-né. Or, sur le plan psychologique, Yvain vient de (re)naître.

Devenu fou à cause d'une femme, Yvain est donc « guéri et rétabli » grâce à une autre femme, mais on ne saurait oublier l'étape essentielle des échanges avec l'ermite. Non seulement Yvain « a retrouvé sa raison et sa mémoire », mais il a appris la valeur profonde de l'amour. Il peut désormais revenir à la vie civilisée.

Marginalisation et exclusion

Les attitudes négatives de la société féodale par rapport à ses fous sont tout d'abord issues du malaise et de la peur qu'engendrent les êtres en proie à leur délire et souvent agressifs. De plus, le fou peut être associé au monde du Mal, en particulier dans la possession. Un processus de régulation sociale est donc progressivement mis au point, qui a pour résultat de contenir, de marginaliser, voire d'exclure, ceux qui incarnent l'idée même d'anormalité.

Un statut juridique particulier

L'inaptitude du fou à comprendre le sens de ses actes, son immaturité et sa dangerosité entraînent d'inévitables restrictions qui lui sont imposées soit par le droit canonique, soit par le droit civil, lesquels établissent d'ailleurs le plus souvent des régimes interférents. Les mesures figurant dans le *Décret* de Gratien, les écrits de Philippe de Beaumanoir et d'Henry de Bracton, le *Grand coutumier de Normandie* et le *Livre de justice et de plaid*, complétées sur certains points par les analyses des théologiens, notamment de saint Thomas d'Aquin, concernent à la fois les déficients mentaux et les malades mentaux, entre lesquels la distinction reste floue tout au long du Moyen Âge.

« Ni un fou, ni une folle ne peuvent contracter un mariage », indique Gratien. D'après le droit canonique, l'aliéné, étant privé de raison, ne peut donner son consentement réel à une union. Par conséquent, si un mariage a été célébré alors que l'un des conjoints souffrait de démence, il est considéré comme nul, au même titre que dans les cas de bigamie, inceste ou parenté proche. Cependant, si le mariage a été contracté avant le début de la maladie ou lors d'un intervalle lucide, et même s'il n'a pas été consommé, il est tenu pour valide. Pour le droit civil, l'aliénation mentale fait également partie des empêchements dirimants au mariage. Ceux-ci constituent, en effet, trois groupes : les incapacités (minorité, impuissance, existence d'un précédent mariage, vœux monastiques) ; le vices de consentement (folie, erreur sur l'identité d'un des conjoints, violences graves) ; et la consanguinité. L'aliénation mentale est classée parmi les vices du consentement à cause de l'absence de lucidité du fou : « Le dervé ne peut se marier car il ne peut consentir » (*Livre de justice et de plaid*). Droit ecclésiastique et droit civil se rejoignent donc sur l'essentiel de la doctrine en matière de mariage du fou. L'existence de cette législation condamne au célibat tous ceux qui, à l'âge habituel du mariage (entre 12 et 20 ans), souffrent déjà de troubles mentaux.

« Faut-il baptiser les furieux et les fous ? », s'interroge saint Thomas d'Aquin. L'objection selon laquelle les fous, « qui sont privés de l'usage de la raison, ne peuvent avoir une intention réglée » et sont ainsi assimilables à des animaux qui ne peuvent recevoir le baptême, est écartée, car « les fous et les déments sont privés de l'usage de la raison accidentellement, à cause de quelque obstacle venant des organes corporels et non pas, comme les animaux, parce qu'ils n'auraient pas une âme raisonnable ». C'est donc au nom de leur âme que saint Thomas recommande de donner le baptême à ceux qui sont fous depuis leur naissance, car « il faut en juger comme des enfants que l'on baptise dans la foi de l'Église ». Le fou (notamment le débile mental) est, en effet, aussi incapable qu'un enfant de comprendre l'importance d'une cérémonie qui a pour effet objectif d'effacer le péché originel. Mais on ne saurait l'en priver, alors qu'il est appelé, en tant qu'être humain, à bénéficier de ce sacrement qui le fait entrer dans la communauté chrétienne. Certes, en principe, le baptême ne produit tous ses effets que si le baptisé adhère pleinement à la cérémonie, mais « la foi de l'Église », représentée par les parrains et marraines du fou (comme par ceux de l'enfant), y supplée.

Pour ce qui est du sacrement de l'eucharistie, saint Thomas envisage le cas des possédés : « Parmi tous ceux qui n'ont pas l'usage de la raison, il y a les possédés ou énergumènes. » Ceux-ci semblent *a priori* écartés de la communion, mais saint Thomas, s'appuyant sur Cassien, estime qu'elle ne doit pas leur être interdite. Sans doute espère-t-il qu'ainsi les « mauvais esprits » qui les tourmentent seront plus vite chassés. Dans la pratique, cependant, on peut douter que les possédés aient souvent reçu le sacrement de l'eucharistie. D'autant que saint Thomas hésite lui-même à ce sujet puisqu'il déclare aussi : « On doit juger [les possédés] comme les autres fous. » Or, pour ceux-ci, deux cas se présentent : ceux qui « n'ont jamais eu l'usage de la raison sont assimilables aux enfants nouveau-nés » et « il ne faut donc pas leur donner les saints mystères » ; ceux qui sont devenus fous et qui, « quand ils étaient en possession de leurs facultés, ont manifesté quelque dévotion pour ce sacrement », pourront le recevoir, mais seulement « à l'article de la mort et sauf si l'on redoute qu'ils ne le rendent ou ne le recrachent ». La crainte d'une profanation de l'hostie explique cette restriction. Globalement, les fous, possédés ou non, communient donc rarement.

À cette limitation de l'accès aux sacrements s'ajoutent de nombreuses incapacités juridiques. Le problème principal est celui des biens. En effet, les lignages nobles et les grandes familles bourgeoises cherchent à préserver leur patrimoine, car ils redoutent la traditionnelle prodigalité du fou, pouvant aboutir à la dilapidation des biens de famille. Comme dans l'Antiquité, on applique les mêmes mesures aux *stulti, fatui* et *idiotae*, d'une part, et aux *prodigi* ou *dissipatores*, d'autre part. Tous ces termes correspondent en fait à une réalité unique : des troubles mentaux importants, c'est-à-dire vraisemblablement ce que l'article 64 du *Code pénal* considère actuellement comme états de démence : schizophrénie, manie, mélancolie, délire chronique, bouffée délirante, état confusionnel, démence sénile, arriération mentale, troubles mentaux paroxystiques de l'épilepsie... L'expertise médicale n'étant pas encore prévue par le droit, c'est par enquête que procèdent les juges : les témoignages sous serment suffisent à prouver l'aliénation ou la débilité mentale.

Les mesures concernant les biens varient selon le niveau social du fou. Dans les familles nobles, le fils aîné, s'il devient fou, est déchu de son droit d'aînesse, qui revient à son frère cadet, et il perd tous ses biens, qui sont partagés entre les différents membres de sa fratrie : ces derniers doivent néanmoins pourvoir à son entretien. Dans le cas plus général du fou propriétaire, le système de la curatelle, qui fonctionnait dans l'Empire romain et que Justinien avait confirmé, est à nouveau mis en place après une probable éclipse de plusieurs siècles. Il a peut-être redémarré en Angleterre, avant de gagner le continent. En France, il est attesté pour la première fois dans le *Livre de justice et de plaid*, mais il paraît certain que cette institution avait déjà refait surface depuis au moins un siècle, pour répondre aux besoins d'un nombre croissant de malades mentaux.

L'interdiction du fou ou du prodigue est prononcée par le juge sur requête de l'entourage. La même sentence désigne un curateur ou un tuteur (les deux termes sont équivalents à l'époque), qui est le plus souvent choisi par le juge parmi les membres de la famille proche de l'aliéné. Il devient responsable des biens de l'insensé et doit en assurer une saine gestion. Il a également l'obligation de protéger l'aliéné, en l'empêchant de se suicider ou de commettre un délit grave ou un crime. Si la prise en charge du fou est correctement assurée, elle peut donc éviter à celui-ci l'hospitalisation ou la prison. Mais nous manquons de textes pour dire si son maintien en milieu familial, grâce à la curatelle, lui fut effectivement favorable.

Si le fou est incapable de gérer ses biens, il paraît logique de lui retirer la possibilité d'en disposer par testament : « Ni les forcenés, ni les fous de nature [ne peuvent tester], car ils n'ont pas leur sens [...] ; mais si les forcenés ou ceux qui sont tombés en frénésie ont fait leur testament avant que n'arrive [la maladie], celui-ci est valide » (Philippe de Beaumanoir) ; de même, si le testament est fait dans un intervalle lucide. Dans le domaine judiciaire, « ni les enfants en bas âge, ni les fous de nature, ni les hors de sens ne doivent être entendus comme témoins », car leurs promesses n'ont aucune valeur ; ils ont néanmoins sans doute déjà la possibilité d'ester en justice par l'intermédiaire de leur tuteur ou curateur. Ils sont, par ailleurs, comme les mineurs, les femmes mariées, les muets et les sourds, incapables de passer un contrat (achat, vente, louage, prêt, échange) du fait qu'« ils ne savent pas ce qu'ils font » ; ils ne peuvent donc être partie prenante dans aucune entreprise, en particulier commerciale, et se trouvent ainsi exclus de l'activité économique. Enfin, ils « ne sont pas dignes d'être bailli ou prévôt » et ne peuvent donc occuper de fonction administrative, du moins à un niveau important.

Rejet et exclusion

Le rejet du fou dans la vie quotidienne est attesté par des proverbes médiévaux significatifs : « Qui fait une bonté à un fou perd sa peine » ; « De fol l'on doit se garder » ; « Bonne journée fait qui de fol se délivre. » Dans les romans courtois, l'arrivée du héros fou, tel que Lancelot ou Tristan, déclenche la peur et la fuite. Bien pire, Ipomédon, Robert le diable, Amadas ou l'ermite des *Miracles de Notre-Dame* (qui s'est fait fou pour Dieu) sont victimes des agressions de la foule ; ces scènes de persécution offrent même un caractère stéréotypé qui souligne leur banalisation. Voici, par exemple, les blessures et les humiliations quotidiennes qu'endure Amadas à Lucques :

> « Tout autour de lui s'enfle le vacarme des vauriens qui s'amusent de lui, le poursuivent, le harcèlent, le tiraillent et l'insultent. Les rues sont pleines de gens de tous âges et de tous états. Autour de lui la bousculade est à son comble : quand l'un abandonne, l'autre le remplace ; certains le bousculent et le rouent de coups ; les plus éloignés ne se font pas faute de lui jeter de la boue, des morceaux de bois, des vieilles chaussures et des chiffons sales ; ceux qui sont les plus proches de lui lui assènent sur les flancs, sur les côtes, dans les reins, sur les épaules et sur le dos, des coups si violents qu'ils font ruisseler son sang clair sur son corps et de là jusque sur le sol ; avec les longues verges dont ils le frappent, ils lui ensanglantent le dos. »
>
> *Amadas et Ydoine*[1].

1. Roman anonyme du XIIIe siècle.

Or ces scènes, où le fou remplit le double rôle de bouc émissaire et de souffre-douleur, ne sont pas seulement le fruit de l'imagination des écrivains de l'époque ; elles s'inspirent de situations réelles qui, de surcroît, ne sont pas propres à la société médiévale. En effet, l'individu perd son esprit critique et oublie ses valeurs lorsqu'il se trouve au sein d'une foule. Celle-ci est « asociale », capable à la fois d'enthousiasmes démesurés et de violences atroces pouvant aller jusqu'au lynchage. Quand elle s'amuse à bon compte en s'attaquant à un être seul et démuni sur lequel elle se défoule, la foule se montre plus « folle » que celui dont elle espère précisément annihiler la folie qui la dérange. Quant au fou, battu et conspué, bafoué et sali, humilié jusqu'au plus profond de lui-même, il subit invectives et brimades comme le signe accablant de sa différence jugée irréductible. L'incompréhension, la dérision et la haine aveugle décuplent ses souffrances et font de sa vie un calvaire.

L'enfermement des fous jugés dangereux est, par ailleurs, préconisé par le droit :

> « Ceux qui sont forcenés doivent être liés par ceux qui doivent les garder, et chacun doit aider à cela, afin d'éviter les dommages qu'ils pourraient causer, car ils auraient tôt fait de tuer eux-mêmes et les autres. »
>
> Philippe de Beaumanoir, *Les coutumes de Beauvaisis*, XIIIe siècle.

On a vu que, dans certains cas, le fou est détenu avec douceur et affection. Mais il serait illusoire d'en faire une généralité, bien que la rareté des sources ne permette guère que des hypothèses sur les conditions réelles de cet enfermement à domicile. On peut cependant imaginer que certains « fous à lier » sont relégués dans une grange ou une cabane, solidement attachés et parfois battus lorsqu'ils résistent. Chaque jour on leur apporte de la nourriture, mais ils ne sortent jamais et aucune tentative n'est faite pour améliorer leur sort. De nombreux problèmes surgissent : le fou hurle, essaie de se débarrasser de ses liens et de s'enfuir ; s'il y parvient, il devient un fou errant, réduit à la mendicité, exposé aux moqueries et aux persécutions et susceptible de commettre des actes agressifs. Certains malades mentaux sont chassés, parce qu'ils sont trop gênants ; on en laisse d'autres mourir de faim, parce qu'ils représentent des bouches inutiles ; et beaucoup, incurables, terminent leur existence dans l'isolement et les souffrances. Cette forme familiale de l'exclusion du fou est donc courante ; elle l'emporte largement sur l'internement dans les hôpitaux et dans les prisons.

On continue, en effet, comme dans les siècles précédents, à incarcérer un certain nombre d'aliénés dans les prisons : « Il a existé tout au long du Moyen Âge des lieux de détention réservés aux insensés », écrivait Michel Foucault. Cet enfermement correspond à la nécessité du maintien de l'ordre public : on considère qu'il faut neutraliser les fous dangereux pour les empêcher de nuire à la communauté. Le droit permet ainsi d'enfermer de façon préventive les fous agités : « Si l'on ne peut tenir un "dervé", il y faut conseil et remède tels qu'on le mette en prison. » (*Livre de justice et de plaid.*) À plus forte raison, en cas d'incident grave (homicide, coups et blessures), le fou est emprisonné : « Si un insensé tue ou blesse un homme à cause de sa "forsenerie", il doit être mis en prison » (*Ancienne coutume de Normandie*) et entretenu aux frais de sa famille.

Cependant, quel que soit le délit ou le crime qu'ils commettent, le droit pénal accorde aux fous des circonstances atténuantes liées à leur état mental : « [Ils] ne sont pas jugés comme les autres, car ils ne savent pas ce qu'ils font » (*Coutumes de Beauvaisis*) ; « Ils agissent sans savoir, non de par leur volonté, mais poussés par je ne sais quelle force » (Gratien). Il n'y a donc pas, en principe, amalgame de la folie et de la délinquance ou de la criminalité : le fou ou le débile mental n'est pas considéré comme responsable ; sa folie l'excuse. De ce fait, excepté la prison, les peines appliquées sont atténuées et, d'ailleurs, « châtier un fou est un coup d'épée dans l'eau », précise un proverbe de l'époque.

Quelle que soit la durée de leur séjour en prison, les fous constituent une population pénitentiaire assez particulière. Dans l'ensemble, ils sont encore mélangés avec les droit-commun dans les prisons, lesquelles, hormis quelques exceptions comme le Petit-Châtelet, n'ont pas encore de bâtiments propres, mais occupent des locaux affectés à cet usage à l'intérieur des châteaux ou, plus rarement, au-dessus des portes fortifiées des villes. Il est probable que progressivement, dans le courant du XIIIe siècle, une spécialisation apparaît : les fous dangereux sont, de préférence, regroupés et emprisonnés dans certaines tours des remparts urbains. En effet, bien que les archives relatives à ces « tours aux fous » (la tour Chatimoine à Caen ; les tours Rosendaël et Lysel à Saint-Omer ; le Châtelet de Melun ; la tour de la porte Saint-Pierre à Lille) ou *Närrtürmer* (Lübeck, Jüngpfer de Hambourg) ne datent que des XIVe et XVe siècles, la pression démographique et le caractère plus exclusif des mentalités au XIIIe siècle inclinent à placer leurs origines à la fin de l'époque féodale. Leur emplacement symbolise un *no man's land* à la fois géographique et social, placé entre le monde civilisé et le monde sauvage, à la limite entre l'organisation rassurante de la ville et l'insécurité de la forêt environnante. Les conditions de détention y sont mal connues. Certains reçoivent des soins liés à leur état, à l'initiative de leur famille, mais le cadre carcéral et répressif annule les effets thérapeutiques des médications. Il est, en fait, vraisemblable que la plupart des fous ainsi enfermés, oubliés par leurs familles, attachés avec des « manicles » (menottes de fer) ou mis aux « fers » à l'intérieur de cages ou de cachots sordides, meurent assez rapidement, du fait de l'exiguïté et de l'insalubrité des lieux, auxquelles s'ajoute l'aggravation inéluctable de leur état.

L'exclusion liée au suicide est encore plus totale. En effet, le suicide est formellement condamné par l'Église, car « décider de la mort ou de la vie n'appartient qu'à Dieu seul » (saint Thomas d'Aquin). Pourtant, les textes et l'art abordent assez souvent ce thème et si, dans la littérature courtoise, l'exaltation du suicide d'amour reste peu représentative, les cas de suicides réels cités dans les recueils d'*exempla*, les lettres de rémission et les livres de justice inclinent à penser que le geste auto-destructeur n'était pas exceptionnel. De plus, le droit distingue deux catégories de suicidés : les « fous et hors-de-sens » qui se sont tués dans un accès de démence les rendant irresponsables, et ceux qui ont agi « de propos délibéré », c'est-à-dire par désespoir (à l'époque féodale, le désespoir est classé parmi les vices). Ces derniers encourent des sanctions infamantes : ils n'ont pas droit aux obsèques religieuses ; leurs corps sont traînés sur une claie, face contre terre, à travers la ville ou le village, et jetés à la décharge ou à la rivière ; leurs biens sont confisqués et leur famille déshonorée. Or la classification médiévale est, en fait, profondément arbitraire, car si elle excuse les suicides commis dans un état de folie agitée, délirante et agressive – c'est-à-dire, dans l'ensemble, psychotique –, elle ne tient pas compte des structures psychopathologiques aux manifestations plus discrètes – c'est-à-dire relevant d'une névrose – ni du contexte socio-économique souvent dramatique dans lequel le suicide s'inscrit : maladie, deuil, solitude, misère. Des êtres fragiles, mal équilibrés, placés dans des situations de détresse et dont les facultés intellectuelles ne sont pas suffisamment altérées pour qu'ils ignorent toutes les conséquences de leur geste, préfèrent pourtant se donner la mort plutôt que de traîner leur existence difficile et malheureuse. Ils sont alors victimes d'une exclusion suprême : physique, sociale et spirituelle.

Politisation de la folie

Un processus d'apprivoisement et de récupération de la folie se développe à l'époque féodale : la multiplication des fous à gages, à partir du XIe et surtout du XIIe siècle, dans les cours royales et seigneuriales traduit cette politisation de la folie. Or, d'après les textes et les enluminures, les fous de cour peuvent être porteurs d'une certaine pathologie mentale ; ce sont d'ailleurs les mêmes termes qui, dans le langage courant, désignent le fou-malade mental et le fou de cour : *follus, stultus, insipidus* en latin ; *fol* en ancien français et en ancien provençal. Mais il ne peut s'agir de grands malades mentaux car une pathologie mentale grave ne pourrait être supportée longtemps et surtout elle ne correspond pas au but recherché : faire rire la cour. Ces « fous » sont donc plus vraisemblablement soit des débiles mentaux dont les propos innocents déclenchent l'hilarité, soit des personnalités légèrement pathologiques dont les excentricités, la relative agressivité et le discours irrationnel sont acceptés avec intérêt, curiosité ou, plus rarement, sympathie. Ils ne sont donc pas soignés, mais utilisés en raison même de leur disgrâce, ce qui leur permet d'ailleurs d'être intégrés socialement et de survivre.

Progressivement, la folie de cour tend à se professionnaliser : les habiles simulateurs de la folie, tels que Tristan, Ipomédon ou Robert le Diable, se multiplient, même si les bouffons continuent aussi à se recruter parmi les nains et les débiles et malades mentaux, avec des interférences possibles entre ces différents groupes. Au XIIIe siècle, on peut parler d'institutionnalisation de la folie de cour, d'abord en Angleterre, puis en France. Les fonctions des bouffons se précisent : non seulement ils exercent à la cour leurs talents de clowns, d'acrobates, de danseurs et de chanteurs, mais ils deviennent les confidents privilégiés des rois, leurs complices, leurs doubles fascinants et troublants. Dans les enluminures, la massue, attribut du fou-malade mental, cède la place à la marotte, attribut du fou de cour, à la fin du XIIIe siècle. Bâton surmonté d'une tête grotesque, la marotte rivalise avec le sceptre royal et traduit à la fois la complexité de la notion de pouvoir, la promotion sociale ambiguë des fous de cour et la récupération socio-politique dont la folie est l'objet. Car l'imitation libératrice des aspects amusants et provocants de la folie pathologique par des comédiens professionnels ne porte pas à conséquence, n'est pas menaçante et présente même des côtés sympathiques. Il en résulte une banalisation de la maladie mentale, laquelle se trouve davantage encore méconnue et rejetée.

La place du malade mental dans la société de l'époque féodale, difficile à cerner, présente des contrastes, voire des contradictions, soulignant la complexité des rapports à l'altérité que le fou incarne. D'un côté, la souffrance des malades mentaux est reconnue et on essaie d'y remédier ; l'importance des soins médicaux et le succès des pèlerinages thérapeutiques traduisent cet intérêt, même s'il est difficile d'en apprécier les effets pratiques. D'un autre côté, la mise à l'écart des fous augmente au cours de l'époque féodale et s'institutionnalise progressivement, avec des variations selon la forme et le degré de la maladie mentale, le milieu familial et social, la région. Ce processus croissant d'exclusion est à rapprocher des mesures d'ostracisme prises au même moment à l'égard des autres marginaux : juifs, hérétiques, lépreux... Les fous subissent donc, progressivement et relativement, les conséquences d'une normalisation qui, au XIIIe siècle, est déjà sévère, mais qui s'accentuera encore à la fin du Moyen Âge.

BIBLIOGRAPHIE

AMANIEU A., « Aliénation mentale », dans *Dictionnaire du droit canonique*, sous la dir. de Naz, t. 1, Paris, Letouzey et Ané, 1935, col. 423-434.

BEEK H.H., *Waanzin in de Middleleuwen Beeld van de gestoorde en bemoienis met de zieke*, Nykerk, de Toorts, 1969.

BOURQUELOT F., « Recherches sur les opinions et la législation en matière de mort volontaire pendant le Moyen Âge », dans *Biliothèque de l'École des chartes*, t. 3 (1843), p. 242-266 et p. 456-475.

BRUCKER CH., *Sage et son réseau lexical en ancien français (des origines au XIIIe siècle)*, 2 t., Paris, Champion, 1979.

CANEL A., *Recherches historiques sur les fous des rois de France et accessoirement sur l'emploi du fou en général*, Paris, A. Lemerre, 1873.

CHAPUT B., « La condition juridiquc et sociale de l'aliéné mental », dans *Aspects de la marginalité du Moyen Âge*, sous la dir. de G. Allard, Montréal, l'Aurore, 1975, p. 39-47.

DELUMEAU J., *Le péché et la peur. La culpabilité en Occident (XIIIe-XVIIIe siècle)*, Paris, Fayard, 1983.

FOSSEYEUX M., « Cure balnéaire et thaumaturgique des aliénés au Moyen Âge », dans *American Journal of Psychiatry*, 1942, 99, n° 1, p. 42-54.

GALLINEK A., « Psychogenic disorders and the civilisations of the

Middle Ages », dans *American Journal of Psychiatry*, 1942, 99, n° 1, p. 42-54.

GARNIER F., « Les conceptions de la folie d'après l'iconographie médiévale du psaume *Dixit insipiens* », dans *Bulletin philologique et historique*, Paris, B.N., 1979, t. II, p. 215-222.

GRAHAM T. F., *Medieval Minds. Mental Health in the Middle Ages*, Londres, 1967.

GROSS A., *« La folie ». Wahnsinn und Narrheit im spätmittelalterlichen. Text und Bild*, Heidelberg, Winter-Verlag, 1990.

GUIART J., « Saint Florentin de Bonnet, le guérisseur des fous », dans *Aesculape*, 1930, p. 138-149.

HOUDEVILLE-AUGIER M., « Le phénomène de l'exclusion dans l'épisode de la vie d'Yvain », dans *Exclus et systèmes d'exclusion dans la littérature et la civilisation médiévales*, Sénéfiance n° 5, CUREMA, Aix-en-Provence, 1978, p. 332-343.

KLIBANSKY R., PANOFSKY E. et SAXL F., *Saturne et la mélancolie*, Paris, Gallimard, 1989.

LAHARIE M., *La folie au Moyen Âge (XIe-XIIIe siècle)*, Paris, Léopard d'Or, 1991.

LAHARIE M., « L'image du fou au Moyen Âge », dans *Psychologie médicale*, sous presse.

LAHARIE M., « Les représentations de la folie dans le psaume 52 des bibles, psautiers et bréviaires de l'époque féodale (XIIe et XIIIe siècles) », dans *L'information psychiatrique*, sous presse.

LAHARIE M., « Malades mentaux et société féodale », dans *Sources travaux historiques*, sous presse.

LAHARIE M. et ROUX G., « Images of the madness in the Middle Ages », sous presse.

LE GOFF J., *L'imaginaire médiéval*, Paris, Gallimard, 1985.

LEFEBVRE C., « Débilité mentale », dans *Dictionnaire de droit canonique*, t. 4, 1979, col. 1043-1051.

LEFEBVRE C., « Démence », *ibidem*, col. 1097-1115.

LEVER M., « Le mythe du fol », dans *Magazine littéraire*, n° 175, juillet-août 1981, p. 22-24.

LEVER M., « Les bouffons et le roi », dans *L'Histoire*, n° 31, fév. 1981, p. 83-85.

LEVER M., *Le sceptre et la marotte ; histoire des fous de cour*, Paris, Fayard, 1983.

MAITRE L., « Le logement et le traitement des fous dans les églises », dans *Bulletin de la Société archéologique de Nantes*, 1916, p. 171-185.

MARIE A., « À propos de sainte Dymphne », dans *Bulletin de la Société française d'histoire de la médecine*, 1903, p. 497-504.

MEIGE H. et RUDLER F., « Deux saints guérisseurs de fous, saint Menoux et saint Dizier », *ibidem*, 1904, p. 471-475.

MENARD P., « Les fous dans la société médiévale ; le témoignage de la littérature aux XIIe et XIIIe siècles », dans *Romania*, n° 98, 1977, 4, p. 432-459.

MOREL P., « Dimpna, providence des insensés », dans *Frénésie*, n° 1, 1986, p. 149-151.

MORET J.-J., *Histoire de saint Menoux*, Moulins, Crépin-Leblond, 1907.

OSTERREICH P., *Les possédés*, Paris, Payot, 1927.

PANIAGUA J., « La psicoterapia en las obras de Arnau de Vilanova », dans *Archivo ibero-americano de historia de la medicina*, 15, 1963, p. 3-15.

SAINTYVES P., « Saint Mathurin, guérisseur de la folie », dans *Aesculape*, n° 11, nov. 1912, p. 259-261.

SAINTYVES P., « Les saints guérisseurs de la folie », dans *Aesculape*, n° 9, sept. 1912, p. 208-211.

SANTUCCI M., « Le fou dans les lettres françaises médiévales », dans *Lettres romanes*, 1982, p. 195-211.

SCHMITT J.-C., *La raison des gestes dans l'Occident médiéval*, Paris, Gallimard, 1990.

SCHMITT J.-C., « Le suicide au Moyen Âge », dans *Annales économies sociétés civilisations*, t. 31, 1976, n° 1, p. 3-28.

SCHMITT J.-C., « Moyen Âge : le suicide et le confesseur », dans *L'Histoire*, n° 27, oct. 1980, p. 42-46.

SIGAL P.A., *L'homme et le miracle dans la France médiévale (XIe-XIIe siècle)*, Paris, Cerf, 1985.

STAROBINSKI J., *Histoire du traitement de la mélancolie des origines jusqu'à 1900*, Bâle, Doc. Geigy, 1960.

SWAIN B., *Fools and folly during the Middle Ages and the Renaissance*, New York, 1932.

TALLON P.J., « Le traitement hydrothérapique des fous à Saint-Dizier », dans *Revue d'Alsace*, 1885, t. XXXVI, p. 236-244.

THÉODORE E., « Bancs des fous des églises de Renaix et Ablain-Saint-Nazaire », dans *Bulletin de la commission départementale des monuments historiques du Pas-de-Calais*, t. V, 1931-1935, p. 93-94.

THOISON E., *Saint Mathurin : étude historique et iconographie*, Paris, Picard, 1889.

VAUCHEZ A., *La sainteté en Occident aux derniers siècles du Moyen Âge*, École française de Rome, 1988.

ZYSBERG A., « On a toujours soigné les fous », dans *L'Histoire*, n° 21, mars 1980, p. 74-75.

Troisième partie

DE LA RENAISSANCE AUX LUMIÈRES

TABLE DES MATIÈRES

ENTRE LE NATUREL ET LE DÉMONIAQUE : LA FOLIE DE LA RENAISSANCE

Des « maladies où il y a passion d'esprit »

Qu'est-ce que la maladie mentale à la Renaissance ? Cette question, un médecin du XVIe siècle ne l'aurait sans doute pas comprise, car le concept de maladie mentale n'existe pas proprement pour lui. Il connaît à la rigueur, pour reprendre le mot du médecin Pigray, les « maladies où il y a passion d'esprit », ce qui est bien différent. S'il lui arrive de parler de maladies de l'âme, il entend par là la tristesse, l'abattement, l'acédie, qui sont à l'âme ce que les maladies sont au corps : expression métaphorique, et qui le reste. L'âme, en effet, étant créée et non engendrée, ne peut se corrompre, puisque, selon Aristote, génération et corruption vont de pair. Ne pouvant se corrompre, l'âme, à proprement parler, ne peut être malade. Le médecin Jourdain Guibelet, rencontrant l'expression de maladie de l'âme sous la plume d'Hippocrate, tient à le préciser : « Hippocrate n'entend point que l'âme soit cause que les phrénétiques ne sentent point de douleur, voulant signifier par là que les esprits, retenus par la nature, ne sont point représentés à l'imaginative, pour imprimer l'espèce de la chose qui blesse. » Comprenons que la faculté animale principale, qui fait notamment l'imagination ou appréhension et reconnaissance des choses et objets, ne peut s'exercer que si ceux-ci lui sont représentés par les actions sensitives, le voir, l'ouïr, etc., grâce aux esprits : si la voie est fermée aux esprits, « l'espèce de la chose qui blesse », son image, ne peut être représentée à l'imagination, et le phrénétique ne ressent point de douleur. L'âme elle-même n'est pas proprement atteinte, car, comme le souligne Paré, l'esprit animal – qui est logé au cerveau – s'appelle « animal, non qu'il soit substance de l'âme, mais à raison que c'est le principal instrument d'icelle, qui est logé au cerveau ». Ainsi, quand l'âme semble atteinte dans quelqu'une de ses facultés, c'est qu'elle est empêchée de disposer entièrement et convenablement du corps, qui est l'instrument par lequel elle exerce ses facultés. Les maladies que nous appelons mentales s'enracinent donc, pour un médecin de la Renaissance, dans un trouble physique, corporel, comme toutes les autres maladies : leur particularité consiste en ce que ce trouble fait sentir ses effets sur le cerveau.

Les « maux du chef »

De telles maladies, même si on les appelle folies – ou de quelque autre nom comparable – n'ont rien de commun avec la folie sacrée, ou enthousiasme. On connaît le mot de Socrate : « Le délire [*mania*], sais-tu qu'il est de deux sortes, l'une qui est due à des maladies humaines, l'autre à un état divin qui nous fait sortir des règles coutumières ? » La faveur du platonisme à la Renaissance a répandu cette thèse : Ficin l'expose, et Pontus de Tyard la développe. La « fureur » qui est « engendrée d'une secrète puissance divine », et dont le « propre est d'élever depuis ce corps jusques aux Cieux l'âme qui des Cieux est descendue dans ce corps », ne saurait ni se confondre, ni même se comparer à celle qui « procède d'un vice du cerveau », et qui seule regarde le médecin : l'une *abstrait* l'âme du corps ; l'autre, au contraire, saisit le corps et habite en lui.

Étant du corps, la folie – employons ce mot commode – doit être examinée parmi les affections corporelles. Il n'existe pas de place, dans la configuration de la médecine au XVIe siècle, pour une discipline qui pourrait s'appeler psychiatrie. Les maladies de cette nature prennent rang parmi les affections de la tête : le médecin Capivacci traite successivement, sous ce titre, d'abord des affections externes, maladies capillaires, teigne, etc., puis des affections internes, qui sont les maux de tête, la phrénésie, la léthargie, la mélancolie, la manie, les troubles de la mémoire, le vertige, l'incube, l'épilepsie, l'apoplexie, le coma, l'insomnie, etc. ; ces maladies sont relatives au cerveau comme organe des fonctions animales ; en tant qu'instrument de la fonction naturelle, il peut être affecté de catarrhe, de sternutation, d'hydrocéphalie. Nicolas Abraham, lui, distribue les « maux du chef » selon les lieux : la substance du cerveau est celle de la phrénésie, de la manie, de la mélancolie et de la léthargie ; aux « ventricules du cerveau » et aux conduits se forment le vertige, l'incube, la convulsion, l'épilepsie, l'apoplexie, la paralysie et le catarrhe ; enfin sous les membranes, c'est-à-dire les méninges et le péricrâne, se font la céphalalgie, la céphalée et la migraine. Cette classification, d'ailleurs traditionnelle, se maintiendra longtemps : on la trouve encore, en 1748, dans le *De morbis internis capitis* de J. Lazerme, qui encadre l'étude de la phrénésie, de la manie, de la mélancolie, entre celles des maux de tête et du catarrhe ; il est vrai que cette fois l'auteur avoue que seul le respect de la tradition justifie ce dernier chapitre. Au demeurant, sans chercher à s'en expliquer, dès 1573, le médecin piémontais G.F. Arma isole phrénésie, manie et mélancolie, même si le traité qu'il leur consacre s'appelle *De trois affections de la tête*. Si donc on assiste çà et là à des groupements qui marquent un certain sentiment de la spécificité de ces maladies, il reste que les médecins n'éprouvent pas le besoin de constituer pour elles une discipline distincte.

L'intempérature

La raison en est, on l'a vu, que ces maladies procèdent d'un « vice du cerveau ». La médecine enseigne que les maladies, quelles qu'elles soient, ont trois causes principales : l'intempérature, ou dyscrasie, dans les parties similaires ; la mauvaise composition, dans les parties instrumentaires (sexdigitisme, luxation, etc.) ; une solution de continuité (plaie, fracture, etc.), dans les parties similaires ou instrumentaires. Les maladies du cerveau sont du premier ordre. Même si une solution de continuité peut parfois être reconnue comme cause antécédente, il faut, dans ce cas, une cause conjointe, qui ressortit à l'intempérature. Ainsi, selon Arma, « la vraie phrénésie est une solution de continuité chaude dans le sinciput, sous le crâne, dans les membranes enveloppant le cerveau » : telle est la cause antécédente ; mais celle-ci n'est opérante que s'il s'y conjoint une cause qui fait actuellement et immédiatement la maladie et qui, dans le cas de la phrénésie, est d'ordre humoral : « Il y a phrénésie, dit Arma, quand la tête est pleine d'une vapeur chaude. » Ce qui est vrai de toutes les maladies du cerveau ne l'est pas moins de celles qui méritent le nom de *désipiences* : la faculté animale étant de trois sortes, motive, sensitive et principale, c'est cette dernière, « celle qui fait la ratiocination, la mémoire, la fantaisie ou imagination », qu'atteignent les désipiences ou, si l'on veut, les aliénations d'esprit, qu'on appelle vulgairement folies. Elles consistent, selon Fernel, en une « dépravation du fonctionnement de la faculté principale de l'âme qui réside dans la substance du cerveau comme en un domicile propre » : précision destinée à souligner que, quelle que soit leur diversité, « toutes ont pour cause une humeur ou une vapeur extrêmement chaude qui se répand dans la substance du cerveau et dans ses ventricules, et dont l'impulsion et l'agitation déterminent dans l'esprit [*mens*] des idées fausses et fantastiques ». Cette thèse connaît peu de contestations : même le médecin Jean Taxil, qui, sur l'épilepsie, la récuse et attribue la maladie à un « venin », croit celui-ci engendré du flegme ou de l'atrabile. C'est qu'aucun des médecins de la Renaissance ne semble admettre qu'il y ait, selon leur expression, des maladies sans matière ; seule la mélancolie – ce n'est pas le seul de ses privilèges – paraît parfois excéder quelque peu l'explication de type humoral.

Le jeu des humeurs

Puisque le jeu des humeurs tient la clé de la folie, rappelons brièvement comment il s'ordonne. Il est commandé par la digestion ou, pour parler plus exactement, par la coction ou cuisson des aliments dans le corps. La première cuisson se fait dans l'estomac où se forme le chyle, « semblable à un lait d'amandes » (Paré). Cette substance est « poussée aux intestins grêles et sucée et attirée d'iceux par les veines mésaraïques, puis distribuée à la veine porte », et, de là, au foie, où, subissant une deuxième cuisson, le chyle devient chymc. « Substance rouge semblable à du vin, laquelle nous appelons sang », cette nouvelle matière se répand dans le corps, non sans qu'au passage « le follicule du fiel » ait omis de retirer l'excès de bile jaune ou cholère, et la rate, l'excès d'humeur mélancolique. Purgé de ces deux « excréments », le sang s'en va nourrir toutes les parties du corps, et, par une troisième cuisson, se convertit en la substance de chacune d'elles. Pour être plus exact, il faudrait dire qu'au foie se forme la « masse sanguinaire », car elle est composée d'un mélange des quatre humeurs, le sang proprement dit, la bile, la mélancolie et la pituite (ou flegme). Ce mélange, les médecins de la Renaissance le décrivent volontiers au moyen de la fameuse comparaison, suggérée par Galien, de la fermentation du vin :

> « Comme on voit, écrit par exemple Abraham, quatre parties différentes au moût, la douce liqueur, la fleur qui est au-dessus, la lie qui est au fond, et la verdure ou aquosité mêlée parmi : ainsi aperçoit-on quatre humeurs différentes en la masse sanguinaire ; le sang qui est la plus bénigne humeur représente la meilleure partie du vin ; la bile qui paraît au-dessus ressemble à la fleur ; la mélancolie qui est toujours au-dessous est comme la lie ; la pituite retire à la verdure ou aquosité : car tout ainsi que la verdure, par la chaleur naturelle du vin, se peut tourner en bonne liqueur, de même la pituite, qui n'est autre chose qu'un sang cru, peut être convertie en sang louable par la chaleur naturelle. »

Qu'arrive-t-il, si au cours de l'une des cuissons s'exerce une chaleur excessive ? Pour la pituite, naturellement froide et humide comme l'eau, au lieu de se changer en sang, elle ne parvient qu'à se corrompre : « Le flegme, écrit Peucer, acquiert une acreur et salure, avec relenteur, si la matière se pourrit ; ou, s'il n'y a point de pourriture, il est visqueux et gluant. » Les autres humeurs, quant à elles, se brûlent, et, de cette « adustion », naissent des matières fort déplaisantes, auxquelles l'usage donne, par une remarquable polysémie, le nom de biles noires ou mélancolies. Elles sont, comme il est logique, de trois sortes, ainsi décrites par le médecin Peucer : « L'une se fait des brûlées et plus épaisses parties du sang : c'est la plus bénigne des trois, mais si la chaleur vient à la cuire et rôtir davantage, elle devient beaucoup plus âpre et mordante. Le suc mélancolique devenu aduste et brûlé engendre la seconde sorte qui est plus plus maligne et nuisible que la première. En sa consistance elle est plus subtile que le suc mélancolique, au demeurant aigre, âpre, rongeante, polie et luisante comme de la poix, raclant le corps et la terre, et, quand elle est versée hors du corps, échauffant la terre et faisant lever plusieurs ampoules » ; après cette description largement inspirée de Galien, Peucer mentionne la troisième sorte, née de l'adustion de la bile jaune, qui « ressemble à de la poix noire, mais en propriétés et effets, elle est sans comparaison pire que l'autre qui se fait de suc mélancolique aduste. »

Léthargie, phrénésie, manie, mélancolie

Quand ces pernicieuses substances gagnent le cerveau ou exhalent des vapeurs qui se répandent en lui, « la faculté principale de l'âme » en est affectée. Il n'est pas loisible de décrire ici toutes les formes possibles de ces perturbations, mais on en retiendra les espèces canoniques. La pituite est à l'origine de la léthargie : quand l'humeur pituiteuse vient à abonder dans le cerveau, il survient un endormissement presque invincible, accompagné ou non de fièvre lente selon que la pituite se pourrit ou non. À coté de la léthargie, il faut mentionner la phrénésie, la manie et la mélancolie, dont les descriptions sont beaucoup plus complexes. Pour la première, « elle est causée, dit Abraham, d'une inflammation simple ou érysipélateuse, ayant son origine, celle-là d'abondance de sang et celle-ci de bile jaune, ou d'humeur bilieuse devenue noire par adustion » ; d'où vient qu'elle s'accompagne toujours de fièvre, et par là se distingue nettement de la manie et de la mélancolie, qui sont des « rêveries » sans fièvre. Selon le même auteur, en effet, « la manie est une rêverie avec rage et furie, sans fièvre, provenant d'humeur atrabilaire engendrée par adustion de la colère, de la mélancolie ou du sang » ; la mélancolie, quant à elle, « est une rêverie sans fièvre, accompagnée d'une frayeur et tristesse, sans cause manifeste, provenant d'une humeur ou vapeur mélancolique, qui occupe le cerveau et altère sa température ». Ces définitions, empruntées à dessein à un même auteur, ne seraient pas approuvées de tous les médecins, soit que, fidèles à la leçon hippocratique, ils refusent d'y inclure l'étiologie des maladies considérées, soit qu'ils contestent cette étiologie. Mais la fièvre est, chez tous, le trait distinctif de la phrénésie, même si certains distinguent, en outre, la phrénésie propre, « primaire », et la paraphrénésie ; et l'absence de fièvre, pour tous, conformément à la tradition, caractérise la manie et la mélancolie, même si la relation de ces deux maladies et leur étiologie ne sont pas toujours posées de la même façon : en effet, certains voient dans la manie l'effet de l'adustion de la bile, et dans la mélancolie celui de l'adustion ou de l'excès extrême du suc mélancolique ; d'autres considèrent la manie comme une exacerbation de la mélancolie. Ces divergences ont pu, certes, alimenter de vives controverses, mais il importe de noter la prééminence qui, dans tous les cas, échoit à la mélancolie, et dont la polysémie de ce terme est un signe remarquable : le mot désigne, en effet, à la fois une humeur naturelle, un tempérament caractérisé – pour citer Lazerme – par une sorte de tristesse méditative, les fruits variés de l'adustion des humeurs, et une des aliénations d'esprit.

Les paradoxes de la mélancolie

Si l'on se souvient qu'en outre le jeu des humeurs – qui, du reste, est propre à chacun – est encore influencé par l'âge, la saison et l'heure, la mélancolie revêt cette autre particularité d'être l'humeur qui convient à la fin du jour, à l'automne et au déclin de l'âge. Elle est, ainsi, l'humeur qui précède immédiatement la nuit, l'hiver et la vieillesse, où domine la pituite – et les médecins soulignent volontiers, comme le dit du Laurens, que les flegmatiques « sont ordinairement stupides et lourds, ont le jugement tardif, et toutes les puissances nobles de l'âme comme endormies ». On dirait donc que la mélancolie est comme le plus bel et le dernier effort de la nature avant qu'elle ne livre l'être à l'étreinte du sommeil et de la mort. De fait, par une sorte de merveilleux raccourci, toutes les énergies de l'être paraissent se donner comme un dernier et somptueux rendez-vous au temps de la mélancolie. Et nos médecins, qui semblent, sous l'influence du néo-platonisme, avoir médité un célèbre Problème d'Aristote selon lequel la mélancolie et sa sœur, l'épilepsie, caractérisent les hommes de génie, s'enchantent à célébrer les paradoxes de la mélancolie. À ne considérer, d'abord, que le tempérament mélancolique, n'est-il pas étonnant de constater que les mélancoliques, comme le note Paré, sont « graves et malins, frauduleux, trompeurs ; craintifs, tristes, chagrins, grognards, de peu de parole ; cruels, opiniâtres, inexorables », et que pourtant « les gens de cœur et magnanimes ont été pour la plupart mélancoliques, aussi fort ingénieux, sages et prudents » ? Abraham peut bien conclure qu'« entre toutes les complexions intempérées, il n'y en a point de plus excellente que la mélancolique quand elle demeure dans les limites de la santé ». Voilà la grandeur de la mélancolie ; intempérée, cette complexion est pourtant celle qui fait les hommes de grand entendement, et il faut admirer, comme dit Guibelet, qu'« un peu d'humeur sujette à corruption, et qui pervertit ordinairement l'intégrité des fonctions de l'âme, puisse encore rendre ses actions plus parfaites ». Mais voilà, du même coup, sa misère ; le mélancolique côtoie sans cesse la folie, car, pour laisser parler L. Lemne, la mélancolie est comme le vin (Aristote le disait déjà) : cette humeur, « bien qu'elle aiguise l'entendement, ainsi que le vin pris modérément, toutefois, si elle est par trop abondante et excessive, et imbue de quelque vice, elle nuit grandement à l'esprit ».

Un demi-tour de cheville

D'une certaine manière, la mélancolie, par sa polysémie, exprime cette terrifiante réalité qu'il suffit d'« un demi-tour de cheville », selon le mot de Montaigne, pour passer de la sagesse à la folie : « Platon dit, continue-t-il, les mélancoliques plus disciplinables et excellents : aussi n'en est-il point qui aient tant de propension à la folie. » Encore Platon ne parle-t-il ici que des complexions mélancoliques ; mais, puisque la mélancolie est riche de plus de sens, elle peut être considérée comme la figure exemplaire de cette expérience que peuvent faire presque tous les hommes (exceptons les flegmatiques qui « ne sentent quasi aucune perturbation d'esprit ») :

> « De fait, demande Lemne, qui est celui, lequel s'il se sonde profondément soi-même et s'il épluche bien diligemment sa nature, qui à toute heure ne sente en

soi d'énormes et étonnants troublements de l'esprit ? Que si l'esprit de l'homme est sujet à tel changement, depuis que les humeurs ont tant soit peu dégénéré de leur propre nature, qu'en un moment de temps l'entendement est transporté à diverses affections, que pensons-nous qu'il en sera quand elles sont parvenues au plus haut degré de leur mauvaiseté et de leur malice et qu'elles ont envahi les principales parties ? De quoi nous donnent assez d'expérience et nous en démontrent de fort mauvais spectacles ceux qui sont transportés d'esprit et devenus fous. »

Picrochole et Alceste

Cette expérience n'efface certes pas la diversité des aliénations d'esprit que les médecins distinguent ; mais en dressant la mélancolie en figure exemplaire, elle tend à polariser les descriptions qui en sont proposées. Il existe sans doute des « rêveries » joyeuses : selon Abraham les maniaques qui doivent leur maladie à l'adustion du sang « rient démesurément et chantent toujours » ; « de cette sorte, ajoute Pontus de Tyard, il s'en trouve des plus plaisants du monde, si de telles misères l'on peut tirer plaisir ». Mais ces fous joyeux, qui se bercent souvent d'aimables illusions, n'inquiètent pas – et, une fois mentionnés, ils sont vite oubliés. Au demeurant, la définition générale de la manie comme « rêverie avec rage et furie » ne leur fait pas explicitement place. Elle se comprend essentiellement dans son opposition avec la mélancolie, « rêverie avec peur et tristesse ». Et c'est au fond cette opposition qui organise tout tableau des folies entre deux pôles : celles qui sont marquées d'irritabilité, de violence, et celles que caractérisent l'abattement, la morosité ; de là deux types littéraires principaux, qu'on pourrait appeler, l'un le type Picrochole, et l'autre, le type Alceste. Du reste, le second type est plus marqué que le premier : pour toutes les raisons qu'on a vues, le type mélancolique se charge de toutes les valeurs troublantes de l'eau qui dort, de l'eau stagnante.

L'humeur noire

La comparaison n'est, en fait, que partiellement exacte, puisque, s'il est vrai, comme dit Abraham, que la mélancolie est causée par une « humeur noire et limoneuse », il faut se souvenir que c'est avec la terre que la mélancolie convient, ou, selon l'expression usuelle, symbolise. De là son trait distinctif : la noirceur (ce que confirment les grammairiens pour qui *ater* – noir – est *quasi a terra*). Regardez un homme de complexion mélancolique : vous lui trouverez, dit Abraham, « la face brune ou noirâtre », avec, précise Ambroise Paré, « un regard inconstant, farouche et hagard, triste, morne et renfrogné », et le corps « froid et dur au toucher ». C'est désigner ses qualités principales : la froideur et la sécheresse ; or ce sont les qualités mêmes de la terre, et nous savons, note

Guibelet, que « la couleur la plus naturelle de la terre est la noire ». Le confirment les songes des mélancoliques, car « quelquefois, assure Paré, il leur est avis qu'ils voient des diables, serpents, manoirs obscurs, sépulcres et corps morts, et autres choses semblables » ; Pontus de Tyard les dit, quand leur mal dégénère en folie, « transportés en certains discours et songes ténébreux ». Où en est la raison, sinon dans la noirceur ? S'il leur arrive de s'imaginer parfois, selon Guibelet, « la mort de l'âme, qui est sa damnation », s'il en est qui « cherchent les sépulcres » ou « se promènent dans les ruines de vieux et anciens édifices » ou « courent toute la nuit dans les forêts », si d'autres se croient chiens, oiseaux, démons ou loups (« le vice desquels, ajoute Abraham, est proprement appelé lycanthropie »), on le comprendra aisément par cette comparaison de Galien que rappelle Guibelet : « Tout ainsi que les ténèbres épouvantent les enfants, ainsi la noirceur de l'humeur mélancolique semblable à une nuit enveloppe la clarté de l'âme de ses ténèbres » ; or, « l'âme qui est enveloppée dans l'obscurité de l'humeur en reçoit l'impression et ne demande que les ténèbres ».

« Animal sauvage, ombrageux, soupçonneux, solitaire, ennemi du Soleil », selon la forte description de du Laurens, le mélancolique est en proie à un mal qui a pour cause ce que Capivacci appelle une *affectio tenebricosa*.

L'ombre du diable

Mais de telles descriptions ne rappellent-elles pas l'image courante du diable ? Tous ceux qui l'ont fréquenté assurent qu'il est grêle et émacié et a des yeux charbonneux ; et celles qui l'ont connu savent sa semence froide et noire...

Ce n'est donc pas chose étonnante qu'il affectionne les mélancoliques. Selon Jean Taxil, « les corps que le diable possède intérieurement sont mélancoliques : car cette humeur est le vrai siège auquel le diable se plaît, et duquel il fait des effets si étranges ».

Dans les débats sur la sorcellerie et la possession, la mélancolie, à la Renaissance, a tenu un rôle central. Il serait faux de penser que les médecins se contentaient de renvoyer ces phénomènes à des causes naturelles, et les théologiens, à la simple emprise démoniaque. Peucer, qui croit très fort à la présence active du diable, donne acte aux médecins de leurs explications et expose lui-même, dans tous ses détails, la théorie des humeurs.

Le démonologue Martin Del Rio ne nie pas davantage les thèses des médecins, mais conteste seulement ce raisonnement : « Les maladies peuvent prendre origine des causes naturelles ; les démons donc ne peuvent envoyer des maladies. » Mais, de son côté, le médecin Jourdain Guibelet écrit : « C'est une folie [que] de vouloir tout attribuer aux démons. C'est une ignorance [que] de vouloir rapporter aux humeurs une infinité d'effets qui sont impossibles à la nature. »

Le diable et la nature

Faut-il voir là le fait de quelque prudence, ou de faciles concessions destinées à faire taire les contradicteurs éventuels ? Non. Le surnaturel démoniaque ne s'oppose pas au naturel ; il l'utilise.

Si le diable a, on l'a vu, une prédilection pour la mélancolie, ce n'est pas seulement parce qu'elle lui ressemble, c'est aussi parce qu'elle lui ouvre le passage. Del Rio ne manque pas de cautions médicales quand il écrit :

> « En cette façon, il excite les maladies mélancoliques. Car, du commencement, il émeut la bile noire qui est dans le corps, et en pousse les fumées aux cellules des sens intérieurs. Puis après, il augmente cette humeur par l'accès des choses brûlantes, ou bien la retient et l'empêche de s'évacuer. Il cause l'épilepsie, la paralysie et semblables maladies par l'apport de sucs plus grossiers, touchant quelquefois le ventricule du cerveau, quelquefois les racines des nerfs. Il rend aveugle ou sourd, en amoncelant des excréments nuisibles aux yeux et aux oreilles. »

Jean Taxil, pour sa part, montre le diable « troublant par le dedans les humeurs, obstruant les organes, piquant les méninges, opilant les nerfs, bouchant les artères ». Toutes ces malices, il ne pourrait les commettre si l'humeur mélancolique ne lui prêtait la main. On peut même dire que, sans elle – et c'est encore un de ses paradoxes –, le diable serait presque impuissant. En ce sens, le diable n'agit pas autrement qu'un agent naturel ; c'est pourquoi les médecins ont compétence à en traiter.

Ainsi, il serait superstitieux, selon Taxil, de croire que les prêtres qui exorcisent les démoniaques leur font mâcher de la rue parce que cette plante a la vertu de chasser les démons :

« Non, à la vérité, précise-t-il, car ce ne serait pas grand miracle de les chasser des corps, si par la médecine on faisait cela ; mais plutôt, comme tiennent les naturalistes, cette herbe étant fort propre à l'humeur mélancolique, consumant les vents, incisant les humeurs crasses et visqueuses, ôtant ou diminuant plutôt le sujet et l'instrument duquel le diable se sert pour faire ses illusions, tromperies et stratagèmes, à faute d'instrument propre, il ne peut faire ce qu'il voudrait et cesse pour quelque temps, jusques à ce que l'humeur soit de nouveau proportionnée à son ouvrage. »

Dès lors, la tâche du médecin est simple à définir : que le diable manie l'humeur mélancolique ou que celle-ci, d'elle-même, fomente des maladies, le médecin, en agissant sur la cause prochaine, combat le mal.

C'était déjà, sur ce sujet, l'opinion d'Avicenne, que nos médecins aiment à citer. Même quand on soupçonne la présence du diable, le médecin est, ainsi, habilité à intervenir. C'est dans cet esprit que les médecins ont été longtemps conviés à examiner les sujets sur qui pesait une suspicion de sorcellerie et plus encore de possession.

Vers l'autonomie de la nature

D'où vient que, vers la fin du XVIe siècle, il s'élève des voix pour commencer à leur contester ce droit ? C'est que l'image du diable se transforme, comme aussi, peut-être, plus profondément, l'image de la nature.

Longtemps le diable a d'abord été l'adversaire de Dieu. À ce titre, son plaisir est de profiter des faiblesses de la nature pour s'introduire et opérer ; de là vient, ainsi que le note J. Wier, qu'il « se mêle très volontiers avec l'humeur mélancolique comme la trouvant apte et fort commode pour exécuter ses impostures : à raison de quoi saint Jérôme a dit fort à propos que la mélancolie est le bain du diable ». Wier, qui rapporte ce mot, témoigne en même temps de l'infléchissement d'une telle image : adversaire de Dieu, le diable l'est surtout par la tromperie, par l'imposture. S'il affectionne l'humeur mélancolique, ce n'est pas seulement parce qu'elle lui ouvre le passage, c'est aussi parce qu'elle est une puissance d'illusion. Wier invite son lecteur à considérer les pensées des mélancoliques : « Vous connaîtrez comme tous leurs sens sont dépravés par l'humeur mélancolique répandue dans le cerveau, laquelle leur charge tellement l'esprit que quelques-uns d'entre eux pensent être bêtes, desquelles même ils ensuivent la voix et les gestes. » Et les anecdotes ne manquent pas : l'un craignait qu'Atlas ne se lassât et ne laissât tomber sa charge ; un autre croyait que tous les navires abordant au Pirée étaient siens ; un autre encore, qui se prenait pour un pot de terre, se reculait vivement de peur qu'on ne le cassât.

Rappelons aussi la plaisante histoire relatée par Guibelet : « Il me souvient à ce propos d'un certain que l'on trouva en sa chambre caché derrière une tapisserie, auquel lieu étant surpris par quelques-uns de ses amis, et interrogé à quel dessein : "Vous m'avez, dit-il, fait un grand tort ; j'étais sur le point de prendre le Saint-Esprit à la pipée." »

De telles dispositions sont trop propices à l'action du diable pour qu'il n'en profite pas : car cet adversaire de Dieu ne veut pas seulement corrompre l'œuvre divine, il veut aussi se donner l'illusion d'être Dieu. La preuve en est qu'il va jusqu'à feindre des guérisons qui, à l'expérience, dit Paré, se révèlent « fausses et palliatives ». Semblablement, c'est souvent l'échec du médecin qui lui découvre la présence opérante du diable. Fernel et, à sa suite, Paré rapportent l'histoire d'un jeune gentilhomme pris de convulsions :

> « Tout médecin bien avisé eût pu juger que c'était une vraie épilepsie, si avec cela les sens et l'esprit eussent été troublés. Tous les plus braves médecins y étant appelés jugèrent que c'était une convulsion de fort près approchant à l'épilepsie, qui était excitée d'une vapeur maligne enclose dedans l'épine du dos, d'où telle vapeur s'épanchait seulement aux nerfs qui ont leur origine d'icelle épine, sans en rien offenser le cerveau. Tel jugement ayant été assis de la cause de cette maladie, il ne fut rien oublié de tout ce que commande l'art pour soulager ce pauvre malade. Mais en vain nous fîmes tous nos efforts, étant plus de cent lieues éloignés de la cause de telle maladie. »

Dans ces conditions, il ne suffit plus de dire que le diable a besoin de l'humeur mélancolique pour agir ; et Jacques Fontaine, qui discourt des marques des sorciers, ne craint pas de soutenir que, si le diable se retire quand le médecin agit sur la mélancolie, il ne faut voir là qu'une nouvelle imposture du malin, qui veut « faire croire que ce sont de mauvaises humeurs qui produisent les effets extraordinaires qu'on voit aux possédés par le malin esprit » ; certes le diable aime la mélancolie et se plaît, ajoute-t-il, « de se vautrer dedans les humeurs et l'imagination corrompue comme font les pourceaux dedans la boue la plus sale » ; mais ce goût n'est pas dû au simple fait que les humeurs mauvaises seraient sa route obligée ; le diable feint de leur être attaché pour mieux tromper les « naturalistes » et les conduire à soutenir cette thèse, favorable à son action, que les maladies que la crédulité lui prête ne sont que l'effet des mauvaises humeurs.

Ceux qui continuent à soutenir que le diable agit n'ont plus, pour asseoir leur thèse, qu'à faire état d'effets que la nature ne puisse accomplir ; car, si, en apparence, le diable agit tout à fait comme la nature, s'il la singe étroitement, que peut-on répliquer aux médecins qui, dans l'explication des maladies, proposent de faire l'économie des œuvres du diable ?

Cette argumentation qui a pour but de maintenir la réalité des œuvres du diable aboutit paradoxalement à transformer son image. En effet, si ce simulateur agit, il lui appartient désormais d'en faire la preuve ; mais, dès lors, le simulateur ne peut plus se contenter de simuler. C'est ce que dit en propres termes Jourdain Guibelet : « Comme de tels esprits ne se peuvent contenter d'apporter des maux ordinaires, ils se manifestent incontinent par d'autres symptômes. » Et ces symptômes sont si précisément définis et caractérisés qu'on peut en dresser la liste limitative : « la connaissance des sciences sans étude, entendre et parler plusieurs langues sans les avoir apprises auparavant, parler articulément la bouche close, prédire ce qui est à venir, deviner les pensées, voir les choses absentes comme présentes, et demeurer quelque temps élevé en l'air sans aucun appui ». Et Guibelet ne craint pas de conclure que, si la célèbre Marthe Brossier (qui fut l'occasion de son livre) ne présente aucun de ces signes, « il n'y a aucune raison de croire qu'elle soit possédée » : si rien ne se fait qui soit au-dessus de la nature, il est impertinent d'invoquer une cause qui ne soit pas de l'ordre de la nature. C'est la même affaire Marthe Brossier qui fait dire au médecin Marescot : « Rien ne doit être attribué au démon qui n'ait quelque chose d'extraordinaire par-dessus les lois de la nature. »

Il allait s'ensuivre un divorce entre médecine et théologie ; au demeurant, le médecin Codronchi, qui, lui aussi, énumère les effets extraordinaires qui, excédant la nature, doivent être rapportés non à la mélancolie, mais au diable, pressent que cet argument risque de pousser les médecins, forts d'avoir réduit l'action du diable à ces effets, à poursuivre jusqu'à l'éliminer totalement ; il les met en garde en leur rappelant ce que disait déjà, au XIe siècle, Michel Psellos, célèbre démonologue byzantin : la pente des médecins est de ne rien connaître que ce qui se perçoit par les sens et de ne prêter attention qu'au corps.

Vers une nouvelle conception de la maladie

Ces débats montrent que s'affirme de plus en plus l'idée d'une spécificité de l'ordre des causes naturelles. Elle se manifeste aussi dans la conception de la maladie. Un Lemnius n'hésitait pas à assurer que la fureur puisse faire parler une langue étrangère qu'on ne connaît pas, sans pourtant qu'on soit démoniaque : pour ce platonicien, la fureur libère l'âme de l'emprise du corps et lui restitue la science infuse dont il opprimait la mémoire, à la façon, dit-il, dont certaines herbes, apparemment inodores, se mettent à exhaler un parfum quand on les écrase. De plus en plus, la maladie n'est plus tenue que comme une indisposition, et certains médecins s'indignent qu'on puisse penser que la maladie ait plus de pouvoirs que la santé. Contre ceux qui attachent la science à la mélancolie, Jean Taxil proteste, et souligne que la table rase de l'esprit n'acquiert rien que par apprentissage ; par conséquent, même si les mélancoliques ont des dispositions particulières pour l'étude, ils doivent cependant s'y adonner : « Autrement, dit notre médecin, s'il ne fallait qu'un bon esprit pour être docte, un paysan bien fourni de mélancolie torréfiée pourrait deviser des sciences et servir de truchement à toute nation, plutôt qu'un flegmatique qui aurait demeuré trente ans aux écoles ! » Fort des mêmes principes, le célèbre Huarte étudie les différences naturelles des esprits, mais non moins soigneusement les moyens qui peuvent permettre à chacun de s'appliquer au mieux à la science qui lui convient : c'est dans la mesure où chacun s'attache à établir et parfaire la *santé* qui est propre à son esprit, qu'il parvient à maîtriser la science à laquelle sa nature le prédispose. Si l'on constate certains effets qui excèdent les forces de la nature, alors il est permis de dire que peut-être le démon est à l'œuvre.

On le voit, reconnaître un domaine propre au diable peut refléter une conception plus « moderne » de la nature, que d'assurer que celle-ci, comme sans cesse habitée, pénétrée par une sorte de surnature, peut, d'elle-même, opérer des merveilles. La folie prend alors un autre visage : elle n'est plus le lieu où la nature rencontre la surnature, mais celui où la nature éprouve ses propres limites et peut-être affronte sa propre faiblesse.

Un discours de Plater sur la folie (XVIIe siècle)

« *"mania..."*

La manie, la folie, c'est une telle dépravation des fonctions de l'esprit que ceux qui en sont atteints ont une imagination, un jugement et une mémoire erronés : ils ne sont pas plongés dans la crainte et la tristesse comme les mélancoliques, mais font tout à l'encontre de la raison ; quelquefois ils mènent à bien ce qu'ils disent et ce qu'ils font avec une certaine modération, en-deçà de la fureur ; mais plus fréquemment, ils sont enragés, ils ont le regard farouche, leurs paroles et leurs gestes sont impulsifs ; alors, ils racontent des faussetés, des obscénités et des horreurs, ils vocifèrent, ils jurent, et, avec l'instinct de la brute, ils accomplissent divers actes, certains à l'instar de la bête, étant étrangers aux mœurs humaines ; leur appétit vénérien, notamment, est tout puissant : ainsi l'ai-je vu advenir à une noble dame, la plus honnête des femmes par ailleurs, qui invitait à s'unir à elle les hommes et les chiens par les mots et les gestes les plus dégoûtants. En outre, ils tentent d'user de la violence sur eux-mêmes et sur les autres : en ce sens ils s'arrachent les cheveux, déchirent leurs vêtements et quelquefois blessent leur propre corps en se mordant ou d'une autre manière et, à moins qu'ils ne soient correctement contenus par des liens et des chaînes, qu'ils s'appliquent toutefois à rompre de toutes leurs forces, et qu'ils ne soient mis en prison, où ils tentent de briser les portes de leur cachot et préparent leur évasion avec une activité fébrile en creusant ; ils s'efforcent, se ruant sur les assistants, comme des bêtes sauvages, de les déchirer, de les mordre, de les étrangler et de les tuer.

"*obsessio a daemone*..."

Il existe parmi eux certains maniaques ou mélancoliques qui présentent ces symptômes, tantôt plus violents, tantôt plus atténués, et parallèlement les auteurs de paroles et d'actes surnaturels et monstrueux, qui laissent apparaître à l'évidence qu'ils sont possédés par un démon : d'où le nom de possédés et de démoniaques qui leur est donné. Outre toutes sortes de conduites dépravées de l'esprit que l'on a vues, ils restent souvent plongés dans un mutisme interminable, tant il est vrai que le démon s'entend à merveille à se jouer des hommes et à leur jeter des sorts. De même s'abstiennent-ils quelquefois de nourriture bien au-delà du seuil de tolérance naturelle, sans lésion aucune néanmoins ; quelquefois, ils tordent, plient et courbent leur corps à un point qui, je l'ai vu de mes yeux, ne serait normalement en aucune façon plausible sans luxation des articulations. Ou bien, soutenant des prophéties et des annonciations hermétiques, ils sont devins et prédicateurs, ou s'expriment en des langues qu'ils ne parlaient ni ne comprenaient quand ils étaient sains d'esprit, comme si le démon parlait par leur bouche. »

Plater, *Praxeos medicae*... (chap. III, « Mentis alienatio »), édition de 1625.

La lycanthropie

La lycanthropie est une maladie durant laquelle le sujet pense être un loup, se voit tel et agit en conséquence.

Étymologiquement, lycanthrope provient du grec *lycos* – loup – et *anthropos* – homme. Ce terme fut fréquemment employé à la place du mot zooanthrope, lequel désigne toute métamorphose d'homme en animal.

Cette affection était connue comme une forme de délire aussi bien durant l'Antiquité qu'au Moyen Âge. Dès le premier siècle, Arétée de Cappadoce explique que, de même que certains hommes pensent être faits de verre et ont peur d'être cassés, de même celui qui se sent transformé en loup est travaillé par les appétits et affres de cet animal féroce, se jette sur les troupeaux et les hommes pour les dévorer, sort la nuit de préférence, hante les cimetières et les monuments, hurlant à la mort, avec une perpétuelle altération, les yeux enfoncés et hagards, ne voyant qu'obscurément comme s'il était entouré de ténèbres, les jambes meurtries par les égratignures et les morsures de chiens. Cette description subsistera, inchangée, au fil des siècles. Les Latins appelèrent cette maladie « mélancolie, rage lupine – *insania lupina* – ou folie louvière ». Les hypothèses causales et les remèdes proposés furent ceux de la mélancolie.

Parallèlement, des légendes entourèrent ce thème. La plus connue, existant déjà plus de douze cents ans avant notre ère, conte comment Lycaon, roi d'Arcadie, devint loup pour avoir osé offrir en repas un enfant à Jupiter alors que celui-ci venait, incognito, vérifier sa piété. D'autres transformations, celles des compagnons d'Ulysse en pourceaux, de Lucien et Apulée en âne, de Diomède en oiseau, de Nabuchodonosor en bœuf, susciteront de nombreux commentaires à l'époque trouble de la sorcellerie.

Dans cette lignée apparaît le loup-garou ; pour la première fois sous la forme de *Leu-Garou* chez Guillaume de Palerme – XIIe siècle – il est le calque de l'allemand *werwolf*, littéralement homme-loup, *wolf* voulant aussi dire à l'origine voleur.

Dans le cadre « sorcellerie et démonologie », il est possible de distinguer trois sortes de métamorphoses :

- la « ligature ou liaison magique », transformation d'homme en animal d'espèce diverse, produite par la malveillance d'une sorcière. Celle-ci s'attaquant à tout ce qui concerne procréation, reproduction, il ne s'agit là que d'un moyen parmi d'autres pour infester l'acte vénérien. Le sujet « saisi » peut alors être considéré comme possédé, puisqu'il subit malgré lui ;
- le transport au Sabbat ne se fait pas seulement sur un balai ; la métamorphose, souvent en chat, est un jeu que la sorcière se permet avec son propre corps ;
- le loup-garou est d'un autre registre.

Membre de la milice diabolique, classé parfois au même rang que les incubes et les succubes, donc in-humain, il a des caractéristiques du sorcier : la marque, point insensible et ne saignant pas, que les juges chercheront avec diligence ; l'onguent, et théoriquement la présence au Sabbat, bien que figurant peu lors des descriptions de celui-ci. Généralement masculin, contrairement aux sorcières – un homme pour dix femmes selon P. de Lancre et J. Bodin – sa fonction n'est pas semblable à la leur ; entièrement voué au mal, sans la brisure interne que provoque une possession, il s'attaque directement et oralement au corps de l'autre ; il est « le dévorateur » ; loup puisqu'opposé à l'agneau divin.

À l'époque, la transmutation homme/loup est un élément d'un questionnement plus vaste. S'appuyant sur les textes anciens, les Écritures saintes, Augustin et Thomas d'Aquin, l'un des pivots de cette recherche est le diable : comment le situer par rapport à Dieu ? Il le singe, il le hait et, ne pouvant s'attaquer directement à lui, sa hargne se porte sur sa créature et image : l'être humain. Mais quelles sont ses limites ? Et quel est l'ordre des possibles ?

Les théoriciens distinguent quatre types de métamorphoses : divines, physiques ou naturelles, imaginaires (maladie ci-dessus citée) et démoniaques. Comment s'opèrent-elles ? Certains optent pour une transformation du corps lui-même, J. Bodin entre autres ; mais, le plus souvent, elle est considérée comme une illusion provoquée par le démon : soit il accomplit les méfaits aux lieu et place de l'individu concerné, celui-ci restant coupable puisqu'il ne fait que suivre ses désirs ; soit il l'environne d'air épaissi en forme de peau ; soit, dernière possibilité ingénieuse, le diable joue sur deux niveaux : sur le sujet atteint pour faire qu'il se sente tel qu'il n'est pas, mais aussi et surtout sur autrui pour qu'il le voie tel qu'il n'existe pas, ce regard séparant radicalement, dans l'esprit des juges, maladie et sorcellerie. Mais comme le diable ne peut contrefaire la perfection divine, l'illusion « loupe » toujours, à un détail près : queue en moins, patte humaine, peau trop grande. Louper, terme issu du mot loup, signifie en argot de métier un trou dans un ouvrage. Comment alors ne pas penser au texte de S. Freud *L'homme aux loups* et à l'élaboration faite par J. Lacan de ce qu'il nommera « forclusion » dans le phénomène psychotique, à partir très précisément de cette étude ?

Métaphore du cannibalisme, représentation imaginaire de la violence du pulsionnel, expression du désir de détruire un sujet, de préférence enfant, incorporation, meurtre et morcellement se trouvent ainsi exprimés. Ceci peut expliquer que le loup-garou soit nommé comme le plus grand des sorciers et qu'en conséquence il doive être brûlé sans étranglement préalable. Le danger qu'il représente est extrême.

Certains procès ont fait date : Pierre Burgot et Michel Verdung à Besançon, 1521, cité par J. Boguet ; Gilles Garnier, à Dôle, 1573, cité par J. Bodin ; Jacques Rollet à Angers, 1598, cité par P. de Lancre ; et Jean Grenier à Bordeaux, 1603, cité par P. de Lancre.

BIBLIOGRAPHIE

On recourra avec profit aux textes de la Renaissance, notamment :

GUIBELET (J.), *Trois discours philosophiques* (III : *De l'humeur mélancholique*), Évreux, 1603.

LEMMNIUS (L.), *Les secrets miracles de Nature*, trad. fr. par du Pinet, Lyon, 1566.

PEUCER (C.), *Les devins*, trad. fr. par S. Goulart, Anvers, 1584.

TAXIL (J.), *Traicté de l'épilepsie*, Lyon, 1602.

Divers prolongements littéraires et artistiques sont examinés dans les deux ouvrages collectifs suivants :

Folie et déraison à la Renaissance, Paris et Bruxelles, 1976.

Visages de la folie (1500-1650), Paris, Publ. de la Sorbonne, 1981.

Sur la lycanthropie :

BODIN (J.), *De la démonomanie des sorciers*, 1587.

BOGUET (H.), *Discours exécrable des sorciers*, 1606.

LANCRE (P. de), *Tableau de l'inconstance des mauvais anges et démons*, 1612.

NYNAULD (I. de), *De la lycanthropie*, 1615.

PRIEUR (C.- F.), *Dialogue de la lycanthropie*, 1596.

LA FOLIE SACRÉE À LA RENAISSANCE

Parmi les nombreux mots latins – et leurs équivalents approximatifs des langues vernaculaires – qui servaient à l'époque de la Renaissance à désigner ce que nous appelons en français la folie, sous ses mille et un visages et ses multiples incarnations médicales, psychologiques, sociales, rituelles, calendaires, « littéraires » ou iconographiques, il en est un qui s'appliquait plus particulièrement à ce que nous entendons par délire sacré, cette dépossession de soi-même et de l'exercice ordinaire de ses facultés mentales, immédiatement compensée par une possession, c'est-à-dire l'envahissement de son être par une puissance irrésistible, divine ou démoniaque : ce mot est *furor*, avec son dérivé *furiosus*. Possession, ou prétendue possession démoniaque, car beaucoup de ces cas (à supposer que leur description fût exacte et historiquement authentifiée) relevaient moins de la compétence du médecin que de celle des exorcistes, quand ce n'était pas de celle des inquisiteurs. Possession divine, qui correspond au sens propre du terme d'enthousiasme (en proie à un délire divin) et qui se traduit dans la réalité vécue ou dans la littérature par un comportement ou des paroles prophétiques, des gestes frénétiques, une vision transhistorique, sinon apocalyptique, du monde, ou simplement (si l'on peut dire) par les égarements de la passion. L'*Orlando furioso* de l'Arioste, qui paraît en 1516 et dont l'immense succès européen montre bien que son auteur avait fait jaillir une source à laquelle chacun aspirait à s'abreuver, traduisait dans un climat épique et une atmosphère de légende – celle de Roland, le célèbre paladin, neveu de Charlemagne – cette « inquiétude de l'âme » et cette incapacité de la raison à freiner les passions, notamment la passion ou la folie d'amour. Quelques années plus tôt, et dans un registre très différent, la Folie en personne – *Moria* ou *Stultitia* – prêchant au nom d'Érasme, le « prince des humanistes », montrait avec un mélange de lyrisme, d'éloquence, d'ironie et de gravité, que l'amour est, de toutes les folies du monde, celle qui entraîne les mortels aux extravagances les moins croyables, mais parfois aux actes de générosité les plus élevés, qui les plonge dans les illusions les plus tenaces, mais qui leur fait accepter aussi, grâce à ces lunettes colorées et déformantes, la charge de l'existence quotidienne, les maladies, la vieillesse, la mort. *Amentia, insania, stultitia* : la folie « érasmienne » est tout cela à la fois – perte totale de l'esprit, maladie mentale, stupidité –, mais aussi cette sauvagerie instinctuelle ou sublime – mieux vaudrait dire sublimée – qu'est la fureur amoureuse.

Théorie des quatre fureurs et néo-platonisme florentin

Dans son effort de syncrétisme philosophique, religieux et politique pour réconcilier la culture antique et la civilisation chrétienne au sein de la cité de Florence, dont Cosme de Médicis avait voulu faire le foyer rayonnant de la culture universelle, Marsile Ficin a appliqué à sa lecture et à ses commentaires de Platon, de Plotin, des néo-platoniciens et de ces textes que l'on range sous la rubrique générale de « *Corpus hermeticum* », une méthode d'interprétation qui devait systématiser pour de nombreuses générations la théorie des quatre fureurs, que nous pouvons pour le moment identifier à ce que nous avons appelé, d'une manière plus synthétique, mais peut-être ambiguë : la folie sacrée. Ficin n'est pas le premier à avoir redonné vie ou consistance à ces personnages mystérieux que sont les Sibylles, qui ne se contentaient pas de hanter la mythologie et la culture de la Méditerranée antique : Sibylle de Cumes liée à l'histoire de Tarquin et à la légende d'Énée, Sibylle de Tibur liée à l'histoire et à la légende d'Auguste, ou encore à cette prophétesse de Delphes, qu'on nommait, d'après la légende, la Pythie, et qui, sous l'effet de la possession du dieu Apollon, émettait quelques cris ou quelques paroles obscures, que les devins étaient chargés d'interpréter pour les simples mortels : ces personnages étaient déjà familiers aux écrivains italiens du Quattrocento, parmi lesquels Cristoforo Landino, qui avait déjà mis en forme une théorie poétique et prophétique de l'inspiration, elle-même fille de certains courants de pensée du Moyen Âge. Mais dans plusieurs de ses écrits – en particulier dans son commentaire du *Banquet* de Platon (*Opera omnia*, Bâle, 1576, t. II, p. 1362 ; l'œuvre originale est de 1496), dans son commentaire d'*Ion* (*ibid.*, p. 1281-82), dans son commentaire du *Phèdre* (*ibid.*, p. 1365), dans sa *Théologie platonicienne*, écrite dès 1474, publiée en 1487 (*Opera omnia*, t. I, p. 287), dans sa correspondance, notamment dans sa lettre à Pierre Divitius (*ibid.*, t. I, p. 927), etc. – il définit les divers enthousiasmes – ces possessions divines – qui permettent à l'âme de s'élever jusqu'à la contemplation des choses célestes. Ces degrés successifs, ou ces quatre catégories de fureurs (*furores*) sont la fureur poétique, la fureur mystique, la fureur prophétique et la fureur bacchique ou amoureuse. À ces autres degrés – il ne faut pas exagérer l'importance de leur ordre hiérarchique, car Ficin les place dans un ordre différent selon les divers textes énumérés ci-dessus – correspondent quatre degrés de chute pour l'âme, alourdie et avilie dans et par le corps : on reconnaît un thème cher à Platon et la célèbre formule du *Gorgias* : le corps est un tombeau pour l'âme (ou une prison).

La poésie serait donc une sorte de folie sacrée, ce qui revient à dire que pour ce courant philosophico-littéraire, représenté ici par Ficin, mais que de nombreux auteurs italiens et français du XVIe siècle, de Giraldi à du Bellay, Ronsard ou Pontus de Tyard, illustreront à l'envi, la poésie n'est rien – ou presque rien – si elle ne provient pas de « quelque divine afflation » : elle est « divine inspiration », comme les poètes sont « enfanz des dieuz ». Ces expressions, empruntées à *L'Art poétique* de Sébillet de 1548, expriment cet enthousiasme du poète décrit par Ficin. Si cette prise de position a joué un rôle fondamental dans les débats des académies littéraires italiennes et françaises au XVIe siècle, dans les diverses « défenses et illustrations » de la poésie, par rapport à d'autres formes de discours ou à d'autres genres littéraires, c'est qu'elle rejoignait une problématique encore plus générale et transcendante à toute spécification relative à l'un ou à l'autre des sept arts libéraux.

Il s'agit, en effet, du problème de l'imitation ; en d'autres termes : du problème de la transmission de la culture (*translatio studii*) de la Grèce ou de la Rome antique à l'Italie moderne, ou de l'Italie aux autres nations européennes. Si le poète se borne à imiter ses lointains ou ses plus proches devanciers, s'il fabrique des mètres ou des structures versifiées à l'imitation des Anciens – comme Ronsard, qui tentera de rivaliser en français avec les *Odes* et les *Hymnes* de Pindare en grec, ou Baïf, qui voudra accentuer les syllabes françaises de manière à fabriquer des « vers mesurés à l'antique » –, s'il puise dans l'histoire, la mythologie, la cosmologie ou l'anthropologie des Anciens tous les thèmes de sa propre création, où sera cette divine inspiration ? Le poète ne sera-t-il pas seulement un bon artisan, justifiant son nom lui-même par son habileté fabricatrice, par de nouveaux agencements syllabiques, phonétiques et thématiques, faisant par là œuvre éminemment rationnelle ou raisonnable, même si l'interprétation de ses images ou de ses paroles claires-obscures n'est pas toujours obvie ? Le débat sur la fonction du poète ou sur l'essence de la poésie, ouvert depuis l'aube de la civilisation écrite et de la transmission des paroles poétiques, est loin d'être clos aujourd'hui. La Renaissance n'a d'ailleurs pas choisi entre le poète inspiré et le poète artisan : les meilleurs poètes ont, par-delà les débats théoriques auxquels certains d'entre eux ont pris part, expérimenté leur pouvoir créateur sans renoncer à utiliser le « trésor » de l'humanité, et notamment de l'Antiquité, souvent aussi les textes sacrés proprement inspirés de Dieu, et déposés dans la Bible, sans confondre l'imitation érudite et son adaptation avec le plagiat.

La fureur poétique, pense Ficin – et, après lui, Tyard, Giordano Bruno, Nostradamus, le célèbre auteur des *Centuries* de 1558 dont les quatrains troublent encore nos contemporains –, est de même nature que la fureur prophétique, mise sous le signe d'Apollon et de la Pythie aux rauques et sauvages vociférations. Dans une lettre à Henri II, le poète-prophète précisait que ses « supputations » avaient été « composées plustost d'un naturel instinct, accompagné d'une fureur poétique que par reigle de poesie ». Un tel texte aurait pu être signé de la plupart des poètes de l'époque, même si, sous la plume du médecin et vaticinateur de Salon-de-Provence, ces mots acquièrent une résonance particulière. Ce qu'il y a de sûr, c'est que les théoriciens des quatre fureurs, et notamment Ficin, si étroitement en contact avec ce platonisme accommodé avec tous les ingrédients de son officine théologico-philosophique : Plotin, l'orphisme, Hermès Trismégiste, les textes du pseudo-Denys, alors appelé Denys l'Aréopagite, que l'on croyait un familier de saint Paul et même cet évêque de Saint-Denis à la miraculeuse quoique passagère survie, faisaient du poète, du grand poète, un devin. Les Latins n'avaient-ils pas eux-mêmes assimilé poésie et divination, le terme de *vates* – devin – convenant particulièrement à un poète épique, comme Virgile, dont l'*Énéide* et l'aventure de son pieux héros surplombent les temps, confondant ou faisant se rejoindre passé, présent et futur.

Folie sacrée que la poésie et la prophétie, en ce sens que ces deux fureurs – qui se rejoignent – ont pour rôle ou pour effet de réveiller ce qui dans l'âme est engourdi depuis la chute. « L'âme humaine, écrit Ficin, s'élève jusqu'à Dieu. La fureur divine est une illumination [*illustratio*] de l'âme rationnelle, par laquelle Dieu attire vers le ciel l'âme qui était tombée dans les régions inférieures. » Métaphore, certes, qui rappelle à la fois le mythe du *Phèdre* et la théorie de la réminiscence du *Phédon*, l'image de l'« aile » du poète de l'*Ion*, mais qui a surtout le mérite de faire du « cœur » – comme dira Pascal – ou du « *pectus* » – selon l'expression latine équivalente qu'Érasme emploie volontiers quand il veut distinguer la connaissance affective de la connaissance rationnelle – le foyer irradiant d'une création suprationnelle, plutôt que sauvage ou irrationnelle. L'inspiration est un guide qui ne saurait dispenser des recettes ou des modes d'emploi : quand le prophète a parlé, il faut le suivre, même sans comprendre, ou s'éloigner de lui. Puissance irrésistible de l'Un ou de Dieu, comme on le verra encore dans le *Dialogue d'amour* de Tyard de 1552, ou plutôt dans le *Solitaire premier, ou discours des muses et de la fureur poétique*, où le Solitaire explique à Pasithée les fureurs que l'âme doit subir pour regagner ce Souverain Un, en dépit de son attraction.

On sait que, pour Ficin, Pontus de Tyard et tous les théoriciens – principalement français et italiens – des divines fureurs, la poésie et la musique sont étroitement unies, sinon parfois confondues : la musique n'est-elle pas l'Art des Muses par excellence, reliée à l'astronomie, à l'arithmétique, aux Grâces et à tous les arts libéraux ? On connaît aussi les théories de la Renaissance, dérivées des croyances anciennes – notamment grecques et orientales – sur les divers effets de la musique ou des modes musicaux sur le comportement de l'homme. Le mode ionien, prédisposant à la paresse et à la volupté, devait être banni de toute éducation libérale et morale. Le mode dorique convenait mieux à des jeunes gens, futurs citoyens, futurs soldats. Aux sons rauques ou stridents des instruments de cuivre, trompettes ou clairons, qu'il appelait dionysiaques et qu'il rendait responsables d'une bonne partie des folies homicides des guerriers, Érasme préférait mille fois les instruments à corde, luths, guitares ou harpes, qui lui rappelaient les instruments des anges ou du divin psalmiste et qu'il plaçait sous le signe d'Apollon, sinon sous celui du Christ en personne. Les médecins utilisaient certains rythmes musicaux et des instruments appropriés pour soigner et guérir des troubles mentaux spécifiques ; mais d'autres avaient un effet contraire, entraînant leurs auditeurs à des extravagances de toute sorte, voire aux pires extrémités, comme le suicide ou le crime.

La fureur divinatoire en question

Le rapprochement établi entre la fureur poétique et la fureur divinatoire ou prophétique n'était pas universellement admis, si l'on en juge par le célèbre chapitre de *Pantagruel* où Rabelais délègue à Panurge le soin d'exorciser à sa façon – par la dérision, la grossièreté, les sarcasmes – les diverses espèces de devins, de magiciens ou de mages, qu'ils soient nécromanciens, géomanciens, kabbalistes ou thaumaturges. Sans doute s'agit-il d'un épisode bien particulier et du problème de la guérison prétendument miraculeuse ; mais l'ironie et le scepticisme du créateur portent également sur la fonction oraculaire en général, sur la fabrication des almanachs et des pronostications (bien qu'il en ait composé lui-même). On songe aussi aux chapitres du *Tiers livre* où la dispute par signes entre Panurge et Thaumaste, inintelligible à tout un chacun, ressemble à ces gesticulations désordonnées, à cette frénésie ou à ces sons inexpressifs que le prophète, ou le prophète-poète, en proie à sa fureur divine profère sans pouvoir le moins du monde communiquer avec les hommes, ce qui définit proprement l'aliéné. Or une poésie inaccessible, voir ineffable, est-elle encore poésie ? Ces conséquences, est-il besoin de le dire, ne sont ni chez Ficin, ni chez Tyard.

Un exemple caricatural de la monomanie intellectuelle

Les deux autres fureurs, la mystique et l'érotique, ont leur spécificité, mais expriment en même temps cette « possession divine » dont nous avons déjà parlé, ou représentent ce tableau que l'on serait tenté d'appeler clinique : mutisme, visage tendu, regard extatique, ou au contraire frénétique, agitation du corps, perte de conscience, indifférence aux événements ordinaires de la vie. Elles font songer, toutes proportions gardées, à la représentation qu'Érasme, dans le *Ciceronianus*, donne de Nosopon, le « cicéromaniaque » (mais n'oublions pas qu'il s'agit là d'une caricature) : ne s'agit-il pas d'ailleurs d'un cas de folie érotique ? Voici quelques effets de cette cicérolâtrie délirante : « C'est une fièvre et ce n'en est pas une ; c'est quelque chose qui brûle plus profondément qu'une fièvre répandue dans les veines et dans le cœur en s'attaquant au sanctuaire le plus retiré de l'âme qui se trouve dans le cerveau [...]. Il s'agit d'une maladie nouvelle » (trad. P. Mesnard).

Buléphore, qui s'exprime ainsi au nom d'Érasme, et qui explique à Hypologue, cicéronien modéré, que « cette espèce de folie ne supprime pas toute la conscience et n'endommage seulement qu'une partie de l'esprit », s'entend répondre par Nosopon que la médecine est impuissante à le guérir de son mal. C'est aux dieux qu'il appartient de le guérir de cette passion ravageante. Mais il ne veut pas guérir de sa monomanie, puisque c'est elle qui le rattache à l'existence : « Voilà déjà sept années complètes que je ne touche plus à aucun livre qui ne soit de Cicéron, m'abstenant de tous les autres avec le même scrupule religieux que celui avec lequel les Cathares s'abstiennent de toute viande. »

Passion dévorante qui lui fait exclure de la secte cicéronienne tout auteur qui ose écrire en latin sans se servir exclusivement des mots et des formes grammaticales que l'on rencontre chez Cicéron, « rejetant comme de mauvais aloi toute phrase d'un écrivain dans laquelle se trouverait même un seul mot qui ne présente pas le poinçon du style cicéronien ». Au fond de sa maison se trouve sa bibliothèque, exclusivement constituée par les œuvres de Cicéron : « Les murs en sont épais, les portes et les fenêtres sont doubles et toutes les ouvertures sont bouchées soigneusement avec du plâtre et de la poix, de telle sorte qu'elles soient entièrement à l'abri de la lumière et du bruit. » Comme l'admet Hypologue, citant Ovide : « Un dieu réside en nous et nous brûlons d'ardeur lorsqu'il se réveille. »

Folie sacrée et « maladies de l'âme »

Mais c'est Apollon, nous dit Pasithée, la dame du Solitaire Pontus, « comme délivrant et nettoyant, pour ce qu'il est Dieu de Médecine, qui nous guérit et purge des maladies ». C'est aussi un maître d'éloquence, patron des futurs rhéteurs, comme on peut le lire dans *Le Jardin de plaisance* :

« Recevez les impressions
De Clio et de Fronesis
Dames de grans discrecions...
Et du dieu Appollo saisiz
Les clairs rais fulgens deloquence. »

Source d'inspiration et d'« enthousiasme » poétique, Apollon serait donc aussi le « modérateur », permettant au poète de retrouver un parfait équilibre. En est-il de même de Dionysos, source de l'ivresse ou de la fureur dite « bachique » ? « Comment, interroge Pasithée, se peuvent assembler les Muses avec ces Bacchus [les Bacchus associés aux diverses sphères célestes] ? » « Cela (respondy-je) [le Solitaire] se doit entendre, que les Entendements eslevez en contemplation et cognoissance de la divinité, sont enyvrez du Nectar divin : c'est-à-dire, jouissent en ravissement inexplicable, de la vérité et lumière éternelle et divine, en laquelle, selon les Platoniques consiste le souverain bien de l'humain entendement. »

Peut-on parler dès lors de folie ? Les quatre fureurs, dont les sources finissent par se rejoindre et les objets se confondre, comme le chœur des Muses et les dieux Apollon et Dionysos, deviennent l'expression d'une haute sagesse, d'une haute vertu. Et pourtant, selon Pontus, elles procèdent bien d'un dérèglement des humeurs, d'un dérèglement du cerveau. Comment faire se rejoindre la médecine du corps et la médecine de l'âme ? En vérité, la leçon du Solitaire premier, comme celle de tous les médecins, c'est qu'il n'y a pas de « maladies de l'âme » : « Fureur ne me semble pas autre chose qu'une aliénation d'entendement procédant d'un vice du cerveau, écrit Pontus. » Sans entrer dans une discussion touchant au déterminisme psycho-somatique ou au parallélisme psychophysiologique, on est bien obligé de constater qu'il n'y a pas, au XVIe siècle, tout au moins sur le plan médical, de domaine propre aux « aliénations d'esprit ». On parlera de l'« illumination » de Guillaume Postel, du « docte et fol » Postel, mais son *amentia*, faute d'avoir été observée, analysée et située dans les cadres nosologiques ou neuro-psychiatriques que propose – non sans hésitation ni sans débat – la psychiatrie moderne, ne sera pas séparée de ses œuvres philosophiques et théosophiques. On parlera du « sage délirant » ou de la « folie » du Tasse, en reprenant les termes d'un dialogue publié par Alessandro Guarini en 1610 à propos du génial auteur de la *Jérusalem délivrée*, l'intéressé se reconnaissant lui-même dans des lettres *malinconico*, à la rigueur *frenetico*, mais certainement pas *pazzo*. Ici encore, par une sorte de « coïncidence des opposés », la folie sacrée ou le délire se confond avec la haute science et les profondes pensées. Et si Torquato, de son propre aveu, avait fait comme les grands anciens, Solon et Brutus, qui simulèrent la folie pour le bien de leurs concitoyens ? Et comme Hamlet, ou comme le Henri VI de Pirandello ?

De quelle compétence la folie sacrée relèverait-elle donc ? De celle des théologiens, des médecins ou des démonologues ? De celle des philosophes ? On aura envie de répondre : de celle des historiens des idées.

Extase ou ravissement : la « folie de la croix »

Si la théorie et les modes d'expression littéraire, musicale ou plastique des quatre fureurs d'inspiration platonicienne – dont le livre d'André Chastel sur *Marsile Ficin et l'art* propose un bonne synthèse – permettent l'approche la plus sûre de cette folie que nous avons appelée sacrée, n'oublions pas que le latin *sacer* concerne aussi bien le culte consacré à une divinité que l'objet ou l'être voué aux dieux infernaux, être maudit, exécrable, infâme. C'est ainsi que les manuels des inquisiteurs – notamment celui qui, à l'orée de la Renaissance, étend son voile sanglant sur ces déviations ou comportements aberrants que stigmatisent, comme autant d'accusations redoutables, les termes d'hérésie, de magie, de sorcellerie, de possession, le *Marteau des sorcières* des dominicains Institoris et Sprenger – assimilent volontiers les furieux et les pécheurs, la folie mystique et le blasphème.

Mais l'historien du XVIe siècle, en tournant son regard vers d'autres témoignages, rencontre une folie sacrée, proche de l'extase – ce que le latin désigne par *raptus* –, mais en même temps règle de vie, expérience des valeurs, norme de pensée. Une folie qui soit en même temps une sagesse, mais une sagesse qui soit davantage une forme de sainteté. Possession divine, peut-être, mais aussi acceptation lucide du sacrifice. Ce ne sont plus les bacchantes, ni les prêtres de Cybèle qu'il faudrait invoquer, ce n'est plus Plotin, ni Orphée, ni Jamblique, ni Hermès Trismégiste, mais saint Paul, et ce que l'on désigne après lui comme la « folie de la croix ». Un auteur, une œuvre, doivent être immédiatement convoqués : Érasme, l'*Éloge de la folie*.

Même si l'on ne partage pas dans leur absolu les idées de Michael Screech ni même sa thèse générale qu'Érasme est un grand mystique et que les derniers chapitres – les dernières séquences – du sermon de *Moria* constituent le foyer ardent de sa conception du christianisme, on doit reconnaître que cette étonnante péroraison, où le paradoxe s'est installé en maître, porte la réflexion infiniment plus loin que ne fait en général un exercice de rhétorique, ce que l'*Éloge de la folie* est également. En tout cas, il n'est pas, dans toute la littérature européenne du XVIe siècle, texte plus éloquent pour exprimer avec des mots, mais aussi avec cette ardeur qui les fait fulgurer, le point culminant de la folie chrétienne, d'inspiration paulinienne. Si les fous « ordinaires » raisonnent souvent très bien, et même trop bien – voyez les paranoïaques – dans toutes les zones intellectuelles qui ne touchent pas au point sensible de leur affectivité perturbée, que dire de ces fous « peu ordinaires » que Dame Moria veut entraîner à sa suite ?

Dans ce monde à l'envers – qui sert souvent à désigner le monde de la folie, mais celui-ci n'était ni planifié ni uniformisé, la relativité de l'endroit et de l'envers, de la norme et de la déviance, du bien et du mal, est elle-même aliénante –, toutes les valeurs qui font habituellement le prix de l'existence sont transformées ou transmuées : l'amour est-il fusion, le raisonnement enchaînement de sophismes, la victoire défaite, la force faiblesse, David triomphe de Goliath, et la mort sur la Croix signe de résurrection ? À ce prix, la folie des hommes est moins l'envers que l'expression de leur sagesse, car la poursuite de la vie et le maintien de l'espérance ont besoin des illusions et des utopies. Le vrai consiste à accepter en un premier temps le monde comme il va – c'est-à-dire, selon l'expression de l'Ecclésiaste, avec ses fous en nombre infini – et, dans un second temps, à prendre du recul par rapport à lui, à s'en détourner, à se recueillir, loin du bruit et de la fureur, dans la contemplation des valeurs d'éternité. Mais les apparences sont toujours trompeuses, et la Folie érasmienne, à la fin de son sermon, présente ces « rares privilégiés », qui n'atteignent la félicité suprême qu'au moment où leur âme échappe à leur corps, comme des extravagants, éprouvant des transports très proches de la démence :

> « Ils tiennent des discours incohérents et étrangers, prononcent des mots vides de sens, changent sans arrêt de physionomie. Tantôt joyeux et tantôt abattus, ils ne cessent de pleurer, de rire et de gémir : bref ils sont véritablement hors

> d'eux-mêmes. Enfin quand ils sont revenus à eux, ils ne savent plus d'où ils reviennent et s'ils y sont allés avec leur corps ou sans leur corps, éveillés ou endormis. Qu'ont-ils entendu, qu'ont-ils vu, qu'ont-ils dit, qu'ont-ils fait ? Ils ne se le rappellent qu'à travers un brouillard ou un songe ; ils savent seulement qu'au sein de leur délire ils ont connu le comble du bonheur. Aussi déplorent-ils leur retour à la raison, et ne rêvent-ils plus que d'être fous à perpétuité. Encore n'ont-ils éprouvé qu'un faible avant-goût de leur félicité future. »

Cette folie sacrée, que la Folie elle-même décrit dans ses manifestations physiques, quitte à ironiser, par une pirouette, sur cette description d'elle-même, c'est celle des spirituels, qui préfigure la béatitude dont parle l'Écriture, et plus particulièrement la *Première épître aux Corinthiens*. Screech la voit exposée largement dans l'*Enchiridion* ou *Manuel du chevalier chrétien*, dans les Annotations comme dans les Paraphrases d'Érasme au Nouveau Testament. Ce bonheur et cette plénitude éprouvés par le fou chrétien au contact avec les réalités éternelles rappellent un adage d'Érasme tiré de Plutarque, selon lequel « la folie n'est pas la même pour tout le monde ». Le théologien Martin Dorpius, qui n'avait ni compris ni apprécié – ceci, causé par cela – le texte d'Érasme, recevait de ce dernier, dans une lettre fameuse, les explications nécessaires, véritable leçon d'exégèse, avec références à Platon, saint Paul et saint Thomas.

Folie sacrée, essentiellement ambiguë, voire contradictoire, comme tout ce qui touche à des situations ou des états-limite : elle peut entraîner l'homme aux pires aberrations, c'est-à-dire, hors des sillons tracés par la raison, à l'assouvissement de ses instincts ou de ses désirs les plus sauvages, même si l'on croit être l'instrument de Dieu, ou d'un dieu : des prêtres de Cybèle se mutilant dans une joie frénétique au suicide collectif des membres d'une secte para-religieuse dans les dernières décennies de ce siècle. Des scènes d'hystérie et de convulsion se déroulent tous les jours par amour du Christ, dans des églises chrétiennes du Nouveau-Monde : relativité du normal et de l'anormal, de la « folie » – à laquelle les guillemets deviennent nécessaires – et de la non-« folie ». Même ambiguïté, même contradiction, dans les jugements portés sur la mélancolie à la Renaissance. Jean Delumeau le montrait récemment : associée à la vieillesse, à l'invalidité, aux souffrances, à la mort, et placée sous le signe du « froid, stérile, morne, pernicieux » Saturne, maladie des fossoyeurs, des mendiants ou des criminels, la mélancolie est aussi le fruit philosophique du *contemptus mundi* (ou mépris du monde), l'attitude qui convient au poète et à l'artiste, et qui finit, note Panofsky, « par aboutir à son identification au génie ». Et ce n'est pas la *Melancolia I* de Dürer, cent fois commentée, cent fois discutée, ni celle de Cranach, qui nous permettront d'opérer une synthèse des contraires.

Démythisation ou démystification de la « folie sacrée »

La folie sacrée ne serait-elle pas devenue un thème littéraire ou philosophique ? Les exemples sur lesquels nous nous sommes appuyés proviennent tous d'écrivains – Ficin, Érasme, Tyard – qui veulent imposer leur conception de l'homme et du monde ; même s'il leur arrive, comme au premier, d'avoir des connaissances médicales, ou, comme au second, d'avoir fréquenté des médecins et lu quelques savants ouvrages, ce ne sont pas des documents ou des « cas » empruntés à la réalité vécue par des êtres de chair et de sang qu'ils présentent à notre réflexion. Et quand, vers la fin du siècle, le médecin Wier détectera quelques cas de « folies mystiques », son premier soin sera de les démystifier, en les ramenant – en dehors des cas de fraudes caractérisées – à leurs composantes naturelles, s'efforçant du même coup d'arracher quelques-uns de ces fous ou de ces folles, trop souvent assimilés à des sorciers ou à des sorcières, à la justice criminelle.

Si, selon une intuition de Robert Klein, l'image de la « folie » – je dirais de la folie-Renaissance – exprime un instrument d'auto-compréhension, ou encore si la folie est liée à l'ironie humaniste, même les quatre fureurs et l'extase de la *Moria* érasmienne ne prendront sens et valeur d'enseignement que si elles se ramènent à la folie « ordinaire », celle de « Chacun » et de « Personne », expression de l'*insécurité* (comme on le voit dans le célèbre poème *Nemo* de Hutten), point d'équilibre instable de tous les paradoxes existentiels, mais aussi – peut-être ? – arme spirituelle et instrument rationnel de salut, toute frontière désormais abolie entre le sacré et le profane, comme toute hiérarchie entre les folies et les fous, Aristote chevauché par une prostituée, le maître d'école se prenant pour un dieu, le médecin guérisseur de la folie, Nosopon fervent du culte de Cicéron, Job sur son fumier, le Christ sur la Croix.

LA QUESTION DU RENFERMEMENT DES INSENSÉS

« Tous les fous ne sont pas aux Petites Maisons », se plaisait-on à dire à Paris, au XVIIe siècle. C'était probablement vrai, comme il est vrai qu'aujourd'hui encore tous les fous ou considérés comme tels ne sont pas pris en charge par l'institution psychiatrique. Il y en aurait trop, sûrement... Or cette réflexion triviale marque les limites de toute étude historique sur la folie à l'époque moderne[1], dans la mesure où les seules sources quantifiables[2] sont précisément celle de son internement, de son enfermement comme on disait à l'époque. À ces archives de justice et de police, s'ajoutent quelques écrits théoriques ou thérapeutiques plus qualitatifs que quantitatifs, dont il est parfois difficile de discerner la part de la réalité médicale et celle de la littérature[3].

Ceci ne fait d'ailleurs que remplacer un problème par un autre, car il est impossible aujourd'hui d'aborder un tel sujet sans se référer aussitôt au maître livre de Michel Foucault, l'*Histoire de la folie à l'âge classique*[4]. En effet,

---

1. Comme son nom ne l'indique pas, les historiens appellent ainsi la période comprise entre 1492 et 1789, à la différence des médecins, qui qualifient de moderne l'époque qui commence après la Révolution (époque « contemporaine » pour les historiens).
2. Ce sont essentiellement :
   – les archives des intendants (séries C des Archives départementales) : administration et inspection des hôpitaux et des maisons de force, demandes d'internement par les familles (lettres de cachet notamment) ;
   – les archives hospitalières (registres, rapports, etc.) ;
   – les archives judiciaires (interdictions, etc.).
3. *Cf.* Claude Quétel et Pierre Morel, *Les fous et leurs médecines, de la Renaissance au XXe siècle*, Paris, Hachette-Littérature, 1979.
4. Michel Foucault, *Folie et déraison. Histoire de la folie à l'âge classique*, thèse pour le doctorat ès Lettres, Paris, Plon, 1961.

c'est une thèse solidement ancrée désormais que celle de la folie « réduite au silence » par le « coup de force » d'un « Grand Renfermement » qui commencerait avec la fondation en 1656 de l'Hôpital général de Paris, que celle d'un « degré zéro de l'histoire de la folie » à partir de la mise en ordre de la société au XVIIe siècle, à partir du règne de la raison. Or, s'il faut rendre grâce au philosophe d'avoir su ouvrir des champs aussi neufs à l'histoire, on ne saurait oublier cependant qu'aucune enquête proprement historique n'a encore été menée sur la folie dans la longue durée, du Moyen Âge à nos jours.

Pourtant une consultation, même rapide, des archives des hôpitaux et des maisons de force aux XVIIe et XVIIIe siècles permet de constater que l'enfermement des fous, loin d'être un fait isolé et éclatant, n'est que l'épiphénomène de celui des mendiants valides, visés par une législation constante, encore que peu suivie de résultats, de la fin du Moyen Âge jusqu'à la Révolution. Ce n'est pas à partir de quelque conjuration du Pouvoir, mais parce qu'ils ont été pris dans la spirale de l'enfermement des mendiants, que les fous, en nombre d'ailleurs bien modeste, ont commencé à peupler les maisons de force à partir du XVIe siècle, en compagnie d'autres déviants sociaux ou médicaux : libertins, prostituées, vénériens, galeux et autres « mal figurés ». Il n'est donc pas possible d'étudier l'internement des insensés (ainsi qu'on les appelait le plus souvent) en l'isolant de ce contexte, sous peine de donner au phénomène-folie une importance qu'il n'avait sûrement pas à l'époque.

L'internement des fous à la fin du Moyen Âge

À la fin du Moyen Âge, les insensés ne sont que très rarement enfermés – ce qui fait dire trop facilement, aujourd'hui encore, que le Moyen Âge a été l'âge d'or de la tolérance vis-à-vis des fous. (Et cette idée est d'autant plus tenace qu'un amalgame involontaire semble parfois s'opérer entre la folie folklo-littéraire et la folie-maladie.) À y regarder de plus près, on s'aperçoit toutefois que les vrais fous sont, dès cette époque, gardés étroitement par leur famille, qui est civilement responsable d'éventuelles dépradations dans le voisinage. Relégués dans une grange, sous un escalier, ou dans une cabane au fond du jardin, ils participent éventuellement aux travaux saisonniers, méritant ainsi leur soupe, voire quelques tentatives thérapeutiques quand survient un empirique, ou quand vient l'époque d'un pèlerinage d'un saint guérisseur.

On trouve les fous plus rarement à l'hôpital, toujours surpeuplé, et peu soucieux de s'encombrer de tels malades, souvent incurables et toujours difficiles à gouverner. Les registres des Hôtels-Dieu nous laissent pourtant apercevoir de temps à autre des insensés hospitalisés. À l'Hôtel-Dieu de Melun, par exemple, les registres de comptes de la fin du XIVe siècle mentionnent un certain nombre de dépenses pour des insensés : 20 sols « pour avoir fait une couchette pour coucher une religieuse qui estoit en frenaysie [et] pour la lier », ou encore 30 sols pour avoir « nourry, substanté et allymenté un pauvre homme estant incensé et hors de son esprit [...] ». Dans ce dernier cas l'homme avait d'abord été mis en prison « pour raison de la furie dans laquelle il estoit pour lors ».

En effet, les fous qui apparaissent dans le circuit pénal ou hospitalier ont presque toujours été arrachés à l'anonymat de l'intégration familiale ou villageoise à la suite d'une conduite perturbatrice, violente, voire criminelle. En 1425, par exemple, une jeune femme est enfermée à la prison de Bayeux pour avoir tué son mari dans un accès de folie. Si l'irresponsabilité pénale est acquise dès cette époque et permet à la folle meurtrière d'échapper ainsi à la pendaison, elle « demourra en prison perpétuelle ou sera autrement tenue en seure garde, considéré son cas, selon la coustume de nostre duché de Normandie, pour eschever qu'elle ne face au temps avenir péril ou autre inconvénient »...

On a compris que, dans ce contexte, les fous hospitalisés ou enfermés sont fort peu nombreux à la fin du Moyen Âge, surtout si l'on songe au manque chronique de locaux assez forts pour contenir les fous furieux, ou susceptibles de le devenir. Au niveau d'une généralité (deux à trois départements actuels), quelques dizaines d'insensés seulement, parfois moins, sont enfermés dans des culs de basse-fosse, ou dans des tours de rempart qui ont échappé aux destructions de la guerre de Cent Ans et du temps. Quelques couvents reçoivent par ailleurs les rares insensés pour lesquels une famille accepte de payer pension.

L'enfermement des mendiants valides aux XVIe et XVIIe siècles

Plus nombreux sûrement sont les insensés indigents devenus errants parce que leur famille ou leur communauté était peu soucieuse d'assurer leur garde et leur subsistance. Or le troupeau des errant s'est considérablement agrandi au XVIe siècle tant à cause des misères du temps qu'à cause de l'urbanisation croissante, véritable miroir aux alouettes pour ceux qui mendient leur subsistance. C'est le cortège classique des gueux, des chômeurs valides ou invalides, des estropiés de toutes sortes, des déserteurs et des prostituées, des enfants abandonnés... Parmi eux, des épileptiques, des idiots et des fous.

Une idéologie de l'enfermement

S'il n'est point question de refaire ici cette longue histoire[1], rappelons que, consécutivement à cette multiplication des errants, les pouvoirs publics ont accru la sévérité d'édits d'interdiction qui existaient d'ailleurs depuis toujours

1. On pourra consulter notamment le précieux : *Histoire de la charité* par Léon Lallemand (t. VI, 2 vol., 1910 et 1912), évidemment introuvable hors des bibliothèques. *Cf.* en outre, de J.-P. Gutton, *La société et les pauvres en Europe (XVIe-XVIIIe siècles)*, Paris, PUF, 1974.

(on trouve déjà un condamnation de la mendicité des errants valides dans le Code de Théodose en 382, et dans un capitulaire de Charlemagne). C'est toutefois un nouveau discours qui apparaît dans les classes dirigeantes au début des Temps Modernes, visant à réorganiser la charité à partir d'une sélection rigoureuse des bons et des mauvais pauvres, c'est-à-dire des invalides et des valides. Phénomène européen qui conduit les papes eux-mêmes à décréter au XVIe siècle l'interdiction de mendier sous peine de prison, de bannissement, de galères, et à songer à créer un ghetto pour les pauvres dans la Ville éternelle. « Une idéologie nouvelle de l'enfermement s'oppose à la théologie ancienne de l'aumône. » (J.-P. Gutton.)

En Espagne, en Hollande, en Allemagne, en Suisse, en Angleterre, l'enfermement des pauvres s'organise en effet à partir du XVIe siècle. En France, après la création de l'Aumône générale à Lyon (1531), et du Bureau des pauvres à Paris (1544), la chasse aux « belitres et caimands » commence à Paris au milieu du XVIe siècle, avec notamment en 1557 la conversion en hôpital de la maladrerie de Saint-Germain (les Petites Maisons) « pour y loger, enfermer et nourrir sobrement lesdictz hommes et femmes et aultres paouvres incorrigibles ou invalides et impotens »... C'est, déjà, l'idée d'Hôpital général, institution charitable certes, mais où les aspects coercitifs sont indéniables : enfermement et travail obligatoire des valides.

Cette première tentative d'enfermement des mendiants est réitérée en 1611 à Paris (création des Hôpitaux des pauvres enfermés) tandis qu'est créé, en 1614, l'Hôpital général de Lyon. C'est dans ce long contexte, fait d'échecs successifs, qu'il faut examiner l'édit de 1656 dont Michel Foucault a fait l'édit du Grand Renfermement. En fait, loin d'éclater comme un coup de tonnerre dans un ciel bleu, l'édit de 1656 n'est ni le premier ni le dernier maillon de la chaîne des quelques vingt édits royaux, sans compter les arrêts des parlements, qui ont tout au long de l'Époque Moderne fustigé et interdit la mendicité et ordonné l'enfermement des mendiants valides.

L'Hôpital général au XVIIe siècle

On ne saurait sous-estimer pour autant l'édit de 1656, fondant l'Hôpital général de Paris. Les malheurs de la Fronde avaient fait de Paris un vaste coupe-gorge, et la remise en ordre du royaume supposait qu'on commençât par cette ville. Deux décisions méritent d'être rapprochées dans cette perspective : l'institution d'un lieutenant général de Police en 1667, et la fondation de l'Hôpital général de Paris en 1656. Non pas donc, répétons-le, conjuration d'un pouvoir visant spécialement la folie, mais police d'une ville déjà énorme, promise à l'anarchie s'il ne s'était pas trouvé un souverain qui, malgré son jeune âge, « voulait commencer tout de bon à être roi » (abbé de Choisy).

Or, pour n'en rester qu'à la lutte contre les vagabonds entreprise depuis un siècle en pure perte, la grande innovation consiste, au-delà des proclamations solennelles, à aménager des locaux suffisamment importants dont la réunion institutionnelle s'appellera désormais Hôpital général : Grande et Petite Pitié,

Refuge, Scipion, Bicêtre, Salpêtrière, puis, plus tard, Enfants-trouvés, Saint-Esprit, Enfants-rouges... 4 000 à 5 000 mendiants sont ainsi enfermés, ce qui pourrait paraître beaucoup, si l'on ne gardait présent à l'esprit que Paris contenait peut-être à cette même époque près de 40 000 mendiants et vagabonds de toutes sortes.

En 1662, un nouvel édit royal invite à fonder des hôpitaux généraux dans toutes les villes et gros bourgs du royaume. Plusieurs fonctionnaient déjà en province à cette date, mais, sous l'impulsion des jésuites notamment, plusieurs centaines d'hôpitaux généraux sont fondés dans les dernières décennies du XVIIe siècle.

Sans vouloir analyser ici longuement les raisons profondes de ce vaste mouvement de création d'hôpitaux généraux, soulignons cependant qu'aux explications, devenues classiques, d'une logique capitaliste de travail et de profit et d'une soif fiscale grandissante, rendant l'une et l'autre les oisifs insupportables, il convient d'ajouter le renouveau d'une charité, laïcisée et mieux contrôlée, mais où l'on continue à ne pas perdre l'âme de vue. Ainsi, l'édit de 1656 dénonce dans son préambule non seulement l'oisiveté et la dangerosité des mendiants, mais encore leur irreligion. « C'est pourquoi, comme nous sommes redevables à la miséricorde divine de tant de grâces [...], nous croyons estre plus obligez de lui témoigner nos reconnaissances par une Royale et Chrétienne application aux choses qui regardent son honneur et son service ; considérant ces pauvres mendians, comme membres vivans de Jésus-Christ et non pas comme membres inutiles de l'Estat [...]. »

Loin d'être cantonné à la France, cet enfermement des errants dans des lieux où se conjuguent l'assistance et la répression est un phénomène largement européen : *Casas de misericordia* en Espagne, hôpitaux généraux de Rome, de Venise, de Turin, *Zuchthäuser* en Allemagne, *Doll-Huis* d'Amsterdam, *Workhouses* d'Angleterre, sont autant de maisons où sont enfermés mendiants et vagabonds, et où les valides sont contraints de travailler.

Parmi les « victimes » de l'enfermement, des fous

L'Hôpital général a pour vocation d'accueillir indistinctement tous les errants : les mendiants valides sont certes la cible privilégiée, mais les vieillards, les enfants, les teigneux, les galeux, les épileptiques, les fous, et d'une manière plus générale les infirmes sont accueillis de surcroît. Là encore, la dimension charitable ne doit pas être occultée au profit de la seule perspective répressive.

Or deux catégories de malades avaient été jusqu'alors régulièrement rejetées des hôpitaux et hospices : les vénériens et les insensés. Les premiers à cause de leur contagiosité tant physique que morale, les seconds parce qu'ils incommodaient par trop leur voisinage. Toutefois, le discours qui s'élabore depuis le XVIe siècle sur la nécessaire réorganisation de la charité mentionne désormais explicitement les pauvres insensés. Juan-Luis Vivès pourrait être, à cet égard, considéré comme l'un des pères de la psychiatrie puisqu'il leur consacre un assez long développement dans son *De subventione pauperum*, paru en 1526, en envisageant l'enfermement des fous dans une perspective thérapeutique[1].

Ces théories se vérifient dans les faits dès le début du XVIIe siècle puisqu'en l'hôpital Saint-Germain, fondé en 1557 (*cf. supra*), « encore sont receues audit hospital plusieurs femmes malades du mal caduc, nommé le mal sainct Jean, et autres pauvres alienez de biens et de leur esprit, et courans les rues, comme fols insensez, desquels plusieurs avec le temps et bon traitement qu'on leur fait, reviennent en bon sens et santé » (*Le théâtre des antiquitez de Paris...* par le R.P.F. Jacques du Breul, Paris, 1639).

Plus tard, un arrêt du Parlement de Paris du 7 septembre 1660 précise qu'« il sera pourvu d'un lieu pour enfermer les fous et les folles qui sont à présent, ou seront ci-après audit Hôpital Général ». Point question en effet, contrairement à une idée solidement ancrée, de mêler toutes les catégories d'enfermés. Une ségrégation stricte s'opère en effet à l'intérieur même des hôpitaux généraux et les fous, notamment, sont soigneusement isolés du reste de la population enfermée. C'est d'autant plus facile à l'Hôpital général de Paris que deux maisons se sont démesurément développées dès le début : Bicêtre pour les hommes, et la Salpêtrière pour les femmes...

Ce dernier établissement, qui compte à l'orée du XVIIIe siècle près de 5 000 pensionnaires, qui parviendra au total quelque peu ahurissant de 8 000 âmes à la fin de l'Ancien Régime, et qui est parfois appelé Hôpital général à lui seul, ne doit en fait son « succès » qu'à l'addition de catégories très diverses d'enfermés. En 1701, on compte en effet :

– 1 894 enfants de moins de 15 ans,

– 329 filles de moins de 16 ans, estropiées, teigneuses, etc.,

– 594 vieilles aveugles ou paralytiques,

– 262 vieux mariés de plus de 70 ans,

– 380 correctionnaires, libertines ou prostituées,

– 465 « gueuses ordinaires » et vagabondes,

– 330 femmes « en enfance, d'une extrême vieillesse »,

– 300 « folles violentes ou innocentes »,

– 92 épileptiques de divers âges.

Il en va de même à Bicêtre, toujours en 1701, et pour environ 1 500 enfermés : une centaine d'insensés et d'épileptiques constituent là encore 5 à 10 % de l'ensemble des enfermés, loin derrière les gros bataillons d'enfants en bas âge et de vieillards invalides.

1. *Cf.* encadré dans le chapitre « Bilan des thérapeutiques à la fin du XVIIIe siècle » (*infra*).

Du ratage de l'Hôpital général aux multiplicateurs du XVIIIe siècle

Le ratage des hôpitaux généraux

En fait, l'Hôpital général de Paris ne doit pas faire illusion. Que deux ou trois centaines d'insensés soient enfermés dans un même établissement constitue une exception qu'on ne rencontre qu'à Bicêtre et à la Salpêtrière, devenus au XVIIIe siècle de véritables pôles d'attraction pour le royaume tout entier. En effet, hormis les errants capturés et enfermés à l'Hôpital général, particuliers et communautés prennent progressivement l'habitude d'y envoyer un certain nombre de leurs déviants.

En province, les hôpitaux généraux, souvent hâtivement fondés, sont loin d'être aussi peuplés. L'enfermement des mendiants valides se heurte souvent à l'hostilité de la population, qui s'oppose parfois aux arrestations, molestant les archers des pauvres. Par ailleurs, la misère est si grande qu'à peine ouverts les hôpitaux généraux ont vu affluer des invalides mourant de faim qui ont fini par constituer la majeure partie de la population hospitalière, ruinant ainsi le projet d'enfermement des mendiants valides qui était pourtant à l'origine de l'institution.

Par ailleurs presque tous les hôpitaux généraux connaissent de sérieuses difficultés financières. Nombreux, même, sont ceux qui, à la fin du XVIIe siècle, sont dans une situation de cessation de paiements. « L'Hôpital Général périt, il tombe, s'il n'est promptement secouru, ou pour mieux dire, il est tombé, s'il n'est incessamment relevé », lit-on dans une brochure parue dès la fin de 1666.

Cet échec de l'édit de 1656 est sanctionné dès 1669 par une ordonnance royale :

> « Sa majesté étant informée [...] qu'on ne laisse pas de voir des mendiants par les rues [...] presqu'en aussi grand nombre qu'auparavant ledit établissement » (de l'Hôpital général). De même, la déclaration royale de 1724 rappelle qu'« on n'a pas pourvu suffisamment à l'entretien des hôpitaux [...] et nous avons reconnu que ce qui avait pu empêcher le succès de grand nombre de règlement cy-devant faits à ce sujet, est que l'exécution n'en avait pas été générale dans tout le royaume. »

Lettres de cachet et maisons de force

Les hôpitaux généraux du royaume qui ne comptent dans leur population que 5 à 10 % d'insensés, et souvent même, en province, moins de 5 %, ainsi que les tours de rempart et les culs de basse-fosse qui continuent depuis le Moyen Âge à détenir quelques fous, ont donc été loin de constituer un « grand renfermement ». Un bon millier d'insensés, sûrement pas deux, enfermés dans tout le royaume pour une population qui atteint vingt millions de Français à la fin du XVIIe siècle. On est loin des taux d'internement du XIXe et du XXe siècle !

Les premières décennies du XVIIIe siècle, face à la demande croissante des familles et des communautés, vont connaître en revanche deux multiplicateurs, d'ailleurs corrélatifs : les lettres de cachet et les maisons de force... Institution complexe, exprimant la volonté personnelle du souverain, la lettre de cachet, encore aujourd'hui décriée, vaut pourtant mieux que sa mauvaise réputation[1]. D'abord réservées aux seules initiatives du pouvoir, utilisées de plus en plus souvent sous le règne de Louis XIV, les lettres de cachet ont connu un prodigieux développement lorsque le lieutenant général de Police de Paris et les intendants de province ont pris l'habitude d'y recourir pour demander l'arrestation et l'emprisonnement des déviants et des trublions, et parmi ceux-ci, des fous.

Or, derrière ces différents pouvoirs, instruments obéissants dans les mains du souverain, ce sont en fait les familles qui apparaissent tout au long du XVIIIe siècle comme les demandeurs principaux de lettres de cachet (plus de 90 %). Des proportions aussi massives permettent, une fois de plus, de douter d'une quelconque conjuration du pouvoir. Bien au contraire, l'enquête administrative qui fait suite aux demandes croissantes de lettres de cachet par les familles s'emploie plutôt à contrôler leur bien-fondé et à endiguer leur flot croissant qu'à en favoriser la multiplication. Mieux, la lettre de cachet, avec sa procédure minutieuse, apparaît paradoxalement comme une garantie contre l'arbitraire des familles et des municipalités qui avaient pris l'habitude de s'entendre de gré à gré avec les directeurs des maisons de force pour y placer leurs déviants, sans autre formalité que l'accord sur un prix de pension.

Au XVIIIe siècle ces maisons de force se sont multipliées et diversifiées, prenant le relais des hôpitaux généraux et des quelques quarante prisons d'État (dont la plus célèbre est la Bastille) réservées en principe aux seuls prisonniers « politiques ». Face au manque chronique de locaux de correction qui avait caractérisé le siècle précédent, le pouvoir royal a en effet encouragé systématiquement les communautés religieuses à faire fonction de maisons de force en acceptant, moyennant pension, des correctionnaires dans leurs murs. Succès complet, puisqu'à la fin du XVIIIe siècle près des deux tiers des quelque 500 à 600 maisons de force du royaume sont des communautés religieuses, aux capacités d'accueil d'ailleurs très inégales, allant de la dizaine à la centaine de détenus.

Une demande de lettre de cachet au XVIIIe siècle

Une demande de lettre de cachet visant à faire enfermer un certain Pierre Tonny a été adressée au lieutenant général de Police de Paris. Elle est signée par « les plus proches parents du malade, par le curé de Chantilly et le capitaine des chasses de M. le Duc » qui exposent que Pierre Tonny « a cy-devant été renfermé aux Petites-Maisons à cause du dérangement de son esprit, qu'il en a été retiré ayant paru être revenu dans son bon sens, mais que depuis quelque temps il est devenu furieux et sans un moment de raison, c'est ce qui fait appréhender qu'il ne détruise ou qu'il ne commette quelque funeste action ».

1. *Cf.* Claude Quétel, *De par le Roy. Essai sur les lettres de cachet*, Toulouse, Privat, 1981.

Le lieutenant général de Police demande alors au commissaire du quartier de vérifier les faits. Au bout de quelques jours, ce dernier rédige le rapport suivant : « Suivant vos ordres, j'ai interrogé le nommé P. Tonny dont est parlé dans le placet d'autre part ; je l'ai trouvé avoir l'esprit totalement dérangé et furieux ; ce pauvre garçon a déjà été une fois renfermé aux Petites-Maisons, et il est retombé dans sa première maladie d'esprit ; il convient de le faire renfermer à Bicêtre pour éviter les effets de sa fureur, sa famille n'ayant pas les moyens suffisants de le faire placer aux Petites-Maisons. »

Le lieutenant de Police avise alors le ministre d'État qu'il a donné un ordre d'emprisonnement à Bicêtre mais qu'il est nécessaire qu'une lettre de cachet soit expédiée aussitôt pour régulariser l'internement.

Une maison de force au XVIIIe siècle

De fondation ancienne, le couvent de Cordeliers de Notre-Dame-de-la-Garde, à La Neuville-en-Hez (actuel département de l'Oise) est devenu, comme beaucoup d'autres maisons religieuses, une maison de force au XVIIIe siècle. Dans la palette des quelque six cents maisons de force du royaume, c'est un établissement plutôt confortable avec, à la fin du XVIIIe siècle, des pensions de 500 à 600 livres. On considère d'ailleurs que les pensionnaires de force qui viennent de Saint-Lazare ou de la Charité de Senlis, par exemple, bénéficient là d'une diminution de peine.

On entre à Notre-Dame-de-la-Garde par lettre de cachet, le plus souvent (soixante-cinq lettres de cachet de 1731 à 1789). Une trentaine de prisonniers peuplent en moyenne la maison, avec une moitié d'insensés strictement isolés dans des loges individuelles. Quelques mentions éparses dans les registres se bornent à noter laconiquement leur comportement : « tranquille... quelquefois furieux... ».

Un régime de détention plus souple peut toutefois être accordé aux insensés et aux autres correctionnaires (libertins, ecclésiastiques ivrognes, etc.) avec des promenades dans l'immense forêt environnante et même dans les villages voisins. D'autres pensionnaires s'arrogent cette semi-liberté en faisant le mur, ce qui ne va pas sans provoquer parfois des scandales. Quand le couvent est repris en main en 1787 avec un nouveau supérieur, le droit de promenade à l'extérieur est suspendu, non sans remous. Un correctionnaire envoie même un placet de sept grandes pages au ministre où il revendique « la liberté de sortir, en avertissant, pour aller se promener dans la forêt, les villages voisins », et où il accuse le nouveau supérieur d'avoir plutôt « l'air d'un abbé musqué que d'un Cordelier ». Une enquête donnera raison au supérieur.

À la Révolution, on ferme officieusement le couvent, mais les insensés y restent. L'ancien supérieur est devenu le citoyen Tribou, régisseur de la maison de la Garde. Une publicité du *Moniteur universel* se propose d'y accueillir des retraités et des personnes dont l'esprit est aliéné. En 1799, Tribou quitte la maison de la Garde, récemment vendue, pour s'installer, avec les derniers aliénés de la maison, à Clermont, à l'emplacement de ce qui sera l'asile le plus grand de France à la fin du XIXe siècle.

Parmi ces correctionnaires placés tantôt par lettre de cachet, tantôt par ordre de justice ou de police, les insensés constituent une proportion constante, qui oscille autour de 20 %. Au-delà de cette moyenne globale, on peut remarquer que de nombreuses maisons de force n'accueillent pratiquement pas de fous tandis que d'autres, au contraire, se spécialisent progressivement dans leur accueil, au point d'en compter parfois jusqu'à 50 % de leur effectif. À Paris, c'est le cas des Petites-Maisons, et surtout de Charenton. En province, plusieurs maisons de force, comme Saint-Yon à Rouen, le Bon-Sauveur à Caen ou Maréville près de Nancy, sont appelées en outre à figurer parmi les grands asiles d'aliénés du XIXe siècle.

Dépôts de mendicité

Autre multiplicateur que la création, sous le règne de Louis XV, des dépôts de mendicité... Après l'échec des hôpitaux généraux, en province surtout, le pouvoir central s'est résolu, à partir de 1724, à prendre directement en main le renfermement des vagabonds. La déclaration royale du 3 août 1764 et l'arrêt du Conseil d'État du 27 octobre 1767, qui instituent au chef-lieu de chaque généralité un dépôt de mendicité placé directement sous l'autorité de l'intendant, vont conduire cette fois à un enfermement beaucoup plus massif à l'échelle du royaume que celui tenté depuis un siècle dans les hôpitaux généraux.

- 256 ouvriers réduits à la mendicité par le chômage,
- 294 journaliers saisonniers ruraux en chômage,
- 208 individus soigneusement distingués des deux catégories précédentes, et considérés comme chroniquement dangereux pour la société. Soit :
  - 20 correctionnaires par lettre de cachet,
  - 23 fous,
  - 24 folles,
  - 28 vagabonds sans asile,
  - 24 filles publiques vénériennes,
  - 12 folles enceintes,
  - 23 militaires sans asile,
  - 14 ménages ambulants.

Composition du dépôt de mendicité de Soissons[1] en 1786.

Cette création nouvelle peut se concrétiser rapidement grâce à un vaste programme de constructions, grâce aussi à l'efficacité croissante du lieutenant général de Police à Paris, de la maréchaussée et de l'administration royale en province. Elle conduit non seulement à la répression des mendiants valides, particulièrement visés, mais encore à l'enfermement des nouveaux contingents de correctionnaires et d'insensés. Les dépôts de mendicité constituent ainsi un nouveau maillon bientôt essentiel dans la chaîne de l'enfermement (qu'il faut

1. C'est un des plus grands dépôts du royaume.

évidemment distinguer de la prison, réservée aux prévenus). À la différence des communautés religieuses aux prix de pension souvent élevés, et à l'instar de Bicêtre et de la Salpêtrière, ces nouvelles maisons de force ont vocation à interner les indigents : mendiants valides contraints au travail dans les manufactures des dépôts, infirmes et vieillards, prostituées, correctionnaires « irrécupérables » rejetés par les maisons de force religieuses. À ces contingents, s'ajoutent des proportions croissantes de médicaux (quand ce ne sont pas les mêmes !) : vénériens, galeux, épileptiques, insensés...

En 1790, le Comité de mendicité estimera que 230 000 individus ont séjourné dans les dépôts entre 1768 et 1789, avec le coût respectable de près de 30 millions de livres. Ce nombre considérable, qui mériterait qu'on parle cette fois de « Grand Renfermement », s'explique par une rotation rapide des internements : on relâche assez vite les mendiants (six mois à un an, rarement deux ans), et, surtout, la mortalité est effrayante (40 % dans certains dépôts), et les évasions nombreuses. Les insensés, qui constituent globalement 10 à 20 % de la population des dépôts, restent pour leur part beaucoup plus longtemps, souvent jusqu'à leur mort. Seule une guérison bien problématique ou une demande de libération, pratiquement exclue du fait qu'il s'agit d'indigents sans famille, pourrait en effet justifier leur libération.

Une fois de plus pris dans la spirale de l'enfermement des vagabonds, les insensés des dépôts de mendicité, plus que ceux des autres maisons de force dont les familles doivent payer des pensions souvent importantes, constituent le contingent irréductible que la Révolution et l'Empire laisseront dans les dépôts de mendicité, eux-mêmes maintenus, en attendant que la loi de 1838 vienne enfin mettre un terme à plus de deux siècles d'amalgame carcéral.

Philanthropie et folie (1774-1791)

La réussite beaucoup plus nette de l'enfermement dans les dépôts de mendicité a été cependant loin d'être saluée par tous comme une victoire. Certes, les pouvoirs publics se sont d'abord félicités d'avoir enfin réussi un enfermement tenté en vain depuis plus de deux siècles. Le peuple lui-même, longtemps hostile aux arrestations de vagabonds et responsable pour une bonne part du ratage des hôpitaux généraux, commence lui aussi à réclamer une répression sévère des errants, de plus en plus nombreux et de plus en plus arrogants. Quant à l'esprit de charité encore actif au XVIIe siècle dans l'esprit du souverain et des théoriciens du pouvoir, il s'efface désormais nettement derrière les impératifs de police.

Ces considérations ne doivent cependant pas faire oublier la naissance au milieu du XVIIIe siècle d'un courant d'idées qui va changer radicalement l'optique du problème : le mouvement philanthropique. Contentons-nous ici de rappeler qu'il se caractérise par « une répugnance innée à voir souffrir son semblable » (Rousseau) et qu'il constitue, selon l'excellente formule de

Camille Bloch, le passage « de l'affection sociale à la vertu sociale »[1]. Vertu toute laïque où le roi devient alors celui qui est le plus capable de satisfaire aux exigences de l'humanité. Puisque la misère est fille de l'état social, la société doit réparer le mal dont elle est la cause, et le gouvernement ne peut laisser le soin de l'assistance à la charité publique ou privée. Ainsi s'élabore dans les dernières décennies de l'Ancien Régime une doctrine de l'Assistance publique que la Révolution reprendra à son compte.

S'il faut absolument dater l'apparition de ce mouvement riche d'avenir puisqu'il préfigure les réformes de la Révolution, le début du règne de Louis XVI peut être considéré comme une entrée de la philanthropie dans les faits. N'est-ce pas d'ailleurs en 1774 que Greuze peint *La dame de charité* où un grabataire est visité par une belle dame accompagnée de sa fille à qui elle apprend ainsi, par l'exemple, les devoirs des riches envers les malheureux[2] ? Les années qui suivent sont en tout cas celles d'une critique radicale des institutions de bienfaisance. Les esprits éclairés reprochent aux hôpitaux d'être des mouroirs, aux dépôts de mendicité de priver de liberté, hormis les vagabonds vraiment corrompus, des malheureux qui n'ont besoin que de pain et de soins.

Turgot, contrôleur général de juillet 1774 à mai 1776, institue dans cet esprit une commission d'enquête présidée par l'archevêque de Toulouse, Loménie de Brienne. De ces travaux vont sortir un plan complet d'organisation de l'assistance. Pour n'en retenir ici que ce qui concerne les insensés, on peut constater pour la première fois leur émergence en tant que catégorie médicale distincte ayant droit à l'assistance publique (c'est également le cas des vénériens, des enfants trouvés, etc.). Mais le devoir de la société, précise-t-on, est lié à celui de la famille, qui doit assurer garde et premiers soins. À défaut, l'hospice est nécessaire. Or ces hospices n'existent pas, et les insensés sont souvent mêlés aux correctionnaires.

Cette promiscuité, dommageable aux insensés comme à leur entourage, est également dénoncée dans l'Hôtel-Dieu de Paris, où on trouve « la salle des fous, contiguë à celle des malheureux qui ont souffert les plus cruelles opérations, et qui ne peuvent espérer de repos dans le voisinage de ces insensés dont les cris frénétiques se font entendre jour et nuit [...] ». L'idée de spécialiser les hôpitaux n'est pourtant pas nouvelle puisqu'une délibération du Bureau de l'Hôtel-Dieu de Paris formulait dès le 1er juillet 1525 une proposition semblable, en souhaitant qu'à l'exemple des hôpitaux des grandes villes d'Italie, « on contraignist les hospitaulx qui sont en ceste ville de recevoir les femmes à part, les autres les blecez, les autres, les insensez, ung autre, les petitz enfans, ung autre, les verollez, et par ce moyen les séparer par les hospitaulx ». Mais ce n'est qu'après l'incendie de 1772 que se multiplient des projets de recons-

1. Camille Bloch, *L'assistance et l'État en France à la veille de la Révolution*, Paris, 1908.
2. François Bluche, *La vie quotidienne au temps de Louis XVI*, Paris, Hachette-Littérature, 1980.

truction de l'Hôtel-Dieu, où la ségrégation des malades est devenue une évidence admise par tous.

Necker, qui succède à Turgot en 1776, poursuit l'œuvre de réforme entamée par son prédécesseur, secondé en cela par son épouse, qui « fut comme un ministre de la charité » (C. Bloch). Un nouvelle commission est mise en place avec mission de rechercher les moyens d'améliorer le régime des hôpitaux, tandis qu'est créée en 1781 une inspection générale et permanente des hôpitaux civils et des maisons de force, à la tête de laquelle va s'illustrer Colombier, assisté de Doublet et Thouret. Entreprenant un véritable tour de France des lieux d'enfermement et d'assistance, Colombier voit tout et dénonce sans relâche le triste état dans lequel il trouve les diverses catégories d'infortunés, et notamment les insensés, auxquels il accorde une sollicitude particulière. C'est dans ce contexte que s'élabore la circulaire de 1785, rédigée par Colombier et Doublet : *Instruction sur la manière de gouverner les insensés et de travailler à leur guérison dans les asyles qui leur sont destinés*[1]. Texte fondamental qui fonde la psychiatrie en France et qu'occulteront soigneusement Pinel et Esquirol, la circulaire de 1785, qui va être diffusée massivement dans le royaume, prescrit qu'il ne suffit pas de séquestrer les aliénés, mais qu'il faut aussi les traiter dans des établissements spéciaux subdivisés en quartiers de classement (*cf.* chapitre suivant : « Bilan des thérapeutiques à la fin du XVIIIe siècle »)...

C'est encore en 1785 que le roi charge l'Académie des sciences de donner son avis sur la réforme des hôpitaux. Tenon, l'un des membres de la commission ainsi formée, fait paraître trois ans plus tard son *Mémoire sur les hôpitaux de Paris* qui brosse, entre autres, le tableau de la folie à Paris (*cf.* tableau en encadré) et dans quelques grandes villes du royaume. Certes, expose Tenon, il faut mettre les fous furieux dans l'impossibilité de nuire, mais « leur état déplorable a depuis longtemps fixé les regards du Gouvernement ». On soigne d'abord les maniaques à l'Hôtel-Dieu, et, poursuit Tenon, ce n'est que lorsqu'ils sont reconnus incurables qu'ils sont dirigés dans des maisons de force, dont les principales sont Bicêtre, la Salpêtrière, les Petites-Maisons. Cette distinction un peu simpliste a fait souvent conclure aux historiens de la psychiatrie que, hors de l'Hôtel-Dieu, l'internement des insensés signifiait l'abandon de toute thérapeutique. En fait, il n'est pas jusqu'aux dépôts de mendicité qui n'aient tenté de traiter leurs insensés par toutes sortes de moyens physiques. Quant aux maisons de Paris, à commencer par celles de la Salpêtrière et de Bicêtre, à la sombre réputation, où le nombre même des internés interdisait effectivement toute espèce de traitement physique, comme il interdira bientôt le traitement moral, il ne faudrait pas en déduire pour autant que les insensés y étaient enfermés à vie. Les pouvoirs étaient au contraire constamment désireux de rendre leur liberté à ceux dont l'état s'améliorait, ainsi que l'attestent les multiples et minutieux rapports d'inspection des dernières décennies de l'Ancien Régime.

---

1. Le texte intégral de cette circulaire, fondamentale pour l'histoire de la psychiatrie, est à paraître dans l'*Évolution psychiatrique* à la rubrique « Documents d'histoire de la psychiatrie... ».

	Fous furieux	Folles furieuses	Hommes imbéciles	Femmes imbéciles	Hommes épilepti.	Femmes épilepti.
À l'hôpital de la Salpêtrière		150		150	15	300
À Bicêtre	92		138		4	
À la maison des Frères de la Charité à Charenton	1		77			
Aux Petites-Maisons	22	22				
Dans les pensions du faubourg Saint-Jacques						
Pension du Sr Massé, à Montrouge		2	16	2		
Pension du Sr Bardot, rue Neuve Sainte-Geneviève			5	4		
Pension de la veuve Roland, route de Villejuif			4	8		
Pension de la Dlle Laignel, cul-de-sac des Vignes				36		
Pension du Sr des Guerrois, rue Vieille Notre-Dame				17		
Pension du Sr Teinon, rue Copeau			5	1		
Dans les pensions du fauboug Saint-Antoine						
Pension de la dame de Sainte-Colombe, rue de Picpus			28			
Pension du Sr Esquiros, rue du Chemin-Vert			12	9	2	
Pension de la veuve Bouqueton, au petit Charonne		3	10	20		
Pension du Sr Belhomme, rue Charonne	2		15	16		
Pension du Sr Picquenot, au petit Bercy	1		5	1		
Pension de la dame veuve Marcel, au petit Bercy			2	2	1	
Pension du Sr Bertaux, au petit Bercy	3		2	1		
Couvent des Religieux Picpus			3			
Pension du Sr Cornillieaux, à Charonne			1	1		
Dans les pensions du quartier Montmartre						
Maison de S. Lazare, faub. S.-Denis			17			
Pension de la Dlle Douay, rue de Bellefonds		5		15		
Pension du Sr Haguet, rue des Martyrs			6	3		
À l'Hôtel-Dieu	42	32				

État des fous furieux, des folles furieuses,
des imbéciles, des épileptiques,
renfermés dans les maisons de force
et les hôpitaux de Paris.

La folie est en tout cas à l'ordre du jour dans la décennie 1780, ainsi que le prouve l'émergence de la question dans les nombreux projets de réforme hospitalière publiés dans les années qui précèdent la Révolution. Tenon, dans le droit fil de la circulaire de 1785, et avant Esquirol qui reprendra, terme par terme, la proposition à son compte, écrit qu'à la différence des bâtiments d'hôpitaux qui ne sont pour les autres malades que des moyens auxiliaires, les hôpitaux pour les fous « font eux-mêmes fonction de remède [...]. Il faut que le fou, durant le traitement, ne soit point contrarié ; qu'il puisse, dans les moments où il est surveillé, sortir de sa loge, parcourir la galerie, se rendre au promenoir, faire un exercice qui le dissipe et que la nature lui commande ». Les cahiers de doléances à leur tour ne manquent pas de se préoccuper de l'état déplorable de la plupart des insensés internés à la veille de la Révolution, et souhaiteront qu'on se soucie sérieusement dans les hôpitaux de « l'art de guérir les maniaques ». Certes, dans le contexte général de faillite financière qu'est celui des dernières années de l'Ancien Régime, ces projets de réforme ne verront pas le jour. Mais pas plus finalement que ceux de la Révolution...

Institué au début de l'année 1790 par l'Assemblée nationale, le Comité de mendicité est à la fois l'aboutissement logique d'un esprit de réforme amorcé depuis près de vingt ans, et la conséquence révolutionnaire d'une prise en charge de l'assistance par l'État, à la suite notamment de la mise à la disposition de la nation des biens du clergé. Les membres du Comité de mendicité, à commencer par son président, La Rochefoucault-Liancourt, sont des philanthropes engagés depuis des années dans la lutte contre la misère. Parmi les malades à secourir d'urgence, figurent en bonne place les aliénés (le mot remplaçant de plus en plus souvent celui d'insensés).

Une attention prioritaire est accordée aux établissements hospitaliers de Paris, violemment critiqués, et dont on propose le remplacement par des hôpitaux spécialisés et de petite dimension (*cf.* notamment Cabanis). Au-delà d'une prise de conscience qui ne fait que répéter celle des commissions instituées par Turgot ou Necker, le principe de l'installation de deux hôpitaux consacrés au traitement de la folie est arrêté (dont un réservé aux incurables). En attendant, les aliénés indigents continuent à peupler, en province, les dépôts de mendicité, et à Paris, les grandes maisons, toujours en fonction, de Bicêtre et de la Salpêtrière. Quant aux plus fortunés qui peuplaient les couvents, rayés de la carte d'un trait de plume par la Révolution, on les répartit tant bien que mal dans des maisons privées qui ne sont souvent en province que d'anciennes maisons de force laïcisées pour la forme. À Paris, la vingtaine de pensions privées qui fonctionne au début de la Révolution (avec un total de 300 insensés) révèle également l'importance croissante de la demande des familles.

Une période de confusion commence ainsi, où le fou médical voué théoriquement à la curation (*La philosophie de la folie*, de Daquin, paraît en 1791, et le *Traité médico-philosophique*, de Pinel, en 1800) ne saurait faire oublier l'éternel fou social, agité ou dangereux, que les lois d'août 1790 et de juillet 1791 désignent de nouveau à la responsabilité des familles et des communautés d'habitants. Contradiction qui, dans une gestation lente et compliquée qui est celle de la naissance de la psychiatrie[1], devra attendre 1838 pour trouver une solution, sinon thérapeutique, du moins institutionnelle.

1. Marcel Gauchet et Gladys Swain, *La pratique de l'esprit humain. L'institution asilaire et la révolution démocratique*, Paris, Gallimard, 1980. *Cf.* en outre l'encadré chronologique dans IVe partie (« La naissance de la psychiatrie au début du XIXe siècle).

BILAN DES THÉRAPEUTIQUES À LA FIN DU XVIIIe SIÈCLE

Les fous reconnus comme malades depuis l'Antiquité ont été soignés comme tels dès cette époque, sauf à en exécuter quelques-uns, coupables de quelque grand crime, ou à en brûler un plus grand nombre lorsque se sont allumés les bûchers de la sorcellerie. Sauf aussi à enfermer ceux qui, estimés à la fois incurables et dangereux, avaient épuisé toutes les ressources de la thérapeutique et la patience de leur entourage. Mais le plus grand nombre a été soigné, le plus souvent à domicile, dans la mesure où les hôpitaux n'en voulaient pas, à l'exception de l'Hôtel-Dieu de Paris, qui les accepta tardivement et pour une brève « cure » après laquelle il s'en débarrassait.

Quels gestes médicaux a-t-on portés sur ces fous à l'époque moderne ? quel tableau peut-on dresser à la fin de l'Ancien Régime ? Plutôt qu'un néant thérapeutique comme la psychiatrie du XIXe siècle l'a longtemps affirmé, on observe au contraire une véritable profusion d'actions médicales destinées à combattre la folie...

Le magico-religieux

La vie est divine et ne saurait être réduite à la logique, observe Paracelse. Les galénistes ne sont pas hostiles à l'irrationnel. Quant à l'immense majorité des praticiens à l'aube des Temps Modernes, à commencer par les plus célèbres d'entre eux : un Jean Fernel, un Ambroise Paré, voire au XVIIe siècle un Thomas Willis, elle incorpore à son savoir de nombreuses croyances aux forces magiques, aux effets bénéfiques des talismans, et bien entendu aux miracles.

Mais avant le magique, et plus souvent que le magique, le religieux, et dans le religieux, plus que les prières, le pèlerinage qui, dès le Moyen Âge et tout au long de l'Ancien Régime (et au-delà), va mobiliser en foule les insensés vers les saints guérisseurs de la folie.

Ils sont nombreux, ces lieux sacrés qui leur sont destinés, et l'on ne saurait en dresser l'inventaire complet : Meulenbeeck près de Bruxelles dont la gravure de Peter Bruegel l'Ancien nous conserve le souvenir et où les malades atteints du mal Saint-Jean (hystériques ? choréiques ?) trouvent pour un an la guérison. Echternach en Luxembourg où accourent à la Pentecôte les victimes de la danse de Saint-Guy, Saint-Menoux en Bourbonnais, dont le sarcophage guérit les insensés qui l'approchent, Locminé en Bretagne où saint Colomban donne la guérison à celui qui reste couché pendant neuf jours dans « la crèche de Saint Colomban ». C'est encore Saint-Dizier en Champagne, ou Saint-Florentin-de-Bonnet, dans la Meuse. Plus intéressant sans doute, par le mouvement institutionnel qu'il devait inspirer, est le culte de sainte Dymphne, dans le village de Gheel en Campine belge, dont le pèlerinage a donné naissance voici huit siècles à la prise en charge des aliénés par les habitants du lieu, modèle de « colonie familiale » avant la lettre, et dont la tradition dure encore.

Les thérapeutiques spécifiques

À l'imaginaire du fou a su s'opposer l'imagination du thérapeute, qu'il soit empirique, charlatan ou muni de diplômes officiels. Dès la Renaissance, on extrait symboliquement du crâne de ses victimes l'objet même de la folie, s'il faut en croire du moins les multiples opérations des « Pierres de Tête » dont les peintres flamands, de Peter Bruegel à Carolus Allaert, nous fournissent la représentation. Deux siècles plus tard, Franz Anton Mesmer, après avoir domestiqué le fluide émané des planètes et des aimants, lance le magnétisme animal qui va paradoxalement contribuer à engendrer la psychiatrie dynamique de la fin du XIXe siècle.

Il est cependant d'autres méthodes plus spécifiques, dont l'idée repose sur des conceptions souvent surprenantes : depuis l'Antiquité égyptienne et surtout grecque, on considère l'utérus comme un organe mobile dont les déplacements à travers la cavité abdominale sont responsables de l'hystérie. Ce n'est guère qu'au tout début du XVIIe siècle que cette théorie commence à être battue en brèche par celle des « vapeurs » de Daniel Sennert, mais elle a auparavant donné naissance à d'intéressants procédés thérapeutiques : l'organe migrateur a la réputation de « fuir les choses puantes et de se plaire aux choses odoriférantes » (A. Paré), et il suffit, pour le ramener en place, de faire respirer aux hystériques des odeurs fétides, cependant qu'on applique dans le vagin des fumigations suaves et aromatiques à « l'aide d'un brûle-parfum et d'une sorte de speculum à éventiller la matrice ».

Il est bien d'autres initiatives, plus ou moins dangereuses, plus ou moins pittoresques, plus ou moins éphémères, dont on ne peut donner ici qu'un mince échantillon. En 1667, un médecin de Montpellier, J. Denis, imagine la transfusion du sang d'un veau afin de tempérer « par sa douceur et sa grande fraîcheur » les ardeurs et les bouillons du sang d'un malade agité. Un siècle plus tard, il suffit que Chirac, médecin de Louis XV, observe un jour la guérison d'un Anglais mélancolique à la suite d'un voyage en chaise de poste, pour que l'abbé de Saint-Pierre, religieux philanthrope, imagine que l'agent thérapeutique n'est pas le dépaysement mais bien les vibrations du véhicule. Le « Trémoussoir » est né, sorte de fauteuil mécanique reproduisant en chambre les trépidations routières, et cautionné par l'éternel hypocondriaque qu'est Voltaire.

Citons encore l'ingestion d'excréments humains ou de fiente de paon, de râclure de vertèbres d'un homme « décédé de mort violente », ou de sang « rendu dans le premier écoulement menstruel » pour traiter l'épilepsie, à moins que ce ne soit le sel volatil de corne de cerf calcinée ou son pénis réduit en poudre, ou encore l'application sur la tête du mélancolique ou du phrénétique des deux moitiés d'un pigeon vivant coupé en deux...

Contre la frénésie

« Prenez le poumon d'un porc tout chaud et aussitôt faites-le cuire dans de l'eau claire, puis lorsqu'il est cuit, retirez-le de l'eau et le mettez tout chaud sur le chef du malade.

autre

Prenez du sang de truye et le faites cuire, et de ce faites un emplâtre qu'il faudra mettre sur la teste du malade.

autre

Prenez le cœur d'un loup et le faites cuire dans l'eau claire pour la faire boire ensuite au malade à jeun.

autre

Faites raser la teste du malade, puis prenez de la cire vierge, térébentine, lait de femme qui ait porté enfant du mesme sexe que le malade, broyez en mastic le tout ensemble en égale partye et en faites emplâtre sur le chef du malade, et donnez luy un clistère du mesme remède. »

Recueil de remèdes et secrets, Compilation manuscrite du début du XVIIIe siècle, Collection P. Morel.

Les médications classiques

Pourtant, il ne faut pas s'y tromper, ce sont là des avatars épisodiques, et la médication des maladies de l'esprit, à travers un même système de référence à la vieille théorie des humeurs, ne s'éloigne guère en général dans ses principes de celle qui vise les maladies du corps, si ce n'est la dimension supplémentaire introduite ici par l'agitation qu'il faut contrôler, d'où le grand nombre des thérapeutiques réputées calmantes.

Au premier rang de ces *calmants* se trouve l'opium, employé de tous temps, mais dont l'usage se vulgarise au XVIIe siècle, avec Thomas Sydenham. Réputé suspendre les accès de fureur et rétablir l'ordre des idées, il s'associe à quantité d'autres drogues végétales, animales et minérales, telles que le datura, la jusquiame, la belladone et le camphre « dont l'action se porte promptement et immédiatement sur tout le système nerveux » (Daquin), ou l'assa-foëtida, le musc, le castoréum, le cuivre ammoniacal et les « fleurs de zinc » (oxyde de zinc), plus particulièrement doués de vertus « antispasmodiques ».

On s'adresse aussi aux vertus des *évacuants*, purgatifs et émétiques, chargés de détourner ou d'évacuer la bile et les humeurs acides pour en « débarrasser l'économie animale », sans compter l'heureuse diversion qu'ils opèrent par les mouvements organiques qu'ils sollicitent dans le tube digestif. Dans la même perspective se situe la « diète sévère », préconisée par exemple au grand hôpital de Naples dans les années 1760 et destinée à consumer les humeurs peccantes et à réduire les esprits animaux à une si petite quantité « que l'imagination tombe en un repos forcé, où elle peut se rétablir ». À partir des découvertes de William Harvey sur la circulation sanguine, saignées et sangsues vont régner sur le XVIIe siècle pour ne s'éteindre que dans le courant du XIXe, selon un code rigoureux fixant leur nombre, leur importance, leur rythme et leur lieu d'application. Le sang des aliénés « fut d'autant moins épargné qu'en les saignant jusqu'à la défaillance on crut les avoir guéris [...]. On étendit ce traitement à tous les aliénés ; on établit dans tous les hospices ce qu'on appelait le traitement des fous, d'après ce principe que le sang trop abondant ou trop chaud devait être évacué ou rafraîchi », commente Esquirol dans un but de démarche critique tendant à limiter la soustraction sanguine aux états réputés de pléthore.

Il y a aussi les *irritants*, cautères, moxas et sétons, ventouses et vésicatoires, frictions et cataplasmes, voire cire à cacheter bouillante ou poil à gratter, appliqués au plus près du cerveau afin d'en dériver les humeurs mauvaises, à moins que pour les femmes « hystériques » on ne choisisse de préférence le bas-ventre ou la face interne des cuisses.

Quant aux *toniques*, ils sont réservés plutôt aux états d'aliénation compliqués « d'épuisement » : mélancolie, idiotie ou démence. Ils associent en un régime « restaurant » à base de riz, de gruau et d'œufs frais, des cordiaux, des vins amers au quinquina, de l'absinthe et de la gentiane. Les thérapeutes plus agressifs font appel de leur côté au mercure ou aux poudres de cantharide, tout particulièrement conseillées par Mason Cox « dans les cas où la démence est compliquée d'un léger degré de paralysie dans la vessie, maladie à laquelle les aliénés sont assez sujets ».

Et puis il y a l'*eau*, l'eau appliquée sous toutes ses formes, dont les vertus thérapeutiques sont connues et célébrées depuis l'Antiquité gréco-romaine, mais qui trouve un regain d'intérêt à l'époque moderne dans la perspective des traitements « humectants et rafraîchissants » qui culminent en France vers 1760, avec l'*Essai sur les affections vaporeuses des deux sexes* de Pomme. Selon cet auteur, il existe, spécialement dans l'hystérie, un dessèchement des fibres nerveuses auxquelles il faut donc rendre leur élasticité, par le moyen de « délayants » administrés tant par voie interne que par voie externe, en associant tisanes, lavements et bains prolongés. Mais si, de l'avis d'un contemporain, « l'expérience n'a jamais découvert un remède aussi salutaire pour détourner ou pour modérer l'impétuosité du cours du sang vers le cerveau, pour calmer l'excessive réciprocation des solides et des fluides » (Raymond, 1756), c'est au siècle suivant que l'imagination des aliénistes accomplira un record dans « l'usage presque démesuré » de l'eau et de la glace.

> « Qu'on applique les remèdes qui conviennent à chacun. Aux uns, il faut des fomentations et un régime de nourriture ; à d'autres un traitement en douceur et bienveillant, comme on adoucit peu à peu les bêtes sauvages ; à d'autres un apprentissage. Il y en a qui auront besoin de geôle et de chaînes, mais il faudra en user de sorte qu'ils puissent en retirer une amélioration. Que si on peut agir ainsi, la tranquillité doit reprendre possession de leur esprit, avec pour conséquence un retour aisé du jugement et la santé mentale. »
>
> Juan Luis Vivès (1530).

Le tournant des années 1780

La philanthropie à l'ordre du jour

Sans vouloir refaire ici l'histoire du mouvement philanthropique, rappelons que, dix ans avant la Révolution, l'année 1780 marque un tournant décisif dans l'histoire hospitalière, avec la volonté de prise en charge de l'assistance par le gouvernement, notamment sous l'action de Necker. C'est à cette date que l'abbé de Véri écrit : « Je suis persuadé que le malade, livré à sa seule nature et à la compassion de son voisin, guérirait plus sûrement qu'avec les soins prétendus qu'on en prend dans le commun des Hôtels-Dieu. » La décennie qui s'ouvre sur d'aussi fortes paroles est marquée par tout un mouvement de visites, d'inspections à l'initiative du pouvoir, qui doivent être le prélude à un train de réformes concernant d'ailleurs aussi bien les hôpitaux que les prisons. Les visites les plus connues sont celles de Howard en Angleterre et en France celles de Tenon en 1787.

La circulaire de 1785, ou la naissance de l'asile thérapeutique

Ce mouvement de réforme amorcé en France à partir de 1780 a donné lieu, pour ce qui concerne les insensés, à la rédaction par Colombier et Doublet de l'*Instruction sur la manière de gouverner les Insensés, et de travailler à leur guérison dans les Asyles qui leur sont destinés.* Ce petit document de quarante quatre pages, daté de 1785 et diffusé systématiquement dans tous les hôpitaux du royaume par les intendants, est souvent mentionné par les historiens de la psychiatrie, qui cependant n'en ont pas toujours mesuré l'importance... « Profiter des lumières acquises » et se « prémunir contre les abus et les préjugés », tel est l'objet que se propose le gouvernement en diffusant l'*Instruction* de 1785. L'essentiel de ces lumières, c'est qu'il ne suffit pas de séquestrer les insensés, mais qu'il faut les traiter, « surtout lorsque la folie est commençante », mais encore « lorsque la démence est ancienne » puisqu'il « arrive souvent des révolutions heureuses » (notion ici de « guérisons naturelles »). Or « des milliers d'insensés sont renfermés dans des Maisons de Force, sans qu'on songe seulement à leur administrer le moindre remède : le demi-insensé est confondu avec celui qui l'est tout à fait ; le furibond avec le fou tranquille : les uns sont enchaînés, les autres libres dans leur prison, enfin à moins que la nature ne vienne à leur secours en les guérissant, le terme de leurs maux est celui de leurs jours, et malheureusement jusque-là, la maladie ne fait que s'accroître, au lieu de diminuer. Tel est l'état au vrai des ressources, jusqu'à ce moment, contre le fâcheux état des pauvres insensés : le cri de l'humanité s'est fait entendre en leur faveur, et déjà un grand nombre d'asyles se prépare pour leur soulagement, par l'établissement d'un département uniquement destiné pour eux dans chaque dépôt de mendicité ; et l'on se propose d'y traiter indistinctement tous les genres de folies. »

Il est essentiel de disposer convenablement les lieux destinés à recevoir ces malheureux ; ces lieux sont de deux sortes : « Les uns sont destinés au traitement et les autres à contenir ceux qui n'y sont pas soumis. À l'égard des premiers, on ne peut se dispenser d'avoir des salles pour les diverses espèces de fous ; savoir les furibonds, les insensés tranquilles, et ceux qui sont en convalescence. Il faut encore que ces salles soient très aérées, et éloignées du feu ; que chaque malade couche seul, et qu'il y ait dans le voisinage un lieu destiné aux bains. » Il faut en outre des lieux où l'air soit pur, l'eau salubre et l'environnement propice aux promenades.

Enfin, et surtout, apparaît déjà la notion de quartier de classement (« département ») : un pour les imbéciles, un pour les fous violents, un pour les fous tranquilles, un pour ceux qui « paraissent dans le chemin de la guérison », classement qui, d'ailleurs, ne suit pas le classement nosographique esquissé plus loin : frénésie (un délire furieux, continu, avec fièvre), manie (un délire constant, sans fièvre), mélancolie (un délire pacifique et borné à un seul objet), imbécillité (qui est souvent la suite des états précédents et qui se caractérise essentiellement par son incurabilité).

Notons encore que la nécessité du classement, et notamment d'un « département » d'insensés « qui paraissent sur le chemin de la guérison », est soustendue par une notion de « contagion nerveuse », d'autant plus dangereuse pour les insensés qu'elle peut même « gagner les têtes les plus saines », et que « la plupart des gens qui gardent les fous ont, au bout d'un certain temps, la physionomie fort dérangée »... Pour chaque « département » il est prévu un corps de logis à un étage entourant une cour et une galerie couverte. Au centre de la cour, un bâtiment de bains (considérés, avec la saignée et les purgatifs, comme l'essentiel du traitement). Dans le corps de logis, des salles de jour et des loges individuelles pour la nuit. Partout, de l'hygiène, de l'eau... Un régime alimentaire soigneusement étudié... Chacun reconnaît là les principes essentiels de l'asile tel qu'il sera idéalisé dès le début du XIXe siècle par Pinel et Esquirol : l'asile thérapeutique.

Le texte qui précède, et dont il n'est point besoin de souligner l'importance, nous amène à accueillir avec une certaine réserve une théorie de l'« animalité de la folie » qui aurait prévalu jusqu'à l'avènement de Pinel... Il n'est pas même jusqu'à la distinction désormais classique entre curables et incurables qui ne doive être nuancée. On connaît le schéma : un traitement physique de deux mois au maximum à l'Hôtel-Dieu, puis l'insensé réputé jusqu'alors curable est dès lors réputé incurable, et envoyé à Bicêtre, à la Salpêtrière ou dans des hospices tels que les hôpitaux généraux et dépôts de mendicité. Or, on le voit avec l'*Instruction* de 1785, il n'est pas jusqu'aux insensés dont la démence est ancienne dont on ne puisse espérer la guérison. Par ailleurs, les lettres de cachet qui internent des insensés dans les dépôts de mendicité dans les dernières années de l'Ancien Régime spécifient souvent que des soins médicaux y seront donnés. Il semble donc que la Révolution ait fait là, comme dans tant d'autres domaines, table rase d'un passé trop honni. Une chose est certaine, en tout cas : la curabilité de la folie dans un asile et par l'asile a été clairement définie dès 1785, même si les événements révolutionnaires survenant quatre ans après ont tué dans l'œuf la mise en pratique d'un tel programme.

Loin de constituer un événement isolé, la circulaire de 1785 est sous-tendue par tout un mouvement qui a fait le lit du traitement moral, et dont on peut déjà trouver les traces chez les médecins humanistes du XVIe siècle, tels que Juan Luis Vivès, Pierre Pigray, ou André Dulaurens qui conseille de ne jamais laisser seuls les mélancoliques mais au contraire « de les distraire avec belles paroles » de leurs folles imaginations, de leur donner « toujours une compagnie qui leur soit agréable », de les flatter parfois et de leur accorder une partie de ce qu'ils veulent, « de peur que cette humeur, qui est de sa nature rebelle et opiniâtre, ne s'effarouche ».

Mais c'est dans *La philosophie de la folie*, en 1791, que Daquin, pour la première fois, expose avec précision les principes de ce qui va devenir le traitement moral. Rejetant « ce fatras de drogues dont, en général, on surcharge les malades », il préconise la douceur, la patience et les « secours moraux ». « Je veux enfin que le médecin vienne avec cette philosophie douce et consolante qui semble faire quelque chose sans agir et qui, sans vouloir d'abord considérer la maladie comme un ennemi, s'attache au contraire à le caresser, pour ainsi dire, comme un ami et s'assurer si les forces vitales qui constituent précisément ce qu'on nomme la nature sont seules suffisantes avec quelques légers secours, pour détruire les causes qui paraissent vouloir éteindre le principe de la vie. »

Quatrième partie

LA NAISSANCE DE LA PSYCHIATRIE AU DÉBUT DU XIXe SIÈCLE

TABLE DES MATIÈRES

L'ANTIQUITÉ ET LES DÉBUTS DE LA PSYCHIATRIE FRANÇAISE

L'Antiquité a contribué à la formation de l'objet psychiatrique moderne. Cette affirmation n'est pas une provocation. Nous allons essayer de le montrer rapidement par des exemples précis. L'héritage est complexe. Il ne s'agit pas seulement de concepts médicaux, voire de traitements. En réunissant médecine et philosophie, dans son *Traité médico-philosophique sur l'aliénation ou la manie*, Pinel semble mettre fin, par un coup de force, à un débat fort ancien : la médecine et la philosophie, en se réservant leur spécificité et leur zone d'influence, pour l'une le corps pour l'autre l'âme, mais aussi en dialoguant et en essayant de déterminer leurs frontières réciproques, avaient, dans l'Antiquité, décrit un territoire que nous appellerons, faute de mieux, celui de l'union de l'âme et du corps, celui de la *maladie de l'âme*, pour utiliser une expression des Anciens. Nous considérerons essentiellement l'œuvre de Pinel et d'Esquirol. Il faut distinguer plusieurs niveaux, si l'on veut examiner les relations de ces auteurs avec l'Antiquité :

- ce que nous pourrions appeler une culture générale classique, où l'Antiquité intervient comme référence culturelle, comme illustration, voire comme norme, est sans doute le niveau le plus difficile à évaluer précisément ;
- parmi les auteurs anciens, l'on songe d'abord aux médecins. Leur présence doit être signalée. Salués quelquefois comme modèles, ils peuvent être des références dans la sémiologie, le diagnostic, la thérapeutique. Or ce ne sont peut-être pas les médecins qui sont le plus important, mais la tradition philosophique représentée surtout par Cicéron et Sénèque ; et cela à propos d'une question très précise : la définition et le rôle des passions, empruntée à l'école stoïcienne.

Le classicisme de Pinel

La culture classique de Pinel apparaît dans ses conseils pour traduire Virgile qu'il envoie à son frère Pierre[1]. On se prend à rêver de ce qu'il aurait pu écrire sur Virgile et la passion : il s'agit du discours de Didon (*Anna soror, quae me suspensam insomnia tenent...*)[2]. Mais il faut se contenter de ce qu'on a, et ce qu'on a est un beau témoignage de rigueur dans la traduction, de l'admiration portée à Virgile et d'une analyse toute littéraire du passage : « Il faut commencer par étudier froidement la marche et l'ordre des idées. D'abord Didon expose le trouble qui l'agite. [...] Il était naturel qu'elle songeât à s'unir à lui, et elle avoue sa faiblesse ; mais dans l'instant un sentiment plus fort semble la combattre ; c'est le souvenir de son premier époux. [...] Ce sentiment élevé dans une personne éprise d'amour rend Didon infiniment intéressante et fait voir les combats qui se passent dans son cœur. »

Pinel connaît bien son latin. En témoigne la préface qu'il écrit dans cette langue de l'œuvre de Baglivi qu'il édite[3]. Il n'est pas sûr qu'Esquirol fût aussi pétri d'Antiquité.

L'Apollon pythien

L'on n'a pas, à notre connaissance, montré l'importance, du point de vue de l'imaginaire de Pinel, d'un passage très intéressant du *Traité*, où le médecin réfléchit sur la configuration des crânes des aliénés, et pose la question de la norme du crâne. Il serait intéressant, dit-il, de pouvoir prendre « pour type le chef-d'œuvre de la sculpture antique, la tête de l'Apollon pythien (p. 113), et ensuite, par rapport à cette norme, dans une hiérarchie descendante, de pouvoir mesurer les degrés de disproportion, en allant des hommes les plus doués pour les arts et les sciences jusqu'au dément et à l'idiot. Malheureusement, l'on trouve parfois les formes les plus belles de la tête jointes avec le discernement le plus borné. » Dans la note qu'il ajoute (p. 113), Pinel cite un passage de Winckelmann, où, en esthète, l'auteur écrit : « L'artiste a conçu cet ouvrage comme un modèle idéal. » Non, répond Pinel, « je ne suis pas moins admirateur passionné que Winckelmann de l'Apollon... ; mais je le considère ici avec tout le sang froid de la raison, et comme réunissant dans sa tête les plus belles proportions et les formes les plus harmonieuses qu'on ait pu observer parmi les hommes. C'est en effet sous l'heureux climat de la Grèce, c'est par les beaux développements que faisaient prendre au corps les exercices gymniques, qu'on a pu s'élever à cette connaissance et la transmettre dans les chefs-d'œuvre de la

1. Le 28 avril 1785, publiée par L.-R. Sémelaigne, *Philippe Pinel*, Paris, 1888, p. 153-155.
2. Virgile, *Énéide*, IV, 9 ss.
3. G. Baglivi, *Opera omnia*, mendis innumeris expurgatam, notis illustravit et praefatus est P. Pinel, Parisiis, 1788.

sculpture. » C'est dire que Pinel renverse la perspective ; contrairement à une perspective, disons, platonicienne, celle de Winckelmann, d'un artiste qui travaillerait avec l'idée du beau devant les yeux, Pinel nous propose l'idée de l'imitation de la nature. La beauté grecque est fruit de la nature (souvenir, ici, peut-être d'*Airs, eaux et lieux* d'Hippocrate), mais la beauté grecque est incontestable ; et elle devrait pouvoir être un canon. Il semblerait, d'après ce qu'il vient de dire, qu'elle ne le fût pas. Curieusement, Pinel revient à la charge : « Avantage de prendre pour terme de comparaison les belles proportions de la tête de l'Apollon » (p. 115). Ce sont les proportions qu'il faut examiner, de la tête par rapport aux autres parties du corps, pour avoir un « type primitif ou un terme fixe de comparaison ». « Et pouvais-je mieux choisir », écrit-il, « qu'en remontant aux proportions si justement admirées de la tête de l'Apollon, d'après les dimensions prises par Gérard Audran... » (p. 116 ss.). Laissons de côté le détail des mesures et des comparaisons que fait Pinel (*cf.* par exemple p. 120, 130 ss.). Nous avons une vingtaine de pages consacrées à ce problème, que l'on peut considérer comme des rêveries et laisser à l'anecdote et à la poussière. Nous ne croyons pourtant pas qu'il soit négligeable de faire remarquer chez Pinel une certaine idée du beau, une conception de l'esthétisme liée à son amour pour la Grèce et la beauté grecque, et une réflexion sur le canon : la statue de l'Apollon suggérée comme norme absolue. Tel est le classicisme de Pinel. Il est intéressant de voir ici surgir cette norme qui pour nous relève de la culture et pour lui de la nature ; et renaître cette idée du rapport harmonieux, de la *symmetria*. Beauté et santé, vieux thème aussi de réflexion. Ainsi la bonne proportion serait celle de la statue d'Apollon : l'ensemble est de sept fois la hauteur de la tête plus trois parties et demi (p. 129). Les Grecs possèdent, comme il le dit ailleurs, « une sorte de droit d'aînesse [...] pour les beaux-arts et la plupart des sciences »[1].

Pour Pinel, aucun doute n'est possible : il faut lire les médecins anciens et, de ce point de vue, est très clair le texte qu'il a rédigé sous le titre de *Principes généraux sur la méthode d'étudier et d'observer en médecine*[2].

L'Hippocrate de Pinel

Le prince, celui à qui il faut toujours revenir, est évidemment Hippocrate : « Avoir une estime sentie pour Hippocrate, écrit-il, rendre hommage à sa supériorité, ce n'est point croire qu'il a tout vu, tout observé. [...] Hippocrate n'en doit pas moins servir de modèle, par ses qualités rares qui lui ont mérité la

1. P. Pinel, *Principes généraux sur la méthode d'étudier et d'observer en médecine*, cité : *Méthode d'étudier...*
2. Nous le citons tel qu'il se trouve à la fin de la *Nosographie philosophique*, an XI (1803), 2e édition, tome III, p. 473-546.

vénération de tous les siècles. »[1] Pinel a sa conception de l'œuvre hippocratique, et donne un avis que nous appellerions philologique sur la manière « de parvenir à juger sainement des écrits » du médecin grec. Nous sommes à une époque intéressante du point de vue de l'hippocratisme. La doctrine hippocratique est encore enseignée comme médecine vivante. Elle nc relève pas encore de l'histoire de la médecine. La chaire de doctrine hippocratique est supprimée en 1811. C'est aussi un moment où se constitue un Hippocrate à la fois philologique et médical, si l'on peut dire. On a pu montrer récemment l'importance de cette réflexion sur la conception d'Hippocrate que se font les philologues modernes[2] ; or, l'Hippocrate de Pinel justement y est pour quelque chose. Pour ce dernier, il existe donc un ordre de lecture d'Hippocrate qui correspond d'ailleurs, dans son esprit, à l'ordre hippocratique profond. Cet ordre n'est rien d'autre que l'ordre analytique, celui qu'exposèrent Locke et Condillac. L'Hippocrate de Pinel a lu, pourrait-on dire, l'*Essai sur l'origine des connaissances humaines* de Condillac. « Une distinction sévère, mise ainsi entre les récits d'Hippocrate, a resserré de plus en plus l'horizon, et la marche analytique conduit ensuite à fixer d'abord nos regards sur les productions légitimes du père de la médecine, à bien saisir le caractère de ses écrits où il paraît avoir mis la dernière main, à se faire ainsi un type primitif pour juger par comparaison des autres ; enfin à chercher dans quel ordre il faut en faire une étude particulière. »[3] Autrement dit, Hippocrate est tout le contraire d'un a-prioriste. Il a commencé par des observations particulières, les a réunies avec une théorie explicative dans le traité *Airs, eaux, lieux* ; puis en a extrait des principes généraux dans *Pronostic et Aphorismes.* « Tous les progrès solides qu'a faits la médecine dans tous les temps, ne sont-ils pas dus à la même méthode analytique ? »[4] C'est dans la mesure où le médecin aura constitué objectivement un corpus hippocratique que ce dernier pourra être utile à la médecine en la fécondant. Hippocrate reste un modèle d'exposition dans les *Épidémies I* et *II* : « Non seulement pour la précision du style et l'exposition la plus fidèle des symptômes mais encore pour le choix des circonstances les plus propres à donner une juste idée de la marche de la nature dans les maladies aiguës... »[5] « Durant le cours de la maladie on écrira sur des feuilles volantes, ou sur un cahier séparé, l'ordre et la succession des symptômes jour par jour..., tous les phénomènes, en un mot, de la maladie. »[6] Le *Pronostic* est un des écrits de l'Antiquité « qui offre le plus de points fixes pour la connaissance et la des-

1. P. Pinel, *Méthode d'étudier..., op. cit.*, p. 477-478.
2. I.M. Lonie, « Cos versus Cnides and the historians », in *History of Science*, 1978, p. 42-75, p. 77-91, sur Pinel, p. 79-81. *Cf.* J. Pigeaud, « L'hippocratisme de Laënnec », in *Bulletin de l'association G.-Budé*, 1975, n° 3, p. 357-363, et « L'Hippocrate de Laënnec », in « Laënnec, 1781-1826 », *Revue du Palais de la Découverte*, n° spécial 22, 1981, p. 232-238.
3. P. Pinel, *Méthode d'étudier..., op. cit.*, p. 482.
4. P. Pinel, *Nosographie philosophique, op. cit.*, tome III, p. VIII.
5. P. Pinel, *Méthode d'étudier..., op. cit.*, p. 524.
6. *Ibidem*, p. 525.

cription des maladies aiguës »[1]. Grande attention doit être aussi donnée à *Airs, eaux, lieux* [2]. Du point de vue de l'hippocratisme, Pinel donne une interprétation très fine de la crise. La crise n'est pas un drame. « Le plus souvent, la solution de la maladie [...] s'annonce sans trouble et de manière calme. »[3] Nous retenons cette phrase parce qu'elle s'oppose à ce qui sera la conception dramatique, agonistique, de la crise chez Esquirol. Du point de vue plus strict de la psycho-pathologie, Hippocrate doit nous fournir un modèle général de description mais, occupé à son travail de créateur, il n'a pu apporter que des renseignements épars sur la manie ou la mélancolie.

Pinel fait grand cas d'Arétée de Cappadoce, de sa « sagacité profonde », de sa « démarche sage et circonspecte »[4] dans la description de la phtisie et surtout de la phrénitis. Il a su noter les traits distinctifs de la manie, la disposition aux rechutes, le degré d'excitation physique et morale[5].

Celse est un grand modèle. Il écarte tout esprit d'hypothèse et suit la marche hippocratique[6] et, surtout, il a donné des préceptes d'utilité immédiate pour la guérison des aliénés, des règles pour les diriger ou pour rectifier leurs fausses idées, des indications pour la répression ou la bienveillance, des lois pour l'exercice du corps[7]. Bien évidemment, il existe une faiblesse du côté de la pharmacopée. Il faut attendre les progrès récents de la chimie et de la botanique.

Cælius Aurélien est un modèle à suivre pour la justesse et l'exactitude du diagnostic. Pinel fait l'éloge de la doctrine des cycles méthodistes ; il y voit des aspects profonds sur l'économie animale[8]. Nous pensons que son goût pour Cælius a dû se conforter dans la sympathie que Baglivi, dont il a édité l'œuvre, lui manifeste. Le chapitre de Cælius sur la manie est très important. Il en a noté, en effet, dit Pinel, les causes occasionnelles, les signes précurseurs, les symptômes distinctifs. Il a remarqué qu'il faut éviter les impressions trop vives sur les organes des sens ; il a réfléchi sur la surveillance des malades et le milieu qu'il faut observer entre une indulgence illimitée et une dureté repoussante[9]. Il reste une vraie source d'inspiration pour le médecin.

En revanche, Pinel n'aime pas Galien. Il le trouve bavard, boursouflé, confus ; cela va jusqu'au dégoût[10]. Il est le responsable d'un blocage des vraies études sur la folie, qui va durer jusqu'à Van Helmont, Stahl et Boerrhaave[11].

---

1. *Ibidem*, p. 526.
2. *Ibidem*, p. 533.
3. *Ibidem*, p. 526.
4. *Ibidem*, p. 488.
5. P. Pinel, *Traité médico-philosophique sur l'aliénation mentale ou la manie*, Paris, an IX (1801), 1e édition p. XI, cité *Traité médico-philosophique...*
6. P. Pinel, *Méthode d'étudier..., op. cit.*, p. 490-491.
7. P. Pinel, *Traité médico-philosophique..., op. cit.*, p. X.
8. P. Pinel, *Méthode d'étudier..., op. cit.*, p. 493.
9. P. Pinel, *Traité médico-philosophique..., op. cit.*, p. XI.
10. P. Pinel, *Méthode d'étudier..., op. cit.*, p. 487.
11. *Cf.* aussi P. Pinel, *Traité médico-philosophique..., op. cit.*, p. XII, VVII, XIX.

Pourtant, il avait des dons, comme le montrent certaines notations sur l'influence de l'amour sur le physique[1].

Il existe, de manière générale, une limite à l'admiration que l'on doit accorder aux médecins anciens ; c'est qu'ils « n'ont eu presque aucune lumière sur les vices organiques ou maladies des viscères », et qu'ils n'ont pas connu l'anatomie pathologique[2]. Mais, contrairement à ce que l'on pourrait attendre, ce n'est pas l'influence des médecins qui est la plus déterminante, mais la tradition philosophique des passions.

Le problème des passions : Pinel et Esquirol

Pinel, comme on le sait, a réuni médecine et philosophie, dans son *Traité médico-philosophique sur l'aliénation mental*, par une sorte de coup de force. La tradition, depuis l'Antiquité, même si elle fut parfois contestée, voulait que l'on observât cette partition : le philosophe se réservait l'âme et le médecin s'attribuait le corps. Nous avons suffisamment insisté sur ce problème et ce n'est pas ici le lieu d'y revenir[3]. Pinel annexa à la médecine le domaine des passions : « L'histoire médicale des passions entre nécessairement comme notion préliminaire dans le *Traité*, car comment concevoir l'aliénation la plus fréquente, celle qui vient d'un exaltation extrême des passions, si on ne considère d'abord avec soin leurs effets sur le moral et le psychique ? »[4] La médecine philosophique se propose pour but de se substituer à la morale, ou plutôt de la fonder. « La médecine, qui peut seule fixer d'une manière invariable les lois éternelles de la morale, aurait pu éclairer la philosophie de Sénèque, faire analyser les effets de ses passions sur toutes les affections organiques et apprendre à distinguer celles qui sont nuisibles, indifférentes ou nécessaires au maintien de la vie et du bonheur. »[5] Cela n'est pas sans poser des problèmes considérables, que nous ne pouvons ici qu'évoquer, qui impliquent un certain nombre d'ambiguïtés. Les passions relèvent-elles de l'âme ou du corps ; sont-elles de la violence ou du sens ? Le traitement moral consistera-t-il aussi à faire de la morale ? Si la passion est à l'origine de la folie, sommes-nous finalement responsables de notre folie ? Débats fort anciens[6] et réellement essentiels. Mais quelle est précisément la théorie des passions qu'adopte Pinel ? C'est la théorie stoïcienne, telle qu'elle nous est transmise par les *Tusculanes III* et *IV* de Cicéron.

---

1. P. Pinel, *Traité médico-philosophique...*, *op. cit.*, p. XIII.
2. P. Pinel, *Méthode d'étudier...*, *op. cit.*, p. 406.
3. *Cf.* J. Pigeaud, *La maladie de l'âme. Étude sur la relation de l'âme et du corps dans la tradition médico-philosophique antique*, Paris, Belles-Lettres, 1981.
4. P. Pinel, *Traité médico-philosophique...*, *op. cit.*, p. 80.
5. P. Pinel, *Nosographie philosophique*, *op. cit.*, 2e éd., p. 131.
6. Nous renvoyons à J. Pigeaud, « Le rôle des passions dans la pensée médicale de Pinel à Moreau de Tours », *History and philosophy of the life sciences*, 1980, vol. 2, n° 1, p. 123-140.

Dès la première édition de la *Nosographie philosophique* (an VI ou 1798), le rapport entre la philosophie morale et la médecine, l'importance des passions dans l'origine de la folie et l'origine cicéronienne de la théorie des passions sont clairement indiqués : « Étroite union, dépendance réciproque entre la philosophie morale et la médecine, comme le remarque Plutarque. Combien il importe, pour prévenir les affections hypocondriaques, mélancoliques, ou la manie, de suivre les lois immuables de la morale, de prendre de l'empire sur soi-même, de maîtriser ses passions, de se rendre, en un mot, autant familier avec les écrits d'Épictète, de Platon, de Sénèque, de Plutarque, qu'avec les résultats lumineux de l'observation qui nous ont été transmis par Hippocrate, Arétée, Sydenham, Stahl, ou d'autres observations célèbres ! Cicéron dans le 3e et 4e livre des *Tusculanes,* ne regarde-t-il point les passions comme des maladies et ne donne-t-il point des règles fondamentales pour les traiter et les guérir ?... »[1] Même si Platon est cité, la conception des passions comme origine de la folie est stoïcienne. « Le médecin peut-il rester étranger à l'histoire des passions humaines les plus vives, puisque ce sont les causes les plus fréquentes de l'aliénation de l'esprit ? »[2]

Dans la 2e édition du *Traité médico-philosophique sur l'aliénation mentale*, Pinel cite la théorie d'Esquirol[3], puis l'Anglais Crichton, qui, « en annonçant un ouvrage sur l'égarement de la raison, s'est presque entièrement borné à décrire les signes et les caractères propres des passions humaines [...]. La médecine était donc destinée à réaliser en partie les opinions des anciens sages qui, dans leurs spéculations subtiles sur les affections morales, les regardaient comme des maladies de l'âme. » Et il ajoute cette note, pour nous capitale : « On ne peut guère parler des passions humains comme maladies de l'âme sans avoir aussitôt présentes à la pensée les *Tusculanes* de Cicéron et les autres écrits que ce beau génie a consacré à la morale dans la maturité de l'âge et de l'expérience. Quels moments propices pour des études philosophiques que celui des orages politiques et du conflit tumultueux des passions qui entraînèrent tant de malheurs et finirent par bouleverser l'Ancienne République romaine. » L'on ne saurait être plus clair ni plus précis. En ajoutant cette note après avoir cité Esquirol et Crichton, on peut penser que Pinel tient à marquer l'origine de la théorie. La théorie esquirolienne des passions, qui prolonge d'ailleurs celle de Pinel, n'est pas originale. Elle est dans Cicéron. Ce qui est original et novateur, comme nous le redirons, c'est que ce soit un médecin qui la prenne à son compte.

Ces théoriciens des passions et ces moralistes pourront aussi servir à la cure des passions. « Les écrits de Platon, de Plutarque, de Sénèque, de Tacite, les *Tusculanes* de Cicéron, vaudront mieux pour les esprits cultivés que des formules artistement combinées de toniques et d'antispasmodiques. »[4] Nous ajouterons une nuance importante, sans quitter pour autant l'Antiquité. Si Pinel

1. *Cf.* J. Postel, *Genèse de la psychiatrie*, Paris, Le Sycomore, 1981, p. 280-281.
2. P. Pinel, *Traité médico-philosophique..., op. cit.*, 1e éd., p. 44-45.
3. P. Pinel, *Traité médico-philosophique..., op. cit.*, 2e éd., 1809, p. 11, note 1.
4. P. Pinel, *Traité médico-philosophique..., op. cit.*, 1e éd., p. 36.

adopte la théorie stoïcienne de la passion comme début de la folie, il n'est pas stoïcien du point de vue de la cure ; c'est-à-dire il n'est pas pour l'éradication totale des passions. Il est, dirions-nous, aristotélicien, dans l'esprit qu'il a de « contre-balancer les passions humaines les unes par les autres, partie importante de la médecine »[1].

Esquirol et les passions

En 1805, Esquirol publiait sa théorie *Des passions considérées comme causes, symptômes et moyens curatifs de l'aliénation mentale*[2]. Du point de vue théorique, elle n'apporte pas grand-chose de nouveau par rapport à l'œuvre de Pinel, qu'elle systématise. Nous allons examiner ce livre du point de vue qui nous intéresse.

Esquirol reprend tous les lieux communs de l'influence des passions sur l'organisme depuis les Anciens. Du point de vue du traitement moral, il rend hommage à Arétée, Celse, Caelius Aurélien, auxquels il ajoute Érasistrate et Galien pour l'application qu'ils en ont faite. Il songe, bien évidemment, aux deux histoires topiques : celle de l'amour d'Antiochus pour Stratonice, sa belle-mère et femme de son père Séleucus, passion qu'Érasistrate diagnostique[3], et celle de Galien diagnostiquant, grâce au pouls, l'amour d'une femme pour un acteur[4], anecdote que citait justement Pinel[5]. Mention aussi est faite de Pline l'Ancien pour tous les exemples qu'il donne des modifications de l'action vitale par les facultés intellectuelles et morales[6]. Esquirol fait grand usage du principe de la sympathie, d'ailleurs très cher à Pline[7].

Après une distinction entre les besoins nécessaires et naturels et ceux qui sont superflus, et dont la satisfaction engendre les passions, distinction que l'on peut dire épicurienne, Esquirol rappelle qu'il est des « moralistes qui veulent extirper les passions aux hommes », entendons les stoïciens, et que « d'autres ont soutenu qu'interdire les passions aux hommes, c'était leur défendre d'être hommes »[8], entendons les aristotéliciens. Mais tout cela ne dépasse pas le niveau du cours de philosophie que le médecin peut avoir sous les yeux. « Non seulement les passions sont la cause la plus commune de l'aliénation », écrit Esquirol, « mais elles ont, avec cette maladie, et ses variétés, des rapports de ressemblance bien frappants » (p. 21).

1. *Ibidem*, p. 237 ss.
2. Esquirol, *Des passions considérées comme causes, symptômes et moyens curatifs de l'aliénation mentale*, Paris, Didot, an XIV (1805).
3. Plutarque, *Vie de Démétrius*, LII, LIII.
4. Kühn, tom XIV, p. 631-633.
5. *Cf. supra*, p. 133.
6. Esquirol, *Des passions…*, *op. cit.*, p. 10.
7. *Ibidem*, p. 11-12.
8. *Ibidem*, p. 14.

Pinel décrivait déjà la conformité « entre un emportement de colère et un accès de manie, rougeur des yeux et du visage, air de menace et de fureur, expressions dures et offensantes. *Doit-on s'étonner qu'on ait désigné l'un par l'autre en sur-ajoutant seulement l'idée de la durée* ? »[1] L'allusion à l'adage *ira breuis furor est*[2], qu'il cite d'ailleurs, est claire. La « colère est un début de folie », disait Ennius[3] ; Horace : *ira breuis furor est*[4], et Sénèque : *iram... breuem insaniam*[5].

Or, parmi les sources des *Passions* d'Esquirol, il est quelqu'un qui n'est pas cité nommément, mais dont la présence nous paraît irrécusable : nous dirions même que c'en est le modèle rhétorique de description sans forcément qu'Esquirol l'ait sous les yeux. Il s'agit peut-être d'un souvenir d'études. C'est le Sénèque du *De ira*. Esquirol parle de la ressemblance entre l'aliénation et les passions. « Toutes les espèces d'aliénation ont leur analogie, et pour ainsi dire, leur type primitif dans le caractère de chaque passion. Celui qui a dit que la fureur est un accès de crainte prolongée, aurait pu dire avec la même justesse que la manie érotique est l'amour porté à l'excès, etc. » (p. 21). Nous remarquerons d'abord la conversion de l'aphorisme *ira breuis furor, la colère est une folie brève*. Esquirol pourrait songer au Cicéron des *Tusculanes* (IV, 23, 52), ou à Horace (*Ép*. I, 2, 62). Mais Sénèque rappelle la sentence au début de *De ira* (I, 2 : *iram... breuem insaniam*) et écrit aussitôt : « Si tu veux avoir la preuve que ceux que domine la colère n'ont pas leur bon sens, regarde leur extérieur : car si ce sont des symptômes manifestes de la folie que des yeux hardis et menaçants, un front sombre, une physionomie farouche... *les mêmes signes se retrouvent dans la colère* (I, 3) ; les yeux s'enflamment, lancent des éclairs [...]. » Suit toute une description de l'homme en colère[6]. Après avoir rappelé la formule de Sénèque (inversée), Esquirol décrit lui aussi l'homme en colère : « Voyez-vous cet homme, le visage enflammé, la physionomie convulsive, les yeux rouges, étincelants ; le corps vacillant ? » Toute la description est très littéraire. L'on nous dira que l'observation suffisait à Esquirol ; c'est vrai. Mais nous croyons que, dans le contexte, il n'est pas interdit de penser à la description *princeps* de la colère qu'est le texte, très connu, classique, de Sénèque. Que l'on compare avec la description de l'homme en colère que donne Pinel [7], dans ce que l'on pourrait appeler son style accumulatif. Il existe un effort rhétorique certain chez Esquirol.

Dans leur *Pratique de l'esprit humain*, Gauchet et Swain parlent de la découverte par Esquirol d'un nouveau sentiment du moi. « Celui toujours en arrière de lui-même, inépuisablement en réserve vis-à-vis de lui-même, espèce de spectateur immuablement distant par un côté mais indivisiblement soudé à

1. P. Pinel, *Traité médico-philosophique...*, *op. cit.*, p. XXXIV-XXXV.
2. P. Pinel, *Nosographie philosophique*, 5e éd., p. 104.
3. Cicéron, *Tusculanes*, IV, 52.
4. Horace, *Ep.*, I, 2, 62.
5. Sénèque, *De ira*, I, 2, Paris, Belles-Lettres, 1971, 6e éd., trad. Bourgey.
6. *Ibidem*.
7. P. Pinel, *Traité médico-philosophique...*, *op. cit.*, p. XXXII.

lui-même et en particulier immaîtrisablement engagé dans son corps : tel est en nous celui susceptible de devenir étranger à lui-même, tout en restant présent à cette étrangeté advenue. »[1] Et ils soulignent un passage des *Passions* qui nous montre l'aliéné « déterminé, contrarié par une volonté dépravée qui le porte malgré lui à mal faire, quoiqu'il calcule le mal qu'il fait et qu'il en ait la conscience »[2]. En vérité, nous sommes là devant un des plus vieux problèmes de la philosophie morale, celui du « *se vaincre soi-même* », problème philosophique avec Platon et les stoïciens, problème tragique comme on le voit dans la *Médée* d'Euripide[3], et dont Esquirol se souvient certainement sous la forme du *uideo meliora proboque deteriora sequor* (« je vois le bien et je l'approuve ; pourtant c'est le mal que je poursuis ») qu'Ovide met dans la bouche de Médée ; ces paroles sont devenues un lieu commun de la réflexion morale. Non vraiment, du point de vue strictement conceptuel, il est impossible de voir là rien de neuf. Ce qui rend encore plus claire l'insertion d'Esquirol dans la topique traditionnelle, c'est la citation de Socrate (p. 28). « Socrate ne fut-il pas forcé de convenir qu'il était organisé pour être un homme très vicieux, et qu'il n'avait détruit cette funeste disposition qu'en s'appliquant à se vaincre lui-même ? »[4]

L'allusion est nette à l'anecdote de Zopyre et de Socrate qui nous est décrite dans les *Tusculanes* (IV, 80) et le *De fato* de Cicéron (V, 21). Zopyre se vantait de percevoir la nature de chacun par sa physionomie. On lui avait demandé d'interpréter celle de Socrate qu'il ne connaissait pas ; et il lui avait attribué beaucoup de vices. Rires de l'assistance. Socrate répondit « qu'il avait bien ces vices innés en lui, mais qu'il s'en était débarrassé par la raison ». Socrate est donc le héros du « se vaincre soi-même ».

Esquirol reprend donc la théorie stoïcienne, par l'intermédiaire de Pinel. Il n'y a pas de différence de nature entre folie et passion ; seulement une différence quantitative. « Il n'est pas d'aliéné dont les facultés morales ne soient altérées, désordonnées, perverties. » Esquirol en tire une conclusion curieuse : « *Les passions doivent servir au traitement des maladies.* »

Les passions, disions-nous, sont-elles de la *violence* ou du *sens* ? Les passions cèdent-elles au raisonnement ? Esquirol propose une théorie fort intéressante, celle de la *secousse*. « Traiter [les passions] avec des formules dialectiques et des syllogismes, ce serait mal connaître la marche des passions, et l'histoire clinique de l'aliénation mentale [...]. En outre les avis, les conseils, les raisonnements, les consolations sont des moyens de guérir, mais ce n'est qu'en donnant une *secousse* morale, ou en plaçant l'aliéné dans un état opposé et contraire à celui dans lequel il était avant de recourir à ce moyen. »[5] C'est ce qu'il appelle encore la méthode perturbatrice. La *secousse*, précise Esquirol,

1. Gauchet et Swain, *Pratique de l'esprit humain*, Paris, Gallimard, 1980, p. 339.
2. Esquirol, *Des passions..., op. cit.*, p. 31.
3. J. Pigeaud, *La maladie de l'âme, op. cit.*, p. 385 ss.
4. Esquirol, *Des passions..., op. cit.*, p. 28.
5. *Ibidem*, p. 82.

est au moral ce que la *crise* est au physique. La crise hippocratique, le jugement de la maladie, est le moment qui décide de la victoire de la maladie ou de la nature. Cette analogie paraît être un des grands éléments de l'utopie d'Esquirol. Il faut « briser le spasme par le spasme, en provoquant des secousses morales [...], briser l'enchaînement, casser l'association des idées, détruire la fixité, rompre le charme », écrira-t-il encore[1]. L'analogie repose sur une vision dramatique, conflictuelle, de la crise qui est très différente de celle qu'avait Pinel, comme nous le remarquions tout à l'heure. Aussi Pinel se proposait-il plutôt de balancer les passions que d'introduire un combat. Cette notion de la crise perdure encore dans l'article *Lypémanie* que nous citons dans l'édition qu'en ont présentée P. Fédida et J. Postel[2] : « Peut-on compter sur une guérison solide, si elle n'est précédée par quelque commotion, par quelque crise physique ou morale ? Je me défie toujours d'une guérison lorsque je n'ai pu observer quelque crise antérieure... »[3] Dans l'interaction du corps et du psychisme, ces crises peuvent se manifester par la transpiration, des exanthèmes, des furoncles, des hémorragies, des évacuations bilieuses. Le cas hippocratique d'Adamentus[4] est cité, qui guérit d'une mélancolie par une évacuation de matière noire. Mais la cure par les passions est aussi signalée[5]. Et les modèles en sont Ovide et Arétée, le poète et le médecin qui recommandèrent l'amour médecin[6]. Érasistrate est encore cité, avec l'histoire de Stratonice dont nous avons parlé. Nous ajouterons quelques remarques sur le traité des *Passions* d'Esquirol.

À la fin des thèses de médecine, il est fréquent que les médecins ajoutent quelques extraits de médecins anciens, le plus souvent d'Hippocrate. On aurait tort de mépriser ces citations et de n'y voir que le nécessaire salut à une culture imposée. Nous avons montré jadis l'importance des citations de l'*Aliment* pour le vitalisme de Laënnec, à la fin de sa thèse *Propositions sur la doctrine d'Hippocrate*[7]. Esquirol cite, en latin, six aphorismes d'Hippocrate[8] :

- *Aphorisme* III, 22 = IV L 496 : qui marque, en automne, parmi la parution des autres maladies, celles des affections maniaques et de la mélancolie (le lien de l'automne et de la mélancolie est noté p. 15, *cf.* aussi *Lypémanie*, p. 103[9]) ;
- *Aphorisme* V, 40 = IV L 544 : « Chez les femmes une congestion de sang dans les seins annonce la manie » (trad. Littré) ;

1. Esquirol, *Des maladies mentales*, Paris, Baillère, 1838, p. 132-133 (*De la folie*, 1816).
2. Esquirol, *De la lypémanie ou mélancolie*, présentation de P. Fédida et J. Postel, Toulouse, Privat, 1976 (Sandoz-éditions).
3. *Ibidem*, p. 120.
4. *Épidémies*, VI, 8-20, V L 352.
5. Esquirol, *De la lypémanie, op. cit.*, p. 155.
6. *Ibidem*, p. 157.
7. J. Pigeaud, « L'hippocratisme de Laënnec », *op. cit.*, p. 357-363 ; *cf.* aussi « L'Hippocrate de Laënnec », *op. cit.*
8. Esquirol, *Des passions*..., *op. cit.*, p. 87.
9. Esquirol, *De la lypémanie*, *op. cit.*, p. 103.

- *Aphorisme* VI, 21 = IV L 568 : « Chez les gens atteints de manie, l'apparition de varices ou d'hémorroïdes enlève la maladie » (trad. Littré) ;
- *Aphorisme* VI, 23 = IV L 568 : « Quand crainte ou tristesse durent longtemps, c'est un état mélancolique » ;
- *Aphorisme* IV, 56 = IV L 576 : « Dans les maladies mélancoliques, les déplacements [*decubitus* : sans doute faut-il entendre de l'humeur bile noire] font craindre l'apoplexie, le spasme, la manie ou la cécité » ;
- *Aphorisme* V, 7 = IV L 578 : « Dans la manie : dysentrie ou hydropisie, ou fort ébranlement de l'esprit [*aut uehemens mentis emotio* – le texte grec a εκστασις] sont de bon augure. »

Le dernier aphorisme met sur le même plan, dans le texte que cite Esquirol, la guérison par d'autres maladies ou par le traumatisme psychologique, ce qui résume bien la thèse d'Esquirol.

Nous trouvons dans ces citations le fameux *Aphorisme* VI, 23, si important dans l'histoire de la mélancolie. Mais manifestement l'Hippocrate d'Esquirol est là pour signaler que la folie est une maladie organique, comme les autres, tributaire du climat ; son apparition ou sa guérison peuvent être liées à des phénomènes organiques ; des maladies sans contredit organiques peuvent se substituer à elle. « La rétrocession ou la cessation brusque d'une affection maladive quelconque peut causer la *lypémanie* [...] », écrit-il ailleurs[1].

Du point de vue de la cure, Esquirol écrit, dans les *Passions*, que l'aliéné doit être laissé dans « une salutaire obscurité comme le conseillent les Anciens » (p. 51), puis il continue : « Chaque malade doit avoir un domestique qui cherche à le contenter en tout point, qui ait l'habileté de ne contrarier ni de flatter ses idées ; il ne doit dans aucun cas exercer le plus léger acte de répression ; il doit s'appliquer à gagner la confiance de son malade : en feignant de partager ses peines, ses chagrins, ses inquiétudes, il devient son confident, son ami, le compagnon de ses distractions et de ses exercices. » Tout ce passage est un composé d'observations personnelles et d'un souvenir manifeste de Celse[2] et de Caelius Aurélien, *De la manie*[3].

La notion de lypémanie esquirolienne et les Anciens

Nous avions déjà remarqué le « bricolage » d'Esquirol à propos de sa notion de lypémanie[4]. La réflexion commence par une référence à Hippocrate[5] ; et le texte hippocratique essentiel dans l'histoire de la mélancolie sera cité peu après[6] : « Quand tristesse et crainte durent longtemps, il s'agit de mélancolie. »

1. *Ibidem*, p. 112.
2. *De medicina*, III, 18, 11.
3. *Maladies chroniques*, I, 5, p. 165 ss.
4. J. Pigeaud, *La maladie de l'âme, op. cit.*, p. 133 ss.
5. Esquirol, *De la lypémanie, op. cit.*, p. 77.
6. *Ibidem*, p. 82.

Galien réduit cette affection morale triste à un effet de la bile noire. « Cette dénomination ne saurait convenir à la mélancolie telle que la définissent les modernes », dit Esquirol[1]. C'est-à-dire que Galien a limité le concept hippocratique en l'interprétant du point de vue de l'étiologie ; et en limitant la cause à la physiologie. En fait, le génie hippocratique était de faire coexister deux sentiments particuliers et l'humeur, en permettant :

– soit de conserver simplement la coexistence ;

– soit d'admettre la cause physiologique ;

– soit d'admettre la cause psychologique.

Esquirol abandonne la mélancolie aux poètes, et propose le nom de *lypémanie*[2]. La mélancolie est une monomanie triste. Sur la notion de monomanie et son application à la lypémanie, nous avons déjà eu l'occasion de faire remarquer que Rufus d'Éphèse la définissait déjà comme une *monomanie*, sans utiliser le terme. Les signes de la mélancolie sont : *timor, dubitatio, cogitatio falsa in una re sola, et in omnibus aliis dispositionibus suis erit sanus*[3]. (« Crainte, irrésolution, pensée fausse, appliquée à un seul objet ; dans tous ses autres comportements, le malade sera sain. ») Ce Rufus-là nous est transmis par les fragments de Rhazès : « Rhazès prétend que la bile noir refluant de la rate dans l'estomac, produit la mélancolie. »[4] L'on devrait s'attendre aussi à la présence d'un texte capital pour l'histoire de la mélancolie, le *Problème* XXX du Pseudo-Aristote. Esquirol nous dit que « les lypémaniaques ont des illusions des sens, des hallucinations…, qu'ils associent les idées les plus disparates et les plus bizarres »[5]. C'est ce que nous dit le Pseudo-Aristote, qui n'est point ici nommé. Il sera cité plus tard, pour un autre aspect, lui aussi très connu : « Ce qui a fait dire à Aristote que les hommes de génie, les grands législateurs, sont ordinairement mélancoliques. »[6] Il y a de fortes chances pour qu'Esquirol connût le *Problème* par Huarte de San Juan, l'auteur, « best-seller » du XVIe, du XVIIe et du XVIIIe siècle, de *L'examen des esprits*. Moreau de Tours, par exemple, cite très souvent le *Problème* XXX par l'intermédiaire de Huarte.

Nous sommes ici devant un phénomène nouveau ; les Anciens interviennent non pas pour une théorie générale, mais pour la fabrication d'un concept pathologique *nouveau*. Nous le disons sans ironie, parce qu'effectivement c'est un acte créateur que de changer le nom, de couper avec toutes les connotations qui se sont greffées sur le terme de mélancolie, et qui ont usé ce concept. Dans

1. *Ibidem*, p. 77.
2. *Ibidem*, p. 83. *Lypeo* : tristitiam infero, anxium reddo ; *mania* : manie.
3. Rufus d'Éphèse, *Œuvres*, Paris, Baillère, 1879, p. 455, édition Daremberg-Ruelle.
4. Esquirol, *De la lypémanie, op. cit.*, p. 84 ; sur les traductions latines du *Continent* de Rhazès, *cf.* éd. Daremberg-Ruelle, *op. cit*, p. XLVIII-XLIX, et Leclerc, *Médecine arabe*, tom I, p. 346. L'on sait que pour Esquirol la *monomanie* est un délire partiel, permanent, gai ou triste (par ex. *Lypémanie*, p. 77).
5. *Cf.* J. Pigeaud, « Une physiologie de l'inspiration poétique. De l'humeur au trope », *Les études classiques*, tome XLVI, 1978, n° 1, p. 233.
6. Esquirol, *De la lypémanie, op. cit*, p. 109.

son article sur la lypémanie, Esquirol reprend l'idée « que les passions sont de vraies folies, mais des folies passagères »[1] ; et il écrit : « Les affections morales sont les causes les plus fréquentes de la lypémanie, [...] l'amour contrarié, la jalousie, *la crainte qui est la perception d'un mal futur ou qui vous menace ; la frayeur qui est la perception d'un mal présent.* » Il confond frayeur et chagrin ; mais ces gloses sont les définitions des passions par les stoïciens, telles que Cicéron nous les transmet dans les *Tusculanes*[2]. On n'a pas ici l'intention de faire un relevé exhaustif de toutes les citations des Anciens dans l'œuvre d'Esquirol, ni de toutes les allusions, ni de tous les emprunts. L'on voit que le problème est d'ailleurs plus complexe que chez Pinel, qui a certainement une culture plus directe des auteurs anciens. Esquirol est beaucoup plus scolaire. Il reste, cependant, comme son maître, un néo-classique.

La métaphore de l'épigastre

M. Gauchet et G. Swain écrivent à propos d'un passage des *Passions* d'Esquirol, et de l'attribution des passions « à la vie organique » : « Leurs impressions se font sentir dans la région épigastrique... Inutile de pesamment s'étendre sur l'étrangeté que comporte aujourd'hui, pour nous, pareille représentation de la part affective de l'humain. C'est qu'est survenue entre-temps l'une des grandes révolutions de la perception de l'homme par lui-même à l'époque moderne, par lesquelles les passions toutes corporelles se sont épurées... pour venir se ranger aux côtés de la pensée et se conjoindre avec elle au sein de la sphère unique que nous nommons psychisme. »[3] Nous ferons rapidement plusieurs remarques :

– « l'étrangeté » de la région épigastrique ne nous paraît pas si anecdotique ;
– « révolution » est un bien grand mot. Il s'agit plutôt d'un retour à la problématique inhérente aux passions.

Les passions se situent à la frontière de l'âme et du corps. Sont-elles de l'âme *ou* du corps, de l'âme *et* du corps ? L'on peut songer au *thymos* platonicien ; je pense que, d'après ce que nous avons dit, l'on doit surtout évoquer les stoïciens. C'est Chrysippe, le moniste stoïcien, qui montre que la passion est un tout indivis, fait de jugement et de physiologie. La passion est jugement et morsure, gonflement, épanchement... Nous avons montré le travail cicéronien, dans les *Tusculanes*, pour décoller ce tout et distinguer le jugement d'un côté et la physiologie de l'autre[4]. Selon l'idée qu'on se fait de l'homme (est-il un ou deux ?), la passion est ce qui *réunit* ou ce qui *divise* l'homme. C'est la passion qui pose la question urgente du dualisme ou du monisme. Pour Chrysippe, cela

1. *Ibidem*, p. 113.
2. Cicéron, *Tusculanes, op. cit*, IV, VII, 14, 15.
3. Gauchet et Swain, *Pratique de l'esprit humain, op. cit.*, p. 330.
4. J. Pigeaud, *La maladie de l'âme, op. cit.*, p. 245-371.

se passe au niveau de la *kardia*, cette région justement qui se situe autour de l'ouverture de l'estomac. C'est là que se situe aussi l'origine de la pensée, parce que c'est là qu'on *sent*. Cette *kardia* est aussi métaphorique que l'épigastre, pour reprendre l'expression de Gauchet et Swain (p. 330). Pour parler rapidement, disons que, pour Pinel et Esquirol, les passions appartiennent de fait à la vie organique, mais ont un statut spécial, puisqu'elles sont liées aussi à la morale. Les passions sont du fait et du droit, de la violence et du sens ; l'épigastre désigne « métaphoriquement » ce lieu de rencontre entre ce qu'il faut bien appeler les contradictions de l'affectivité. Mais nous ne voyons pas de nouveauté, de révolution ; Chrysippe parlait en ces termes. Si l'on prend le texte hippocratique de *Maladie sacrée*, texte que Popper désigne comme l'archéologie du dualisme[1], on peut montrer au contraire que c'est une réflexion moniste autour de la question : que faire des passions ? Si l'on considère en effet l'émotivité et l'affectivité, l'on voit que *Maladie sacrée* les attribue au cerveau et à la connaissance et constitue un monisme de la pensée et du sentiment, en attirant les passions du côté de la rationalité. L'on peut dire que Chrysippe est le symétrique exact de *Maladie sacrée*. Ce ne sont là que des exemples pour demander : où se trouve la nouveauté de ce psychisme esquirolien ? Mais nous ne voulons pas dire qu'Esquirol « copie » les Anciens. Il s'agit ici d'un tout autre problème. En adoptant la théorie stoïcienne des passions et, plus généralement, en mettant les passions à l'origine de la folie, Pinel et Esquirol ont hérité des problèmes inhérents aux passions, et nous dirons de la mythologie de la passion. L'on peut regretter qu'ils n'aient pas dégagé plus nettement la problématique des passions, et qu'ils ne se soient pas interrogés davantage sur la légitimité de l'introduction de la théorie des passions. Quant à la « métaphore » épigastrique, elle n'est pas nouvelle, nous l'avons dit. Il y aurait d'ailleurs un histoire à faire de ces métaphores, lieux à la fois mythiques et réels, lieux du malaise que désigne le malade ou le médecin, depuis l'*épine* hippocratique jusqu'à l'*épigastre* de Cabanis, Pinel et Esquirol, en passant par la *kardia* stoïcienne et le clou hystérique de Sydenham. « L'anatomie pathologique n'a rien de positif sur le siège de la mélancolie », écrit Esquirol[2], et je ne pense pas que ce soient les quelques déplacements du colon transverse qui puissent avoir grande signification[3].

Hallucination et illusion

On ne saurait dire ici que quelques mots de cette question qu'Esquirol considère comme essentielle : la distinction entre l'*hallucination* et l'*illusion*.

1. Popper et Eccles, *The self and its brain, an argumentation for interactionism*, Berlin, Londres, New York, Springer international, 1977, p. 95, 117, 153, 163, et *La maladie de l'âme, op. cit.*, p. 32 ss.
2. Esquirol, *De la lypémanie, op. cit.*, p. 122.
3. *Ibidem*, p. 145-146.

« Un homme qui a la conviction intime d'une sensation actuellement perçue, alors que nul objet extérieur propre à exciter cette sensation n'est à portée de ses sens, est dans un état d'hallucination : c'est un visionnaire. »[1] C'est un *rêveur éveillé*. « L'illusion, au contraire, est une erreur des sens, qui ne met pas en question la présence réelle du support de la perception. Il y a toujours impression actuelle des objets extérieurs, impression des sens. »[2] « Les Anciens n'avaient point distingué ces *visions* des illusions des sens »[3], écrit Esquirol, qui a conscience d'être novateur et d'avoir utilisé un terme neuf, disponible, pour ce que les Anciens appelaient vision[4]. L'idée que les Anciens ont ignoré cette distinction se trouve aussi curieusement dans une note de Lélut[5], le médecin philologue par excellence : « Ils [les Anciens] connaissaient les phénomènes de l'hallucination, mais n'avaient pas su les réunir sous une désignation générale. » Sémelaigne a vu plus clair en rapprochant la distinction esquirolienne d'un passage de Cælius Aurélien discutant Aslépiade de Bithynie qui prétend qu'il faut mettre l'aliéné à la lumière. Sémelaigne a aussi le mérite de citer les *Académiques* de Cicéron (*Ac. priora* 88-89), où la distinction est clairement indiquée. L'on peut ajouter le texte d'Arétée de Cappadoce (III, 6, éd. Hude) qui fait de ce qu'Esquirol appelle la distinction entre hallucination et illusion le critère de la *phrénitis* ou de la *manie* : « Chez les phrénétiques, en effet, la sensibilité est pervertie ; ils voient comme présentes des choses qui ne le sont pas [...], les maniaques, au contraire, ne voient que ce qu'il faut voir ; seulement ils ne le voient pas comme il conviendrait qu'ils le voient. » Il est évidemment difficile de dire si Esquirol retrouve de lui-même cette distinction ou s'il cache ses sources.

Conclusion

Nous sommes évidemment très loin d'avoir épuisé la question des relations entre les fondateurs de la psychiatrie et l'Antiquité. Il ne s'agit pas de tout ramener à l'Antiquité, ce qui serait stupide ; ni d'estomper l'influence de Condillac, par exemple, de Locke, des médecins anglais, sur Pinel ; ni d'oublier les descriptions cliniques. Un médecin comme Pinel n'est pas enfoncé dans un passé révolu, ne traîne pas avec lui, comme autant de pesanteurs et de scories, une tradition culturelle ; mais à l'intérieur de ce passé et de ces pro-

1. Esquirol, *Des hallucinations*, 1817, *Maladies mentales*, tome I, p. 159.
2. Esquirol, *Des illusions chez les aliénés (erreur des sens)*, 1832, *Maladies mentales*, tome 1, p. 202.
3. *Ibidem*, p. 203.
4. *Maladies mentales*, tome 1, p. 201-202.
5. *L'amulette de Pascal*, Paris, Baillière, 1846, p. 70, note 1.

blèmes, il a délibérément choisi de quoi lui fournir ce qui lui paraît une problématique moderne de la folie. C'est en cela que la relation des psychiatres du début du XIXᵉ siècle et de l'Antiquité classique est intéressante. Ce n'est pas une simple curiosité philologique que de l'établir ; il faut réintroduire les penseurs anciens dans la fabrication des concepts psycho-pathologiques de cette époque. Et ce ne sont pas, comme on l'a vu, les médecins anciens qui y ont le rôle le plus important, mais la tradition de la philosophie antique à propos des problèmes de la passion. Il ne faut pas négliger non plus l'aspect novateur de cette annexion de la théorie des passions par les médecins. Nous devons seulement reconnaître que les ambiguïtés qui pèsent sur une théorie qui met la passion à l'origine de la folie n'ont pas été levées. L'une des plus pressantes est celle-ci : si la folie est de la passion invétérée, puisque nous sommes à l'origine responsables de nos passions, serions-nous responsables de notre folie ?

Lélut et le démon de Socrate

Dans les relations de la psychiatrie du XIXᵉ siècle avec l'Antiquité, il ne faudrait pas oublier F. Lélut, médecin un peu négligé de nos jours dans les histoires de la psychiatrie. Il publie en 1836 un *Du démon de Socrate, spécimen d'une application de la science psychologique à celle de l'histoire*, où il conclut à la folie de Socrate, thèse qui provoque quelques remous, comme il le dit dans la préface de la seconde édition (1856). Lélut procède selon une méthode à la fois philologique et historique, en établissant, d'après les témoignages des Anciens, un dossier sur le cas de Socrate qui est à peu près complet. Lélut est un bon philologue ; il donne ses sources, les analyse. Pinel a une excellente culture classique, mais il n'éprouve pas le besoin de donner, chaque fois, des références précises. Quant à Esquirol, il reste toujours assez vague. La méthode de Lélut est tout à fait différente. Il lui faut établir ce qu'est ce démon socratique dont les Anciens ont laissé témoignage, sans l'interpréter comme un signe pathologique, sauf peut-être dans certains textes, le plus souvent tardifs. Deux aspects essentiels sont liés au comportement socratique : le *démon*, qui intervient pour détourner d'une action, et non pour orienter vers une fin (*cf.* par exemple Platon, *Apologie* 31d) ; il s'agit d'une voix et non d'une vision ; le phénomène a commencé dans l'espace. L'autre aspect est l'immobilité absolue qui peut être celle de Socrate pendant fort longtemps, comme au siège de Potidée (Platon, *Banquet*, 220c). Pinel avait déjà interprété ce comportement comme un cas de catalepsie (*Nosographie philosophique*, éd. 1813, t. III, p. 68-69) et Hegel, qui connaît bien son Pinel, s'en souvient : « C'est là un état cataleptique [...] dans lequel il était mort en tant que conscience sensible... » (*Leçons sur l'histoire de la philosophie*, t. II, Paris, Vrin, 1971). Pour Lélut il s'agit d'une question de psychologie historique, à caractère « élucidateur » (p. 14). Il ne s'agit pas de « blanchir » Socrate, ni de parler de supercherie. La réalité de ces manifestations est indiscutable. Le problème est celui de l'anormalité et de l'aperception de cette anormalité. *Socrate était fou*. Le génie et la folie sont proches. C'est une question de degré (souvenir du *Problème* XXX aristotélicien). Il y a d'abord eu chez lui une « impulsion irrésistible, une conviction profonde [...] devenue par les progrès du temps, mais surtout par le fait d'une action incessante, une sensation externe de l'ouïe, et je n'en doute pas de la vue » (p. 148). Les Grecs « ont transmis à la postérité comme un héritage, cette divination d'une pensée malade » (p. 149). Lélut lance l'idée de ce que l'on pourrait appeler un déterminisme psycho-sociologique. Le polythéisme a fait Socrate, qui s'est laissé devenir fou. « On peut presque dire que, dans de telles conditions, et tel que nous connaissons ce grand homme, il ne lui était pas possible d'avoir d'autres croyances que celles qu'il a eues, de tenir une autre conduite [...], d'arriver à une autre fin psychologique » (p. 159-160). Aujourd'hui, écrit Lélut (p. 166), lui donnerait-on une chaire à la faculté des sciences ou une cellule à Charenton ? La folie de Socrate est *sensoriale* ou *perceptrice*. En fait, c'est un halluciné au sens esquirolien du terme : « Un homme qui a la conviction intime d'une sensation actuellement perçue, alors que nul objet extérieur propre à exciter cette sensation n'est à la portée de ses sens. » (Esquirol, t. I, p. 159.) La contrainte socio-culturelle, loin de s'exercer pour brimer sa folie, la laissa se développer. De l'autre côté, les connaissances médicales étaient insuffisantes pour apprécier ce genre de folie. Le problème que pose Lélut est celui d'une norme socio-culturelle, par rapport à laquelle la folie se définit comme un écart : cette norme est, en elle-même, évolutive. Ainsi le démon de Socrate fut-il senti, pourrions-nous dire, comme anomal, puisqu'il l'a décrit, signalé, qu'il est même à la base du procès que l'on fit à Socrate ; mais il ne fut pas perçu comme anormal, puisque la religiosité de l'époque permettait de l'intégrer. Lélut a tenu à joindre au dossier de Socrate une série d'observations de malades contemporains. La plus intéressante est peut-être celle (p. 290) où le médecin radicalise le problème : « Qu'on lui accorde la réalité de ses révélations et de ses visions, non seulement il n'est pas fou, mais il est ce qu'il prétend être, le messie. » Sont réunis aussi au dossier un certain nombre de mémoires dont nous retiendrons celui sur les recherches des analogies de la folie et de la raison (1833), p. 323 ss. Il existe des degrés entre la raison et la folie marquée. « À son point de départ, et dans les dispositions mentales qui en sont la cause prédisposante, organique ou constitutionnelle, la folie est encore de la raison, comme la raison est déjà de la folie. » La raison peut offrir, dans les passions, des analogies avec la folie. Ainsi, il existe la joie et un délire de la joie ; la colère peut se terminer en peur, désespoir, manie aiguë. Dans la question des passions, dont nous avons vu précédemment l'importance, il faut noter que Lélut place les passions du côté de la raison. Il y a analogie et non identité entre le délire de la raison, c'est-à-dire les passions, et le début de la folie, même si, par la suite, il est difficile de discerner. Le processus génétique est toujours le même. D'abord une association trop rapide des idées, puis une dissociation, et une transformation des idées en sensation, ce qui est le cas pour le démon que Socrate a cru réellement entendre et peut-être voir. Socrate n'a jamais fraudé, « la fraude n'a jamais eu et n'aura jamais une telle puissance, et pour agir sur les masses, pour faire s'entrechoquer les peuples, pour ébranler, changer leurs croyances, pour creuser sur la face de la terre un sillon dont les siècles n'effacent pas l'empreinte, il faut parler, se tromper, délirer comme les masses ; il faut affirmer, croire comme elles, et plus qu'elles, [...] que si l'on adopte cette explication [...], peut-être éprouvera-t-on quelque humilité à voir cette raison, si absolue dans la philosophie des écoles, se modifier non pas seulement suivant l'âge et le sexe, le tempérament, [...] mais même suivant les époques historiques » (p. 348). Le *Démon de Socrate* devait se compléter par l'autre ouvrage de Lélut : *L'amulette de Pascal pour servir à l'histoire des hallucinations* (1846). Lier originairement la pensée philosophique à une psychose de Socrate devait attirer de solides critiques à Lélut. Cela revient à une mise en question de notre culture. Nous avons rapproché le *Démon de Socrate* de l'article de G. Devereux, *The nature of Sappho's seizure*, qui dans le fragment 31 de Sappho voit une attaque typique d'anxiété, mettant en évidence un authentique lesbianisme. Ainsi, l'idiosyncrasie de Sappho serait-elle à l'origine de notre sensibilité, étant donné l'importance de ce poème dans la formation de la pensée lyrique occidentale ? Dans « Catégories de pensée et catégories de langue »[1], É. Benvéniste réduisait la philosophie à une ratiocination sur la grammaire grecque, en identifiant les catégories de la pensée avec les catégories de la langue grecque. Ce sont des réductions du même genre. Elles ne sont pas définitives ; mais elles exigent réflexion.

1. *Problèmes de linguistique générale, 1*, Gallimard, coll. « Tel », n° 7, Paris, 1991, p. 63-74.

DE L'ÉVÉNEMENT THÉORIQUE À LA NAISSANCE DE L'ASILE (LE TRAITEMENT MORAL)

Dans l'histoire de la naissance de la psychiatrie en Europe, au début du XIXe siècle, la place éminente donnée à Philippe Pinel est sans nul doute abusive. J. Ch. Reil en Allemagne, créant le premier le terme de « Psychiaterie », V. Chiarugi à Florence, J. Daquin à Chambéry, W. Tuke fondant « La Retraite » à New York presque cinquante ans après, que W. Battie inaugure comme médecin-directeur, l'hôpital Saint-Luc de Londres (en 1751), Abraham Joly à Genève, J. Th. Held à Prague, et un peu plus tard Sabler à Moscou, ont indiscutablement participé à la genèse de cette nouvelle spécialité médicale consacrée à la folie, en même temps et parfois même bien avant Pinel. Il reste néanmoins que la position alors centrale de Paris, tant sur le plan culturel que sur le plan politique, a donné à ce dernier une place privilégiée dans cette histoire où il a pris le rôle, en quelque sorte, d'un éponyme, ainsi que le remarquait G. Lantéri-Laura. Comme responsable de la création à la fois théorique et institutionnelle de la psychiatrie, on ne retiendra que le nom du médecin de Bicêtre, puis de la Salpêtrière, comme s'il avait été le seul à avoir introduit une attitude médicale véritablement nouvelle vis-à-vis des insensés.

Le *Traité médico-philosophique*

Il faut bien dire que le *Traité médico-philosophique sur l'aliénation mentale ou la manie* de l'an X (1899) a eu un retentissement considérable non seulement chez les médecins mais chez des philosophes comme Hegel ou Maine de Biran, ou chez des écrivains comme Stendhal. Par le biais d'une description clinique et de l'institution d'une pratique thérapeutique de la maladie mentale, il apportait au début de ce XIXe siècle un regard nouveau sur la folie et une remise en cause du sujet en tant que sujet, ébranlant à la fois les systèmes philosophiques et les systèmes médicaux alors dominants. Comme le rappelait M. Thuilleaux, c'est « en réduisant la folie à une entité morbide qu'il semble avoir fait le plus pour rendre visage humain à la maladie mentale. Plutôt que de voir en Pinel une figure mythique permettant d'accréditer la justification d'un partage entre folie et raison, ne doit-on pas, tout au contraire, lui savoir gré d'avoir démythifié la folie pour en faire un objet d'étude scientifique, précisément parce que la folie n'est pas perte de raison, mais parce qu'elle est une autre manière d'être homme sans en être l'Autre. » (*Connaissance de la folie*, 1971.) Le fou n'est plus un « insensé ». La communication reste possible avec lui, car sa raison n'est jamais totalement perdue. Hegel, peu suspect de complaisance à l'égard de ces spécialités médicales qui essaient alors de se donner un statut scientifique, ne s'y trompe pas. Il reconnaît toute la valeur de cette nouvelle attitude en face du malade mental, préconisée par Pinel et permettant un authentique traitement moral (psychique) de la folie :

> « Le véritable traitement psychique s'en tient [...] à cette conception que la folie n'est pas une perte de la raison, ni du côté de l'intelligence, ni du côté de la volonté, mais un simple dérangement d'esprit, une contradiction dans la raison qui existe encore. [...] Ce traitement humain, c'est-à-dire aussi bienveillant que raisonnable de la folie – Pinel a droit à la reconnaissance la plus grande pour tout ce qu'il a fait à cet égard – suppose le malade raisonnable et trouve là un point d'appui solide pour le prendre de ce côté. »
>
> *Encyclopédie des sciences philosophiques.*

Ainsi est rendue possible l'identification de tout homme sensé à l'aliéné, identification nécessaire pour qu'un traitement véritablement psychique puisse s'instituer. On comprend combien l'œuvre de Pinel pouvait apparaître au philosophe allemand comme à l'origine de cette nouvelle vision de la folie. Cette reconnaissance d'une subjectivité et d'un reste de raison chez l'aliéné permet en effet le traitement moral, et une communauté de vie dans un lieu où il n'est plus isolé dans sa loge, mais invité à une véritable convivialité. Cet espace de la rencontre rendue possible avec le fou est à l'origine de l'asile, qui n'est pas seulement conçu comme lieu de renfermement et d'exclusion. Il se limitera à cette fonction lorsque ce premier enseignement aura été oublié, et que le mythe de la libération des insensés de Bicêtre, par le bruit et l'éclat de sa « parole dépolitisée » (Barthes), l'aura condamné au silence.

Le mythe de Bicêtre

Car le mythe de l'enlèvement si généreux des chaînes, représenté avec tant d'éclat dans le tableau de Ch. Muller pour les aliénés de Bicêtre, et dans celui de T. Robert-Fleury pour les folles de la Salpêtrière, a été construit de toute pièce et répété par tous les hagiographes de Pinel pendant plus d'un siècle, en finissant par réduire à ce geste philanthropique légendaire l'œuvre réelle de l'aliéniste. La légende philanthropique aurait ainsi recouvert du « voile de l'oubli », selon G. Swain qui, la première, a su analyser, expliquer et démontrer la construction mythique (*Le sujet de la folie, Naissance de la psychiatrie*, 1977), la découverte du véritable traitement moral tombé par la suite en désuétude. D. Weiner a pu, de son côté, en retrouvant les « Observations faites par le citoyen Pussin sur les fous » de Bicêtre en 1797 (*Clio-Medica*, 1978), confirmer ce que la simple lecture attentive des deux éditions successives du *Traité médico-philosophique sur l'aliénation mentale* permettait déjà de supposer.

Pinel n'a pas cherché à s'attribuer, à lui-même, la responsabilité de l'enlèvement des chaînes. Tout au plus crédite-t-il le surveillant Pussin d'une tentative incomplète, et tardive, de ce geste libérateur. Dans la première édition du *Traité*, il ne fait qu'indiquer, en note de bas de page, que « les plus extravagants et les plus furieux de l'hospice de Bicêtre étaient tenus à la chaîne dans leurs loges, ils étaient continuellement agités jour et nuit [...] ; mais depuis qu'on a établi l'usage du gilet de force ou camisole, et que ces aliénés ont obtenu la liberté d'errer dans les cours, leur effervescence s'exhale en efforts continuels dans la journée, ils s'agitent et se tourmentent sans danger, ce qui les dispose pour la nuit à un état plus calme et plus tranquille » (p. 190).

Un peu plus prolixe à ce sujet dans la deuxième édition de son *Traité*, il parle de cette libération à deux reprises : d'abord dans l'introduction, à la page XXXI : « L'usage des chaînes de fer pour contenir un grand nombre d'aliénés était dans toute sa vigueur [il ne fut aboli que trois années après] », et surtout à la page 201, dans ce passage, souvent cité depuis R. Sémelaigne, se terminant ainsi : « Quarante malheureux aliénés qui gémissaient sous le poids des fers depuis une suite plus ou moins longue d'années furent mis en liberté malgré toutes les craintes manifestées par le bureau central, et on leur permit d'errer librement dans les cours, en contenant seulement les mouvements de leurs bras par le gilet de force : la nuit ils étaient libres dans leurs loges. » Malgré une lecture minutieuse, nous ne trouvons plus rien dans les écrits de Philippe Pinel à ce sujet. C'était sans doute pour lui quelque chose d'assez banal, et finalement de subalterne. De tout temps on avait enlevé et remis les chaînes aux aliénés. Il n'y avait là rien de bien original, rien qui mérite en tout cas, à ses yeux, une gloire éternelle.

Il ne semble pas que ce mythe ait d'ailleurs eu pour seule fonction de faire oublier le *Traité médico-philosophique*. Il a sans doute également servi à occulter un certain rapport de violence qui va se retrouver au cœur même de l'institution psychiatrique. On peut en effet entrevoir une relation directe entre le mythe et l'organisation d'un asile où le pouvoir psychiatrique deviendra de plus en plus despotique. Le mythe de la libération des chaînes servirait donc en quelque sorte d'alibi à cette relation de violence qui s'instaure entre l'aliéniste et ses malades, tous les pouvoirs restant bien entendu du côté du premier. Et il nous faut voir comment, déjà dans l'œuvre de Pinel, le traitement moral, tel qu'il l'a conçu, pouvait conduire à ce rapport de forces où la persuasion par le « raisonnement » cède vite le pas à celle qui relève surtout de l'intimidation et de l'invigoration autoritaire.

Le traitement moral

Au premier abord, ce traitement n'est qu'une affaire de bon sens. Ce que Pinel croit avoir découvert est une attitude que chaque médecin avait pu prendre dès la naissance de la médecine en face de son malade : parler avec douceur, compatir avec le patient, et lui redonner espoir. Comme il l'écrit dans son mémoire à la Société médicale d'émulation, de l'an VII, intitulé « Recherches et observations sur le traitement moral des aliénés », les insensés « désignés à leur arrivée comme très emportés et très dangereux [...] semblent tout à coup prendre un naturel opposé, parce qu'on leur parle avec douceur, qu'on compatit à leurs maux, et qu'on leur donne espoir consolant d'un sort plus heureux » (p. 228). Il s'agit là des éléments fondamentaux de toute psychothérapie, aussi bien du temps des Lumières que dans cette fin de notre XXe siècle. Le « parler avec douceur » représente la base de tout entretien thérapeutique, et la condition pour que s'établisse avec le patient une relation confiante et sécurisante. À partir de là s'instaure un climat de sympathie qui permet plus précisément cette « écoute empathique » (C. Rogers) que l'aliéniste préfigure dans son expression « on compatit à leurs maux ». Il suffira bien souvent d'écouter et de compatir, en laissant le malade s'exprimer avec le plus de liberté possible, pour qu'il s'améliore et qu'il puisse retrouver sa dignité de personne à nouveau reconnue, et l'estime de lui-même.

Quant à « l'espoir consolant d'un sort plus heureux », il est à la fois le moteur et le piège de cette relation thérapeutique. C'est en effet lui qui va donner la foi en la guérison et permettre cette conversion par laquelle le patient adopte le système des croyances du thérapeute. Il est donc bien le ressort essentiel qui pousse le malade à se confier sans réserve, et à faire du médecin son idéal. Mais c'est aussi un piège dans lequel peut se laisser prendre ce dernier en un jeu de séductions narcissiques où il risque, à son tour, de s'enfermer. Et c'est bien ce qui s'est passé avec Mesmer. Pinel lui-même, dans son apprentissage du magnétisme animal en 1784, a été séduit par ses malades. Il s'en est sorti avec une « petite aventure galante » qu'il raconte à son ami le naturaliste Desfontaines. La fierté apparente du magnétiseur à bonnes fortunes cache en fait le profond désarroi du médecin trahi dans sa fonction, et son autorité, par la « charmante », mais troublante, « manœuvre du magnétisme ».

C'est pourquoi il croit s'en tirer par un renforcement de cette autorité. Il faut savoir se faire craindre par l'aliéné, avec, si nécessaire, « un appareil propre à effrayer ». Sans doute la « répression » ne doit-elle pas avoir « le caractère de l'emportement ou d'une rigueur arbitraire », et n'est à employer qu'avec « une force proportionnée au degré de résistance » ; mais le médecin, en aucun cas, ne saurait se départir de son pouvoir. Pour que le traitement moral ne se dissolve pas dans une relation où le thérapeute risquerait de ne plus être le maître, ce pouvoir ne doit pas être partagé. Il faut donc que l'aliéniste soit un personnage redoutable et inattaquable. Pour Fodéré, il faut même qu'il ait « un beau physique [...], un physique noble et mâle ». C'est « en général », ajoute-t-il, « une des premières conditions pour réussir dans notre profession ».

Et il précise le portrait idéal de ce médecin à la fois autoritaire et... séducteur : « Des cheveux bruns ou blanchis par l'âge, des yeux vifs, une contenance fière, des membres et une poitrine annonçant la force et la santé, des traits saillants, une voix forte et expressive : telles sont les formes qui font en général un grand effet » sur ces fous « qui se croient au-dessus de tous les autres » (*Traité du délire*, tome II, p. 230). Il faut aussi rechercher chez le « surveillant d'insensés, une stature de corps bien proportionnée, des muscles pleins de force et de vigueur, une contenance fière et intrépide [...], une voix dont le ton soit foudroyant quand il le faut » (*ibidem*, p. 234). Mais sa « fermeté » doit cependant s'accompagner d'une « docilité absolue aux ordres du médecin ».

Une telle attitude faite de toute-puissance médicale et de séduction autoritaire repose, bien entendu, sur tout un système de valeurs, à la fois sur le plan moral et sur le plan « scientifique » où la distinction entre normal et pathologique joue à plein. Le but est de « normaliser » le malade, et pour le médecin il n'est pas douteux que lui seul sait ce qu'est la normalité et les moyens pour y parvenir. Il était donc inévitable, comme le rappelle R. Castel, que le traitement moral soit « immédiatement pris dans le cadre d'une analogie pédagogique ». Pour « annuler le désordre mental par une restructuration de la personnalité du fou », il faut adopter une attitude éducative vis-à-vis de lui, avec tout ce que cela doit entraîner d'inégalité entre le médecin, pédagogue-adulte, et le patient, élève-enfant. Et c'est bien vers une pédagogie morale que le traitement psychique introduit par Pinel va s'orienter, en prenant avec les successeurs de ce dernier, et en particulier avec F. Leuret, une extension systématique qui n'empêchera pas sa décadence dès la fin de la première moitié du XIXe siècle.

Son échec

On peut s'étonner d'une telle évolution. Pinel avait redonné à l'insensé son statut de sujet en rétablissant avec lui un dialogue longtemps interrompu. Il avait en quelque sorte forcé la folie à réintégrer le cadre de la raison, le traitement moral représentant la voie de cette réintroduction d'une communication entre l'aliéniste et son patient. Et pourtant, ce nouveau mode d'approche entre la raison du médecin et celle, partielle, du malade, aboutissait en quelques décennies à un échec. Il est facile d'en incriminer les successeurs, Esquirol d'abord, Leuret ensuite. Mais pourquoi ne pas chercher dans la démarche même de Pinel les causes d'un échec qui était sans doute inévitable ? Car, à vouloir rentrer dans la « raison du fou », dans la quasi-réalité de son délire, démarche tout à fait justifiée par les prémisses du traitement moral, l'aliéniste avait buté sur une difficulté majeure, bien illustrée par l'observation qu'il donne dans la première édition de son *Traité médico-philosophique* (p. 233-234). C'est un « essai tenté pour guérir une mélancolie profonde produite par une cause morale », essai donc d'un traitement purement psychique qui s'attaquerait à la cause psychologique, à la psychogenèse, au sein même du discours délirant du malade.

Il s'agit d'un « tailleur d'habits » devenu suspect sous la Terreur, pour avoir critiqué la mise à mort de Louis XVI, et qui « sur quelques indices vague et quelques propos menaçants dont il s'exagère le danger » devient mélancolique et se retire chez lui dans une sombre « consternation ». Après le traitement sans effet du « ci-devant Hôtel-Dieu », il se retrouve à Bicêtre, obsédé « nuit et jour » par « l'idée d'être condamné à périr par la guillotine ». Malgré les soins prescrits, « un travail assidu », une légère rémission de quelques mois, il retombe dans un état de véritable stupeur mélancolique, restant « couché sur le pavé de sa loge, sous prétexte qu'il ne doit plus songer qu'à subir son arrêt de mort ». C'est alors que Pinel décide d'utiliser un « expédient », selon ses propres termes : « Le surveillant de l'hospice des aliénés de Bicêtre fut prévenu qu'à une certaine époque, une prétendue commission du corps législatif se rendrait à Bicêtre pour prendre des informations sur le cit... et pour l'acquitter s'il était innocent. Je me concerte donc avec trois jeunes médecins, et je charge du principal rôle celui qui a l'air le plus grave et le plus imposant. Ces commissaires en habit noir et avec tout l'appareil de l'autorité, se rangent autour d'une table et font comparaître le mélancolique. On l'interroge sur sa profession, sa conduite antérieure, les journaux dont il faisait sa lecture favorite, son patrimoine. » Tout est organisé comme s'il s'agissait d'un véritable jugement. Ce dernier est rendu et se termine par une « sentence » prononcée « à haute voix » par le président pour « ébranler alors plus fortement l'imagination » du malade qui se voit finalement « acquitté de toute poursuite intentée contre lui », mais maintenu cependant « pendant six mois à Bicêtre pour y exercer sa profession en faveur des aliénés ». Si « tout annonce que l'impression produite sur l'esprit de l'aliéné a été des plus profondes », il ne semble pas que la guérison suive ce simulacre de jugement. Bien au contraire, à la suite de la « persistance de l'inaction », de « l'imprudence qu'on eut de lui indiquer comme une simple plaisanterie la sentence définitive », l'aggravation réapparut. Et Pinel conclut : « J'ai regardé depuis cette époque son état comme incurable » (p. 237).

Même si « l'imprudence » a été en partie responsable de l'incurabilité, cette histoire est tout à fait révélatrice de l'échec du traitement moral dans lequel la « raison » du malade serait directement utilisée pour supprimer les « raisons du délire ». Notons d'abord l'identification de Pinel à son « tailleur d'habits » au sujet de la mort de Louis XVI (point crucial de sa révision « déchirante » vis-à-vis du mouvement révolutionnaire). Lui-même, comme il l'a écrit dans la lettre à son frère Louis, le soir même de l'exécution, est « à jamais dégoûté de vouloir se mêler de politique ». Il a conçu une si profonde horreur pour les clubs et les assemblées populaires « qu'il a décidé de s'éloigner de tous les postes publics » qui ne se rapportaient pas à sa « profession de médecin ». En fait, non sans une certaine culpabilité, il passe alors dans la classe des « bourgeois modérantistes » et on comprend qu'il soit particulièrement et « sympathiquement » sensible à l'histoire de son malade, et à ce qui peut apparaître comme une « psychogenèse » de son délire.

Mais voyons surtout l'échec de ce traitement rationnel qui, par un stratagème se modelant sur la genèse et la logique du délire, cherchait à « raisonner » le malade, en s'en prenant à la partie restée lucide de son « entendement », la « partie saine de son Moi » diraient nos analystes contemporains. À partir de l'idée de culpabilité délirante mélancolique de son malade, l'aliéniste essaie de trouver pour ce dernier un cheminement rationnel. Mais en donnant cette

« quasi-réalité » au délire mélancolique, pour y appliquer le traitement le plus « rationnel », celui d'une logique judiciaire conduisant, après mise en acte du conflit auto-accusateur, à l'acquittement, on ne l'a pas pour autant liquidé. Bien au contraire, on n'a fait que renforcer la malade dans ses convictions délirantes, en lui montrant que même un jugement en sa faveur ne pouvait pas conduire à son élargissement de Bicêtre. Tout au plus, un tel simulacre devait l'enfoncer davantage dans sa mélancolie, et l'amener à l'incurabilité. C'est au même échec thérapeutique qu'aboutira François Leuret quand il cherchera, lui aussi, à raisonner ses malades pour qu'ils chassent de leur esprit leurs obsessions ou leurs idées délirantes. Philippe Pinel semble avoir été si peu fier de ce traitement qu'il ne cite plus, dans la deuxième édition de son *Traité* (en 1809), que la première partie de cette observation, s'arrêtant au « réveil de la sensibilité » et au fait que le malade a retrouvé son travail « avec un nouveau plaisir » et « ne cesse de répéter que son enfant... fait le bonheur de sa vie », nous faisant croire qu'il était donc guéri par de simples « moyens moraux » : « le travail assidu » et la reprise de « l'exercice de sa profession » (p. 350). On ne sait s'il faut s'affliger de l'escamotage d'un échec particulièrement significatif, ou s'extasier devant la naïveté d'un auteur qui croyait que personne ne ferait une lecture comparative de ses œuvres successives. Il y a en tout cas, devant cette omission de la seconde édition du *Traité*, une reconnaissance inconsciente des limites du traitement moral : l'occupation active, le travail obligatoire, les règlements de vie et la « police » de l'établissement de soins sont devenus l'essentiel de ces « moyens moraux » préconisés par le médecin de la Salpêtrière. Il n'est plus question d'un traitement s'adressant au « reste de raison » du patient atteint de folie.

La terreur

Ou du moins, il n'en subsiste qu'un, celui de l'intimidation, et même de la terreur, que l'aliéniste doit imposer à son malade. Et c'est en fait, dès le premier mémoire écrit par Pinel à Bicêtre, en l'an II (1794), *Observations sur la manie...* (reproduit in *Genèse de la psychiatrie*, p. 233-248), qu'il insiste sur ce « grand principe du régime moral des maniaques » : « Rompre à propos leur volonté et les dompter [...] par un appareil imposant de terreur qui puisse les convaincre qu'ils ne sont point les maîtres de suivre leur volonté fougueuse et qu'ils n'ont rien de mieux à faire que de se soumettre » (p. 246). Car l'insensé est « dominé par sa fureur extravagante ». Pour Pinel en effet, c'est moins le système de croyances fausses ou délirantes qui caractérise la manie que la « fureur », cette force qui vient des passions et des instincts déchaînés, et qui, soit en s'appliquant à une seule idée particulière, la renforce abusivement comme dans la mélancolie (délire exclusif), soit en envahissant l'entendement dans son ensemble, rend les idées incohérentes (délire général). Il ne s'agit donc pas tellement de reconnaître l'erreur dans la folie, mais d'affronter directement et de neutraliser la force de cette folie déchaînée qui amène l'insensé à se croire « au-dessus de tous les autres », comme l'écrira Fodéré. La guérison ne peut donc être obtenue que par la neutralisation, la soumission de cette force morbide à celle de l'aliéniste, qui va, pour cela, déployer tous les attributs de sa puissance à l'intérieur de l'hospice. Le traitement moral se joue alors uniquement sur cette scène d'affrontement où le fou verra sa fureur « désarmée par l'idée de son impuissance »... « En se soumettant sans résister, il devient plus calme et plus tranquille » (p. 247). Et Pinel nous décrit ainsi le scénario, toujours le même, où le « directeur » tient le premier rôle (qu'il reprendra ensuite lui-même, bien que, primitivement, comme on le voit, ce n'était pas un rôle médical, le fait d'être médecin ne donnant pas à l'acteur une compétence particulière) :

> « Le directeur, toujours fidèle à sa maxime de réprimer les fous sans leur laisser porter le moindre coup, se présente à lui [l'insensé] avec le ton le plus déterminé et le plus menaçant. [...] Il parle d'une voix foudroyante et s'avance vers le furieux jusqu'à une certaine distance pour attirer ses regards ; en même temps les gens de service viennent à un signal donné par derrière ou par les côtés et chacun d'eux saisit un membre de l'insensé, l'un un bras, l'autre une cuisse ou une jambe. On l'enlève ainsi en rendant ses efforts inutiles et on l'emporte dans sa loge *où on le retient à la chaîne* s'il est dangereux ou bien on se contente de l'y enfermer. »
>
> (P. 224.)

À titre d'exemple, Pinel donne d'abord celui de ce « militaire devenu maniaque » qui accepte finalement de « se soumettre » et même de « baiser la main » du directeur. Il décrit ensuite une véritable « guérison » dont le principe a été essentiellement de « rompre la volonté » du malade et de le « dompter » :

> « Un homme dominé par des préjugés religieux et consterné du renversement du culte catholique en France [...] reste près de trois mois dans une taciturnité sombre ». Il refuse toute nourriture, « même un peu de bouillon succulent qu'on lui offre ». Le directeur pense alors qu'il faut « lui imprimer une forte terreur pour changer la direction de ses idées sinistres ; il lui parle d'une voix foudroyante, fait aussi rassembler tous les gens de service et le menace d'employer contre lui les moyens les plus extrêmes. Ce ton ferme déconcerte et intimide l'insensé qui se résout alors à prendre de la nourriture. » C'est à partir de cet instant, où le patient a cédé à la force du surveillant, que la guérison peut s'amorcer. Il retrouve le sommeil, peu à peu ses forces vont se rétablir et ainsi a-t-il, nous dit Pinel, « échappé à une mort certaine ». Et il ajoute : « L'aveu qu'il a fait dans la suite après avoir recouvré sa raison démontre que la conduite qu'on avait opposée à son égarement avait été le principe de sa guérison ; il a exposé la fluctuation cruelle qu'il avait éprouvée pendant plus de 24 heures et l'espèce de combat intérieur qu'il avait eu à soutenir entre le plan formé de périr par une abstinence absolue et les mesures violentes dont il était menacé s'il refusait la nourriture ; ce sentiment de terreur l'avait enfin emporté. »
>
> (P. 245-246).

On voit que cette « guérison » n'a en fait rien à voir avec un véritable traitement médical. Il ne s'agit que d'un affrontement entre deux volontés, l'une dominée par la passion morbide, l'autre qui va l'emporter, par le simple souci de dompter cette passion et d'amener le maniaque à une résipiscence complète. Car il y a non seulement défaite de la part de l'insensé, mais également reconnaissance d'une culpabilité entraînée par la crainte de la punition dont l'a menacé le directeur. Ce n'est pas seulement la victoire d'une « normalité » sur un état morbide, c'est aussi celle de la volonté (bonne forcément) du soignant sur la « mauvaise » volonté du patient. Et c'est là que le traitement moral n'est plus du tout du côté de la médecine clinique qui se constitue par ailleurs, à la fin de ce XVIIIᵉ siècle, mais du côté d'une pratique de « direction morale » dont le médecin va s'emparer, sans y avoir pourtant été spécialement préparé. On sait que si Pussin cédera volontiers son autorité à Pinel lorsqu'il le rejoindra à la Salpêtrière, il n'en sera pas de même pour le directeur de Charenton, qui luttera vigoureusement contre le médecin Royer-Collard pour se garder un rôle qui paraissait, à juste raison, lui revenir.

L'apothéose du médecin

On comprend ainsi qu'il était nécessaire que, dans cette nouvelle perspective médicale du traitement de la folie, la « pulsion de pouvoir » de l'aliéniste se fasse de plus en plus sentir, et ce d'autant plus qu'elle participait aux conditions mêmes de fonctionnement de l'organisation asilaire qui se met en place. On assiste alors à une prépondérance du rôle médical, à « l'apothéose du personnage médical » dans ce « monde asilaire » (Foucault). Le médecin devient véritablement le personnage essentiel de l'asile, celui qui doit avoir toute autorité, qui en commande à la fois l'entrée, la répartition et toute l'administration thérapeutique et politique. On verra comment, durant toute la première moitié du XIXᵉ siècle, ce principe d'autorité médicale absolue allait devenir l'axiome fondamental du traitement moral. Rappelons seulement ce qu'en dira, en 1820, E. Georget, répétant les leçons de Pinel et d'Esquirol : une « hiérarchie des pouvoirs » est indispensable. Et le médecin est le seul « directeur de l'emploi ; rien ne s'y fait sans ses ordres et que d'après ses ordres ». Car « le gouvernement des fous doit être absolu ; toutes les questions doivent être décidées sans appel par le médecin qui pourra, si les demandes, réclamations des malades devenaient trop importunes, leur opposer le règlement de la maison. S'il existait plusieurs autorités rivales, jalouses du pouvoir, elles ne seraient que très rarement d'accord, et ne manqueraient pas de favoriser la désobéissance d'un côte ou de l'autre. On doit se garder de reprendre les employés, publiquement, de leurs fautes ; les malades s'en prévaudraient, pour résister davantage, mépriser les ordres de ces employés. »

On peut donc dire, avec M. Foucault, que l'aliéniste n'a pas seulement introduit une « science clinique » à Bicêtre et à la Salpêtrière. Il a également amené un « personnage dont les pouvoirs n'empruntaient à ce savoir que leur déguisement, ou tout au plus, leur justification ». Si le médecin peut alors cerner la folie, ce n'est pas tellement parce qu'il la connaît, mais parce qu'il la maîtrise ;

et cette connaissance clinique qu'il approfondira pour en faire une science de plus en plus objective et même positiviste ne sera peut-être qu'une manière encore plus radicale de la dominer en réduisant l'expérience existentielle qu'elle était jusque-là à des maladies rentrant dans le cadre d'une pathologie ordinaire.

BIBLIOGRAPHIE

FOUCAULT M., *Histoire de la folie à l'âge classique*, Paris, Plon, 1969.

LANTÉRI-LAURA G., *Psychiatrie et connaissance*, Paris, Sciences en situation, 1991.

LEURET F., *Du traitement moral de la folie*, Paris, J.-B. Bouillère, 1849.

PINEL P., *Traité médico-philosophique sur l'aliénation mentale ou la manie*, Paris, Richard, Caille et Ravier, an IX (nov. 1800).

POSTEL J., *Genèse de la psychiatrie. Les premiers écrits psychiatriques de Philippe Pinel*, Paris, Le Sycomore, 1989.

SWAIN G., *Le sujet de la folie. Naissance de la psychiatrie*, Toulouse, Privat, 1977.

THUILLEAUX M., *Connaissance de la folie*, Paris, PUF, 1973.

NAISSANCE DE LA PSYCHIATRIE (CHRONOLOGIE 1789-1838)

1790 *(16 et 26 mars)* : Décrets de l'Assemblée nationale ordonnant la mise en liberté des prisonniers par lettres de cachet et ordonnant, entre autres, « la constatation médicale de l'état des personnes détenues pour cause de démence, afin de les élargir ou de les faire soigner dans les hôpitaux qui seront ultérieurement indiqués »...

1790 *(15 juillet)* : Premier rapport du Comité de mendicité (visites faites dans les hôpitaux de Paris).
= Début d'une série d'enquêtes sur la question des aliénés.

1790 *(16-24 août)* : Loi comprenant, au nombre des objets de police confiés à la vigilance et à l'autorité de l'administration, « le soin d'obvier ou de remédier aux événements fâcheux qui pourraient être occasionnés par des insensés laissés en liberté » (art. 3).

1791 Première édition de *La philosophie de la folie*, de Joseph Daquin.

1791 *(19-22 juillet)* : Loi établissant des peines contre ceux qui laisseraient divaguer les insensés ou furieux... (art. 15).

1791 *(mai)* : Pinel nommé médecin-chef à la Salpêtrière.

1797 *(juin) (25 prairial an V)* : Réouverture de Charenton (fermé depuis deux ans).

1800 *fin-1801 début (an IX)* : Première édition du *Traité médico-philosophique sur l'aliénation mentale, ou la manie*, de Pinel.

1801 *(17 janvier)* : Création du Conseil général des hospices.

(9 avril) : Le Conseil général des hospices se saisit de la question des aliénés (projet de regrouper tous les aliénés de la capitale, curables ou incurables, dans un seul hospice).

1802 *(27 mars)* : Le Conseil général des hospices décide la suppression du traitement des aliénés à l'Hôtel-Dieu de Paris et l'instauration d'un quartier de traitement à la Salpêtrière pour les femmes, à Charenton (puis à Bicêtre) pour les hommes.

1804 *(17 septembre) (30 fructidor an XII)* : Circulaire du ministre de l'Intérieur (Portalis) rappelant une prescription du 15 thermidor an IX selon laquelle les aliénés ne peuvent être détenus qu'en vertu d'un jugement des tribunaux, à la demande de la famille ou des autorités.

Promulgation la même année du *Code civil* qui dans son article 489 stipule que « le majeur qui est dans un état habituel d'imbécillité, de démence ou de fureur, doit être interdit, même lorsque cet état présente des intervalles lucides ».

1805 Esquirol, *Des passions...*

1809 2e édition, profondément remaniée, du *Traité médico-philosophique*, de Pinel.

1810 *Code pénal.* « Il n'y a ni crime ni délit lorsque le prévenu était en état de démence au moment de l'action... » (art. 64).

1811 Esquirol, « médecin surveillant à la division des folles » de la Salpêtrière.

1812 Enquête-circulaire auprès de toutes les communes de France sur les insensés, les aveugles et les sourds-muets.

1813 *(5 mars)* : Décret prescrivant aux préfets « de rendre compte dans le cours de l'année 1813 des moyens de pourvoir à compter de l'an 1814, au traitement et à la défense des indigents attaqués de folie dans les divers départements ».

1815 *(6 novembre)* : Arrêté ministériel attribuant les dépenses des aliénés indigents aux communes du domicile de secours, ou à défaut au département.

1818 Rapport d'Esquirol au ministre de l'Intérieur : *Des établissements consacrés aux aliénés en France et des moyens de les améliorer* (5 153 aliénés secourus dans cinquante-neuf maisons, dont seulement huit établissements spéciaux).

1819 *(16 juillet)* : Instruction ministérielle prescrivant aux préfets d'améliorer le sort des aliénés dispersés dans les hospices, les prisons, les dépôts de mendicité, et d'examiner « si l'on pourrait à peu de frais les réduire dans un seul établissement, où un traitement pourrait être convenablement institué ».

1825 Esquirol succède à Royer-Collard à la tête de la Maison de Charenton.

1833 *(septembre)* : Enquête-circulaire auprès des préfets sur les insensés du royaume.

1834 Rapport de Ferrus dénonçant la situation des aliénés en France.

1835 *(29 juin)* : Circulaire ministérielle aux préfets : question de la dépense des insensés indigents soumise aux conseils généraux, préalablement au vote d'une loi réglant la situation des aliénés. (« La sûreté publique est souvent compromise par des insensés en état de liberté. »)

1836 *(mars)* : Demande d'enquête statistique sur les aliénés en France (ministère du Commerce et des Travaux publics, statistique de France).

1836 *(juin)* : Nouvelle enquête sur les aliénés (ministère de l'Intérieur), préparant l'inspection générale du Dr Ferrus à partir d'août 1836.

1837 *(6 janvier)* : Début de la discussion du projet de loi sur les aliénés.

1838 Esquirol, *Des maladies mentales considérées sous les rapports médical, hygiénique et médico-légal.*

1838 *(30 juin)* : Promulgation de la loi sur les aliénés.

ESQUIROL ET LA NOSOGRAPHIE

L'histoire légendaire de la naissance de la psychiatrie à Paris fait succéder le clinicien au philanthrope. Pinel aurait délimité l'« espace asilaire », Esquirol y aurait planté « le jardin des espèces » ; innovation que Foucault condamne et que louaient les classiques : « Comme *savant* [souligné dans le texte], Esquirol quitta le domaine de la spéculation pure pour s'attacher surtout à l'observation et à la clinique, traça d'admirables tableaux des principales formes de folie. »[1] Après avoir été identifiée à l'activité créatrice du « savant », la nosographie est devenue, d'oppression aliénante qu'elle était, instrument botaniste ou entomologiste. L'effort de connaissance diacritique peut n'être que stérile et meurtrier. *L'Aiglon* de Rostand, déjà, devant un papillon dans une collection, ne voulait voir que « l'épingle qui le tue ».

Il est vrai que Pinel s'était contenté de transmettre, sans l'enrichir, la division du champ de la psychiatrie qu'avait léguée l'Antiquité en quatre « espèces », manie, mélancolie, démence et idiotisme. Il est également vrai que l'œuvre d'Esquirol abonde davantage en « admirables tableaux ». Mais le plus nosographe des deux est évidemment l'auteur de la *Nosographie philosophique*, encore que cet ambitieux système ne doive pas grand-chose à l'expérience psychiatrique de son auteur. Rien au contraire n'est plus étranger au polémiste toujours pressé et quelquefois brouillon qu'était son élève que l'esprit de classification et d'inventaire. Mais les histoires légendaires ont besoin de la clarté des successions linéaires : d'abord les murs, ensuite le jardin.

En réalité, Esquirol consacre toute son œuvre aux aliénés, à la folie, objet collectif qu'il n'a guère cherché à diviser. S'il en a isolé des types, c'est moins pour les distinguer entre eux que pour les opposer à des catégories extérieures

1. E. Régis, *Manuel pratique de médecine mentale*, 2e édition, Paris, 1892, p. 26.

à la psychiatrie, dans le cadre de controverses précises. Ses contemporains le savaient. Falret le dit très bien : « Sans doute les écrits de M. Esquirol présentent de nombreuses lacunes, et on doit regretter surtout que toutes les parties n'en aient pas été étroitement unies par un lien plus philosophique ; mais [...] reconnaissons que M. Esquirol, à l'exemple du vénérable Pinel, a dû songer, avant tout, au mal qu'il était urgent de réparer et au bien que la Providence l'appelait à accomplir. »[1]

Cette aliénation, domaine où il était appelé par la Providence à accomplir le bien et non pas à mettre de l'ordre, il l'a d'abord appelé *manie*, nommant une partie pour le tout en une synecdoque qui se trouve avant lui chez Pinel : la deuxième édition du *Traité médico-philosophique sur l'aliénation mentale*, en 1809, a perdu le sous-titre de la première, *ou la manie*. M. Gauchet et G. Swain expliquent cela : « La transformation de l'idée de la folie en général s'est effectuée à la lumière d'une espèce déterminée [...], la manie [...] ; la manie fournissant un support parlant à la représentation d'une folie curable. »[2]

De même, avec un décalage d'une génération, les *Terminaisons critiques de la Folie* du recueil de 1838 étaient dans le manuscrit de 1810 terminaisons *de la Manie*, ce dernier mot étant, d'une date à l'autre, systématiquement remplacé par « aliénation » ou « folie » sans guère que le sens en souffre[3]. Dans la première partie de sa carrière, Esquirol identifie à peu près la médecine mentale à la médecine de la manie, à la psychiatrie aiguë. La phrase que voici, prise dans le manuscrit de 1810, sera très abrégée en 1838 : [La doctrine des crises] « est applicable à la manie. Cette application serait bien plus sensible si je l'étendais à l'hypocondrie, à la mélancolie, à la nostalgie, à la nymphomanie, en un mot à l'ordre entier des vésanies » : autant d'états critiques moins évolutifs que la manie, que l'auteur cite par prétérition pour les exclure du champ de son étude. Mais ce qu'il exclut ainsi, ce ne sont pas des malades ayant fait l'objet de diagnostics. Ce sont des catégories abstraites dont il n'a presque jamais usé dans son œuvre de clinicien, c'est un souvenir scolaire, celui de Boissier de Sauvages, qui cite toutes ces espèces dans la *classe* des vésanies (et non l'ordre, qui est une subdivision de la classe). La huitième classe de la *Nosologia systematica* (1768), *Vesania*, avait dû tenir lieu de manuel de psychiatrie à Esquirol étudiant. L'auteur le cite, de mémoire évidemment, puisqu'il confond ordre et classe, mais sa mémoire était bonne, car l'ordre est à peu près respecté et les dix-huit espèces omises, sur vingt-trois, sont moins importantes ou moins psychiatriques.

Il existait donc dans le discours médical une nosographie vraiment botanique, celle de l'école, livresque, anticlinique, utile encore pour obtenir des effets rhétoriques, mais tout à fait abandonnée dans la pratique clinique.

1. J. Falret, *Discours prononcé sur la tombe de M. Esquirol*, Paris, 1841, p. 7.
2. M. Gauchet et G. Swain, *Des passions*, Paris, 1980, p. VIII-IX (réimpression de la thèse d'Esquirol).
3. M. Gourevitch, « Un manuscrit d'Esquirol », in *Mélanges en l'honneur de G. Daumézon. Regard, accueil et présence*, Paris, 1980, p. 331-342.

Esquirol est un des fondateurs de la clinique médicale moderne, mais il avait été formé, sinon par la faculté d'Ancien Régime, du moins sur ses décombres révolutionnaires. Il était à cette charnière où la réalité professionnelle n'avait aucun rapport avec l'enseignement jadis reçu (il n'était pas le seul en son temps, et peut-être vivons-nous un temps analogue). Et c'est pour cela sans doute que, par la suite, dans la mesure où la nosographie l'a intéressé, il en a progressivement transformé la signification épistémologique.

Il y a un texte révélateur à cet égard, c'est le début du mémoire *De la Démonomanie*, daté 1814. Dans une perspective scolastique, dans un vocabulaire typiquement linnéen et botaniste, il y disserte de la division du genre *démonomanie* en espèces : théomanie, cacodémonomanie. Jusqu'ici il paraphrase Boissier de Sauvages, se bornant à inventer pour le même genre des espèces différentes. Et il clôt très vite le débat par un hommage aux usages reçus : « Mais le mot *démonomanie* est consacré ; l'on m'eût accusé de néologisme si je l'avais ramené à son acception étymologique. »[1] Seulement, il se distingue de Sauvages, et de tous ses prédécesseurs, en illustrant son propos par des allusions cliniques et non par des définitions *a priori*. Sauvages différencie d'abord la démonomanie des sorcières de la démonomanie-vampirisme ; Esquirol met « en opposition toutes les variétés de la mélancolie religieuse ; le délire religieux, gai, audacieux, avec orgueil et exaltation, [s'oppose] au délire triste, craintif, accompagné de découragement et d'effroi ».

Lypémanie et monomanie

« Sur des pensers nouveaux, faisons des vers antiques », chante André Chénier, qui n'avait que dix ans de plus qu'Esquirol. Cette génération napoléonienne a eu le génie de faire éclore sous une forme classique le germe des idées modernes. Le texte précoce qu'on vient de lire annonce ce qui sera la grande innovation nosographique de notre auteur, la division de l'antique mélancolie en lypémanie et monomanie.

Celle-ci avait été caractérisée par une conviction délirante partielle depuis Arétée de Cappadoce, au Ier siècle après J.-C., jusqu'à Pinel, qui la définissait comme un « délire exclusif sur un objet », avec habituellement, certes, « habitude d'abattement et de consternation », mais cette altération de l'humeur était inconstante et il pouvait y avoir « état habituel de satisfaction ». Il y avait des mélancolies gaies. Était mélancolique tout état psychiatrique chronique, non excitatoire et non déficitaire, indépendamment de l'état thymique.

Esquirol, et c'est certainement l'essentiel de son œuvre proprement nosographique, a démembré ce vaste domaine. Il en a fait deux moitiés dont les noms sont tombés en désuétude, mais dont la réalité reste bien vivante, la

1. E. Esquirol, *Des maladies mentales...*, Paris, 1838, 2 volumes, tome 1, p. 482-483.

lypémanie et la monomanie, c'est-à-dire, pour traduire sans guère trahir, la dépression et la psychose délirante chronique. En dehors de l'urgence aiguë, le trouble de l'humeur était enfin séparé de celui du jugement, et c'est de là qu'on peut dater à la fois un Esquirol mythique et nosographique et un Esquirol authentique et fondateur d'une attitude nouvelle envers la folie.

La lypémanie reprendra, après Esquirol, le nom de mélancolie, dans un sens renouvelé. La tristesse peut être pathologique par sa seule intensité. Les illustrations cliniques sont surtout fournies par des hébéphrènes et des paralytiques généraux, mais peu importe ; le concept de dépression pathologique va atteindre à une dimension sociologique en accordant le statut de malade à des gens qui, ne délirant point, relevaient jusqu'alors de la morale et de l'invigoration sacerdotale[1].

Quant à la monomanie, elle apparaît logiquement comme ce qui reste après la sécession des « passions tristes », isolant la « préoccupation exclusive sur un seul point ». Il est probable du reste que la collaboration d'Esquirol au *Dictionnaire des sciences médicales* en soixante volumes, de Panckoucke, pour lequel il a écrit treize articles, a favorisé ce morcellement des anciennes entités.

Après cette innovation, la rupture qu'avait amorcée Pinel est consommée entre la jeune psychiatrie et l'antique image intellectualiste de la folie, toujours identifiée jusqu'alors à la déraison. Le fou était le négatif de l'homme raisonnable, et il l'était globalement : conception abstraite qui est toujours aujourd'hui celle des théoriciens de la folie, mais que le savoir clinique fait répudier à Esquirol. Il a dès 1805 consacré sa thèse aux « passions comme causes, symptômes et moyens curatifs de la folie », et c'est une constante qui se retrouvera tout le long de son œuvre que la continuité entre les passions normales et leurs excès pathologiques.

Que l'entendement ne soit pas seul lésé, cela est évident dans la lypémanie ou mélancolie, désordre des passions qui entraîne secondairement celui de l'intelligence. Esquirol donne la description princeps du *taedium vitae* et de l'inhibition mélancolique à propos, non pas d'une maladie, mais du spleen, état psychologique passionnel qu'il a soigné « tant dans les établissements d'aliénés que dans sa pratique particulière ». Or « ceux qui ont le spleen présentent tous les caractères de la lypémanie »[2].

Mais les passions sont également en cause dans la monomanie, où l'enchaînement étiologique est inverse : l'une et l'autre sont « caractérisées par une lésion partielle de l'intelligence, des affections et de la volonté »[3]. Notons à ce propos que la volonté, dont la pathologie est souvent citée par Esquirol, sera vite abandonnée par les psychiatres aux philosophes et aux malades eux-mêmes, qui en invoquent le pouvoir automédicateur, au grand scepticisme des

---

1. M. Gourevitch, « Esquirol et la lypémanie », *in* P. Pichot éd., *Les voies nouvelles de la dépression*, Paris, 1978, p. 12-18.
2. E. Esquirol, *Des maladies mentales…, op. cit.*, tome 1, p. 554.
3. *Ibidem*, tome II, p. 1.

cliniciens. Selon que le trouble primaire est dans l'intelligence, les affections ou la volonté, on observe respectivement :

- la monomanie intellectuelle, délire thématique, limité dans son objet, où la folie est évidente ;
- la monomanie affective et
- la monomanie instinctive, ces deux dernières limitées dans le temps, où la folie par conséquent n'est pas évidente, et qui paraissent se partager les domaines obsessionnel, phobique et pervers.

On ne peut pousser bien loin l'effort de conversion en nosographie d'aujourd'hui, parce que chez Esquirol le nosographe reste laconique et abstrait, n'illustrant pas son propos, tandis que le clinicien est phénoménologiste et décrit sans jamais classer. Il y a à cela une exception de taille, la monomanie homicide.

La monomanie homicide et quelques autres

C'est la seule qu'il ait décrite avec quelque continuité, c'est la seule plante qu'ait reconnue ce prétendu fondateur d'une classification botaniste, et le jardin des racines grecques n'a été planté que par ses élèves sous Napoléon III. Et s'il a affirmé l'existence de cette unique espèce, c'est pour faire entendre aux tribunaux qu'on pouvait être meurtrier par l'effet d'une folie certaine, mais évidente aux seuls yeux du médecin spécialiste. La monomanie homicide est une catégorie médico-judiciaire, créée dans une intention polémique face à des juristes qui affirment : « Si la loi veut que les médecins soient consultés sur la folie, c'est sans doute par respect pour l'usage [...]. Il n'est aucun homme d'un jugement sain qui n'y soit aussi compétent que M. Pinel ou M. Esquirol, et qui n'ait encore sur eux l'avantage d'être étranger à toute prétention scientifique. »[1]

La seule monographie qu'ait consacrée Esquirol à une espèce monomaniaque est son *Mémoire sur la monomanie homicide*, « afin d'appeler l'attention des juges et du législateur »[2]. Il en distingue trois variétés[3], qui recouvrent respectivement les meurtriers délirants, « reconnus fous par tout le monde », les meurtriers impulsifs et aussi les sujets « entraînés par une impulsion aveugle à laquelle ils résistent, [et qui] échappent à leurs funestes impulsions ». Ainsi les phobiques d'impulsion sont-ils rapprochés des meurtriers, bien que notre auteur reconnaisse qu'ils ne passent jamais à l'acte ; le fantasme névrotique, efficacement critiqué, est assimilé au geste psychotique incontrôlé ; l'aveu secret fait au médecin se confond avec le crime patent. Cela heurte nos habitudes nosologiques contemporaines et peut-être aussi notre morale laïque et

1. G. Lantéri-Laura, *Lecture des perversions*, Paris, 1979, p. 17.
2. U. Coste, cité par E. Regnault, *Du degré de compétence des médecins...*, Paris, 1830, p. 1-2.

juridique qui ne condamne que les actes. Le rapprochement n'en est pas moins cohérent dans la perspective clinique d'Esquirol, phénoménologiste avant la lettre comme nous l'avons vu. Il peut mesurer aussi le terrain perdu, en quelques générations, par une morale fondamentalement chrétienne qui connaissait le péché d'intention. Quoi qu'il en soit, Esquirol a soigné à ce titre à Charenton des femmes « tourmentées par des idées d'infanticides »[1], très bonnes mères de famille et ne déraisonnant point, c'est-à-dire de jeunes mères atteintes d'un symptôme phobique banal entre tous.

La monomanie homicide occupait déjà plus d'un quart du mémoire *de la Monomanie*[2], où l'on trouve aussi quatre autres espèces :

– la monomanie *érotique*, illustrée d'observations d'érotomanie au sens moderne, et aussi de chagrins d'amour non délirants mais suivis d'évolution très funeste ;

Certains paraissent bien peu pathologiques, tous ces amoureux infortunés sont fort chastes. Mais le seul fait d'une passion constante pour une personne déterminée les fait grouper dans un même chapitre où la monomanie désigne moins un délire partiel qu'une passion unique, par un glissement étymologique qui témoigne de l'extrême laxité du concept en même temps que de la continuité entre passion et monomanie. De là le diagnostic différentiel avec la manie hystérique, où « les idées amoureuses s'étendent à tous les objets propres à exciter le système nerveux ».

– la monomanie *raisonnante*, où sont brouillés les cartes soigneusement distribuées dans l'introduction entre l'affective et l'instinctive : il n'y a pas de thématique délirante. Figurent ici, entre autres, des formes modérées de manie périodique et l'illustre Mademoiselle F., observation princeps de névrose obsessionnelle, un des textes célèbres d'Esquirol ;

– la monomanie *d'ivresse*, où pour la première fois l'ivrognerie s'élève à la dignité d'espèce morbide. Cette innovation ne survivra pas à Esquirol. En 1882 encore, la dipsomanie de Lasègue ne concernera qu'une élite restreinte de buveurs, et il faudra attendre notre siècle pour qu'ils accèdent tous au titre d'alcooliques ;

– la monomanie *incendiaire* enfin, catégorie médico-légale de même signification que l'homicide.

On voit que le concept de monomanie a pu fournir, en un moment historique précis, une vaste enveloppe assez souple pour s'adapter à la forme d'une réalité nouvellement observée quelle qu'elle fût, mais que cette laxité n'allait pas tarder à le condamner. C'était un fourre-tout. On n'a pas tardé après Esquirol à en faire un mauvais usage, et les reproches de J.-P. Falret dans *De la non-existence de la monomanie* (1854) s'adressent moins au maître qu'à ses successeurs. Certaines de ses critiques rendent compte de la direction réductrice où la psychiatrie va se fourvoyer : la monomanie « rend impossible toute ligne

1. E. Esquirol, *Des maladies mentales…, op. cit.*, tome II, p. 843.
2. *Ibidem*, p. 834.

de démarcation rigoureuse entre la passion et la folie » (p. 22), ce qui gêne l'expert judiciaire mais pose Esquirol en novateur heureusement inspiré.

Les hallucinations

C'est Esquirol qui a isolé l'hallucination au sens où on l'entend aujourd'hui. Il lui consacre un mémoire[1], daté de 1817, qui commence par la définition célèbre : « Un homme qui a la conviction intime d'une sensation actuellement perçue, alors que nul objet extérieur propre à exciter cette sensation n'est à portée de ses sens, est dans un état d'hallucination. » Parmi ses écrits nosographiques, ce mémoire est celui qui a le moins vieilli : « Ce symptôme est très fréquent ; il est un des éléments de la folie et peut se rencontrer dans toutes les variétés de cette maladie. » Les illustrations cliniques, ici comme ailleurs, l'emportent sur le souci de classer. Mais, à une exception près, le mot hallucination ne se trouve nulle part ailleurs dans l'œuvre clinique de notre auteur, où pourtant les malades hallucinés abondent.

Conclusion

On voit combien cette œuvre, collection de monographies ponctuelles, est dépourvue du « lien philosophique » dont J.-P. Falret, sur la tombe du maître, déplorait l'absence. Cela est particulièrement frappant dans l'exemple où, en 1838, il reprend un manuscrit de 1810. Il y remplace *manie* par *aliénation* ; à cela près, il ne fait rien pour intégrer, dans cette édition tardive, le fruit de vingt-huit ans de travail. Il n'y introduit ni sa lypémanie ni sa monomanie. Il y laisse subsister deux emplois du mot *mélancolie* qu'entre-temps il avait condamnés, et en introduit un troisième.

Si Esquirol n'a aucun souci d'unité doctrinale, il a fondé la psychiatrie en vivant avec les aliénés, exigeant envers eux l'engagement personnel du médecin, et surtout en les montrant tels qu'ils sont. Les « admirables tableaux » qu'il a peints, et qui ne pouvaient l'être qu'avec un regard médical, ont habitué ses élèves à voir des malades qui souffrent là où il n'y avait que substrat de la déraison. Quant à sa nosographie percée de lacunes, contemporaine du renouveau en faveur des cathédrales gothiques, elle est comme leurs murs, déchargée de fonction porteuse et trouée à volonté de larges fenêtres.

1. *Ibidem*, tome II, p. 126-130.

LA LÉGISLATION SUR LES ALIÉNÉS EN FRANCE DE LA RÉVOLUTION À LA MONARCHIE DE JUILLET

La Révolution française a commencé par une libération d'aliénés : la prise de la Bastille n'a guère été autre chose, et elle est restée le symbole de la chute de l'Ancien Régime. L'emblématique révolutionnaire comporte volontiers des chaînes brisées et les premières chaînes de l'arbitraire royal qui aient été rompues, entre toutes symboliques, entravaient les fous. Mais personne n'a voulu s'en apercevoir.

Il en est résulté pendant un demi siècle un vide législatif surprenant si l'on considère la minutieuse perfection avec laquelle le code Napoléon a ordonné tous les détails de l'organisation sociale. Le législateur ne s'occupe alors des aliénés que pour les exclure, en quelques gestes de déni dont le caractère défensif, au sens psychanalytique, contraste avec la maturité et le réalisme qui caractérisent l'ensemble de son œuvre à la même époque.

Cette période de méconnaissance prend fin avec l'élaboration du monument qu'est la loi du 30 juin 1838, dont l'influence s'est exercée sur presque toutes les législations du monde civilisé. Ce qui s'exprime là, au bout de cinquante ans, c'est la consécration juridique de l'œuvre de Pinel et d'Esquirol, c'est-à-dire la médicalisation de la folie. Si le fou, objet d'exclusion, devient sujet de droit, c'est parce qu'il a cessé d'être le substrat abstrait de la déraison. Et cela ne pouvait être que grâce au statut de malade que lui a progressivement acquis le regard du clinicien, habitué à poursuivre une guérison au moins hypothétique, donc à rechercher et à étendre chez tout individu une part de santé. La loi de 1838 est due pour une grande part à l'influence directe de Ferrus et d'Esquirol, auteurs l'un et l'autre d'une brochure *ad hoc* qui fut distribuée aux députés et aux pairs et fréquemment citée dans les deux chambres pendant les dix-huit mois que durèrent les débats préparatoires. Inspirée par des médecins, cette loi fait du médecin un rouage essentiel de l'assistance aux aliénés et des dispositions concernant leur personne, tout en appliquant le dogme thérapeutique, alors indiscuté, de l'isolement.

Jusque-là, les rares textes promulgués sont d'inspiration purement administrative et peuvent être résumés par l'injonction théâtrale qui fait évacuer le prétoire ou la scène d'une représentation tragique : « Gardes, emmenez le condamné. » Que se passe-t-il dans les coulisse ? On ne s'en soucie point.

Premiers textes

Il y avait deux textes de l'Assemblée constituante. La loi du 16 août 1790 confiait à l'administration, parmi ses tâches de police, « le soin d'obvier ou de remédier aux événements fâcheux qui pourraient être occasionnés par les insensés ou les furieux laissés en liberté ». La loi du 19 juillet 1791 constituait en contravention de simple police le fait de « laisser divaguer des insensés ou des furieux ». Comment les empêcher de divaguer, comment obvier aux suites fâcheuses de leur état, ces questions n'étaient point évoquées.

De même, le code Napoléon n'édictait envers l'aliéné que des dispositions négatives, pour le décharger de sa responsabilité pénale ou le priver de sa capacité civile.

L'article 64 du *Code pénal*, toujours en vigueur, a la beauté lapidaire des axiomes napoléoniens. Son texte si connu illustre bien le mécanisme de déni dont nous venons de parler : « Il n'y a ni crime ni délit si le prévenu était en état de démence dans le temps de l'action, ou lorsqu'il a été contraint par une force à laquelle il n'a pu résister. » Il ne s'est rien passé. Peu importe s'il y a un cadavre ou une maison en cendres, l'acte est annulé, c'est-à-dire que l'existence du « prévenu » est abolie.

Quant à l'interdiction, la loi du 3 janvier 1968 sur les incapables majeurs est venue la remplacer, mais elle fournit son titre à une nouvelle de Balzac qui l'immortalise. Ses dispositions étaient très détaillées. L'interdiction judiciaire, qui existait déjà sous l'Ancien Régime, privait de ses droits civils, et notamment de la disposition et de l'administration de ses biens, le majeur qui est « dans un état habituel d'imbécillité, de démence ou de fureur, même lorsque cet état présente des intervalles lucides » (ancien article 489 du *Code civil*). Moins rigoureux était le conseil judiciaire, réservé aux « prodigues » et aux « faibles d'esprit ». Ces deux mesures, auxquelles ont succédé respectivement nos actuelles tutelle et curatelle, résultaient d'un véritable procès public, où la loi ne prévoyait aucune intervention médicale : « C'est à peine si l'on peut pardonner aux auteurs du Code civil, quelque égard que l'on ait pour l'époque à laquelle ils rédigeaient le titre de l'interdiction, de n'avoir pas seulement fait mention du médecin », s'indignait Legrand du Saulle en 1881.

La pratique parisienne

Voilà pour les textes, les nobles textes qui se déclament sous les feux de la rampe. Le rôle des acteurs, une fois sortis de scène, est régenté par les textes réglementaires et surtout par les usages. Et le fou, jusqu'en 1838, est littéralement hors la loi, puisqu'elle ne le connaît que pour l'éliminer. Il aura donc pour régisseurs les pratiques coutumières et les arrêtés préfectoraux. Ainsi va se créer une jurisprudence de fait qui aura pour siège Paris, pour source les pratiques de l'Ancien Régime, pour auteurs les préfets de police et pour consécration la loi de 1838, qui étendra à tout le territoire national cette pratique parisienne.

Priver un citoyen de sa liberté pour cause d'aliénation mentale, sans intervention de l'autorité judiciaire, c'est un usage français toujours actuel et qui remonte directement à la lettre de cachet royale. Les préfets ordonnent aujourd'hui aux directeurs de centre hospitalier spécialisé de recevoir un tel et de le retenir jusqu'à nouvel ordre, comme faisait jadis Louis XVI aux gouverneurs de ses forteresses. Il y a une différence essentielle : l'arrêté préfectoral doit être motivé, alors que la lettre de cachet s'achevait par la formule « car tel est notre plaisir », la volonté du roi étant la source du droit. Entre 1789 et 1838, ce pouvoir a été exercé par les maires. Sa nature arbitraire a paru insupportable le 14 juillet 1789, comme aux nombreux réformateurs de la loi de 1838 qui se sont succédé depuis un siècle et demi. Nous verrons qu'il a été longuement discuté lors des débats de 1837-1838.

Le lieutenant général de police, prédécesseur parisien du préfet de police, proposait une lettre de cachet, soit d'office, soit à la demande de la famille de l'intéressé – ce qui préfigure le placement volontaire, actuel placement à la demande d'un tiers ; dans les deux cas, une enquête minutieuse était faite, ce qui n'excluait pas l'arbitraire, mais certainement le caprice irréfléchi.

Jusqu'en 1802, se poursuit l'usage ancien d'admettre les fous pour un « traitement » de quelques semaines à l'Hôtel-Dieu. Le problème juridique de leur séquestration se pose à la fin de cette période aiguë, moment où les hommes sont envoyés à Bicêtre et les femmes à la Salpêtrière. Sous l'Ancien Régime, il fallait un certificat d'incurabilité pour ce transfert, qui était décidé par un ordre du « ministre qui a le département de Paris », dit Tenon en 1788. Il existait aussi des maisons payantes : les Petites-Maisons, Charenton et des pensions privées, celles-ci étant, ajoute Tenon, soumises à une inspection du lieutenant de police « afin de prévenir les abus qui pourraient s'y introduire au préjudice de la liberté du citoyen » (J.-R. Tenon, 1788) : relevons, dans un rapport officiel de l'Ancien Régime, ce vocabulaire qu'on pourrait croire purement révolutionnaire.

Dès 1791-1793, on s'inquiète de la légalité de cette séquestration, et l'on s'indigne aussi que des aliénés dont la famille pourrait payer la pension séjournent dans des établissements gratuits, mangeant ainsi le pain des pauvres. Ce dernier point est plus important qu'il ne pourrait sembler, car il soulève la question essentielle du financement. Les charges d'assistance pesaient en règle générale sur les communes, et il arrivait qu'elles expédient leurs fous dans la capitale, les abandonnant dans la rue. Exclusion des aliénés riches et formes légales d'admission sont examinées dès cette époque par Cabanis.

Cabanis

On pensait que tout aliéné doit être interdit, ce qui permettrait de le séquestrer, en sa qualité de mineur, sans entorse aux droits du citoyen. Cabanis est d'avis contraire : « Un fou doit être considéré sous trois rapports : comme malade, comme capable de nuire et comme interdit. Les deux premiers rapports sont, relativement aux soins et aux précautions qu'ils indiquent, du ressort de la médecine, ou de la police ; c'est le dernier seulement qui est du ressort des tribunaux. » Ce texte, remarquable de concision et de précocité, définit ce que sera l'esprit de la loi de 1838 et le rôle des instances chargées de l'appliquer.

C'est probablement le premier écrit sur notre sujet qui soit sorti d'une plume médicale. Contre l'interdiction préalable au traitement, il développe d'excellents arguments dont on retiendra celui-ci : « La folie n'est nullement permanente de sa nature. » Il faut pouvoir libérer le malade avec souplesse et promptitude, qualités qui ne sont pas celles des formes judiciaires. Cabanis n'était point psychiatre ; mais il fallait un médecin pour envisager, fût-ce abstraitement, la folie non comme un état absolu mais comme un fait pathologique susceptible d'une évolution, celle-ci n'étant pas forcément défavorable. De nos jours comme il y a deux siècles, le consensus social souhaite une définition solennelle et judiciaire de la folie à l'entrée du lieu où elle est confinée, parce qu'elle est conçue comme totale et absolue. Aujourd'hui encore, c'est la promiscuité avec les chroniques dont le déficit est patent qui indigne surtout les familles des malades qui entrent à l'hôpital. Les histoires journalistiques d'internement arbitraire ne manquent jamais de décrire un homme normal, jeté parmi des fous grimaçants et dévorés de tics, dans un enfer de violence entre des murs couverts d'excréments. Excréments et violence sont l'univers naturel des fous, rien à redire à cela. Ce qui scandalise, c'est qu'on puisse y être précipité, par erreur ou malice, sans l'avoir mérité. Il faut donc s'entourer de garanties vigilantes pour éviter qu'un individu normal ou temporairement troublé ne soit pris pour un fou. Mais quand on est fou, c'est entièrement et pour toujours ; on est aliéné, étranger, on n'a plus besoin de la protection due au citoyen, et le sort ultérieur de l'aliéné avéré n'intéresse guère. Si Cabanis dépasse cet *a priori* profane, c'est en prenant au sérieux l'assertion neuve et encore rhétorique que le fou est un malade.

Mais, tout autant que du respect de la liberté individuelle, Cabanis se soucie de l'efficacité thérapeutique de l'institution. Il faut donc limiter l'encombrement, il faut s'assurer que le pensionnaire admis est réellement fou et réellement pauvre. « Le salut même des personnes qu'on reçoit, indépendamment de toute vue économique, exige des règlements propres à limiter leur nombre. » C'est ici avec près d'un siècle d'avance, que Cabanis prévoit les asiles encombrés d'incurables, de vagabonds et de séniles qui, en application de la loi de 1838, en dénatureront l'esprit.

La loi de 1838 : sa préhistoire

Revenons en 1802. Le 17 juin de cette année-là, un arrêté du ministre de l'Intérieur renouvelle l'interdiction déjà édictée par le Directoire le 27 prairial an V (15 juin 1797) de « traiter » les fous à l'Hôtel-Dieu. Le renouvellement d'une interdiction est la meilleure preuve de son inefficacité. Les insensés doivent être examinés au bureau central des hôpitaux et munis d'un certificat d'indigence avant d'être admis, directement, à Bicêtre, à la Salpêtrière et, dans certains cas, à la maison payante de Charenton, qui avait été fermée de 1795 à 1797. Même ceux « qui seraient envoyés par l'ordre du préfet de police ou de la Commission administrative des hospices civils »[1] devaient passer devant les officiers de santé du bureau central, et c'est la première fois qu'un avis médical est ainsi exigé, encore qu'on puisse douter que les ordres en question aient jamais été contestés.

Les textes réglementaires ultérieurs accentueront la priorité donnée à la décision médicale, mais celle-ci doit être doublée d'une décision administrative. Le Conseil général des hospices s'érige en autorité parajudiciaire ; le préfet de police, dans le règlement de 1819, peut s'opposer à une sortie décidée par le médecin.

Enfin, le 9 août 1828, l'ordonnance du préfet de police Debeleyme reprend l'ensemble des règles d'admission dans les hospices. Préfigurant la loi et ses textes d'application, elle impose au médecin des établissements d'aliénés l'obligation d'y résider[2].

En province cependant, les usages varient beaucoup. Dans le département du Nord et dans le Midi, les aliénés sont presque tous interdits de façon systématique. En 1818, il y a 1 222 aliénés dans huit hospices spéciaux, dont Charenton ; 24 hôpitaux généraux en hébergent 3 196, et sur ce nombre 1 197 sont à la Salpêtrière et 550 à Bicêtre. Enfin, 613 aliénés sont encore dans des « maisons de force ou de détention, ou dépôts de mendicité », tous en province. Cela fait 5 031 fous placés, sans compter « plusieurs départements [qui n'ont] aucun local disponible pour recevoir les insensés ; et l'on est obligé de les laisser dans leurs familles, ou exposés à la pitié publique »[3]. Mais ce n'est pas seule-

---

1. Rapport de Pastoret de 1816, cité par G. Bollotte et A. Bigorre, « L'assistance aux malades mentaux à Paris de 1789 à 1838 », *Annales médico-psychologiques*, 124, 2, 1966, p. 463-474.
2. Les paragraphes qui précèdent doivent beaucoup à une conférence de Gladys Swain.
3. *Rapport au roi (du ministère de l'Intérieur) sur la situation des hospices, des enfants trouvés, des aliénés, de la mendicité et des prisons,* Paris, Imprimerie royale, 1818, p. 17 et 53.

ment pour cela que les trois établissements parisiens groupent près de la moitié de l'effectif interné ; c'est surtout parce que la province continuait plus que jamais à envoyer ses fous dans la capitale, en lui forçant la main.

Cette même année 1818, Esquirol rédige le mémoire pour le ministre de l'Intérieur[1], où il décrit avec des accents restés célèbres la misère de ces aliénés de province dont le sort est inchangé depuis des temps immémoriaux et dont beaucoup « gémissent » encore dans les prisons. Il propose la construction de huit ou dix asiles régionaux, dépendant directement de l'État, mais financés par les départements de leur ressort.

La loi de 1838 : sa discussion

Lorsque, le 6 janvier 1837, le ministre de l'Intérieur, de Gasparin, présente à la Chambre des députés le projet de loi gouvernemental sur les aliénés, la situation a évolué en province, où se sont créées nombre de maisons religieuses destinées à les recevoir. Ce projet, on l'a vu, tendait essentiellement à légaliser la pratique parisienne et à l'étendre à la province en dotant celle-ci des moyens nécessaires. L'influence de Ferrus et surtout d'Esquirol avait inspiré une rédaction d'emblée très réfléchie et, si les débats durèrent jusqu'au 14 juin 1838, le projet fut en fin de compte voté par les deux chambres sans modification essentielle.

Le titre premier, *Des établissements d'aliénés*, donna lieu à une discussion un peu confuse, sur le nombre d'asiles à créer. Fallait-il faire un petit nombre d'établissements centraux, comme l'avait préconisé Esquirol, ou chaque département devait-il avoir le sien ? Il semble que ce soit finalement le souci de sauvegarder les maisons religieuses locales qui ait fait prévaloir cette dernière solution départementale, avec la conviction que les conseils généraux financeraient de mauvais gré des établissements qui dépasseraient leur ressort. Cependant, il y a des départements peu peuplés qui ne sauraient faire les frais d'un asile, d'où la rédaction définitive les autorisant « à traiter avec un établissement d'un autre département ». Quant aux établissements privés laïques à but lucratif, ils ne suscitaient que la méfiance qu'inspire « la spéculation ». Les députés bourgeois, les aristocrates de la Chambre des pairs ont montré pour la « médecine de profit » une malveillance qu'expriment les articles 4, 5 et 6 de la rédaction définitive, prévoyant pour les maisons privées une surveillance plus stricte et un statut plus précaire que pour les asiles publics[2].

1. J.-E.-D. Esquirol, *Des établissements consacrés aux aliénés en France et des moyens de les améliorer*, Paris, J.-B. Baillère, 1838, tome II, p. 399-431.
2. Ministère de l'Intérieur et des cultes. *Législation sur les aliénés... Discussion à la Chambre des députés et à la Chambre des pairs,* Paris, Berger-Levrault, 1881-1884, tomes II et III. Extraits in *Analectes Théraplix*, 1872-1973.

De même, au titre II, *Des placements*, les débats qui en ont fixé le texte, pour peu qu'on les lise, font prompte justice de la mythologie moderne qui veut que les bourgeois de 1838 aient cherché à éliminer les éléments improductifs pour « le capital ». Un tel souci n'apparaît nulle part, les élus réactionnaires se montrant uniquement préoccupés de sauvegarder l'influence du clergé ou les intérêts de la religion. Bien au contraire, le souci de défendre la liberté de l'individu, quel que soit son statut et jusque dans ses caprices les plus bizarres ou les plus indifférents à l'intérêt de la société, a certainement été plus vif sous la monarchie de Juillet que jamais depuis. Ici se sont placées deux discussions importantes.

L'une concerne l'interdiction judiciaire préalable au placement, formalité souhaitée par certains « préopinants », et qui, ne figurant pas dans le projet initial, fut repoussée dans la rédaction définitive avec des arguments dont l'essentiel est déjà chez Cabanis.

L'autre est primordiale, parce qu'elle met en cause le principe même de la loi de 1838 et qu'elle ressurgira jusqu'à nos jours dans tous les projets tendant à la réformer : elle consiste à faire intervenir l'autorité judiciaire dans la décision de placement. Cette « judiciarisation » a été une dernière fois envisagée en 1990 lors de l'élaboration du texte actuel ; elle n'a pas été retenue. Selon ses partisans, elle constitue une sorte de peine qui ne peut être infligée qu'après un débat contradictoire où l'intéressé se fait entendre et peut se justifier. Esquirol avait répondu, pendant la discussion même, dans sa brochure, *Examen de projet de loi sur les aliénés* (p. 11) : l'autorité administrative « agit avec promptitude et discrétion ; s'il est possible qu'elle s'égare, ses erreurs sont soumises au contrôle de l'autorité judiciaire. Celle-ci par la lenteur et la solennité de ses formes manque aux conditions les plus favorables aux aliéné, à la promptitude dans l'exécution des mesures et au secret en divulguant l'état des malades. » Le placement est une mesure médicale, nullement infamante, qui doit être rapide et discrète. Cette mesure est donc prise par l'autorité administrative, qui en demeure responsable, sous le contrôle de la justice. Celle-ci peut à tout moment la vérifier ou l'annuler. Mais la justice est irresponsable : son action est nécessairement lente et solennelle. On s'en tient finalement à la tradition royale du placement par l'autorité mais sous le regard d'une surveillance judiciaire que le législateur a voulue vigilante et qui, en fait, restera toujours somnolente, comme le constate par exemple Jules Falret, disant : « C'est après et non avant l'entrée des malades dans les asiles que la loi doit exercer son action protectrice. »

La section III du titre II fait de ce texte la première loi d'assistance à imposer aux collectivités locales, sans dérobade possible, la charge financière d'une hospitalisation de malades. Même « les aliénés dont l'état mental ne compromettrait pas l'ordre public ou la sûreté des personnes », s'ils n'ont pas de ressources, sont ainsi mis par la loi à la charge des départements, longtemps avant toute autre catégorie de malades.

La loi se terminait par une dizaine d'articles qui, réglant la capacité juridique de l'aliéné, ont été abrogés en 1968. Les actes de l'aliéné interné, sans être nuls de droit, étaient annulables. La gestion de ses biens était confiée à un administrateur provisoire, la surveillance de l'emploi de ses revenus à un curateur, et en cas de conflit judiciaire il était représenté par un mandataire *ad litem*, désigné pour s'occuper de ce litige.

Un siècle et demi d'attaques a fini par avoir raison du texte de 1838. Mais la loi du 27 juin 1990, si elle s'est efforcée d'en moderniser le vocabulaire et d'apporter des garanties supplémentaires contre l'arbitraire, n'a pas modifié pour l'essentiel l'esprit de ce monument.

La loi de 1838 : son application

L'application de la loi de 1838 en a très vite dénaturé l'esprit. Elle est rédigée avec une prudence qui est l'une des raisons de sa longévité, mais qui a permis d'encombrer les asiles et d'en compromettre la vocation thérapeutique. C'est pourtant sur la garantie de la personne et le risque d'« internement arbitraire » qu'elle est constamment attaquée depuis un siècle et demi, avec des arguments invariables. Ces arguments, et notamment l'intervention de la justice dans la décision de placement, ne font jamais que reprendre avec moins de sérieux le débat approfondi et clos dans les deux chambres. L'âge de la loi qui « remonte à Louis-Philippe » ne prouve rien contre elle, une loi peut être récente et mauvaise, et l'on se bornera à rappeler que pendant les deux périodes autoritaires que la France a connues depuis, en 1852-1860 et 1940-1944, elle n'a jamais servi le pouvoir politique.

Elle a été complétée par une ordonnance royale du 18 décembre 1839 qui fixait les pouvoirs de la commission de surveillance, du directeur et du médecin en chef dans les établissements publics. Quant aux établissements privés, elle en confiait la responsabilité personnelle à un directeur ; celui-ci devait verser une caution, et s'il cessait ses fonctions, l'autorisation dont bénéficiait son établissement était rapportée au bout d'un mois.

Enfin, c'est précisément sous l'Empire autoritaire que le règlement modèle de 1857 viendra consacrer le détournement de l'asile, en fixant les moindres détails de sa vie dans un esprit de caporalisme parcimonieux.

BIBLIOGRAPHIE

CABANIS G., *Œuvres complèts*, Paris, Bossange et Firmin Didot, 1823, tome II. Quelques principes et quelques vues sur les secours publics, chapitre VII, « Des maisons publiques et charitables de fous », p. 275-299, note p. 285.

LEGRAND DU SAULLE H., *Étude médico-légale sur l'interdiction des aliénés et sur le conseil judiciaire, etc.*, Paris, Delahaye et Lecrosnier, 1881, p. 2.

TENON J.-R., *Mémoires sur les hôpitaux de Paris*, Paris, Pierres, 1788, p. 212.

LE VOTE DE LA LOI DE 1838

L'esprit de la loi

Trois difficultés majeures peuvent expliquer pourquoi il a fallu attendre 1838, en France, pour qu'une véritable loi règle enfin l'internement des aliénés : les changements successifs de régime et de politique depuis 1789, le manque chronique de finances et, plus encore peut-être, l'ambiguïté fondamentale que constitue tout internement. En effet l'asile d'aliénés doit soigner, mais aussi séquestrer : « Il est assez difficile de déterminer, lit-on dans un rapport rédigé sous l'Empire, si les établissements d'insensés doivent être considérés plutôt comme des hospices ou comme des maisons de détention. D'un côté, il s'agit de renfermer les individus qui peuvent nuire à la société ; d'un autre côté, il s'agit de procurer des moyens de guérison à des individus malades. »[1]

Ainsi s'expliquent les nombreux mémoires, circulaires et enquêtes de l'Empire, de la Restauration et de la Monarchie de Juillet (voir tableau chronologique de 1789 à 1838) qui, tout en dénonçant vivement le sort lamentable des aliénés (Esquirol en 1819, Ferrus en 1834), trahissent finalement l'embarras de l'administration, et diffèrent sans cesse le vote d'une loi qui, à défaut de consacrer un triomphe thérapeutique auquel Pinel lui-même ne croyait plus guère dans les dernières années de sa vie[2], mette au moins un terme au chaos institu-

1. Lafont de Ladebat, Rapport au 9 septembre 1813.
2. *Cf.* Marcel Gauchet et Gladys Swain, *La pratique de l'esprit humain – L'institution asilaire et la révolution démocratique*, Paris, Gallimard, 1980, p. 88 et suiv.

tionnel provoqué par l'abolition des lettres de cachet. La circulaire du 29 juin 1835, prélude à la discussion de la loi sur les aliénés, est à cet égard révélatrice puisque ce n'est pas de philanthropie et de médecine qu'il est question, mais de police et de finances. En effet, cette longue circulaire adressée aux préfets par Thiers, ministre de l'Intérieur, aborde d'emblée la question de la sécurité : « La sûreté publique est souvent compromise par des insensés en état de liberté. » Le ministre de la Justice réclame de son côté, « avec de vives instances, le concours de l'autorité administrative pour l'exécution des lois sur les insensés dangereux »...

À cette préoccupation policière, qui se situe dans le contexte plus général d'une série de mesures répressives prises par Thiers dans les débuts difficiles de la Monarchie de Juillet, s'ajoute celle des finances dont l'insuffisance, explique le ministre de l'Intérieur, est précisément la cause des « embarras de l'administration ». Une loi est donc nécessaire, qui règle notamment la question de la dépense des aliénés indigents, et que Thiers avait le projet de soumettre aux Chambres à l'occasion du budget de 1836. Mais il a paru plus judicieux « qu'elle fût préalablement éclairée par les délibérations des Conseils généraux ».

Après avoir constaté l'échec des diverses mesures qui ont visé à régler le problème depuis la Révolution, mais qui se sont heurtées à chaque fois à l'obstacle financier, et en partant du principe que la séquestration des insensés est prescrite dans un intérêt de sûreté publique, « on peut dire, poursuit la circulaire de 1835, que c'est à la société, ou bien à l'État (et non aux seules collectivités locales) d'y pourvoir ». Toutefois, l'humanité (la voici enfin invoquée !), tout comme les lois, s'oppose à ce que les insensés indigents soient incarcérés dans des prisons. « De là découle pour l'autorité administrative, le devoir ou plutôt le droit de demander à la loi et à la société les moyens d'ouvrir aux insensés indigents, des asiles où ils puissent recevoir un traitement curatif, si leur maladie est susceptible de guérison, et, dans le cas contraire, les soins et les secours que les infirmes et les vieillards pauvres reçoivent dans nos hospices. »

Le vote

Quand la discussion de la loi sur les aliénés s'ouvre enfin devant la Chambre des députés le 6 janvier 1837, le préambule du ministre de l'Intérieur éclaire d'emblée cette dualité : « Les malheureux aliénés, tantôt sont jetés dans des cachots pour prévenir les dangers que leur divagation pourrait occasionner, tantôt sont abandonnés sur la voie publique, spectacle digne de pitié, qui offense à la fois l'humanité, l'ordre social et les bonnes mœurs. »

Le projet de loi ne se compose initialement que de quatorze articles dont l'essentiel consiste à fixer, conformément au principe admis par la loi de finances de 1836, comment et par qui seront supportées les dépenses. La création d'établissements nouveaux n'est pas envisagée, pas plus que la gestion des biens des aliénés internés. Devant les nombreuses critiques des parlementaires, le projet de loi est retiré et soumis à une nouvelle élaboration qui n'est que le prélude à dix-huit mois de séances. Quatre projets successifs, autant de navettes entre la Chambre des députés et la Chambre des pairs, d'innombrables amendements qui provoquent souvent des joutes passionnées... On voit que la discussion du projet de loi sur les aliénés ne s'est pas déroulée au milieu de l'indifférence des législateurs. À aucun moment d'ailleurs une seule voix ne s'élève pour s'opposer au principe même du projet. Au contraire, les débats s'éternisent quelque peu, tant les députés, comme les pairs, ont à cœur de compléter, d'améliorer, de combler les lacunes...

Les critiques, cependant, ne manquent pas, certains orateurs montrant leur hostilité à ce nouveau progrès de l'autorité publique, en la personne du préfet, au détriment de l'autorité judiciaire. On souligne aussi que, si la discrétion en matière d'internement est souhaitable, le secret est dangereux pour la liberté individuelle. Il est vrai qu'inversement d'autres trouvent que le projet en fait trop pour garantir cette même liberté individuelle, en multipliant notamment les droits de visite (art. 4).

M. Isambert contre le projet de loi
(séance du 3 avril 1837 à la Chambre des députés)

« Je sais que les alarmistes, les hommes qui rêvent la dissolution de la société dans le refus que font les grands corps de l'État de s'associer à leurs remèdes héroïques, ne cherchent que des moyens d'enchaîner la liberté. Peu leur importe le prétexte [...].

C'est précisément par son côté dangereux que la loi présente leur paraîtra excellente [...].

Le pouvoir réclamé par la police, combien d'efforts n'a-t-elle pas faits à diverses époques pour s'en saisir ? [...]

Il s'agit, Messieurs, du rétablissement d'une ancienne confusion de pouvoirs, du principe même des lettres de cachet, si ce n'est de la chose. Il s'agit de la première de nos libertés, de la liberté individuelle consacrée par l'article 4 de la Charte, puisqu'on détruit la garantie judiciaire qui lui sert de base [...].

Comment se flatter qu'il n'y aura pas d'abus, quand il n'y a pas de responsabilité réelle ; quand la plainte sera toujours impuissante ; quand les tribunaux, convaincus de l'abus de pouvoir, ne pourront accorder aucune réparation, et seront peut-être même paralysés dans leur action par des refus de communication de pièces ; quand les malheureux n'auront pas de familles qui s'intéressent à eux, et pourront être séquestrés au loin ? [...]

Et l'on vient vous dire que rien n'est à craindre, que la vigilance des tribunaux suffirait pour déjouer une trame perfide, quand ces tribunaux peuvent n'être saisis d'aucune plainte, quand les maisons où les individus auront été enfermés ne relèveront que de l'administration, quand l'ordre administratif pourra n'être pas même notifié et demeurera secret. »

Discussion sur la loi sur les aliénés
à la Chambre des députés et à la Chambre des pairs
(1837-1838), Paris, Berger-Levrault, 1881
(rééd. hors commerce, en 1972, par les laboratoires Théraplix, 5 vol.)

La loi est enfin votée à l'unanimité par la Chambre des pairs le 22 mars 1838. « Peu de lois, déclare le rapporteur de la commission, auront été l'objet de méditations plus longues et plus approfondies que celle qui est soumise de nouveau à notre délibération. Mais en est-il beaucoup de plus dignes d'un sérieux examen ? [...] Une sage lenteur dans la confection des lois, les épreuves multipliées qu'elles subissent, sont de précieux gages de leur bonne préparation. » Revenue à la Chambre des députés le 28 mai, la loi est adoptée le 14 juin à la majorité de 216 voix contre 6, après avoir par conséquent rallié presque toute l'opposition. La promulgation a lieu le 30 juin.

Analyse de la loi du 30 juin 1838

Titre 1er – Des établissements d'aliénés

« Chaque département est tenu d'avoir un établissement public, spécialement destiné à recevoir et soigner les aliénés, ou de traiter, à cet effet, avec un établissement public ou privé, soit de ce département, soit d'un autre département » (art. 1er).

L'autorité publique exerce la direction des établissements public et la surveillance des établissements privés (art. 2 et 3). Le préfet, ses délégués, ceux du ministre de l'Intérieur, le président du tribunal, le procureur du roi, le juge de paix et le maire de la commune, sont chargés de visiter les établissements d'aliénés (art. 4). Ces établissements sont soumis à l'autorisation (y compris les établissements privés) (art. 5, 6, 7).

Titre 2 – Des placements faits dans les établissements d'aliénés

Section 1ère : Des placements volontaires

Les établissements publics ou privés ne peuvent recevoir une personne atteinte d'aliénation mentale, s'il ne leur est remis : une demande d'admission, avec noms et qualités de la personne qui forme la demande et de celle dont l'admission est demandée, un certificat médical (d'un médecin étranger à l'établissement et à la famille), une pièce constatant l'individualité de la personne à placer.

Un bulletin d'entrée mentionnant ces pièces est envoyé dans les 24 heures au préfet, avec un certificat du médecin de l'établissement (art. 8) ; ce dernier en fait la notification au procureur du roi, dans les trois jours (art. 10). Un nouveau certificat du médecin de l'établissement, confirmant ou rectifiant le premier, est adressé au préfet quinze jours après (art. 11).

« Il y aura, dans chaque établissement, un registre coté et paraphé par le maire, sur lequel seront immédiatement inscrits les noms, profession, âge et domicile des personnes placées dans les établissements, la mention du jugement d'interdiction, si elle a été prononcée, et le nom de leur tuteur ; la date de leur placement, les noms, profession et demeure de la personne, parente ou non parente, qui l'aura demandé. Seront également transcrits sur le registre : le certificat du médecin, joint à la demande d'admission, et ceux que le médecin de l'établissement devra adresser à l'autorité [...]. Le médecin sera tenu de consigner sur ce registre, au moins tous les trois mois, les changements survenus dans l'état mental de chaque malade. Ce registre constatera également les sorties et les décès. Ce registre sera soumis aux personnes qui, d'après l'article 4, auront le droit de visiter l'établissement, lorsqu'elles se présenteront pour en faire la visite : après l'avoir terminée, elles apposeront sur le registre leur visa, leur signature et leurs observations, s'il y a lieu » (art. 12).

Le médecin, le préfet, l'époux ou l'épouse, ou à défaut les ascendants, ou à défaut les descendants, la personne qui a demandé l'admission, peuvent faire procéder à la sortie, avec ou sans guérison. Toutefois, un placement d'office (section 2) peut suspendre une sortie sans guérison si le médecin de l'établissement estime qu'il y a danger pour les personnes ou l'ordre public.

Section 2 : Des placements ordonnés par l'autorité publique

Une personne, interdite ou non, dont l'état d'aliénation compromettrait l'ordre public ou la sûreté des personnes, doit être placée d'office dans un établissement d'aliénés, sur ordre motivé du préfet ; ce dernier doit statuer dans les 24 heures sur toute mesure provisoire (art. 18 et 23). Hospices, hôpitaux et communes sont astreints aux réceptions provisoires ; mais en aucun cas les aliénés ne pourront être déposés dans une prison (art. 24). Un rapport médical est adressé chaque semestre au préfet qui décide la sortie ou le maintien (art. 20).

Section 3 : Dépenses du service des aliénés

Les dépenses d'entretien, de séjour et de traitement sont à la charge des personnes placées ou, à défaut, de ceux auxquels il peut être demandé des aliments (art. 205 et suivants du *Code civil*), ou, à défaut, ainsi qu'en cas d'insuffisance des ressources énoncées précédemment, à la charge du département auquel l'aliéné appartient (art. 27, 28). Ces dépenses seront tarifées par arrêté préfectoral dans les établissements publics, et par traités passés par le département dans les établissements privés (art. 26).

Section 4 : Dispositions communes à toutes les personnes placées dans les établissements d'aliénés

« Toute personne placée ou retenue dans un établissement d'aliénés, son tuteur, si elle est mineure, son curateur, tout parent ou ami, pourront, à quelque époque que ce soit, se pourvoir devant le tribunal du lieu de la situation de l'établissement qui, après vérifications nécessaires, ordonnera, s'il y a lieu, la sortie immédiate [...] » (art. 29). Les chefs d'établissements ne peuvent en aucun cas retenir une personne dont la sortie a été ordonnée par le préfet, ni empêcher la transmission d'une requête (art. 29, 30). L'interné ne peut gérer ses biens, et se voit remplacé à cet effet par un administrateur provisoire (art. 31 à 37). Un curateur peut veiller à ce que les revenus de l'interné soient employés pour le bien de ce dernier, et à ce que la libre disposition de ses biens lui soit rendue dès que possible (art. 38).

Titre 3 – Dispositions générales

« Les contraventions aux dispositions des articles [...] qui seront commises par les chefs d'établissements publics ou privés d'aliénés, et par les médecins employés dans ces établissements, seront punies d'un emprisonnement de 5 jours à un an et d'une amende de 50 F à 3 000 F, ou de l'une ou l'autre de ces peines » (art. 41).

Exécution de la loi

Expédition de la loi est faite aux préfets avec une circulaire explicative, le 23 juillet 1838, prélude à une intense publication de textes réglementaires, portant notamment sur la question des dépenses : les aliénés indigents seraient désormais entretenus aux frais du département, avec le concours des communes de domicile (art. 28). Mais dès le début, conseils généraux et communes rechignèrent, d'où une première instruction ministérielle le 5 janvier 1839 fixant un barème.

Cette période d'instauration de la loi culmine avec l'ordonnance du 18 décembre 1839, portant règlement sur les établissements publics et privés consacrés aux aliénés, ayant désormais vocation à vider de leurs derniers internés les petits hôpitaux, les dépôts de mendicité et les prisons.

Les années qui suivent sont consacrées à répondre aux questions des préfets, à veiller à l'application de la loi, à poursuivre les enquêtes statistiques, à exiger les rapports semestriels nominatifs, à modifier telle ou telle modalité administrative, ainsi que le démontrent les nombreuses circulaires de cette période (toujours sur la question des dépenses notamment). La circulaire du 16 août 1840 prouve en tout cas que la loi de 1838 n'a pas résolu les problèmes sur le terrain, que de nombreux asiles restent à construire, et que les établissements mixtes sont encore trop nombreux : « Les asiles publics consacrés au traitement des aliénés ne sont pas encore, en France, aussi nombreux que le réclameraient les besoins du service [...]. Il est beaucoup d'établissements départementaux qui, recevant des aliénés, sont en même temps consacrés aux psoriques, aux syphilitiques, à des incurables et même à des mendiants. »

Douze ou treize établissements départementaux seulement peuvent à cette époque prétendre au titre d'asiles spéciaux. Et encore n'y en a-t-il que deux (Le Mans et Lafond à La Rochelle) qui soient de construction récente. C'est dire que les asiles privés ont de beaux jours devant eux, de nombreux départements préférant passer des traités annuels avec eux (asiles privés faisant fonction d'asiles publics), et faire ainsi l'économie d'une construction. Quant aux petits asiles (moins de 200 aliénés), ils sont appelés à s'effacer devant des asiles de plus en plus grands (500, en attendant 1 000) aux coûts proportionnellement moins élevés.

Tard venue, la loi de 1838 n'entre que lentement dans les faits, ainsi que le souligne l'arrêté ministériel du 20 mars 1857 donnant un modèle minutieux de règlement de service intérieur. Il y est signalé explicitement que les règlements adoptés dans les asiles ne satisfont pas aux prescriptions de la loi de 1838 (art. 7) et qu'il est temps « de ramener le service des aliénés à cette unité de direction qu'a voulue le législateur »... Combat administratif qu'il faudra sans cesse recommencer puisque, tout au long du XIXᵉ siècle, les inspecteurs généraux ne cesseront d'émettre plaintes et critiques : encombrement des asiles et état défectueux des cellules, constructions vétustes, insubordination des asiles privés, maintien prolongé des aliénés à l'hospice, mauvaise qualité du personnel de surveillance, insuffisance numérique de l'encadrement médical, etc.[1].

Une loi en sursis ?

On pourrait croire que le texte qui suit est extrait d'un article récent. Il date en fait de 1910...

« Malgré les assauts nombreux et ardents, la vieille loi sur le régime des aliénés promulguée en France le 30 juin 1838 par Louis-Philippe tient toujours debout. Tiendra-t-elle encore longtemps ? Les coups qu'elle a reçus à la Chambre des députés ont été assez violents pour qu'il soit permis d'envisager la possibilité de sa prochaine disparition et de son remplacement par une loi nouvelle. D'autre part, la Commission du Sénat, chargée d'examiner le projet voté par la Chambre, poursuit activement ses travaux sous la présidence de M. Rolland. Le moment est donc venu de comparer la loi qui s'en va à la loi qui arrive. »

Roubinovitch, *Aliénés et anormaux*, Paris, 1910.

1. *Cf.* notamment rapport général sur le service des aliénés en 1874 par les inspecteurs généraux du service, et circulaire ministérielle du 16 mars 1890 adressée aux préfets.

Cinquième partie

LE XIXe SIÈCLE

TABLE DES MATIÈRES

LA CONSTRUCTION DES ASILES

1789

À la chute de l'Ancien Régime, le royaume de France compte de nombreux lieux d'enfermement : prisons, maisons de force, hôpitaux ; on y garde des prisonniers, on y corrige des libertins et des mendiants, on soigne des malades, on héberge des pauvres et des infirmes, on enferme des insensés. Dans ce « grand renfermement », même s'il existait un seul régime administratif, les aliénés étaient souvent séparés des autres. La plupart des auteurs ont affirmé que leur condition était la plus défavorisée ; il est vrai que seuls quelques établissements leur offraient une attention particulière, cependant on connaît mal la réalité du sort des insensés sous l'Ancien Régime ; il est vrai aussi que c'est seulement à la veille de la Révolution que des textes apparaissent pour réclamer des réformes : en 1785, Colombier et Doublet font publier leurs *Instructions sur la manière de gouverner les insensés* ; en 1788, Tenon dans ses *Mémoires sur les Hôpitaux de Paris* traite avec quelque attention la question des insensés.

Une révolution passe

Pendant la Révolution se déroulèrent plusieurs épisodes « cathartiques » : des aliénés sont libérés de leurs chaînes – geste que la légende attribue à Pinel ; des bâtiments de l'Ancien Régime sont appropriés à un nouvel usage : abbayes et châteaux transformés en casernes, en hôpitaux : dans certains de ces lieux on imagina des établissements spéciaux pour les malades mentaux, mais il faudra attendre plusieurs décennies et plusieurs changements de régime pour que la situation évolue ; le pouvoir révolutionnaire puis impérial doit faire face à d'autres urgences, il n'engage aucune politique, ne donne aucune directive et l'administration montre beaucoup d'hésitations ; on ferme des établissements religieux hospitaliers – geste symbolique encore – avec un regret certain pour le dévouement de ces religieux « utiles », comme les appelait Voltaire ; rapidement on les ouvre de nouveau, se résignant à utiliser ces lieux anciens, gardant souvent les mêmes soignants, laïcisés, dans ces établissements devenus publics car ce ne fut pas sans difficulté que les municipalités en devenant propriétaires de ces lieux héritèrent des insensés. En 1809 sont rétablis les dépôts de mendicité ; ils auront à peine le temps de fonctionner avant la chute de l'Empire, mais plusieurs seront à l'origine de l'asile.

La Restauration

Avec la Restauration commence un double travail théorique et pratique ; Pinel avait peu parlé des murs, plus intéressé par la dynamique institutionnelle, mais, revenant de ses voyages en France et en Europe, Esquirol, indigné, lance la discussion dans son célèbre Mémoire de 1818, puis dans l'article du *Dictionnaire des sciences médicales* édité par Panckoucke ; il est suivi par un administrateur, Desportes, qui plaide au Conseil général des hospices pour la création d'un asile à Paris, publie un plan programme, réalise enfin quelques bâtiments à la Salpêtrière et à Bicêtre – les premiers éléments modèles. À ces deux pionniers, succéda une cohorte d'aliénistes : Ferrus, Scipion Pinel, Brierre de Boismont, Dagonet, seront les premiers ; chacun écrit son traité, rêve son asile idéal et trace un plan avec l'aide d'un architecte.

Le premier plan modèle

Le plan d'Esquirol est le plus connu, peut-être parce que l'asile de Charenton s'en approchera d'assez près ; pourtant, en comparant ce plan et la Maison nationale, on peut évaluer l'écart entre le modèle et sa réalisation ; l'histoire de l'architecture psychiatrique est l'histoire de ces écarts par rapport aux modèles. Le plan d'Esquirol repose sur l'idée – au sens propre fondamentale – de séparation des différentes classes de malades, notion apparue dans le texte de Colombier en 1785, rationalisée par Pinel, répétée par tous ensuite : cette caractéristique révèle comment l'asile fut nécessaire pour le développement de la science aliéniste naissante autour de son classement nosographique : le quartier de classement regroupant les aliénés présentant une même symptomatologie devint l'élément générateur de l'asile. Le plan se développe symétriquement, selon les canons de l'architecture classique, semblable à la disposition habituelle d'ensembles architecturaux équivalents ; il garde au centre les convalescents, les « tranquilles » et quelques malades « intéressants », à proximité des bâtiments de l'administration, rejetant latéralement les agités et les furieux ; trois caractéristiques peuvent résumer ce plan :

– espacement des quartiers entre eux (augmenté par l'existence de cours centrales éloignant les deux ailes, réservées chacune à un sexe) : cette disposition est dans l'esprit des propositions réformistes de la fin du XVIIIe siècle pour les hôpitaux généraux (selon le modèle anglais de Plymouth) ;
– présence d'une galerie qui réunit l'ensemble des quartiers, donnant à l'asile unité et fonctionnalité ;
– disposition originale du quartier : des bâtiments à rez-de-chaussée entourent une cour sur trois côtés, le quatrième restant ouvert pour donner une vue extérieure à l'asile ; cette distribution permet à la fois un cloisonnement extrême et un élargissement du lieu de renfermement – assurant un enfermement moins sévère que dans le simple carré de bâtiments prescrit par Colombier.

Les autres principes d'Esquirol sont : choix d'un site à flanc de coteau permettant au mieux cette échappée visuelle, rejet de l'asile hors des villes (pour des raisons d'ordre économique : moindre coût du terrain, nécessité de terres à cultures). C'est encore Esquirol qui impose le nom d'asile, à l'époque moins péjoratif que celui d'hôpital.

Les plans suivants furent moins ambitieux, on oublia les prescriptions trop coûteuses, on s'efforça de diminuer le terrain d'assiette en rapprochant les pavillons, bâtis sans espace libre intermédiaire, parfois réunis, et les bâtiments furent construits sur plusieurs niveaux.

Un plan d'une belle postérité

Le plan de Scipion Pinel se développe, lui, d'avant en arrière. Il se compose de trois bandes de bâtiments : à gauche et à droite les pavillons d'hospitalisation (selon le sexe des malades) ; dans la zone centrale les bâtiments d'administration et de service, des galeries traversant cette zone relient les deux côtés de l'asile aux bâtiments communs ; les pavillons, parallèles entre eux, sont bâtis au centre de leur cour.

Premières réalisations : les établissements privés

Pendant que ces maîtres théorisent et courtisent les utopies, d'autres prennent de l'avance : les congrégations religieuses revenues à la Restauration et qui s'empressent à soigner les aliénés (était-ce un moyen habile de se faire accepter ?). Trois ordres s'organisent : Saint-Jean-de-Dieu (ordre hospitalier très actif et qui s'occupait déjà des aliénés avant la Révolution), Sainte-Marie-de-l'Assomption et le Bon-Sauveur (qui avait fondé son premier établissement à Caen dès 1804). Ils approprient de nombreux bâtiments, occupant par exemple les châteaux de Saint-Alban, Champagneux à Lyon, les anciens couvents de Limoux, La Cellette, Leyme, utilisant au mieux des maisons bourgeoises entourées d'un domaine, s'agrandissant de constructions nouvelles selon les ressources financières, les facilités administratives, les aides locales. Ils fondent aussi quelques établissements neufs à Privas, Clermont-Ferrand, Dinan, constructions lourdement marquées par le modèle monastique. En 1838, ils possèdent dix établissements de soins pour les aliénés ; ils ont pris un avantage considérable sur les services publics où les constructions suivent de bien loin les modèles tracés par les aliénistes.

Les établissements publics : lente évolution

Les fondations antérieures à la Révolution continuent sans amélioration notable ni politique de construction ; elles seront bientôt victimes de difficultés administratives du fait de la rivalité entre les départements et les municipalités. Quelques anciens dépôts de mendicité se spécialisent peu à peu, comme à Saint-Meen, (Rennes), Fains (près de Bar-le-Duc), Saint-Dizier, Quimper, Alençon, Châlons-sur-Marne. Quelques hôpitaux généraux construisent des quartiers spéciaux où le pavillon esquirolien est adopté avec de nombreuses modifications (par exemple à Montpellier) ; on approprie aussi d'anciens bâtiments religieux, à Stephansfeld près de Strasbourg, à Saint-Egrève près de Grenoble.

La première réalisation modèle est l'asile de Saint-Yon, pour lequel Esquirol et Desportes se sont déplacés ; on y transforme d'anciens bâtiments religieux en services généraux, on bâtit autour cinq quartiers selon les principes des deux réformistes. Pendant cette période on compte seulement trois fondations neuves : l'asile de Lafond (près de La Rochelle), un bâtiment en forme de peigne à plusieurs niveaux, l'asile du Mans bâti de 1829 à 1834, première structure originale évoquant le plan de Scipion Pinel, et l'asile de Marseille, mais dont la construction traîne (le concours a eu lieu en 1823 ; dès ce moment Esquirol a donné son avis, mais les travaux commenceront seulement en 1833).

30 juin 1838

La loi sur les aliénés est signée ; nous connaissons les oppositions, les difficultés au milieu desquelles elle fut votée ; loi de police et de finances, elle parle le moins possible de construction. Si son article premier déclare que « chaque département est tenu d'avoir un établissement public spécialement destiné à recevoir et soigner les aliénés », la suite permet de détourner cette première proposition en autorisant les traités avec les établissements privés ou avec d'autres départements. Le premier résultat de la loi est d'empêcher les appropriations de bâtiments par les congrégations : elles n'en feront plus, alors que les asiles publics continueront d'occuper des structures anciennes ; la loi freine aussi les fondations privées ; cependant, la loi ne fait pas démarrer tout de suite les constructions publiques, et les établissements privés déjà fondés prospèrent, profitant de la carence publique pour drainer les aliénés de nombreux départements, s'agrandissant dans le plus grand désordre architectural.

Ainsi l'asile d'aliénés n'est pas né avec la loi de 1838 : il lui est antérieur dans l'esprit et les écrits des aliénistes ; il lui est postérieur quant à sa construction.

Les débuts de la loi d'assistance

Certains départements choisissent donc l'appropriation ; des asiles sont installés à Sainte-Gemmes-sur-Loire dans un château, à Dijon dans une chartreuse. D'anciens dépôts se transforment, comme à Saint-Lizier dans l'ancien palais abbatial, à Auch (un ancien couvent), à La Charité-sur-Loire ; le cas de l'établissement d'Auxerre est significatif des lenteurs administratives en ce lieu chargé d'histoire, sur le site d'une ancienne léproserie : Hôpital général depuis 1675, dépôt en 1810, « hospice » pour les aliénés dès 1824, il change de nom mais pas de « peau » : le pouvoir médical est encore insuffisamment assuré ; il faudra attendre le passage d'Haussmann à la préfecture de l'Yonne pour que soit réalisé le programme prévu par un aliéniste, pour qu'Auxerre devienne le nouveau modèle de la construction asilaire.

L'asile de Marseille ouvre enfin en 1844, non encore achevé ; en 1838, à la mort d'Esquirol, médecin-chef et inspirateur, commence la construction des nouveaux bâtiments de Charenton. Dans les années suivant la loi, seulement deux nouveaux asiles sont fondés, à Rodez et à Blois ; inspirés certes par les indications des aliénistes mais avec bien des aménagements réduisant le coût des constructions, ils sont très proches des blocs hospitaliers du XVIIIe siècle ; blocs également sont les quartiers d'hospice dont la construction est alors active (Morlaix, Nantes, Aurillac).

Les bâtisseurs d'asiles

La construction des asiles débute vraiment après une période de latence d'une quinzaine d'années ; l'asile porte alors un sens complexe : il n'est plus seulement un lieu médical, terrain de recherche clinique et thérapeutique, et la philanthropie, qui exista assurément à son origine, a perdu de sa force : la révolution industrielle bouleverse les mœurs et le paysage, l'asile procède aussi d'un besoin pressant d'ordre et de normalisation : la construction est accélérée par la nécessité de grands travaux, elle est assumée enfin par les hommes du Second Empire. Certains y ont acquis leur gloire (puis une réputation ambiguë un siècle après) ; c'est le cas du préfet Haussmann, dont nous avons déjà évoqué le passage efficace à Auxerre : il va réussir à imposer une politique d'assistance aux aliénés dans la Seine là où tous avaient échoué depuis un demi siècle ; autre personnage, Parchappe, l'aliéniste qui résume l'asile pour de nombreux critiques... ; son œuvre – assez tardive – est importante bien sûr, mais elle ne possède pas le dogmatisme qu'on lui a donné sans la lire. Parchappe analyse tous les plans, discute longuement avantages et inconvénients ; s'il donne ses préférences c'est avec beaucoup de prudence ; il a certes le sens de la formule mais sa célèbre phrase : « C'est par le perfectionnement successif du classement des aliénés que s'exprime et se mesure le progrès », était en fait la rengaine de tous les aliénistes depuis cinquante ans. Insistons plutôt sur une proposition beaucoup moins connue et qui aurait mérité l'attention de tous les constructeurs : « Je ne pense pas qu'il soit raisonnable ni possible de déterminer une forme, un type à imposer à l'asile d'aliénés en général... Toutes les fois qu'on m'a demandé mon avis sur la forme à adopter pour la création d'un asile, j'ai répondu : "donnez-moi votre programme, montrez-moi votre terrain" ». L'action de Parchappe comme inspecteur du Service des aliénés reste à évaluer : nous savons l'importance des pouvoirs locaux, nous connaissons les échecs sur le terrain des plus grands noms de la « science spéciale » impuissants à imposer les vues de l'administration. La construction n'a jamais été cette entreprise bureaucratique et centralisée dénoncée récemment : Haussman et Parchappe sont seulement les figures nationales de nombreux administrateurs et aliénistes obscurs travaillant dans leur région. La quinzaine d'asiles construits entre 1850 et 1870 ne forment pas un ensemble homogène et sont souvent très éloignés des plans recommandés ; de nombreux bâtiments forment des blocs très denses ; c'est explicable pour les quartiers d'hospice (Montauban, Niort), moins pour les établissements départementaux bâtis en dehors des villes comme à La Roche-sur-Yon, Quatres-Mares (Rouen), Pau, Mayenne, Breuty (Angoulême), Naugeat (Limoges). Certains départements se contentent encore des appropriations de bâtiments religieux, à Bonneval une ancienne abbaye fortifiée – image idéale de l'enfermement asilaire –, à Prémontré une ancienne abbaye du XVIIIe siècle. Enfin, les constructions spéciales sont très différentes entre elles, implantées dans des sites très divers : dans les villes de Moulins, Evreux, Montfavet près d'Avignon – plan radiaire original –, à Toulouse – plan très esquirolien –, et pour la capitale à Paris même, l'asile Sainte-Anne et, en périphérie, à Perray-Vaucluse et à Ville-Evrard.

À cette hétérogénéité il faut ajouter les dernières fondations privées, Picauville et Bégard du Bon-Sauveur, et les établissements de Sainte-Marie au Puy et à Nice. En plus de ces fondations, cette période active est à l'origine de nombreux agrandissements, de transformations... par exemple à Charenton, où la première campagne de construction s'était arrêtée en 1844, les travaux reprennent après l'intervention de l'impératrice, a-t-on dit, grâce à l'arrêt du chantier de l'Opéra en 1865.

Ralentissement

Après la défaite de 1870, la construction s'arrête hormis pour quelques établissements prévus depuis longtemps : Bourges, Lyon (venant mettre fin à une situation scandaleuse pour la seconde ville du pays) ; il faut payer la dette à l'Allemagne, il n'y aura pas de nouvelle fondation avant 1878 ; les travaux commencés prennent du retard, par exemple Charenton sera terminé seulement en 1886. À partir des années 1880 sera construite une série de bâtiments d'architecture très médiocre : type caserne dit-on souvent, style peu différencié de celui de tous les bâtiments administratifs de la Troisième République commençante. Tous ces établissements se ressemblent ; ils remplacent d'anciens asiles, comme le nouveau Saint-Yon, les asiles de Château-Picon (Bordeaux), Montpellier, Saint-Venant (Pas-de-Calais), ou bien ils équipent des départements en retard à Pierrefeu, Dury-lès-Amiens, Mont-de-Marsan, Vannes... Villejuif complète l'assistance dans la Seine.

Cette uniformité architecturale se reflète dans le rapport des inspecteurs généraux de l'année 1874. Ce texte est important : il marque la fin d'une réflexion imaginative. L'asile devient cette caricature qui sera si facilement critiquée : plan régulier, pavillons monotones – seuls les pensionnats révèlent une architecture et un aménagement plus soignés, cours d'honneurs, jardins formant une façade masquant le drame de l'aliénation.

Régression

Plus grave que ces défauts formels est la dégradation de la politique d'assistance, victime d'un abandon administratif et financier ; les dépenses consacrées aux aliénés ne sont plus obligatoires dans le budget départemental depuis 1874, les conseillers généraux choisissent d'autres investissements, les fondations diminuent et on ne peut plus assurer l'entretien des bâtiments existants. Cependant, l'internement des aliénés est devenu une habitude si bien que l'encombrement apparaît dans les asiles pour un siècle ; la médecine mentale est alors dépassée par d'autres secteurs, médicaux et biologiques, qui polarisent l'attention et les capitaux ; les fous sont oubliés, leur survie sera assurée par leur propre travail à l'intérieur de l'asile grâce à l'autarcie qui s'installe ; l'aliéniste s'enferme aussi, un certain renoncement thérapeutique apparaît.

Critiques

Cause et conséquence de cette régression, cet asile figé en ses défauts est de plus en plus critiqué :

– critiques externes alors que la loi commence à être mise en question : l'asile devient pour les polémistes une « Bastille moderne » un siècle après la démolition de la prison royale ;

– critiques internes de certains aliénistes eux-mêmes.

Quelques-uns vantent le système du placement familial (avec l'exemple sans cesse utilisé de la colonie de Geel en Belgique) ; une importante discussion a eu lieu dès 1861 puis en 1864 à propos de l'asile de Leyme ; quelques-uns défendent les colonies agricoles ; ces expériences n'auront pas beaucoup de succès en France ; le placement familial sera utilisé seulement pour les aliénés de la Seine ; à Leyme il s'agit plutôt d'une ferme-asile, comme à Clermont-de-l'Oise, autre asile privé ; la ferme reste une dépendance de l'asile (lorsqu'elle était extérieure, c'est sur son terrain que fût bâti le nouvel asile lorsqu'il quitta les anciens locaux en centre-ville pour s'agrandir).

Certaines critiques sont plus positives, des exemples étrangers montrent la voie : l'*Open Door*, apparu en Grande-Bretagne à la fin du siècle, relance la discussion qui eut lieu trente ans auparavant autour du « Non Restraint », la méthode de non-coercition de Conolly ; comme à cette époque de nombreux aliénistes visitent, commentent... : on parle d'asile-village, et certains répliquent village d'opéra-comique... la polémique est très vive. Il s'agit plutôt de critique institutionnelle où la construction a peu d'importance ; plus architecturales seront les solutions allemandes révélées au début du XXe siècle par Sérieux ; au retour d'une mission, il décrit le premier asile-village véritable, Galkhausen : la monumentalité est abandonnée, la régularité également, les bâtiments se différencient.

Ces divergences se reflètent sur les murs de l'asile ; au début du siècle se construit un ensemble disparate : parmi les meilleures réalisations on peut compter Maison-Blanche et Fleury-les-Aubrais près d'Orléans, le premier asile-village français, le seul pendant cinquante ans – une exception (mais il n'est pas étonnant que ce modèle allemand n'ait pas « pris » entre 1900 et 1914). Derrière, se profile le pire : Moisselles, ancienne colonie pénitentiaire ; un projet terrifiant enfin : le septième asile de la Seine – régularité d'un « camp romain », concentration – est prévu pour 2 000 malades.

« Les années folles »

La guerre... évacuation, occupations, déprédations, on constate une baisse des effectifs par diminution des admissions ; après le conflit les établissement sont relevés de leur ruine à l'identique, aucune nouveauté ne se dessine : les services psychiatriques de Charenton sont réduits, Sainte-Anne est menacé (on a voulu y implanter la nouvelle faculté de médecine). Pendant l'entre-deux-guerres, de nombreux textes sont publiés, sous la direction de Raynier, inspecteur général : bon sens, compilation, sans innovation véritable, une systématisation de quelques données nouvelles, de quelques avantages matériels. On assiste à quelques gestes symboliques : en 1923, création des services ouverts, l'asile prend le nom d'hôpital psychiatrique (le changement d'appellation est officialisé en 1917), mais la population asilaire croît de nouveau, les asiles de la Seine en particulier sont rapidement encombrés, les transferts en province reprennent dans les asiles anciens et dans des fondations nouvelles, œuvres de sociétés privées ; sites déraisonnables, dans des « déserts » – Plouguernevel en Bretagne, Saint-Rémy en Haute-Saône – et dans des bâtiments anciens (les sociétés privées ne l'avaient plus osé depuis la loi de 1838). La congrégation de Sainte-Marie profite de l'abandon du service public dans le département de l'Aveyron, et construit un monstre architectural, Cayssiols : régression, rejet et entassement. Les seules réalisations publiques de cette période sont les hôpitaux de Ravenel et de Lannemezan : architecture plus satisfaisante, le plan a la régularité classique mais les pavillons, de petite taille, pourront bénéficier facilement d'une humanisation.

En 1939 existe une petite centaine d'asiles, soixante-neuf sont publics et vingt-deux sont la propriété de sociétés privées. Seulement six sont des établissements antérieurs à la Révolution, qui ont traversé les secousses politiques du début du XIXe siècle ; vingt établissements sont des appropriations, soixante-cinq sont des fondations nouvelles ; seize départements ne sont pas encore pourvus d'établissement spécial.

Conclusion

La construction des asiles fut plus complexe qu'on ne le croit habituellement. Ce ne fut pas un mouvement organisé, centralisé. D'abord une affaire locale, elle demandait une dépense importante entrant en concurrence avec d'autres postes budgétaires et les pouvoirs locaux entendaient payer le minimum, c'est pourquoi la construction, lente, fut terminée souvent par les aliénés eux-mêmes ; lorsqu'un département s'était équipé d'un établissement « qui lui faisait honneur » et qui lui avait coûté cher, il restreignait ultérieurement les crédits et l'assistance aux aliénés ne s'élevait pas au niveau attendu ; pourtant, la construction d'un asile fut souvent un investissement intéressant pour les finances départementales lorsque l'établissement drainait les malades de plusieurs départements ou lorsqu'il s'installait dans une région économiquement défavorisée.

Ce ne fut pas une « entreprise politique » : c'est l'augmentation du nombre des internements – la demande de la population – qui a infléchi la construction, profitant des facilités offertes par la loi. Si la construction des asiles évoque de nombreux traits de l'utopie, elle fut très sensible à l'histoire ; on a certes pu isoler une série de bâtiments semblables lors de la période de décadence, mais l'ensemble est disparate ; chaque asile ne fut pas non plus un lieu homogène mais il réunissait, à l'intérieur d'une enceinte, des populations très diverses : les différents aliénés – grâce aux quartiers de classement –, des indigents, des payants, des incurables, des travailleurs. Ainsi l'asile fut-il un lieu de soins et de garde, un bâtiment d'hébergement fruste et de luxe ; d'autres espaces complétaient cet ensemble pavillonnaire : lieux de travail dans les ateliers et la ferme, lieux de culte et de divertissement.

Épilogue

Un bouleversement théorique remet tout en question pendant la Seconde Guerre mondiale ; dès 1945-1946 sont publiées critiques et propositions des psychiatres ; c'est encore avec un retard de quinze ans que les premières constructions nouvelles apparaîtront. Pendant vingt ans vont s'élever les hôpitaux-villages, alors que la psychiatrie entre dans une période très évolutive, les thérapeutiques (traitements de chocs, neuroleptiques) modifiant toute l'atmosphère asilaire, la politique de secteur changeant les conditions de l'assistance. Après la « mode » de l'hôpital-village, une nouvelle politique de construction tente de s'adapter à certaines des conditions nouvelles : les Unités de soins normalisés implantées dans un Centre hospitalier. Aujourd'hui beaucoup de soignants, refusant la construction de lieux particuliers pour la maladie mentale, tentent d'imposer les hôpitaux de jour, les appartements thérapeutiques... Cependant, une population de 100 000 personnes vit encore dans les établissements créés depuis deux siècles par l'humanisme et la police de notre civilisation : l'asile d'aliénés, l'hôpital psychiatrique, le Centre hospitalier spécialisé, comme il est nommé actuellement.

BIBLIOGRAPHIE

CASTEL R., *L'ordre psychiatrique*, Paris, 1976.

CONSTANS-LUNIER-DUMESNIL, *Rapport général sur le service des aliénés en 1874*, Paris, 1878.

ESQUIROL J.-E.-D., *Des maladies mentales*, Paris, 1838.

Revue *Recherches*, « L'asile », n° 31, février 1978.

LA PARALYSIE GÉNÉRALE

Si le terme de « paralysie générale » a d'abord été employé par Delaye en 1824, et repris ensuite par Requin qui lui ajoute le qualificatif de « progressive » en 1846, c'est à Royer-Collard et à son élève A.-L.-J. Bayle que revient le mérite d'avoir véritablement individualisé en 1822 cette nouvelle entité morbide neuropsychiatrique. Celle-ci était caractérisée par l'association de troubles mentaux et de manifestations neurologiques, dus à une méningo-encéphalite diffuse, dont l'origine syphilitique ne sera précisée que plus de cinquante ans après la thèse du jeune interne de Charenton, grâce aux travaux de Fournier. Cette cause infectieuse ne sera d'ailleurs indiscutablement confirmée qu'en 1913, lorsque le Japonais Noguchi découvrira le tréponème dans l'encéphale de paralytiques généraux décédés.

Les précurseurs

Il est vrai que Bayle et Royer-Collard, son directeur de thèse, faisaient preuve d'une intuition clinico-pathologique vraiment novatrice. Sans doute, après Thomas Willis, qui avait entrevu cette maladie, Haslam avait déjà décrit, à Londres, en 1798, les prétentions ambitieuses de certains aliénés atteints par ailleurs de paralysie diffuse : « Les affections paralytiques, avait-il écrit, sont une cause de folie beaucoup plus fréquente qu'on ne le suppose, et elles sont aussi un effet très commun de la manie. Les paralytiques offrent ordinairement des lésions de la locomotion indépendantes de leur folie ; la parole est embarrassée, la bouche déviée, les bras ou les jambes sont plus ou moins privés des mouvements volontaires, et chez la plupart la mémoire est notablement affaiblie [...]. » Mais il n'en avait pas fait une entité morbide spécifique. De même, le grand Esquirol adoptait sur l'association des troubles mentaux et de la paralysie un point de vue dualiste. Comme le pensait aussi son élève Georget, les troubles paralytiques étaient pour lui une simple affection intercurrente au cours d'une évolution vésanique démentielle. C'est dans le *Dictionnaire des sciences médicales* qu'il les signalait pour la première fois en 1814, dans l'article « Démence » : « Lorsque la paralysie complique la démence, tous les symptômes paralytiques se manifestent successivement ; d'abord l'articulation des sons est gênée, bientôt après la locomotion s'exécute avec difficulté ; enfin les déjections sont involontaires, etc. Tous ces épiphénomènes ne doivent pas être confondus avec les symptômes qui caractérisent la démence, pas plus que les signes du scorbut qui complique souvent cette maladie, ne peuvent être pris pour elle. » Les devanciers de Bayle voyaient donc chez le dément paralytique deux maladies : la démence et la phtisie pulmonaire. Et la paralysie générale n'apparaissait pour eux que comme une complication neurologique intercurrente de la folie.

À partir de la découverte de Bayle, l'histoire de la paralysie générale va ressembler à une épopée, car elle tient une place véritablement « épique » dans l'évolution de la psychiatrie durant le XIXe siècle, comme le soulignait récemment G. Lantéri-Laura en se référant à la distinction établie par G. Dumézil entre mythe et épopée. Car cette maladie neuropsychiatrique, peu d'années après sa découverte, devient la caution scientifique de tout le mouvement qui va faire basculer la psychiatrie morale (psychogénétique) de Pinel et Esquirol vers une psychiatrie organogénétique. Ce rabattement réducteur n'a été possible que grâce à l'existence de la paralysie générale devenue le modèle de la maladie mentale organique (avec lésions anatomo-pathologiques cérébrales), et à un moindre degré grâce à l'individualisation de la future psychose maniaco-dépressive de Kraepelin, par Baillarger et Falret.

La thèse de Bayle

Pourtant, dans sa fameuse thèse de 1822, Bayle ne verra dans la démence due à une inflammation chronique des méninges, une « arachnitis », décrite à partir d'une étude anatomopathologique très soigneuse, qu'une affection mentale symptomatique, une « phrénésie chronique » qu'il tient à distinguer radicalement de la « folie idiopathique ». Seule cette dernière, comme l'avait montré Georget, fait partie du domaine de la psychiatrie. Les phrénésies, qu'elles soient aiguës comme le délire aigu, ou chroniques, comme justement cette « arachnitis », ne sont que des troubles mentaux secondaires à une maladie organique. Il faut avoir bien mal lu les conclusions de son étude inaugurale pour en tirer une autre leçon.

Quoique basé sur seulement six observations cliniques, toutes recueillies à la Maison-Royale de Charenton, dans le service de Royer-Collard, et chacune suivie d'une vérification anatomique que Bayle semble avoir effectuée avec un certain « Docteur Roberts-Roche, inspecteur du service médical », ce travail est d'une grande qualité. Les descriptions cliniques, tant sur le plan psychiatrique que sur le plan neurologique et organique, y sont remarquables. Les « idées ambitieuses » y sont citées dans les cinq cas. Elles ne seront cependant pas retenues par le jeune auteur comme un signe psychiatrique pathognomonique de la maladie. C'est seulement en 1825, dans sa *Nouvelle doctrine des maladies mentales*, qu'il leur donnera l'importance qu'elles ont gardée depuis dans le tableau clinique.

À l'inverse de l'opinion dualiste partagée, avec Esquirol, par l'ensemble des aliénistes de son époque, Bayle va, le premier, reconnaître que la démence paralytique est une seule et même affection. S'appuyant sur le fait que les lésions de l'intelligence et les lésions des mouvements se développent dans un ordre déterminé et parallèlement, il en conclut qu'il n'y a pas là deux maladies, mais une seule. « Ce parallèle, fait à toutes les époques de la maladie, nous offre, écrit-il, un rapport constant entre le délire et la paralysie. On voit celui-là parcourir tous les degrés qui séparent l'aliénation partielle de la destruction entière des facultés de l'entendement, pendant le temps que celui-ci parvient du simple embarras des mouvements jusqu'à l'immobilité presque complète de tous les organes de l'appareil locomoteur. On ne saurait donc se refuser d'admettre que ces deux ordres de phénomènes sont les symptômes d'une même maladie, c'est-à-dire d'une arachnitis chronique. » Mais, du même coup, on devait se demander si cette maladie nouvelle caractérisée par la double lésion de l'intelligence et des mouvements devait être rangée dans le cadre des folies ou dans celui des paralysies. Et Bayle tranche la question en en faisant non plus une espèce de paralysie, mais une espèce d'aliénation mentale qu'il désigne sous la dénomination d'arachnitis chronique, en raison de la lésion anatomique des méninges qu'il avait régulièrement trouvée au cours de ses vérifications névrosiques. Il considère d'ailleurs que cette atteinte était liée à la congestion cérébrale. Il écrit en effet : « Cette maladie [la paralysie générale] reconnaît un grand nombre de causes prédisposantes et occasionnelles ; mais chacune d'elle n'agit qu'en appelant le sang vers le cerveau et l'accumulant dans les vaisseaux de la pie-mère et de l'encéphale. La congestion cérébrale, lente ou subite qui en résulte, est la cause nécessaire et prochaine de la maladie. » Ainsi étaient bien définies et l'unicité neuropsychiatrique de la maladie et sa causalité essentiellement organique. Et Bayle pouvait conclure son travail en donnant un tableau clinique et évolutif en trois périodes bien distinctes contenant tous les caractères essentiels de cette affection nouvelle, qui prenait place ainsi dans la nosographie psychiatrique :

> « Les symptômes de l'arachnitis chronique peuvent tous se réduire à une paralysie générale et incomplète, et au dérangement des facultés intellectuelles. Ces deux ordres de phénomènes marchent d'un pas égal et proportionnel, et peuvent faire diviser la maladie en trois périodes. Dans la première, la prononciation est sensiblement embarrassée, la démarche mal assurée ; le désordre de l'entendement se manifeste par un affaiblissement de l'intelligence, un délire monomaniaque, qui domine plus ou moins le malade, et souvent par un état d'exaltation plus ou

moins considérable. Dans la seconde période, les mouvements de la langue et des membres conservent souvent le même embarras que dans la première, ou deviennent plus difficiles ; le délire est maniaque et général, fréquemment accompagné d'idées dominantes ; il y a de l'agitation, qui varie depuis la loquacité et la mobilité, qui fait changer continuellement les malades de place, jusqu'à la fureur la plus violente et la plus incoercible. Enfin la troisième période est, en général, caractérisée par un état de démence et une augmentation de la paralysie générale et incomplète : la parole est bégayée et tremblante, très difficile, et quelquefois inintelligible, la démarche est vacillante, très chancelante, ou même impossible ; les excrétions sont involontaires ; l'entendement extrêmement affaibli, ne conserve qu'un petit nombre d'idées complètement incohérentes, qui sont tantôt vagues, et tantôt plus ou moins fixes ; il y a le plus souvent du calme, et de temps en temps une agitation plus ou moins grande. Cette période se termine quelquefois par une paralysie presque incomplète de tous les mouvements volontaires, et par un état complet d'idiotisme. Chaque malade ne présente pas constamment les trois périodes ; il n'est pas rare de voir manquer la seconde ; celle-ci offre quelquefois une agitation spasmodique, continuelle ou périodique ; assez souvent, pendant la troisième, il survient tantôt des attaques de congestion cérébrale, accompagnées de pertes de connaissance, quelquefois de mouvements convulsifs et de tremblements, et suivies d'une augmentation des symptômes de la maladie, tantôt des attaques épileptiformes. »

Mais le jeune interne de Charenton restait modeste, après cette description pourtant magistrale. Il reconnaissait qu'il n'avait encore donné qu'un tableau incomplet, et qu'il ignorait tout d'un traitement vraiment efficace de la maladie. Et surtout, il n'en déduisait pas qu'il fallait, à la suite de sa découverte anatomo-clinique, s'orienter vers une causalité organique de la folie. Car cette aliénation spécifique restait bien, pour lui, purement symptomatique. Il terminait, en effet, par cette phrase dont il soulignait lui-même les derniers mots : « J'aurai atteint le but que je me propose, si cette partie de mon travail peut prouver que l'*arachnitis chronique existe, et qu'elle est la cause d'une aliénation mentale symptomatique.* » Cependant, cette modestie ne devait malheureusement pas rester la sienne lorsqu'entraîné par son succès, et par la défense de son antériorité, il allait reprendre ses recherches sur le même sujet, quelques années plus tard.

Car il ne semble pas qu'il ait saisi d'emblée l'importance historique de sa découverte. C'est peu à peu, à propos des revendications d'antériorité, comme celles de Delaye et d'A. Foville, qu'il en prend conscience. Il publie en 1825 un second travail au titre assez présomptueux, *Nouvelle doctrine des maladies mentales*, brochure de cinquante-deux pages où il n'est, en fait, question que de l'arachnitis chronique à la description clinique de laquelle il ajoute un élément très important : l'association du délire de grandeur, ou mégalomanie, à la paralysie générale. Ce délire « ambitieux » constitue donc pour lui un symptôme intellectuel nécessaire pour définir l'affection, et même un véritable signe distinctif de la maladie. Il le décrit comme tout à fait pathognomonique de la période d'invasion de la paralysie générale qui, selon lui, « débute par un état de monomanie ambitieuse, et par une exaltation plus ou moins grande, qui, réunies à une légère paralysie incomplète et générale, caractérisent essentiellement cette période ». Il reprend ensuite la description des symptômes déjà indiqués dans sa thèse et, pour l'évolution, il confirme sa marche en trois périodes, mais subdivise les deux dernières en plusieurs degrés qui précisent mieux son processus à la fois démentiel et paralytique. Et s'il défend toujours avec vigueur l'unicité neuropsychiatrique de la paralysie générale, il n'en déduit pas pour autant qu'il faut étendre l'organogenèse à toute aliénation mentale.

Le dérapage idéologique

Il n'en sera plus de même en 1826 lorsqu'il fait paraître son *Traité des maladies du cerveau.* Entre temps, son maître Royer-Collard est mort, très exactement le 27 novembre 1825. Le frère du philosophe et célèbre chef des doctrinaires disparaissait à cinquante-sept ans, et son élève n'allait plus bénéficier de ses conseils prudents et basés sur une expérience psychiatrique et médicale considérable. Même si Bayle dédie son *Traité* à sa mémoire, il va rapidement oublier son enseignement, en faisant basculer résolument la causalité de la folie du côté de la pathogenèse organique. En effet, dès les pages de son introduction, après avoir rappelé ses travaux antérieurs en pathologie mentale, il n'hésite pas à affirmer que « la plupart des aliénations mentales sont le symptôme d'une phlegmasie chronique primitive des membranes du cerveau ». C'est là que se situe le point de départ historique de l'annexion du champ de la folie par la neurologie. Et notre auteur précise alors les caractères anatomiques de cette « phlegmasie » qui aurait « son siège sur la surface externe ou libre de l'arachnoïde cérébrale, et sur le feuillet arachnoïdien de la dure-mère » et, dans d'autres cas, commencerait par la pie-mère, réalisant alors une méningite péri-encéphalique plus ou moins diffuse. Il réserve à celle qui reste périphérique (arachnoïde et dure-mère) le nom *d'arachnitis chronique* ou *latente* car elle est le plus souvent asymptomatique, alors qu'il appelle celle qui touche à la fois la pie-mère et l'arachnoïde « *méningite chronique* ». C'est à celle-ci qu'il va consacrer son ouvrage, considérant qu'elle est responsable de la plupart des « maladies mentales », comme l'indique d'ailleurs son sous-titre.

Il admet seulement que « quelques aliénations mentales » pourraient dépendre « d'une irritation spécifique ou sympathique du cerveau », faisant ainsi un sort à la fois à la pathogenèse idiopathique cérébrale de la folie de Georget, et à celle, « sympathique » (organogenèse secondaire), du vieux Pinel. Il rcconnaît, dans une ultime concession à Esquirol et à tous les aliénistes de son temps, qu'un « certain nombre de monomanies et de mélancolies tiennent primitivement à une lésion profonde et durable des affections morales et à une erreur dominante, qui maîtrisent plus ou moins la volonté des malades, et deviennent aussi la base du délire exclusif ». Même dans ces cas, il pense que le « physique » n'est pas sans influence sur le développement de ces « espèces d'aliénation ». Et il envisage successivement le rôle de l'hérédité, des facteurs constitutionnels et même de certaines lésions cérébrales par « réaction du moral sur le physique ».

Mais pour lui, le point central de sa doctrine consiste dans l'idée d'attribuer la plupart des maladies mentales à l'inflammation chronique des méninges. « C'est cette idée seule, écrit-il, que je regarde comme entièrement neuve, et dont le développement embrassera le premier volume de cet ouvrage et une partie du second. » Il n'y aura pas de deuxième volume, comme si l'auteur avait définitivement épuisé la question de la psychiatrie en traitant de cette « *aliénation mentale avec paralysie incomplète par suite de méningite chronique* », sujet unique de son *Traité*. Il l'a retrouvée en effet chez « près de quinze cents » de ses malades, ce qui est effectivement beaucoup pour ce jeune aliéniste dont l'expérience psychiatrique ne dépasse guère alors sept années. Et son livre va renfermer, dans sa première partie, un recueil d'observations de méningite chronique, classées non plus selon un ordre clinique, mais selon les caractères des lésions organiques trouvées à l'autopsie. Le basculement dans l'idéologie neuropsychiatrique est total. Plus de problème de diagnostics cliniques et médico-psychologiques difficiles. Seul compte le diagnostic nécropsique. Comme quatre-vingt ans plus tard avec Kraepelin, ce qui intéresse le psychiatre, ce n'est plus le malade mais la phase terminale de sa maladie et son corps livré au scalpel de l'anatomiste.

Par la suite, Bayle cessera de s'intéresser à la psychiatrie. Il reprendra cependant encore ce point de vue très organiciste sur l'étiologie des maladies mentales, dans un mémoire à l'Académie de médecine, en 1855, pour défendre l'antériorité de sa découverte : « Quoique cette enceinte ait plusieurs fois retenti du nom de l'aliénation mentale avec paralysie générale, j'espère que vous permettrez à celui qui a, le premier, décrit cette maladie, de venir à son tour vous en entretenir quelques minutes. Jusqu'en 1822, toutes les espèces de folie étaient considérées comme des névroses cérébrales, et les lésions que l'on rencontre assez souvent à l'ouverture des cadavres étaient regardées comme des effets ou des complications de la vésanie dont le malade avait été atteint pendant la vie [...]. Attaché, pendant plusieurs années, comme interne, à l'établissement de Charenton je fus bientôt persuadé que le seul moyen de jeter quelque jour sur les causes organiques des maladies mentales, objet particulier que je m'étais proposé, c'était de les étudier autant que possible séparément et isolément, convaincu que l'habitude de les envisager et de les décrire dans leur ensemble ne pouvait conduire qu'à la confusion et à la contradiction. » Après avoir rappelé sa thèse de 1822, son étude de 1825 et son *Traité des maladies du cerveau* de 1826, Bayle confirme qu'il a bien décrit une maladie mentale tout à fait spécifique dont la cause organique est certaine : « La plupart des résultats auxquels j'étais arrivé, contestés à leur origine furent ensuite successivement admis, et il est aujourd'hui bien peu de médecins, surtout parmi ceux qui s'occupent spécialement des maladies mentales, qui ne les adoptent plus ou moins complètement. L'aliénation paralytique, qu'on désigne improprement sous le nom de paralysie des aliénés a pris en quelque sorte rang de bourgeoisie dans les familles pathologiques, comme maladie spéciale, indépendante de toute autre, avec les congestions qui la provoquent et l'entretiennent et le délire ambitieux qui lui donne une physionomie si particulière. »

Moreau de Tours et le triomphe de l'organicisme

Ce dernier mémoire de Bayle est, dans la collection des *Annales médico-psychologiques*, presque intercalé entre les deux célèbres exposés de Moreau (de Tours) qui signent la victoire de la neuropsychiatrie. Il reviendra en effet à l'auteur du *Hachisch* de tirer abusivement toutes les conséquences de la confusion entre trouble mental et trouble neurologique, et d'utiliser l'exemple de la paralysie générale comme preuve évidente de la causalité organique prépondérante en pathologie psychiatrique. Dans le premier mémoire (*De la folie au point de vue pathologique et anatomo-pathologique*), il écrit en effet : « Si donc il peut être utile, ce qui du reste ne fait pas de doute, d'envisager à part les troubles de l'intelligence, de les isoler des désordres nerveux auxquels ils sont liés nécessairement dans quelques-unes des phases de leur existence, il importe bien plus, sous peine d'en méconnaître la nature réelle, de ne pas perdre de vue le fait pathologique de la communauté d'origine de ces deux ordres de phénomènes. Nous trouvons sur ce point un enseignement précieux dans le groupe de désordres fonctionnels auquel on a donné le nom de paralysie générale des aliénés. Ici, en effet, on voit marcher de pair, et les troubles de l'esprit, et la perversion, l'abolition plus ou moins complète de la sensibilité, des mouvements volontaires, de la contractilité latente : phénomènes pathologiques d'ordre différent se confondant tous dans la même unité morbide. La même lésion tient, pour ainsi dire, en échec toutes les facultés… »

La discussion animée qui suivit la lecture du mémoire de Moreau donna finalement raison à ce dernier, malgré les objections jugées « vieillottes » du président de l'Académie, Bousquet, et les réserves plus nuancées du grand Baillarger. Mais la jeune école neuropsychiatrique, lassée des excès du traitement moral de F. Leuret, et confiante dans les progrès triomphants d'une médecine anatomo-clinique conduisant aux travaux de Vircow, était toute acquise à ce qui paraissait alors la seule voie rassurante : l'identification de toute la psychiatrie à la médecine. La leçon d'Esquirol et de Georget était bien oubliée. La faute n'en revenait pas seulement à Bayle, dont la découverte restera un moment important dans l'histoire de la psychiatrie, même si son utilisation abusive a pu entraîner cette dernière, pendant un temps prolongé, dans une impasse. Mais la paralysie générale cessait d'être une simple réalité nosologique, pour devenir l'emblème d'un mouvement où l'idéologie organiciste a entraîné la majorité des psychiatres de la deuxième moitié du XIXe siècle.

Unicité ou dualité de la paralysie générale

Un peu en dehors de ce débat idéologique, les études anatomo-pathologiques sur la paralysie générale vont se poursuivre pendant plusieurs décennies. Elles conduiront à localiser les lésions essentielles sur le cortex cérébral. Le déplacement déjà amorcé par Bayle, de la périphérie de l'arachnoïde vers le feuillet le plus interne des méninges, la pie-mère, va se faire vers le cerveau. C'est à Charenton que se poursuit ce travail, sur des malades dont certains semblent être les mêmes que ceux qu'avaient déjà observés Bayle et Royer-Collard. Dès 1826, Calmeil, qui y est devenu assistant, va décrire la maladie d'une manière fort complète dans son remarquable ouvrage *De la paralysie considérée chez les aliénés.* Il y établit que la lésion anatomique principale n'était pas une inflammation méningée avec réaction cortico-cérébrale secondaire, mais une inflammation primitive de la couche corticale elle-même. Ainsi la paralysie ne s'expliquait-elle plus, comme avec Bayle, par une compression exercée par l'épanchement séreux intra-arachnoïdien, mais plutôt par une atteinte directe du cortex cérébral. Et il donne à la maladie le nom de *périencéphalite chronique diffuse.*

A Saint-Yon, Parchappe confirme qu'il existe une « espèce de folie dans laquelle il y a lésion simultanée de l'intelligence et de la motilité ; qui a une marche généralement aiguë, quoiqu'elle puisse passer à l'état chronique ; qui a une terminaison constamment fâcheuse, et avec laquelle coexistent dans l'encéphale plusieurs altérations pathologiques parmi lesquelles il en est une constante, pathognomonique, le ramollissement de la couche corticale ». Il dénommera la maladie « folie paralytique » pour bien montrer qu'il s'agit d'une « aliénation mentale distincte de toutes les autres » où l'atteinte psychique reste inséparable de celle de la motilité.

Baillarger et le dualisme

Malgré cette évidence de plus en plus admise de l'unicité de la maladie, l'école de la Salpêtrière restera longtemps fidèle à la thèse dualiste d'Esquirol. Ce sera en particulier le cas du grand Baillarger, qui, constamment, poursuivra sa critique de l'œuvre de Bayle et maintiendra l'idée d'une dualité d'affections : il y aurait d'une part une démence paralytique, et de l'autre un « délire » qui viendrait se surajouter, comme une maladie nouvelle, à la paralysie démentielle. Ce délire serait dû, pour lui, à des troubles congestifs cérébraux ; il l'appelle « folie congestive ». Il reprend très longuement ce point de vue dans un *Travail sur la paralysie générale* annexé à la traduction française du célèbre *Traité des maladies mentales* de W. Griesinger, en 1865. En 1883 encore, il maintient cette position dualiste et, jusqu'à la fin de sa vie, il défendra cette thèse que l'on retrouve dans un recueil, paru en 1890, de tous ses travaux sur la paralysie générale. S'il allait ainsi à l'encontre de l'opinion alors admise par l'ensemble du corps médical qui avait reconnu à la maladie sa véritable spécificité (encore que les problèmes posés par les « pseudo-paralysies générales » fussent venus à l'ordre du jour, tant pour les questions diagnostiques que pour les questions étiologiques qu'elles posaient), c'est sans doute qu'il tenait toujours à s'opposer à la doctrine, désormais régnante, de l'organogenèse de la folie. Mais c'est un combat d'arrière-garde et il reste bien seul. L'unanimité s'est faite sur l'unicité de la maladie. Et, après A. Foville, J. Grasset, A. Voisin, il revient à

J. Christian et A. Ritti, tous deux médecins de Charenton, de confirmer définitivement ce point de vue dans le *Grand dictionnaire encyclopédique des sciences médicales*. La spécificité anatomoclinique de la maladie est devenue indiscutable. Et son évolution est bien reconnue comme tout à fait

> « [...] progressive : elle présente une période prodromique d'une durée variable, caractérisée principalement par un léger affaiblissement de l'intelligence, des modifications du caractère, l'altération de l'humeur, la perversion des facultés morales et affectives, quelquefois déjà par un léger embarras de la parole et de l'incertitude des mouvements. La maladie se déclare d'ordinaire par un ictus apoplectiforme ou par un excès de manie, d'une violence extraordinaire, avec délire ambitieux, diffus et incohérent, désordre dans les actes, accès de fureur, etc. À ce moment, l'embarras de la parole et l'incertitude des mouvements sont plus accentués ; on constate en outre l'inégalité des pupilles. Le calme reparaît après un temps variable ; mais les symptômes de la démence, accompagnés d'idées de grandeur et de richesse, persistent et s'aggravent ; les troubles de la motilité s'accentuent de plus en plus. Les attaques épileptiformes et apoplectiformes sont alors fréquentes et souvent emportent le malade. S'il survit, la déchéance intellectuelle et physique devient de plus en plus prononcée, le marasme arrive avec toutes ses conséquences, et la paralytique succombe au dernier degré de l'émaciation. »

Les auteurs ajoutent : « Telle est, dans ses traits généraux, l'image habituelle de la paralysie générale ; c'est ainsi que Bayle l'avait vue et décrite, c'est ainsi qu'elle se présente à nous le plus souvent ».

L'étiologie

Si l'accord est donc général sur la spécificité de l'entité nosologique, il n'en est pas de même pour son étiologie. L'origine infectieuse syphilitique ne sera que tardivement reconnue, et elle restera discutée, même après la découverte de Noguchi et Moore en 1913, qui, les premiers, mettront en évidence le tréponème pâle dans le cerveau des paralytique généraux. Car, contrairement à une idée bien souvent admise et répétée, Bayle et ses successeurs n'ont pas soupçonné le rôle de la syphilis dans l'apparition de la paralysie générale. Si l'ancien interne de Charenton cite, dans son *Traité*, des excès vénériens dans les antécédents d'un cinquième de ses cas, avec parfois la notion d'une vérole, il n'y attache pas une grande importance. S'il en a fait une entité anatomo-clinique bien spécifique, il n'a aucunement envisagé de lui chercher une cause, elle aussi spécifique. Il est vrai que l'allemand Koch n'avait pas encore introduit cette notion de nécessité d'une causalité bien précise pour individualiser une entité morbide dans le champ de la pathologie. Les successeurs de Bayle, du moins en France, ne vont pas s'intéresser à la recherche d'une cause morbide précise, au cours des décennies suivantes. Leurs discussions porteront plus sur l'unicité ou la dualité de la maladie, et sur la nature des lésions anatomiques. Ils citent cependant l'hérédité « congestive », le surmenage, les excès vénériens, le traumatisme, la pellagre, les intoxications saturniennes, et surtout alcooliques, comme les facteurs les plus susceptibles de provoquer l'apparition d'une paralysie générale. Et même Magnan défendra encore longtemps la thèse de l'éthylisme comme étiologie majeure et immédiate de la maladie.

Pourtant, quelques publications vont, dès 1857, insister sur le rôle de la syphilis. Cette année en effet, Esmarch et Jessen, les premiers, affirment que cette infection est toujours et invariablement le point de départ de la paralysie générale des aliénés. En 1859, paraît la thèse d'Hildenbrandt pour qui la syphilis agit : *1*. en viciant le sang (chlorose syphilitique) ; *2*. en attaquant le crâne et les méninges ; *3*. en attaquant directement le cerveau.

Les « pseudo-paralysies générales »

En 1861, Gros et Lancereaux font paraître leur travail sur les *Maladies nerveuses syphilitiques* ; en 1862, Zambaco (à l'exemple de Melchior Robert qui admet une « démence syphilitique » consécutive à l'infection vénérienne) proclame que « la syphilis du cerveau peut déterminer une paralysie générale du mouvement, avec aliénation même de l'intelligence, paralysie ressemblant à s'y méprendre à la folie paralytique ». Cet auteur fait une réserve car, à la suite de Delasiauve dès 1851, et surtout de Lasègue, a été défendue l'idée qu'il y avait, à côté de la vraie maladie de Bayle, des *pseudo-paralysies générales* qui, elles seules, relèveraient de causes infectieuses ou toxiques précises, manière élégante d'écarter les observations de paralytiques généraux atteints indiscutablement de syphilis. Lasègue distinguait ainsi de la paralysie générale des « états paralysoïdes » : « Il y a une paralysie générale type et des états paralysoïdes : il n'y a donc pas de paralysie générale syphilitique ; il peut y avoir, et il y a, des pseudo-paralysies générales qui en imposent ; jamais dans aucun cas on ne constate de paralysie générale type. » Quand au diagnostic différentiel, il restait, pour lui, impossible ; aucun moyen, aucun signe ne permet de trancher la question, de différencier le délire, et d'autoriser à déclarer que tel individu est paralytique parce qu'il est syphilitique. Le traitement lui-même ne résoud pas toujours le problème. Cette position lui permettait ainsi de régler définitivement le problème de l'étiologie syphilitique, par la négative.

Cependant, à partir de 1879, les travaux de Fournier vont apporter des arguments de plus en plus irréfutables pour défendre l'étiologie syphilitique de la paralysie générale. Dans un premier temps, A. Fournier s'en tient à la doctrine de Lasègue et des aliénistes, celle de la « pseudo-paralysie générale » syphilitique. Il montre qu'elle est une complication fréquente de la syphilis tardive, et apporte des observations anatomo-cliniques nombreuses de syphilitiques devenus « pseudo-paralytiques généraux ». Quelques années plus tard, ses élèves A. Morel-Lavallée et L. Bélières, s'ils reconnaissent encore une place aux « pseudo-paralytiques généraux syphilitiques », n'hésitent pas à décrire d'authentiques paralysies générales syphilitiques. Ils admettent qu'on peut trouver chez certains syphilitiques des « paralysies générales vraies ». Leur travail est surtout intéressant par son aspect statistique. Magnan, l'irréductible défenseur de la paralysie générale non syphilitique, s'y oppose avec vigueur et donne une curieuse statistique de son service des admissions de l'hôpital Sainte-Anne, en 1888 ; pour deux cents observations (avec renseignements) de paralysie générale :

	Syphilis sûre	*Syphilis douteuse*
Sur 100 hommes	4	5
Sur 100 femmes	1	6

La syphilis est reconnue

Malgré l'autorité du maître de l'admission, les antécédents syphilitiques s'imposaient de plus en plus dans les anamnèses soigneuses des paralytiques généraux, et c'est à Régis, le futur grand professeur de psychiatrie de Bordeaux, que revient le mérite d'avoir, un des premiers, établi des corrélations précises sur la grande fréquence des antécédents syphilitiques chez les paralytiques généraux. Dès 1888, il peut en apporter la preuve statistique, tant à l'hôpital Sainte-Anne que dans des maisons de santé et sa clientèle personnelle. Mais il insiste sur la nécessité d'une enquête anamnestique précise pour obtenir ce résultat : « On ne saurait apporter trop de soin et trop d'insistance dans la constatation de cet antécédent pathologique, qui paraît ne pas faire souvent défaut, lorsqu'il est sérieusement recherché. » Quand à la proportion exacte des cas de syphilis, il l'a trouvée oscillant entre 70 et 76 %. Il pouvait donc, en toute certitude, affirmer que « la syphilis est extrêmement fréquente chez les paralytiques généraux ». Il allait voir confirmer ces données avec l'apparition des méthodes sérologiques qui devaient montrer la positivité de la réaction de Bordet-Wassermann dans le sang et le liquide céphalo-rachidien de la plupart des paralytiques généraux. Enfin, les travaux de Noguchi et Moore (1913), Marinesco, Levaditi et A. Marie, en démontrant la présence de spirochètes dans le sérum, dans l'écorce cérébrale, dans les voies optiques, des paralytiques morts soit d'ictus, soit de cachexie, semblaient faire admettre sans contestation la nature syphilitique de cette affection. Malgré cela, quelques irréductibles comme Klippel continuèrent à maintenir qu'il existe des paralysies générales de causes totalement étrangères à la syphilis et que, même chez les vérolés devenus paralytiques généraux, la syphilis n'agit que comme cause prédisposante. Cependant le vent avait vraiment tourné, et ces quelques irréductibles se trouvèrent de plus en plus isolés. Lors du centenaire de la thèse de Bayle, en 1922, le Pr Sicard représentait bien l'ensemble des neuropsychiatres français quand il s'écriait, lors de la discussion du rapport de Pactet sur l'étiologie de la paralysie générale : « Il me semble de plus en plus légitime d'affirmer, du reste avec la majorité des psychiatres et des neurologistes, qu'il n'existe qu'une paralysie générale et qu'elle est toujours d'origine Sigma. Sans syphilis, pas de paralysie générale. » La boucle était fermée. De l'affirmation « pas de paralysie générale où il y a syphilis », on passait à son inverse. Et le problème des « pseudo-paralysies générales » était, et reste, posé, sans avoir, d'ailleurs, jamais été bien résolu.

C'est alors que va se généraliser la thérapeutique anti-infectieuse spécifique à base de dérivés bismuthiques et arsenicaux, associée à la malariathérapie (dont l'idée première revient à Legrain dès 1913, mais dont les premiers essais sont dus à Wagner Jauregg, en 1917). Après la dernière guerre mondiale, ces traitements tomberont peu à peu en désuétude et seront remplacés par la pénicillinothérapie, dont l'action restera cependant moins efficace sur les manifestations de la paralysie générale que sur la prévention de celle-ci par la guérison du syphilitique dès la période primaire de sa maladie. À tel point qu'actuellement la paralysie générale, qui a eu tant d'importance dans l'histoire de la psychiatrie, deviendrait une rareté si l'aggravation récente du nombre des maladies sexuellement transmissibles et incorrectement traitées ne risquait pas de la faire renaître avec une fréquence encore difficile à évaluer.

BIBLIOGRAPHIE

BAILLARGER J., *Des symptômes de la paralysie générale et des rapports de cette maladie avec la folie*, appendice à Griesinger (W.), *Traité des maladies mentales*, Paris, Delahaye, tr. fr. de la 2ᵉ édition par Doumic, 1865, 736 p.

BAYLE A.-L.-J., *Recherches sur les maladies mentales,* Paris, 1822. La première partie, qui seule concernait l'arachnitis, est reproduite dans *Centenaire de la thèse de Bayle*, Paris, Masson, 1922, 2 vol. On y trouvera une documentation très importante sur l'histoire de la paralysie générale.

BAYLE A.-L.-J., *Nouvelle doctrine des maladies mentales*, Paris, Gabon, 1825, 52 p.

BAYLE A.-L.-J., *Traité des maladies du cerveau et de ses membranes*, Paris, Gabon, 1826 ; reprint, New York, Arno Press, 1976, 588 p.

CALMEIL L.-F., *De la paralysie considérée chez les aliénés*, Paris, 1826 ; reprint New-York, Arno Press, 1975, 446 p.

FOURNIER A., *Syphilis du cerveau*, Paris, Baillière, 1879.

LASSEGUE C., *Sur la paralysie générale, « Etudes médicales »*, Paris, Asselin, 1884, t. I, p. 812-874.

MOREL-LAVALLÉE A. et BELIERES L., *Syphilis et paralysie générale*, Paris, Doin, 1889, 220 p.

PACTET F., « Les conceptions actuelles de la paralysie générale. Étiologie et pathogénie », in *Centenaire de la thèse de Bayle, op. cit.*, t. I, p. 91-108.

POSTEL J., « Georget et Bayle : deux destins contraires », *Psychanalyse à l'Université*, 3, n° 11, juin 1978, p. 445-463.

QUÉTEL G., *Le mal de Naples. Histoire de la syphilis*, Paris, Seghers, 1986.

VOISIN A., *Traité de la paralysie générale des aliénés*, Paris, Baillière, 1870.

LA PARANOÏA

C'est au cours d'une assez brève période, allant du dernier quart du XIXe siècle au premier du XXe, que la paranoïa a pris cette acception clinique et psycho-pathologique qui dure encore de nos jours ; mais on n'en peut éclairer l'histoire qu'à la condition de distinguer la diachronie du mot paranoïa – c'est-à-dire l'évolution de ses acceptions jusqu'au moment où elles se fixent avec un certain sens – du développement des idées relatives à ce sens ainsi fixé. Nous séparerons donc ces deux registres.

L'histoire du mot paranoïa

Chacun y reconnaît un emprunt au grec, où *παράνοια* voulait dire « folie » et *παρανομέω* « être fou », l'un et l'autre construits sur le radical *νοέω* « penser, comprendre », et le préfixe *παρά*, fort polysémique, mais dont on peut retenir « le long de… ». Avec bien des synonymes, tels que *ἀπόνοια*, *ἄνοια*, *μανία* et *μωρία*, il fonctionnait à la fois dans le parler quotidien et dans la langue médicale, sans prendre d'ailleurs dans cette dernière une signification bien technique.

L'allemand, semble-t-il, effectua le premier cet emprunt, et l'on rappelle d'ordinaire un *paranoia* attesté dès 1772 dans un écrit de Vogel ; mais c'est Heinroth qui le fit entrer, et définitivement, dans l'idiome médical, conservant d'ailleurs, en 1818, le sens bien général de « folie ». Ce sens dura longtemps. En 1879, Krafft-Ebing chercha à le spécifier, pour désigner les aspects de l'aliénation mentale qui concernent surtout les activités de jugement et de raisonnement et qui peuvent assez facilement prendre la forme d'une narration, telle que le roman en devenait le paradigme depuis le milieu du XIXe siècle. Entre 1881 et 1883, Mendel opposa deux locutions : *paranoia hallucinatoria* vs *paranoia combinatoria* ; la seconde désignait un ensemble de délires chroniques bien systématisés, dépourvus d'hallucination et d'évolution démentielle, autrement dit *Verrücktheit* et *Wahnsinn*.

La lexicographie diachronique marque ici une étape. Le mot de *paranoïa* commence alors à fonctionner comme un signifiant dont l'aire sémantique retient, en qualité de traits différentiels, quelques éléments durables : l'absence de phénomène psychosensoriel, l'évolution hors de la démence, l'intégrité intellectuelle, le fonctionnent aigu de la critique, mais aussi la possibilité de se raconter comme histoire, peut-être singulière, mais plausible, histoire se modelant volontiers sur ce prototype du récit romanesque – l'école française et l'école russe – dont les travaux de R. Barthes et de ses élèves dévoileront les structures narratives. *Paranoïa* repère ainsi, et pour longtemps, l'extrême folie comme une assez contraignante rigueur, la raison déviée restant, bien que dérive hors de son sillon, une parade contre la démence.

Le grec, devenu allemand, tourna au français, avec parfois un tréma assez ridicule[1]. Germanophone averti, J. Seglas employa dès 1895 le terme de *paranoïa* pour qualifier diverses formes de « folies systématiques », et il paraît certain que, dans leur livre de 1909, P. Sérieux et J. Capgras employaient *paranoïa* comme synonyme assez strict de *délire d'interprétation*.

Dans la lexicographie gallicane, cependant, il s'agissait moins de *paranoïa* que de *paranoïaques*, adjectivation davantage que substantification. Dès 1926, Genil-Perrin employait l'épithète pour qualifier moins telle ou telle variété de délire que des organisations durables et pathologiques de la personnalité et du caractère, d'abord repérées comme *constitutions*, puis reprises à titre de *structures* ; cet adjectif correspondait d'ailleurs, dans les manières de dire, à la variété *de combat* et à la variété *sensitive*, mais aussi aux registres des défenses du moi et des réactions. Il reste que le vocabulaire français préférait à l'emprunt au grec la locution délire d'interprétation, et privilégiait la caractéropathie. Non sans rigueur, il distinguait *paranoïaque* de *paranoïde*, le premier voulant dire : « qui appartient à la paranoïa », et le second : « qui y ressemble, et par plusieurs côtés, mais sans en être » – réservant ainsi la désignation éventuelle de troubles fort hallucinatoires, bien que systématisés.

Anglais et Américains connaissent le substantif *paranoia* bien que son aire sémantique aille en se rétrécissant. A. Mener employait l'adjectif *paranoïas*, mais ce signifiant devint vite obsolète, au profit de *paranoïde*, renvoyant alors à « paranoïaque » aussi bien qu'à « paranoïde » – polysémie utile à ne pas oublier.

Nous repérons ainsi que, vers la fin du XIXe siècle, et dans la psychiatrie germanique, ce mot de *paranoïa* se restreignit sur une acception étroite et précise, qui, depuis lors, servit à toutes les traditions psychiatriques : délire ou organisation de la personnalité, mais marqué toujours par le primat de l'intégrité intellectuelle, de l'enchaînement déductif et de la rigueur.

---

1. Conséquence, sans doute, du *Paranoïe* allemand, il est désormais consacré par l'usage (*Petit Larousse, Petit Robert*).

L'histoire de la paranoïa

Si le terme a unifié ainsi un groupe de traits sémantiques corrélés, la découverte de leurs liens et de leurs dépendances connaît une histoire que nous allons retracer ici, en y reconnaissant quelque privilège à la psychiatrie allemande et à la psychiatrie française, malgré l'importance indéniable des traditions italienne et anglo-saxonne.

La paranoïa dans la psychiatrie germanique

Dès les débuts du XIXe siècle, il s'agit de repérer des formes différentielles à l'intérieur du groupe de ce qu'on commence à identifier comme délirant. Avec Heinroth et Ideler, la *psychiatrie romantique*, malgré son désir de tout ramener à la *Einheitpsychose*, introduit un principe discriminatif, qui vient opposer des altérations qui lèsent surtout l'affectivité et des troubles qui prévalent sur l'intelligence : les premières se dénommeront *manie* et *mélancolie*, et les secondes *paranoïa*. Remarquons d'ailleurs que paranoïa ne renvoie alors nullement à un affaiblissement de l'intelligence, mais à un pernicieux usage de cette faculté, à une déviation qui opère, non pas selon le *moins* et le *plus*, mais selon *l'autrement*. Se dégage ainsi l'idée qu'existent, à côté de ces folies qui atteignent la sensibilité morale et les sentiments, d'autres folies, qui n'abolissent ni la mémoire, ni le jugement, mais pervertissent la raison. Cette vieille dichotomie, que la pensée allemande héritait alors de la philosophie écossaise de Dugald Stewart et de Hamilton, successeurs pusillanimes du sceptique D. Hume, introduisait ainsi une coupure entre deux folies, les unes en référence plutôt à l'humeur et à la sensiblerie, les autres à l'entendement : cette bipartition connaîtra un grand avenir.

Plus tard, au milieu du XIXe siècle, Griesinger réservera le nom de paranoïa à un type de délire marqué de quelques traits qui connaîtront une longue postérité : loin de venir d'emblée, il succède à un épisode de manie ou de mélancolie qui n'a pas guéri, et, à ce titre, il s'avère secondaire et non pas primitif, caractère fort important pour une époque où toute atteinte primitive de l'intelligence risque de s'avérer déficitaire ; il comporte de nombreuses représentations intellectuelles, les *idées délirantes*, dont les liens avec la réalité et avec la vérité ne cesseront de faire problème, et dont les thèmes tournent autour des persécutions et de la grandeur ; il peut coïncider ou non avec des expériences hallucinatoires ; il finit par un état démentiel. Après Griesinger, chacun de ces traits représentatifs se verra contesté.

Snell isolera, en 1863, une forme primitive qui, loin de succéder à un épisode de manie ou de mélancolie, commence par elle-même, avec une activité délirante initiale. Il l'appelle *primäre Wahnsinn*, pour la distinguer des aspects secondaires à des troubles affectifs. Cinq ans plus tard, Sander décrit des cas aussi primitifs mais qui débutent dans l'enfance et, chez l'adulte, s'accompagnent de perversions : *primäre Verrücktheit* (1868). Krafft-Ebing particularise, dès 1879, le mot de paranoïa pour les délires systématisés, admettant qu'ils apparaissent primitivement, dans l'enfance ou dans l'âge adulte, ou qu'ils succèdent à d'autres troubles. Alors qu'on tenait tous ces cas pour chroniques, Kahlbaum en décrit aussi des variétés aiguës.

Nous saisissons, par ces quelques références, que, pour la psychiatrie allemande de cette époque, se dégage peu à peu l'existence spécifique de troubles délirants, concernant pour l'essentiel des représentations assez cohérentes pour constituer une sorte de roman délirant, mais qui, selon la variété, débuteront de façon primitive ou secondaire, dans l'enfance ou à l'âge adulte, avec ou sans hallucination, avec ou sans évolution démentielle.

C'est entre 1881 et 1883 que Mendel réorganisera tout ce champ ; il oppose alors la *paranoïa hallucinatoire* à la *paranoïa combinatoire*, et à partir de lui, paranoïa désigne surtout une organisation délirante chronique, sans affaiblissement intellectuel et où prédominent les représentations pseudo-rationnelles. Reste alors en suspens la question de savoir si la présence d'hallucinations peut y prendre un sens péjoratif, et y faire pronostiquer une évolution démentielle ; mais à partir de Mendel, paranoïa voudra surtout dire paranoïa combinatoire.

À partir d'un tel repérage, la problématique de la paranoïa connaissait une triple évolution dans la psychiatrie germanique. D'un côté, l'accent se portait sur la fréquence et la signification des formes mineures : Westphall insistait sur les aspects aigus et les variétés abortives, Wernicke sur le délire de référence (*Beziehungswahn*) où le patient perçoit que tout le concerne, Friedmann sur les évolutions bénignes, et Gaupp sur les rapports avec la névrose obsessionnelle. C'est dans ce courant que nous devons repérer l'œuvre essentielle de Kretschmer : il décrit une organisation particulière de la personnalité, le tempérament sensitif, et il montre que les sujets en question peuvent, à l'occasion de difficultés plus ou moins graves de l'existence, connaître un épisode délirant de paranoïa sensitive, où le délire de relation se développera au maximum ; il s'agit cependant d'un épisode qui, pour être indiscutablement délirant, n'en guérira pas moins, laissant d'ailleurs le patient avec la même fragilité : délire paranoïaque ne s'y trouve donc pas synonyme de chronicité.

En même temps, se déployait l'œuvre de Kraepelin, avec deux repérages, de la sixième (1899) à la huitième édition (1915) de son *Lehrbuch der Psychiatrie*. D'une part, il sépare la démence précoce, qu'il diversifie en hébéphrénie, catatonie et démence paranoïde, et caractérise, à la fois par une atteinte affective spécifique et une évolution déficitaire, des délires paranoïaques, tout en reconnaissant l'existence de délires chroniques hallucinatoires, mais systématisés, qui se rapprochent de la démence précoce par un caractère, et de la paranoïa par un autre ; avant et après l'édification des quatre variétés de paraphrénies, il hésitera toujours à corréler les hallucinations à l'évolution déficitaire, et la systématisation du délire à l'absence d'hallucination. D'autre part, il retient comme spécifique de la paranoïa, outre la chronicité et le défaut d'affaiblissement intellectuel, l'importance des intuitions délirantes, des illusions rétrospectives, du délire de référence, des expériences interprétatives, des idées de persécution, de jalousie et d'hypochondrie, mais aussi de grandeur, de la cohérence, de l'appropriation du délire par le sujet, à l'exclusion de tout aspect dissociatif ; il tient la paranoïa pour endogène et constitutionnelle, et l'oppose ainsi au délire des quérulants, psychose réactionnelle et psychogène, tout comme les délires de préjudice et les psychoses carcérales : au départ un fait extérieur, réel ou tenu pour tel ; un développement linéaire, borné à certaines représentations à l'exclusion des autres, n'altérant pas la personnalité et laissant intacts bien des aspects de la conduite. Kraepelin situe ainsi la paranoïa par rapport à la dissociation de la démence précoce, d'un côté, et, de l'autre, aux racines de la quérulence dans la réalité sociale.

La psychiatrie germanique concerne enfin la paranoïa par le commentaire que S. Freud publie, en 1911, à propos des *Mémoires du président Schreber*. Il est clair qu'il s'agit d'un délire systématisé hallucinatoire, mais dont Freud retient surtout la cohérence interne, l'organisation en récit, riche et un peu prolixe, mais rigoureux, l'intégrité intellectuelle et la reprise professionnelle à un haut niveau, au point de le ranger du côté de la paranoïa, et de l'exclure explicitement du domaine de la démence précoce. Chacun sait qu'à ce propos, S. Freud esquisse une interprétation générale des délires systématisés – persécutions, jalousie, érotomanie, grandeurs –, envisagés comme des manières diverses de lutte contre la reviviscence de pulsions homosexuelles, grâce à la projection.

Nous voyons ainsi comment la tradition psychiatrique allemande situe le champ de la paranoïa surtout dans le développement de la paranoïa combinatoire de Mendel, sans jamais réussir à en exclure parfaitement les délires systématisés hallucinatoires, et en y incluant des formes abortives ou curables.

La paranoïa dans la psychiatrie française

Dans le champ des délires

Elle concerne, certes, les délires, mais bien plus qu'eux, la pathologie du caractère, et à cet égard, elle se distingue de la tradition allemande, bien que les deux partagent de multiples points de vue.

Dans l'évolution de la notion de délire, la psychiatrie française partait de l'opposition que P. Pinel avait empruntée à ses prédécesseurs, mais qu'il organisait clairement avec l'opposition *mélancolie* vs *manie*, qui lui servait à dénoter celle des délires partiels d'avec les délires généraux ; peu après, Esquirol dédoublera *mélancolie* en *lypémanie* vs *monomanies*, pour séparer, dans le genre des délires partiels, ceux qui possèdent une tonalité triste de ceux qui ont une couleur expansive ; il écrira d'ailleurs *monomanie* au pluriel, pour bien marquer que ces délires partiels expansifs se différencient les uns des autres par le thème propre à chacun d'eux, si bien que le reste de l'intelligence du patient y demeure intact, ce qui exclut l'évolution déficitaire et met la raison au service du délire. Il retient ainsi une variété de monomanie intellectuelle, où, à partir de prémisses erronées, s'opère une déduction exacte, grâce à une intelligence intacte.

Pareil syndrome se verra identifié sous d'autres dénominations : pour Leuret, les *arrangeurs* : « cohésion anormale et fixité d'idées fausses se rapportant aux choses psychiques » (1834), et, plus tard, les *délires d'idées*. À la même période, dans un travail sémiologique dont nous nous servons toujours, Baillarger séparait définitivement les *hallucinations* des *interprétations*, les unes, troubles sensoriels, et les autres jugements erronés produits à l'occasion de sensations authentiques.

Jusqu'au milieu du XIXe siècle, l'opposition de l'acuité à la chronicité ne constituait guère un paradigme, et, sauf dans le domaine des oligophrénies, nos prédécesseurs estimaient que le même trouble pouvait durer quelques mois ou plusieurs années. Sous le Second Empire et les débuts de la Troisième République, pour des raisons multiples, mais qui, croyons-nous, tiennent pour une grande part à l'évolution de la démographie et à la prospérité des asiles de province, alors réellement édifiés comme de vastes entreprises agricoles, se constitue le concept opératoire de délire chronique, avec Lasègue, J. Falret et Foville, mais surtout dans les travaux de V. Magnan, avec ce *délire chronique à évolution systématique* qu'il oppose au *délire chronique polymorphe*, mais où cet épithète de *systématique* renvoie, non pas à la systématisation des idées délirantes, mais à la succession uniforme et inévitable, donc prévisible, des quatre phases de son développement nécessaire : incubation avec malaise général et cœnesthopathies, période d'idées de persécution avec hallucinations auditives et génitales, période d'idées de grandeur avec hallucinations polysensorielles et, enfin, démence. En marge de cette construction qui constitue l'ossature du premier classicisme français, l'on repérait d'autres syndromes, moins prestigieux, mais plus durables, témoins de formes sans hallucination ni évolution démentielle. B.-A. Morel rattachait à la folie héréditaire des dégénérés divers troubles interprétatifs, dès 1860 ; U. Trelat faisait de même pour la *folie lucide* (1861). En 1877, Delasiauve appelle *délire systématisé perceptif* un délire de persécution fondé sur des illusions sensorielles, et, en 1878, dans le groupe des persécutés raisonnants, caractérisés par un exercice forcené du soupçon et de la raison exaltée par une humeur expansive, la variété des *persécutés-persécuteurs*, posant des questions médico-légales bien délicates. Vers 1890, V. Magnan, mais aussi Cullère, Legrain, P. Sérieux, repèrent, dans ce délire chronique polymorphe, qui, à la différence du délire chronique à évolution systématique, lèse seulement les prédisposés, une forme clinique sans hallucinations, essentiellement mue par des interprétations. Sans nous attarder ici ni au *délire de persécution à interprétations délirantes* de J. Seglas (1890) ni au *délire raisonnant de persécution* de Régis (1896), retenons qu'à la fin du XIXe siècle la psychiatrie française isole, dans les manifestations délirantes chroniques, un domaine important, marqué par la prévalence des idées de persécution et l'absence d'évolution démentielle, mais où font problème l'instance des hallucinations, tantôt exclues au profit des mécanismes interprétatifs, tantôt admises à cause des faits cliniques, et les rapports complexes avec les troubles de l'humeur ; quand ce groupement est envisagé dans son unité, on l'appelle groupe des *délires systématisés chroniques* et, quand on l'estime hétérogène, l'on en vient au second classicisme de la psychiatrie française.

Là se place le travail essentiel de P. Sérieux et J. Capgras, débutant vers 1902, avec leur article sur les *psychoses à base d'interprétations délirantes* et prenant sa forme achevée avec leur livre de 1909 sur le *délire d'interprétation.* À l'encontre des délires chroniques hallucinatoires, qui touchent des sujets sains, mais évoluent vers la démence, ils décrivent, en reprenant le mot, alors germanique, de *paranoïa* pour le dénommer, un délire chronique, qui survient seulement chez des prédisposés, évolue peu à peu avec une organisation très longue d'interprétations progressivement congruentes, n'altère pas de larges parties de l'intelligence, se systématise peu à peu en additionnant de manière fonctionnelle des interprétations à d'autres, pour éliminer toute contingence. De ce délire d'interprétation, ils séparent les interprétations occasionnelles dans les délires hallucinatoires, et ils en distinguent, tout comme Kraepelin, le délire de revendication, que caractérisent l'état passionnel plus ou moins obsédant, les faits initiaux réels, à l'origine du préjudice, et un nombre réduit d'idées prévalentes.

Dans la psychiatrie française, nous voyons donc que la paranoïa, sous sa forme délirante, s'identifie à un délire chronique spécifié par son mécanisme exclusif, l'interprétation, plus que par son roman délirant. Le délire d'interprétation y fait alors système différentiel avec la psychose hallucinatoire chronique de G. Ballet, le délire d'imagination de Dupré, et les psychoses passionnelles de G. de Clérambault.

Ce dernier registre, où le maître de l'Infirmerie spéciale classe le délire de revendication, le délire de jalousie et l'érotomanie, concerne des patients ayant plus ou moins la constitution émotive ; le début des troubles est exactement datable, le développement ne s'opère que dans une partie de l'expérience et du comportement, c'est-à-dire en secteur et non en réseau ; il peut y avoir quelques interprétations, mais elles demeurent secondaires par rapport aux mécanismes passionnels.

Dans le champ des constitutions

Depuis la fin du XVIIIe siècle, la clinique retenait l'existence d'anomalies du caractère, de l'humeur et de la conduite, tenues pour congénitales, sinon toujours héréditaires, se manifestant très tôt et durant toute l'existence de la personne : leurs dénominations ont un certain intérêt, à titre de synonymes approximatifs. Sans nous croire complets, retenons : folie raisonnante, folie morale et manie sans délire pour P. Pinel ; monomanie affective et instinctive pour Esquirol : *moral insanity* pour Pritchard ; folie lucide pour Trelat ; délire des actes pour Brière de Boismont ; manie raisonnante pour Campagne ; pseudomonomanie pour Delasiauve ; folie héréditaire des dégénérés pour V. Magnan ; folie du caractère pour Carpentier *et quibusdam aliis.*

V. Magnan, d'abord, puis en Italie Morselli, Buccala, Tanzi, Riva, Amadei et Tonnini, y repèrent une constitution pathologique originale, la *constitution paranoïaque* ; Sérieux et Capgras, lecteurs de Kraepelin, E. Dupré, Achille Delmas et d'autres avaient contribué à en préciser les caractères : la référence à la dégénérescence et au déséquilibre s'estompait, l'on insistait davantage sur les côtés inné et définitif des traits retenus, les liens avec l'hérédité semblaient moins prégnants.

C'est Genil-Perrin qui, dans son travail de 1926, y mit la dernière main. Pour lui, cette constitution paranoïaque regroupe quatre constantes, qui évoquent un peu quatre sur sept des péchés capitaux : orgueil, méfiance, fausseté du jugement et inadaptation sociale, souvent complétés par l'hypertrophie du moi, la rigidité et la susceptibilité. L'usage veut qu'on l'appelle *paranoïa de combat* et, plus tard, avec l'apport de Kretschmer, l'on y opposera le *tempérament sensitif*, marqué par la rétention douloureuse et non résolue des affects, le remords conscient, les scrupules, l'hyperesthésie morale et le ressentiment. Proche de cette constitution paranoïaque de Genil-Perrin se placent, dans la systématique de Dupré, la *constitution perverse* et la *constitution mythomaniaque* et, un peu plus loin, la *constitution émotive*.

Dans tous les cas, il s'agit d'une organisation durable de l'existence qui peut demeurer en l'état ou constituer le champ préparatoire à deux ordres de décompensation. D'un côté, ce qui paraît franchement délirant à tous : le délire d'interprétation de Sérieux et Capgras, le délire de revendication et le délire de relation des sensitifs de Kretschmer. De l'autre, ce qui se dispose aux marges des délires, non sans problèmes médico-légaux : persécutés-persécuteurs (J. Falret, Pottier), quérulents, processifs (Krafft-Ebing), hypochondriaques, amoureux platoniques ou non, persécuteurs familiaux (filiaux, paternels), persécuteurs politiques (magnicides de Régis, idéalistes passionnés de Dide), jaloux, ambitieux, intenteurs, revendicateurs, pamphlétaires, mystiques et autres, toutes manifestations dont la signification demeure à discuter.

La paranoïa dans la tradition anglo-saxonne

Elle marque son originalité avec A. Meyer qui, outre la paranoïa de Kraepelin, décrivait les *paranoiac conditions* : délire de référence dans un processus de détérioration mentale qu'il attribuait à la démence précoce, à l'alcoolisme ou à l'involution ; la psychiatrie anglaise et américaine retenait aussi une *paranoid personality*, faite d'hypersensibilité, de rigidité, de méfiance, de jalousie, d'hypertrophie du moi et d'envie, mais tenait pour un échec les efforts accomplis pour maintenir la paranoïa comme un état spécifique ; tout, ou presque, s'y ramène à la schizophrénie ou à la dépression, sous des aspects sémiotiques diversement appelés : *paranoid states, involutional paranoid state, persecutory paranoid development, psychotic paranoid reactions.*

BIBLIOGRAPHIE

FREUD S., « Psychoanalytische Bemerkungen über einen autobiographisch beschriebenen Fall von Paranoia (Dementia paranoides) », *Gesammelte Werke chronologisch geordnet,* VIII, Frankfurt-am-Main, S. Fischer Verlag, 1973, 6e éd., p. 239-320.

GENIL-PERRIN G., *Les paranoïaques,* Paris, Maloine, 1926, 1re éd.

KRAEPELIN E., *Lehrbuch der Psychiatrie,* Leipzig, Barth, 1915, 8e éd., IV

KRETSCHMER E., *Paranoïa et sensibilité,* Paris, PUF, trad. S. Horinson, 1963, 1re éd.

LACAN J., *De la psychose paranoïaque dans ses rapports avec la personnalité,* Paris, Le François, 1932, 1re éd. ; Le Seuil, 1975, n. éd.

MEYER A., *The collected papers of A. Meyer,* E.E. Winter ed. Baltimore, John Hopkins press, 1931, 1re éd. II.

SÉRIEUX P. et CAPGRAS J., *Les folies raisonnantes. Le délire d'interprétation,* Paris, F. Alcan, 1909, 1re éd.

LA DÉMENCE PRÉCOCE ET LA PSYCHOSE MANIACO-DÉPRESSIVE, KRAEPELIN

C'est avec E. Kraepelin que le modèle médical semble l'emporter définitivement dans l'approche de la folie. Cette « mise à distance » radicale et agressive apparaît avec évidence dans ses fameuses *Présentations cliniques*, et R. Laing en montre bien les effets sur un jeune patient catatonique :

> « Il n'est pas contestable certes, que ce patient présente les "signes" d'une excitation catatonique. Notre interprétation de ce comportement dépendra pourtant de la relation que nous avons avec lui et nous savons gré à Kraepelin de sa description vivante, qui permet au patient de venir en quelque sorte à nous à cinquante années de distance. Que semble-t-il faire ? De toute évidence, il poursuit un dialogue entre l'image parodique qu'il brosse de Kraepelin et son propre moi révolté et provocant. Il est probablement profondément ulcéré par cet interrogatoire devant une assemblée d'étudiants, et sans doute ne voit-il pas ce que cela a à faire avec les choses qui le rendent malheureux. Mais ces choses ne représentent pas pour Kraepelin une "information utilisable" – tout au plus d'autres "signes" d'une "maladie". Le psychiatre lui demande son nom. Le patient répond par un discours exaspéré où il exprime ce qu'il sent être l'attitude implicite de Kraepelin à son égard : "Quel est votre nom ? Que ferme-t-il ? Il ferme ses yeux [...]. Pourquoi ne répondez-vous pas ? Vous allez de nouveau être insolent ? Vous ne voulez pas faire la putain pour moi ?..." (Il sent que Kraepelin lui en veut de ne pas être disposé à se prostituer devant les étudiants). »

En somme, il est clair que le comportement de ce patient peut être interprété au moins de deux façons, analogues aux façons de voir un vase ou un visage dans la figure que l'on sait. On peut voir ce comportement comme des « signes d'une maladie » ; on peut y voir aussi l'expression de l'existence du patient. L'interprétation phénoménologique co-existentielle est une déduction de la manière selon laquelle l'autre sent et agit. Qu'éprouve le jeune homme de Kraepelin ? Il semble être tourmenté et désespéré. Que fait-il en parlant et en agissant comme on l'a vu ? Il refuse d'être « mesuré » et traité comme un cobaye. Il veut être écouté. Mais l'aliéniste ne peut pas l'écouter. Toute sa culture, tout son savoir, toute son histoire l'écartent de cette écoute qui ne pourrait être pour lui que faiblesse, aveu de son impuissance. Il ne veut qu'être le clinicien, et le maître qui, à travers les symptômes, ne s'adresse pas au sujet, mais à la maladie et, au-delà d'elle, au cadavre à autopsier. Il faut bien saisir que cette relation s'inscrit dans un climat de peur et d'agressivité. N'oublions pas que Kraepelin est l'ancien assistant, puis le successeur du Professeur Gudden, celui-là même que son royal patient, Louis II de Bavière, avait entraîné dans la mort, lors du dernier épisode suicidaire de sa longue folie si célèbre.

La nosographie de Kraepelin

La nosographie de Kraepelin va évoluer et se développer dans les huit éditions successives de son grand *Traité de psychiatrie.* On y voit apparaître progressivement la démence précoce et la psychose maniaco-dépressive, dont l'importance devient de plus en plus grande au fur et à mesure que se précise, se durcit, son système classificatoire des maladies mentales. Dans la première édition de 1883, sa classification est encore surtout psychologique, et assez voisine de celle d'Esquirol. Mais dès la suivante, en 1887, *le critère essentiel de l'évolution, du pronostic, devient prépondérant* dans la distinction entre maladies curables (mélancolie, manie, délire et états d'épuisement aigus) et celles qui sont incurables (folie périodique ou circulaire et délire chronique, « *Verrücktheit* » qui correspond alors à la « folie systématisée » avec « démence » plutôt qu'à la simple « paranoïa »). À partir de la quatrième édition en 1893, dans un volume qui est devenu beaucoup plus important, apparaît le groupe des « processus dégénératifs psychiques » comprenant la démence précoce, la catatonie et la démence paranoïde. Ce groupe devient dans la cinquième édition, en 1896, celui des « processus démentiels ». Dans la sixième édition, en 1899, il s'appelle enfin tout simplement « démence précoce », comprenant les formes hébéphrénique, catatonique et paranoïde (avec d'une part la démence paranoïde et d'autre part la « *phantastiche Verrücktheit* », noyau de la future classe des paraphrénies de 1912). Quant à la mélancolie, elle rentre presque complètement dans la psychose maniaco-dépressive, sauf pour ses formes dites « involutives » (mélancolies d'involution, présénile et sénile), perdant ainsi une bonne partie de son individualité nosologique au profit de la « folie périodique ». C'est avec la huitième édition, dont la parution des quatre gros volumes s'échelonne entre 1909 et 1915, qu'apparaît le groupe des « *affections endogènes* » : « psychoses évoluant vers une détérioration totale » et comprenant d'une part la démence précoce et ses différentes formes ainsi que les paraphrénies. Un autre groupe réunit toutes les formes de la psychose maniaco-dépressive, considérée elle aussi comme « endogène ». Enfin, un tome entier, le quatrième (960 pages), où l'influence de Magnan apparaît nettement, est consacré aux « affections dégénératives congénitales et acquises ».

Le critère évolutif

Pour Kraepelin, la maladie mentale doit essentiellement s'individualiser et se définir par son évolution. Le vrai diagnostic sera celui qui permet un pronostic précis. Et dans une grande mesure seul celui-ci peut confirmer celui-là, et donc le fonder. « L'exemple de la *dementia paralytica* (paralysie générale) nous démontre *qu'il faut envisager la marche totale de l'affection, depuis son début jusqu'à la fin.* Alors seulement peut-on comparer les formes morbides et les groupes », écrit-il au début du deuxième tome de la sixième édition de son *Traité.*

En dehors de la paralysie générale dont l'individualité anatomo-clinique avait été clairement démontrée par Bayle, deux autres maladies mentales avaient été cliniquement bien isolées avant l'ère kraepelienne : la « folie circulaire » de Falret et la catatonie de Kahlbaum. Cette dernière est, pour le maître de Munich, l'exemple à suivre : c'est la « maladie mentale véritable dans laquelle le même processus morbide peut se présenter sous des aspects cliniques divers ». À Kahlbaum reviendrait le mérite d'avoir établi de manière systématique la différence entre un tableau morbide et une maladie mentale véritable. Il ne s'est pas contenté d'un diagnostic purement symptomatique. Il a su « reconnaître la maladie mentale sous-jacente et en prévoir par conséquent l'évolution ». La maladie ne pouvant donc être définie que par son état terminal, Kraepelin va étudier systématiquement les affections mentales en fonction de leur devenir. Finalement, toute psychose deviendra chronique, « chronique » d'un asilisme progressif dans lequel le malade s'enfonce jusqu'à la « démence la plus profonde ». Ainsi sera créé ce cadre de plus en plus extensif de la « démence précoce ». La « psychose maniaco-dépressive », qui s'oppose à celle-ci, ne sera épargnée de ce devenir démentiel qu'en apparence. Car elle condamne le malade à des rechutes successives dont la dernière peut le conduire à l'état terminal « déficitaire », lorsque l'asile, une ultime fois, a refermé ses portes sur lui. Car la société européenne est alors tout spécialement répressive pour l'aliéné.

Derrière des raisons scientifiques objectivement valables, se cachent les craintes du malade mental et un profond pessimisme quant aux possibilités thérapeutiques. Dans l'introduction à ses leçons cliniques parues en 1900, Kraepelin n'hésite pas à écrire : « Tout aliéné constitue un danger permanent pour son entourage et surtout pour lui-même : un tiers au moins des suicides relève de troubles mentaux ; les crimes passionnels, les incendies, plus rarement les agressions, les vols et escroqueries sont commis par des aliénés. On ne compte plus les familles dont un membre malade a causé la ruine, en gaspillant sa fortune sans réflexion ou en se trouvant dans l'impossibilité de gérer ses affaires et de travailler par suite d'une longue maladie. Une faible partie de ces incurables est seule destinée à une mort rapide ; l'immense majorité continue à vivre pendant des années, et ainsi crée pour la famille et l'État une charge de plus en plus lourde, dont les conséquences retentissent profondément sur notre vie sociale. » Il était difficile d'être plus direct. Devant cette insistance à revenir constamment sur l'évolution du malade mental vers une démence progressive, il n'y a pas à se tromper. Ce que ses prédécesseurs avaient déjà fait dans l'espace, en fermant le territoire bien clos où l'aliéné doit être maintenu « hors d'état de nuire » à la société, Kraepelin va le compléter dans la dimension chronologique. L'aliéné ne peut vraiment plus en sortir. Son avenir est lui aussi soigneusement fermé, bouclé. La clôture spatiale s'est renforcée d'une barrière temporelle « chronique », définitive. Ainsi l'aliéniste va-t-il jusqu'au bout de son rôle en achevant le « renfermement » asilaire pour protéger définitivement une société qu'il s'agit avant tout de défendre contre l'envahissement de la folie.

Les psychoses endogènes

C'est sans doute pour la même raison que Kraepelin va soutenir l'étiologie endogène de la démence précoce et de la psychose maniaco-dépressive. Car la notion de « psychose endogène » ne cache pas seulement une méconnaissance, de la part du psychiatre, des causes réelles de l'affection mentale. Elle lui permet d'affirmer que le milieu extérieur, aussi bien physique que social, n'est en rien responsable de celle-ci. Seules les maladies « exogènes » viennent du milieu, que ce soit sous forme d'infections, d'intoxications, ou d'énervements traumatiques. Mais les affections « endogènes » relèvent uniquement de l'individu qui en est atteint, de son « terrain », de sa « constitution », aussi bien que de son « caractère moral » d'ailleurs. Cet individu n'a donc aucun compte à demander à la société pour sa maladie. C'est en lui, en quelque sorte, que se trouve la seule excuse de sa morbidité. On voit du même coup se lever les derniers scrupules qu'aurait pu garder la société vis-à-vis du psychotique « endogène ». « Nous n'y pouvons rien », dit-elle, « qu'il s'amende lui-même. Et s'il nous gêne et ne guérit pas, nous avons le droit de l'isoler, de l'exclure. » Cette notion s'accompagne généralement de celle d'incurabilité : le milieu n'est pas en cause, et du même coup il ne peut agir sur cette maladie endogène. Il ne peut avoir d'action que sur les causes extérieures, celles qui dépendent de lui, selon le principe fondamental de toute la thérapeutique scientifique. En ce sens, le malade étiqueté « endogène » est bien incurable. Tout au plus peut-on agir sur ses symptômes, calmer son agitation avec des sédatifs, et surtout l'empêcher de nuire en abolissant sa liberté.

Comme l'a écrit H. Ey, « dire qu'une psychose est endogène, c'est dire qu'elle résulte dans son aspect clinique d'une organisation interne de la personne. C'est mettre l'accent sur la constitution biopsychologique de l'individu, c'est dire que la structure génotypique sur laquelle s'édifient la personne et son monde est d'une importance majeure, c'est dire que la psychose n'est pas seulement un accident, mais *épouse la trajectoire même de l'existence et du destin de l'homme malade*. C'est dire enfin et surtout que la psychose réside essentiellement en une altération sinon une aliénation définitive de la personne ». Il y a donc bien dans cette perspective un pessimisme à la fois thérapeutique et cognitif auquel s'opposera A. Meyer, à la même époque, en amenant toute l'école américaine « optimiste » et pragmatique à se rallier à la notion de « psychoses-réactions » essentiellement d'origine exogène. Mais il est nécessaire, sur ce point, d'éviter la confusion entre les grandes discussions sur l'étiologie des psychoses : celui de l'organogenèse opposée à la psychogenèse, et à la sociogenèse, et celui de l'origine endogène antagoniste de l'exogène. Comme le rappelait J. Wyrsch dans son étude sur les psychoses endogènes, les organicistes ont été pendant longtemps les plus «exogénistes », alors que les « psychogénistes » spiritualistes allemands du XIXe siècle, Heinroth et Ideler, se déclaraient essentiellement « endogénistes ». Puis une évolution s'est dessinée vers une défense de la causalité morbide endogène par des neuro-psychiatres, en particulier dans le domaine des « psychoses dégénératives », en privilégiant la notion de constitution et de « biotype », et plus récemment certaines affections dysmétaboliques ou encéphalosiques d'origine héréditaire. Dans ce mouvement de bascule, les « psychogénistes » se sont retrouvés, en particulier sous l'influence des idées freudiennes, dans le camp des « exogénistes ».

La démence précoce

Les deux grands types de psychoses endogènes qui vont être étudiés avec tant de sûreté clinique par Kraepelin sont donc la *démence précoce* et la *psychose maniaco-dépressive*, entités fondamentales et modèles génériques de toute la nosologie psychotique.

La *démence précoce* va englober les divers états morbides caractérisés par une atteinte marquée de la vie affective et de la volonté, et une évolution progressive vers une désagrégation complète de la personnalité prenant un aspect de plus en plus déficitaire. C'est donc bien d'une démence qu'il s'agit, pour Kraepelin. Comme cette affection débute le plus souvent avant l'âge adulte, le terme de « démence précoce » repris à Morel lui paraît le meilleur pour la désigner. Nous avons vu qu'il a accordé à Kahlbaum le mérite d'avoir le premier précisé dans sa description de la catatonie l'aspect « processuel » et évolutif de cette maladie. Elle deviendra la forme clinique centrale de la démence précoce, car cette notion de catatonie avec ses éléments psycho-moteurs et même « neurologiques » lui paraît donner un substrat solide, quasi-anatomique, à l'affection. À Kahlbaum il associera Hecker, dont la « démence du jeune » ou « hébéphrénie » situe bien le point de départ habituellement post-pubertaire de l'évolution. On connaît le succès de la forme « hébéphréno-catatonique » dans le diagnostic de la démence précoce.

Curieusement, l'aspect psychopathologique est oublié dans le travail de fondation historique de cette entité morbide. Ni J.C. Reil qui, dès 1808, décrivait un syndrome, la « Narrheit », dont le trouble fondamental était l'atteinte du sentiment corporel, de la représentation de l'image du corps (idée qui est redevenue, après cent cinquante ans d'oubli, centrale dans l'étude psychopathologique de la schizophrénie), ni F. Leuret qui, en 1834, nommait « incohérents » toute une série de malades délirants dont la caractéristique essentielle était la « perte des associations d'idées », ne sont cités. De même, la remarquable thèse d'E.-E. Rousseau, *De la folie à l'époque de la puberté*, rédigée en 1857 sous la direction de Girard (de Cailleux), est négligée dans un historique qui s'en tient aux données les plus proches de la neurologie. Et l'influence de Kraepelin aura été si grande que, pendant plus de cinquante ans, tous les psychiatres répéteront à propos de l'histoire de la démence précoce, devenue avec Bleuler la « schizophrénie », ce même schéma lacunaire et partial, infléchissant les recherches dans une direction purement organiciste, d'abord neuro-anatomique, puis neurobiologique.

Ses formes

Au fur et à mesure de l'extension du cadre de la démence précoce, Kraepelin se trouve forcé d'augmenter le nombre de ses formes cliniques. Rappelons-en d'abord les trois formes fondamentales :

- *la forme hébéphrénique* : c'est l'hébéphrénie proprement dite ou démence de Hecker, psychose post-pubertaire essentiellement caractérisée par ce que nous appellerions maintenant des phénomènes régressifs : puérilisme, passivité, comportement très infantile et « désagrégation particulièrement accusée de la personnalité »;
- *la forme catatonique* ou « *catatonie* » proprement dite. C'est l'affection spécialement décrite et isolée par Kahlbaum, avec son évolution caractéristique : phase de dépression, suivie d'une phase d'excitation, puis apparition de la stupeur catatonique à laquelle succède une période confusionnelle précédant la « démence » terminale. La dépression du début est souvent prolongée, de type hébéphrénique, ce qui a conduit au diagnostic si fréquent de forme « hébéphréno-catatonique » ;
- *la forme paranoïde* ou *délirante* : Kraepelin y distinguera une forme grave avec grande activité hallucinatoire, délires incohérents s'accompagnant d'hallucinations cénesthésiques et « psychiques » et caractérisés en particulier par des phénomènes de « transmission de pensée ». C'est dans cette forme que l'on retrouverait l'atteinte la plus grave du « sentiment corporel » ;
- une autre forme « *paranoïde atténuée* » où l'activité délirante et hallucinatoire ne s'accompagne pas aussi rapidement de « désagrégation de la personnalité » deviendra en 1912 le groupe des « paraphrénies » où l'on retrouvera la paraphrénie « systématique », voisine du délire systématisé des Français ou « maladie de Magnan » comme l'appelle Kraepelin ; la paraphrénie confabulante correspond à certains délires d'imagination que décrire Dupré ; et la paraphrénie fantastique, assez proche de la précédente, mais s'accompagnant souvent d'une atteinte du langage, avec néologismes, délire fantastique incohérent et se rapprochant de la « psychose paranoïde » de l'école française.

Par la suite, Kraepelin ajoutera :

- une forme de *démence précoce « simple »* où l'on ne constate qu'un affaiblissement intellectuel progressif sans atteinte démentielle profonde, si elle n'est pas seulement le prélude à une forme plus grave ;
- *des formes dépressives* : l'une simple, avec inhibition pouvant aller jusqu'à la stupeur ; l'autre grave, avec un délire de type mélancolique se confondant d'ailleurs avec certaines paraphrénies fantastiques ;
- *des formes « pseudo-périodiques »* où l'évolution se caractérise par une certaine périodicité qui peut coïncider chez la femme avec la vie génitale (menstruation, puerpéralité, ménopause) ;
- *des formes démentielles* où prédomine l'atteinte du langage, et en particulier la « schizophasie », qui deviendront, sous la plume de Chaslin, les « folies discordantes verbales ».

Enfin, certaines formes sont caractérisées par l'âge d'apparition (démence précoce de l'enfant, catatonie tardive présénile) ou le terrain, comme « l'hébéphrénie greffée » sur une débilité mentale. Mais, malgré la grande diversité de ces formes cliniques, il reste indéniable, dans l'esprit du maître de Munich, que toutes évoluent vers un état démentiel terminal.

La psychose maniaco-dépressive

Celle-ci a été abusivement considérée comme une entité nouvelle introduite par Kraepelin. Non seulement, comme nous l'avons vu plus haut, J.-P. Falret l'avait bien individualisée, en tant que « folie circulaire » caractérisée « par l'évolution successive et régulière de l'état maniaque, de l'état mélancolique et d'un intervalle lucide plus ou moins prolongé », en 1854 (la même année d'ailleurs, Baillarger décrivait une affection identique sous le nom de « folie à double forme »), mais c'était une longue tradition médicale remontant à l'Antiquité. Alexandre de Tralles et, surtout, Arétée de Cappadoce avaient bien établi le lien qui unit les deux états : « Nous voyons que les mélancoliques, surtout ceux en qui cette disposition est invétérée, deviennent facilement maniaques, et que, lorsque la manie cesse, la mélancolie recommence ; en sorte qu'il y a passage et retour de l'une à l'autre, selon certaines périodes. » (Arétée, *Manie*, Lib. III ch. V.) Et Thomas Willis, au XVIIe siècle, ne faisait que reprendre les anciennes descriptions en montrant l'alternance cyclique entre mélancolie et manie. « Après la mélancolie, écrit Willis, il faut traiter de la manie qui a avec elle tant d'affinités que ces affections se changent souvent l'une dans l'autre. » Le médecin anglais retrouve ainsi l'unité nosologique derrière les expressions symptomatiques divergentes dans leur apparence. Sans doute conçoit-il cette unicité morbide dans une théorie pathogénique humorale des « esprits animaux », mais il la désigne bien comme l'essentiel d'une même affection à double face, à double forme. L'idée de cette correspondance intime et dynamique entre les deux aspects maniaque et mélancolique se confirme au cours du siècle des Lumières. On retrouve dans le *Dictionnaire universel de médecine* de James, adapté de l'anglais par Diderot, Eidous et Toussaint, en 1746, cette même notion qui va au-delà de la représentation intuitive de la mélancolie conçue en elle-même comme une maladie de langueur et immobile, opposée à celle de la manie faite de mouvements multiples, d'agitation, de vocifération, et même de fureur. À l'article « Manie » de ce premier grand dictionnaire médical on lit en effet qu'il est « absolument nécessaire de réduire la mélancolie et la manie à une seule espèce de maladie, et uniquement de les examiner d'un même coup d'œil ; car nous trouvons, par nos expériences et par nos observations journalières, qu'elles ont l'une et l'autre la même origine et la même cause, c'est-à-dire une congestion excessive de sang dans le cerveau, qui est la partie la plus faible et la plus tendre du corps, et qu'elles ne diffèrent que par le degré et par la période ; en sorte que la mélancolie peut être regardée à juste titre, comme le commencement de la manie ; et la manie comme l'accroissement, l'effet accidentel, ou même *le dernier degré de la mélancolie* » (t. IV, p. 1110).

Il y aura avec Pinel, et son disciple Esquirol, un oubli partiel de cette unité des deux affections. Cependant le maître de Charenton nous montre bien que, si la lypémanie (mélancolie) est une maladie de la passion, « une passion dans l'état physiologique » où l'intelligence et le jugement sont faussés par l'excès de cette passion, alors que la manie serait d'abord un « désordre de l'intelligence », les deux ne s'opposent véritablement l'une à l'autre que dans un jeu de correspondances réciproques et inverses, plus sur le plan des symptômes, d'ailleurs, que sur celui de la pathogénie. On a vu qu'ensuite Baillarger et Falret reprendront sans s'en rendre compte la vieille tradition de la maladie unique, croyant faire œuvre originale, comme le grand Griesinger qui, à Zurich, à la même époque, insiste sur l'aspect périodique et cyclique des accès maniaques et mélancoliques et sur leur entrecroisement évolutif chez le même malade.

Ses formes

Il revient cependant à Kraepelin le mérite d'avoir donné son nom et sa systématisation à la psychose maniaco-dépressive. Le terme apparaît dans la sixième édition de son *Traité*. Mais c'est seulement dans la huitième édition, en 1913, qu'il lui donnera tout son développement clinique et nosologique. Il distinguera quatre grandes formes cliniques :

– *les états maniaques ;*

– *les états dépressifs* avec :

1. la mélancolie simple allant de la simple inhibition psychomotrice à la stupeur ;
2. la mélancolie grave avec véritable délire mélancolique (mélancolie paranoïde), accompagnée parfois d'hallucinations dans la forme dite « fantastique » avec délire hypocondriaque, idées de négation d'organes. Là se situerait le syndrome de Cotard. Cette forme, rejoignant le groupe des paraphrénies et la

démence précoce dépressive grave est une faille dans le système kraepelinien ; et c'est par elle que s'engouffreront les premiers détracteurs ;
3. la mélancolie confusionnelle s'accompagnant parfois d'un état confuso-onirique, très proche de certaines « bouffées délirantes » anxieuses de Magnan ;

- l*es états fondamentaux* où la variabilité de l'humeur persiste entre les accès, et même dans certains cas les remplace, constituant alors toute la maladie. Ce sont les états « d'excitation constitutionnelle », de « dépression constitutionnelle », d'« irritabilité constitutionnelle ». C'est aussi le « tempérament cyclothymique » caractérisé par une alternance d'excitation et de dépression, ne s'accompagnant pas forcement d'accès véritablement maniaques ou dépressifs ;
- *enfin, les états mixtes* qui, bien que déjà entrevus par le psychiatre belge Guislain, représentent une des contributions les plus originales de Kraepelin. On y trouve des éléments maniaques associés dans le même accès à des éléments dépressifs. G. Ballet, au congrès de Nantes, en 1909, en saluait la nouveauté, car on croyait jusque-là à l'incompatibilité de la dépression et de la manie dans la même phase évolutive.

C'était pourtant dans la suite logique des conceptions de Kraepelin sur l'unité de la psychose maniaco-dépressive. Seules resteront à part certaines mélancolies d'involution, séniles ou préséniles. Mais tous les états dépressifs de la jeunesse, comme de l'âge mûr, et tous les états d'excitation rentreront, pour le maître de Munich, dans le cadre de la folie circulaire, sauf s'ils sont symptomatiques de la démence précoce.

BIBLIOGRAPHIE

BAILLARGER, « De la folie à double forme », *Annales médico-psychologiques*, 1854, t. VI, 368.

FALRET J.-P., « De la folie circulaire », *Bull. Académie de médecine*, 1854, t. XIX, 382.

KRAEPELIN E., Leçons cliniques sur la démence précoce et la psychose maniaco-dépressive, 1905. Réédition partielle de *L'introduction à la psychiatrie clinique*, Toulouse, Privat, 1970, 140 p.

KRAEPELIN E., *Psychiatrie*, Leipzig, Barth., 1909-1915, 8e édition, 4 vol., 2372 p.

LAING R.-D., *Le moi divisé*, Paris, Stock, tr. fr. par G. Elsen, 1970, 188 p.

LA THÉORIE DE LA DÉGÉNÉRESCENCE

La théorie de la dégénérescence, qui émerge au milieu du XIXe siècle, va imprégner tous les discours psychiatriques jusqu'au début du XXe siècle. Élaborée en France par B.-A. Morel à partir des années 1840, elle connaîtra une très large diffusion dans toute l'Europe. Première tentative d'explication globale de la folie, elle permettra également à ses partisans une interprétation du génie et du crime. Ainsi n'est-il pas étonnant de voir la dégénérescence entraîner l'adhésion non seulement des psychiatres et des criminologues, mais aussi celle de nombreux écrivains et essayistes qui participeront à sa vulgarisation. Il faudra attendre la critique de G. Genil-Perrin dans sa thèse de 1913 pour que cesse son impérialisme, sans que disparaisse d'ailleurs pour autant son esprit dans de nombreux ouvrages ultérieurs.

Les conditions d'émergence

L'élaboration de cette théorie par B.-A. Morel est le fruit d'une réflexion à la fois philosophique et médicale qui l'amène à publier successivement un ouvrage anthropologique et un ouvrage psychiatrique. Le *Traité des dégénérescences* publié en 1857 est en effet antérieur de deux ans au *Traité des maladies mentales* qui n'en est que le prolongement pratique. Ce double aspect de l'œuvre de B.-A. Morel est bien illustré par les deux visages qu'en donnent ses biographes : intellectuel, ami de C. Bernard et de P. Buchez, lecteur de Lamarck, de Comte et de Flourens, en même temps que médecin, élève de Falret et héritier d'une longue tradition psychiatrique. Dès ses premiers ouvrages, B.-A. Morel montre une volonté, très positiviste, de mettre au jour le principe premier, la loi qui en psychiatrie règle l'évolution des phénomènes. La découverte de la dégénérescence va lui permettre de « retrouver » la classification naturelle des maladies mentales. Il tire son argumentation d'ouvrages extrêmement variés, citant les statistiques des naturalistes comme les expériences des physiologistes, les relevés des géologues comme les comptes rendus des voyageurs. Cette diversité des sources lui permet de donner à sa théorie un caractère universel et scientifique, encore accentué par le renvoi constant au système nerveux, qu'il définit comme le lieu premier où agissent les causes de dégénérescence.

En ce qui concerne ses rapports avec la question de l'évolution, il est clair que le très catholique Morel n'est pas darwinien, d'autant que *L'origine des espèces* paraît deux ans après son *Traité des dégénérescences*. En revanche, le transformisme de Buffon ou de Lamarck lui est tout à fait familier, et il l'inclut d'emblée dans son concept de dégénérescence. Quant à ses maîtres en psychiatrie, il en fera très rapidement la cible de ses critiques. Critiques de la nosographie de Pinel ou d'Esquirol, fondée sur une symptomatologie trop labile pour permettre une classification stable. Critiques de la nosographie de Bayle, fondée sur une méthode anatomo-clinique, qui, bien que mettant en avant les lésions nerveuses correspondant aux symptômes, ne se préoccupe pas des causes premières de ces lésions. Face à ces nosographies, le projet de Morel sera de proposer une théorie étiologique globale de la folie permettant d'insérer la psychiatrie dans le cadre de la médecine. La grande faveur longtemps reçue par sa théorie témoigne sans doute de son succès partiel.

Le concept de dégénérescence

Le mot « dégénérer » est largement utilisé par les Grecs et les Latins avec pour sens littéral « perdre les qualités de sa lignée ». C'est avec ce sens qu'il apparaît en français au XIVᵉ siècle. Dégénérescence et dégénération, apparus eux à la fin du XVIIIᵉ siècle, ont très rapidement un sens médical précis, spécifique de l'anatomo-pathologie naissante. Il s'agit ainsi pour Laënnec de la transformation pathologique d'un tissu ou d'une production accidentelle. Les naturalistes comme Lamarck ou Buffon utilisent dégénération comme synonyme de dégradation pour définir une « déviation naturelle de l'espèce ». Morel enfin en fera une « déviation maladive de l'espèce ».

La théorie de Morel

Les présupposés

Définir la dégénérescence comme déviation maladive de l'espèce implique bien le concept de transformation. Mais cette transformation n'est pas du type darwinien, liée aux processus adaptatifs de l'évolution entraînant l'homme vers des formes nouvelles. Il s'agit pour Morel d'une transformation pathologique survenant sur l'homme parfait tel que Dieu l'a créé au commencement des temps.

Nous retrouvons un autre *a priori* métaphysique dans la conception que Morel nous livre des relations de l'âme et du corps : relation consubstantielle lui permettant de placer sur le même plan les causes physiques et les causes morales et l'amenant à n'assigner qu'un lieu d'action à la dégénérescence, le système nerveux.

Le problème de l'hérédité

Nous n'en referons pas l'histoire depuis le mythe du péché originel (qui est pourtant pour Morel la cause première de la dégénérescence) puisque tous ses prédécesseurs en ont mentionné l'importance en pathologie mentale jusqu'à P. Lucas, qui publie son volumineux *Traité de l'hérédité naturelle* en 1847. Il convient cependant de noter que Morel lui donne une place centrale dans sa théorie et qu'il définit, à côté de la classique hérédité du similaire (impliquant la répétition d'un même caractère d'une génération à l'autre), une hérédité du dissemblable ou hérédité avec transformation, permettant par une pirouette géniale d'expliquer que les mêmes causes produisent des effets différents et de conserver à l'hérédité son universalité.

Les causes

La conception moniste de l'homme à laquelle adhère Morel le conduit à ne pas opposer les causes physiques aux causes morales. Il distingue par contre les causes prédisposantes et les causes déterminantes.

Les causes prédisposantes sont physiques ou morales, individuelles ou générales, et aboutissent par accumulation héréditaire à constituer la « prédisposition », terrain particulièrement fragile sur lequel va survenir la folie dès qu'apparaît une cause déterminante. Les causes déterminantes, elles aussi physiques ou morales, individuelles ou générales, précipitent le prédisposé vers tel ou tel type morbide de dégénérescence.

La nosographie de Morel

Elle est caractérisée par sa cohérence avec la nosographie médicale classique qui oppose les affections accidentelles aux affections constitutionnelles ou diathésiques. Morel distingue en effet dans sa classification de 1860 les aliénations accidentelles, caractérisées par leur aspect clinique tranché et uniforme, leur cause immédiate et indiscutable le plus souvent unique et acquise, des aliénations héréditaires. Le premier groupe est constitué des folies par intoxication, des folies hystériques, épileptiques et hypocondriaques, des folies sympathiques et des folies idiopathiques. Le second groupe, le plus important, est constitué des folies héréditaires, qu'il divise en quatre classes de gravité croissante, de la simple « exagération du tempérament nerveux » à la classe des imbéciles, des idiots et des crétins.

La théorie de Magnan

L'œuvre de Morel est, dès 1860, l'objet de nombreuses discussions à partir des commentaires de Buchez ou du rapport de Falret sur la place de l'hérédité dans l'aliénation mentale, et les ouvrages sur la dégénérescence commencent à se multiplier ; mais c'est à V. Magnan que l'on en doit la systématisation définitive, ainsi qu'à ses élèves comme M. Legrain ou H. Saury, qui en donnent un exposé méthodique.

Après s'être particulièrement intéressé à l'alcoolisme, Magnan adhère à la théorie de Morel en faisant cependant subir au concept de dégénérescence un ensemble de transformations dont témoigne la définition qu'il en donne en 1895 : « La dégénérescence est l'état pathologique de l'être qui, comparativement à ses générateurs les plus immédiats, est constitutionnellement amoindri dans sa résistance psycho-physique et ne réalise qu'incomplètement les conditions biologiques de la lutte héréditaire pour la vie. Cet amoindrissement qui se traduit par des stigmates permanents est essentiellement progressif, sauf régénération intercurrente ; quand celle-ci fait défaut, il aboutit plus ou moins rapidement à l'anéantissement de l'espèce. »

Ainsi, la référence aux générateurs immédiats (et non plus au type primitif parfait) et l'introduction du concept de lutte pour la vie déplacent la dégénérescence du contexte religieux où l'avait placée Morel pour la situer dans un contexte évolutionniste darwinien. Magnan propose d'autre part un schéma anatomique précis du système nerveux, caractérisé par une hiérarchisation du névraxe à laquelle correspond une hiérarchisation des fonctions. À chaque lésion correspondra donc une pathologie précise et constante. C'est autour de quatre concepts fondamentaux que Magnan va ordonner sa théorie :

- *la prédisposition* : état initial du dégénéré en l'absence de complication. C'est la fragilité déjà notée par Morel ; elle peut être héréditaire ou acquise, psychologique ou organique, voire sociale. Elle peut enfin être simple ou maximum faisant le lit des syndromes épisodiques ;
- *le déséquilibre* : notion floue et jamais précisée par Magnan qualifiant la perte de synergie entre les différents centres nerveux et se traduisant par une disparition de l'harmonie entre les différentes fonctions ;
- *les stigmates* : l'idée ancienne que le corps traduit les qualités de l'âme est déjà reprise par Morel, lecteur de Gall. Magnan la précisera en distinguant les stigmates moraux (arriération intellectuelle ou affective, inadaptation sociale) et les stigmates physiques (atrophies, hypertrophies ou dystrophies). Ils signent la dégénérescence et sont le plus souvent témoins de la fonction sur laquelle elle s'est plus particulièrement exercée ;

– *les syndromes épisodiques* : chez ces dégénérés au substratum mental déséquilibré surviendront inéluctablement des accidents aigus ou syndromes épisodiques, au premier rang desquels Magnan range les obsessions, les impulsions et les bouffées délirantes.

Magnan débouche ainsi sur une nosographie très proche de celle de Morel opposant elle aussi les aliénations survenant chez les héréditaires aux aliénations accidentelles pouvant survenir chez l'individu normal.

Le génie et le crime

Une telle théorie ne pouvait manquer d'être utilisée dans les polémiques autour des rapports de la folie avec le génie et le crime. En ce qui concerne le génie, F. Voisin vient d'individualiser le concept de « génie partiel » et Moreau de Tours de montrer que le génie est une névrose qui trouve sa source dans le même terrain que la folie. Pour Magnan et ses disciples, ce terrain est naturellement la dégénérescence, et le génie n'est le plus souvent qu'un « dégénéré supérieur ». Cette idée sera reprise et systématisée par Lombroso dans son *L'homme de génie*. Quant aux criminologues, ils seront très rapidement attirés par une théorie leur permettant une explication cohérente du crime. Explication particulièrement efficace dans les expertises psychiatriques, où excellait déjà Morel. Les experts vont désormais pouvoir présenter au juge une théorie unique et homogène susceptible de distinguer le criminel accidentel, exempt de maladie mentale et donc responsable, du criminel dégénéré irresponsable. Mais si Morel puis Magnan définissent le crime comme un stigmate de dégénérescence, Lombroso proposera d'individualiser une véritable classe de « criminels nés », catégorie de dégénérés dont la décompensation se fait inéluctablement sur un mode anti-social. Le concept de dégénérescence marquera longtemps la criminologie après que soit abandonnée la notion de « criminel né ».

La question du traitement

En déplaçant la problématique de la maladie mentale sur le terrain de l'hérédité, la théorie de la dégénérescence allait déplacer la problématique du traitement individuel sur celui de la prévention. De nombreux ouvrages en témoignent, qui s'intitulent Eugénisme, Prophylaxie, Hygiène voire Dressage des dégénérés. En fait, la dégénérescence porte déjà en elle un remède efficace, puisqu'elle aboutit « naturellement » à la stérilité au bout de quelques générations. Le rôle du médecin se limitera à aider la nature en tentant de limiter les effets des causes prédisposantes par des règles d'hygiène et d'enrayer la progression dégénérative par des conseils eugéniques. Mais très rapidement, au contact des théories de défense sociale, le traitement moral de l'individu deviendra la moralisation des masses, la prophylaxie individuelle deviendra le dépistage des dégénérés à isoler, et les conseils eugéniques se fixeront dans des législations parfois draconiennes dont se doteront certains États qui iront jusqu'à l'interdiction du mariage, voire jusqu'à la stérilisation.

La destinée de la théorie de la dégénérescence

La psychiatrie allemande acceptera très tôt les idées nouvelles de Morel grâce à Griesinger, Schule et Krafft-Ebing. Mais dès les années 1890, Ziehen et Kraepelin réagiront contre leur schématisme. En Angleterre comme en Belgique, c'est par des écrits criminologiques de Maudsley et de Dallemagne que sera introduite la dégénérescence. En Italie, où Lombroso se fait le défenseur de Morel, c'est sa théorie du « criminel né » qui fera naître les plus vives critiques. Quant à la France, où la dégénérescence fonctionnera pratiquement comme un dogme pendant plus d'un demi siècle, il faudra attendre Genil-Perrin pour que l'on ose s'attaquer au monument de Morel. Des pans entiers subsisteront cependant grâce à certains concepts adaptés par Dupré, Jackson, voire Freud.

De toute façon, de nombreux écrivains, de E. Zola à L. Daudet, feront longtemps survivre le mythe de l'« hérédo ».

BIBLIOGRAPHIE

GENIL-PERRIN G., *Histoire des origines et de l'évolution de l'idée de dégénérescence en médecine mentale*, Paris, Leclerc, 1913.

LOMBROSO C., *L'homme criminel*, Paris, 1887.

LUCAS P., *De l'hérédité naturelle*, Paris, Baillière, 2 vol. , 1847 et 1850.

MAGNAN V. et LEGRAIN M., *Les dégénérés, état mental et syndromes épisodiques*, Paris, Ruef, 1895.

MOREL B.-A., *Traité des maladies mentales*, Paris, Masson, 1860.

LES NÉVROSES

C'est une destinée bien paradoxale que celle du mot « névrose ». En effet, jamais un terme médical n'aura été autant détourné de son sens originaire au cours de son évolution historique. Créé par W. Cullen, médecin écossais, en 1769, pour définir l'ensemble des maladies « nerveuses » en affirmant leur origine organique, et donner un cadre nosographique spécifique à la neurologie naissante, il va progressivement recouvrir le champ d'affections mentales dont la causalité psychogénétique est de plus en plus évidente : d'abord les « vésanies », c'est-à-dire tout le domaine de la folie, des psychoses ; puis les « psychonévroses », d'où émergent comme des figures dominantes, d'une part, l'hystérie, et d'autre part la névrose obsessionnelle, à laquelle Sigmund Freud donnera un statut nosologique et psychopathologique particulièrement précis.

Cependant, bien avant Cullen, les maladies nerveuses étaient déjà connues et décrites. Les médecins de l'Antiquité en avaient remarqué les principaux caractères et en avaient plus ou moins bien systématisé le traitement. Hippocrate distinguait les spasmes, les convulsions, les contractures, le « tétanos », l'épilepsie, l'hypocondrie et l'hystérie. Mais c'est surtout à partir du XVIIe siècle qu'elles sont étudiées par Willis, Hofman, Bœrhaave, Lorry, Boissier de Sauvages, Varthez. Lorry avait écrit sur la mélancolie, Hofman sur l'hystérie et Thomas Willis sur l'ensemble des maladies convulsives. C'est au médecin londonien Cheynes que revient le mérite d'avoir, le premier, tenté un exposé systématique des maladies nerveuses dans son célèbre traité méthodique de 1733. Il y décrit entre autres le « spleen », forme particulière d'hypocondrie mélancolique attaquant les riches Anglais désœuvrés. Ce sera par la suite un sujet inépuisable de toute la littérature romantique, de Chateaubriand à Baudelaire, qui écrira *Le spleen de Paris*.

William Cullen

Mais William Cullen est celui qui introduira le terme de « neurosis » (névrose) dans le cours de nosologie qu'il donne à ses étudiants d'Edimbourg où il a succédé à Whytt, dans la chaire de médecine, en 1766. Dès cette époque, il développe sa fameuse classification nosographique où la classe des névroses occupe une place importante. Ce cours, d'abord écrit en latin, devait être publié dans sa traduction anglaise seulement en 1800. Mais une première édition latine en est parue dès 1769 ; et c'est pourquoi J.D. Comrie comme W.N. Knoff peuvent nous confirmer cette année comme celle de la naissance de ce terme appelé à tant de succès. Mais c'est avec l'édition anglaise des *Éléments de médecine pratique* (1777-1784) que ce dernier prendra définitivement place dans le langage médical courant.

> « Je me propose, écrit-il dans ces *Éléments de médecine pratique* [traduits par Bosquillon], de comprendre sous ce titre de névroses ou *maladies nerveuses*, toutes affections contre nature du sentiment ou du mouvement, où la pyrexis ne constitue pas une partie de la maladie primitive et toutes celles qui ne dépendent pas d'une affection topique des organes, mais d'une affection plus générale du système nerveux et des puissances du système d'où dépendent plus spécialement le sentiment et le mouvement.
>
> « J'ai établi, ajoute-t-il, une classe de ces maladies sous le titre de *névroses*. Je les ai ensuite distinguées en ce qu'elles consistent, ou dans l'interruption ou la faiblesse des puissances sensitives et motrices, ou dans l'irrégularité avec laquelle ces puissances exécutent leurs fonctions ; je les ai en conséquence classées en quatre ordres, sous les noms de *comata, adynamia, spasmi*, et *vesaniae*. »

Le premier ordre comprenait donc les maladies qui consistent dans une interruption ou suppression de la conscience, ou de la motricité, comme l'apoplexie et les paralysies. Le deuxième ordre était réservé aux atteintes plus limitées de certaines fonctions vitales ou instinctivo-affectives : syncope, dyspepsie, hypocondrie. Dans le troisième, Cullen mettait toutes les affections à caractère spasmodique bien que de nature souvent très différente : tétanos, épilepsie, danse de Saint-Guy, palpitations, dyspnée, asthme, coqueluche, colique, diarrhée, diabète, hystérie, hydrophobie. Enfin, le quatrième recouvrait le champ des psychoses, appelées à l'époque « vésanies », représentées essentiellement par la manie et la mélancolie.

Philippe Pinel

Philippe Pinel devait propager en France les idées de Cullen. Mais s'il reprend, sans sa *Nosographie philosophique*, cette même classe des névroses, il les présente dans un ordre radicalement inverse : d'abord les *vésanies*, puis les *spasmes* (où il mettra, comme Cullen, l'épilepsie, l'hydrophobie et la rage, les mouvements convulsifs, le tétanos), puis les anomalies locales des fonctions nerveuses qui vont dans le sens de l'adynamie puisqu'on y trouve successivement l'asthénie musculaire, les aphasies et paralysies des organes de la voix, les anaphrodisies, les amblyopies, les atteintes de l'audition, celles du mouvement, et enfin les *affections comateuses* avec l'apoplexie, la catalepsie, la narcolepsie, les ivresses et comas toxiques, et l'asphyxie. On peut s'étonner de cette inversion et se demander pourquoi Pinel a ainsi privilégié les *vésanies* ou « égarement d'esprit non fébriles ». Peut-être a-t-il voulu simplement donner l'impression de moins plagier Cullen.

Il faut dire que cette classe des névroses est bien embarrassante pour l'aliéniste, comme pour l'historien. Le concept nosologique sous-entend pour Cullen la notion d'affection lente et chronique (d'où le suffixe « *ose* » opposé au suffixe « *ite* » des maladies aiguës), non fébrile, du système nerveux. Il a aussi un postulat pathogénique : celui d'une atteinte somatique, nous dirions actuellement « organique », du système nerveux. Et c'est bien pourquoi Cullen commence par les maladies nerveuses dont l'étiologie physique, corporelle, est évidente : les *comas*. Progressivement, au fur et à mesure que la classification se développe, on s'éloigne d'une causalité purement physique, déjà avec certaines *adynamies*, un peu plus avec les *spasmes* (comme l'épilepsie), et encore plus avec les *vésanies*. Dans le chemin qu'a suivi Cullen on ne s'égare pas trop, ou seulement à l'extrémité. Dans celui, inverse, que prend Pinel, c'est dès le début qu'on va se perdre. Car en commençant par les dérangements de l'esprit, non fébriles (ce qui élimine la frénésie qui avait sa place dans les maladies franchement organiques, les phlegmasies), le médecin de la Salpêtrière s'égare d'emblée, et, avec lui, tous ses élèves et ses successeurs. Rien d'étonnant à ce que progressivement, au cours du XIXe siècle, la classe des névroses s'appauvrisse du côté de la neurologie (avec les découvertes successives des entités morbides anatomo-cliniquement définies, comme la paralysie agitante devenue maladie de Parkinson, la sclérose latérale amyotrophique ou maladie de Charcot, la sclérose en plaques, les chorées athétosiques, etc.) et qu'elle s'enrichisse du côté des maladies fonctionnelles non organiques et du côté de la psychiatrie, puis de la psychanalyse avec S. Freud. Ainsi la classe nosologique des névroses de Cullen sera-t-elle peu à peu vidée de toute la causalité et de toute la symptomatologie organiques qu'y avait mise son fondateur.

La *Nosographie philosophique*

Il est vrai que dès l'introduction de sa *Nosographie*, Pinel avait ressenti les difficultés que pouvait présenter la classification des névroses : « Les maladies nerveuses qui établissent une connexion si étroite entre la médecine, l'histoire de l'entendement humain et la philosophie morale, sont loin de se plier, aussi facilement que les maladies aiguës aux lois d'une distribution méthodique, et peut-être que cela tient aux fonctions organiques des parties qui en sont le siège », écrivait-il dans l'introduction de la première édition de sa *Nosographie philosophique* de l'an VI (1798). Et il ajoutait : « L'action ou influence nerveuse est loin d'être univoque, puisqu'elle peut être reçue suivant des acceptions diverses. » On comprend bien que, recouvrant en plus des entités morbides tellement différentes, cette catégorie nosographique ne pouvait avoir une bien longue existence. Avec les *vésanies*, il ne méconnaît pas totalement la causalité physique, mais elle lui paraît relativement contingente : « Des coups violents, des chutes, des plaies à la tête peuvent non seulement empêcher que les impressions des objets extérieurs soient portés au cerveau, mais encore affaiblir ou abolir quelques unes des fonctions de l'entendement. » Mais, en fait, ce qu'il privilégie surtout dans l'étiologie est d'ordre moral : « Très souvent, ajoute-t-il un peu plus loin, les affections hypocondriaques et mélancoliques, et même la manie, tiennent à des causes morales. » Encore que pour ces dernières il explique leurs effets par une métaphore pathologique « hypocondro-épigastrique ». Elles s'accompagnent en effet de « commotions plus ou moins profondes qui ont été ressenties dans la région épigastrique ». Est aussi privilégié le rôle de la personnalité prédisposante, et du sexe : « Une légère émotion suffit parfois pour jeter une femme dans des convulsions violentes » ; car, pour lui, celle-ci est plus fragile devant la maladie mentale : « Les femmes par leur extrême sensibilité et l'énergie de leurs affections, peut-être aussi par la vivacité incoercible de leur imagination sont les plus exposées aux maladies nerveuses [...] souvent compliquées avec l'hystérie à un degré plus ou moins marqué [...]. Le nombre de femmes dans un état d'aliénation est (dans les hospices publics) à peu près double de celui des hommes et même plus. C'est du moins le résultat que donne la comparaison des hospices de Bicêtre et de la Salpêtrière. » Et Pinel insiste sur les conditions météorologiques et climatiques, sur les conditions d'existence qui peuvent prédisposer à la maladie mentale : l'inaction, la solitude, le trop grand travail intellectuel, l'atmosphère insalubre des grandes villes, la vie sédentaire, etc. Quant à l'hérédité, elle lui paraît jouer aussi un certain rôle, moins sur un plan génétique, d'ailleurs, que sur un plan éducatif, familial et même généalogique, comme on pourra s'en rendre compte à la lecture des petits chapitres qui précèdent la description des différents « genres » de *vésanies*.

Les vésanies

Ces genres sont au nombre de quatre : hypocondrie, mélancolie, manie et hystérie. En cela il ne suit guère Cullen, qui reconnaissait dans cet « ordre » : manie, mélancolie, et plus accessoirement l'amentia ou démence, et l'onéirodynie (représentée par les troubles du sommeil, les rêves désagréables et les cauchemars). Le médecin écossais rangeait l'hypocondrie dans des « adynamies », et l'hystérie dans les « affections spasmodiques ». C'est d'ailleurs pour Pinel une première classification toute provisoire. On sait que deux ans après, dans son mémoire sur « la division des aliénés en espèces distinctes » présenté à la Société d'émulation, il donnera une autre classification, qu'il conservera ensuite et transmettra à ses élèves. Elle est bien connue : mélancolie ou « délire sur un objet sans fureur », fureur maniaque ou non délirante, délire maniaque ou « délire avec des actes d'extravagance et de fureur », démence ou « abolition de la pensée » et enfin idiotisme (naturel ou acquis). Cette division en cinq espèces, qu'on a pu croire basée sur un simple critère quantitatif de déraison (du moins fou au plus fou) est donc relativement simple, et radicalement nouvelle par rapport à celle de Cullen. Notons au passage que l'hystérie se trouve ainsi exclue du domaine de l'aliénation mentale, ce qui n'a pas été sans importance sur son destin, et en particulier sur celui de la folie hystérique. De même, l'hypocondrie a été écartée, montrant ainsi sa place instable, « border-line », entre le versant psychotique et le versant névrotique selon nos conceptions actuelles (le délire hypocondriaque et la nosophobie). Pinel aura de la peine à intégrer cette nouvelle classification dans les éditions ultérieures de sa *Nosographie*. Il donne l'impression de le faire comme à contre-cœur. Cependant, dans la deuxième édition de 1803, l'hypocondrie reste dans les vésanies, et on y retrouve aussi, assez inattendus, le somnambulisme et l'hydrophobie, l'hystérie étant définitivement retournée, comme chez Cullen, dans l'ordre des spasmes. À titre d'illustration, voici le tableau nosographique des névroses dans cette deuxième édition :

Le tableau des névroses

ORDRE Ier : **Vésanies**

Genre XLV. Hypocondrie

- Espèce 1re : hypocondrie simple
- Espèce 2e : hypocondrie avec lésion organique

Genre XLVI. Mélancolie

- Espèce 1re : délire sur un objet unique
- Espèce 2e : mélancolie avec penchant au suicide

Genre XLVII. Manie

- Espèce 1re : manie sans délire
- Espèce 2e : manie avec délire
- Espèce 3e : démence
- Espèce 4e : idiotisme

Genre XLVIII. Somnambulisme

- Espèce 1re : somnambulisme

Genre XLIX. Hydrophobie

- Espèce 1re : hydrophobie spontanée
- Espèce 2e : hydrophobie par contagion

ORDRE II : **Spasmes**

Genre L. Convulsions

- Espèce 1re : convulsions par irritation interne
- Espèce 2e : convulsions par irritation externe
- Espèce 3e : convulsions habituelles

Genre LI. Épilepsie

- Espèce 1re : épilepsie cérébrale
- Espèce 2e : épilepsie sympathique

- Espèce 3e : épilepsie accidentelle

Genre LII. Hystérie

- Espèce 1re : hystérie
- Espèce compliquée

Genre LIII. Tétanos

- Espèce 1re : tétanos des nouveaux-nés
- Espèce 2e : tétanos traumatique
- Espèce 3e : tétanos par affection morale
- Espèce 4e : tétanos par irritation interne

ORDRE III : **Anomalies nerveuses locales**

Genre LIV. Asthénie musculaire

- Espèce 1re : paralysie
- Espèce 2e : tremblement général ou partiel
- Espèce 3e : défaut d'antagonisme musculaire

Genre LV. Névroses des organes de la voix

- Espèce 1re : convulsions des muscles du larynx
- Espèce 2e : paralysie des muscles du larynx
- Espèce 3e : angine pectorale
- Espèce 4e : asthme convulsif
- Espèce 5e : toux convulsive

Genre LVI. Névrose du conduit alimentaire

- Espèce 1re : spasme de l'œsophage
- Espèce 2e : vomissement spasmodique
- Espèce 3e : perversion de l'appétit et de la digestion
- Espèce 4e : colique des peintres

Genre LVII. Névroses aphrodisiaques

- Espèce 1re : aphrodisie
- Espèce 2e : dyspermatie
- Espèce 3e : satyriase
- Espèce 4e : priapisme
- Espèce 5e : nymphomanie

Genre LVIII. Névroses ophtalmiques

- Espèce 1re : héméralopie
- Espèce 2e : nyctalopie
- Espèce 3e : amaurose

Genre LIX. Névroses acoustiques

- Espèce 1re : dureté d'oreille
- Espèce 2e : surdité complète

Genre LX. Névralgies

- Espèce 1re : névralgie de la face (tic douloureux)
- Espèce 2e : névralgie iléo-scrotale

- Espèce 3e : névralgie des membres abdominaux
- Espèce 4e : névralgie cubito-digitale
- Espèce 5e : névralgie anomale.

ORDRE IV : **Affections comateuses**

Genre LXI. Apoplexie

- Espèce 1re : apoplexie

Genre LXII. Catalepsie

- Espèce 1re : catalepsie
- Espèce 2e : extase

Genre LXIII. Narcotisme

- Espèce 1re : état soporeux
- Espèce 2e : ivresse
- Espèce 3e : narcotisme par les végétaux

Genre LXIV. Asphyxie

- Espèce 1re : asphyxie par submersion
- Espèce 2e : asphyxie par strangulation
- Espèce 3e : asphyxie par divers gaz
- Espèce 4e : asphyxie par le gaz des fosses d'aisance
- Espèce 5e : asphyxie des nouveau-nés.

Au cours des éditions suivantes de la *Nosographie philosophique*, cette classification restera assez fluctuante, car, en fait, la classe des « névroses » reste un grand cadre nosographique dont l'unité est bien artificielle.

Les recherches anatomiques

C'est pourquoi elle sera, du vivant même de Pinel, violemment attaquée par Broussais et par l'école des anatomo-pathologistes qui, sous l'influence de la phrénologie, recherchent une localisation lésionnelle organique à tout trouble nerveux. De même que la névralgie serait toujours due à une névrite, l'hypocondrie serait une maladie hépatique (ou gastrique pour certains), l'hystérie serait une atteinte utéro-ovarienne, l'épilepsie relèverait d'une inflammation cérébrale, etc. Il ne restera que peu de choses de ces tentatives localisatrices vivement critiquées à l'époque par Georget, qui essaiera de réhabiliter le vaste cadre nosologique des névroses. Cependant, ces recherches anatomo-pathologiques permettront d'individualiser progressivement certaines affections neurologiques spécifiques comme la paralysie agitante devenue la « maladie de Parkinson », ou la sclérose latérale amyotrophique qui sera étudiée et définitivement décrite comme une entité neuro-pathologique précise par Charcot. Mais ces découvertes resteront limitées et n'appauvriront guère le grand chapitre des névroses, fourre-tout plus ou moins hétéroclite qui termine généralement tout traité de médecine paraissant au XIXe siècle.

A. Axenfeld

Car c'est bien selon leurs caractères négatifs que se définissent alors les névroses : états morbides, mais généralement sans fièvre, apyrétiques, sans lésion précise, n'entraînant pas de changements profonds et définitifs, ayant une évolution mal prévisible pour ne pas dire « imprévisible ». L'atteinte de l'intelligence, de la sensibilité, de la motilité, y est toujours incomplète, parcellaire, fugace. Cette définition pleine de réticence est bien celle qui apparaît sous la plume d'Axenfeld, dans son *Traité des névroses*. Il y écrit : « La classe tout entière des névroses a été fondée sur une conception négative ; elle est née du jour où l'anatomie pathologique, étant chargée d'expliquer les maladies par les altérations des organes, s'est trouvée en face d'un certain nombre d'états morbides dont la raison d'être lui échappait. Si bien que, sachant à peu près ce que ne sont pas les névroses, nous ignorons en revanche ce qu'elles sont en réalité. »

Charcot et ses élèves

Devant l'échec de l'anatomie pathologique, il était tentant de rechercher une atteinte purement fonctionnelle. Déjà, A. Foville avait parlé d'une localisation qui ne serait pas « anatomique », mais purement « physiologique ». Mais c'est surtout Charcot qui essaiera de préciser les troubles « fonctionnels » de l'hystérie, et, devant son échec, ses élèves Raymond et Janet qui orienteront les recherches vers une causalité psychologique des névroses. Avec eux apparaît en effet le terme de « psycho-névrose », qui marque un tournant décisif dans l'évolution du concept nosologique. Élève et successeur du grand Charcot à la Salpêtrière, Raymond, dans son article « Névrose et psycho-névrose » du *Grand traité de psychologie pathologique* dirigé par A. Marie, nous montre bien cette évolution. S'il reconnaît que les névroses sont des « maladies sans lésions connues », il pense cependant que des modifications cérébrales d'ordre chimique ou peut-être physique peuvent être à l'origine de ces maladies que son maître qualifiait de « dynamiques » ou « fonctionnelles » par opposition aux maladies neurologiques organiques dont les lésions sont bien connues et définies dans leurs aspects anatomo-pathologiques les plus précis. Mais il admet que, sur un plan plus concrètement clinique, elles semblent relever de perturbations essentiellement psychologiques, au moins au niveau des symptômes, qui, pour l'essentiel, touchent les fonctions psychiques :

> « Si les modifications du caractère et du moral ont été, de tout temps, relevées parmi les symptômes des grandes névroses, ce n'est qu'à une époque relativement récente que l'attention des neurologistes et des aliénistes s'est attachée, d'une manière plus particulière, à l'étude approfondie des troubles psychiques : impressionnabilité, bizarreries de toutes sortes, faiblesse de l'attention et de la volonté, tendances hypocondriaques et mélancoliques, délires plus ou moins accusés, etc. De nombreux travaux, consacrés à l'état mental dans les différentes

névroses, ont eu pour résultat de mettre en relief la perturbation du sentiment et de l'intelligence, et aujourd'hui, on admet généralement que l'élément psychique joue dans les grandes névroses le rôle primordial. »

C'est en fonction de cette psychogenèse reconnue dans les faits cliniques, sinon dans la théorie pathogénique, que Raymond propose de ne plus les appeler « névroses » mais « psycho-névroses ». Il empruntait ce terme à la psychiatrie allemande (en particulier Krafft-Ebing), qui l'utilisait largement mais dans une conception très extensive, puisqu'il recouvrait pratiquement pour elle tout le champ de la psychose, c'est-à-dire des anciennes vésanies. Pour lui, même si les névroses les plus graves ne sont pas très éloignées des psychoses (comme par exemple le « délire du toucher » de certains grands phobiques), il faut se garder de cette confusion : « Nous pensons, quant à nous, écrit-il, que si les psycho-névroses se rapprochent par bien des points des vésanies, elles s'en distinguent par des caractères importants. Les symptômes psychiques y sont plus développés que dans des névroses simples ou partielles, mais ils y sont moins accentués et moins constants que dans les vésanies ; le délire notamment, n'y est qu'un épisode accidentel et transitoire, alors qu'il est de règle dans les vésanies. »

Malgré cet effort de distinction entre les deux groupes morbides, il n'en reste pas moins que le terme va entretenir cette confusion que regrette Raymond. D'un côté, le préfixe « psycho » connote une étiologie et une pathogénie psychologiquess ; c'est la signification que retient le successeur de Charcot. De l'autre, il connote les notions de gravité, de délire, de chronicité, de quasi-psychose, et c'est ainsi qu'il est employé, même de nos jours, par certains psychiatres pour diagnostiquer une névrose grave, par exemple une « psycho-névrose obsessionnelle qui relève de la psycho-chirurgie », comme nous pouvions encore le lire dans une thèse consacrée à ce traitement. C'est pourquoi, il sera abandonné par Janet lui-même, le collaborateur de Raymond qui l'avait utilisé de concert avec lui dans ses premiers ouvrages.

BIBLIOGRAPHIE

AXENFELD A., *Traité des névroses*, Paris, Baillière, 2e éd., 1883.

BONNETTE P., *Broussais, sa vie, son œuvre, son centenaire*, Paris, Jouve, 1939.

CHEYNE G., *The English malady : or a treatise of nervous diseases of all kinds, as spleen, vapours, lowness of spirits, hypocondriacal and hysterical distempers, etc. With the author's own case at large*, London, Stahan and Leake, 1733, XXXIV et 370 p.

CULLEN W., *First lines in the practice of physic*, Edimbourg, Elliott, 1777-1784, 4 vol.

GEORGET E., Article « Névrose » du *Dictionnaire de médecine*, et *De la physiologie du système nerveux et spécialement du cerveau - Recherches sur les maladies nerveuses,* Paris, J.-B. Baillière, 1821, 2 vol.

KNOFF W.F., « A History of the Concept of Neurosis, with a Memoir of William Cullen », *American Journal of Psychiatry*, July 1970, 127, 1.

PINEL P., *Nosographie philosophique ou la méthode de l'analyse appliquée à la médecine,* Paris, Maradon, an VI, 2 tomes.

PINEL P., « Observations sur les aliénés, et leur division en espèces distinctes », *Mémoires de la Société médicale d'émulation*, t. III, an VIII, 1-26.

RAYMOND F., *Névroses et psychonévroses.*

MARIE A., *Traité international de psychologie pathologique*, Paris, Alcan, 1911, t. II

LA PSYCHASTHÉNIE ET PIERRE JANET

Pierre Janet, un philosophe à la Salpêtrière

Lorsque, en 1890, Charcot appelle Pierre Janet (1859-1947) à la direction du Laboratoire de psychologie de la Clinique de la Salpêtrière qu'il vient de créer précisément pour lui, c'est un philosophe, fort d'un retentissant doctorat ès lettres (*L'automatisme psychologique*, 1889), et non encore médecin (il ne sera docteur en médecine qu'en juillet 1893, vingt jours avant la mort de Charcot) qui s'installe de plain-pied dans l'univers des aliénistes. On évoquait plus haut « l'échec » de Charcot dans ce qui apparaissait comme un projet nécessaire et fondamental, celui d'assurer une conception psychogénique des névroses. Cet échec s'explique par plusieurs raisons ; certaines sont circonstancielles : la dictature exercée de son vivant, sur ses subordonnés, par Charcot, eut pour conséquence qu'après sa mort ceux-ci, comme libérés d'une hypnose, se mirent à prendre le contre-pied des ultimes propositions du maître : cela est vrai de Binet, et, à un moindre degré, de Babinski ; l'école de la Salpêtrière s'effondrait ainsi devant celle de Nancy qui gagna, pour le moins, au bénéfice de l'âge. Mais il est une autre raison, et capitale : Charcot sait qu'il ne sait rien en psychologie. Il avait lu quelques auteurs anglais, ceux qui, du moins, tâchaient, au milieu du XIXe siècle, de recueillir les miettes de l'associationnisme de Hume et T. Reid. Contrairement à Ribot, il n'avait guère perçu l'importance de Jackson, le seul acteur qui fut porteur d'un modèle susceptible de fonder l'idée de maladie fonctionnelle de la conduite. Pour Charcot, la psychologie française est l'affaire des philosophes, ce qu'elle demeurera en effet jusqu'en 1947. Aussi bien, en 1890, appelle-t-il Janet comme en renfort précisément philosophique.

Janet ne dévoilera guère qu'en 1938 son dessein secret de l'époque. Il veut « concilier Maine de Biran et Charcot », ou encore, ce qui revient pratiquement au même, « introduire la psychologie dans les études médicales ». Mais cet homme qui se dira aussi « spiritualiste inquiet » n'entend pas déposséder la philosophie du droit de « dire le psychologique ». Il n'attend rien de la médecine : s'il fait le bilan du XIXe siècle médical, il croit souvent constater qu'à côté de quelques esprits originaux, comme Moreau (de Tours) qui accorde volontiers un statut autonome à l'expérience sur des conduites, la grande majorité des aliénistes n'aborde la dimension psychique de la maladie que pour en effectuer une réduction physiologiste ; le prototype de ces réductionnistes est Despine, qui publie en 1868 une *Psychologie naturelle* où Janet « épingle » les phrases suivantes : « Il ne faut pas dire : activité inconsciente et automatique de l'esprit, cela est contradictoire ; il faut dire : activité inconsciente de tel ou tel centre nerveux » ; et encore : « Demander à la psychologie une explication du somnambulisme serait faire fausse route ; la physiologie seule peut donner cette explication. » Quant à Jackson, que Janet reconnaîtra, en 1942, avoir lu dans sa jeunesse, il se garda de lui faire référence ni révérence : c'est le seul physiologue qui pourrait absorber, sans le réduire, le discours psychologique : c'est le plus dangereux.

L'entrée de Pierre Janet dans l'histoire de la psychiatrie se résume donc, pour l'essentiel, dans la proposition d'une pluridisciplinarité : « Unir la médecine mentale et la psychologie », tel est le projet qui ouvre *Les obsessions et la psychasthénie* (1903). Le souci de ne pas déposséder les philosophes d'un de leurs anneaux de pur métal connote en fait un « psychologisme » qui relève non de la philosophie en général, mais d'une philosophie particulière, qui restera l'une des constantes de la pensée de Janet. Ce n'est que si la psychologie, comme branche de la philosophie, parvient à cerner, en termes purement psychiques, les fonctions de l'esprit et à décrire, en des tableaux précis, les troubles des conduites, que l'on pourra consentir qu'existent quelque part des recherches sur l'implication du corps dans ceux-ci. La psychologie n'aura dès lors plus rien à craindre de la confrontation. Il est étonnant de constater combien Janet, dès la fin du XIXe siècle, tient, par devers là, un discours qui anticipe sur ce qui se dit à la fin du XXe siècle, où l'on voit en effet les neurophysiologistes réclamer des psychanalystes ou des psychopathologues qu'ils veuillent bien affiner leur nosographie, les progrès de la chimiothérapie elle-même étant à ce prix. Janet a donc gagné son pari, mais il est mort en 1947, sans le savoir, désespéré de la médecine et posant que seule la philosophie ne l'avait jamais trahi.

Une psychologie clinique

À la fin du XIXe siècle, l'affaire est difficilement jouable : les philosophes ont, certes, en charge cette psychologie qui est l'avenir véritable de la psychiatrie. Or ils ne font rien de bon ou bien ils se disputent sur la question de savoir si une psychologie scientifique peut exister : ainsi Stuart Mill contre Auguste Comte ; ou bien, tel Garnier en son *Traité de l'âme*, ils écrivent d'énormes ouvrages abstraits dont l'inspiration, par delà Descartes, revient à Aristote. Seul, décidément, Maine de Biran a su poser les fondements véritables d'une psychologie scientifique, mais ce sous-préfet de Bergerac est resté sans influence. Aussi bien quand, racontant sa jeunesse, en 1928, devant la Société médico-psychologique et rappelant que, vers 1896 « des médecins de la Salpêtrière étaient venus lui demander un cours, spécial pour eux, de psychologie clinique », Janet dit avoir donné cet enseignement, mais il ajoute : « Jamais je n'avais eu en faisant ces leçons à des médecins le sentiment de l'insuffisance de cet enseignement et de la nullité pratique de notre psychologie. » Aussi bien : « Les philosophes ont tort de se plaindre de l'indifférence avec laquelle les aliénistes ont accueilli leurs études pendant des années ; ils étaient seuls coupables et n'offraient rien à leurs collègues qui fût intelligible pour eux, qui fût pratiquement utile. » On a bien lu : philosophes et aliénistes sont des « collègues » ou devraient l'être.

Si la partie est difficile, elle doit assurément être jouée avec prudence, et sans doute avec diplomatie. Janet n'aime pas combattre de front et il cède volontiers pour conquérir. D'où des consentements à l'organicisme, voire à l'héréditarisme, qui, si on les replace dans leur contexte, renvoient à une pure façade. Si *Les obsessions et la psychasthénie* (1903) rendent hommage (p. 681 dans l'édition en fac-similé présentement distribuée par la Société Pierre-Janet) à Magnan, qui appelle, sans vergogne, « folie des dégénérés » ce que Janet nomme syndrome psychasthénique, on découvre, peu après (p. 726), que le mérite essentiel de Magnan a été de regrouper les symptômes et non de leur assigner une étiologie assurée. Il n'en reste pas moins que c'est cette prudence diplomatique qui a masqué, aux yeux de ceux qui n'ont fait de Janet qu'une lecture incomplète, le psychologisme permanent de cet auteur. La lecture de Freud s'est fondée sur cette erreur, et, après Freud, celle de beaucoup d'autres.

Nous laissons à J. Corraze le soin de dire comment Janet interprète les phénomènes de l'hystérie et fournit, de la sorte, son substrat conceptuel à l'œuvre clinique de Charcot. Nous nous contenterons de dire ici que l'inconscient, dont Janet démontre l'existence à partir de la suggestion post-hypnotique, est un inconscient à la fois psychologique et dynamique. Dès *l'Automatisme psychologique* (1889), l'inconscient apparaît comme une instance psychique au moins en ce qu'elle s'avère capable des plus hautes opérations de la conscience elle-même. L'inconscient opère des jugements d'identification, de reconnaissance ; il effectue des calculs arithmétiques complexes. Rien en lui qui constitue la trace d'un déficit fondamental, et, par exemple, congénital. Sans doute le consentement du sujet à des conduites qui dépendent de l'inconscient et de lui seul relève-t-il d'un « rétrécissement du champ de la conscience », il atteste donc la présence d'une faiblesse ou d'un affaiblissement ; mais cette faiblesse est bien loin de constituer à elle seule la maladie. Si l'on voulait s'en convaincre, il suffirait de citer la phrase qui inaugure la conclusion de *l'Automatisme psychologique* (réédition, Paris-Payot, 1973, p. 431) : « Si les phénomènes d'automatismes [Janet veut dire ici : régis par l'inconscient] sont uniquement dus à la faiblesse, ils doivent exister chez l'homme normal comme chez le malade. » La faiblesse n'est pas le triste apanage de quelques-uns qui mettrait d'autant plus en lumière la force définitive d'une race supérieure ; elle est le fait de tous. Il n'y a pas le peuple des forts en face du peuple des faibles ; nous sommes tous des « oscillants ». Janet dira, au Collège de France, en 1929-1930, combien il regrettait d'avoir, au début de sa carrière, parlé de force et de faiblesse psychologiques en des termes trop simples pour qu'ils puissent donner lieu à autre chose qu'à des contre-sens.

La démonstration de l'existence d'un inconscient tout à la fois psychique et puissant, et celle de son rôle dans les conduites hystériques, ne suffisent pas à mettre la psychologie à l'abri de toute menace de réduction physiologiste. D'une part, la psychogénie de l'hystérie se trouve présentement dépendre de l'idée que cette maladie est une maladie sans lésion – « sans lésion connue », précise Raymond, qui pourtant soutient Janet. Ce dernier s'inquiète, d'autant que la notion d'inconscient est ambiguë. Si son emploi dans un système purement psychique est récent, le terme est ancien, et, pour bien des médecins, « inconscient » veut dire corporel. C'est la raison qui poussera peu à peu Janet à préférer l'utilisation du terme de « subconscient » (ce qui est « au-dessous » de la conscience, mais de même nature qu'elle). Certains textes sont très clairs, qui montrent que ce terme ne renvoie pas à une manière d'inconscient affadi ou diminué, et que si, parfois, Pierre Janet a pu protester contre une utilisation abusive du terme d'inconscient, ce n'était pas Sigmund Freud qu'il visait, mais son vieux maître Charles Richet, attiré, au soir de sa vie, par les démons de la « métapsychique ». Sans doute Janet sollicite-t-il quelque peu les textes et les contextes lorsqu'il déclare que Freud a simplement déplacé les mots, appelant « refoulement » ce que lui-même appelait « rétrécissement du champ de la conscience » : le refoulement est toujours actif, quand le rétrécissement peut être subi. Cependant, « l'état mental des hystériques » (1892-1893) représente le rétrécissement comme une manière d'« autotomie », opération de dissociation mentale que le sujet effectuerait dynamiquement sur lui-même. Janet pouvait se trouver fondé à penser que la différence n'était pas considérable.

La psychasthénie

Les troubles hystériques se présentent cependant sous la forme d'un tel cortège de phénomènes somatiques que le risque existe de façon permanente que la physiologie ne vienne à en rendre compte : et il est vrai qu'on se met à découvrir des lésions là où Charcot pensait qu'il n'y en avait point. D'où le projet de Janet de délaisser progressivement l'étude de l'hystérie – tout en conservant pour lui-même la pratique de la suggestion et de l'hypnose – et d'en venir à la description d'un syndrome fondamental, qu'il va désigner du terme, en vérité polémique, de « psychasthénie ». Il s'agit d'un ensemble de troubles connus et répertoriés, rassemblant les obsessions, les manies mentales, la « folie du doute », les phobies, certains délires, et surtout les « scrupules ».

Agitations forcées émotionnelles

- À forme systématique
  - les phobies du corps
    - les algies
      - de la poitrine, des seins
      - de la peau,
      - de la tête,
      - des dents, de la langue,
      - des membres,
      - des organes génitaux,
      - de la vessie, de l'urètre,
      - de l'anus, etc.
    - les phobies des fonctions
      - des mouvements des bras,
      - de l'écriture,
      - de la marche,
      - de l'alimentation,
      - de la déglutition,
      - de la digestion,
      - de la défécation,
      - de la respiration,
      - de la parole, de l'odorat,
      - de l'ouïe, de la vue, etc.
  - les phobies des objets
    - des objets dangereux,
    - des objets sales,
    - des objets de valeur,
    - des hommes ou des femmes,
    - des animaux,
    - des instruments professionnels, etc.
  - les phobies des situations
    - des situations physiques
      - agoraphobie,
      - phobie des endroits élevés,
      - claustrophobie, etc.
    - des situations sociales
      - éreutophobie,
      - phobie des poils,
      - des traits de la figure,
      - des mouvements du visage ou des membres,
      - phobies des domestiques,
      - du mariage, etc.
  - les phobies des idées
    - des idées religieuses,
    - des idées morales,
    - de l'idée de mort,
    - de l'idée de maladie, etc.
- À forme diffuse
  - les angoisses physiologiques
  - les angoisses mentales
    - digestives,
    - circulatoires,
    - respiratoires.

Un exemple de la rigueur classificatoire chez Janet.
(*Les obsessions et la psychasthénie*, 1903, p. 234.)

Avant Janet, on parlait déjà de « névropathie cérébro-cardiaque » ou maladie de Krishaber. Magnan parle, on l'a déjà dit, de « folie des dégénérés ». Freud parlera de « névrose obsessionnelle » et c'est ce terme qui se trouve à présent le plus couramment employé. L'image d'un Janet héréditariste ou du moins constitutionnaliste a induit l'idée selon laquelle la psychasthénie de Janet devrait être comprise comme le terrain de la névrose obsessionnelle selon Freud. En fait, la lecture des 750 pages du tome 1 des *Obsessions et la psychasthénie* montre clairement que la psychasthénie est la névrose obsessionnelle elle-même, décrite avec un raffinement classificatoire sans égal. C'est, naturellement, l'interprétation du syndrome qui diffère. Freud procède par interprétation du contenu là où Janet décrit une forme psychique, celle-ci s'avérant suffisante à ses yeux pour qu'on en déduise le contenu et l'interprétation de celui-ci. L'hypothèse fondamentale de Janet est l'existence d'une « tension psychologique » dont le degré se manifeste par le degré qu'elle occupe dans la hiérarchie des phénomènes des activités psychiques : au sommet, la fonction du réel et l'action volontaire ; au-dessous, l'activité désintéressée ; plus bas encore, les fonctions de l'imaginaire ; tout en bas enfin, les réactions émotionnelles viscérales et les mouvements musculaires inutiles. Certains ne parviennent pas à effectuer les synthèses conduisant au sens du réel et à l'action volontaire, qui se dispersent en revanche en images, en abstractions, en rêveries et en doutes. Il s'agit en fait d'une distribution différente de l'économie consciente, et, au moins en surface, le substrat inconscient n'intervient pas. On ne court sur ce terrain aucun risque de réduction physiologique. Les mots eux-mêmes le prouvent : Janet ne se cache pas d'opposer « psychasthénie » à « neurasthénie », « psycholepsie » à « épilepsie ». Il avoue même avoir été un instant tenté par le terme de « phénolepsie » utilisé par Meschede (de Königsberg) dans un contexte qui lui paraît semblable.

Ce pion essentiel lui paraissant avancé, Janet, peut, à partir de 1905, rédiger ce qu'il espère être la somme de ses travaux psychopathologiques : l'ouvrage paraîtra en 1910 sous un titre symboliquement simple : *Les névroses*. Il rassemble et synthétise les idées jusqu'alors successivement présentées sur l'hystérie et la psychasthénie, en tant que maladies psychogénétiques. La page du siècle est tournée. Inutile désormais de préciser, comme le faisait, quinze ans plus tôt, Raymond, qu'il s'agit de « psycho-névroses » (maladies nerveuses à origine psychologique) : le mot névrose suffit pour renvoyer à une psychogenèse, malgré la contradiction étymologique que cette acception véhicule.

Janet, qui a passé la cinquantaine, peut juger qu'il s'agit là d'un testament : au demeurant les circonstances l'inciteraient à cette vision pessimiste. La complicité que Janet entretenait avec Raymond pouvait lui permettre une fidélité *post mortem* à Charcot, qui put se déployer sans problème grave de la mort de Charcot (1893) à celle de Raymond (1910). C'est la période pourtant où Babinski suggère qu'on remplace le terme d'hystérie par celui de « pithiatisme », maladie qui se guérit « par persuasion », terme ambigu s'il en est. L'ambiguïté cesse en effet avec le successeur de Raymond, Dejerine, psychiatre moralisateur, formé en Suisse auprès de Dubois (de Berne), qui ne tolère pas que Janet se refuse obstinément à confondre l'ordre médical – qui soigne et parfois guérit – et l'ordre moral – qui condamne. Le Laboratoire de psychologie de la Clinique de la Salpêtrière est supprimé, et son directeur, qui n'est pas médecin des hôpitaux, est contraint de se replier sur des terrains d'application privés. Il n'est pas impossible que Janet ait vu, dans ce flot neutralisateur qui l'emporta, la descendance lointaine du rationalisme philosophique d'un Despine, générateur d'un psychologisme mal compris dont les jalons géographiques pourraient être en effet Berne, mais aussi Zurich, et pourquoi pas Vienne ?

Une psychopathologie évolutionniste

Ce testament apparent que constitue *Les névroses* comporte pourtant deux idées neuves, qui sont autant de projets et que l'on trouve formulées en conclusion : Janet indique son intention d'ajouter à ses études sur l'hystérie et la psychasthénie des recherches sur la maladie de la persécution. Il faudra attendre 1932 pour que des textes paraissent enfin, dans des revues, sur ce thème, dans une perspective extrêmement moderne, en ce qu'elle place la paranoïa dans la dialectique du parler-être parlé. L'autre projet est paradoxalement conclu dans la formule de clôture par quoi se définissent les névroses : « maladies de l'évolution des fonctions ». Cela signifie, bien sûr et en premier lieu, que les névroses sont des maladies fonctionnelles et non pas organiques, mais, en même temps, qu'il y a lieu de préciser la notion de fonction en l'intégrant dans une perspective largement évolutionniste. Les fonctions, qu'on les saisisse dans l'ontogenèse ou dans la phylogenèse, donnent lieu à un processus d'évolution : ceci permettrait de faire sa part, à l'intérieur de la psychopathologie, à une organicité relative, fonctionnant au moins sur le mode archaïque : les fonctions les plus anciennes, donnant lieu aux actions les plus simples et les plus itératives, pourraient être les plus « organisées » (« faites organes ») ou, si l'on préfère, « corporéisées ». Mais les fonctions les plus récentes ou les processus d'invention à l'œuvre encore maintenant dans des fonctions fondamentales relèveraient d'un pur discours psychologiste ; ainsi ferait-on sans risque la part du feu.

C'est cette philosophie de l'évolution qu'il développera pendant les trente années d'activité fécondes qui vont suivre. Il va construire un système évolutif où vont se succéder (donc se hiérarchiser) non plus les fonctions dans leur rapport avec la tension psychologique, mais les tendances à des actes perceptifs, puis sociaux, puis intellectuels élémentaires, puis assertoriques, puis réfléchis : l'humanité moyenne en est présentement là ; mais on voit se dessiner les tendances à des actes rationnels, que suivront sans doute des actes expérimentaux et, pour autant qu'on puisse voir si loin, des actes progressifs. La réflexion qui caractérise la phase actuelle d'organisation des conduites suppose la mise en œuvre d'une « pensée intérieure » se représentant le passé récent, le futur prochain, le passé mort, le futur lointain, l'idéal, l'imaginaire, l'idée. La mobilisation de cet univers réflexif est utile si elle revient peser sur le plan des actions concrètes et dans le sens de l'invention. Mais on voit aussi se dessiner deux syndromes psychopathologiques distincts : l'un et l'autre supposent l'échec dès lors qu'il s'agit de faire progresser les conduites réflexives et d'inventer à partir de celles-ci ; devant cet échec, deux attitudes sont possibles : ou bien revenir, suivant l'axe de l'émotion, vers des conduites plus archaïques, plus habituelles, donc plus faciles, davantage somatisées : c'est l'axe de la névrose, dont le modèle décidément est l'hystérie : la paranoïa apparaîtra comme un avatar du retour, dans ce voyage qui fait que le sujet revient des conduites réflexes aux conduites réfléchies : le persécuté se trompe au niveau des conduites sociales, quand il s'agit de reconnaître les appartenances : il attribue à autrui ce qui relève en fait de lui-même.

Mais il est une autre issue, qui consiste à fuir, parfois sans espoir de retour, dans cet univers de pensées, d'imaginaire et d'idée qui fait la spécificité, d'ordinaire féconde, des conduites réfléchies. Ainsi faut-il comprendre la schizophrénie, dont une approche, moins grave, pourrait être figurée par cette « psychasthénie » si minutieusement décrite en 1903 et où l'on voit déjà le sujet se retirer du réel pour s'adonner au foisonnement d'une réflexion inachevable.

Le corpus philosophique qui enveloppe, notamment à partir de 1920, cette nosographie, est si complexe qu'il est difficile, encore maintenant, de lui attribuer un statut précis dans l'histoire de la psychiatrie. Aussi bien l'homme Janet avait-il trop le goût de la solitude pour former des disciples ou se poser en chef d'école. Il nous suffira de noter l'aide sans faille apportée à Eugène Minkowski lorsque celui-ci travailla à diffuser, en France, la notion de schizophrénie et à l'appui fourni à ce dernier lorsqu'il voulut renverser l'ordre des signes proposé par Bleuler : Janet et Minkowski plaidèrent ensemble pour que l'autisme fût reconnu comme premier par rapport à une dissociation qui pourrait n'être qu'une apparence. Enfin, il serait malséant d'oublier l'appui que Pierre Janet fournit, à partir de 1928 et à travers son gendre Édouard Pochon, à la psychanalyse française enfin naissante. S'effaçaient ainsi trente années de malentendus et de mesquineries qu'eût de toute manière balayées l'histoire.

BIBLIOGRAPHIE

Ouvrages de Pierre Janet

L'automatisme psychologique (1889), Paris, Masson, coll. de la Société P.-Janet, 1989.

L'état mental des hystériques (1893-1894), Laffite reprints, 1983.

Les obsessions et la psychasthénie, (1903), en coll. avec F. Raymond ; fac-similé de la 1ʳᵉ éd., New York, Arno-Press, coll. « Classics in Psychiatry », 1976.

Névroses et idées fixes (1909), Paris, Masson, coll. de la Société P.-Janet, 1991.

Les médications psychologiques (1919), fac-similé de la 1ʳᵉ éd., 3 t. en 1 vol., Paris, Masson, 1988.

La médecine psychologique (1923), fac-similé de la 1re éd., Paris, Masson, coll. de la Société P.-Janet, 1988.

De l'angoisse à l'extase (1926-1928), fac-similé de la 1re éd., 2 t. en 1 vol., Paris, Masson, coll. de la Société P.-Janet, 1988.

L'évolution de la mémoire et la notion de temps, Paris, Maloine, 1928.

L'évolution psychologique de la personnalité (1929), fac-similé de la 1re éd., Paris, Masson, coll. de la Société P.-Janet, 1988.

Les débuts de l'intelligence, Paris, Flammarion, 1935.

L'intelligence avant le langage, Paris, Flammarion, 1936.

Ouvrages sur Pierre Janet

BARRAUD (H.-J.), *Freud et Janet*, Toulouse, Privat, 1971.

PREVOST (C.-M.), *La psychophilosophie de Pierre Janet : économies mentales et progrès humains*, Paris, Payot, coll. « Bibliothèque scientifique », 1973.

PREVOST (C.-M.), *Janet, Freud et la psychologie clinique*, Paris, Payot, coll. « PBP », 1973.

SCHWARTZ (L.), *Les névroses et la psychologie dynamique de Pierre Janet*, trad. fr. E. Thomas, Paris, PUF, 1955.

Société médico-psychologique et Société Pierre-Janet, *L'automatisme psychologique de Pierre Janet*, Paris, Masson, coll. Masson Médecine, 1990.

L'ÉPILEPSIE AVANT LA DÉCOUVERTE DE L'ÉLECTRO-ENCÉPHALOGRAMME

On s'accorde à penser que l'épilepsie était connue bien avant notre ère, mais dans des circonstances qui restent obscures. Il est probable que la trépanation découverte dans la nécropole de Toforalt (10 000 av. J.-C.) et celles de crânes d'Incas du Pérou était destinée à laisser échapper par la brèche osseuse les esprits démoniaques. Le code d'Hammurabi (2 080 av. J.-C.) contient des indications sur la condition particulière des esclaves si le « *bénnu* », qui désigne peut-être l'épilepsie, apparaissait dans les mois suivant l'achat.

On apprend dans le papyrus Ebers (1 600-1 200) les raisons qui interdisent, sur la colonne d'un temple, l'entrée lors des cérémonies. Il est dit que parmi tous ceux qui ne peuvent y pénétrer figurent en bonne place les hommes qui seraient « sous le *baou* et sous *hemet-sa* », qui signifie envoûtement, c'est-à-dire, d'après Sanneron, épilepsie. Bien que le mot ne soit pas utilisé dans les premiers écrits égyptiens, il ne fait pas de doute que la maladie est connue, en tout cas perçue, chez les Hébreux, en Inde, en Chine, en Mésopotamie.

Dans le monde gréco-romain avant le ve siècle av. J.-C., l'épilepsie est désignée comme la maladie sacrée, divine ou funeste. Portant aussi le nom de maladie d'Hercule, elle est considérée comme une affection surnaturelle. Puisque le malade est possédé par une puissance supérieure, il ne peut en être délivré que par des moyens qui ne relèvent pas des hommes. Pour les Romains, les assemblées (comices) où on élisait les magistrats et où on gérait les affaires de l'État étaient interrompues en signe de mauvais présage si un assistant venait à présenter une crise, d'où le nom de « *morbus comitialis* » (mal comitial) utilisé, même encore, pour désigner l'épilepsie.

Cette maladie, dont les manifestations paroxystiques les plus spectaculaires (perte de connaissance brutale, chute, mouvements désordonnés, écume à la bouche, coma, hébétude, etc.) donnent l'impression au témoin d'une crise que son semblable est brusquement devenu autre, étranger et pourtant le même, suscite l'effroi. Comment ne pas craindre d'être soi-même l'objet d'une même vision de mort ? Cette image de malédiction, de possession, puis de compassion et de commisération, si elle se modifie au cours des siècles, reste parfaitement ancrée dans l'inconscient collectif de nos sociétés modernes.

Dans un travail remarquable, M. Weber (1980) a cherché à dessiner ses traits essentiels au cours des siècles, pour reprendre en conclusion un texte de Tissot qui, pourtant écrit en 1770, reste, en partie au moins, étrangement actuel :

> « Ceux qui en sont atteints attachent à ce mal une fausse honte qui fait qu'ils ne négligent rien pour le cacher et qu'ils donnent différents noms à leur mal pour le déguiser aux autres et quelquefois peut-être à eux-mêmes. Ceci tire son origine d'une antique superstition qui, ignorant les véritables causes de cette maladie, l'attribuait à un acte particulier de la colère céleste et rendait les épileptiques en quelque façon l'objet de l'exécration publique.
>
> « Les lumières qu'on a acquises depuis l'Antiquité auraient dû effacer jusqu'aux moindres traces de ce préjugé barbare qui a des suites fâcheuses. L'épilepsie est peut-être plus fâcheuse pour le malade que d'autres maladies mais elle n'a rien de fâcheux pour les assistants. Si on la considérait de sang froid, on n'y verrait qu'un homme sans connaissance dont les muscles sont mus avec une force, une vitesse et une variété étonnantes. On ne séquestrerait plus alors ces infortunés comme on ne le fait que trop. Il semble heureusement que l'on revienne peu à peu à une manière de penser plus juste et plus humaine, que l'on attache moins de honte à une maladie aussi peu faite pour en inspirer, et j'espère que bientôt, elle ne sera plus un objet de mystère ni de dédain, mais seulement de pitié comme toutes les autres. »

Cependant, pour marquer quelques étapes dans l'édification progressive des connaissances médicales sur cette affection avant la découverte de l'électroencéphalogramme, nous voudrions indiquer schématiquement la nature des questions posées et en partie résolues dans les années 1930. On peut dire alors que l'épilepsie est caractérisée essentiellement par la survenue à tous les âges de la vie de crises de durée brève, parfois très fréquentes, dont la sémiologie clinique peut être extrêmement variable d'une sujet à l'autre. Ces accès doivent être différenciés en deux grandes catégories : les crises généralisées, avec ou sans convulsions (Grand Mal et absences) et les crises partielles qui peuvent revêtir une symptomatologie très diverses (motrices, sensitives, visuelles, auditives, etc.) témoignant de la désorganisation paroxystique de n'importe quelle portion du cerveau et, en particulier, du cortex cérébral.

Les épilepsies admettent des étiologies multiples, occasionnelles ou permanentes, fonctionnelles ou lésionnelles. Elles sont cryptogénétiques (« essentielles ») ou symptomatiques d'une affection intéressant le cerveau, soit directement (traumatismes, tumeurs, etc.), soit indirectement (maladies métaboliques, génétiques, etc.). Les crises d'épilepsies ont pu être distinguées d'autres manifestations transitoires comme les syncopes, les accès tétaniques, migraineux, et surtout les crises hystériques.

On sait qu'elles peuvent dépendre de causes prédisposantes ou déclenchantes. Elles s'associent fréquemment à des troubles psycho-pathologiques transitoires ou permanents, discrets ou sévères, mais la nature de cette concomitance reste discutée : soit il s'agit de liens struturels étroits, soit on a affaire à des perturbations comportementales réactionnelles aux crises et retentissant sur la vie familiale, sociale, professionnelle du malade.

Même si la découverte de médicaments anti-épileptiques (ou anticonvulsivants), comme le bromure de potassium puis le phénobarbital, et l'utilisation rationnelle de la neurochirurgie comme thérapeutique de certaines épilepsies graves montrent bien les rapports étroits qui peuvent exister entre une atteinte fonctionnelle ou lésionnelle des structures cérébrales et l'apparition des crises, les mécanismes intimes responsables de leur survenue et de leur répétition restent obscurs malgré les progrès de la neurophysiologie expérimentale et de la neuropathologie. Il est évident que l'élaboration des connaissances sur l'épilepsie, aussi schématiquement résumées, ne s'est pas faite de façon cumulative et linéaire mais qu'elle est sous-tendue par de multiples processus (sociaux, culturels, idéologiques, techniques, scientifiques, etc.) qui ont contribué à l'édification de la médecine. Les concepts que nous avons définis pour caractériser le niveau de connaissances sur l'épilepsie en 1930 apparaissent au long des siècles de façon apparemment désordonnée et souvent contradictoire, l'étude de leur mode de survenue, de leur utilisation, de leur influence et même de leur signification, exigerait un travail considérable, amorcé dans l'ouvrage fondamental de O. Temkin, *The falling sickness : a history of epilepsy from the Greeks to the beginning of modern neurology* (1945). Nous allons simplement rappeler quelques dates importantes de cette histoire.

On sait qu'Hippocrate consacre en 400 av. J.-C. un ouvrage entier à l'épilepsie, intitulé *Mal sacré*, où il écrit : « Elle ne me paraît avoir rien de plus divin ni de plus sacré que les autres, la nature et la source en sont les mêmes que pour les autres maladies. » Déjà il apporte sur le plan sémiologique, étiologique et thérapeutique des notions d'une grande importance. Il différencie, comme deux types d'affections, les crises d'épilepsie et les accès hystériques ; il distingue, à l'intérieur de l'épilepsie, les crises généralisées tonico-cloniques (le Grand Mal) – où le malade pousse un cri, perd connaissance, tombe, a un raidissement de l'ensemble du corps et des convulsions des quatre membres, une révulsion oculaire, une salivation abondante, un stertor et un état comateux puis confusionnel – des crises motrices latéralisées. La description qu'il donne de ce dernier type de crises évoque très précisément ce que les auteurs modernes vont appeler les crises hémicorporelles ou unilatérales ou parfois hémigénéralisées.

C'est probablement lui qui, le premier, reconnaît une perte de connaissance brève accompagnée d'une suspension de l'activité motrice comme une forme particulière d'accès épileptiques, que nous appelons, depuis Calmeil (1824), une absence. Il rapporte aussi plusieurs types de crises partielles subjectives (douleurs céphaliques, paresthésies localisées) ou objectives (troubles paroxystiques du langage). Enfin, Hippocrate introduit une distinction importante entre épilepsie idiopathique (considérée comme une épilepsie vraie sans cause apparente) et épilepsie symptomatique (caractérisée par les convulsions), même si ces notions vont changer en partie de sens. Sur le plan thérapeutique, il dénonce les tabous imposés par les magiciens interdisant aux malades les bains, le port de vêtements noirs, l'habillage des pieds et des mains, de nombreux aliments, comme les poissons de mer, la viande de chèvre, de cerf, etc., et préconise pour les épileptiques un mode de vie normal.

Les médecins grecs et latins, comme Soranus, Arétée, Galien (130-210 ap. J.-C.), apportent des notions nouvelles. Soranus décrit de nombreux signes qui caractérisent le début d'une crise (sensation de lourdeur, vertiges, bourdonnements d'oreilles, etc.). Arétée distingue les accès comportant les manifestations visuelles, olfactives et gastro-intestinales et donne une description très précise des crises somato-sensitives et somato-motrices partielles en indiquant leur progression (marche jacksonienne) et la manière dont certains malades arrivent à les interrompre : « Ceux que la répétition des accès a familiarisés avec ces sensations au moment où le mal saisit un doigt ou tout autre partie habituelle, supplient les personnes de serrer, de fléchir et d'étendre la partie affectée ; eux-mêmes la tiraillent comme pour expulser le mal. Par ces manœuvres on a résussi quelquefois à arrêter l'accès. » Galien, qui introduit pour la première fois le terme d'« aura » pour désigner l'annonce de la crise, propose de classer les accès en trois groupes : ceux qui témoignent d'une maladie, soit d'origine cérébrale ou extracérébrale, soit d'origine gastrique. Il les rapporte à des causes humorales, toxiques ou même héréditaires.

Au Moyen Âge, il semble bien que les médecins se conforment strictement aux indications d'Hippocrate. C'est ainsi que Thomas Aquinas ou Vincentus Alsarius, qui consacre cent trente-quatre pages de son ouvrage *Morbis capitis frequentioribus* à l'épilepsie, ne font que commenter les données établies.

En revanche, la Renaissance va permettre un nombre important de travaux cliniques et anatomiques. Jean Fernel (1497-1538), le médecin de Catherine de Médicis, décrit de nouvelles formes d'accès et, en particulier, les manifestations « automatiques » gestuelles qu'il rapporte avec de nombreux détails sémiologiques (gestes d'émiettement, de froissement, de déboutonnage, etc.). Ces activités apparemment sans but, considérées jusque-là comme l'expression de l'esprit malin, sont précisées par Benevenius (1507), Bootius (1619) et surtout par Erastus (1581) qui décrit, pour la première fois, les « automatismes ambulatoires » partiellement conscients. Cependant Rolando (1580) ne rapporte pas seulement en détails la sémiologie des accès moteurs localisés à différents segments du corps mais aussi plusieurs types de troubles paroxystiques du langage. C'est la période où de nombreux arguments cliniques et anatomiques permettent à Charles Le Poix (1563-1636) de rapporter toutes les formes d'épilepsies à une origine cérébrale et à Steeglius (1600) de montrer qu'elles sont dues très souvent à des causes organiques.

Aux XVIIe et XVIIIe siècles, une vision très moderne de l'épilepsie et des crises s'esquisse chez les auteurs comme Thomas Willis, Poupart, Boerhaave, Tissot, Mori, Galibert, Stuerlin, etc. Sur le plan physiopathologique, ils suggèrent qu'un accès est sans doute en rapport avec une décharge électrique anormale des structures cérébrales ou avec une perturbation des substances chimiques nécessaires au fonctionnement du système nerveux et qu'une épilepsie admet des causes prédisposantes et déclenchantes. Sur le plan clinique, ils distinguent les accès tonico-cloniques généralisés des absences « pures », et celles-ci des absences que nous dirions myocloniques. Ils différencient les manifestations sensitives localisées des symptômes moteurs, en insistant, pour la première fois, sur la fréquence du déficit post-ictal auquel Todd donnera plus tard son nom (1856). On peut se rendre compte de la précision des descriptions cliniques des observateurs comme celle que Camerarius publie sous le titre « Épilepsie sympathique » :

> « Les accès sont toujours précédés d'un mouvement spasmodique, d'abord des doigts, annulaire et médius (gauches), puis du pouce et des autres doigts, ensuite de la main et de l'avant-bras ; de là, la contraction gagne lentement le bras et les muscles du cou ; au moment de la rotation de la tête, la vue se perd, puis l'ouïe et l'attaque d'épilepsie survient.
>
> « Entre les accès, le jeune homme jouit d'une bonne santé et n'éprouve aucun malaise, si ce n'est une douleur pongitive, mais supportable de la main, comme si elle avait été gelée. Des ligatures faites vers le coude avec une large bande ont prévenu quelques fois les attaques. »

Les auteurs du XIXe siècle apportent à l'étude des épilepsies une contribution décisive sur le plan sémiologique, étiologique et thérapeutique. La méthode anatomo-clinique qui inspire alors toute la neurologie va faire la preuve que des phénomènes périphériques (par exemple, des sensations de tiraillement, d'engourdissement, de douleur, etc.), considérés jusque là comme le lieu d'origine et la cause d'une crise d'épilepsie, sont, en réalité, sous la dépendance du cerveau. En rapportant la symptomatologie des accès à la désorganisation du système nerveux, ils vont pouvoir proposer des tentatives de classification qui reflètent l'état général des connaissances et permettent de les approfondir. Bien qu'il soit limité à l'étude des crises débutant au niveau de la région rolandique, nous invitons le lecteur à se rapporter au travail de S. Trottier (1972), qui a cherché à retracer l'histoire des données et des concepts utilisés dans les textes de Maisonneuve, Odier, Georget, Bright, Esquirol, Prichard, Flourens, Bravais, Herpin, Jackson, etc., pour décrire ce type d'accès.

Cependant, en 1822, Prichard propose une classification des épilepsies où il distingue les épilepsies convulsives (actuellement nous dirions « épilepsies généralisées primaires ») des épilepsies tétaniques (en réalité toniques généralisées), atoniques (en réalité lypothymiques ou syncopales non épileptiques) et partielles. Dans ce dernier groupe, il systématise la sémiologie des crises motrices et des manifestations subjectives épigastriques constituant le début d'un accès. Dans sa thèse consacrée aux *Recherches sur les symptômes et le traitement de l'épilepsie hémiplégique*, Bravais (1827) définit les trois types habituels de localisation (brachiale, crurale et faciale) des signes au cours d'un accès moteur localisé et leur cheminement progressif avant la perte de connaissance et la généralisation tonico-clonique.

Esquirol, dont on sait qu'il avait demandé en 1815 l'établissement à l'intérieur des asiles de divisions spéciales pour les malades présentant des crises, davantage pour protéger les aliénés de leur contact que par sollicitude pour les épileptiques, considère (1838) qu'il existe trois types d'épilepsies :

– épilepsie essentielle ou idiopathique due à des causes : externes (par exemple une contusion) ; internes (par exemple un lésion cérébrale) ; morales (par exemple la peur) ;
– épilepsie sympathique d'origine : digestive ; circulatoire ; lymphatique ; génitale (reproduction) ; sensorielle (organes externes) ;
– épilepsie symptomatique due à des maladies infectieuses.

La classification de Delasiauve (1854) utilise une terminologie plus moderne et mieux adaptée. Il distingue :

– les épilepsies idiopathiques (sans lésions démontrables) ;
– les épilepsies symptomatiques (dues à des lésions cérébrales) ;
– les épilepsies sympathiques (dues à des causes extra-cérébrales).

Quant à Herpin, il consacre deux ouvrages remarquables à l'épilepsie en 1852 et 1865. Après avoir décrit, avec une très grande minutie, la plupart des accès partiels, il en fournit un schéma explicatif qui annonce la vision jacksonienne de l'épilepsie : « Il nous semble légitime de conclure que le prodrome décrit sous la nom d'*aura epileptica* n'est pas autre chose que la première manifestation convulsive de l'attaque, se produisant dans une partie plus ou moins éloignée du cerveau », et aussi : « L'altération fonctionnelle des centres nerveux qui constitue une attaque d'épilepsie, envahit ordinairement ces organes, de la partie supérieure de l'axe cérébro-spinal, à sa partie inférieure. »

Mais il nous semble que c'est à Hughlings Jackson que revient le mérite d'avoir bâti, à partir de 1861, les fondements de l'épileptologie moderne. Le fait essentiel qui marque son œuvre dans ce domaine est d'avoir su transposer les schémas localisateurs, récemment mis à jour par la méthode anatomo-clinique dans le domaine des déficits permanents, dus à une atteinte lésionnelle de l'encéphale, à l'intérieur du cadre des manifestations paroxystiques caractérisant une crise. S'appuyant sur une observation rigoureuse de la sémiologie clinique, ses conceptions théoriques du fonctionnement nerveux vont lui permettre de proposer un modèle d'organisation intégrative de l'axe cérébro-spinal où prennent place les accès traduisant la désorganisation d'un des trois niveaux (le plus élevé, le moyen et le plus bas). C'est ainsi qu'il va décrire de nombreuses formes d'épilepsie et de crises comme, par exemple, les diverses variétés d'état de rêve, d'automatismes et d'hallucinations, en les rapportant à la désorganisation de certaines structures (crises uncinées). Pour la première fois, il donne une explication matérielle des perturbations de l'activité électrique qui déterminent l'éclosion et le cheminement de l'accès et expliquent son déroulement clinique : « *Epilepsies are, speaking briefly discharging lesions* », « *Defined from the paroxysm, an epilepsy in a sudden, excessive and rapid discharge of grey matter of some part of the brain, it is a local discharge.* » Cent ans plus tard, cette définition, qui va être corroborée par de nombreuses données, reste parfaitement valable.

Gowers, à partir de 1881, élabore une nouvelle classification anatomo-clinique d'ensemble des épilepsies qui sert encore de trame à des travaux récents. Il distingue, en effet, les épilepsies organiques (subdivisées en épilepsies généralisées et en épilepsies partielles) des épilepsie fonctionnelles regroupant les absences (Petit Mal) et les accès tonico-cliniques (Grand Mal).

Les repères que nous avons utilisés pour marquer quelques étapes de l'histoire de l'épilepsie ne rendent pas compte d'un débat très important qui a opposé tout au long du XIXe siècle ceux qui avaient surtout en charge les malades internés. Il n'est pas sûr que Denis Hill ait raison de définir les premiers comme des psychiatres et les seconds comme des neurologues (1981).

On peut dire, en tout cas, de façon schématique, que de nombreux auteurs ont pu considérer l'épilepsie, à la suite de Pinel, comme faisant partie intégrante des maladies mentales. Par exemple, dans les premières éditions du traité de Kraepelin, l'épilepsie est définie comme « une névrose » au même titre que d'autres troubles psychopathologiques.

Ceux qui estiment que les désordres des conduites ne diffèrent que par leur degré de gravité conçoivent l'épilepsie comme une des modalités de dissolution des fonctions cérébrales ou de régression de la vie psychique. Dans un cas, ils se rattachent à la conception jacksonienne du système nerveux, dans l'autre à la conception freudienne.

On sait que ces tendances ont été largement représentées et développées à un époque récente par des psychiatres aussi importants que Henri Ey ou Karl Menninger. Mais pour mieux apprécier l'intérêt de ces débats sur le plan théorique et dans l'observation et le traitement des malades je me permets de renvoyer le lecteur à l'ensemble de cet ouvrage.

Cependant, à l'étape anatomo-clinique, succèdent à la fin du XIXe siècle d'autres méthodes d'investigations des épilepsies bénéficiant de techniques expérimentales nouvelles. Après l'emploi systématique, chez l'animal, de la stimulation électrique du cortex (Fritsch et Hitzig, 1870 ; Ferrier, 1878-1876) pour mettre en évidence diverses « localisations fonctionnelles », Bartholow (1874) réalise, pour la première fois, chez l'homme, une excitation du cerveau mis à nu.

La neurophysiologie clinique est réellement inaugurée par Horsley (1890), qui rapporte les premières observations d'épilepsie de la région rolandique opérée, puis par Cushing, qui publie en 1909 une note sur les effets de la stimulation faradique du gyrus post-central chez des malades éveillés. Ainsi s'élabore l'exploration directe des fonctions du cortex cérébral, en particulier de la région rolandique, grâce aux tentatives de traitement chirurgical des épilepsies.

Entre temps, les études cyto-architectoniques du cerveau humain ont permis une définition rigoureuse de son organisation anatomique et favorisent son investigation fonctionnelle (Campbell 1905, Brodmann 1909, von Economo et Koskinas 1925, Vogt et Vogt 1926).

Parmi les nombreux travaux consacrés, dès cette époque, à la thérapeutique chirurgicale des épilepsies, on doit faire une place particulière à l'œuvre de Fœrster, qui rapporte en 1930 une statistique de cent cas d'épilepsies graves opérées entre 1917 et 1927, dus pour la plupart à des traumatismes de guerre.

On peut caractériser cette période comme une tentative d'instaurer une thérapeutique rationnelle des épilepsies rebelles à la médication (bromure et phénobarbital) grâce aux perfectionnements techniques de la neurochirurgie, à la découverte récente de certains examens neuroradiologiques de contraste, guidée dans le diagnostic de localisation par le progrès de la méthode anatomo-clinique et des techniques de stimulation, et confirmée dans sa démarche étiologique et pronostique par les examens neuropathologiques.

Mais l'école de Montréal, animée par Wilder Penfield, élève de Fœrster, va, de 1929 à 1939, permettre de réaliser des progrès considérables dans l'étude des différentes formes d'épilepsies d'origine corticale. L'exérèse d'une portion limitée du cortex, dans des conditions techniques précises, sur la base d'une sélection rigoureuse de malades nombreux, est susceptible, avec un recul suffisant, sans entraîner de déficit fonctionnel majeur et une mortalité très élevée (avant l'ère des antibiotiques), de guérir un pourcentage important de malades. C'est la confirmation éclatante des hypothèses de Huglings Jackson, alors même que l'électroencéphalogramme, découvert par Hans Berger depuis dix ans, n'est pas encore utilisé par le groupe canadien.

BIBLIOGRAPHIE

BARIETY M., COURY C., *Histoire de la médecine*, Paris, Fayard, « Les grandes études historiques », 1963.

CHARCOT J.-M., *Leçons sur les maladies du système nerveux*, Paris, Bourneville, 1886.

ESQUIROL E., « De l'épilepsie », in *Traité des maladies mentales*, Paris, Baillière, 1838.

EY H., *Études psychiatriques*, Paris, Desclée de Brouwer, tome II, 1959.

JACKSON J.H.K., *Epilepsy and epileptiform convulsions*, Coudon, Selected Writings of John Hughlings Jackson Tayen, 1931.

TEMKIN O., *The falling sickness : a history of epilepsy from the Greeks to the beginning of modern neurology*, Baltiune, J. Hopkins, 1945, 325 p.

WEBER M., « L'image de l'épileptique à travers l'histoire de l'humanité », in *L'image de l'épileptique dans la société*, Ligue française contre l'épilepsie, 1980, 31-64.

LA « MARCHE CROISSANTE DE L'ALIÉNATION ALCOOLIQUE »

Si on a aperçu de tout temps le lien de causalité qui de l'ivrognerie pouvait conduire à la folie, et si, à la fin du XVIIIe siècle, topographies médicales et mémoires des académies entament les premières campagnes « anti-alcooliques », en dénonçant déjà l'abâtardissement de la race, il faut attendre les premières décennies du XIXe siècle pour que les « abus de boissons spiritueuses », ou les « excès alcooliques », fassent irruption dans le champ de la psychiatrie. Le passage d'un internement restrictif des seuls insensés véritablement dangereux ou perturbateurs, pratiqué tout au long de l'Ancien Régime et *a fortiori* au Moyen Âge, à un internement étendu visant avec l'instauration de la psychiatrie toutes les espèces d'aliénation, explique cette colonisation, d'autant mieux que, à la différence des folies douces, les troubles mentaux de l'alcoolisme s'accompagnent souvent de violences, ou à tout le moins d'agitation. Dès le XVIIIe siècle, la proportion des insensés internés par suite de leurs crises d'ivrognerie était d'ailleurs loin d'être négligeable, ainsi que le prouvent notamment les dossiers de demandes de lettre de cachet par les familles. Instauration d'un couple aujourd'hui tellement connu qu'il en est devenu toléré, banalisé, ignoré même en dépit de la comptabilisation des cas 05 et 12 dans les colonnes de l'INSERM. Ce n'était pas le cas au début de la IIIe République, quand le rapport de Claude des Vosges au Sénat dénonçait la « marche croissante de l'aliénation alcoolique... »[1].

1. Sénat, projets de loi et rapports. Séance du 7 février 1887 : « Rapport fait au nom de la commission chargée de faire une enquête [...] sur la consommation de l'alcool tant au point de vue de la santé et de la moralité qu'au point de vue du Trésor », par N. Claude (des Vosges), sénateur.

De l'ivrognerie à l'alcoolisme

La prise en charge de l'alcoolisme par la psychiatrie apparaît dès la Restauration, avant même que le terme d'alcoolisme ne soit créé. Irruption fracassante puisque le compte-rendu au conseil régional des hospices et hôpitaux civils de Paris sur le service des aliénés signale pour les années 1822, 1823, 1824, l'« abus de vin et de liqueurs » comme la deuxième grande cause d'aliénation, derrière les fièvres de toute nature. Détail intéressant : les proportions, avec 11,5 % chez les hommes (126 sur 1 095) et 4,1 % chez les femmes (59 sur 1 412), apparaissent d'emblée comme assez semblables à celles que nous connaissons actuellement. Il est vrai que la même statistique n'accorde plus à l'alcoolisme que la cinquième place pour la période 1825-1833 (414 sur 8 272 hommes et femmes, mais avec 1 576 causes inconnues).

Corrélativement, apparaissent des termes nouveaux qui sont autant de caractérisations de la folie alcoolique : *delirium tremens,* dipsomanie, folie ébrieuse, monomanie d'ivresse (Esquirol), etc. Parmi les nombreux effets pathologiques de l'intoxication alcoolique, ce sont les troubles mentaux qui couronnent en quelque sorte l'édifice, et ce dès avant l'adoption à la suite de Magnus Huss en 1852 de ce « néologisme heureux » : l'alcoolisme. Parmi beaucoup d'autres, une thèse comme celle de Marcel, élève de Leuret, consacrée en 1847 à la « folie causée par l'abus des boissons alcooliques » ou encore les travaux de Lasègue sur l'alcoolisme chronique (1852) attestent une théorisation dont la conséquence logique est la prise en charge par l'institution psychiatrique. Sans prétendre démontrer ici le mécanisme idéologique d'un discours qu'il est de bon ton aujourd'hui de dénigrer comme moralisateur et répressif, sans toujours bien apercevoir qu'il fut tout de même moins phantasmatique que celui tenu à la même époque sur la sexualité, et sans nous attarder par ailleurs sur des manifestations pathologiques et sur des thérapeutiques les unes et les autres bien connues, nous examinerons surtout l'incidence de cette forme de pathologie mentale sur l'internement psychiatrique au XIXe siècle,

Vin contre alcool

Une statistique officielle de 1853, qui a hélas l'inconvénient d'être isolée, permet toutefois de tenter une première esquisse régionale des internements psychiatriques dus à l'alcoolisme. Une nette différenciation apparaît déjà, opposant un Centre et un Sud-Ouest « sobres » à un Ouest et un Nord-Est fortement alcooliques. Déjà les buveurs de vin s'opposent aux buveurs d'alcools, et certains départements (Seine-Maritime, Côtes-du-Nord, aujourd'hui Côtes-d'Armor) se signalent par des records qu'ils n'ont cessé de conserver depuis lors.

Il faut attendre toutefois le début de la IIIe République pour voir apparaître une véritable prise en compte statistique continue et homogène de l'aliénation alcoolique. Prise en charge tardive, regrettée dans le « Rapport général sur le service des aliénés en 1874 », par les inspecteurs généraux du service (Constans, Lunier, Dumesnil) : « Nous terminerons la partie statistique de ce rapport, Monsieur le Ministre, par quelques considérations que nous aurions désirées et plus complètes et plus explicites, mais qu'il était difficile d'obtenir pour la première fois [...]. » Suit alors une statistique qui indique, pour le 1er janvier 1874, 2 853 internés (2 327 hommes, 526 femmes) « dont l'affection mentale a été déterminée par des excès de boisson ». Au 31 décembre de la même année, le rapport en dénombre 3 270 (2 665 hommes, 605 femmes), soit 8 % de la population internée. Mais ces chiffres paraissent aux rapporteurs inférieurs à la réalité : « Souvent les renseignements font défaut ; parfois on ne les recherche pas avec toute l'attention désirable dans certains établissements. » À Saint-Yon, par exemple, Parchappe avait trouvé, pour sensiblement la même époque, 28 % pour les hommes et 9,30 % pour les femmes, mais en calculant sur le nombre de cas où la cause déterminante de la folie avait été reconnue et non sur la population totale.

Pour les années 1870 et 1871, la proportion des alcooliques admis dans les asiles d'aliénés de la Seine oscille autour de 25 % pour les hommes, et de 6 % pour les femmes. Trois formes sont distinguées :

Asiles de la Seine 1870 et 1871	*Hommes*	*Femmes*
alcoolisme aigu (*delirium tremens*)	11,5 %	1,6 %
alcoolisme subaigu (délire alcoolique)	56 %	78,4 %
alcoolisme chronique	32,4 %	20 %

Les trois formes d'alcoolisme.

Pour les hommes comme pour les femmes, la tranche d'âge majoritaire est celle des 30-40 ans, suivie de près par celle des 40-50 ans.

Mais avant que ne soit dénoncé à la fin du XIXe siècle l'alcoolisme spécifique des grandes villes, et surtout de Paris, c'est tout d'abord une prise de conscience nationale qui s'élabore dans les deux premières décennies de la IIIe République. L'ouvrage du docteur Lunier, consacré à la production et à la consommation des boissons alcooliques en France, qui paraît en 1877[1], peut

1. Dr Lunier, *De la production et la consommation de boissons alcooliques en France et de leur influence sur la santé physique et intellectuelle des populations*, Paris, 1877.

être considéré à cet égard comme un véritable archétype. Après deux longues parties, la première traitant de la récolte et de la fabrication des boissons alcooliques, la seconde de leur consommation, la troisième et dernière partie, pour être plus courte, n'en couronne pas moins l'ouvrage et lui donne sa véritable destination : « Quelle est l'influence de la consommation des boissons alcooliques sur la santé physique et intellectuelle des populations ? » Au-delà des accidents, des meurtres et des suicides, la folie alcoolique figure en bonne place et montre, comme pour les inculpations d'ivresse publique, les morts accidentelles par suite d'excès de boissons et les suicides par excès de boissons, une nette prédilection pour la moitié Nord du territoire national. Les raisons de cette disparité régionale sont données sans ambages : « La proportion des cas de folie de cause alcoolique est presque partout en raison directe de la consommation des alcools d'industrie. » Pour mieux étayer cette thèse appelée à faire fortune, la carte de la consommation de l'alcool en 1873 vient se superposer à peu près exactement sur celle des folies alcooliques.

À l'inverse, les départements vinicoles prouvent leur relative innocuité, surtout, ajoute le docteur Lunier, si l'on considère que le nombre des cas de folie alcoolique n'y a pas sensiblement augmenté depuis une vingtaine d'années, à la différence des départements à forte consommation d'alcool.

Cette forte défense des buveurs de vin, et plus particulièrement de vin rouge (le vin blanc étant accusé de produire la folie alcoolique presque aussi rapidement que les boissons spiritueuses), mérite évidemment d'être examinée avec prudence. C'est toute la question de la critique des sources qu'il faudrait développer ici, et notamment de celles qui paraissent les moins discutables : les statistiques… En matière d'alcoolisme psychiatrique, rapports annuels des asiles, statistiques nationales et ouvrages scientifiques ont ceci de commun qu'ils ne sont pas dépourvus d'intentions idéologiques, surtout au lendemain de la défaite de 1870. Ce n'est pas par hasard qu'est votée en 1873 une loi réprimant l'ivresse et qu'est créée en 1872 l'« Association contre l'abus des boissons alcooliques », première du genre, ancêtre de la fameuse « Société française de tempérance » fondée en 1880, dont le docteur Lunier sera précisément l'un des propagandistes les plus actifs, à l'instar de nombreux aliénistes. Quoi qu'il en soit, le coup d'envoi est ainsi donné à un antagonisme qui va opposer tout au long de la IIIe République le vin à l'alcool.

Le rapport de Claude des Vosges, en 1887

Il faut attendre toutefois 1887 pour que soit lancé le premier grand cri d'alarme officiel, avec le rapport fleuve présenté au Sénat le 4 février par M. Claude (des Vosges) au nom de la Commission chargée de faire une enquête sur la consommation de l'alcool. Deux enquêtes avaient déjà été ordonnées par le Sénat sur le même thème, l'une en 1849, l'autre en 1880, mais c'est la première fois qu'au-delà des problèmes économiques et financiers de l'alcool, on a examiné la question de l'alcoolisme dont « les ravages matériels et moraux ne sont plus à démontrer ».

Sur le banc des accusés, se trouve essentiellement l'alcool, et plus particulièrement l'alcool d'industrie (pomme de terre, betterave, grains). En douze ans, de 1874 à 1885, corrélativement à la multiplication des débits, eux-mêmes issus de l'industrialisation et de l'urbanisation du Second Empire, la consommation officielle d'alcool a augmenté de 50 %. Et le rapport d'énumérer le sinistre cortège des conséquences, multiplication des accidents, des suicides, des délits, affaiblissement de la natalité, ruine des familles, maladies nerveuses, maladies mentales, etc.

Or, après un rappel des diverses législations et une analyse minutieuse de la consommation d'alcool, la partie la plus longue du rapport Claude des Vosges est précisément consacrée à l'aliénation mentale causée par les abus d'alcool. N'est-ce pas la conséquence la plus terrible, encore que jusque là la plus ignorée des statistiques ? C'est pour pallier ce silence statistique qu'une enquête a été demandée par le ministre de l'Intérieur auprès des quarante-six asiles départementaux pour la période 1861-1885 (les asiles départementaux représentant environ la moitié des aliénés internés). Pour chaque année, la proportion des « malades atteints d'alcoolisme » a été calculée à partir du nombre des admissions (déduction faite des malades transférés d'autres établissements). Quels sont les résultats de cette investigation ?

Avec un seuil décisif qui se situe à la fin du Second Empire, c'est-à-dire au lendemain de la première grande révolution industrielle et urbaine de la France, la moyenne des internements d'alcooliques, qui passe de 8-9 % en 1861 à 16 % en 1885, permet de mesurer ce que le rapport Claude des Vosges appelle la « marche croissante de l'aliénation alcoolique ».

La répartition régionale des internements d'alcooliques s'affirme encore comme essentiellement de la moitié nord du pays, surtout à partir de 1871 : d'un côté, la France septentrionale avec le maximum national, en 1885, de 40,34 % d'internements d'alcooliques à l'asile de Quatre-Mares en Seine-Inférieure (qui s'installe pour longtemps à la première place) et des taux souvent voisins de 25 % (Bourges, Dijon, Châlons, Ville-Evrard...) ; de l'autre, la France méridionale avec des pourcentages souvent inférieurs à 5 % et avec, toujours pour l'année 1885, le minimum national de 1,91 % pour l'asile de Pau, dans les Basses-Pyrénées (aujourd'hui Pyrénées-Atlantiques).

Cette marche foudroyante est considérée par la plupart des aliénistes comme plus importante encore qu'elle n'apparaît dans les statistiques, à cause du grand nombre de rechutes et des séjours courts qui font de l'alcoolisme une maladie difficile à cerner statistiquement (asiles de Blois et de La Roche-Gandon, en Mayenne), et surtout à cause d'une influence étiologique de l'alcool souvent ignorée. Cette dernière remarque vaut surtout dans les cas de paralysie générale, où de nombreux médecins dénoncent l'alcool comme cause déterminante (asiles de Marseille, de Toulouse, du Mans, d'Alençon, d'Armentières, de Bron dans le Rhône, etc.).

Quelles sont, selon ces aliénistes, les causes des progrès d'un alcoolisme qui va désormais frapper de plus en plus souvent à la porte des asiles ? Parmi les causes invoquées fréquemment, les aliénistes citent l'entrée de l'alcool dans les mœurs (qui n'en boit pas ?), l'augmentation du nombre des débits tant en ville qu'à la campagne, l'apparition et les progrès de l'alcoolisme féminin… Mais par dessus tout, c'est encore l'alcool d'industrie qui est le principal accusé alors que le vin est au contraire proclamé inoffensif : la Gironde est un des départements de France où l'alcoolisme a fait le moins de progrès, écrit le médecin-chef de l'asile de Bordeaux. « Les bons vins, le cidre et la bière non frelatés n'alcoolisent pas », écrit celui de l'asile de Maréville, tandis que celui de Blois surenchérit après s'être explicitement référé aux thèses du Dr Lunier : « J'ajouterai même que jamais je n'ai observé en Loir-et-Cher ou ailleurs des cas d'aliénation mentale causés par l'abus exclusif des vins naturels du Centre de la France. » « Nous avons remarqué, lit-on dans le rapport de l'asile de Saint-Venant dans le Pas-de-Calais, que le vin et l'eau-de-vie de raisin pris avec excès, produisaient une ivresse pour ainsi dire inoffensive, et dont les effets disparaissaient promptement, tandis que les eaux-de-vie de mauvais goût (alcools de grains, de betteraves, de pommes de terre, etc.), plongeaient le buveur dans une ivresse adynamique et stupide et parfois déterminaient rapidement la mort. »

Si on peut rester dubitatif devant les proclamations réitérées de l'innocuité du vin, il est évident que l'alcool industriel, avec un prix peu élevé et un marché d'autant plus facile à conquérir que le phylloxera vient de provoquer une diminution notable de la production du vin et des alcools de vin, a tendance à devenir, dans le droit fil de *L'Assommoir*, le pseudo-aliment des classes défavorisées, ainsi que l'explique non sans emphase le médecin-chef de l'asile de Châlons-sur-Marne.

Ainsi, dans les premières décennies de la IIIe République, l'aliénation mentale est venue constituer l'ultime avatar de l'alcoolisme. Le rapport Claude des Vosges, resté justement célèbre, constitue l'aboutissement d'une lente prise de conscience qui s'est élaborée dans les deux premiers tiers du XIXe siècle. Certes, ce grand cri d'alarme sera suivi de beaucoup d'autres, faute de résultats. Mais il ne s'agissait de rien moins, selon les termes mêmes du rapport, que d'« arrêter la marche du fléau envahisseur »…

Une impossible victoire ?

En dépit de l'intense effort de prophylaxie antialcoolique qui se développe à la fin du XIXe siècle (création de sociétés de tempérance, propagande, enseignement, etc.), et malgré les premières mesures de réglementation, il semble qu'un certain désabusement s'installe de prime abord jusque chez les praticiens : « Nombreuses sont les méthodes proposées ; jusqu'à l'heure actuelle, elles n'ont pas produit de résultat bien appréciable », lit-on dans un traité de thérapeutique des maladies mentales et nerveuses édité en 1901[1]. Une réglementation ? Celle de la France est la plus laxiste d'Europe. Une augmentation des taxes de l'alcool ? C'est une illusion qui ne fait que favoriser la fraude. Un label de qualité du gouvernement ? C'est une arme à double tranchant dans la mesure où c'est aussi une incitation à boire. Quant aux sociétés de tempérance et à la propagande antialcoolique, si elles réussissent assez bien en pays protestant, elles provoquent chez les Français le scepticisme, voire le sarcasme. Pire, ajoutent les auteurs de ce traité, certains médecins ne sont pas toujours convaincus eux-mêmes.

L'aveu implicite de ces difficultés se retrouve dans l'avant-propos de nombreux ouvrages de prophylaxie édités au début du XXᵉ siècle, comme ce *Cours d'antialcoolisme* de Roubinovitch[2] : non, l'enseignement antialcoolique n'est ni « un élan d'opinion, enthousiaste mais fugitif », ni « une mode fantaisiste ». Le mouvement antialcoolique ne fait que commencer. « Sous ses efforts, unis à la collaboration de tant de braves gens, il semble que le colosse Alcool ait déjà oscillé... Mais sa base repose sur une large surface. Pour le terrasser, il faudra que l'énergie des combattants soit inlassable, et le nombre des assaillants, légion. »

Ainsi s'annoncent dès l'instauration de la croisade antialcoolique les prémices d'un découragement que les aliénistes ne vont pas tarder à éprouver. En effet, si les premières années du XXᵉ siècle marquent incontestablement les hautes-eaux de l'aliénation alcoolique, les décennies qui suivent ne voient guère le phénomène diminuer, en dépit de la « rémission-sevrage » de la guerre 1914-1918. Si l'asile d'aliénés enferme, il ne guérit guère, et les projets de création d'asiles spécialisés de buveurs, à effectifs très réduits, ne peuvent voir le jour en France, faute de moyens. Dans la courbe croissante des internements psychiatriques (1,45 ‰ en 1887, 1,67 ‰ en 1897, 1,80 ‰ en 1907, 2,02 ‰ en 1927, 2,64 ‰ en 1937 – soit un passage global de 55 000 à 104 000 internés), l'alcoolisme est devenu désormais une composante essentielle (cause n° 1 des entrées chez les hommes), et, ce qui est pis, apparemment incompressible en-deçà d'un certain seuil. D'une prise de conscience éclatante à la banalisation progressive d'un phénomène qui apparaît obscurément comme irréductible, le pas à franchir n'était pas si grand.

Alcoolique criminel et expertise mentale

« L'an passé, nous avons, à propos d'un fait de vol, envisagé les conséquences légales de l'ivresse et de l'ivrognerie. Avec beaucoup d'auteurs autorisés, même non aliénistes, nous avons incliné pour l'irresponsabilité, toutes les fois que l'acte répréhensible semblait la conséquence indubitable du trouble intellectuel. En vain, au point de vue de la criminalité, a-t-on voulu séparer l'ivresse de la folie. Elle en est une espèce, et, par cela même, n'avait pas besoin d'être spécialement mentionnée dans la loi, où, à ce compte, devraient figurer les mille

1. P. Garnier et P. Cololian, *Traité de thérapeutique des maladies mentales et nerveuses. Hygiène et prophylaxie*, Paris, 1901.
2. J. Roubinotich et E. Bocquillon, *Cours normal d'antialcoolisme*, Paris, 1911.

autres variétés. Si d'ailleurs l'ivresse est une excuse, à plus forte raison, et nous l'avons déclaré alors, le *delirium tremens* imprimera aux actes commis sous son influence le sceau de la fatalité, de l'automatisme.

« Ces réflexions nous reviennent par suite d'un rapport qu'ont publié dans les *Annales médico-psychologiques* (sept. 1867) nos honorables collègues de Maréville, MM. H. Bonnet et J. Bulard. Sur leurs conclusions, le prévenu a été acquitté ; mais, comme il y a eu dissidence entre d'autres experts, nous croyons utile de mentionner sommairement les particularités de cette cause. »

[Le 17 décembre 1865, Georges, alcoolique invétéré exerçant depuis plusieurs années des violences sur son épouse, a sauvagement assassiné sa belle-fille dans une crise d'alcoolisme.]

« Dans la prison, où il séjourne trois mois, Georges se montre hébété, indifférent, par moments farouche et violent. Il n'a qu'une vague conscience des circonstances du meurtre, et ne croit pas à la mort de sa belle-fille. Trois médecins consultés ont émis des opinions divergentes. L'un, M. le docteur Léon Carrière, dans les symptômes et l'acte, a reconnu les effets de la folie alcoolique. Le second, M. Lhommée, tout en confessant la gravité de l'état mental de l'inculpé, doute si le meurtre n'a point été volontaire et s'il n'y a pas eu simulation dans les réponses. Pour lui, Georges « était libre de se mettre en état d'ivresse, et partant, maître de devenir fou ou non ». L'ivresse dès lors ne constitue à ses yeux qu'une demi-excuse. Quant au troisième expert, le docteur Queuche, il ne serait pas prouvé que le *delirium tremens* eût, quoique réel, sévi au moment de la perpétration, et dût rendre l'accusé irresponsable.

« L'un des experts s'est appuyé sur ce que l'accusé s'était montré calme dans la journée de l'événement. MM. H. Bonnet et J. Bulard objectent avec raison qu'on ne doit pas confondre les périodes d'intermission de la folie alcoolique, qui ne sont que de l'affaissement, avec des intervalles lucides. D'ailleurs, quand la catastrophe est arrivée, c'était le soir, et la tempête avait succédé à l'indolence. Georges avait bu des quantités d'eau-de-vie ; il voulait boire encore ; sa femme, qui lui avait refusé la boisson, était obligée de fuir. Un moment, il s'endort sur la table, et c'est en se réveillant au milieu de l'obscurité qu'il appelle sa belle-fille, lui demande une lampe et que, sans doute ébloui par la lumière qu'elle apporte, voyant en elle un dangereux agresseur, il la terrasse et l'immole. L'ivresse, en effet, était certaine ; l'acte a été instantané, et les propos extravagants tenus chez le frère sont trop afférents au délire ébrieux pour qu'on les regarde comme simulés. Ultérieurement, enfin, rien ne s'est passé que n'explique la marche ordinaire du *delirum tremens* chronique. Ainsi MM. H. Bonnet et J. Bulard n'ont-ils pas hésité à déclarer que le meurtre avait été commis sous l'empire d'une fureur aiguë irrésistible, et que Georges, privé de libre arbitre par l'alcool, et tombé en démence, s'il échappait *ipso facto* à la responsabilité légale, devait demeurer séquestré dans un asile [...]. »

« Sur l'état mental du nommé Georges, accusé du meurtre sur sa belle-fille »,
par MM. H. Bonnet et J. Bulard, analyse par M. Delasiauve.

LES STUPÉFIANTS AU XIXe SIÈCLE : NAISSANCE DES TOXICOMANIES MODERNES

En Europe, le phénomène toxicomaniaque se répand, à partir du milieu du XIXe siècle, en même temps qu'apparaissent de nouveaux traitements efficaces qui révolutionnent les domaines de l'anesthésie et de la lutte contre la douleur. Cette lutte, Velpeau la considérait comme une chimère ; l'apparition de la morphine, du chloral, de l'éther, du chloroforme, de la cocaïne, puis de l'héroïne, en rendant réelle cette chimère, permet de mieux comprendre l'enthousiasme et les espoirs que suscita leur découverte.

Véritables maladies iatrogènes à l'origine, ces diverses toxicomanies donnent lieu à la description de nouvelles entités morbides selon le grand modèle anatomo-clinique, puis, avec leur rapide diffusion sociale, sortent du champ médical pour devenir une préoccupation sociale majeur. La lutte contre la toxicomanie prend même au début du XXe siècle une dimension internationale et la nécessité d'une concertation entre États se fait sentir et aboutit aux conférences de Shangaï (février 1909) et de La Haye (décembre 1911, janvier 1912).

En France apparaît l'idée d'une politique criminelle en matière de stupéfiants, pour lutter contre un fléau auquel on impute, comme à l'alcool, d'être à l'origine des phénomènes de dégénérescence et de dépopulation et que l'on accuse d'être un élément de désorganisation sociale. Inconnue cinquante années auparavant, il n'est pas, déclare en 1916 le sénateur Martin à la Chambre, de sujet plus d'actualité que la toxicomanie dans la presse, au théâtre, au palais de justice, en littérature. Le législateur part alors en campagne pour défendre la « race », ce qui aboutit à l'élaboration d'un texte de loi qui est voté selon la procédure d'urgence le 12 juillet 1916, en pleine guerre mondiale. Ce texte, « concernant l'importation, le commerce, la détention et l'usage de substances vénéneuses, notamment l'opium, la morphine et la cocaïne », introduit la notion de *stupéfiants* et instaure le tableau B.

L'absinthisme, qui a exercé ses ravages à la même époque, avait fait l'objet d'un texte de loi séparé dès 1915 (16 mars).

En même temps que celui de ces substances nouvelles nous allons évoquer le devenir bien particulier de deux stupéfiants connus depuis l'Antiquité, le hachisch et l'opium.

Le hachisch

Il n'occupe en France, au début du XIXe siècle, qu'une place très modeste dans la pharmacopée lorsqu'en 1845 l'aliéniste Moreau de Tours publie *Du Hachisch et de l'aliénation mentale*. Autour de lui, tout un groupe de médecins et d'hommes de lettres confèrent brusquement au hachisch la célébrité, sous l'égide de Théophile Gauthier, qui publie en 1846 dans la *Revue des Deux Mondes* : « Le club des hachichins » que fréquentent Baudelaire, Ernest Meissonnier, Honoré Daumier, Delacroix, Gérard de Nerval et bien d'autres dont Balzac, qui refusa, dit-on, de goûter au « dawamesk »[1].

Pour Moreau de Tours, il s'agit de s'éclairer de l'utilisation du hachisch pour tenter une investigation de la pathologie mentale : « Faites comme moi, prenez du hachisch, expérimentez par vous-même », écrit-il (1845, p. 144, IX). Son ouvrage, qui eut un immense retentissement, se présente comme une véritable méthodologie pour une psychiatrie expérimentale, avec méthode et essais thérapeutiques, classification des maladies mentales, interprétations psychiatriques de phénomènes dits occultes, réflexions sur le suicide et la folie, les hallucinations et diverses intoxications ; il y a, à propos du hachisch, du rêve et de la folie, un mot sur presque toutes les questions susceptibles d'intéresser l'aliéniste.

Le point de départ est une hypothèse chère à Moreau de Tours, l'identité du rêve et de la folie : « Nous connaissons le rêve, par contre nous ne connaissons la folie que par ce que les fous nous en disent. Il faut donc pouvoir être fou expérimentalement ; cette folie expérimentale est à notre portée, nous pouvons nous la procurer par l'ivresse hachischique. »

Moreau de Tours classe les effets du hachisch en huit phénomènes qui pour lui se retrouvent dans le rêve et dans l'aliénation mentale. Il existe en outre un « fait primordial », commun à tous les délires et générateur de tous les autres phénomènes, c'est « l'excitation avec dissociation des idées par affaiblissement de l'attention ». Sans doute est-ce là le premier ouvrage de psychopharmacologie expérimentale.

Après Moreau de Tours, d'autres eurent recours à l'éther, la cocaïne ou l'alcool pour procéder à des investigations portant sur différentes catégories d'aliénés.

1. Sorte de confiture contenant du hachisch.

Quant au hachisch, rapidement délaissé par le corps médical, il ne reste plus qu'une curiosité d'esthète et sombre dans l'oubli, pour être curieusement exhumé et placé parmi les stupéfiants au moment de l'élaboration de la loi de 1916. Le traité de médecine paru sous la direction de Charcot et Brissaud en 1892 consacre plus de cent pages aux intoxications (alcool, opiacés, cocaïne, tabac...) sans même mentionner le hachisch, que Charcot connaissait pourtant puisqu'il existe de lui de célèbres dessins réalisés en 1853 sous l'influence du hachisch, alors à la mode.

> « De même que l'alcoolisme, le tabagisme, le cocaïsme, le morphinisme et l'opiophagie, l'empoisonnement par le hachisch se présente sous une forme aiguë ou bien chronique. En d'autres termes, il existe un hachischisme aigu et un chronique. »
>
> *Dictionnaire médical* Dechambre, 1886, p. 505.

Si nous trouvons diverses descriptions de l'ivresse hachischique, les descriptions d'intoxications chroniques sont en fait presque toujours rapportées du Moyen-Orient et citées pour mémoire. En France, l'intoxication hachischique ne représente pas une entité clinique à proprement parler, mais est citée parmi d'autres, sans en être différenciée.

L'opium

« On peut dire que de tous temps, il y eut des Européens opiomanes. On raconte que les Hollandais, au XVᵉ siècle, mélangeaient de l'opium et du tabac dans leur pipe, mais c'est depuis la guerre de 1840 et surtout la prise de la Cochinchine que l'usage de l'opium fut propagé par les militaires et les colons, de retour en France. D'abord limitée aux portes de la mer, cette coutume se répandit dans la capitale et le reste du pays. »[1].

C'est en Angleterre que se répand, dès le début du XIXᵉ siècle, l'intoxication à l'opium. Avec de Quincey, un autre célèbre écrivain anglais sacrifia peut-être la gloire de l'opium, il s'agit de S. Coleridge, qui buvait, dit-on, un quart de gallon (1,135 litres) de laudanum par semaine.

En France, l'opiophagie ne fut jamais très répandue ; par contre, à partir de 1840, la colonisation de l'Indochine favorise la diffusion de fumeries qui recrutent leur clientèle parmi les fonctionnaires, les militaires et les marins. Pour le grand public, la France, puissance colonisatrice, découvre des horizons nouveaux et toute une littérature d'évasion en découle. L'opium ne reste pas absent de cette quête et l'on voit des auteurs tels que Jules Boissière, Bonnetain, Maurice Magre, Laloy, Laurent Tailhade, Claude Farrère ou Pierre

1. Thibon de Courty, *Opiomanie ou alcoolisme ? Quelques considérations sur les résultats de la lutte contre l'opium*, 1915.

Loti lui consacrer des ouvrages entiers, littérature vigoureusement dénoncée par le corps médical comme malsaine et incitatrice.

L'opiomanie connaît un tel succès qu'on dénombre en France au début du XXe siècle plus de mille[1] fumeries, à Paris, mais aussi dans les grands ports, Marseille, Toulon, Brest, Cherbourg, Le Havre... au point qu'en 1903 le supplément illustré du *Petit Journal* consacre aux fumeries une page couleur sous le titre : « Un vice nouveau : les fumeries d'opium en France ». En 1909, une gravure d'Ostoya intitulée « Les paradis artificiels de messieurs les officiers », parue dans l'*Assiette au beurre*, relance une campagne de presse et l'on voit même se constituer une « ligue française contre l'opium ».

Véritable culte pour ses adeptes, comme en témoignent Laloy, Farrère ou, plus tard, Cocteau, l'opium est pour le corps médical le fait d'une élite intellectuelle proie du vice mais victime de qualité. L'opiomanie intéresse d'ailleurs assez peu les médecins, pour qui le modèle de référence reste la morphine, les expérimentations menées avec la fumée d'opium provoquant selon eux des symptômes identiques à ceux de l'empoisonnement par la morphine (Georgelin).

Les toxicomanies modernes

> « Une piqûre légère, point méchante, cuisante à peine pour les maladroits. Et soudain le charme opère, une onde vous enveloppe, un océan de délice, comme d'un sang plus vif et rajeuni. C'est la "lune de miel". »[2]

Morphine

C'est entre 1875 et 1900 que se situe la grande vogue de la morphine. Elle est remplacée ensuite par l'héroïne et la cocaïne puis réapparaît au moment de la guerre de 1914, jusqu'aux années folles. Lewin rapporte au début de la guerre que l'on dénombrait environ 50 000 morphinomanes à Paris, c'est-à-dire 1/40 des habitants. Ce chiffre considérable, quoique sujet à caution, nous fait mesurer l'ampleur d'un phénomène que l'on n'a guère tendance à vouloir reconnaître aujourd'hui comme ayant pu avoir une pareille importance.

---

1. Dans l'exposé des motifs du rapport du 15 février 1916 fait au nom de la commission de l'hygiène publique, il est rappelé qu'on comptait à Paris 1 200 fumeries (séance de la Chambre des députés du 15 février 1916).
2. Laurent Tailhade, *La noire idole. Étude sur la morphinomanie*, Paris, A. Messein, 1914.

Isolée au début du XIXᵉ siècle, la morphine voit son usage se généraliser à partir du milieu du siècle. Sa facilité d'administration et ses nombreuses applications en multiplient à l'infini les indications ; avec elle, on a vaincu la douleur ! C'est en 1853 qu'un médecin anglais, Wood, institue l'usage des injections hypodermiques, et beaucoup ont de ce fait voulu voir en lui le père de la morphinomanie ; cette méthode fut préconisée en France par le Pr. Béhier. C'est de la même époque que date la vulgarisation de la seringue de Pravaz qui fit tant pour la diffusion de la morphinomanie.

Parallèlement à la diffusion thérapeutique de la morphine, la morphinomanie se développe avec un étonnante rapidité. Décrite à ses débuts comme un « vice de qualité », elle se répand en quelques années « dans toutes les classes sociales ». La guerre de 1870-1871, pendant laquelle la morphine est massivement administrée aux blessés, contribue à l'extension de la morphinomanie, qui devient un sujet de préoccupation pour le corps médical et les pouvoirs publics. C'est à cette époque que paraissent les premières observations cliniques.

En Allemagne, Laehr, Fiedler, Levinstein et Lewin définissent le concept de morphinomanie. De même, l'école de la Salpêtrière applique ses méthodes à l'étude de ce « penchant morbide » : Ball, Pichon, Seglas, Régis, Saury, lui consacrent de nombreux articles. On décrit alors une morphinomanie thérapeutique, véritable maladie iatrogène, et une morphinomanie passionnelle qui recrute ses adeptes parmi les prédestinés et les dégénérés.

Magnan l'inscrit dans le groupe des syndromes épisodiques sous le nom de dipsomanie morphinique, notion reprise par Ball et à laquelle s'oppose Pichon, qui retient les termes de morphinique, morphinomanie et morphinisé.

Ajoutons que, contrairement à une idée reçue couramment répandue de nos jours, la morphinomanie se rencontre également chez les jeunes : « Nous en voyons commencer à 13 ans, plusieurs à 15 et 18 ans… » (Régnier.)

À l'inverse de l'héroïnomanie telle que nous la connaissons de nos jours et dont l'approvisionnement est basé sur le trafic, au XIXᵉ siècle la morphinomanie est alimentée par les pharmaciens et les médecins ; le trafic, quand il existe, est lié aux circuits pharmaceutiques. Aussi les médecins ne cessent-ils de souligner leur rôle dans la propagation de ce « fléau », et ce d'autant plus qu'ils payent un lourd tribut à la morphinomanie (une statistique de l'époque donne 56 médecins pour 160 morphinomanes ; 40 % de médecins selon Lewin et 10 % de femmes de médecins).

Coca et cocaïne

Isolée par Nieman en 1859, la cocaïne commença sa véritable carrière thérapeutique avec l'invention de l'anesthésie locale en ophtalmologie par Köller.

Auparavant, la coca avait connu un extraordinaire succès commercial avec le vin Mariani et, en 1876, un article signé Bordier paru dans le *Dictionnaire encyclopédique des sciences médicales* préconisait l'usage de la coca dans les milieux militaires et industriels... En 1883, Théodore Aschenbrandt administre de la cocaïne à ses soldats et dresse un compte rendu que lit Freud. Celui-ci, enthousiasmé par les vertus de ce nouveau produit, en préconise l'emploi dans la cure de la morphinomanie. Son article « Contribution à la connaissance des effets de la cocaïne », mis en vente dès le 31 janvier 1885, est immédiatement réfuté par Lewin et Erlenmeyer, ce dernier décrivant la cocaïne comme le troisième fléau de l'humanité.

Freud achetait sa cocaïne chez Merck and Co., laboratoire allemand que les patriotes français de la guerre de 1914 accuseront de vouloir pervertir la race : « Il semble que les Allemands, ne pouvant nous vaincre ni par le feu, ni par les gaz asphyxiants, vont maintenant et plus que jamais employer la cocaïne et la morphine pour avoir raison de notre endurance. » (Rapport à la Chambre de M. Bernard, 1916.)

Lorsque la cocaïne entre dans le domaine thérapeutique, l'injection sous-cutanée en est la voie d'administration la plus courante. La cocaïnomanie était alors considérée comme étant le plus souvent d'origine thérapeutique, voire comme une simple complication de la morphinomanie. Mais la facilité de son absorption par prise nasale ne manque pas d'en répandre l'usage et le grand public découvre rapidement ses vertus particulières de stimulant et d'euphorisant.

La poudre blanche, la neige, la divine coco, devient alors de toutes les fêtes et la mode contribue à la répandre. Avant la guerre de 1914, on peut acheter la « coco » aux vestiaires des cabarets de Montparnasse, de Pigalle ou du Quartier-Latin.

Héroïne

Apparue en 1898, l'héroïne est à ses débuts avantageusement comparée à la morphine, dont elle reprend les principales indications. On vante notamment son action hypnotique dans le traitement de l'insomnie et elle produirait, dit-on, un sommeil semblable au sommeil physiologique. Son inventeur, Dreser, lui déniait d'ailleurs toute propriété d'accoutumance.

En 1910, l'héroïne est interdite aux USA, où l'on compte déjà 300 000 héroïnomanes. En France, l'attention a été attirée sur le risque toxicomaniaque dès 1902, par Morel-Lavallée notamment, mais, en 1920, on lui décrit toujours des indications telles que les céphalées, la migraine ou les insomnies !

Toutefois, pour le corps médical, l'apparition de l'héroïne ne modifie nullement l'approche des toxicomanies, dont la morphinomanie reste le modèle de référence.

Éther, chloroforme, chloral

C'est également à partir du milieu du XIXe siècle que se répand leur usage thérapeutique, particulièrement dans le domaine de l'anesthésie, que bouleverse leur apparition. Vers 1860, apparaissent les premières descriptions de toxicomanies. Des hommes célèbres s'adonnent à l'éther : Jean Lorrain en lance la mode dans les milieux artistiques et, si Proust en consomme plutôt dans le but de traiter son asthme, Maupassant, lui, devient un authentique éthéromane ; il consacre d'ailleurs à l'éther d'admirables pages. L'usage de l'éther comme « calmant des nerfs agacés » et « consolateur des cœurs affligés » (Chambard) est souvent considéré comme plus ancien et plus répandu que celui de la morphine et il n'est pas rare que les journaux fassent état de décès « d'imprudents trouvés la figure couverte d'un mouchoir et un flacon d'éther à leurs côtés ».

C'est toutefois en Angleterre et en Irlande que l'éthéromanie trouve son terrain de prédilection et il existe dans le nord de l'Irlande à la fin du XIXe siècle de nombreux cabarets d'éther.

Les toxicomanies barbituriques

Véronal®, Gardénal®, Somnifène®, Dial®..., autant de préparations qui donnent rapidement lieu à des toxicomanies. Lewin, dès leur apparition, dit que les efforts tentés pour restreindre la consommation des narcotiques trouvent un sérieux obstacle dans l'activité de certaines fabriques de produits chimiques dont la littérature de propagande est faite pour influencer les médecins et leur faire prescrire des hypnotiques nouveaux dont on affirme sans cesse qu'ils ne sont pas toxiques et même que leur « non-toxicité est considérable » !

À ce propos, P. de Félice rappelle que, dès 1936, la vente des produits barbituriques est réglementée en Allemagne et en Angleterre. On attend toujours en France, dit-il, une semblable réglementation... !

Vers la psychiatrisation

Les toxicomanies, une fois défini leur caractère aigu ou chronique, primitif ou secondaire, interrogent en tout premier lieu l'aliéniste qui tente d'en isoler la spécificité.

C'est la morphinomanie qui sert de modèle clinique et on la voit définie tour à tour comme névrose continue (Ball), psychose (Laehr et Fiedler), trouble psychosomatique (Gaudry) ou comme révélateur d'un caractère débauché chez un dégénéré, « ivrogne de la morphine ».

La toxicomanie est dès lors l'affaire des aliénistes, qui en décrivent diverses complications, revêtant la forme d'états d'excitation ou de dépression, portant sur les facultés affectives et morales, ainsi que sur le caractère. Ces complications, dont on cherche si elles sont marquées d'un caractère de démence et de fureur, annonceraient le plus souvent l'évolution vers la vésanie.

La drogue, « poison du sens moral », devient alors l'objet d'un débat qui est plus que jamais d'actualité.

Le traitement des toxicomanies

Le problème du choix d'un lieu de soin pour le toxicomane se pose de telle façon que dès 1880 des médecins préconisent la création de centres spécialisés comme il en existe déjà à l'époque en Allemagne, comme la clinique que dirige Erlenmeyer à Bendorf.

En France, plusieurs types d'établissements sont néanmoins susceptibles d'accueillir les toxicomanes.

L'asile d'aliénés. Même volontaire, le toxicomane ne peut y être admis que s'il est déclaré atteint d'aliénation mentale et interné au terme de la loi de 1838 selon une procédure de placement qui fait nécessairement intervenir un tiers. Bien que jugé inadapté à la prise en charge de tels malades, l'asile représente aux yeux du corps médical le lieu le plus sûr pour leur prise en charge ; aussi certains réclament-ils dès la fin du XIXe siècle la possibilité d'un placement libre[1].

Les maisons de santé et les établissements hydrothérapiques présentent une possibilité d'alternative à l'internement psychiatrique. Certains établissements se spécialisent d'ailleurs littéralement dans le domaine de la toxicomanie, tel le « Sanatorium de La Malmaison », polyclinique qui s'adressait aux « surmenés, neurasthéniques, intoxiqués de tous ordres par la morphine, la cocaïne, l'alcool [...] ». Mais, nous dit-on, ces institutions offrent bien peu de garanties de surveillance et leurs propriétaires ont trop intérêt à y prolonger le séjour de leurs clients... (*cf.* Laurent Tailhade, *La noire idole*).

Le sevrage. On l'obtient soit à l'aide de méthodes de suppression, lente (Pichon), rapide (Erlenmeyer) ou brusque (Levinstein), soit à l'aide de méthodes de substitution, presque aussi nombreuses qu'existaient de produits susceptibles de calmer le toxicomane ; c'est ainsi qu'on a proposé pour guérir les morphinomanes de substituer à leur « poison » des bromures, de l'arsenic, du hachisch, de la cocaïne, de l'éther, de l'alcool, de l'héroïne... sans beaucoup de succès le plus souvent. Quant à la méthode de suppression brusque, dite méthode de Levinstein, du nom du directeur de la maison de santé de Schoenberg-Berlin, elle fut appliquée au célèbre neurologue Westphall, qui en mourut !...

Les traitements psychologiques. Bien conscients des limites du simple sevrage, les médecins appliquent au toxicomane les divers traitements psychologiques de l'époque. La suggestion hypnotique, comme la suggestion à l'état de veille, déçoivent : autant suggérer à un affamé qu'il n'a ni faim ni soif, écrit

1. Dès la fin du XIXe siècle, nous voyons des médecins réclamer l'instauration de ce qui deviendra le placement libre : « Il faut que toute personne qui se sent aliénée ou qui se sait atteinte d'une affection à la guérison de laquelle le régime des asiles d'aliénés est nécessaire, puisse provoquer elle-même son internement sans être tenue de recourir à l'intervention d'un tiers », Chambard, *Les Morphinomanes*, p. 228.

Chambard en 1890. Le traitement moral ne donne pas de meilleurs résultats ; aussi, pour le corps médical, n'est-il pas « d'affection plus tenace, plus difficile à guérir, plus prompte à la récidive » (Dr. Régnier, 1890).

BIBLIOGRAPHIE

CHAMBARD E., *Les morphinomanes. Étude clinique, médico-légale et thérapeutique*, Rueff et Cie, 1980.

FÉLICE P. de, *Poisons sacrés, ivresses divines*, Paris, Albin-Michel, 1936.

GEORGELIN, *Étude sur l'opiomanie et les fumeurs d'opium*, thèse, Bordeaux, 1906.

LEWIN L., *Phantastica*, 1927, Paris, Petite bibliothèque Payot, rééd. 1970.

MAUGEAIS P., *De la transgression à la loi : les stupéfiants de 1845 à 1916*, mémoire CES de psychiatrie, Caen, 1981.

MOREAU DE TOURS, *Du hachisch et de l'aliénation mentale*, rééd. de l'éd. de 1845, Coll. Ressources, 1980.

RÉGNIER, *L'intoxication chronique par la morphine et ses diverses formes*, 1890.

TAILHADE L., *La noire idole. Étude sur la morphinomanie*, Paris, A.-Messein, 1914.

THIBON DE COURTRY, *Opiomanie ou alcoolisme ? Quelques considérations sur les résultats de la lutte contre l'opium*, 1915.

LA QUESTION DE L'HYSTÉRIE

Du concept d'hystérie et des raisons d'en parler clairement

Les problèmes auxquels se heurte l'historien des sciences prennent, quand il s'agit de l'hystérie, un relief singulier. Le grand péché en histoire, selon L. Febvre, est l'anachronisme, aussi doit-on résister à la tentation de projeter notre conception actuelle de l'hystérie dans le passé. On entend aujourd'hui par l'hystérie au moins trois groupes de faits[1] : d'une part la maladie hystérique, susceptible de prendre elle-même plusieurs formes : une forme avec conversion, c'est-à-dire associée à des symptômes d'apparence organique et qui ne sont que l'expression de conflits psychologiques, et une forme dissociative, centrée sur la rupture de l'unité psychologique, le sujet fonctionnant comme s'il était constitué de systèmes s'ignorant l'un l'autre, et d'autre part la personnalité hystérique. Il convient d'y adjoindre la psychose hystérique où la dissociation s'actualise dans des comportements de type psychotique aigu. Cette forme de classification s'amorça avec Briquet (1859) : *Traité clinique et thérapeutique de l'hystérie*. Certains se plaisent encore à nier l'existence d'une telle entité morbide et l'affirmation d'Eliot Slater (1965) : « Le diagnostic de l'hystérie est un déguisement de notre ignorance et une source fertile d'erreurs cliniques. En fait, c'est non seulement une illusion mais aussi un piège »,

1. Corraze J., *Les maladies mentales*, Paris, PUF, 1977.

retrouve étrangement celle de Galien (IIᵉ siècle) : « La passion hystérique n'est qu'un mot, tant variées et innombrables sont les propriétés qui la constituent », et renoue avec celle de Lasègue (1878) : « La définition de l'hystérie n'a jamais été donnée et ne le sera jamais. »

Paradoxalement, le fil conducteur de l'historien, en l'espèce, tient justement au fait qu'on ne cessa de qualifier d'hystérie une foule de symptômes organiques, qui, par certains de leurs caractères, finissent à un moment de leur développement par se différencier de ceux avec lesquels on les avait confondus. Depuis Hippocrate, le nombre des symptômes de cette affection déroute l'esprit, mais tout autant que leurs singularités, et Sydenham (*Dissertatio epistolaris ad Gulielmun Cole*, 1682) donne admirablement ces deux propriétés qui ont défié les siècles : « Énumérer simplement tous les symptômes de l'hystérie serait un travail de longue haleine tant ils sont nombreux. Ils sont non seulement nombreux mais aussi polymorphes par leur genèse et différents de ceux des autres maladies. C'est un farrago de phénomènes désordonnés et irréguliers. » L'hystérie imite toutes les maladies, déroute le médecin puisque, s'attendant à suivre le cours d'une affection déterminée dont il a reconnu les symptômes, il les voit évoluer différemment, disparaître brutalement et faire place à d'autres tout aussi capricieux. Il est vrai que ces manifestations, à la fin du XIXᵉ siècle seulement, apparaîtront à certains comme autant de simulations, mais c'est parce que le progrès de la clinique aura permis, dès l'examen, d'éliminer la symptomatologie organique.

Pour nous qui organisons la symptomatologie de l'hystérie autour de l'angoisse et qui y trouvons son sens profond, il va de soi, à la lecture des textes, que la perspective de nos prédécesseurs d'avant le XXᵉ siècle était toute différente. Pour eux, l'angoisse était un symptôme à côté de bien d'autres et c'est à ce titre qu'elle figure dans le tableau rapide que Platon (*Timée*, 91c) fait de l'affection. Il faut préciser que quantité de manifestations que nous mettons sur le compte de la névrose d'angoisse étaient alors attribuées à l'hystérie. En effet, la névrose d'angoisse, d'abord délimitée dans la neurasthénie de Berad (1869) (*cf.* par exemple, P.J. Kowalewsky, 1890), doit sa systématisation à S. Freud (1894).

Comment il s'est trouvé que l'unité de l'hystérie ait dû son existence à trois types d'étiologies

Il est dans le destin de l'hystérie d'être définie par une double nature, symptomatologique et étiologique ; Freud, en introduisant la notion de conversion (1894), ne dérogea pas à la tradition. Or, jusqu'au XIXᵉ siècle compris, trois principes se disputèrent contradictoirement l'origine de l'hystérie : l'utérus (auquel elle doit son nom), l'encéphale et les nerfs.

Il n'est pas discutable que ce qui fit longtemps la cohérence de l'hystérie fut sa nature exclusivement féminine. Les Égyptiens (papyrus de Kahoun, vers

1900 av. J.-C.) comme les Grecs mirent sur le compte de l'utérus une quantité de symptômes, mal définis et présents chez les femmes. Le même principe unitaire traversera le XVIIIe siècle avec le soutien de Pinel et se retrouvera en plein XIXe siècle, chez E.-F. Dubois par exemple (1833). Bien sûr, depuis Galien, on ne croit plus en l'existence d'un utérus voyageant au travers des espaces corporels, mais on assure qu'il « frétille » ou qu'il « suffoque ». Pour Dubois, l'utérus « frappé de névroses [...] devient le siège de sensations anormales et bientôt l'innervation viciée, propageant plus loin les désordres, constitue l'hystérie ». Quand, à la fin du XVIIe et au cours du XVIIIe siècle, l'hystérie sera pour certains une maladie générale des nerfs, elle conservera son polymorphisme mais, perdant son unité utérine, elle se confondra avec l'hypocondrie, que jusque-là on considérait comme une singularité masculine, toutes deux entrant dans le vaste cadre des « affections vaporeuses » (T. Sydenham, 1682 ; J. Raulin, 1758 ; P. Pomme, 1760 ; R. Whytt, 1764).

Le désordre symptomatique restait intolérable à beaucoup et l'on perçoit bien, à cette occasion, le patient résultat de l'effort taxonomique. En localisant l'affection dans le seul encéphale (C. Piso, 1618 ; W.T. Willis, 1667 ; E.J. Georget, 1820), on parvient d'emblée à une nouvelle unité symptomatique et étiologique. Pour tous ces auteurs, comme pour Bernheim plus tard, l'hystérie, c'est essentiellement la crise, celle que nous nommons aujourd'hui névropathique en particulier, mais également d'autres spasmes ; tous les autres symptômes étant secondaires ou accessoires. Dans cette remise en ordre, il est vrai que souvent l'effort de simplification se borne aux phénomènes : G. Baglivi (1696) distingue les traits permanents (constriction de la gorge, impression de froid sur la tête) des traits accessoires, comme F. Boissier de Sauvage (1763) sépare rigoureusement « l'hystérie proprement dite » (réduite aux symptômes convulsifs) des « maladies hystériques » (touchant l'ensemble des systèmes) ou J.-L. Brachet affirme nettement : « Les signes de l'hystérie se réduisent à deux bien avoués : la sensation de cette boule vagabonde et ascendante, et les contractions chroniques des muscles pendant les crises. Tous les autres phénomènes lui sont communs avec d'autres maladies, ou bien ils manquent si souvent qu'ils ne peuvent être regardés comme des signes sérieux de l'hystérie. » Quand, au contraire, on axe d'emblée sa pensée sur la source encéphalique (lieu des névroses de l'encéphale), on en déduit l'unicité symptomatique de la crise, mais il s'agit d'une apparence, la vérité historique se trouve dans l'ordre inverse. C'est par analogie entre la crise hystérique et les convulsions épileptiques qu'on affirme l'unité du siège. Pour Piso, qui fut sans doute le premier à rejeter le rôle de l'utérus, l'identification des deux maladies est affirmé dans le titre même du chapitre VII de la section II de son grand ouvrage : *Symptomata hysterica quidem vulgo dicta ad epilepsiam referuntur*. Pour Georget, toute maladie convulsive, comme l'hystérie, l'épilepsie, la danse de Saint-Guy, la catalepsie, l'asthme ou la coqueluche, a son origine dans le cerveau. Cette parenté conduira à forger le concept bâtard d'hystéro-épilepsie, consacré par l'école de Charcot, célébré par l'ouvrage de Richer en 1880, puis rejeté par le maître dans sa leçon du 19 mars 1889 comme l'avait déjà fait Lasègue.

Comment l'on comprend que grâce à l'observation clinique l'hystérie soit devenue, à la fin du XIXe siècle, une maladie mentale

Contrairement à ce qu'on a pu affirmer (par exemple Michel Foucault), l'hystérie ne devint une maladie mentale que dans les toutes premières années du XIXe siècle. Il est tout à fait évident qu'il ne pouvait en être autrement, pour des raisons intrinsèques et extrinsèques. Les dernières résident dans la substitution du concept de psychonévroses à celui de névroses qui avait été forgé par Cullen en 1784. Comme devait l'affirmer Bernheim, la névrose est « un trouble permanent fonctionnel du système nerveux, sans lésion », alors que les psychonévroses sont « des représentations mentales et autosuggestives, souvent d'origine émotive ». Les raisons intrinsèques renvoient à l'évolution même de la clinique. Ce qui singularise l'hystérie au XIXe siècle, c'est la suprématie de sa clinique. La clinique parvient alors à un niveau de discrimination susceptible d'exiger du symptôme hystérique les preuves de son authenticité somatique. C'est alors que la référence étiologique passe au second plan dans la mesure où c'est de la clinique qu'on attend qu'elle se dégage. Quand Louyer-Villermay (1816) use du toucher vaginal pour sentir vibrer l'utérus, il singularise une attitude qui va désormais disparaître.

Le processus par lequel l'hystérie finira par tomber dans le sac des maladies mentales se déroule en trois phases. D'abord, le diagnostic différentiel du trouble hystérique se fait au niveau local ; puis il se fait au niveau du système nerveux central ; lors de l'étape terminale, le symptôme hystérique se confond avec une représentation totalement imaginaire de la pathologie. Les deux derniers moments appartiennent à l'école de Charcot et à certains de ses nombreux avatars. Ce grand mouvement d'épuration de l'hystérie, à l'instar des phénomènes biologiques, ne va pas sans impasses évolutives mais il finit par déboucher sur des positions cohérentes et s'accordant aux faits. Corrélativement, le dynamisme créateur de l'hystérie subit des rectifications et des retouches ; on va de la sorte rencontrer la suggestion (précisée par les représentations), la simulation, l'imagination et enfin l'émotion (renforcée par la conversion).

C'est d'abord au niveau local, ou périphérique, que le trouble hystérique se dissocie des affections qu'il simule. C'est à deux excellents cliniciens qu'on doit ce résultat : B.C. Brodie, *Lectures illustrative of certain local nervous affections* (1837) et C. Lasègue, *De la toux hystérique* (1854) ; *De l'anesthésie et de l'ataxie hystériques* (1864) ; *De l'anorexie hystérique* (1873) ; *Des hystéries périphériques* (18789) ; *Hystéro-épilepsie* (sans date). Nous avons là une analyse matérielle et concrète du tableau que présente l'hystérie au niveau local (*cf.* Brodie, *Deuxième leçon : des différentes formes des affections hystériques locales*). La mise en valeur des détails avec lesquels ces symptômes se manifestent va enrichir considérablement la connaissance de l'hystérie : « La fixité de leurs caractères est en contradiction avec l'idée très exagérée qu'on est enclin à se faire de la mobilité de l'hystérie. » (Lasègue, 1854.) Ce qui demeure frappant chez Lasègue, comme d'ailleurs chez Brodie, c'est l'étroitesse du champ d'investigation, qui ne décolle jamais de la clinique, sinon pour donner aux faits une justification physiologique ; rigueur exemplaire. La méthode et les résultats qu'elle produit sont remarquablement repris au début *Des hystéries périphériques*[1].

Charcot abordera le problème au point où ses deux confrères l'ont conduit : la lecture de ses œuvres ne laisse aucun doute à ce sujet et l'on se bornera à rappeler que, selon lui, « Brodie [...], le premier peut-être, a reconnu tout l'intérêt clinique de l'étude de l'hystérie locale ». Brodie notait que le mécanisme physiologique de l'hystérie devait se situer au niveau central ; par exemple, en analysant les paralysies hystériques, il remarquait : « Ce n'est pas que les muscles soient incapables d'obéir à l'acte de la volition, mais c'est la fonction volitive qui ne s'exerce pas. » Cette perspective sera le fond permanent de la clinique de Charcot. Pour Charcot en effet « l'hystérie est une maladie psychique par excellence » (Leçon du 21 janvier 1888) ; encore faut-il ne pas se méprendre sur le sens à donner à cette déclaration reprise par nombre de ses disciples. Il faut entendre que le trouble hystérique résulte d'une lésion dynamique, possible chez des sujets héréditairement prédisposés, porteurs d'une diathèse spécifique, réalisant sur le cortex cérébral l'isolement d'une idée. « Ce que j'appelle la psychologie, c'est la physiologie rationnelle de l'écorce cérébrale. » En conséquence, l'isolement de l'idée n'est concevable que si se constitue une « lésion dynamique », c'est-à-dire une lésion dépourvue d'altération matérielle, et ce grâce au résultat de la suggestion. Ordinairement, le symptôme hystérique résulte d'une auto-suggestion, mais il existe deux mécanismes qui l'engendrent, expérimentalement en quelque sorte : le traumatisme et l'hypnose. L'hystéro-traumatisme provient de l'effet d'une idée, agissant à l'occasion d'un événement précis, et déterminant le symptôme : une femme, après une claque donné à son fils, voit sa main se paralyser, un ouvrier présente le même symptôme après un coup de maillet reçu sur la main gauche. Or l'hypnotisme, introduit par Charcot à la Salpêtrière en 1878, produit exactement les mêmes effets et par le biais tout à fait évident de la suggestion.

Paris contre Nancy

De telles affirmations, de telles convictions, procèdent d'une clinique neurologique dont on a fini par sous-estimer l'exacte portée historique en raison de l'accent mis sur le côté spectaculaire, théâtral, du déclenchement du symptôme lors des présentations de malades du mardi, sur la personnalité même de Charcot, pour ne rien dire du milieu social, éléments qui aux yeux de certains constituent l'explication décisive. Charcot, dans sa clinique, s'efforce de montrer tout simplement que l'hystérie est « une maladie légitime », que les symptômes qu'elle présente ont leur déterminisme dans l'écorce cérébrale et ne sont pas

1. In Lasègue C., *Écrits psychiatriques*, Toulouse, Privat, 1971.

superposables à ceux que la simulation consciente peut créer. Charcot caractérise les propriétés spécifiques des troubles neurologiques hystériques mais leur singularité, eu égard aux troubles d'origine organique, reste d'ordre relatif et statistique : il est rare, mais avéré néanmoins, que des lésions authentiquement somatiques donnent des phénomènes identiques à ceux rencontrés dans l'hystérie. « Dans des cas à la vérité exceptionnels, mais parfaitement authentiques, certaines lésions cérébrales en foyer peuvent reproduire l'hémianesthésie avec tous les caractères qu'on lui connaît dans l'hystérie, *ou peu s'en faut* »[1] ; ce « peu s'en faut » (souligné dans le texte même), selon le sort qu'on va lui faire subir, orientera tout le destin de l'hystérie. L'accumulation des observations, dont le sens n'échappera pas à Charcot lui-même, comme nous l'allons voir bientôt, va accentuer les différences. À l'heure qu'il est deux thèmes d'oppositions nous permettent de dire que ces temps ne sont pas encore arrivés.

La première critique s'adresse à Bernheim, à l'école de Nancy, qui, dans *De la suggestion dans l'état hypnotique et dans l'état de veille* (1884) et dans *De la suggestion et de ses applications à la thérapeutique* (1886), affirmait que tout un chacun est hypnotisable, et pas seulement les hystériques, et que la suggestion en toutes circonstances est capable de reproduire les stigmates hystériques. Pourtant, Bernheim réduisait l'hystérie à la crise. Charcot argua qu'à Nancy on n'utilisait que « le petit hypnotisme » et non « le grand », car « le grand hypnotisme c'est l'hypnotisme des hystériques ». Si Charcot affirme fortement qu'une paralysie hystérique « faite par suggestion » sera « défaite par suggestion », il s'empresse de préciser que dans ce cas « les caractères somatiques abondent » (Leçon du 24 janvier 1888)[2]. C'est sur cette nature organique de l'hystérie que se dirigera la réflexion d'une partie de ses élèves avec l'accord, la bénédiction de leur maître : « La lésion anatomique échappe à nos moyens d'investigation, mais elle se traduit d'une façon indéniable à l'observateur attentif par des troubles trophiques analogues à ceux qui se voient dans les cas de lésions organiques du système nerveux central ou des nerfs périphériques. » (Charcot, préface à la thèse d'Athanasio, 1890.) L'attribution de troubles trophiques à l'hystérie ne date pas de Charcot ; Carré de Montgeron (1745) faisait état d'ulcérations chez une hystérique, guérie après un pèlerinage au tombeau du diacre de Paris ; Sydenham parle de l'œdème hystérique, discrètement mentionné par Brodie. Il reste que de 1840, date de l'ouvrage de Schultze à Berlin, jusqu'à 1902, avec la thèse de médecine de Legall à Paris, j'ai recensé quarante-neuf publications allant du pemphigus hystérique jusqu'à la gangrène hystérique en passant par les sueurs de sang, l'herpès ou l'eczéma[3]. On fait souvent grief à Gilles de La Tourette (*Traité clinique et thérapeutique de l'hystérie*, 1891-1895) d'avoir mis en avant ce type d'altérations ; il n'en est rien. Ce qui caractérise cependant l'école de la Salpêtrière, c'est la

---

1. Charcot J.-M., *L'hystérie*, Toulouse, Privat, 1971, p. 31.
2. Charcot J.-M., *op. cit.*, p. 100.
3. Corraze J., *De l'hystérie aux pathomimies*, Paris, Dunod, 1976, p. 87 (toute la première partie de cet ouvrage est consacrée à l'histoire de l'hystérie et de l'hypocondrie mais dans la perspective de la simulation par moyens artificiels).

conviction que les troubles trophiques étaient sous la dépendance absolu de la suggestion, sans quoi, bien sûr, ils n'auraient pas mérité d'entrer dans l'hystérie. Babinski soumettra à une critique impitoyable toutes les observations de ce genre (« Peut-on, par la suggestion, provoquer des troubles circulatoires et trophiques, tels que le dermographisme, l'urticaire, l'œdème, les ulcérations ? Pour ma part je ne le crois pas ou du moins, je déclare n'avoir jamais observé de faits de ce genre », 1908) mais au XXe siècle on fera encore état de troubles cutanés déclenchés par l'hypnose et G.-L. Paul, en 1963, leur consacrera une revue critique.

Le second thème d'opposition vise l'attitude des aliénistes (J. Falret, 1866 ; A.-A. Tardieu, 1872 ; H. Taguet, 1877), que rejoint Lasègue (1881), pour lesquels l'essentiel de l'hystérie tient dans « le caractère hystérique », dans « l'état mental ». Lasègue, en analysant l'anorexie hystérique, affirme que ce ne sont pas les symptômes qui sont pathognomoniques mais « une quiétude [...], un contentement vraiment pathologique [...], un optimisme inexpugnable » bref, « toute la maladie se résume dans cette perversion intellectuelle ». En 1881, il retrouvera le point de vue des aliénistes et fera du mensonge pathologique le cœur de l'état mental des hystériques. Face à cette position, Charcot et surtout ses élèves (Colin, Roubinovitch, Gilles de La Tourette) affirment que de tels traits appartiennent à la dégénérescence mais non à l'hystérie, la première pouvant s'ajouter à la seconde. Ils répéteront inlassablement : « Ce qui caractérise l'état mental de l'hystérique, c'est la suggestibilité [...], la suggestibilité si prononcée qui est le fond de l'état mental des hystériques et les fait tourner à tous les vents des suggestions extrinsèques ou de leurs auto-suggestions. » (Gilles de La Tourette, 1891.)

Tout semblait bien verrouillé, mais cette théorie ne valait que par la clinique qui la fondait ; c'est pourquoi elle ne put résister aux coups répétés que l'observation des malades allait lui porter.

Babinski, Janet et Freud

Encore une fois, c'est la clinique neurologique qui va jouer un rôle décisif et c'est par elle que vont commencer les trois derniers acteurs : Babinski, Janet, Freud. Tout était préparé de longue date et Charcot avait mis en place le dispositif : en deux ans, 1892, 1893, c'en est fait de l'organicité de l'hystérie. Babinski (1892) différencie la paralysie faciale hystérique de l'organique ; en 1893, il établit le diagnostic différentiel au niveau des réflexes tendineux et, en 1900, il oppose l'hémiplégique hystérique à l'organique. Babinski organisera alors (1901) sa pensée autour de trois affirmations : le symptôme hystérique échappe totalement au physiologique ; l'hystérie réalise ce que la volonté peut réaliser ; le symptôme hystérique résulte de la suggestion et cède à la persuasion : c'est le pithiatisme. Le pithiatisme était déjà dans Charcot ; la différence provient du fait que ce n'est plus par le symptôme que l'hystérique se différencie du simulateur mais par sa seule sensibilité à la suggestion : « Les phénomènes hystériques [...] sont dus à une simulation inconsciente ou sub-consciente, ou encore à une demi-simulation. » (Babinski, 1903.)

Parallèlement à ce « démembrement de l'hystérie », comme se plaisait à l'affirmer Babinski, le rôle de l'imagination dans la création du symptôme va transparaître et s'actualiser. Le trouble hystérique ne sera plus alors que la manifestation visible d'une conception imaginaire, arbitraire, de la neurologie, de l'organisation somatique et de ses déterminismes. Si c'est en 1893 que l'opération se réalise dans *Les archives de neurologie* (Janet : « L'anesthésie hystérique » ; Freud : « Quelques considérations pour une étude comparative des paralysies motrices organiques et hystériques »), il reste, comme Janet explicitement le reconnaît, que Charcot avait montré la voie : « Il se plaisait à faire remarquer que d'habitude les anesthésies hystériques se répartissent tout autrement que les organiques, non suivant les départements anatomiquement définis, mais suivant des zones anatomiquement arbitraires et au contraire psychologiquement explicables. » (G. Ballet, 1909.) À son point d'aboutissement la clinique n'a plus d'hésitations : « L'hystérie se comporte dans ses paralysies et autres manifestations comme si l'anatomie n'existait pas, ou comme si elle n'en avait nulle connaissance [...]. Je dis, avec M. Janet, que c'est la conception banale, populaire des organes du corps en général, qui est en jeu dans les paralysies hystériques comme dans les anesthésies, etc. » (S. Freud, 1893.)

« Les êtres humains ne restent pas comme ça sur une émotion... il faut qu'ils fassent une maladie... évolution, crise, etc. » (L.-F. Céline, *Nord*)

Quand on envisage le rôle des émotions dans l'hystérie, il convient de distinguer l'expression du processus étiologique. Briquet (1859) fut, semble-t-il, le premier à réduire les symptômes de l'hystérie à des expressions émotionnelles : la paralysie, par exemple « n'est que l'exagération de quelques-uns des phénomènes par lesquels se manifestent les passions » ; bref, « qu'on prenne un symptôme quelconque de l'hystérie, et l'on trouvera toujours son modèle dans l'un des actes qui constitue les manifestations passionnelles ». Pour Briquet, l'hystérie est une névrose de l'encéphale, les facteurs déterminants (« souffrances morales, souffrances physiques et affaiblissement de l'organisme ») ont leur point d'impact « sur la portion [...] de l'encéphale [...] qui est réservée aux sensations affectives et sur laquelle se porte tout ce qui détermine les passions ».

On vient de voir que la pensée du XIXe siècle imputait à l'idée la règle des symptômes hystériques : idée dynamique de Charcot, représentation de J.P. Möbius (1888) ou de A. Strumpell (1982) : « Sont hystériques toutes les altérations morbides du corps qui sont causées par des représentations [*Vorstellungen*] » (Möbius). Janet proposa de voir dans « le rétrécissement du champ de la conscience [...] le fait fondamental de l'hystérie », qui est « une maladie de la personnalité », « un dédoublement de la personnalité », aboutissant à isoler des idées. Quelques années plus tard, Dupré et Logre trouveront dans les productions d'une imagination pathologique, dite mythomaniaque, le déterminisme de l'hystérie. L'hystérie, affirme Logre (1921), « c'est la comédie, plus ou moins consciente, du pathologique [...], une suggestibilité du pathologique à thème médical ». L'hystérie est « la mythomanie des syndromes » (Dupré et Logre, 1911). À la fin du XIXe siècle et au début du XXe, le rôle de l'émotion dans le déclenchement et l'expression de l'hystérie allait devenir un sujet de polémiques acerbes. On venait de décrire une forme d'hystérie masculine consécutive à des accidents, ce fut le concept de « *railway-spine* » ou « *railway-brain* », créé par Erichsen et développé par H. Page (1882), G.L. Walton (1883, 1884), J.J. Putnam (1883), pour ne citer qu'eux. Charcot fit totalement sien ce point de vue[1], en notant que le syndrome comportait très souvent des signes de neurasthénie. Dans ces phénomènes, le rôle de l'émotion, bien que patent[2], fut considéré d'abord comme secondaire et Freud (1896) rappelait que pour Charcot une hystérie traumatique pouvait se constituer sans émotion. Quand surgit la théorie de Babinski, on comprit que, si l'émotion jouait un rôle, ce ne pouvait être qu'au détriment de la suggestion, de la simulation. C'est pourquoi Babinski devait solennellement déclarer : « Quand une émotion sincère, profonde, secoue l'âme humaine, il n'y a plus de place pour l'hystérie » (1909). Il avait estimé capital d'y consacrer une communication à la Société de neurologie de Paris (*Revue neurologique*, 1907, 752-754). Sa condamnation est totale : une trace d'émotion, si faible soit-elle, anéantirait l'impérialisme de la suggestion : « Le trouble suggéré se distingue du trouble émotif [...] par ce caractère que la volonté en est maîtresse, qu'elle est capable d'en déterminer ou d'en faire varier le siège, la forme, l'intensité et la durée. » Logre (1921) sera aussi catégorique : « Confondre l'hystérie avec l'émotivité est une des erreurs les plus graves qu'on puise commettre en pathologie nerveuse [...] ; l'hystérie ne peut que ce que peut l'imagination : elle échoue à reproduire les signes de l'émotion. » L'enjeu de la discussion est tel qu'en 1908, lors d'une séance de la Société de neurologie de Paris consacrée à ce problème, on verra des orateurs, pour sauver l'hystérie de la simulation, en ramener nombre de symptômes à l'émotion. On va attribuer à l'émotion une portée bien précise : ou bien l'émotion domine, elle est responsable des troubles à elle seule (comme sur les champs de bataille) et il ne s'agit pas d'hystérie, ou, disparaissant après un choc (phase de méditation de Charcot), elle permet à l'hystérie de se constituer : « L'émotion fait le lit de la suggestion. » (Babinski et Froment, 1917.) Cette conviction sera celle de K. Bonhoeffer (1911) : « La peur seule [...] donne un symptôme névrotique vasomoteur, non un symptôme hystérique. » Il est significatif que cette forme d'hystérie ait été rejetée par les neurologues allemands contemporains de Charcot[3], ce qui explique la froide opposition que rencontra Freud, le 15 octobre 1886, à Vienne, devant la Société impériale médicale, quand il voulut défendre son

1. Charcot J.-M., *op. cit.*, p. 156.
2. *Ibid.*, p. 16.
3. Charcot J.-M., *ibid.*, p. 159.

existence. C'est précisément pour Breuer et pour Freud que le dynamisme émotionnel va se trouver totalement solidaire du mécanisme de l'hystérie.

On doit à Janet (*L'automatisme psychologique*, 1888), à Breuer et Freud (*Le mécanisme psychologique des phénomènes hystériques*, 1893), à Breuer (« Considérations théoriques », in *Études sur l'hystérie*, 1895), à Freud (*Les psychonévroses de défense*, 1894 ; « Psychothérapie de l'hystérie », in *Études sur l'hystérie*, 1895 ; *L'étiologie de l'hystérie*, 1896) une nouvelle conception de l'hystérie. La théorie de Freud dominera la réflexion sur l'hystérie au XXe siècle ; l'ouvrage de E. Kretschmer, *Hysterie, Reflex und Instinkt*, qui eut six éditions de 1923 à 1958 et qui est la première conception originale que l'on rencontre après la contribution de Freud, est tout à fait significatif à ce sujet. Le point de départ doit être recherché non dans l'hystéro-traumatisme même, que Breuer et Freud mettront à la source de toute hystérie, mais dans l'effet intra-psychique de l'événement mis à jour lors d'une nouvelle utilisation de la thérapie hypnotique. Il semble aujourd'hui que cette innovation soit attribuable parallèlement à Breuer et à Janet. C'est dans *L'automatisme psychologique* (1888), fruit de ses recherches faites au Havre (1882-1888), que Janet mit en évidence le rôle des événements passés sous la forme de souvenirs traumatiques « oubliés » mais actif au niveau subconscient. On peut expliquer certaines hystéries par des « idées fixes subconscientes » dotées d'une vie autonome dans une conscience dissociée. La thérapie consiste à ramener, entre autres choses, à la conscience, lors du sommeil hypnotique, les événements passés responsables ; c'est cette psychothérapie, dite « cathartique » à Vienne, que Janet revendiquera plus tard comme son invention (XVIIe Congrès international de médecine, Londres, août 1913). Freud utilisa cette méthode sur Frau Emmy v. N. et Breuer l'avait sans doute mise au point sur Anna O., en 1881. Pour les Viennois, il s'agissait de ramener à la conscience et sous hypnose tout à la fois l'événement « oublié », car « les hystériques souffrent de réminiscences » (1893), et « l'affect qui l'accompagne » (*den begleitenden Affekt*, 1895). Chez Janet, l'émotion n'agit qu'en engendrant un état de dissociation, réduisant le champ de la conscience et permettant à l'idée fixe de s'installer. Comme il le précisera : « L'émotion joue au début le rôle principal. » (1909.) Par contre, pour Breuer et Freud, l'émotion, par son aspect quantitatif d'excitation (*Erregungssumme*), va soumettre l'organisme à une surcharge dont il ne sera pas capable, finalement pour des raisons psychologiques, de se débarrasser par les voies normales de « l'abréaction », comme les larmes ou la vengeance. La charge affective (*Affektbetrag*) va se « convertir » en excitation corporelle et l'idée, privée de son poids affectif, va s'affaiblir considérablement (« le souvenir sans affect est presque toujours sans effet », 1895). L'hystérie prend alors rang parmi les « psychonévroses de défense », où le moi, pour se défendre d'une idée intolérable, va tenter de l'oublier, de la « refouler volontairement de sa propre conscience » (*absichtlich aus seinem bewussten Denken verdrängen*, 1893). L'opération exige que la charge affective se déplace, soit sur une autre idée, soit, et c'est la singularité de l'hystérie, sur le corps : « Dans l'hystérie, l'idée insupportable est rendue inoffensive parce que la quantité d'excitation (*Erregungssumme*) qui lui est rattachée est transmutée en une forme corporelle d'expression, processus pour lequel j'aimerais proposer le nom de conversion. » (1894.) C'est alors qu'en remontant dans l'analyse psychologique Freud fut convaincu que les sujets se défendaient d'une expérience sexuelle infantile, « la source du Nil de la neuropathologie » (1896). Il ne lui restait plus, un an plus tard, dans une lettre à Fliess, qu'à substituer le fantasme à l'événement passé.

Conclusion en forme de déception

Breuer et Freud, d'emblée, firent jouer à la vie secrète de l'émotion un rôle essentiel – elle n'est pas comme chez Janet, pour employer la terminologie bergsonienne, une cause par impulsion mais une cause par déroulement ; toute la critique que Breuer fait des idées de Möbius est sur ce point d'une valeur exemplaire. Les deux Viennois mirent en relief le rôle déterminant des mécanismes défensifs visant à maîtriser les affects générateurs d'excitations supraliminaires et de conflits, ce que Janet devait faire un peu plus tard en développant sa propre théorie dynamique[1]. Certes, R.B. Carter, tiré de l'oubli par I. Veith, avait, en 1883, soutenu le rôle des émotions, singulièrement à thèmes sexuels, et l'effet de leur « répression » dans l'étiologie de l'hystérie, mais il n'eut aucune influence historique.

Restait à trouver les raisons d'être de tel ou tel symptôme : le déplacement de la charge affective rend bien compte du « pouvoir traumatique » mais non de « la qualité déterminante » (1896). Sur ce point la réflexion de Freud va débuter sur la multiplicité des possibilités : symbolisme individuel, symbolisation fondée sur l'expression physiologique des émotions, antériorité d'une complaisance organique (« remplir de vin nouveau une vieille outre », 1905). Finalement, l'hésitation va déboucher sur la lassitude de ne rien découvrir d'évident, sur la conviction qu'au bout du compte le problème est insoluble : « La formation du symptôme est singulièrement obscure dans la conversion hystérique, nous ne pouvons l'apercevoir mais cette obscurité suffit pour que nous quittions sans regret ce domaine ingrat. » (1926.)

Étrange destin que celui de l'hystérie, la voici encore, devant nous, aussi inquiétante pour le chercheur qu'elle peut être séduisante, déroutante et finalement éprouvante pour le clinicien[2] ; les statistiques s'accumulent (Guttman,

1. Ellenberger H.E., *The discovery of the Unconscious*, New York, Basic Books, 1970, p. 381-382. (Il s'agit de l'ouvrage de base, allant jusqu'aux moindres détails historiques, pour comprendre la situation de Janet et de Freud comme la genèse de leur pensée.)
2. Veith I., *Hysteria, the History of a Disease*, The University of Chicago Press, 1965 ; trad. fr. Paris, Seghers, 1970. (Cet ouvrage est le premier effort, depuis le livre de Cesbron [1909], élève de Babinski, qui fourmille d'erreurs et qui fut allègrement pillé, pour présenter un tableau historique de l'hystérie. Malheureusement, le XIXe siècle donne lieu à un développement sommaire ne rendant pas compte du cheminement des idées ; Brodie et Lasègue, comme Georget d'ailleurs, sont les grands absents de cette entreprise.)

1932 ; Slater, 1965 ; Slater et coll., 1965 ; Whitlock, 1967 ; Lewis, 1974 ; Merskey et Buhrich, 1975) : le taux d'individus porteurs de symptômes hystériques et affectés de maladies organiques est impressionnant, 60 % environ, et dans la majorité des cas, il s'agit de désordres cérébraux !

L'ÉVOLUTION DES IDÉES SUR LE SYSTÈME NERVEUX CENTRAL ET SES RAPPORTS AVEC LES DÉVELOPPEMENTS DE LA PSYCHIATRIE MODERNE

Nous nous proposons, dans ce chapitre, d'exposer d'abord comment les connaissances et les conceptions générales du système nerveux central se sont organisées, puis développées, le long d'une période qu'on pourrait baliser en amont par la venue à Paris de F.J. Gall, en 1807, et en aval, par l'essor des études sur les neurotransmetteurs, à partir de l'isolement des synaptosomes, par V. Whittaker et E. de Robertis, vers les années 1960.

Notons d'abord que, si la science a davantage progressé depuis deux cents que d'Aristote à Lavoisier, les disciplines médicales d'aujourd'hui se développent à l'intérieur d'une structure générale qui date de la fin du XVIIIe siècle pour la clinique, à partir de l'École de Paris, mais aussi pour les disciplines fondamentales. Remarquons ensuite que, de 1950 à 1980, les modèles de structure et de fonctionnement du système nerveux ont beaucoup changé, si bien que l'âge, qui rend l'un de nous contemporain de ces mouvements, nous aide à saisir, comme de l'intérieur, les mutations essentielles à ce type de savoir. N'oublions pas, enfin, que nous demeurons peut-être les derniers à associer, dans nos tâches quotidiennes, la pratique et l'enseignement de la psychiatrie clinique au maintien d'un intérêt égal pour la neurologie et la physiologie ; ajoutons que si, dans les années 1980, bien des neurochimistes et bien des psychanalystes travaillent utilement sans être médecins, la formation psychiatrique des années 1955-1960 à Paris supposait qu'on y devînt préparateur, puis moniteur de neuroanatomie : Baillarger, Leuret, Luys, Gratiolet, Wernicke, von Economo avaient ouvert un voie fermée de nos jours, et l'on ne comprendrait rien à ces rapports de la psychiatrie et du système nerveux central si l'on passait sous silence tout ce que l'anatomie doit aux psychiatres cliniciens.

Nous allons, pour des motifs de clarté et sans ignorer l'artificiel de notre rhétorique, isoler une première partie, où nous rappellerons les étapes majeures de cette connaissance du cerveau, d'une seconde, où nous rappellerons les liens tissés entre les moments principaux de ce développement et les temps essentiels de l'évolution de la psychiatrie ; mais il n'échappe à personne que cette didactique ne correspond ni aux relations logiques, ni aux enchaînements temporels : les acquis de la clinique ont transformé les investigations anatomiques, qui à leur tour ont suggéré des travaux expérimentaux, et ainsi du reste dans tous les sens possibles. Ni subordination linéaire, ni hiérarchie du simple au plus complexe, mais bien *vincula bicephalica* et *feed back*, c'est-à-dire un polythéisme aux généalogies brouillées.

Pour un approfondissement de ces études, nous prenons ici la liberté de rappeler le travail irremplaçable de J. Soury, l'essai cursif et synthétique de G. von Bonin, l'excellent chapitre du traité de S. Arieti, l'article posthume de P. Guiraud et, modestement, deux de nos propres textes.

La connaissance du cerveau à l'époque moderne

Nous allons préciser ici les moments les plus importants de cette connaissance de l'encéphale, en séparant la chronologie des apports effectifs des quelques synthèses qui ont tenté de les unifier, avec plus ou moins de bonheur. En dépit des artifices inévitables d'écriture, nous ne devons jamais perdre de vue que les disciplines en cause n'ont pas eu des liens simples de subordination, mais se sont toujours secondées réciproquement, selon une métaphore de réseau, et non de pyramide.

Chronologie des apports

À la fin du siècle des Lumières, l'anatomie cérébrale figure dans le chapitre dévolu à la splanchnologie, et les traités la pratiquent comme description d'un viscère contenu dans la cavité crânienne, tout comme le cœur et les poumons dans la cavité thoracique. L'on s'intéresse vivement aux enveloppes méningées, analogues à la plèvre et au péricarde, mais l'on se désole de la mollesse d'un tel viscère, qui empêche d'y décrire des faces et des bords bien nets : une fois sorti de la boîte crânienne, il faut le durcir en le faisant bouillir dans l'huile ou en le fixant dans l'alcool, pour pouvoir pratiquer des coupes ; c'est en effet cette méthode venue de Galien à Vicq d'Azyr par Vesale qui prédomine : produire des sections horizontales du cerveau à partir d'un plan tangent à la convexité, ce qui donne de l'encéphale une image qui privilégie les quatre ventricules et les formations de la ligne médiane, aux dépens du reste. Tous les anatomistes négligent alors le cortex, le tenant pour un sous-produit des méninges, et, si l'on connaît la scissure de Sylvius depuis le milieu du XVIIe siècle, l'on appelle le divers des circonvolutions cérébrales le *processus antéroïde*, par analogie avec le jejunum et l'iléon, et l'on soutient que l'une des supériorités de l'homme sur les grands singes vient de ce que ses circonvolutions s'avèrent irrégulières et indescriptibles, différentes d'un sujet à l'autre, et de gauche à droite. La nomenclature se borne à distinguer les lobes antérieurs des lobes postérieurs, et un hémisphère de l'autre.

L'*anatomie macroscopique* que nous employons à la fin du XXe siècle commence entre Vicq d'Azyr et F.J. Gall ; ce dernier a établi, avec des arguments très hétérogènes, que le cortex cérébral constituait, chez les mammifères supérieurs, et en particulier chez l'homme, le plus haut niveau morphologique et fonctionnel de l'encéphale. En les dépliant, il montrait que les circonvolutions, symétriques chez le même sujet, et identiques d'un sujet à l'autre, constituaient la plicature dans un volume réduit d'une surface très étendue et, selon lui, de même structure en tout point ; il établissait aussi, grâce à une nouvelle technique de dissection, reprise à Vieussens et à Varole, que le cortex donnait origine à des faisceaux blancs, dont les uns quittaient le cortex pour se rendre plus bas en croisant la ligne médiane et dont les autres gagnaient le cortex de l'autre hémisphère par le corps calleux : il inaugure une vue générale de l'encéphale qui nous sert toujours.

En même temps que lui, et un peu plus tard, s'opère la description progressive de telle ou telle partie de ce cortex. J.C. Reil (1759-1813) repère et détaille l'insula qui gardera son patronyme, cachée dans la vallée sylvienne ; K.F. Burdach étudie, à la face interne de la portion postérieure, le cuneus et le précuneus, et s'intéresse aux faisceaux longitudinaux ; dès 1809, L. Rolando établit la constance d'une scissure centrale ; plus tard, grâce à des rapprochements habiles entre anatomie comparée et embryologie, P. Leuret (1797-1851), faisant avoisiner le cortex de l'éléphant, du maki, de divers singes et de l'homme, établit la constance morphologique des circonvolutions des faces interne et inférieure, et ébauche une nomenclature. Son élève et successeur, J. Gratiolet (1815-1865), fixe en 1857 cette nomenclature – bijection entre les éléments d'un vocabulaire international et les parties d'une surface –, à ses yeux exclusivement descriptive, sans valeur fonctionnelle : il repère, décrit et dénomme les cinq lobes et débute le système des scissures et des sillons.

Un peu plus tard, avec les œuvres de E. Huschke, C.L. Valentin, Owen et surtout P. Broca (1824-1888), s'achève la description totale du cortex, se précise la place du grand lobe limbique et s'organise définitivement la division des hémisphères en lobes, grâce aux scissures, et des lobes en circonvolutions, grâce aux sillons : c'est le produit culturel parfait d'un travail réciproque d'anatomie normale, d'anatomie pathologique, d'anatomie comparée et d'embryologie. L'admirable *Anatomie des centres nerveux* publiée par J. Dejerine (1849-1917) en 1895 et 1901 réussit la somme de toutes ces acquisitions et demeure, à la fin du XXe siècle, la référence internationale de la neuroanatomie macroscopique, complétée au même niveau par les travaux postérieurs de Ch. Foix sur la vascularisation artérielle du cortex.

Cette anatomie macroscopique se complète d'ailleurs très tôt par des recherches mensuratives : volume, surface, poids, densité, angles et coefficients deviennent les moyens décisifs non seulement de l'anatomie comparée et de l'anatomie pathologique (Parchappe, par exemple), mais encore de l'anthropométrie, de l'anthropologie physique et de la paléontologie. Le signifié actuel du signifiant *cerveau* se trouve ainsi parachevé, au carrefour de plusieurs disciplines.

Mais de quelle sorte de ὕλη ce cortex pouvait-il bien se trouver constitué ? Peu à peu, la locution de *matière vivante* perdait son sens, avec les synthèses de l'urée par Woehler, en 1828, et de l'acide formique (1856), du méthane (1858), puis de l'acétylène (1860), par M. Berthelot (1827-1907), et s'imposait l'idée que tous les organismes vivants se constituaient de cellules ; le système nerveux central se prêtait cependant malaisément à cette loi commune.

Peut-être dès Vesale, en tout cas depuis Malpigi (1628-1694), l'on y séparait, sur des critères d'analogie chromatique, une substance blanche et une substance cendrée, et Soemmering y rajoutait une substance noire et une substance jaune. F. Gennari, en 1792, avait signalé une bande blanche à l'intérieur de la substance cendrée des lobes postérieurs, et, un peu plus tard, Heckel, Cazauvielh, et surtout Vicq d'Azur (1748-1794), généralisaient cette situation à l'ensemble du cortex ; mais c'est bien J. Baillarger (1806-1891) qui, en 1840, étudiant les coupes minces de cortex par transparence, y révélait l'existence de six couches contrastées, leur variation selon la région considérée et leur pénétration par les fibres blanches, confirmée par Remak (1815-1865) un an plus tard ; J. Baillarger déterminait ainsi les prolégomènes à toute cytoarchitectonique future.

Dès 1833, Ehrinberg envisageait, suivi par C.L. Valentin, que la matière du système nerveux pouvait bien se constituer de cellules, comme le reste du corps ; en 1845, employant la fixation à l'acide chromique, Koelliker (1817-1905) révélait la connexion des fibres blanches et des corps cellulaires dans les ganglions, et la transposait hypothétiquement dans le cortex. Entre 1880 et 1886, C. Golgi (1844-1926), grâce à un usage des sels d'argent emprunté à Daguerre, réussissait à colorer, en entier et isolément, une cellule nerveuse et tous ses prolongements, révélant ainsi sa nature indubitable de cellule, mais de cellule morphologiquement très originale. En 1891, W. Waldeyer (1836-1921) inventa le terme de *neurone*, pour désigner l'unité génétique, fonctionnelle, structurale et trophique, qui réalise l'élément de base du système nerveux ; en 1897, Sherrington (1857-1952) créa le mot de *synapse* pour désigner la jonction des prolongements d'un neurone avec le corps cellulaire de l'autre ; autour de 1900, S. Ramon y Cajal (1852-1934) publia la première et fondamentale systématisation de l'histologie du système nerveux : nous nous y référons toujours, comme au livre de Dejerine.

Cette histologie permet de se représenter la structure du cortex en fonction de l'organisation des neurones et de leurs prolongements. En 1874, Betz, chez le chimpanzé et le chien, montre que certaines zones de cortex se spécifient par la présence d'îlots remplis de cellules pyramidales géantes ; en 1878, W. Beyan Lewis les redécrivit et montra leur valeur fonctionnelle motrice. À la même époque, Gudden (que Louis II de Bavière devait, semble-t-il, noyer en 1886) et von Monakow établissent qu'on peut distinguer des territoires corticaux à partir de leurs projections thalamiques, et, surtout, Flechsig (le persécuteur désigné du président Schreber) isole les régions du cortex selon l'étape de leur myélogenèse, repère les champs sensoriels et les champs sensitifs, et fonde cette opposition entre aires de projection et aires d'association qui va dominer longtemps l'organisation générale du cortex cérébral.

Dès lors devient possible la cytoarchitectonique : diviser le cortex en aires, selon la répartition respective des divers types de neurones dans les six couches classiques, espérant que ces aires pourront, avec une assez bonne probabilité, coïncider avec les divisions topographiques en *circonvolutions* et lobules, avec les séparations physiologiques en *champs* fonctionnels et avec les *secteurs* des projections thalamiques. Cette cartographie qu'avait inaugurée F.J. Gall reprend vie avec A.W. Campbell en 1903 et 1905. La *cytoarchitectonique* acquiert ses formulations classiques avec les travaux de K. Brodman (1868-1918), qui publie en 1909 son atlas pourvu d'une nomenclature à chiffres, et de C. von Economo (1876-1931) et Koskinas, qui, en 1925, proposent une classification littérale : analyse du cortex en six couches, opposition de l'allocortex rhinencéphalique à l'isocortex télencéphalique et distinction de l'isocortex homotypique ou hétérotypique. Les recherches de C. et O. Vogt tendaient à multiplier le nombre des aires corticales, et le problème fut entièrement renouvelé par le travail majeur de P. Bailey et G. von Bonin qui, en 1951, ont repris la division du cortex cérébral en fonction des projections des divers groupes de noyaux du thalamus.

L'*expérimentation animale*, aussi longtemps que la division du travail ne lui a pas imposé cet isolement effectif qu'on lui connaît de nos jours, a nourri de multiples rapports réciproques de questionnement et de réponse avec la clinique humaine et avec l'anatomie comparée : l'histoire de la connaissance du cervelet pourrait l'illustrer, depuis l'œuvre de Luciani jusqu'à celle de Jansen et Brodal, en passant par André-Thomas, Gordon-Holmes et Miller-Guerra ; il s'agissait souvent de reproduire, *in anima vili* et de manière contrôlée, une partie éminente de ce qu'on observait en clinique, puis de modifier l'observation sémiotique en raison des résultats de l'expérimentation elle-même.

Faute d'espace, nous devrons nous borner ici à l'essentiel, et ne rien dire des travaux de Flourens, de Magendie, de J. Muller ou de Ch. Bell, pour nous limiter à ce qui concerne expressément notre propos. C'est, nous semble-t-il, l'analyse expérimentale du fonctionnement cortical, depuis Fritsch et Hitzig, dans le dernier tiers du XIXe siècle, jusqu'à Hubel et Wiesel, Merzenich et Kaas, Geschwind ou Zeki. Fritsch et Hitzig, dès 1870, établissaient chez le chien, par la stimulation électrique, puis par l'ablation, l'existence d'un territoire cortical bien défini, précis et constant, chez le même chien et d'un chien à l'autre, contrôlant la motricité de l'hémicorps du côté opposé, avec une topographie fonctionnelle et une somatotopie régulière : à l'encontre de ce que croyait communément le monde savant de l'époque, ils démontraient ainsi l'excitabilité du cortex et la représentation corticale de la motricité. Quatre ans plus tard, D. Ferrier vérifiait toutes ces données chez le singe, et, vers 1874, proposait une première cartographie générale de l'excitabilité électrique du cortex cérébral des mammifères supérieurs ; les expérimentateurs de cette époque restaient encore cliniciens et connaissaient assez d'anatomie comparée pour esquisser un jeu de corrélations où, malgré la diversité des espèces étudiées, s'élaborait une connaissance à la fois morphologique et fonctionnelle du cortex.

Plutôt que de reprendre ici la chronologie du développement de ces connaissances, retenons-en quelques repères essentiels. D'une part, une fois précisés les champs fonctionnels, expérimentalement établis, et qui coïncidaient pour l'essentiel avec les aires de projection de Flechsig, deux domaines restaient pour longtemps hors du discours de la neurophysiologie : dans l'isocortex, les territoires frontaux prémoteurs, et le carrefour temporo-pariéto-occipital ; dans l'allocortex, le rhinencéphale, irréductible à un simple rôle olfactif. La première difficulté ne s'est réglée qu'en partie ; les aires d'association pariéto-temporo-occipitales doivent leur élucidation surtout à la clinique humaine, et le cortex préfrontal n'a vu ses fonctions connues que par le biais des études thalamocorticales, lorsque grâce à des recherches synthétisées par E. Walker, dès 1938, le thalamus apparut comme tout autre chose qu'un relais des voies afférentes, et qu'on y retrouva la portion la plus élevée de la substance réticulaire, dont la restauration par Magoun et Moruzzi renouvela toute la neurophysiologie. La seconde aporie se vit résolue quand on commença à concevoir le rhinencéphale comme le niveau cortical du contrôle de ces fonctions végétatives, métaboliques, mais aussi endocriniennes, instinctivo-affectives et thymiques, qu'on avait reconnues d'abord au mésencéphale, puis aux parois du troisième ventricule.

D'autre part, la division du travail scientifique et la nécessité d'expérimenter sur un grand nombre d'animaux comparables entraînent, au moment où les hommes de laboratoire restent parfois médecins, mais cessent d'être zoologistes, deux effets de sens. Le premier : l'objet expérimental demeure bien une espèce animale précise, mais, par un à-peu-près d'anatomie comparée, témoigne pour l'ensemble des mammifères. Le second : l'étude de cas isolés ne s'avère plus admissible au regard des exigences de la méthode, si bien que, pour travailler réellement sur des *séries* nombreuses de sujets interchangeables, l'on néglige le *pan satyrus*, rare et coûteux, au profit du *mus albinus norvegicus*, bon marché, fréquent et reproductible. Les généralisations n'en résultent pas moins, ne serait-ce que pour les nécessités de l'enseignement.

La *clinique neurologique*, à l'encontre d'une croyance commune, ne s'organise que bien tard ; confondant ordre logique (présumé) et enchaînement historique (effectif), beaucoup imaginent d'abord une clinique neurologique, puis une clinique psychiatrique, venue plus tard. Il n'en est rien. D'un côté, la clinique psychiatrique est déjà très complète, à un moment où la clinique neurologique reste encore dans les limbes : au milieu du XIXe siècle, la sémiologie des hallucinations ou celle des délires se trouve à peu près constituée telle que nous nous en servons de nos jours, alors qu'en 1873 l'article *cerveau* du *Dictionnaire*

Dechambre retient comme signes d'atteinte cérébrale les anomalies du sentiment, de la pensée et de la volonté, les hallucinations et les illusions sensorielles, la passivité motrice et les convulsions. L'étude du tonus musculaire, avec Vulpian et Charcot, celle des réflexes tendineux, avec Erb et Westphal, datent du dernier tiers du XIXe siècle ; la sémiologie du cervelet ou du système pyramidal datent des débuts du XXe siècle, et ainsi de suite.

De l'autre, la première localisation cérébrale bien établie l'est chez l'homme, et à son plus haut niveau, le langage : découverte de l'aphasie par P. Broca entre 1861 et 1865, et généralisation de l'aphasie par C. Wernicke en 1874, entraînant la clôture anatomoclinique d'une querelle jusque-là surtout idéologique et ouvrant, de surcroît, le problème de ce qu'on nommera la gaucherie cérébrale, puis la dominance hémisphérique. Deux points nous semblent ici à retenir. Premier point : tout s'est passé à l'envers ; la clinique psychiatrique a précédé la clinique neurologique, et dans la clinique neurologique, la pathologie de la plus complexe des fonctions symboliques est venue, dans bien des registres, avant tout le reste. Second point : cette clinique neurologique avait acquis, avec des œuvres comme celles de J. Dejerine, toute sa perfection à un moment où les seuls examens complémentaires se bornaient à la rachicentèse et à l'ophtalmoscopie, de sorte que l'électroencéphalographie, la pneumoencéphalographie, pour ne rien dire ni de la scintigraphie, ni de la tomodensitométrie assistée par ordinateur, se sont ajoutées à une sémiologie dotée d'une valeur localisatrice fondée depuis longtemps.

La *neurochirurgie*, surtout développée en contre-point des grands conflits internationaux, est venue, comme le montrent les ouvrages de synthèse de W. Penfield, confirmer avec un grand luxe de détails topographiques ce que la méthode anatomoclinique avait déjà fort précisément établi ; mais elle a aussi beaucoup contribué, en dépit de la division du travail scientifique, à opérer de multiples rapprochements entre expérimentation animale et clinique humaine. Pour ces deux raisons, son instance nous semble essentielle. Tout autre nous paraît le sens de ce qu'on a appelé *psychochirurgie*, dont on connaît les dommages.

Retenons enfin combien les liens entre neurochirurgie clinique, expérimentation, histologie et anatomie s'avèrent multiples, circulaires, réciproques et surtout irréductibles à toute hiérarchisation simple qui prétendrait en dessiner un organigramme hégémonique.

Les synthèses loisibles

Cet ensemble de connaissances, en elles-mêmes fort hétérogènes, a joué un rôle prédominant dans toute la médecine et en particulier dans la psychiatrie, moins par leurs multiples détails, parfois malaisément systématisables, que par les synthèses que certains ont cru pouvoir en produire. Nous allons en repérer deux, qui ont tenu une place historique féconde, puis nous essayerons de faire le point de la question de nos jours.

La vaste querelle des localisateurs et des unitaires dépassait, et de beaucoup, le plan médical et scientifique, et ses enjeux – nous l'avons montré ailleurs – s'avéraient religieux, philosophiques et politiques ; mais elle s'était achevée, dans son registre médical, par le triomphe des localisateurs, si bien que, dans le premier tiers du XXe siècle, on pouvait parler de leur *âge d'or*. Le cortex cérébral y devenait le lieu d'un ensemble cohérent de bijections bien fondées entre les diverses disciplines en cause ; la circonvolution frontale ascendante (anatomie macroscopique) correspondait à peu près à l'aire 4 et à la partie postérieure de l'aire 6 (cytoarchitectonique) ; il en partait le faisceau pyramidal et quelques voies extrapyramidales d'origine corticale (hodologie) qui s'achevaient dans les cellules médullaires de la corne antérieure du côté opposé ; chez les primates anthropoïdes (expérimentation), sa destruction entraînait une paralysie croisée, avec des troubles du tonus un peu variables, et son excitation, tant faradique que strychnique, causait des mouvements de ce même côté, parfois très fins, et respectueux des canons de la somatotopie ; sa destruction, chez l'homme, répondait aux diverses formes connues d'hémiplégie (clinique) et les interventions neurochirurgicales sous anesthésie locale vérifiaient et harmonisaient toutes ces données. Durant quelques décennies, nos prédécesseurs ont pu, légitimement, croire qu'ils arrivaient à en presque tout connaître, tant les divers savoirs s'y répondaient exactement les uns aux autres. Le système nerveux central en acquérait une sorte de *transparence spatiale* qui se complétait par ces précisions que fournissaient les travaux anatomocliniques sur les aphasies, les agnosies et les apraxies : la vieille cartographie corticale rajeunissait, en faisant patiemment disparaître les *terrae incognitae* de ses diagrammes, et l'anatomie comparée s'en accommodait très bien.

Cette belle harmonie ne tient pas longtemps, minée, de l'intérieur, par une multiplication des aires cytoarchitectoniques, vite sans répondant aux niveaux des autres instances, et par le trop d'écart neuroanatomique entre l'homme et les animaux effectifs de laboratoire, et de l'extérieur par un *puissant courant globaliste*, qui, avec K. Goldstein chez l'homme et K. Lashley dans l'expérimentation, s'appuyait à la fois sur les excès des localisateurs, sur des exigences méthodologiques plus rigoureuses, et aussi sur une vue de la *Gestalt-theorie* qu'on ne savait pas encore déchiffrer comme structuralisme. L'idée prévalait alors que le cerveau fonctionnait comme un tout, et certains y discernaient à juste titre un retour de la philosophie de la nature du romantisme allemand. Cette conception globaliste de l'organisation du système nerveux central prenait ainsi soit une forme absolue, soit une allure tempérée, grâce à un modèle hiérarchisé qu'on tirait de la manière dont H. Jackson avait autrefois fait son profit d'une lecture d'A. Comte à travers H. Spencer. H. Head, par son œuvre, nous en semble l'un des meilleurs représentants. Au lieu de tout mettre dans une *Ganzheit* grandiose, mais inapplicable en clinique, l'on proposait de voir dans le système nerveux central de l'homme le produit, à la fois ontogénétique et phylogénétique, d'une hiérarchisation qui opérait dans le développement de l'individu et dans une évolution des espèces un peu néolamarckienne, et qui produisait une structure et une organisation où les fonctions les plus élevées s'avéraient les plus récemment acquises et les plus fragiles et où les destructions supprimaient les fonctions en rapport avec le niveau ainsi désorganisé, mais libéraient les fonctions que ce niveau, normalement, devait contrôler, c'est-à-dire inhiber. Ce modèle, d'un globalisme modéré et conciliant, a joué un rôle primordial dans l'œuvre des grands neurologues de l'entre-deux-guerres, à qui nous continuons tous de devoir beaucoup.

L'enjeu de ces querelles s'est maintenant calmé, et elles doivent sembler bien obsolètes. Nous relisons Dejerine ; nous avons retenu de K. Lashley la nécessité d'employer des séries, mais nous savons bien que l'étude de la prosopagnosie ou de l'autotopoagnosie ne s'y prête guère, et le fonctionnement du système nerveux central nous paraît trop complexe pour pouvoir opter entre totalité et partis ; C. Lévi-Strauss a réduit toute interprétation romantique de la théorie de la forme, et à une unique synthèse, qui s'imposerait contre toutes les autres, nous avons appris à préférer la pluralité des modèles.

Deux d'entre eux nous semblent, à la fin du XXe siècle, à la fois prévalents, conciliables l'un avec l'autre, et tolérants à l'endroit d'hypothèses différentes. Le premier répond à cette discipline que, depuis une vingtaine d'années, nous appelons *neuropsychologie* : recherches des liens entre les fonctions cognitives supérieures et l'organisation histophysiologique du système nerveux central, telles que l'illustrent déjà les applications de la linguistique à l'aphasiologie, le passage de la dominance hémisphérique aux différences de traitement de l'information par les hémisphères gauche et droit, les phénomènes comparés de restauration fonctionnelle ou les rapports des acquisitions du comportement avec les structures nerveuses qui les rendent possibles. Il est en train de s'en dégager un modèle limité, qui privilégie les fonctions cognitives et le niveau cortical, mais ne prétend pas rendre compte du tout.

Le second modèle répond aux développements de la connaissance des neurotransmetteurs et à ce fait que la *neurochimie* est en train de renouveler toutes nos images du système nerveux central, d'une manière que nous ne saurions d'ailleurs pas encore mesurer complètement. Faute de pouvoir en rester au bon vieil antagonisme de l'adrénaline et de l'acétylcholine, qui date du temps de la chronaxie et de la rhéobase, et de l'épreuve à l'atropine de Danielopolu, nous devons connaître deux innovations décisives. D'une part, la transmission synaptique met partout en jeu, par sa nature électrique même, des substances chimiques, telles que certaines monoamines (dopamine, noradrénaline, sérotonine, acétylcholine, histamine), certains acides aminés (gamma-aminobutyrique, glutamique ; glycine, taurine), et aussi certains neuropeptides ; les travaux de P. Weiss sur le transport axonique, la technique de Sokoloff, les recherches de B. Falck et N.A. Hillarp établissent la valeur générale de l'aspect chimique du transport de l'influx nerveux dans un neurone et de son franchissement synaptique : toute la physiologie du système nerveux prend un aspect nouveau. D'autre part, si le postulat de Dale, au terme duquel toutes les terminaisons d'un même axone libèrent un seul neurotransmetteur, semble à revoir sérieusement, l'on peut cependant distinguer, dans l'ensemble des faisceaux, des regroupements fondés sur leur neurotransmetteur prévalent : l'on commence ainsi à parler, par exemple, des *voies dopaminergiques* pour désigner l'ensemble des faisceaux constitués de neurones dont la dopamine représente le neuromédiateur principal, et l'on regroupe, issues du locus niger et du tegmentum du mésencéphale, des voies qui unissent cette région, par le faisceau médian télencéphalique, au corps strié, au cortex frontal, au tubercule olfactif, à l'hypothalamus et au cortex entorhinal. S'organise, peu à peu, une nouvelle géographie des connexions à l'intérieur du système nerveux central, et se dessine progressivement une image de sa structure profondément renouvelée.

La place nous manque ici pour détailler davantage le modèle suggéré par la neuropsychologie et le modèle venu de l'étude des neurotransmetteurs ; il nous paraît plus utile d'en souligner quelques points. Remarquons d'abord que, s'ils succèdent au modèle de l'âge d'or et au modèle globaliste, ils n'en reprennent point les prétentions à l'hégémonie ; notons ensuite que chacun d'eux se sait limité et lacunaire, et l'un compatible avec l'autre. Sachons enfin qu'ils ne cherchent pas à en exclure d'autres, éventuels. C'est par ces traits qu'il s'agit bien de modèles, dans l'acception de l'épistémologie contemporaine, et non de la révélation abrupte d'une vérité unique et intolérante.

Connaissance du cerveau et psychiatrie

Nous venons de repérer quelques étapes majeures de cette connaissance du cerveau, qui va de la phrénologie à la neuropsychologie et aux neurotransmetteurs, et nous pouvons maintenant nous demander ce qu'en ont fait les psychiatres, dont plusieurs contribuèrent à la développer, parmi lesquels nous pouvons compter légitimement S. Freud. Pour y retrouver quelque précision, il nous faudra remarquer qu'à chaque période la psychiatrie peut tirer parti seulement du savoir qui la précède, et où elle choisit ce qu'elle croit pouvoir exploiter, mais qu'à chaque moment le jeu des attardés et des précurseurs fonctionne à plein ; nous devront aussi, grâce à une relecture des travaux majeurs de G. Canguilhem, nous départir de cette illusion qui nous entraînerait à relire von Economo avec ce que nous savons de la substance réticulaire, du déni, des neuropeptides et du clivage de moi ; l'éphémère de ce qu'une visée critique ne peut tenir, au mieux, que pour des certitudes utilisables dans la didactique et la docimologie (registre du plaisir dit préliminaire) nous rappelle que le savoir actuel ne constitue qu'un moment du développement historicisé des connaissances, et ne légitime en rien une démarche qui irait repérer dans le passé de nos disciplines tel aperçu ingénieux de ce que nous tenons aujourd'hui pour fondé.

C'est pourquoi nous allons nous demander ce que la psychiatrie et les psychiatres faisaient du rapport aux connaissances du système nerveux central d'abord durant la période moderne, puis dans l'époque contemporaine ; la première partie concerne ce qu'on savait de l'encéphale de F.J. Gall lors de la querelle de l'aphasie, ensuite durant le triomphe des localisateurs, et, enfin, avec le courant globaliste ; la seconde se rapporte à la neuropsychologie et à la neurochimie.

Les références de la psychiatrie au cerveau durant l'époque moderne

Il va de soi que de tels reports ont pu seulement concerner ce qu'on tenait alors pour la connaissance du cerveau, et nous avons vu comment cette connaissance se développait réellement ; c'est pourquoi nous suivrons le fil d'une chronologie qui s'avère la chronologie des principales manières successives d'en concevoir la structure et le fonctionnement. Nous nous guiderons donc sur *l'idéologie dominante*, comme beaucoup disent de nos jours, sans oublier que d'autres lui demeureraient contemporaines.

De F.J. Gall à P. Broca. Le modèle du cerveau que proposaient les phrénologistes s'imposait à leurs partisans, comme à leurs adversaires, qui, à l'instar de Flourens et de Lelut, récusaient la cranioscopie, mais admiraient l'œuvre de l'anatomiste. Qu'en faisaient donc les psychiatres de cette époque ? Quelques points généraux semblaient acquis : si l'on restait très éclectique et assez imprécis sur ces étiologies, englobant les causes physiques et les *causes morales de la folie*, et si l'on imaginait que les secondes, tout comme les premières, passaient par l'intermédiaire des organes du corps, seul le cerveau restait comme viscère possible : après P. Pinel, qui admettait un rôle éventuel de l'estomac, la question d'un rapport de l'aliénation mentale à l'atteinte du corps ne se posait plus que par référence au cerveau, dont seule la lésion pouvait entraîner la folie. Et, dans le cerveau, le cortex, alors reconnu comme l'élément le plus important de l'encéphale, constituait l'unique recours légitime dans la mesure où l'on tenait pour évident que l'aliénation mentale, processus unitaire, dont la manie, la lypémanie, les diverses monomanies, la démence et l'imbécillité constituent seulement des formes, est une affection cérébrale sans fièvre, sachant que la matière constitutive du cerveau y correspond davantage à la matière vivante de la tradition vitaliste qu'à la matière de Dalton et de Lavoisier, que ce terme d'*affection* ne saurait se prendre dans l'acception virchowienne de la lésion histologique et qu'au début du XIXe siècle la fièvre ne se réduit pas à une indigente mesure thermométrique. Georget, enfin, radicalise ces réflexions : pour lui, l'altération des fonctions mentales et le délire peuvent s'avérer soit symptomatiques d'une autre maladie, comme une maladie infectieuse par exemple, soit sympathiques à l'atteinte d'un autre organe ; mais, dans ces deux occurrences, il ne s'agit pas de l'aliénation mentale ; pour lui, l'aliénation mentale correspond exclusivement à une affection du cerveau idiopathique, d'altération organique d'ailleurs inconnue. Le rapport *idiopathique* vs (*symptomatique* vs *sympathique*) domine tous les liens de la psychiatrie au cerveau durant cette période.

Cent soixante ans d'anachronismes superposés ne nous aident guère à situer avec justesse l'œuvre de Bayle, et nous devons ici lire directement sa thèse de

1822 et son traité de 1826, avant d'en préciser la signification, c'est-à-dire, modestement, notre lecture de 1983. Il isole la méningite chronique avec paralysie générale incomplète, à partir d'un double système de corrélation, clinique d'une part, anatomique de l'autre. Clinique d'abord : durant une première période, une monomanie ambitieuse, orthodoxe donc au canon d'Esquirol, avec humeur exaltée, coïncide avec quelques désordres de l'articulation de la parole ; ensuite, une manie, avec délire général et un peu d'incohérence, va de pair avec quelques troubles de la marche qui s'ajoutent aux altérations, alors nettes, de la parole ; enfin, un état de démence s'accompagne d'une atteinte profonde de la parole et de la locomotion, et d'une incontinence sphinctérienne. Il s'agit donc d'une évolution typique, faite de trois moments spécifiques, où, chaque fois, se conjoignent des syndromes psychiatriques précis et des modifications du parler, de la marche et de la propreté.

L'autopsie révèle des lésions touchant surtout les méninges de la convexité et de la face interne du cerveau, et l'arachnoïde ventriculaire, mais respectant le cervelet et les régions basilaires ; pie-mère et arachnoïde sont injectées, l'arachnoïde cérébrale et ventriculaire est épaissie, avec des opacités blanchâtres ; l'on voit de la sérosité dans les ventricules, la substance grise paraît plus molle en regard des infiltrations, et il se trouve des granulations sur l'arachnoïde. Le reste de l'organisme semble peu atteint.

Il demeure réservé sur les causes : il relie les lésions à leurs effets, donc la pathogénie des signes, à une prédisposition ambitieuse chez ces sujets et à une sorte d'excitation produite sur la substance grise par l'inflammation des méninges, le tout par analogie avec les liens de l'alcool éthylique et de l'ivresse. Il paraît encore plus discret sur le traitement.

Les effets de sens de l'œuvre de Bayle nous paraissent doubles. D'une part, l'on y trouve une sémiologie venue directement d'Esquirol, accompagnée des rudiments de ce qui deviendra bien plus tard la clinique neurologique, rapprochée de repérages anatomiques, où la connaissance du cerveau met en jeu les distinctions des méninges et de l'encéphale, des hémisphères et de la base, des faces externe et interne, et où la pathologie, macroscopique, utilise les termes d'injection, d'épaississement, d'opacité, d'épanchement, d'infiltration et de granulation. D'autre part, le postulat qu'acceptaient P. Pinel comme Esquirol, à savoir l'unité de l'aliénation mentale, malgré le divers des allures cliniques, s'y trouve remis en cause, car la paralysie générale incomplète constitue une maladie parmi d'autres éventuelles, et non l'une des formes prises par un processus unitaire : Bayle esquisse le passage que va accomplir un peu plus tard J.-P. Falret vers l'identification de la psychiatrie aux maladies mentales, grâce à une mise en rapport des résultats de l'observation clinique et de ceux des ouvertures cadavériques.

Mais c'est en Allemagne que, sous la plume de Griesinger, la synthèse de cette question se formule clairement :

> « Comme la folie n'est qu'un complexus symptomatique de différents états anormaux du cerveau, on pourrait se demander s'il est bien légitime, d'une manière générale, de faire des maladies mentales une étude spéciale et séparée

des autres affections du cerveau, ou si plutôt la psychiatrie ne doit pas rentrer tout à fait, même formellement, dans la pathologie cérébrale – bien que cela ne me paraisse pas impossible dans un avenir plus ou moins éloigné, toute tentative qui aurait pour but de confondre, quant à présent, ces deux ordres de maladies, serait cependant prématurée et tout à fait impraticable. [...]

« Cette tentative de fusion serait d'autant moins justifiée actuellement que la place de la psychiatrie comme partie de la pathologie cérébrale a dû devenir l'objet d'une conquête récente, et que certains côtés pratiques de la psychiatrie (les asiles d'aliénés, les rapports avec la médecine légale, etc.) lui donnent une étendue et un caractère propre qui, dans toutes les circonstances, ont dû lui acquérir une importance spéciale au sein de la pathologie cérébrale. »[1]

Plus avant dans le livre IV de son *Traité des maladies mentales*, entièrement dévolu à l'anatomie pathologie, il oppose les lésions rares, et alors d'anémie ou d'hyperémie, dans la folie aiguë, à ce qu'il observe dans la folie chronique et la démence paralytique : méninges opaques et épaissies, atrophie des circonvolutions, hydrocéphalie chronique, épanchements sous-arachnoïdiens, décoloration de la substance corticale, sclérose cérébrale, inflammation des parois ventriculaires, ramollissements, lésions des artères cérébrales.

Retenons-en deux points. D'un côté, l'anatomie pathologique reste macroscopique et fort peu différenciée ; de l'autre, les précisions topographiques semblent d'autant moins pertinentes que la nomenclature en lobes et circonvolutions n'est pas encore bien établie. La référence au cerveau ne pouvait s'opérer qu'à l'égard de ce qu'on en savait effectivement.

Nous resterions fort incomplets si nous ne rappelions pas combien cette période passionnée de statistiques s'intéressait aussi de près aux mensurations avant même la fondation de la prestigieuse Société d'anthropologie de Paris : mensurations du crâne, du cerveau, des diverses parties de l'encéphale, pesées, calculs d'angles et de quotients, toute une méthodologie voisine de l'anthropométrie et vite employée dans la paléontologie ; elle s'applique alors surtout à l'étude des arriérés et des déments, et l'œuvre de Parchappe reste essentielle à cet égard.

L'époque des localisateurs. Nous avons rappelé plus haut que, de Broca et Wernicke à J. Dejerine et C. Foix, s'était constituée une manière précise d'envisager la structure de l'encéphale et son fonctionnement qui, privilégiant les rapports topographiques, entraînaient une intelligibilité partielle, mais précieuse, qui a éclairé alors plusieurs aspects de la psychiatrie. Les uns exploitent indirectement les connaissances positives que garantissaient alors les données anatomocliniques et l'expérimentation animale, tandis que les autres réalisent ce que nous appellerions volontiers les localisations imaginaires.

Le premier domaine comporte au moins deux registres, celui des *hallucinations* et celui des états démentiels. Dès 1892, J. Seglas faisait rentrer les hallu-

1. Griesinger W., *Traité des maladies mentales*, trad. Daumic, Paris, A. Delahaye, 1re éd. 1865, p. 11-12.

cinations psychosensorielles verbales dans le groupe des troubles du langage : l'aphasie, bien connue à cette époque, désignait le lien entre une insuffisance de langage et des lésions unilatérales définies du cortex ; par analogie, l'on pouvait concevoir les hallucinations auditives comme un effet, non plus du déficit, mais de l'excès de fonctionnement de ces centres, et l'excitation de la zone de Wernicke devenait le modèle des hallucinations psychosensorielles verbales, tout comme celle de la zone de Broca devenait celui des hallucinations psychomotrices verbales. En usant ainsi d'un raisonnement *per analogiam* et d'un calcul de la quatrième proportionnelle, l'on pouvait, avec l'œuvre de Tamburini, rapprocher les hallucinations génitales de l'excitation de la partie supéro-interne des pariétales ascendantes, et les hallucinations visuelles du même processus dans la scissure calcarine, débordant, au besoin, vers le cunéus et le lobule lingual. Les territoires sensoriels et sensitifs, l'homunculus, la somatotopie, la distinction des aires de projection et d'association, permettaient de se représenter un certain nombre d'altérations fonctionnelles bien localisés, comme aptes à produire, et par là même à expliquer, au moins une partie des hallucinations simples ou complexes : cette pathogénie des signes élémentaires se pouvait transformer en pathogénie des délires pourvu qu'on les tînt pour secondaires à des phénomènes xénopathiques.

Dans la tradition française, les localisations concernaient surtout la substance grise du cortex, alors que, dans la tradition germanique, elles tiraient surtout parti, depuis la description de l'aphasie de conduction par Wernicke, des faisceaux de substance blanche unissant entre eux les divers territoires corticaux : K. Kleist, et surtout son élève K. Leonhard, surent un peu plus tard les exploiter à fond, s'appuyant sur les diverses formes prises par les aphasies transcorticales, dans la seconde nomenclature de Wernicke.

Outre ce registre des hallucinations, nous devons dire un mot, ici, de celui des *états démentiels*. Les corrélations anatomocliniques entre les processus histologiques (abiotrophie, artériosclérose), les localisations bilatérales diverses, mais précises, et ces syndromes que constituent la démence sénile, la presbyophrénie, la démence artériopathique, mais aussi les démences préséniles, les démences post-traumatiques et les démences d'origine toxique, avaient été bien établies entre la fin du XIXe siècle et le milieu du XXe siècle, grâce aux travaux d'Alzheimer, de Klippel, de Binswanger, mais aussi de Kraepelin, de Kahlbaum, de Wernicke et, plus tard, de Fischer et de Pick. Les rapports des divers champs corticaux et des circuits corticaux-sous corticaux, avec des atteintes parfois isolées des fonctions cognitives et mnésiques, rudimentaires ou du niveau des processus symboliques, s'y montre assez clairement pour suggérer des supports neuroniques précis à des mécanismes psychiques précisément délimitables.

Mais nous resterions bien lacunaires si nous ne disions un mot de ce que nous dénommions au seuil de ce paragraphe les *localisations imaginaires*. Nous entendons par cette locution un fait important de notre culture scientifique : partant des localisations bien établies par la clinique humaine et l'expérimentation animale, confiants dans ce que Renan avait appelé autrefois *l'ave-*

nir de la science, sûrs que les progrès passés cautionnaient les acquis futurs, au point de transformer ce futur en quasi-présent, distinguant mal la démonstration de la μεταβασις εις αλλο γενος, bien des cliniciens commettaient deux à-peu-près. D'une part, le dessin fidèle ou la reproduction photographique d'authentiques pièces d'anatomie tendaient, grâce à ces planches rehaussées de couleurs et à ces mélanges d'esquisses et de diagrammes, à se confondre avec de simples schémas didactiques, laissant presque croire que les voies motrices se colorent réellement en rouge, et les voies sensitives, effectivement en bleu. Le schéma de la cloche de Charcot, tout comme le polygone de Grasset, servait à l'origine de simple pense-bête pour enseigner aux étudiants les rudiments de la taxinomie des aphasies ; peu à peu, l'on raisonna sur eux comme sur la réalité, le coup de crayon sur une ligne du dessin devint le coup de scalpel interrompant une voie intracorticale, et l'on crut ainsi démontrer expérimentalement l'aphasie de conduction ou les aphasies transcorticales : la réalité présumée des coupes anatomiques s'étendait clandestinement aux schémas, et des graphes, qui visaient seulement à résumer un point de vue, finissaient par constituer des preuves véritables, l'organigramme devenant *causa sui* et *index sui*, comme Dieu et le vrai chez Spinoza. Les graphes de S. Freud illustrant les deux topiques relèvent explicitement de ce genre, tout comme ceux de tel de ses successeurs.

D'autre part, l'on extrapolait à partir des localisations bien démontrées. Dans un travail illustre, V. Magnan rendait compte de l'ensemble empiriquement repéré des comportements sexuels, en supposant le centre de la moelle sacrée régulé par des centres supérieurs, les uns excitateurs, les autres inhibiteurs, si bien qu'en distinguant les pôles frontaux des pôles occipitaux et le tronc cérébral de la moelle, il produisait une liste allant des médullaires aux cérébraux antérieurs, et assurait la bijection de ces termes avec une énumération allant du satyriasis à l'érotomanie platonique : localisations imaginaires des perversions sexuelles. Plus près de nous, dans un travail clinique important, H. Wallon réitère le même exercice à l'égard de l'enfant turbulent et, de nos jours, la question des hyperkinésies de l'enfant renouvelle ces procédés analogiques, que nous aurions tort de croire obsolètes.

Proches de ces localisations imaginaires nous semblent les reports à des troubles cérébraux, postulés comme vraisemblables, mais essentiellement établis à partir d'un raisonnement emprunté à la détermination de la quatrième proportionnelle. C'est la signification du concept opératoire de processus dans l'œuvre de K. Jaspers, et nous la retrouvons chez Bleuler et chez Clérambault. Bleuler postule un processus métabolique inconnu qui produit directement les signes primaires de la schizophrénie, garantissant ainsi le caractère primitif et irréductible, et tolérant la psychogenèse, en partie inconsciente, en partie réactionnelle, des signes secondaires. Clérambault écrit explicitement : « Les psychoses hallucinatoires chroniques dites systématisées, quel qu'en soit le genre, sont des résultats de processus mécaniques extraconscients, et non des produits de la conscience. Ces processus eux-mêmes sont séquelles de lésions infectieuses, toxiques, traumatiques ou sclérosantes ; séquelles seulement les plus tardives, les plus subtiles et les plus systématisées de toutes les séquelles neurologiques. »[1] Là encore, le processus supposé produit le petit automatisme mental, et, à partir de lui, par une psychogenèse en grande partie inconsciente, le passage s'opère à l'organisation délirante définitive. Nous voyons ainsi que le *minimal brain damage* connaît d'illustres prédécesseurs.

L'époque des globalistes. Sans nourrir d'illusion sur la valeur, purement pratique, de ce repérage qui privilégie la conception dominante de la structure et du fonctionnement du cerveau, et sans ignorer de multiples chevauchements, reconnaissons combien les travaux que nous allons envisager maintenant doivent tous quelque chose à quelque référence à ce *cerveau viscéral*, reconnu autour du troisième ventricule et dont la renommée doit tant à cette épidémie d'encéphalite léthargique (1917 à 1925), encéphalite isolée par von Economo, qui y a attaché son nom, comme d'ailleurs à la nomenclature littérale en cytoarchitectonique.

L'encéphalite épidémique a produit des effets de sens, dans le champ de la psychiatrie, à l'époque où elle a sévi et, bien plus, par les séquelles produites chez les malades chroniques et par l'exploitation secondaire qu'on en a fait, après son extinction, quand nul nouveau cas ne risquait plus de s'observer. À l'état aigu, dans la forme oculo-léthargique, comme dans la forme algo-myoclonique, elle associe une confusion mentale fébrile à des états de stupeur akinétique, mais aussi d'hyperkinésie, d'excitation ou de dépression ; les séquelles chroniques joignent à un syndrome parkinsonien, avec strabisme et bradypsychie, des troubles de l'humeur et du caractère, des impulsions, des altérations du comportement sexuel, mais aussi des états hystéroïdes et des états schizophréniformes.

C'est reconnaître que deux ordres de significations s'en dégagaient. Le premier : des altérations du méso-diencéphale pouvaient produire des troubles de l'expérience vécue et du comportement référables par tous à la psychiatrie, dépossédant ainsi d'un monopole supposé légitime le cortex, et redonnant de l'intérêt à des formations anatomiques tenues jusqu'alors pour bien inférieures. Le second : se reformulait la question de savoir si le *primum movens* des troubles psychiatriques relevait de l'intelligence ou des instincts. De S. Freud ou de von Economo, qui s'avérait le saint Georges de l'autre ? Il nous importe de bien saisir l'intrication de deux enjeux différents. Si l'encéphalite épidémique produit des pervers là où l'évolution libidinale avait atteint le stade génital, c'est que l'histoire du développement instinctuel, dans sa *Vulgate* de 1905, ne tient pas debout ; mais, si le saint von Economo post-encéphalique pourfend de la sorte le dragon freudien, c'est parce que l'essentiel de la psychiatrie dépend des pulsions, et que nous retournons à un rouet qui nous reconduit à S. Freud plus qu'à Pascal.

Trois illustrations s'en trouvent nous importer. L'une, celle de von Monakow et Mourgue, revient à envisager, dans une grande synthèse romantique, ornée

1. Clérambault G. de, *Œuvre psychiatrique*, Paris, PUF, 1re éd. 1942, 2 vol., II, p. 528.

de multiples néologismes repris de la tradition hellénistique, l'ensemble de la neurologie et de la psychiatrie, à la lumière d'une conception bergsonienne de la ὁρμή, et elle repose utilement, en dépit de ses outrances, la question des origines premières de toute la psychopathologie.

La seconde module ces difficultés de façon rationaliste. Toute l'œuvre de P. Guiraud, aussi bien dans ses rapprochements de la catatonie et des syndromes parkinsoniens que dans ses études sur le langage des démences préséniles et sur *l'athymie* et *l'athymhormie* de la discordance, rappelle combien cette psychanalyse, qu'il cherchait lui-même à intégrer à sa psychiatrie générale et dont il conseillait la formation à ses internes d'alors, n'excluait en rien le report à l'encéphale, pourvu qu'il demeurât éclectique et reprît dans ses nasses le sous-cortex. Nous croyons devoir souligner au passage l'importance de cette position où le *monisme à double forme* propose un abord critique de questions toujours instantes.

La place de l'*organodynamisme* de H. Ey, le maître en clinique de presque tous sur trois générations, paraît légitime ici. Exégètes scrupuleux par affection et par respect, n'oublions pas deux points de vocabulaire. La première moitié de ce terme signifie que chaque sujet acquiert l'autonomie de sa liberté à travers un chemin diachronique où plus d'un conflit s'avère – comme on dit – structurant, l'organisme et l'organicisme prenant une part à l'affaire qui demeure réelle, mais modeste pour l'un, et récusée pour l'autre. La seconde se reporte à une philosophie de la temporalité qu'il partageait avec E. Minkowski et Lamarck et, davantage, avec C. Sherrington et H. Head parmi d'autres. Le *Dasein* dépend d'une ontogenèse inabordable sans phylogenèse, et si la psychiatrie se différencie de la neurologie comme pathologie de la liberté, c'est aussi comme domaine des déstructurations globales, opposées aux déstructurations partielles, utilisant, avec une catachrèse, dont il ne nous appartient pas de préciser ici s'il s'agit d'une extrapolation, le concept jacksonien de *dissolution*, qui permet de séparer les effets négatifs de ce qui se trouve détruit et les effets positifs de ce qui se libère ainsi. La notion d'*écart organo-clinique* mesure la distance qui sépare les résultats directs de la lésion supposée et les produits seconds de ce qui ne s'inhibe plus. Une certaine lecture de la *Gestalttheorie*, suggérée par la *Structure du comportement*, liait tous ces thèmes dans une séduction dont, lecteurs effectifs de W. Koehler et de K. Koffka, nous avons su, après coup, nous départir, et, croyons-nous, sans ingratitude.

Les références de la psychiatrie au cerveau à l'époque contemporaine

Personne d'un peu compétent n'affirmerait de nos jours que la neuropsychologie ou la neurochimie apporte l'alpha et l'omega de la psychiatrie. Certains en tireraient ce scepticisme désabusé qui ne les empêche d'ailleurs pas de s'occuper utilement de leurs malades ; tout aussi lucides, d'autres tenteraient de préciser un peu les rapports de la psychiatrie de la fin du XXe siècle avec ce qu'une grandiloquence regrettable dénomme les *neuro-sciences*, piètre néologisme que, dans ses auteurs, d'ailleurs inconnus, nulle schizophasie n'excuse. Éloignés de telles outrances, hostiles à elles par ce qu'il nous reste de passion, mais sûrs qu'à travers les discours qui en affabulent quelque chose d'essentiel transparaît, nous allons ici remémorer aux uns et aux autres ce que de la psychiatrie de la fin du XXe siècle les neurotransmetteurs et la neuropsychologie peuvent, à leurs façons bien originales, effectivement éclairer, sachant qu'elles traitent de *modèles* et que, dans leur modestie heuristique, elles ne croient point parler de la réalité.

La psychiatrie et le cerveau de la neuropsychologie. La neuropsychologie nous suggère une lecture nouvelle du problème des localisations cérébrales, de l'asymétrie fonctionnelle hémisphérique et des restaurations post-lésionnelles. Les globalistes n'ont pas davantage triomphé que les unitaires : notre conception du thalamus et des liaisons thalamocorticales tend à y discerner davantage de noyaux, à en fragmenter les noyaux déjà connus, à attacher autant d'importance aux voies cortico-thalamiques qu'à leurs inverses ; notre cyto-architectonique ne s'est point fragmentée sans mesure, mais a tendu à remettre en question la vieille séparation de Flechsig en aires de projection et aires d'association, si bien que Merzenich et Kaas en viennent à estimer que le rapport fonctionnel *réception vs analyse* ne se passe plus uniquement dans le cortex, et présuppose des spécialisations déjà établies au niveau thalamique, de sorte que la hiérarchisation traditionnelle semble à revoir. L'unité physiologique paraît ainsi se situer dans ces nouvelles organisations que dénomment les termes de micro-colonne, colonne et hyper-colonne. Dès lors, le vieil usage de l'encéphale, où la psychiatrie avait pris l'habitude de trouver son compte, fonctionne mal et la hiérarchie implicite qui la sous-tendait devient un souvenir. La gaucherie cérébrale se muait en dominance hémisphérique, pour s'appeler ensuite asymétrie fonctionnelle, et tout le problème des rapports entre les fonctions symboliques et l'organisation du cortex cérébral s'en trouvait modifié radicalement ; si l'essentiel tenait aux manières opposées dont chaque hémisphère traite l'information, selon l'espace et le temps, il fallait penser l'encéphale d'une nouvelle façon. Rétablissement et restauration reposaient à leur tour des difficultés rénovées.

Tous les acquis de l'expérience de l'épilepsie demeuraient valides et pouvaient suggérer des modèles fragmentaires pour certains syndromes psychiatriques aigus. La question des démences se réglait plus simplement, en faisant répéter un vieux rôle au cortex préfrontal bilatéral ou, ancienne novation, au circuit de Papez, tous modèles serfs des oppositions du cortex au sous-cortex et des aires de projection aux aires d'association ; le rapport des démences, déficit présumé global, aux atteintes supposées partielles, et l'exclusion d'un groupe à l'égard de l'autre, en perdent la commodité que nous leur reconnaissions depuis des décennies. Une meilleure connaissance de la somatotopie, des formes diverses des apraxies, du syndrome de Gerstmann, des rapports entre la partie postérieure de l'hémisphère droit et l'expérience du corps, oblige à revoir les problèmes de la dépersonnalisation et du syndrome de Cotard et interdit les à-peu-près devenus courants entre le schéma corporel, l'image du corps, le corps morcelé, le corps érogène et tous ces amalgames de M. Klein et de P. Schilder. Tout doit se voir repensé, dès que l'opposition des aires de projection à celles d'association ne règle plus la distinction de la neurologie et de la psychiatrie.

La psychiatrie et le cerveau de la neurochimie. Nous n'avons certes pas ici à résumer le problème actuel des neurotransmetteurs, mais seulement à décrire comment la manière dont leur prise en compte amène à concevoir la structure et le fonctionnement du système nerveux central et, par ce biais, à penser autrement les rapports de la psychiatrie au cerveau. Il s'agit moins, dans ces quelques lignes, de rappeler ce qu'on entend par les systèmes nor-adrénergiques, dopaminergiques et sérotoninergiques, que de préciser deux points. Premier point : de pareils modèles ont été construits comme une manière de synthétiser à la fois l'image du cerveau que fournit la connaissance des neuromédiateurs et les données cumulatives des effets des neuroleptiques et des thymoanaleptiques ; à cet égard, l'on a souvent affaire à un raisonnement analogique qui revient à dire que, si les butyrophénones donnent un syndrome parkinsonien et améliorent la schizophrénie et si le syndrome parkinsonien semble dû à un défaut de dopamine, la schizophrénie se lie à un excès en dopamine : la forme de cette argumentation ressemble soit à un groupe de Klein, soit au calcul de la quatrième proportionnelle, soit à un sophisme. Second point : les rapports de la psychiatrie à la neurochimie sont à leurs tous débuts, et il s'avérerait bien téméraire de croire balayer leur légitimité par des considérations aussi générales, qui résument de manière polémique le problème et oublient combien les neurochimistes en soulignent, les premiers, la complexité et, les premiers, récusent les schémas simplistes. La neurochimie des maladies mentales ne se réduit pas plus à l'envers des thérapies neuroleptiques que les névroses ne se réduisent effectivement à l'envers des perversions.

Retenons d'ailleurs que plus personne de sérieux ne prétend en dégager des étiologies rudimentaires et définitives, mais seulement fournir plusieurs modèles heuristiques d'un processus qui se situe en aval des causes et en amont de la production de chaque syndrome.

LES THÉRAPEUTIQUES DE L'ALIÉNATION MENTALE AU XIXe SIÈCLE

Grandeur et décadence du traitement moral

Les théories

Si, de 1790 à 1810, le traitement moral de la folie est à l'ordre du jour, de nombreuses significations se sont cachées derrière ces termes. Au premier degré, bien sûr, le traitement moral procède de la seule philanthropie qui, depuis le début des années 1780, veut rompre avec la barbarie des traitements antérieurs et, au-delà de leur caractère humanitaire, les soins moraux auront au moins pour premier résultat, par leur côté anodin, de ne pas mettre d'obstacle aux guérisons naturelles. Argument théorique supplémentaire, certaines espèces de manie ayant une cause morale produite par les passions de l'âme, il leur faut un traitement adapté, c'est-à-dire « moral » : isolement, récréation, douceur... Cette idée, clairement exprimée en 1785 dans l'*Instruction sur la manière de gouverner les insensés dans les asyles qui leur sont destinés*, n'est pourtant pas nouvelle : à la fin du XVIe siècle, Dulaurens, médecin de Henri VI et de Marie de Médicis, recommande déjà de ne pas effaroucher l'humeur, rebelle et opiniâtre, des mélancoliques, tandis que Pierre Pigray, en 1609, soutient que la persuasion par de douces paroles profite plus que les remèdes dans les maladies comme la folie. Baglivi, médecin du pape Innocent XIII, recommande dans un traité de 1703 de recourir à l'influence des impressions morales, gaies, douces ou vives, selon la nature de chaque cas particulier. Tissot, au XVIIIe siècle, se dit convaincu que les soins du médecin ne sont souvent malheureux que parce qu'il ne connaît pas assez « le moral » de son patient. Il faudrait, ajoute l'abbé Robin en 1787, étudier le moral des malades, souvent plus encore que leur physique, les suivre dans la marche de leurs idées et de leurs raisonnements, distinguer les instants et les occasions où cette chaîne intellectuelle se rompt. C'est encore Joseph Daquin, médecin à Chambéry, qui conclut la *Philosophie de la folie*, dont la première édition paraît en 1791, en affirmant que, de tous les maux qui nous affligent, la folie est de ceux qui exigent « le plus petit nombre des remèdes de la pharmacie. On réussit infiniment mieux et plus sûrement auprès des malades qui en sont atteints par la patience, par beaucoup de douceur, par une prudence éclairée [...], par de bonnes raisons et par des propos consolants qu'on essaye de leur tenir dans les intervalles lucides dont ils jouissent quelquefois. C'est la réunion de tous ces moyens que j'entends par philosophie ; c'est d'eux, plutôt que de tout ce fatras de drogues dont en général on surcharge les malades, que dépendent les succès qu'on obtient ; et je soutiens que les secours moraux devraient, peut-être, être les seuls qu'on dût employer »... À travers ces quelques exemples, se dessinent déjà les caractéristiques essentielles du traitement moral de la folie : relation « morale » avec le malade (puisqu'il en est reconnu capable), individualisation du traitement, perspective de toute une panoplie de thérapeutiques nouvelles, fort différentes par leur caractère « moral » des procédés physiques traditionnels, et allant même jusqu'à chercher à pénétrer la « logique » interne du malade.

Pinel ne crée donc pas *ex nihilo* l'événement théorique qui consiste à transformer le fou-objet en fou-sujet et qui fonde du même coup la psychiatrie moderne. En outre, nombreux furent les aliénistes, à l'aube de la psychiatrie, qui eurent du traitement moral une conception infiniment plus sommaire que celle qu'on attribue (à tort ou à raison) à Pinel, surtout à partir du moment où a été tenté ce mariage impossible : celui du traitement moral et de l'asile... L'asile du XIXe siècle sort en effet « de cette révolution du concevable qui a rendu la folie accessible par le dedans et ramené le fou dans l'ordre des êtres sur lesquels on a l'intime prise qui naît de la communication »[1]... Paradoxe constitutif qui « retranche dans la différence de ses murs un aliéné qui commence à nous apparaître comme même »[2].

L'échec

« J'ai commencé il y a peu de temps à appliquer des méthodes psychiques de traitement pour soigner les maladies mentales, et j'ai compris qu'il fallait les soigner par de telles méthodes », écrit J.-C. Reil en 1803... Un immense espoir de guérison a surgi en effet avec le traitement moral et son lieu d'application idéal : l'asile, cet « instrument de guérison entre les mains d'un médecin habile » (Esquirol).

1. Gauchet M., Swain G., *La pratique de l'esprit humain. L'institution asilaire et la révolution démocratique*, Paris, Gallimard, « Bibliothèque des sciences humaines », 1980.
2. Rapport général sur le service des aliénés en 1874...

Mais comment appliquer un traitement moral, individualisé par définition, au sein d'une réclusion collective, dans des asiles qui, pour se vouloir thérapeutiques, ne vont pas moins connaître un surpeuplement rapide ? La croissance vertigineuse du nombre des internés, avec, tout au long du XIXe siècle, une moyenne d'un médecin pour 400 à 500 malades, a rapidement scellé la faillite de la méthode.

C'est que, dès le début du XIXe siècle, le traitement moral, confronté à la pratique asilaire, paraît nettement plus restrictif que sa théorie. Restriction déjà chez Pinel qui écrit : « C'est souvent moins par des médicaments que par des moyens moraux et surtout par une occupation active qu'on peut faire diversion aux idées tristes des mélancoliques, ou même changer leur enchaînement vicieux. » Restriction encore chez Esquirol qui, après avoir distingué nettement traitement physique et traitement moral de la folie, ne laisse à ce dernier qu'une application fort restreinte : « Dans la folie, il importe de se substituer à une passion imaginaire, une passion réelle. » (1838.)

De cette régression à des soins moraux et à une simple diversion morale, dont nous avons signalé l'ancienneté, jusqu'à l'instauration de « la crainte, comme moyen de guérison » (Ellis), il n'y avait qu'un pas, qu'Esquirol lui-même eut tôt fait de franchir : « Il faut appliquer la méthode perturbatrice, briser le spasme par le spasme, en provoquant des secousses morales qui dissipent les nuages dont l'intelligence est couverte, qui déchirent le voile interposé entre le monde extérieur et l'homme, qui brisent la chaîne vicieuse des idées. » C'est dans cette perspective qu'éclate, au moment où est votée en France la loi de 1838, une querelle autour du traitement moral tel que le conçoit Leuret. Pour lui le traitement moral ne peut se borner à utiliser la seule douceur, souvent sans effet. Tous les leviers sont bons et il en est d'autres : le médecin aliéniste est comparable à un chirurgien dont les instruments seraient les passions ; qu'il sache donc se servir à propos de la peur ou de la colère, voire même de la douleur, si c'est cela qui peut faire diversion au délire du malade. « Quand il s'agit d'arracher un homme en proie à une douleur profonde causée par la perte d'un ami, on fait tous les efforts pour le consoler, le distraire [au sens fort d'arracher] pour appeler son attention sur d'autres sujets. [...] Et si la faim le presse, s'il a besoin de son travail pour gagner de quoi se nourrir, on voit sa douleur détournée du souvenir de l'ami qu'il a perdu. Soyez donc s'il le faut pour votre malade, un procès qui le harcèle, une faim qui le presse ; il vous en voudra mais vous le guérirez. »

Aussi ne suffit-il pas de faire appel à des consolations inutiles, à des raisonnements qui ne persuadent pas, à des discours onctueux, dont les assistants sont fort touchés mais que le malade n'écoute pas. Il ne s'agit pas de penser à soi, ni aux assistants, il s'agit d'être efficace, de ne penser qu'à l'intérêt des malades et, si « une seule corde vibre encore chez eux, celle de la douleur », d'avoir assez de courage pour la toucher.

Ce dernier avatar du traitement moral n'a pas manqué de déclencher un déchaînement d'hostilité contre Leuret, coupable d'avoir arraché là « un des plus beaux fleurons de la couronne scientifique de Pinel » (Dr Esprit Blanche).

Leuret pourtant n'avait fait que systématiser et donner de la publicité à une pratique fort répandue dans tous les asiles. De la théorie du traitement moral à sa pratique, l'échec paraît éclatant.

La pratique asilaire

Les « dépendances » du traitement moral : de l'intimidation aux thérapeutiques de choc

Par une espèce d'ultime perversion, le traitement moral, à défaut de son individualisation dans un rapport de parole avec le médecin, s'est rapidement confondu avec l'asile lui-même, son isolement arrachant l'aliéné à un milieu familial ou social pathogène, son règlement intérieur, ses quartiers de classement, la symétrie de son plan devant ramener à une symétrie du corps et à une harmonie de l'âme. C'est en effet l'asile qui met l'isolement à la portée de tous (seuls les riches peuvent être isolés à domicile). « L'isolement, écrit Esquirol en 1838, agit directement sur le cerveau et force cet organe au repos, en soustrayant l'aliéné aux impressions irritantes, en réprimant la vivacité et la mobilité des impressions, en modérant l'exaltation des idées et des affections. » À ce titre, il fait partie intégrante du traitement moral. « L'expérience démontre tous les jours que les malades très exaltés se calment souvent par le fait seul de leur entrée dans un asile. Ils cessent vite d'être arrogants et de commander en maîtres comme chez eux, où tout le monde se pliait à leur volonté, car ils sentent déjà l'influence d'une discipline et d'une autorité auxquelles ils devront se soumettre. » (Lagardelle, 1870.)

Mais une fois l'aliéné entré à l'asile, que va-t-on en faire ? Puisque le traitement moral se réduit désormais à « s'emparer de l'attention de l'aliéné » (Esquirol), il faut « réprimer la fougue de l'imagination, la fugacité des impressions, la mobilité des affections du maniaque en lui présentant des objets nouveaux, en fixant son attention par des impressions vives, inattendues. Il faut distraire le mélancolique de son attention concentrée, et le forcer à la détourner sur des objets étrangers à ses méditations, à ses inquiétudes [...]. Il faut exciter l'attention affaiblie de celui qui est en démence. » (Esquirol.) En un mot, il faut distraire la folie, en luttant contre l'inaction qui pourrait découler logiquement de l'isolement. Qu'on occupe donc l'esprit et le corps de l'aliéné par un horaire quotidien soigneusement minuté qui combatte à tout instant l'oisiveté : les promenades (à défaut de voyages), l'exercice, le travail surtout, mais aussi les distractions, la lecture, la musique, et pourquoi pas la religion, seront autant de moyens à mettre en œuvre.

Mais que faire de ceux qui refusent d'entrer dans cette dynamique asilaire et compromettent ainsi non seulement leurs chances de guérison, mais encore la bonne harmonie de la collectivité ? Pour eux le traitement moral apparaît sous les traits singulièrement transformés de l'intimidation, du saisissement et de la punition. Voici par exemple le bain de surprise déjà préconisé par Pinel non sans de sérieuses restrictions : « Le bain de surprise, a-t-on dit, convient dans la manie, lorsqu'elle résiste aux bains tièdes, à la douche et aux autres remèdes, puisqu'il ajoute aux effets de l'impression brusque de l'eau froide les avantages d'un saisissement, ou plutôt d'un bouleversement général, propre à changer la chaîne vicieuse des idées d'un maniaque [...], mais on sent avec quelle circonspection et quelle réserve doit être exécutée une semblable méthode, qu'on ne peut se permettre que dans les cas les plus graves et les plus extrêmes. » Pinel, certes, ne va pas jusqu'à rattacher explicitement le bain de surprise au traitement moral, mais d'autres le font : « Aussi, cette espèce de bains est-elle une dépendance du traitement moral. Quelle que soit, en effet, la cause qui produit une surprise, le résultat est une émotion de l'âme, et c'est cette émotion qui devient le vrai moyen curatif. » (Amard, 1807.)

Si le bain de surprise, qu'Esquirol qualifie de « bain de terreur », est rapidement discrédité, le fauteuil rotatoire, qui consiste à faire pirouetter l'aliéné et qui « agit sur l'âme aussi bien que sur le corps » (Mason Cox, 1804), la séquestration en cellule avec nuit artificielle (Guislain) et, d'une manière plus générale, la punition, procèdent du même esprit. La douche, par exemple, quand elle arrive en un jet d'eau violent sur la tête, peut servir à vaincre l'obstination d'un aliéné : « Il ne prononçait pas une seule parole et il était gâteux. Un bain et une douche essayés au bout de quelques jours l'ont immédiatement rendu propre et parlant. » Pinel en personne n'ignorait pas cet usage : « On profite de la circonstance du bain pour rappeler à l'aliénée la faute commise ou l'omission d'un devoir important. À l'aide d'un robinet, on lâche brusquement un courant d'eau froide sur la tête, et cette impression forte et inattendue déconcerte l'aliénée ou écarte ses idées prédominantes. Veut-elle s'obstiner ? On réitère la douche ; mais en évitant avec soin un ton de dureté et des termes choquants, propres à révolter ; on lui fait entendre, au contraire, que c'est pour son propre avantage et avec regret qu'on a recours à ces mesures violentes, et on y mêle quelquefois la plaisanterie en ayant soin de ne pas la porter trop loin. L'obstination vient-elle à cesser ? Aussitôt cette répression est suspendue, et on prend le ton d'une bienveillance affectueuse. » (*Traité médico-philosophique*, 2e édition.) Il est intéressant de constater que celui-là même qui « faisait tomber les chaînes » à Bicêtre et fondait, dans un traitement moral idéalisé, la psychiatrie moderne ne dédaignait pas la répression dans le quotidien asilaire. Et comment l'aurait-il dédaignée ? Mais on comprend mieux l'amertume désabusée d'un Leuret lorsqu'il écrit qu'administrés par lui « ces remèdes sont des tortures corporelles, alors qu'administrés par eux [ses confrères], ce sont parties essentielles d'un traitement méthodique ».

Tout au long du XIXe siècle, l'intimidation fait ainsi partie intégrante de la pratique asilaire, ainsi que l'attestent les nombreux registres d'internement. Or, si la peur de la punition peut inciter l'aliéné à respecter le règlement et les contraintes de la vie à l'asile, pourquoi la peur en tant que telle, provoquée ou non par un choc, pourquoi le choc lui-même ne constitueraient-ils pas une thérapeutique en soi ? Ambroise Paré parlait déjà de ce Gascon « tombé en phrénésie » qui « se jette de nuit par une fenêtre du second étage sur le pavé, se blesse en plusieurs endroits de son corps » et guérit aussitôt. Après Willis qui, au XVIIe siècle, estime que les supplices sont parfois plus utiles que les médicaments, après Cullen qui, un siècle plus tard, cite la terreur comme moyen de guérison, rien d'étonnant donc à ce que le XIXe siècle ait poursuivi dans cette voie. Nous l'avons vu déjà à propos du bain de surprise, mais les thérapeutiques de choc, dès le début du XIXe siècle, furent beaucoup plus nombreuses : les « violents moyens perturbateurs » tels que vésicatoires à l'eau bouillante, applications de glace, impressions vives et profondes, sont réputés avoir fait disparaître pour toujours des accès d'hystérie, d'épilepsie, de névralgie, de manie.

Abstraction faite de procédés marqués de romantisme comme les feux d'artifice que J.-C. Reil propose de faire tirer à côté du malade, ou de la vue d'objets hideux, tels que serpents ou grenouilles, préconisée par Guislain, il faut mentionner encore les saignées répétées, « la secousse intestinale » des purgatifs à haute dose chez les mélancoliques suicidaires (Matthey, de Genève), et déjà le choc électrique : appliquée, dès le XVIIIe siècle, au traitement des paralysies et des maladies nerveuses et convulsives, l'électricité est rapidement préconisée dans le traitement de la folie : « Qui sait si l'électricité donnée d'abord par bains, ensuite par étincelles et enfin par des commotions, ne causerait pas une secousse à cet organe [le cerveau], capable de détruire l'obstacle qui tient la raison et les sens enchaînés ? » (Daquin, 1792.) De son côté, l'instruction de 1785 sur la manière de gouverner les insensés recommandait déjà la « commotion électrique » dans la cure de « l'imbécillité ». La première tentative officielle date de 1804 quand Aldini, neveu de Galvani, l'administre sur le crâne d'un mélancolique, jusqu'à ce que le bon endroit soit enfin trouvé : la suture pariétale préalablement rasée : « Enfin la mélancolie disparut ; le malade ne rebuta plus les aliments qu'on lui présentait »... et put sortir de l'asile. S'agit-il du premier électro-choc ? La tradition l'affirme, mais après un début aussi prometteur, on peut se demander pourquoi, après un essai infructueux tenté devant Pinel (et peut-être à cause de cela), il faut attendre un siècle pour que de nouveau, en 1903, J. Babinski essaie de provoquer le « vertige voltaïque » sur une mélancolique.

Persistance de la tradition

Au-delà d'un traitement moral ainsi réduit à sa caricature, l'asile a laissé la plus large place aux thérapeutiques traditionnelles administrées dès le XVIIIe siècle et qui, à défaut de prétendre s'attaquer à la folie elle-même, se contentent de lutter contre ses symptômes : calmants, évacuants, irritants, toniques, sans oublier l'hydrothérapie...

Les sédatifs les plus utilisés dans les asiles d'aliénés sont la valériane, l'opium, la teinture de digitale, le hachisch, toujours employés à haute dose. En 1826, Balard de Montpellier découvre le brome, dont les sels sont proposés quelques décennies plus tard contre les attaques d'épilepsie. À la fin du XIXᵉ siècle, les nouveautés s'accroissent en proportion des progrès considérables de la chimie : codéine, chlorydrate de morphine ou de papavérine, chloroforme en potion, chloral en sirop ou en lavement... et nombreux sont les auteurs qui, déjà, se plaignent de la multiplicité des agents médicamenteux !

Les évacuants continuent à être utilisés, même si la théorie des humeurs est progressivement abandonnée. On administre aux lypémaniaques, sujets dit-on à la constipation, des lavements, des huiles purgatives, des sels purgatifs, de la rhubarbe, du casse, du séné, du jalap, etc. Les émétiques par les secousses qu'ils provoquent dans l'organisme, jouent un rôle plus complexe et Esquirol estime qu'ils doivent tenir « une place distinguée dans quelques mélancolies avec stupeur, chez des sujets dont la sensibilité est émoussée et qui semblent frappés d'atonie ». À la fin du siècle, on attribue aux émétiques, outre leur action directe sur les voies digestives, une influence sédative sur les phénomènes circulatoires et sur le système nerveux dans les accès de manie aiguë. Ainsi, le tartre stibié est copieusement expérimenté à Bicêtre dans les premières années de la IIIᵉ République sur des malades violemment agités. Quant à la saignée, sa vogue ne diminue que très lentement au cours du XIXᵉ siècle, malgré le vif mouvement d'opposition qui s'est dessiné dès la fin du XVIIIᵉ siècle. Mais elle est désormais réservée aux seuls cas de pléthore sanguine, à moins qu'on ne lui préfère les sangsues ou les ventouses scarifiées.

Les irritants peuvent être rattachés à la famille des évacuants dans la mesure où ils sont chargés, comme exutoires, de suppléer aux évacuations difficiles. Tout au long du XIXᵉ siècle, on applique aux aliénés sétons, moxas, cautères, vésicatoires, et frictions irritants. Les cautères et sétons à la nuque, le feu du moxa appliqué sur le sommet de la tête, c'est-à-dire au plus près du cerveau, semblent avoir joui d'une faveur spéciale dans presque toutes les formes d'aliénation mentale, et plus particulièrement dans les monomanies avec stupeur, les états avancés de démence, ou les mélancolies. Chez les femmes mélancoliques, dont la menstruation est irrégulière ou disparue, chez les hystériques, les épileptiques ou les hypomaniaques, l'application des vésicatoires, de cataplasmes sinapisés aux mollets, sur la face interne des cuisses, ou sur le bas-ventre, est encore recommandée dans le *Dictionnaire Dechambre* en 1876.

Toniques et stimulants sont moins nombreux et voient leur mode, commencée au milieu du XVIIIᵉ siècle, se prolonger dans la première moitié du XIXᵉ : outre des régimes renforcés (au chocolat ferré par exemple), des frictions, des infusions aromatiques, des vins amers de quinquina, de gentiane, ainsi que des stimulants internes (mercure, moutarde, poudres de squilles ou de cantharides) sont indiqués dans de nombreux types d'aliénation mentale : mélancolie, certaines démences plus ou moins compliquées de paralysies, idiotie, hystérie, épilepsie, et, plus généralement, dans n'importe quel type d'aliénation compliqué d'épuisement.

C'est toutefois l'hydrothérapie qui conserve la vedette. Comme depuis l'Antiquité, sa valeur thérapeutique générale trouve dans la folie une indication de choix. Dès le XVIIIᵉ siècle, on l'a vu, bains froids et bains tièdes ont déjà trouvé leur place dans le traitement de la folie. Mais dans l'asile du XIXe siècle, l'hydrothérapie s'affirme, se perfectionne et devient le traitement par excellence de l'aliénation mentale. « Les bains, dans la folie, sont un puissant moyen de guérison : un établissement bien entendu doit être pourvu de toute espèce de bains, avec une sorte de profusion », tel était déjà le mot d'ordre de Pinel. En 1874, les inspecteurs généraux du service des aliénés estiment que l'installation d'hydrothérapie d'un asile est « à peu près complète » quand elle comporte : « une piscine, une tribune, une douche mobile en lance avec jets divers, une douche verticale à clapet, en pluie et en colonne, chaude ou froide à volonté, une douche en cercle [...], une douche ascendante, un bain de siège à eau courante »... Le nombre de baignoires est fixé à trois pour cent malades, nombre suffisant à raison de dix à douze bains quotidiens de 30 à 45 mn par baignoire. Tout cela est strictement réglementé, précisé. L'eau peut avoir une action révulsive, tonique ou, au contraire, sédative. Dans les formes congestives de la folie, des douches révulsives, puissamment dirigées sur le bassin et les membres inférieurs, ont pour effet de décongestionner le cerveau. Dans les formes dépressives de la folie, des douches toniques, courtes, administrées par percussion, sont suivies d'une marche rapide. Dans les formes convulsives et expansives de la folie, on prescrit des bains froids, des enveloppements dans des draps mouillés, des compresses froides sur la tête. Les bains tièdes, eux, sont sédatifs à condition d'être prolongés de une à plusieurs heures. Ainsi, Casimir Pinel (le neveu du grand Pinel) propose en 1856 un traitement du délirium tremens (joliment appelé « folie ébrieuse » ou « délire crapuleux ») où, parmi d'autres médications telles que saignées, l'opium, etc., des bains tièdes de 10 à 15 heures sont recommandés, avec arrosement continus d'eau fraîche sur la tête. Mais, parmi tous les types d'aliénation accessibles à l'hydrothérapie, c'est indubitablement la mélancolie qui conserve la première place, et ceci depuis Hippocrate. On ramène l'attention des mélancoliques (lypémaniaques) sur le monde extérieur « en inondant leur tête, leurs épaules, leur poitrine et leurs membres d'une nappe d'eau froide. Les bains d'affusion rapidement administrés, impriment très vite une autre direction à leurs conception, et en répétant souvent l'application d'un liquide froid, on peut espérer faire rentrer ces malades dans les habitudes de la vie active. » (Calmeil.)

Bien entendu, les opinions des aliénistes divergent, s'opposent et se combattent. Mais, malgré tout, l'hydrothérapie a presque valeur de panacée dans le traitement de l'aliénation mentale au XIXe siècle, et il n'est guère de type d'aliénation qui lui échappe. Pourtant, l'incertitude des résultats rend nécessaire l'association des méthodes, la polythérapie, tant à l'asile qu'à domicile. Les exemples abondent : « Jamais, je n'ai vu un délire aussi violent, aussi continu [...], écrit le médecin qui rédige l'observation sur le registre d'entrée d'un asile de province, en 1859. Les bains, les cataplasmes aux pieds la nuit, les ventouses scarifiées sur les épaules, les dérivatifs sur l'intestin, ont échoué. » Au contraire de cet autre qui, entré deux ans auparavant « traité par les bains, de copieuses boissons aqueuses, un laxatif [...], est bientôt guéri »... Marcé, en 1858, dans son *Traité de la folie des femmes enceintes, des nouvelles accouchées et des nourrices*, conseille, « si l'on est appelé dès les premiers symptômes de la maladie, d'isoler la malade, de la placer dans un endroit faiblement éclairé, de maintenir autour d'elle le calme et le silence ».

« Des bains tièdes prolongés, quelques purgatifs, des antispasmodiques à faible dose pourront calmer cette excitation nerveuse qui accompagne la fièvre de lait, et qui pourrait facilement conduire à la folie chez les sujets prédisposés, si elle était exaspérée par une hygiène peu convenable. Mais lorsque, subitement ou progressivement, le délire maniaque éclate dans toute sa violence [...], des bains tièdes de trois ou quatre heures, répétés chaque jour si les malades les supportent bien, sont un des plus puissants moyens sédatifs que l'on puisse mettre en usage [...]. Les mêmes moyens devront faire la base du traitement lorsque l'accélération du pouls, la sécheresse de la langue, l'intensité du délire indiquent que la manie passe au délire aigu. Les bains tièdes de quatre ou cinq heures, les purgatifs, les boissons abondantes, certains narcotiques seront mis en usage selon les indications du moment. S'il semble exister vers le cerveau un raptus sanguin, qui sans doute n'est que consécutif au délire, mais qui peut à son tour hâter la terminaison fatale de l'accès de manie, on emploiera les moyens révulsifs qui peuvent dégorger les vaisseaux cérébraux sans avoir, comme les émissions sanguines, l'inconvénient d'affaiblir les malades. Les irritations froides, la glace appliquée sur la tête, autant que le permet l'agitation des malades, agissent à la fois comme répercussifs et comme sédatifs. La compression des carotides, les ventouses placées en grand nombre aux extrémités inférieures ou même les grandes ventouses Junod, qui emprisonnent tout un membre, agissent dans le même sens et peuvent produire une révulsion puissante. »

À propos de bosses, ou mieux vaut prévenir que guérir

C'est ce que propose Mariano Cubi y Soler dans *La phrénologie régénérée*, parue en 1860 à Barcelone. « Partant de l'idée qu'une chaussure, bien ajustée, améliore le pied, qu'un corset, bien confectionné, améliore la forme du corps », Cubi arrive à l'idée qu'un instrument « semblable à celui qu'emploient les chapeliers pour mesurer la tête (composé d'une multitude de touches, chacune correspondant à un organe cérébral), appliqué avec savoir et intelligence dès la plus tendre enfance, permettrait de débiliter les organes trop volumineux, et de développer les organes trop faibles, améliorant ainsi la forme et l'action de l'encéphale ». Et c'est le *corset céphalique*, sorte de casque à clavier dont les touches à pression variable permettent de moduler la croissance des bosses du crâne... « Quand sera venue l'époque, que je crois très peu éloignée, où le corset céphalique sera universellement employé, quel service la phrénologie n'aura-t-elle pas rendu à la morale et à la religion en fortifiant le libre arbitre autant que les organes intellectuels et moraux », conclut l'auteur qui se flatte modestement d'avoir fait « lever sur sa patrie le jour glorieux où pour la première fois, la phrénologie s'est présentée dans toute la majesté de ses principes et la plénitude de ses applications ».

Guérison de la folie chez une femme à barbe par l'ablation de cet appendice par le Dr Savage

« Nous ne ferons que mentionner cette observation, fort intéressante d'ailleurs, d'une mélancolique présentant des accès de désespoir avec désir de la mort, à laquelle le savant médecin de Bedlam a eu l'idée d'appliquer le traitement moral sous une forme tant soit peu cruelle. L'épilation de la barbe a été pratiquée en une série de séances. Neuf cents poils environ ont été arrachés et leurs bulbes détruits par galvano-puncture. Cette épreuve n'a pas été inutile à l'infortunée qui l'a subie. On a constaté que l'état mental s'améliorait à mesure que se modifiait la physionomie de la patiente. »

Annales médico-psychologiques, 1889.

Nouvelles conceptions et pauvreté des résultats

Premières critiques de l'institution thérapeutique

Dans la mesure où la thérapeutique est tellement liée à l'asile lui-même que l'une et l'autre ne font qu'un dans l'esprit de la plupart des aliénistes, c'est une critique globale qui se développe dès la fin du XIXe siècle devant le peu de résultats de la thérapeutique institutionnelle qui est devenue, par une sorte de logique interne pervertie, un instrument à fabriquer des incurables. En 1896, Marandon de Montyel, médecin-chef de l'asile de Ville-Évrard, fait un bilan sans concession de plus d'un demi-siècle d'internements : « Quand Pinel brisa les chaînes de l'aliéné, il ne le rendit pas pour cela à la liberté. Il estima, et avec lui tous ses successeurs, jusqu'à ces derniers temps, que pour obtenir sa guérison, il était indispensable de le soumettre à une hygiène spéciale, et cette hygiène spéciale fut l'hygiène de l'isolement. Les asiles qu'on lui construisit furent entourés de hautes murailles [...]. » Mais, à cette « hygiène » de l'isolement, l'auteur recommande de substituer une hygiène de la liberté.

De cette prise de conscience, encore minoritaire, vont naître l'« *open-door* » chez les Anglo-Saxons, le système des asiles en « *cottage* » britanniques (1865), puis, en France, des colonies familiales, à l'exemple de Gheel, ou des colonies agricoles, telles que celle de Fitz-James, succursale de l'asile de Clermont-de-l'Oise, et enfin, au-delà du premier conflit mondial, l'asile ouvert avec la création, à l'asile Sainte-Anne de Paris, par Édouard Toulouse, du premier « service pour le traitement des psychopathes dont l'état ne nécessite pas le placement dans les formes prescrites par la loi du 30 juin 1838 ».

La naissance des thérapeutiques dynamiques

À côté pourtant de ces procédés asilaires et somme toute traditionnels, évolue dans le même temps un courant de pensée marginal, « extra-hospitalier », s'adressant plutôt au monde de la névrose et qui, à travers diverses vicissitudes, va s'épanouir à la fin du XIXe siècle dans les thérapeutiques « psychodynamiques », fort opposées au « traitement moral ». Nous voulons parler de ces méthodes qui du magnétisme animal de Mesmer au sommeil lucide de l'abbé de Faria, de l'hypnotisme de Braid à l'hypnose de Bernheim et de

Charcot, des « médications psychologiques » de Janet à la psychanalyse de Freud, vont peu à peu acquérir officiellement droit de cité à partir des années 1880 pour constituer, en dépit des conflits d'écoles, la deuxième révolution psychiatrique du siècle, celle qui va mener de l'observation descriptive des anomalies du comportement à l'écoute interprétative des messages de l'inconscient.

Maigres bilans

Mais sur l'horizon 1900, ces nouvelles perspectives n'ont guère d'incidence et un certain découragement s'empare des aliénistes, surtout après que chacun a pu constater que les théories organicistes ont débouché sur un néant thérapeutique à peu près complet. Pour s'en ternir aux statistiques officielles, peu suspectes de pousser le tableau au noir, les chiffres sont éloquents :

	Total internés (moyenne entre effectifs du 1er janv. et du 31 déc.)	*Sortis guéris*	*Sortis améliorés*	*Décédés*
France 1874*	41 659	2 936 (7,04 %)	1 378 (3,30 %)	4 789 (11,49 %)
France 1886**	61 173	3 192 (5,21 %)	2 043 (3,33 %)	6 539 (10,68 %)

* Rapport général sur le service des aliénés en 1874...
** Statistique générale de la France (service des aliénés), 1886.

Même si l'on ajoute au nombre des sortis guéris celui des sortis améliorés, on peut constater en effet que leur total est inférieur à celui des décès et les résultats, si décevants en regard des espoirs qui avaient présidé à l'instauration de l'institution asilaire, sont généraux en Europe. En Angleterre, par exemple, les sortis guéris représentent, en 1870, 8,54 % contre 8,48 % de décès, et, en 1890, 7,68 % contre 8,20 % de décès[1].

En fait, ces mouvements de population asilaire ne font que traduire un phénomène beaucoup plus grave : la constitution d'un « sédiment » irréductible et croissant d'internés incurables et chroniques. Constamment, en effet, la chronicité est rappelée dans les rapports annuels des aliénistes, les inspections, les commissions. Phénomène tellement désolant pour les praticiens que certains vont jusqu'à calculer les pourcentages de guérisons, déduction faite des aliénés

1. Scull A.T., *Museums of Madness – The social organization of insanity in 19th Century England*, London, Allen Lane, Penguin Books, 1979. (« Cure and mortality rates in County and Borough Asylums ».)

chroniques ! Bien entendu, pour ces « incurables », le rôle du médecin est réduit à la simple surveillance de leur état physique. Ce qui revient à dire que, au bout de quelques mois d'internement, les seules thérapeutiques pratiquées sur un aliéné sont celles de ses maladies intercurrentes... En cinquante ans, l'asile thérapeutique a perdu sa destination primordiale.

De la photothérapie

« Quant à la photothérapie, vous ne verrez aujourd'hui, Messieurs, qu'une ébauche de ce que je veux faire, mais je suis persuadé qu'on peut obtenir d'excellents résultats chez les nerveux par l'emploi raisonné des *couleurs* ; j'ai constaté souvent que certains malades séjournent de préférence dans ces cabines *bleues* ou *vertes*, mais je me suis surtout bien trouvé de cette chambre *violette* dans certains cas d'excitation et de cette chambre *rouge* dans des cas de *dépression* ou de *semi-mutisme*.

« Afin d'ajouter à l'influence de la lumière colorée et pour frapper plusieurs sens à la fois, il m'est arrivé dans certains cas de faire entendre un air de musique et respirer un parfum l'un et l'autre *excitants* ou *calmants* suivant qu'il s'agissait de la chambre *rouge* ou de la chambre *violette*. »

Dr Raffegeau, Directeur de l'établissement hydrothérapique du Vésinet,
2e Congrès international de l'hypnotisme, Paris, 1900.

Un traitement moral à ne pas dédaigner : les cérémonies religieuses

« Au nombre des moyens les plus puissants de guérison, on doit compter les solennités religieuses, qui fixent l'attention des malades et qui élèvent leurs pensées en touchant leur cœur.

« Pendant longtemps je fus sous l'empire des idées systématiques alors généralement admises sur les rapports du culte avec les aliénés ; aujourd'hui l'expérience a modifié ma manière de voir. Il est certain que des cérémonies bien ordonnées, c'est-à-dire simples et touchantes, le chant surtout, peuvent influer d'une manière efficace sur l'esprit des malades. Quelques monomanes religieux, quelques aliénés ayant une religion mal entendue, ne peuvent autoriser à méconnaître cette règle générale ; il suffit d'exclure ces derniers de la chapelle, et encore un aumônier prudent peut-il souvent ramener ces malheureux à la vérité.

[...]

« Pour la première fois, l'année dernière, nous fîmes assister les aliénés des deux sexes à la procession de la Fête-Dieu, qui eut lieu dans l'intérieur de l'asile ; le même jour, ils vinrent recevoir dans la cour d'entrée celle de la paroisse Notre-Dame. Ayant été satisfait de l'ordre qui régna durant ces deux cérémonies, le directeur-médecin invita la musique du lycée pour le dimanche suivant. Ces messieurs mirent le plus grand empressement à se rendre à notre invitation.

« La même cérémonie eut donc lieu pour l'Octave, mais cette fois embellie par des morceaux de musique qui firent verser à plusieurs de nos malades des larmes d'attendrissement et dont nous eûmes lieu de remarquer ensuite quelques heureux effets.

« Cette année, à défaut de musique que nous ne devions pas espérer avoir tous les ans, nous pensâmes à faire apprendre des cantiques aux aliénés ; on mêla parmi eux des religieuses et des employés, et M. Renault, chirurgien de l'asile, eut l'obligeance de leur enseigner quelques airs pour la fête du Saint-Sacrement.

« Comme l'année précédente, nous fîmes notre procession particulière, puis nous reçûmes celle de Notre-Dame, et j'ose dire que notre cour d'entrée offrait alors un spectacle admirable et touchant : la pompe d'un clergé nombreux, suivant sur un double cercle les heureux circuits de la cour, les fleurs se mêlant en l'air aux fumées de l'encens, devant le Dieu des affligés, le recueillement de nos pauvres malades rangés en haie sur le gazon central, et accompagnant le Saint-Sacrement de leurs chants d'adoration et de triomphe ; puis la voix de l'officiant, du haut d'un admirable autel de verdure, envoyant les paroles solennelles de bénédiction sur la foule prosternée... ; c'était là un tableau qui n'a pas excité parmi les nombreuses personnes étrangères à l'asile moins d'étonnement que d'attendrissement et d'admiration, et chacun en se retirant se demandait s'il était bien possible qu'un tel changement eût été opéré en quelques années, et que les malades qu'on avait vus là eussent été destinés jadis à pourrir sur la paille d'un cabanon infect ? N'était-ce pas, dans cette circonstance, le cas de répéter cette question qui a été faite par plusieurs visiteurs d'asiles : "*Où donc sont les fous ?...* " »

« Notice sur l'asile départemental de l'Orne », C. Mansan, 1852.

LA VIE QUOTIDIENNE D'UN ASILE D'ALIÉNÉS À LA FIN DU XIXe SIÈCLE

L'institution asilaire a « horreur du vide ». Elle ne laisse pas une minute au hasard, canalisant chaque instant la folie, et la privant de toute initiative. Dès le début du XIXe siècle, aliénistes et législateurs sont d'accord pour imposer des règlements intérieurs contraignants capables de distraire la folie, de la détourner de ses méditations ou de ses extravagances…

Lever

Le lever est à 5 h 30 en été et 6 h en hiver. Gardiens (quartier des hommes) et religieuses (quartier des femmes) vont ouvrir les portes des dortoirs et des chambres verrouillées. Le lever des malades n'est pas une mince affaire : il faut procéder au rapide inventaire des dégâts de la nuit (vêtements lacérés, bris d'un meuble ou d'un objet, literies souillées, etc.), s'assurer ensuite que les alités sont réellement indisposés et méritent d'être dirigés vers l'infirmerie. On aide chacun à faire son lit et à s'habiller. Une demi-heure est consacrée à la toilette : il faut laver les idiots et les impotents, débusquer les récalcitrants… Sœurs et gardiens n'en sont pas quittes pour autant : tandis que, une demi-heure après le lever, les aliénés vont déjeuner, il reste à laver dortoirs et cellules, à évacuer les immondices, à faire sécher matelas et vêtements mouillés, à laver baquets et vases de nuit, à désinfecter les latrines, à lutter enfin contre la puanteur. Surveiller la propreté des aliénés est une préoccupation constante, et il n'est pas rare de retrouver tel malade, lavé et changé le matin, tout crotté une heure plus tard.

Après la prière, le déjeuner est servi dans chaque quartier, le déplacement étant surveillé par les gardiens. À 7 heures, les gardiens conduisent à la messe ceux qui désirent y participer, à condition qu'ils ne troublent pas l'office. Les règlements sont très nets : les aliénés ne sont admis à l'église qu'avec la permission du médecin. Les délirants mystiques, par exemple, sont exclus de la messe. À l'intérieur de la chapelle, chaque sexe est rigoureusement séparé – l'ensemble des aliénés étant lui-même séparé des autres participants.

Travail

À l'asile, point d'oisiveté. L'horaire de travail quotidien est même lourd : une dizaine d'heures. Certes, beaucoup s'occupent plus qu'ils ne travaillent. Mais un fort contingent exerce une activité effective. Seul le médecin désigne, en principe, les aliénés qui doivent y prendre part, ainsi que le genre de travail à entreprendre. La réalité est certainement différente : les médecins sont trop peu nombreux pour avoir le temps de procéder à la distribution des tâches. Dans ce domaine au moins, le surveillant-chef ou la religieuse-maîtresse ont tous les pouvoirs.

Dans les asiles d'aliénés du XIXe siècle, une thérapeutique active, celle du travail, s'ajoute en effet à la thérapeutique passive, celle de l'enfermement :

> « Ce n'est plus un problème à résoudre, c'est le résultat le plus constant et le plus unanime de l'expérience que dans tous les asiles publics, comme les prisons et les hospices, le plus sûr et peut-être l'unique garant du maintien de la santé, des bonnes mœurs et de l'ordre, est la loi d'un travail mécanique rigoureusement exécuté. Ce sont encore les incurables, les exaltés, les idiots même, qu'il faut assujettir à cette loi commune ; il est par trop révoltant de voir encore [ces] malades abandonnés à une inaction stupide : il est temps enfin qu'on apprenne à s'en servir et à profiter même de leur disposition innée à une imitation servile et routinière, pour les faire participer plus aisément à un bien-être dont ils n'ont peut-être pas la conscience mais qui honore l'humanité. »

Ce texte (1836) du médecin Scipion Pinel a l'avantage de mettre franchement le doigt sur l'équivoque : thérapeutique du travail ou utilisation des aliénés à des fins serviles ? Il est assez rare de voir le second aspect clairement analysé dans les écrits des aliénistes au XIXe siècle. Au contraire, il est souvent souligné que les tâches de pure exécution doivent être, si possible, évitées et qu'en aucun cas la force de travail des aliénés ne doit être utilisée comme une force animale.

Le travail (ainsi que le calme qu'il implique) est l'un des préalables nécessaires à la sortie. Il préfigure le retour à une certaine raison, ou plutôt l'abandon d'une *irratio* caractérisée, entre autres, par le désœuvrement. L'aliéné qui travaille régulièrement se réinscrit par avance dans une perspective sociale. Il prouve aussi, plus trivialement, qu'il sera capable, une fois sorti, de subvenir à ses propres besoins. Les aliénés qui ne travaillent pas s'exposent à de nombreux inconvénients : privation d'avantages (facilités de circulation, suppression du tabac chez les aliénés indigents, etc.), et même transfert dans des quartiers plus pénibles.

Ainsi une majorité d'aliénés est au travail, tant chez les hommes que chez les femmes : ménage, cuisine, lessive constituent, de loin, les postes les plus importants ; mais il y a aussi la ferme, la basse-cour et les jardins, la cordonnerie, la boulangerie, les divers ateliers, les bâtiments (en réfection constante) et, chez les femmes, tous les métiers de la couture, du linge, du tricot. Les aliénés au travail sont souvent encadrés par des employés salariés. Cependant tel idiot peut régner sans partage sur le séchoir ou la basse-cour...

La proportion d'aliénés-travailleurs tend à diminuer dès la fin du XIXe siècle. Tendance confirmée et qui s'accentue dans les premières décennies du XXe siècle. Il serait intéressant d'en discerner les raisons : moindre nécessité économique ? Inversion du couple assistance-subsistance ? Révision radicale des idées thérapeutiques ?

Service des tables

Le « service des tables » commence à midi pour les aliénés du régime commun, un peu plus tard pour les pensionnaires « des classes distinguées ». Chacun est servi dans le réfectoire de son quartier respectif, qu'il a réintégré pour la circonstance. Ce moment est à la fois le plus agité de la journée – avec de multiples transports de bidons et de gamelles de la cuisine aux quartiers – et le plus important, comme dans tout milieu fermé.

En théorie, l'alimentation pourrait être considérée comme très suffisante, mais il faut compter avec le « coulage » probable et le gâchis dans les réfectoires. Qu'on essaie de se représenter le moment du repas : grands agités et paralytiques ne peuvent mastiquer, il faut leur faire absorber du lait, du potage, des pâtes, de la purée, du bouillon ; les nombreux aliénés gloutons s'asphyxient parfois (quand les gardiens s'en aperçoivent à temps, ils tentent de retirer le bol alimentaire qui obstrue la voie respiratoire – une pince recourbée existe même à cet effet). À l'inverse, certains refusent de manger : ainsi les « persécutés » convaincus qu'on tente de les empoisonner, les mystiques voulant aller plus vite au Ciel, ou les malades tout « simplement » indifférents ou abrutis. Pour ceux-là, il faut procéder à leur alimentation par sonde œsophagienne. La surveillance et l'activité du personnel sont intenses : on prévient les disputes, on veille à ce que chacun reste à sa place... Heureux encore quand un épileptique pris d'une attaque ne plonge pas le visage dans une assiette de soupe brûlante.

Après la récréation, dès 13 h 30, ceux qui travaillent rejoignent leurs chantiers respectifs tandis que l'asile retentit des bruits de vaisselle. Certes, tout le monde ne travaille pas et beaucoup de pensionnaires se promènent ou s'occupent à des jeux de société ou à des travaux d'agrément. Les chantiers sont fermés dès 17 heures pour le repas du soir, qui répète le cérémonial de midi : placement et gestes de chacun strictement assignés, la distribution des aliments s'opérant elle-même selon un ordre rituel que les plus « fous » ne sauraient transgresser.

Un ordre immuable

La récréation qui suit est plus longue que celle de midi. C'est le moment de paix relative où, avant le dortoir, les plus calmes sortent le jeu de cartes, les damiers ou les dominos, allument la pipe ou la cigarette. Chez les femmes, on brode ou on tricote. Les « pensionnaires », réputés plus cultivés, lisent. Leurs distractions sont également plus relevées puisqu'ils peuvent disposer d'un billard et d'un piano. En 1878, les inspecteurs généraux ne paraissent guère enthousiasmés par l'arsenal des loisirs, auxquels il faut ajouter des promenades dans l'enclos, sans oublier les sorties ; ils considèrent qu'au total les moyens de distraction sont bornés. Mais comment pourrait-il en être autrement ?

À 20 heures l'été et 19 heures l'hiver, tous les malades doivent être couchés. Une courte prière précède l'ultime mouvement de la journée. Chaque sœur, chaque gardien doit coucher ses malades « avec autant de décence que possible ». Il faut « les bien couvrir, serrer soigneusement leurs habits » (dont l'une des pièces peut devenir l'instrument d'un suicide par strangulation), fermer soigneusement les fenêtres, les portes des chambres et des alcôves. En outre, les malades ne doivent pas être couchés sans que leur linge soit changé s'il est gâté ou mouillé. Pendant la nuit, les corridors sont éclairés et des rondes de gardiens ou de religieuses, toujours deux par deux, sont assurées.

Rigueur de l'horaire journalier, mais aussi rigueur de l'emploi du temps hebdomadaire dont certains jours reçoivent une affectation spécifique : le vendredi, on fait la barbe, les ongles et les cheveux des malades ; le samedi et les veilles de fêtes, on distribue linge de semaine (linge de corps) et vêtements du dimanche. Le dimanche, bien sûr, se déroulent les nombreux offices obligatoires. Au cours de l'année même, certaines dates sont immuablement fixées : c'est le cas notamment de la remise du vestiaire et des couvertures d'hiver le 15 octobre, de ceux d'été le 15 mai. Les draps, eux, sont changés tous les mois. Il est impensable qu'on puisse remettre au lendemain le jour de la lessive ou qu'on retarde ne fût-ce que d'une demi-heure le repas. Les pires bouleversements peuvent se produire à l'extérieur, au-delà des murs de l'asile, sans qu'horaire et emploi du temps en soient affectés. Ordre des choses et du temps : premier antidote contre le désordre des esprits.

Tous les moments de la journée sont donc l'objet d'une surveillance constante : il faut apaiser les querelles, veiller à la propreté mais aussi à la décence, prévenir les actes les plus imprévisibles : lacération d'un vêtement, crise d'agitation ou de fureur, tentative d'évasion ou de suicide. Il faut aussi aider les aliénés dans les gestes les plus quotidiens ou les plus triviaux. Règle absolue : partout un aliéné doit se trouver sous le regard d'un gardien ou d'une religieuse. Voici, par exemple, une instruction de 1890 : « À aucun instant de la journée, on ne doit perdre de vue [les] cabinets, car c'est par là qu'ont souvent lieu les tentatives de suicide, que quelques malades se laissent aller à des tendances spéciales, à manger leurs excréments par exemple. »

Répression

Cette surveillance implique la punition des contrevenants au règlement. Mais « est-il légitime, d'abord, est-il rationnel, ensuite, de punir un aliéné ? Il n'a pas conscience de ses actes, il n'en est donc pas responsable et ne doit pas en être puni [...]. Mais la plupart savent parfaitement quand ils font mal, et il n'y aurait ni traitement moral ni discipline possibles, si on ne leur faisait sentir [...]. » (Rapport général sur le Service des aliénés en 1874.) Dans la répression asilaire, on peut distinguer un stade simplement punitif et, au-delà, un stade répressif... Dans le punitif, les réprimandes ou les menaces, les privations de promenades ou de tabac, la suspension d'une petite tolérance vis-à-vis du règlement intérieur, parfois même la rétrogradation à un quartier plus « dur » sont autant de moyens qui doivent habituellement éviter le passage à un niveau franchement répressif. Mais il y a les violents, les mutins, les agités chroniques, les invectiveurs, les exhibitionnistes. Ce qui fait que, si tous les aliénistes du XIXe siècle estiment que les moyens coercitifs doivent tendre à disparaître, leur utilité est parfois incontestable. Ainsi Scipion Pinel écrit : « Ces moyens deviennent continuellement nécessaires parce que l'on manque des constructions et des distributions qui permettent de laisser, même les plus furieux, se livrer en toute liberté à leurs extravagances. »

Moyen de répression le plus fréquent : l'isolement en cellule – une séquestration dans la séquestration. Les cellules, obscures ou non, ne sont occupées en permanence et pendant longtemps que par des agités incurables. La séquestration de nuit, elle, est plus fréquente, car il faut préserver, en l'absence de sédatifs chimiques, le sommeil du plus grand nombre.

Autre moyen classique : la contention, qui est une entrave au corps même de l'aliéné, et dont la variété la plus connue est bien entendu la camisole de force ; mais il existe aussi divers types de contention : fauteuils de force (percés ou non), entraves diverses, en cuir ou en métal. L'utilisation de ces moyens n'est pas aussi fréquente qu'on a pu le croire : quelques dizaines de camisolés, c'est indiscutablement triste et pénible, mais est-ce trop par rapport aux 800, 900, 1 000 internés d'un asile ? N'oublions pas que l'emploi des instruments de répression, y compris la contention, est subordonnée à la décision du médecin. Il ne s'agit là, cependant, que de la répression autorisée, médicale en quelque sorte : que dire de la répression brutale ou sournoise des infirmiers, loin du regard médical ou administratif ?

Le monde extérieur

Comment et quand ces aliénés retrouvent-ils un contact avec le monde extérieur, au-delà des murs de l'asile ? Comment s'établissent les relations institutionnelles entre les aliénés et le monde libre ? Les malades peuvent écrire une lettre tous les quinze jours, parfois chaque semaine. Le papier à lettre est distribué et la censure s'exerce impitoyablement, à l'expédition comme à la réception. Dans un cas comme dans l'autre, la moindre relation risquant d'inquiéter le destinataire, de provoquer de l'agitation chez l'aliéné ou des interventions intempestives de la part des familles, entraîne la censure complète de la lettre ; c'est le médecin qui décide de cette retenue éventuelle. Les colis sont évidemment inspectés et ne sont pas laissés à la disposition du destinataire (de même que ses effets personnels). Les plaintes, tant des aliénés que des familles, à propos du courrier censuré, sont donc fort nombreuses. Aussi existe-t-il toute une contrebande du courrier, qui peut provoquer un affolement dans la famille, surtout quand l'aliéné se proclame guéri et demande qu'on vienne le chercher sans tarder !

Les visites autorisées se font au parloir ou dans les jardins, sous la surveillance des infirmiers. Leur durée est fixée et doivent cesser dès qu'elles menacent d'agiter le malade. Tous les trafics de l'asile passent par là avec des familles souvent complices, même lorsqu'elles sont à l'origine du placement : après une visite mal surveillée, non seulement l'alcoolique aura pu emporter dans son quartier la bouteille qu'il ne cesse de réclamer, mais le suicidaire aura pu, sous le prétexte le plus subtil, emporter l'objet tranchant ou piquant qui lui servira à se donner la mort. C'est parfois plus simplement une photo ou une lettre qui déclencheront le lendemain ou le surlendemain une crise de désespoir ou de prostration. Il est vrai que la seule émotion d'une conversation, la vue d'un père ou d'un fils peuvent suffire. C'est pourquoi les visites sont filtrées avec soin et accordées avec parcimonie par le médecin en personne.

Les promenades sont une grande affaire et récompensent les plus sages et chacun les attend avec impatience. Il est difficile d'estimer leur fréquence et même leur existence. Les aliénés pensionnaires en bénéficient surement davantage que les aliénés indigents. Certains asiles méconnaissent la promenade tandis que d'autres la pratiquent de façon ponctuelle, parce qu'il fait beau cet après-midi là, ou qu'il est temps d'arracher tel quartier à une crise de cafard... Alors, dans une immense voiture fermée, on va prendre la collation à la campagne, dans des sites soigneusement repérés et isolés ; jamais ailleurs, car là aussi il faut ritualiser : la promenade qui tonifie ne doit pas être l'aventure qui excite ; et puis il ne faut pas provoquer chez l'habitant un mouvement de curiosité néfaste. Des camisoles ont été discrètement glissées dans la voiture « pour le cas où des crises imprévues les rendraient nécessaires ». Les règlements multiplient les conseils de prudence : il est expressément défendu aux gardiens d'entrer eux-mêmes ou de laisser pénétrer leurs malades dans les lieux publics et notamment dans les cafés, les auberges et les maisons de jeux.

Sorties et permissions sont rares et de durée variable : rarement plus que la demi-journée, ou la journée à condition que le malade couche le soir à l'asile. L'aliéné doit être évidemment confié à un parent ou à un ami qui prend la responsabilité de la surveillance au seuil de l'établissement. Dans le cas d'une permission plus longue ou même, au début du XXe siècle, dans le cas d'une sortie à l'essai, la plus grande prudence et la plus exacte surveillance sont demandées aux familles.

Non seulement les communications de l'aliéné sont limitées, mais, en outre, elles sont régies par une discrimination sévère. En effet, ces contacts ne constituent en aucune façon un droit : un aliéné agité peut fort bien se voir refuser pendant des mois et même des années la totalité des relations avec l'extérieur.

Sixième partie

LE XXe SIÈCLE

TABLE DES MATIÈRES

UNE HISTOIRE DE LA PSYCHIATRIE AU XXe SIÈCLE

Il n'y a pas de synchronisme entre l'émergence des idées en psychiatrie et celle des pratiques. À s'en tenir même à l'un ou à l'autre, il n'y a que chevauchements, tensions entre un état ancien et un état nouveau, situations en permanence critiques, anticipations et résurgences. C'est dire la difficulté de marquer les points d'articulation dans ce continuum où tout change. L'histoire de la psychiatrie, est-il besoin de le dire, s'inscrit dans celle des sociétés, dans le mouvement des idées, dans le développement des sciences et des techniques, etc. Elle s'inscrit donc aussi dans les grandes crises traversées par les société. À cet égard, les bouleversements sociaux, économiques, politiques et scientifiques provoqués par les deux conflits mondiaux qui ont secoué les sociétés industrielles depuis le début du siècle peuvent servir de repères pour la psychiatrie.

La fin de l'aliénisme et la naissance de la psychiatrie (1900-1920)

Au début du siècle, l'aliénisme est à son déclin mais il jette encore ses derniers feux avec deux personnages de première grandeur : Magnan et Kraepelin. En 1867, à 32 ans, Magnan s'installe au Bureau de l'admission du nouvel asile Sainte-Anne. Il y restera quarante-cinq ans. Il y voit défiler des milliers de malades dont le devenir lui échappe. Kraepelin, professeur de psychiatrie à Dorpat (1886), puis à Heidelberg (1980), s'installe à Munich de 1903 jusqu'à sa mort. À l'inverse de Magnan, il peut observer les mêmes malades pendant des années. De cette continuité se dégage l'axe essentiel de son œuvre : le critère évolutif. Deux modes d'exercice différents, deux méthodes, deux constructions théoriques opposées. L'une part d'un modèle *a priori*, « le délire chronique », en reléguant tout le reste dans la dégénérescence ; elle fixe d'emblée le tableau clinique et une fois pour toutes. Pour l'autre, l'espèce morbide ne livre son secret qu'au moment où le processus évolutif se fige et s'éteint dans une configuration stable et définitive ; on ne peut rien dire sur le moment et le classement provisoire n'a qu'une valeur de présomption ; d'où, au fil des ans, les additions et remaniements des éditions successives du *Traité* de Kraepelin.

Magnan reprend le concept assez vague de « dégénérescence », hérité de Morel, et l'enrichit d'un appareil théorique tiré des connaissances neuro-physiologiques de son temps. Kraepelin, longtemps hanté, comme Magnan, par l'espoir de trouver dans la neuro-anatomie les secrets de la « maladie », finit par y renoncer et se rabat sur la dégénérescence. Faute de mieux, la « maladie mentale » est endogène. Elle recèle en elle-même le génie qui lui est propre. Rappelons enfin que ces oppositions se développent dans le contexte de la rivalité franco-allemande et de la susceptibilité ombrageuse des Français depuis la défaite de 1870.

Malgré tout, Magnan et Kraepelin restent unis dans le projet des aliénistes, celui formulé par J.-P. Falret : « Découvrir des espèces vraiment naturelles caractérisées par un ensemble de symptômes physiques et moraux et par une marche spéciale. » Mais ce projet scientifique commence à battre de l'aile. L'esprit du nouveau siècle est gagné par le scepticisme et le doute. En France, le culte de la science et le positivisme sont en perte de vitesse. Les espoirs grandioses qu'avaient fait naître les découvertes scientifiques du XIXᵉ siècle s'enlisent dans l'indifférence. La société bourgeoise est ébranlée par les conflits sociaux et les menées subversives. L'affaire Dreyfus l'oblige à quitter les cénacles évanescents du symbolisme pour choisir son camp. L'œuvre de Magnan n'échappe pas à la contestation. L'idée de dégénérescence qui embrassait toute la psychiatrie n'est plus qu'« une remise qui sert à loger sans aucun effort d'esprit tous les cas embarrassants ».

L'œuvre de Kraepelin va bénéficier au contraire d'une remarquable longévité en Allemagne, en Italie, en Espagne et en URSS, pays dont les structures politiques vont rester particulièrement rigides, pour ne pas dire plus.

Tandis que l'aliénisme disparaît de la scène, on assiste à la montée d'une nouvelle figure qui, à partir des années 1920, prendra le nom de psychiatrie. Figure encore très floue au début du siècle et dont les contours ne peuvent se saisir que par contraste avec ceux de l'aliénisme finissant ; phase de transition grosse de développements ultérieurs, dont certains attendront cinquante ans pour arriver en pleine lumière.

D'une manière générale, on peut dire que la psychiatrie commence à se dégager de l'aliénisme en jetant des ponts et en concluant des alliances d'un côté avec la neurologie et la médecine, de l'autre avec la psychologie à ses débuts : d'un côté avec la médecine somatique et tout ce qui a trait au corps comme objet, de l'autre avec ce qui deviendra les sciences de l'homme.

Synthèse impossible ? Équilibre instable entre les territoires vulnérables aux frontières mal définies ? Peut-être aussi : carrefour de voies multiples et lieux de confrontation sinon d'affrontements.

G. Ballet est très représentatif de la nouvelle orientation. Il appartient à l'école de la Salpêtrière de tendance, depuis Charcot, plutôt neurologique. Cette école est en rivalité avec Sainte-Anne, où règnent Magnan et la tradition aliéniste. G. Ballet est de ceux qui prônent le rapprochement entre neurologistes et aliénistes. Il fonde en 1906, avec J. Dejérine, H. Antheaume et H. Claude, une nouvelle revue, *L'Encéphale*, dont l'objet est de « rompre l'isolement où s'est laissée momentanément isoler la pathologie mentale ». C'est un encouragement adressé aux aliénistes à sortir de leurs asiles et à rejoindre la médecine. D'ailleurs, dès 1894, les neurologistes ont fait une entrée discrète mais officielle au sein de la confrérie des aliénistes réunie dans leur congrès annuel, qui devient Congrès des aliénistes et neurologistes. Certes, quelques réserves se font entendre ; on craint que les questions de neurologie ne prennent une part prépondérante ; on craint de ne plus se sentir en famille. Mais ces Messieurs les neurologues sont, somme toute, très courtois. Ils paraissent même partager les préoccupations des aliénistes. Que demander de plus ? Et le chroniqueur de conclure : « Les maladies nerveuses et l'aliénation mentale ont trop de points de contact pour qu'on cherche à établir une barrière entre ceux qui s'occupent des unes et de l'autre. »

Le traité de G. Ballet peut être considéré comme le premier traité moderne. Moderne par sa composition puisqu'il s'agit d'une œuvre collective, moderne aussi parce qu'il fait le constat de décès de l'aliénisme (sans pour autant être en mesure de remplacer l'édifice en ruines par une construction nouvelle), moderne enfin par un retour à une clinique dégagée de préoccupations doctrinales. Il se fait modeste, très modérément ambitieux et surtout sceptique à l'égard des aliénistes fin de siècle qui croyaient voir poindre une ère nouvelle à l'horizon de leurs efforts ; on ne croit plus à la domestication d'une nature rebelle, à la découverte, dans la nébuleuse confuse de la folie, d'espèces morbides autonomes, clairement identifiées comme figure et comme évolution. Fini le rêve de Morel, de Falret, de Magnan, de Kraepelin. Le traité qui cherche à faire la part égale entre la médecine et la pathologie non organique se pose comme une alternative à l'aliénisme.

C'est F.-L. Arnaud avec son gros article, « Les psychoses constitutionnelles », qui est chargé de servir le plat de résistance et d'écarter à la fois Magnan et Kraepelin. Du côté de Magnan, on nous présente l'héritage télescopé du passé sorti de son écrin de la dégénérescence. Il n'est plus maintenant question que de « prédisposition morbide ». Et même là, de toute évidence, la foi n'y est plus. La prédisposition est moins un facteur étiologique qu'un système de classement dont l'artifice n'échappe d'ailleurs pas à l'auteur.

L'affaire est ainsi réglée du côté de Magnan. Quant à Kraepelin, il est expédié en quinze pages (sur les 1 600 du *Traité*). C'est peu pour les états terminaux et l'hébéphrénie, figurant respectivement sous la rubrique des démences vésaniques et des démences précoces.

Pour écarter les deux grands, il aurait fallu avancer un dispositif un peu plus riche en propositions nouvelles. Or celles-ci font cruellement défaut. Le fond constitutionnel ? On en reste à des redites sur la « dysharmonie des fonctions mentales » et à égréner des chapelets d'attributs : les « prédisposés » sont des gens bizarres, excentriques, originaux, émotifs, détraqués, etc. Quant au retour prosaïque à une clinique de la quotidienneté, ce n'est pas très offensif.

En France, où l'on fait barrage au système kraepelinien, il faut occuper le terrain laissé libre par le reflux de Magnan. On cherche à décrire des entités morbides sur la base d'une fonction psychologique. C'est le *délire d'interprétation* de Sérieux et Capgras, assez voisin de la paranoïa des auteurs allemands (Krafft-Ebing, Schüle, Wernicke, Kraepelin, etc.) ; c'est le *délire d'imagination* de Dupré ; ou encore, sur la base d'un symptôme, c'est la *psychose hallucinatoire chronique* de G. Ballet.

Entre 1911 et 1915 cet auteur propose deux versions différentes sinon contradictoires de la psychose hallucinatoire chronique. La première attribue aux phénomènes esthésiques un rôle déterminant dans la genèse du délire ; dans l'autre le trouble fondamental est attribué à la « désagrégation de la personnalité ». Cette expression reste équivoque puisque les phénomènes invoqués (influence, actions extérieures) relèvent plus d'une scission que d'une désagrégation de la personnalité.

En dépit (ou à cause) de ce flou artistique qui évitait de trancher un débat fondamental, l'école française est restée longtemps attachée à cette entité qui, peu à peu, et dans les années d'après guerre, va se placer non pas entre Magnan et Kraepelin, mais entre les délires paranoïaques et les délires schizophréniques de Bleuler.

À peine esquissée par Arnaud, l'idée de constitution va se préciser. Elle fonde ses bases théoriques sur les développements récents de la psychologie clinique. Théodule Ribot (1839-1916), philosophe et psychologue, fonde la psychologie comme science autonome. Il mesure tout l'intérêt de la psychopathologie et engage ses élèves, P. Janet et G. Dumas, à étudier la médecine. Ce dernier va développer le postulat fondamental de la doctrine des constitutions : il y a une identité foncière entre mécanismes psychologiques normaux et mécanismes pathologiques. Les différences sont d'ordre quantitatif et non qualitatif.

C'est le début de la psychopathologie expérimentale. On voit de brillants universitaires s'intéresser aux maladies mentales. Janet fonde en 1889 un laboratoire dans le service de Charcot. Dumas en fait autant en 1897 dans le service de Claude à Sainte-Anne. De leur côté, les aliénistes s'intéressent à la psychologie. Charles Blondel (1876-1939), élève de Dupré, publie un ouvrage dont le retentissement sera grand parmi les aliénistes.

Alors que la doctrine de la dégénérescence s'efforçait, par l'établissement des « stigmates », de creuser le fossé entre le normal et le pathologique, la doctrine des constitutions va chercher à le combler. Tantôt on part du pathologique pour aller vers le normal : c'est Pierre Kahn qui reprend les travaux allemands relatifs à la cyclothymie (Kahlbaum, Hecker, Karl Williams et bien sûr

Kraepelin) dans lesquels celle-ci désigne à la fois les formes atténuées de la psychose maniaco-dépressive de Kraepelin et la constitution pré-existante à la maladie ; de même pour la paranoïa. Tantôt on fait le chemin inverse, du normal au pathologique. E. Dupré (1862-1921), dans une série de travaux de 1905 à 1919, aboutit à une synthèse d'ensemble des constitutions dérivées de fonctions normales : l'imagination, l'émotivité, la motricité ; et de conclure en novembre 1919 : « Les maladies mentales sont des maladies de la personnalité. »

Du coup, on pensait résolue l'épineuse question de l'origine des maladies mentales puisque, du normal au pathologique et inversement, la route était ouverte par de simples variations quantitatives. Mais l'interprétation n'en était pas pour autant psychogénique puisqu'il restait entendu « qu'il faut remonter aux sources organiques de l'énergie nerveuse et psychique pour reconnaître la nature primitivement sensori-motrice des éléments originels de la mentalité ».

Variations quantitatives d'un trait dominant ? Mais lequel ? Question d'appréciation laissée au choix des auteurs qui valorisent tel ou tel trait dans ce qui fut le conglomérat de la dégénérescence. Dès lors on assiste à une inflation et une complexification des différents systèmes constitutionnels, d'autant plus que les combinaisons entre les types sont non seulement possibles mais s'avèrent nécessaires. Le système constitutionnel, comme toutes les grandes synthèses en psychiatrie, est menacé de pléthore. Pour éviter l'éclatement, une dernière tentative sera faite vingt ans plus tard par A. Delmas. C'est l'expression la plus rigide du dogme. Dogme définitif mais aussi épitaphe. À vouloir solidifier le système, Delmas, par un curieux retour en arrière, est amené à replacer l'origine des psychoses dans la personnalité innée, dans l'hérédité. C'était trop.

> « La constitution psychopathique représente un groupe défini de tendances faisant partie de la personnalité innée du sujet. C'est un héritage définitif qui se manifeste de la naissance à la mort.
>
> « Les groupements de tendances que forment les constitutions psychopathiques sont les mêmes en psychologie normale qu'en psychiatrie de telle sorte qu'à chaque constitution correspond une disposition psychique pour telle ou telle psychose.
>
> « Du normal au pathologique, il n'y a qu'une variation quantitative. »
>
> A. Delmas, 1932.

À la veille du premier conflit mondial, Kraepelin, bien qu'à son déclin, règne toujours sur la psychiatrie européenne, même si en France on cherche à opposer une alternative à l'aliénisme. Mais déjà les germes des développements ultérieurs de la psychiatrie sont pratiquement tous là. Qu'on en juge.

L'œuvre majeure de Bleuler paraît en 1911, et le Burghölzli est le foyer le plus vivant de la psychiatrie européenne. C'est le grand centre d'attraction, le rendez-vous des psychiatres et des psychanalystes de demain. L'influence de la psychologie expérimentale se fait sentir, nous l'avons vu, sur les aliénistes français. Pierre Janet (1859-1947) va produire une œuvre considérable consacrée aux névroses et spécialement à l'hystérie. En Allemagne, Wilhelm Wundt (1832-1920) avait fondé dès 1879 à Leipzig le premier laboratoire de psychologie expérimentale. Il exerca sur le jeune Jung une influence certaine.

Le courant sociologique inauguré par Émile Durkheim (1858-1917), bien que plus marginal, va compter aussi dans le développement ultérieur de la psychiatrie. L'expérience de la guerre, vécue par des millions d'hommes arrachés à leur existence individuelle pour être plongés et confondus dans une « vie psychique collective », conforte les thèses sociologiques. La notion d'« interaction » valable pour des sujets sains peut s'appliquer aussi aux malades mentaux aux prises avec le milieu social.

L'anthropologie est déjà représentée par Lévy-Bruhl (1857-1939) et la phénoménologie par Karl Jaspers, dont le *Manuel de psychopathologie générale* paraît en 1913. Mais, bien sûr, c'est l'œuvre de Freud et celle de ses élèves (Karl Abraham et Sandor Ferenczi) qui vont marquer de façon décisive, bien que tardivement, les développements de la psychiatrie. Pour ne parler que de Freud avec *Les trois essais sur la théorie de la sexualité* (1905), *La Gradiva* (1907), *Le président Schreber* (1911), *Pour introduire le narcissisme* (1914), *Deuil et mélancolie* (1917), *Névrose et psychose* (1924), *La perte de la réalité dans les névroses et les psychoses* (1924), tout le corpus psychiatrique de la psychanalyse est déjà là.

L'intermède sanglant de 1914-1918 va constituer une situation quasi expérimentale, riche d'enseignement. Le fait qu'une population normale soumise sur une grande échelle à des chocs émotionnels puisse présenter des troubles mentaux souligne l'importance du « fond constitutionnel » et celle de la personnalité antérieure du sujet. Autant d'arguments pour les constitutionnalistes.

Enfin, le courant neurologique va recevoir un renfort considérable pendant cette même période avec l'apparition de l'encéphalite épidémique de von Economo-Cruchet. L'apparition de troubles mentaux dus à un virus va servir de paradigme pour une orientation neurologique de la psychiatrie, renouant avec le modèle de la paralysie générale, rompant avec le dogme de l'endogénéité des psychoses. L'espoir renaît de trouver d'autres agents pathogènes capables de provoquer les troubles mentaux, eux-mêmes susceptibles d'une thérapeutique étiologique. Ainsi le courant neurologique est-il porteur d'espoir, par opposition à l'aliénisme, profondément pessimiste.

L'entre-deux-guerres (1920-1940)

Au lendemain de la guerre, l'Europe est exsangue. La société civile est profondément bouleversée, les rapports sociaux, les habitudes de vie sont entièrement à réinventer, l'équilibre d'une société cloisonnée et hiérarchisée est rompu, les pays sont globalement ruinés ou appauvris. D'un point de vue sociologique le XIXe siècle s'achève en 1920. L'effondrement de l'économie européenne, le contre-coup de la révolution prolétarienne en Russie, le changement dans les mentalités, l'éclat de nouvelles formes d'expression, la révolution dans les mœurs marquent la rupture avec le passé. Dans la période qui s'ouvre les ex-pays belligérants apparaissent comme frappés dans leurs capacités de création et de renouvellement. Est-ce tout à fait un hasard si la seule nouveauté apparaît dans le seul pays resté à l'écart des hostilités, la Suisse ?

Entre Kraepelin et Freud : Bleuler

La psychiatrie du XXe siècle a été profondément marquée par trois auteurs dont l'audience s'est étendue à l'ensemble de la culture occidentale : Kraepelin, Bleuler et Freud. Mais le moment où chacun de ces noms est entré dans l'histoire est variable.

L'œuvre de Kraepelin appartient au XIXe siècle alors que Kraepelin et Freud sont nés la même année et que les œuvres « psychiatriques » de Freud, celles qui marqueront la psychiatrie de façon décisive, sont pratiquement contemporaines de celles de Kraepelin. Au regard de la modernité, l'œuvre de Kraepelin est considérée comme vieille, celle de Freud comme jeune, celle de Bleuler, enfin, se situerait entre les deux. De fait, elle doit beaucoup à celle-là et plus encore à celle-ci.

Eugène Bleuler, de souche paysanne, est né à Zollikon, petit village situé aux environs de Zürich. Issu de cette université, il acquiert ses premières connaissances en psychiatrie à Berne chez Schaerer. Puis sa formation se poursuit à Paris chez Charcot et chez Magnan, ensuite à Londres et à Munich. Après ce périple, on le retrouve interne de Forel au Burghölzli. De 1886 à 1898 il est médecin-directeur de la Rheinau, important hôpital psychiatrique perdu dans la campagne au bord du Rhin. En 1898, le gouvernement cantonal le désigne à la succession de Forel. Il quitte, non sans regret, « ses » malades de Rheinau, dont un bon nombre le suivront au Burghölzli. C'est là que, pendant près de trente ans, va s'élaborer son œuvre scientifique et d'abord celle qui lui vaut sa renommée mondiale, *Dementia proecox oder Gruppe der Schizophrenien*, parue en 1911 dans l'encyclopédie psychiatrique de Aschaffenburg.

La schizophrénie regroupe les trois formes (paranoïde, hébéphrénique, catatonique) de la démence précoce décrite par Kraepelin en 1896, auxquelles est ajoutée, pour des raisons à la fois cliniques et théoriques, la forme dite simple. Bleuler reprend aussi mais sous un autre angle la distinction faite par Kraepelin entre symptômes fondamentaux et symptômes accessoires. Quant à Freud, l'œuvre entière en est profondément imprégnée. Pour n'avoir pas à le citer à chaque page, il suffit à Bleuler de reconnaître sa dette de façon liminaire : « L'avancée et l'élargissement des concepts psychopathologiques [proposés dans ce livre] ne sont rien moins que l'application à la démence précoce des idées de Freud. » Bleuler a été le premier clinicien de la psychiatrie à reconnaître la valeur de la psychanalyse, bien que sur beaucoup de points il ne soit pas d'accord avec Freud. Pas d'accord sur l'importance du traumatisme infantile et sur celle de la sexualité ; pas d'accord non plus sur l'origine uniquement psychogène de la schizophrénie. En dépit de ces divergences, c'est bien grâce à Bleuler (au contact de son assistant C.G. Jung) que la psychiatrie s'est enrichie de l'apport freudien, parce qu'il a su réaliser la synthèse d'une psychiatrie traditionnelle fondée sur l'observation clinique rigoureuse et prolongée de la population de malades asilaires qu'il avait à sa disposition (ce que Freud n'avait pas) et d'une perception claire du rôle fondamental joué par l'inconscient freudien dans le développement des psychoses.

Entre organogenèse et psychogenèse

La distinction très classique entre symptômes fondamentaux et symptômes accessoires prend ici une signification nouvelle. Les uns et les autres ne sont pas simplement juxtaposés ; les uns au centre, les autres dans une périphérie aléatoire. Ils n'entrent pas non plus dans une série temporelle (Kraepelin) où les uns sont ceux qu'on retrouve au terme de l'évolution alors que les autres peuvent disparaître en cours de route. Pour Bleuler les uns et les autres sont synchrones dans une relation dynamique

La schizophrénie repose sur un processus qui en est la condition nécessaire, la « *Spaltung* » ou « *splitting* » ou « dislocation ». Qu'est-ce au juste ? La difficulté est de distinguer le symptôme primaire (troubles des associations ou autisme par exemple), cliniquement identifiable, du processus qui le produit. Dans un premier temps, le terme de « *Spaltung* » désigne à la fois symptôme primaire et processus ; il confond niveau clinique et psychopathologique. Pour établir la distinction, Bleuler est amené à postuler l'existence d'un processus antérieur à la « *Spaltung* », la « *Zerspaltung* ». Mais à peine affirmée, Bleuler doit reconnaître que la distinction est, dans la pratique, bien difficile à maintenir. Il y a là incontestablement une zone d'ombre à laquelle s'ajoute une inconnue : « Nous ne savons pas actuellement ce qu'est le processus schizophrénique. » Bleuler laisse ouvert le choix entre deux interprétations : ou bien la rupture des associations peut être le fait d'un processus organique et le complexe idéo-affectif ainsi isolé du reste de la personnalité fonctionne comme un corps étranger et devient pathogène, ou bien la charge affective contenue dans le complexe est telle qu'elle provoque la rupture des associations (psychogenèse). Quelle qu'en soit la nature, l'important pour Bleuler est d'affirmer l'existence d'un processus. On ne passe pas du normal au pathologique par de simples variations quantitatives d'une fonction, ce qui distingue Bleuler de Janet, ou des constitutionnalistes.

La « *Spaltung* » reste donc entourée d'une certaine obscurité. En France, les termes qui ont prévalu sont ceux de « dislocation » pour désigner le processus, et de « discordance » pour désigner les aspects cliniques du processus.

Autant la question des symptômes primaires fait l'objet d'interprétations différentes, autant celle des symptômes secondaires est claire. Tous les symptômes de la démence précoce jusqu'ici décrits appartiennent aux symptômes secondaires. Ils peuvent tous être compris comme les produits du mécanisme de défense du Moi face à un processus. Et Bleuler de reprendre, dans son analyse du contenu des délires et dans celle des troubles psychomoteurs, le vocabulaire freudien : déplacement, condensation, symbolisation, surdétermination, retrait narcissique, etc., et de souligner l'identité de la pensée de rêve et de la pensée autistique. Le processus libère et fait apparaître dans la conscience vigile les contenus inconscients normalement inhibés et métamorphosés par les mécanismes de défense. Le contenu des hallucinations et des idées délirantes est psychogène. Désirs et craintes refoulées réapparaissent sous forme d'idées délirantes et sont niés comme appartenant au sujet.

Ainsi, dès 1911, Bleuler fournit une vue d'ensemble de la clinique psychanalytique de la schizophrénie.

Mais quelle schizophrénie ? D'emblée le concept paraît susceptible de recouvrir une grande partie de, sinon toute, la pathologie mentale, névroses comprises. Eugène Minkowski, assistant de Bleuler avant d'émigrer en France en 1915, consacre en 1921 trois gros articles à l'œuvre de son maître. Il n'hésite pas à écrire : « La schizophrénie n'est pas *une* maladie, mais *la* maladie mentale. » Cette extension, cette tendance à l'hégémonie était parfaitement prévisible et déjà contenue dans le concept lui-même. Tout est affaire, dit Bleuler, de variations quantitatives du processus. Ce sont ces variations en plus ou en moins de l'intensité des symptômes cardinaux qui déterminent les formes cliniques de la même affection : l'un des pôles est fortement chargé en symptômes secondaires avec très peu de symptômes cardinaux, et l'on rejoint les formes pseudo-névrotiques de la schizophrénie ; l'autre pôle est pratiquement dépourvu de symptômes secondaires, seuls apparaissent les symptômes primaires, et l'on rejoint les formes a-symptomatiques de la schizophrénie, la schizophrénie simple. D'un côté, les névroses, de l'autre les sujets apparemment normaux ; entre les deux, toutes les formes possibles et imaginables de psychoses. Ce sont encore les variations en plus ou en moins des symptômes primaires qui déterminent la gravité de l'évolution. Celle-ci n'a rien de fatale.

Le système bleulérien marque la rupture avec les cadres nosographiques rigides ; il tranche aussi avec le pessimisme et la résignation du système kraepelinien.

Il restitue au malade sa position de sujet animé de craintes et de désirs. Le malade n'est plus un étranger, un aliéné. Certes, la « *Spaltung* » est bien là pour marquer la limite ; mais elle n'interdit pas de regarder au-delà et de saisir le fond commun qui appartient à tout homme : l'organisation de la vie inconsciente. Bien plus, elle n'en interdit pas l'accès, mais, paradoxalement, l'ouvre. Bleuler re-situe l'humanité dans la folie et la folie dans l'homme. C'est là aussi une des raisons de son succès non seulement dans le petit monde de la psychiatrie mais dans la société en général, même si cette consécration a dû attendre la seconde moitié du XXe siècle. Entre Kraepelin et Freud, Bleuler se situe bien au centre de la psychiatrie contemporaine.

Constitutions et types psychologiques

Sous l'influence de Bleuler, la question des constitutions se présente sous un jour nouveau. On abandonne l'idée de simples variations quantitatives permettant de passer de la normalité à la maladie. Minkowski, qui se fait l'interprète de son maître, souligne que pour Bleuler la schizoïdie n'est pas une schizophrénie en miniature. On ne peut pas passer de l'une à l'autre sans faire intervenir un processus morbide, qui lui-même peut d'ailleurs varier en intensité. La variable, c'est le processus, ce n'est plus telle ou telle disposition innée.

En 1922, Kretschmer, influencé par Bleuler, partage les individus normaux en deux classes : les schizothymes et les cyclothymes. À ces deux classes correspondaient deux constitutions psychopathiques (schizoïdes et cycloïdes). Ces deux constitutions déjà morbides feraient le lit des deux grandes psychoses : la schizophrénie et la cyclothymie. Enfin, à ce système bipolaire, Kretschmer fait correspondre deux types morphologiques : le type pycnique, qui renvoie à la constitution cyclothyme, le type leptomosone, qui renvoie à la constitution schizothyme. C'est la tentative la plus ambitieuse et achevée de relier caractères normaux/caractères pathologiques/psychoses/structure du corps, en introduisant néanmoins des solutions de continuité dans les séries. De plus en plus on s'intéresse à classifier les caractères normaux. Le mot de constitution ne renvoie plus à la pathologie. Désormais, on parlera plus prudemment de « manière d'être originelle et permanente ». On assiste à une nouvelle inflation des différents types en fonction des auteurs et de leurs options théoriques.

L'accueil en France : schizophrénie ou psychose hallucinatoire chronique ?

La schizophrénie de Bleuler ne pénètre pas en France sans opposition. Ce qui choque est l'extension du concept et son absence de valeur discriminative dans un ensemble que l'on perçoit comme non homogène. H. Claude reste attaché à la démence précoce de Kraepelin. Pour lui, la schizophrénie n'est qu'une forme dégradée de la démence précoce conduisant vers ce qu'il appelle « les schizonévroses ». Alors que Bleuler ramassait l'opposition soma-psyché à l'intérieur d'un même système différemment dosé en signes primaires et signes secondaires mais présents dans toutes les formes de schizophrénie, cette même opposition se trouve disjointe, selon Claude, dans des affections différentes. L'organicité est attribuée, dans la ligne de Kraepelin, à la démence précoce, alors que la schizophrénie est psychogène.

Mais le centre des débats n'est pas là. Les Français, plus analytiques, reprennent la question laissée en suspens par G. Ballet, celle des hallucinations et des idées d'influence ; hésitation entre troubles partiels et désorganisation globale. Et à l'intérieur de celle-ci, le flou laissé par Bleuler autour du sens de « *Spaltung* ». Dislocation ou clivage ? L'une et l'autre, répondent les Français pour qui chacun de ces troubles fondamentaux se traduit par des tableaux cliniques différents. On aura ainsi les formes discordantes sur la base d'une désagrégation de la personnalité (hébéphréno-catatonie et formes paranoïdes) et les formes non discordantes sur la base du clivage (psychose hallucinatoire chronique). Sur le plan clinique, ces dernières sont organisées autour des idées d'influence.

Si l'on s'accorde assez bien sur la clinique, il n'en va pas de même de la psychopathologie, où s'affrontent des positions divergentes : théories cénesthésiques avec Seglas ; surtout psychologiques avec Ceillier et Claude ; neurologiques enfin avec un auteur, esthète solitaire et autodidacte : G. de Clérambault. À partir de 1920, il développe une œuvre originale où l'analyse psychologique s'exerce avec d'autant plus d'aisance qu'elle s'affranchit dès le départ d'un contentieux : est posée comme un dogme inattaquable l'origine organique et mécanique du syndrome d'automatisme mental, lui-même générateur de toutes les psychoses ou presque.

À l'époque, ces positions tranchées, qui faisaient de l'hallucination un phénomène neurologique, ont heurté le milieu psychiatrique. On a moins perçu que cette vision globale de la psychopathologie opposant une personnalité saine à un processus, une personnalité prime à une personnalité seconde, était moins éloignée qu'on ne pouvait le croire du schéma psychanalytique basé (en partie) sur le clivage : « Le délire proprement dit, secondaire et tardif, n'est que la réaction obligatoire d'un intellect raisonnant et souvent intact aux phénomènes qui sortent de son subconscient. » Subconscient dont Clérambault ne veut absolument rien connaître : d'où l'obligation pour le mieux verrouiller d'opposer l'argument sans appel du « neurologique » et de faire en sorte que la psychose hallucinatoire chronique repose sur un socle dépourvu de toute espèce de signification autant pour le malade que pour le psychiatre. L'œuvre de Clérambault peut être considérée comme le terme ultime de l'essai hésitant de G. Ballet. La psychose hallucinatoire chronique s'oriente cette fois-ci résolument vers le clivage et non la « dislocation ». À l'égard de Bleuler, il serait tentant de rapprocher l'opposition « symptômes primaires-symptômes secondaires » de l'opposition « petit et grand automatisme mental ». Mais Clérambault s'arrête, crispé, sur le seuil de l'inconscient, tandis que Bleuler passe outre.

Psychanalyse et psychiatrie, rencontre ou malentendu ?

Dès le début du siècle et surtout avec Bleuler, la psychanalyse commence à faire parler d'elle. La réaction du milieu psychiatrique est nette et catégorique : c'est non... et pas seulement en France. Kraepelin est franchement hostile. À Vienne même, Wagner von Jauregg, professeur de psychiatrie, inventeur de l'impaludation de la paralysie générale, prix Nobel 1927, s'enferme dans un silence éloquent et n'en sort que pour décocher quelques flèches ironiques. Aschaffenburg, professeur de psychiatrie à Heidelberg, mène en 1906 une attaque contre les idées freudiennes au Congrès des neurologues et aliénistes à Baden-Baden. Il récidive au Congrès international de psychiatrie de 1907 à Amsterdam. Oppenheim, pourtant curieux de la psychanalyse, n'accepte pas la théorie sexuelle de Freud. Friedländer à Francfort-sur-le-Main est un ennemi déclaré et appelle au boycott des cliniques pratiquant la psychanalyse. Avec Ziehen, le malentendu atteint la *vis comica* (voir ci-dessous). On comprend mieux devant cette hostilité générale que les jeunes affidés de Freud (Jung, K. Abraham, L. Binswanger) aient trouvé au Burghölzli un terrain plus propice. Encore que, faut-il le redire, Bleuler, la seule autorité de l'époque favorable à Freud, n'accepte pas ce qu'il appelait son « pansexualisme » et met une certaine coquetterie à se démarquer de Freud en écartant toute référence à la sexualité (autisme à la place d'auto-érotisme par exemple).

> « Abraham conte à Freud cette anecdote : “Une petite pièce satyrique, tirée de la clinique de Ziehen. Présentation d’une névrose obsessionnelle. Le patient a l’obsession que dans la rue il doit mettre la main sous les jupes d’une femme.” Ziehen à l’auditoire : “Messieurs, nous devons soigneusement examiner s’il s’agit d’une obsession sexuelle. Je vais demander au patient s’il éprouve également cette impulsion en présence de femmes d’un certain âge.” Le patient interrogé : “Hélas ! Professeur, même avec ma propre mère et avec ma sœur.” Là-dessus, Ziehen : “Vous voyez, Messieurs, qu’il ne peut y avoir ici absolument rien de sexuel en jeu.” À l’assistant : “Mettez au procès-verbal : le patient souffre d’une obsession non pas sexuelle, mais absurde !” »
>
> Cité par H. Vermorel, *Information psychiatrique*, 1954.

En France, quelques années plus tard, les mêmes réactions s’observent, aggravées par l’obstacle linguistique et l’hostilité traditionnelle à l’égard de tout ce qui est germanique. Chez nous, pays de clarté, d’harmonie, d’équilibre, l’exploration des gouffres ténébreux de la psyché relève d’une faute de goût impardonnable. On préfère l’analyse psychologique propre, en surface, celle qui se pratique dans les laboratoires de psychologie. Ces investigations en profondeur remuent trop de boues et heurtent les convenances. Le « freudisme » devient rapidement synonyme de licence. Y. Delage, le spécialiste du rêve, se livre dans la presse à une attaque en règle. Ch. Blondel qualifie la psychanalyse d’« obscénité promue scientifique » et dénonce les « absurdités auxquelles peut aboutir la hantise du préjugé sexuel ». Un certain Lalo n’hésite pas à parler d’une « scholastique de la pornographie ».

Avant la Première Guerre, le milieu psychiatrique n’a pas d’accès direct à l’œuvre de Freud. Il est vrai qu’un obscur professeur de Poitiers, le docteur Morichau-Beauchant, est probablement le premier Français à lire Freud ; il manifeste une sympathie dépourvue de préjugés à l’égard de la psychanalyse, mais ses quelques articles passent inaperçus. En fait, c’est Hesnard qui va présenter la psychanalyse dans le milieu professionnel à travers plusieurs publications. Mais cette « présentation » est tellement critique que l’image de la psychanalyse devient une caricature propre à conforter le milieu psychiatrique dans son refus.

Et pourtant, la psychanalyse après la guerre pénètre en France, mais sur la pointe des pieds : Jankélévitch traduit en 1922 *L’introduction à la psychanalyse* ; Meyerson en 1926, *La science des rêves*. Mais surtout débarque à Paris, en 1921, une psychanalyste d’origine polonaise, analysée par Freud, élève de Jung et de Ferenczi : Madame Sokolnika. Autour d’elle se constitue un petit groupe de psychiatres et de « laïcs » se réclamant de la psychanalyse (de Saussure, R. Laforgue, R. Allendy, E. Pichon)... Introduite subrepticement à la clinique de Sainte-Anne par G. Heuyer, elle en est écartée par H. Claude, devenu titulaire du poste de professeur ; elle a le tort de n’être pas médecin. Finalement, c’est à Laforgue qu’est confiée une consultation de psychanalyse. C’est lui qui, maintenant, fait autorité parmi les psychanalystes français. Hesnard, probablement pour des raisons tactiques et pressentant que le mouvement allait prendre de l’ampleur, opère une conversion et se rallie au petit groupe. Petit groupe qui fonde en 1925 une nouvelle revue, *L’Évolution psychiatrique*, qui entend regrouper tous les travaux psychanalytiques de langue française. Son premier numéro, consacré à la schizophrénie de Bleuler, situe bien ce mouvement au carrefour de la psychanalyse et de la psychiatrie. Mais très vite la tendance psychanalytique se sépare de l'autre : Laforgue, Sokolnika et un nouveau venu, analysé par Freud, R. Lœwenstein, fondent le 4 novembre 1926 la Société psychanalytique de Paris qui publiera sa propre revue : *La Revue française de psychanalyse*. Décidément, psychanalyse et psychiatrie, contrairement à ce qui va se passer outre-Atlantique, ne font pas très bon ménage en France.

L'assistance psychiatrique française entre les deux guerres

L'orientation de plus en plus neurologique de la psychiatrie française tend à faire de la maladie mentale une maladie des nerfs comme les autres et une maladie qui peut guérir. Mais comment se faire soigner sans recourir à l'internement ? Les aliénistes des hôpitaux de faculté avaient déjà créé des « services ouverts » : Dejérine, Dupré, G. Ballet, Claude à Paris ; Régis à Bordeaux ; Lépine à Lyon. Pourquoi ne pas ouvrir aussi de tels services dans les hôpitaux psychiatriques ?

Édouard Toulouse, d'orientation à la fois scientifique et hygiéniste, fonde le 8 décembre 1920 la Ligue d'hygiène mental, mouvement populaire destiné à éclairer les masses et inspiré par l'exemple américain. Il obtient en 1922 la création d'une institution groupant des lits d'hospitalisation libre, un dispensaire, un service social, des laboratoires de recherche et l'organisation d'un enseignement : l'hôpital Henri-Rousselle.

Cette institution vedette, consacrée aux malades mentaux, s'écarte du modèle asilaire ; elle est entièrement calquée sur le modèle des hôpitaux généraux. On peut donc la qualifier d'hôpital et non pas d'asile. Le 8 avril 1937, un décret ministériel étend aux asiles d'aliénés la dénomination d'hôpitaux psychiatriques.

En fait, rien ne changera et cinq ans plus tard, dans les jours sombres de l'Occupation, Paul Balvet écrira désabusé : « L'asile d'aliénés a changé de nom, la réalité est restée. »

Les discussions autour des mots recouvrent les questions de fond. Faut-il séparer ou non les « aigus » des « chroniques » ? Quel est le rôle du « service ouvert » ? Neurologie et psychiatrie constituent-elles deux « divisions parallèles de la pathologie d'un même système qui ne peuvent ni se rencontrer ni se confondre » ou, au contraire, n'ont-elles pas tout à gagner à se rencontrer ? Telles sont les questions débattues depuis le début du siècle, relancées par l'ouverture de l'hôpital Henri-Rousselle et qui ne cesseront pas de se poser depuis.

Beaucoup d'aliénistes, appelés maintenant psychiatres, craignent que les « services libres » ne soient que l'antichambre des services fermés. Pour les plus lucides, la vraie question est de faire de l'asile un instrument de soins capable de traiter autant les « aigus » que les « chroniques » et non plus une garderie. Ils font des réserves sur la possibilité de traiter les malades en service libre sans courir le risque d'une séquestration arbitraire. C'est dire que l'entreprise d'É. Toulouse est reçue de façon critique par les psychiatres du service public. Les temps ne sont pas mûrs. Il n'y a pas de volonté politique, accaparée qu'elle est par la lutte contre la tuberculose. On bute toujours sur les mêmes difficultés : les services ouverts, inspirés par des sentiments généreux, risquent de servir de repoussoir aux « services fermés » et d'enfoncer ceux-ci un peu plus dans la réprobation générale.

Les choses ne changeront guère : l'éloignement des établissements des centres urbains, les pesanteurs de tous ordres feront des hôpitaux psychiatriques de véritables ghettos où le psychiatre s'enferme dans un conservatisme frileux (voir citation). Ils resteront en dehors du mouvement qui s'amorce timidement dans la ville. On assistera en France, jusqu'à la mise en place des « secteurs » vers les années 1960, à un clivage entre un système asilaire isolé du champ social et le développement progressif d'une psychiatrie sociale dans le cadre de l'hygiène mentale qui reprendra la vocation des Sociétés de patronages du XIXᵉ siècle.

> « Le médecin des asiles : un des derniers féodaux, avec ses terres, un grand nombre de serfs et de serviteurs. Ça n'est pas Louis II de Bavière, c'est le Baron d'Ostende. À l'intérieur de son service, il peut réaliser la société de ses rêves. Il est déçu par l'existence, las d'une société dont il voit surtout les excréments. Il va pouvoir se façonner un petit monde à lui, bricoler avec les moyens du bord, un palais du facteur Cheval à sa mesure... Dans ce petit monde qui sent la camomille, le Baron s'adonne volontiers à quelques manies innocentes. Il coupe les pattes d'une puce et, quand elle ne saute plus, en conclut qu'elle est sourde. »
>
> Paillot, *Recherches*, 17, mars 1975.

La psychiatrie à la recherche de son identité (1940-1980)

Retracer l'évolution de la psychiatrie depuis la fin du deuxième conflit mondial est un exercice périlleux et relève peut-être d'une gageure impossible. D'abord la proximité des temps rend difficile le choix des événements et leur mise en perspective ; ensuite, et surtout, le dégel du monde asilaire, l'ouverture de la psychiatrie sur la société (traits dominants de la période actuelle) rendent de plus en plus flous les contours de la chose psychiatrique, difficile le repérage des multiples courants qui la traversent, problématique l'analyse des relations qu'elle entretient avec chacun d'eux, et obscure la question de savoir ce qui reste d'elle après ce bain dans une soupe culturelle aussi riche en ingrédients divers. Brutalement, la question posée est celle de savoir si la folie, dont la psychiatrie n'est qu'une forme médicalisée, est soluble dans la culture. Si oui, on pourra dire que cette fin de siècle a réussi l'exploit d'assimiler un produit particulièrement coriace. Dans cette perspective optimiste, cet exploit serait possible au prix d'une division du travail où chacun des courants qui traverse la psychiatrie (sociologie, psychologie, psychanalyse, linguistique, neuro-physiologie, etc.) est capable de digérer le morceau à l'égard duquel il ressent le plus d'affinités ou d'appétit. Le plus dur serait ensuite de prolonger ces opérations purement intellectuelles par des actions sur le terrain, sur le tissu social, pour amener l'ensemble de la population, qui ne dispose pas forcément d'instruments d'analyse aussi sophistiqués, à trouver un compromis acceptable avec la folie au quotidien ou, mieux encore, à faire disparaître l'objet du litige. Ce défi n'est pas radicalement nouveau puisqu'il s'inscrit dans la ligne du mouvement hygiéniste du début du siècle. Il a pris seulement une tout autre dimension. La fonction sociale du psychiatre s'élargit. Il ne s'agit plus seulement de protéger la société et éventuellement de lui rendre après restauration des sujets qu'elle lui avait confiés ; il s'agit aussi, après avoir écrêté les manifestations les plus gênantes de la folie, d'agir sur le milieu social pour rendre possible le travail d'assimilation, fût-ce au prix d'une banalisation de la folie, réduite à un handicap comme un autre. Le psychiatre n'est plus un gardien-thérapeute ; il devient un médiateur entre la folie et la société.

Cet essor remarquable du mouvement hygiéniste dans la psychiatrie contemporaine s'inscrit dans le contexte résolument optimiste de l'après-guerre. La deuxième révolution industrielle, les mutations technologiques, la maîtrise de l'atome, l'exploration du cosmos autorisaient tous les espoirs. Sans tomber dans le travers de l'éternel retour ou dans le jeu des symétries, ne peut-on pas rapprocher ce moment de notre histoire de la première révolution industrielle et scientifique du siècle dernier, moment où précisément l'aliénisme triomphant pensait, par d'autres méthodes, pouvoir régler son compte à la folie ?

Mais la roue tourne et depuis ces dernières années, depuis la crise économique des sociétés industrielles, les ailes de l'espoir qui portaient la psychiatrie se trouvent quelque peu rognées. Le doute s'insinue dans les esprits. Aux yeux de certains, moins portés à l'optimisme, cette assimilation de la folie pourrait n'être qu'une forme de refoulement collectif, qu'une forme partagée d'exorcisme. À leurs yeux, le XIXe siècle et la première moitié de notre siècle avaient tant bien que mal réussi ce refoulement au sens propre, en refoulant dans des espaces réservés ceux qui étaient taxés d'aliénation. Pour ces mêmes grincheux, l'évolution actuelle ne ferait que substituer au refoulement du fou le refoulement collectif de la folie.

On pourrait alors interpréter les mouvements antipsychiatriques des années 1960-1970, non seulement comme une contestation de la « psychiatrie de papa », mais aussi comme l'expression d'espoirs déçus, l'expression de rancœur, de ressentiment et d'aigreur à l'égard des professionnels de la chose, incapables de tenir leurs promesses ; une manière aussi de maintenir coûte que coûte le défi, celui de vaincre la folie par d'autres méthodes que celles utilisées par les professionnels.

Pourquoi ne pas suivre le flux et le reflux des humeurs collectives et les utiliser comme repères de l'évolution récente de la psychiatrie ?

La résistible ascension de la psychiatrie (1945-1960)

La psychiatrie était jusqu'ici essentiellement franco-allemande. Après le partage du monde à Yalta (février 1945), l'Europe regarde vers l'Ouest.

Les USA et l'Europe

À la fin du XIXᵉ siècle, le modèle kraepelinien domine la psychiatrie américaine, mais au début du siècle ces conceptions fixistes et organicistes se trouvent de plus en plus en rupture avec l'évolution des mentalités séduites par le nouvel évangile darwinien. C'est alors que se forge progressivement un modèle spécifiquement américain dont l'inventeur est un Suisse émigré, contemporain de Kraepelin, de Freud et de Bleuler : Adolf Meyer. Né près de Zürich, il fut l'élève de A. Forel, le père de la psychiatrie suisse. Peu satisfait des orientations en vigueur en Suisse et en Allemagne, il est attiré par les conceptions darwiniennes de Thomas Huxley (1825-1895) et par les théories de H. Jackson. Il quitte le vieux continent et commence à exercer la neurologie à Chicago en 1890. Très vite, cet émigré devient plus américain que les Américains et ce neurologue, neuro-anatomiste, devient psychiatre. Il semble que la maladie mentale de sa mère ne soit pas étrangère à cette dernière conversion. En 1893, il devient directeur d'enseignement à l'hôpital de Worcester et, en 1902, directeur de l'Institut psychiatrique de l'État de New York. À partir de 1912, devenu professeur de psychiatrie à l'école de médecine John Hopkins, il va dominer pendant vingt ans la psychiatrie américaine. Il rompt avec Kraepelin et Bleuler. Bien que membre fondateur de l'Association américaine de psychanalyse, il est loin d'adhérer à l'orthodoxie freudienne. Par contre, il fait sien l'enseignement des maîtres du pragmatisme américain : C.S. Pierce (1839-1914), William James (1842-1910), J. Dewey (1859-1952). Ce qui compte désormais, ce n'est plus l'exploration des obscurs recoins de l'esprit humain : assez de ces spéculations sur l'existence parfaitement conjecturale d'un processus ! Ce qui compte, c'est la façon dont le malade réagit dans une situation concrète ; c'est tout ce qui se passe entre lui et son environnement ; ce avec quoi il faut travailler, ce sont les faits visibles, objectifs, observables ; ce sont les réactions du malade. On ne peut plus parler de la schizophrénie comme d'une entité morbide. On ne peut parler que de « réactions schizophréniques »... Tout se passe dans l'intervalle entre le malade et le monde. Ce déplacement de l'intérieur de l'organisation à l'extérieur sera décisif puisque c'est dans cet « entre-deux » que vont s'installer et se développer les nouvelles tendances de la psychiatrie américaine ; le comportementalisme, le culturalisme, la théorie de la communication, etc.

Avec le culturalisme, la notion de réaction, restée à un niveau médiocre d'élaboration, va s'enrichir considérablement par l'alliage d'une anthropologie culturelle et d'une psychanalyse revue et corrigée. On cherche à comprendre le sujet (malade ou pas) en fonction de la culture, ce mot étant entendu comme l'ensemble des structures sociales dans lequel le sujet est placé et qu'il fait plus ou moins sien par l'éducation. Alors que Freud cherchait à fonder l'expérience sociale sur la psychologie individuelle, l'école culturaliste reprend l'enseignement de G.H. Mead (1863-1931) et cherche à saisir l'expérience individuelle à partir des structures sociales et tout particulièrement familiales. Abraham Kardiner, psychiatre et psychanalyste, est le pivot de la nouvelle école. Son enseignement réunit psychologues, sociologues et ethnologues. Dans cette mouvance, des auteurs comme Sandor Rado, Karen Horney, H.S. Sullivan, Erick Fromm, Margaret Mead, etc., produisent des œuvres originales, dont le trait dominant, avec mille nuances, est bien de valoriser les facteurs éducatifs et sociaux dans la formation de la personnalité. Ces psychanalystes, dont beaucoup sont des Européens exilés après l'arrivée du nazisme au pouvoir, chercheront à utiliser dans l'abord psychothérapique des « réactions schizophréniques » le dispositif mis au point par Freud dans le traitement des névroses. Ainsi la psychanalyse, au prix de modifications théoriques et techniques, s'intègre-t-elle à la psychiatrie pour former une discipline commune bien qu'extrêmement diverse.

À ces orientations, il faudrait ajouter l'essor remarquable d'une psychiatrie sociale qui met l'accent sur l'action sur le milieu social et sur la prévention. Mouvement déjà ancien, amorcé dès le début du siècle et renforcé par les options fondamentales du culturalisme.

C'est cet ensemble complexe, composite, riche de diversités multiples qui s'est constitué aux USA dans l'entre-deux-guerres et que l'Europe (et la France particulièrement) va découvrir à partir de 1945.

La transformation du monde asilaire

Il est bien difficile de mesurer l'impact du « modèle américain » sur le développement de la psychiatrie en France. La France en 1945, comme tous les pays de l'Europe de l'Ouest, est dépendante économiquement et militairement des USA. Est-ce à dire que ce « modèle américain », cocktail composé par tiers de pragmatisme, de culturalisme et de freudisme, a été un produit d'exportation au même titre que le Coca-cola ? Bien évidemment non. Il serait plus juste de dire que la psychiatrie est tributaire de l'évolution des mœurs, des mentalités, des structures sociales et politiques. L'évolution de la psychiatrie en France a suivi le mouvement de société ; société qui, il est vrai, s'est assez largement américanisée.

Le développement de la psychiatrie sociale, l'influence croissante de la psychanalyse, la désaffection à l'égard des modèles psychiatriques classiques, les transformations des pratiques et de l'exercice de la profession apparaissent donc plutôt comme des phénomènes de société. Mouvements parallèles ou divergents, d'apparitions décalées dans le temps mais marquées toujours, en dépit de certaines similitudes, d'un cachet d'originalité.

Au lendemain de la Seconde Guerre mondiale, la situation des institutions psychiatriques et les orientations idéologiques du milieu ne sont guère différentes de ce qu'elles étaient vingt ans plus tôt. Mais les choses commencent à bouger. Après le long silence de l'Occupation, les gens peuvent de nouveau se rencontrer et les informations commencent à circuler.

On apprend que des milliers de malades mentaux, du fait de la famine, sont morts d'œdèmes de carence. Des nouvelles sinistres arrivent d'Allemagne. En 1945 s'ouvre à Wiesbaden le procès des médecins et infirmiers de l'institut psychiatrique d'Hadamar. Depuis octobre 1940 des camps d'extermination pour « incurables » fonctionnaient à Munster, Bernburg, Kamkein et Hadamar. De janvier à août 1941, dix mille malades mentaux furent gazés et incinérés dans le seul camp d'Hadamar. Devant l'indignation des parents des malades constatant les disparitions, devant celle des autorités religieuses et universitaires, ces camps sont fermés en septembre 1941 et transférés à l'Est où l'extermination des juifs avait commencé. Au total, on estime qu'un tiers des malades mentaux furent exterminés dans les hôpitaux psychiatriques du IIIe Reich.

Pendant l'Occupation, les Français avaient fait l'expérience individuelle et collective du « grand renfermement ». Le mot de Libération prend alors une résonance très profonde dont les échos viennent ébranler les murs de l'asile. Un faisceau d'idées plus ou moins confuses traverse le ciel de l'idéologie. Dans une métaphore héroïque, la libération du territoire se prolonge par la libération de l'asile. On savait depuis longtemps, comme l'écrit Balvet, que l'hôpital psychiatrique était un hôpital d'aliénés, mais on n'avait pas pris conscience du fait qu'il était aussi un hôpital aliéné et que la société qu'il constitue (soignés et soignants confondus) était une société aliénée au sens où Marx parlait du prolétariat. Cette prise de conscience, d'une petite fraction militante du corps professionnel, est très spécifique de la situation française. Elle sera grosse de dépassements ultérieurs.

Une expérience faite en pleine Occupation par des pionniers tels que Balvet, Tosquelles, Bonnafé, Chaurand, Franz Fanon, était donnée comme exemplaire des transformations possibles d'une institution asilaire : Saint-Alban. Par la suite d'autres institutions vont s'inspirer de cet exemple : ouverture de l'asile sur la communauté, introduction de rapports sociaux et distribution des rôles dans une communauté amorphe, création d'ateliers coopératifs gérés par les malades, psychothérapie de groupe, formation professionnelle des infirmiers, etc., bref, tout ce qui deviendra les grands axes de la « psychothérapie institutionnelle ».

Libération des aliénés et dans la foulée… libération des psychiatres. Ceux-ci, regroupés au sein du Syndicat des médecins des hôpitaux psychiatriques, procèdent, dès 1945, à « un exposé doctrinal qui, laissant de côté les systèmes périmés, doit servir de base au renouvellement de l'assistance psychiatrique ». Doctrine donc qui doit s'inspirer d'un principe fondamental : l'unité et l'indivisibilité de la prévention, de la prophylaxie, de la cure et de la post-cure. Corrélativement, on affirme la compétence des psychiatres pour tous les problèmes de santé mentale individuelle ou sociale. D'emblée, s'affirment ainsi les nouvelles orientations. La politique de santé mentale doit être globale et unitaire. Elle doit réunir toutes les formes d'interventions à l'hôpital et au dehors. Il faut en finir avec le clivage entre prévention et soins qui aboutissait à un rejet des échecs vers l'hôpital psychiatrique, risque déjà dénoncé depuis longtemps, comme nous l'avons vu. L'unité d'action ne peut reposer que sur l'unité de l'équipe soignante et sur la définition d'un territoire précis d'intervention. Le mot « secteur » n'est pas prononcé mais l'idée est manifestement dans l'air.

Le psychiatre aussi veut se désaliéner. Il sort de sa tour d'ivoire et se pose en partenaire face au pouvoir politique. Il n'accepte plus d'être un exécuteur servile au service de la société. Cette revendication de pouvoir est, à ses yeux, une conséquence logique de la dimension sociale de la psychiatrie : dimension affirmée dès les années 1920, au moment où le terme de psychiatrie se substitue à celui d'aliénisme, mais affirmation restée jusqu'ici lettre morte. Ce que le contexte politique ne permettait pas à l'époque devient maintenant possible. L'opinion publique elle-même est sensibilisée. En 1949, le film de A. Litvak, *La fosse aux serpents*, d'après le roman de Jane Ward, suscite un intérêt considérable et ouvre les yeux sur la condition faite aux malades mentaux.

Libération des psychiatres, avons-nous dit, mais à l'égard de qui ? Nous avons vu que, pendant l'entre-deux-guerres, la psychiatrie était devenue une sorte d'annexe plus ou moins honteuse de la neurologie. C'est le moment de secouer le joug et d'affirmer son identité. En 1950, le Syndicat des médecins des hôpitaux psychiatriques s'attache à définir la spécialité « psychiatrie » par rapport à la neurologie. Celle-ci est concernée par « les altérations de la vie de relation dépendant d'un trouble psychique ». L'accent mis sur la relation paraît bien dans la ligne de la psychiatrie américaine, sans que pour autant l'existence du « trouble psychique » soit perdue de vue. On assiste néanmoins à un virage par rapport à l'époque antérieure où seule la maladie mentale paraissait constituer l'objet de la psychiatrie. Faut-il ajouter que, dans les années qui vont suivre, le projecteur sera de plus en plus braqué sur l'aspect relationnel alors que le trouble psychique restera dans l'ombre, au point que, de nos jours, le psychiatre passe pour être « un technicien de la relation » sans autre référence. Quoi qu'il en soit, l'émancipation de la psychiatrie de la tutelle neurologique devient un thème mobilisateur et unificateur pour l'ensemble de la profession quel que soit le mode d'exercice (public ou privé), quels que soient les choix techniques ou les orientations doctrinales. Ce sera chose faite le 30 décembre 1968 après la tenue des « États généraux de la psychiatrie » (Livre blanc, 1965-1967) et la naissance du Syndicat des psychiatres français (1965).

On assiste donc, dans les années d'après guerre, à une vague de fond qui va hisser la psychiatrie au rang de discipline autonome et aboutir à la création dans les universités de chaires de psychiatrie dont la France était jusqu'ici tout à fait dépourvue (deux en tout et pour tout : Paris et Strasbourg). Mais cette ascension n'aurait pas été possible sans un travail sur le terrain, sans une profonde transformation de la vie asilaire et de l'exercice de la psychiatrie. L'occasion s'offre au psychiatre de montrer qu'il n'est plus ce qu'il passait pour être : un doux rêveur, un collectionneur de plantes rares précieusement serrées dans l'herbier. Serait-il devenu pragmatique ? Finie donc la psychiatrie contemplative. L'heure est à l'action.

Deux axes convergents ou deux séries de facteurs sont associés dans cette transformation. D'une part, on va s'efforcer de faire de l'institution un outil thérapeutique et au-delà d'agir dans la communauté. D'autre part, l'apparition de drogues psychotropes va modifier profondément l'image même de la folie.

Institution et communauté

Au niveau de l'institution, on reprend l'ambition d'Esquirol, mais avec des méthodes exactement contraires. Il faut remplacer l'« hygiène de l'isolement » par l'« hygiène de la liberté ». C'est déjà ce qu'on réclamait au début du siècle :

> « La révolution gronde à nos portes, sans que nous paraissions nous en douter... Elle finira bien par balayer nos asiles-casernes et notre néfaste méthode d'isolement. Nos asiles actuels sont des fabriques d'incurables par l'isolement que nous imposons à nos malades. Redoublons d'ardeur et continuons le bon combat... À l'hygiène de l'isolement, il faut substituer l'hygiène de la liberté. »
>
> Marandon de Montyel, 1896.

Deux pôles à l'action thérapeutique : à l'intérieur de l'institution, on cherchera à faire de celle-ci une micro-société, avec le risque de l'enfermer de nouveau dans un isolement autarcique et satisfait. À l'extérieur, il s'agira d'assurer la post-cure et la prévention, au risque, en poussant les choses un peu loin, de transformer la communauté en une macro-institution. C'est ce double risque qui va alimenter la problématique de la psychiatrie sociale.

Grosso modo, on peut distinguer deux périodes : dans la première, les efforts portent surtout sur la « psychothérapie institutionnelle » ; dans l'autre, à partir de 1970, avec la mise en place des secteurs, ils porteront surtout sur « la psychiatrie dans la communauté ».

Dès 1945, nous l'avons vu, l'institution est considérée comme une société aliénée. Il faut, dit-on, commencer par « soigner l'hôpital » et d'abord les soignants. C'est le début des réunions d'équipes à visée thérapeutique. On s'inspire des techniques de groupe inaugurés par Moreno et utilisées pendant la guerre par les Alliés pour mettre sur pied des armées nationales dans des pays qui ne connaissaient pas la conscription.

Après celle des soignants, c'est à la psychothérapie des malades qu'on va s'intéresser. Mais comment mener cette vaste entreprise sans la participation des infirmiers ? En 1958 s'ouvre un grand débat sur ce thème au sein du « Groupe de Sèvres ». Débat à la fois riche et confus où l'abondance du verbe dissimule mal les points névralgiques. Confier aux infirmiers des fonctions de psychothérapeutes, n'était-ce pas, pour le psychiatre, céder une parcelle de pouvoir, et la plus précieuse ? Et puis, surtout, c'est le moment où la psychanalyse va s'imposer, dans les milieux psychiatriques, comme idéologie dominante. Retournement spectaculaire par rapport à l'avant-guerre où le « freudisme » était tenu soigneusement à distance par un cordon sanitaire. L'opposition ne vient pas seulement d'ailleurs des milieux les plus conservateurs de la profession (de toute façon, ceux-ci, en 1945, sont largement discrédités). Elle vient aussi des intellectuels du Parti communiste. G. Politzer (1903-1942), fusillé par les nazis, avait soumis depuis 1925 le freudisme à un examen critique ; la longue instruction du procès devait aboutir en 1939 à sa condamnation et ce maître à penser de toute une génération d'intellectuels de gauche s'était même risqué un peu prématurément à en annoncer la fin ; c'est dire que la pénétration de la psychanalyse dans la psychiatrie ne s'est pas faite sans résistance. L'aile marchante de la profession est politisée à l'image des forces politiques du pays (Démocratie chrétienne et Parti communiste). Une frange influente de psychiatres se réclame du marxisme. De plus, depuis le « coup de Prague » (mars 1948) et la guerre de Corée (juin 1950), la guerre froide bat son plein. La psychanalyse, considérée comme un instrument de domination du capitalisme, est frappée d'interdit par l'URSS. À l'intérieur de la profession des discussions théoriques prennent un tour passionnel. Il faut attendre la mort de Staline (mars 1953) et le début de la « coexistence pacifique » avec Krouchtchev pour voir disparaître les obstacles à la diffusion de la psychanalyse en psychiatrie. Celle-ci a déjà pénétré les couches progressistes de la bourgeoisie. Beaucoup de psychiatres du service public passent sur le divan et la psychothérapie institutionnelle, à partir des années 1960, prend un nouveau virage. Jusqu'ici, l'effort pour transformer le vieil asile en outil thérapeutique était surtout axé sur la sociothérapie, dans la ligne d'Hermann Simon. Des hommes comme L. Le Guillant, P. Sivadon, G. Daumezon, sont très représentatifs de cette orientation. Maintenant, il s'agit d'utiliser dans l'institution la psychanalyse comme outil thérapeutique. En octobre 1965 les psychiatres-psychanalystes de cette tendance se regroupent au sein d'une Société de psychothérapie institutionnelle. Celle-ci va publier une revue éphémère mais riche d'un approfondissement théorique qui viendra buter sur la question du « transfert » en institution. Discussions théoriques mais aussi applications pratiques illustrées par deux institutions (d'ailleurs privées) : la clinique de La Borde et « le 13e ».

En 1957, sous l'impulsion de Ph. Paumelle (1923-1974), démarre dans le 13e arrondissement de Paris une expérience de psychiatrie dans la communauté assez voisine de celle faite aux USA à la même époque. À l'origine, il s'agissait d'offrir une alternative à l'hôpital psychiatrique par la multiplication des traitements ambulatoires, par l'hospitalisation à domicile, par les thérapies familiales, etc. Mais assez vite apparaît la nécessité de reconstituer un pôle hospitalier. Dès lors se dessinait le schéma à double polarité (extra- et intrahospitalier). C'était celui du « secteur », établi sur le papier dès 1960 pour l'ensemble du service public et qui sera réalisé après de longues négociations dix ans plus tard. C'est aussi la grande époque du gaullisme, et « l'expérience du 13e » sera présentée comme une réalisation exemplaire dans le domaine de la santé mentale en France.

L'évolution des thérapeutiques biologiques

En 1945, l'arsenal thérapeutique n'est pas différent de ce qu'il était avant la guerre. Les thérapeutiques biologiques dont Wagner von Jauregg (1857-1940), Manfred Sakel, Ugo Cerletti furent les promoteurs ont bien modifié le pronostic de certaines psychoses mais n'ont pas réussi à secouer la stagnation du monde asilaire. Pas plus d'ailleurs que la psycho-chirurgie, qui connaît une certaine vogue autour des années 1949-1950.

Une ère nouvelle s'ouvre en 1952 avec l'utilisation en psychiatrie d'un produit synthétisé en 1950 par les chimistes de Rhône-Poulenc, une chlorophénothiazine : la chlorpromazine. Elle est utilisée d'abord en anesthésiologie par un chirurgien de la marine, expérimentateur, H. Laborit. En 1952, J. Delay et P. Deniker montrent l'intérêt de ce produit en psychiatrie, utilisé seul sans hibernation ni cure de sommeil. Le groupe des phénothiazines va s'enrichir de nombreux dérivés.

À partir de 1964, le groupe des butyrophénones acquiert droit de cité dans l'arsenal thérapeutique des psychoses. Arsenal où figuraient déjà depuis 1957 les inhibiteurs de la monoamino-oxydase, l'imipramine (le premier des tricycliques) et le lithium vers 1960. Cette avalanche de nouveaux produits qualifiés de « psychotropes » contribue à faire de la psychiatrie une discipline médicale sérieuse, dotée de moyens thérapeutiques soutenant avantageusement la comparaison avec les autres branches de la médecine. Elle relance aussi le débat entre psychogenèse et organogenèse et on discute interminablement sur les mérites respectifs des psychothérapies individuelles ou collectives et des chimiothérapies. On ne se prive pas de dénoncer ces « camisoles chimiques », mais personne ne conteste sérieusement les effets anti-psychotiques de ces nouvelles drogues, la transformation du climat institutionnel et la possibilité offerte à un nombre considérable de malades hospitalisés de vivre dehors. À partir de 1968 l'introduction des neuroleptiques-retard (surtout le décanoate de fluphénazine) rend moins astreignante pour le patient et plus sûre pour le thérapeute la poursuite des soins. C'est vers les années 1965-1970 que les hôpitaux psychiatriques commencent à se vider.

Le débat des idées

Tout ce remue-ménage transforme la condition du malade mental et l'exercice de la psychiatrie. Il va de pair avec un débat très ouvert où s'expriment de nombreuses tendances. En France, on n'a pas renoncé aux discussions théoriques et à la confrontation des doctrines et des systèmes. Pragmatisme, soit, mais il ne doit pas permettre de faire l'économie d'une discussion sur le fond. A. Meyer, le champion du pragmatisme, n'avait-il pas déjà été amené, en dépit de sa méfiance à l'égard de « la psychologie ultra-technique » ou de « la psychopathologie sur-spécialisée », à élaborer à coups de néologismes un système théorique (d'ailleurs inspiré d'H. Jackson) qui pourrait n'être en fait qu'une paraphrase transparente et naïve de la psychiatrie classique ? Réussi ou pas, l'exemple montrait que le pragmatisme avait des limites vite atteintes et qu'il n'était pas si facile de s'abstenir de toute hypothèse, de toutes théories relatives à la désorganisation de l'être ou de son existence. C'est au cœur de ces débats qu'il faut placer l'œuvre et la personnalité de Henri Ey.

> Né en pays catalan, il se forge à la psychiatrie à Sainte-Anne dans le sillage de H. Claude dont il devient chef de clinique de 1931 à 1933. Il s'installe alors à Bonneval dans une ancienne abbaye convertie en asile depuis 1861. Il y restera trente-sept ans au milieu de ses malades. C'est là qu'il élabore une œuvre clinique et théorique monumentale. Travailleur infatigable, il amasse une somme de connaissances encyclopédiques. Homme de dialogue aussi, il est au centre de tous les échanges, les discussions, les controverses qui animent la psychiatrie française dans cette période féconde de l'après-guerre : à Bonneval qui devient un pôle d'attraction analogue au Burghölzli ; à Paris où il fait du groupe de l'*Évolution psychiatrique* un lieu d'échanges et de confrontations pour les divers courants de la psychiatrie…

H. Ey a été ce rassembleur de la psychiatrie, dont il perçoit dès 1946 tous les risques d'éclatement. Son œuvre témoigne de ce souci de constituer la psychiatrie comme une science autonome, capable d'opérer la synthèse cohérente des sources où elle s'alimente et capable aussi de résister aux forces centrifuges qui menacent son unité. La théorie organo-dynamiste exposée avec un psychanalyste, J. Rouart, applique à l'être dans sa totalité la théorie jacksonienne de l'organisation hiérarchique des niveaux de fonction. La désorganisation se traduit par une régression au niveau inférieur, avec émancipation, par perte du contrôle exercé au niveau supérieur, de nouvelles formes d'expression. Celles-ci constituent l'ensemble de la symptomatologie psychiatrique. En septembre 1946, on pose à Bonneval les « Problèmes de la psychogenèse des névroses et des psychoses ». H. Ey s'oppose à la fois à J. Lacan qui, avec ses « Propos sur la causalité psychique », défend une psychogenèse pure des troubles mentaux, et à S. Follin et L. Bonnafé qui soutiennent les thèses sociogéniques inspirées de Politzer. À Lacan, H. Ey répond qu'on ne peut pas confondre la raison et la folie ; aux autres, que la notion d'intégration dans un groupe ne saurait être un critère de santé mentale. C'était, *a contrario*, affirmer l'intégration de la psychiatrie dans la médecine et le recours nécessaire à une psychopathologie. En 1948, toujours à Bonneval, c'est la confrontation entre neurologie et psychiatrie avec H. Hecaen et J. de Ajuriaguerra, où H. Ey oppose les dissolutions partielles ou instrumentales aux dissolutions globales. Dès lors, au fil des années, des colloques, des congrès, au fil d'une production scientifique considérable, H. Ey, contre vents et marées, restera ferme sur ses positions malgré les arguments avancés par ses interlocuteurs. Les neurologues feront valoir que la neurologie contemporaine n'est plus mécaniciste. Avec K. Goldstein, von Monakow et Mourgue, P. Guiraud, elle est devenue neurobiologique et ses hypothèses monistes, dépassant le dualisme cartésien, peuvent servir de base à la compréhension des troubles mentaux. Quant aux psychanalystes, S. Nacht et P.-C. Racamier, reprenant en 1958 les distinctions de Freud entre processus primaire et secondaire, entre investissements narcissique et objectal, fournissent une interprétation globale de la psychose. Sans rien récuser de ces apports, H. Ey, au contraire, les utilise et les fait entrer dans sa conception globale de l'intégration et de la désintégration de la vie psychique, maintenant ainsi un œcuménisme psychiatrique. Œcuménisme qui, à partir des années 1960, va subir les attaques des mouvements dits « anti-psychiatriques ».

La psychiatrie contestée (1960-1970)

C'est curieusement au moment où la psychiatrie franchit un pas décisif vers la dé-ségrégation des malades mentaux, au moment où elle s'ouvre sur la culture et son temps, qu'on voit se développer un mouvement de contestation qui revêt des formes variées. Paradoxe apparent puisque, en raison même de l'ouverture vers la société, l'opinion publique se sent concernée et estime avoir son mot à dire ; puisqu'aussi l'ouverture vers les sciences de l'homme amène les disciplines concernées à s'interroger sur la légitimité de la psychiatrie, de ses modèles et de ses pratiques traditionnelles, en fait, de son pouvoir. La psychiatrie, discipline bâtarde, nous l'avons vu, à la fois tournée vers le social et vers le médical, offre un double front très vulnérable. Du côté du social, c'est l'aspect répressif qui paraît le plus insupportable aux yeux d'une société dont le discours idéologique prône le libéralisme, la disparition des frontières, le droit à la différence et par conséquent à la folie conçue comme valeur sacrée. Du côté du médical, on est bien en peine d'avancer des arguments solides en faveur d'un substratum organique qui rattacherait de plein droit la psychiatrie à la médecine. *Last but not least*, ce n'est pas un hasard si ces contestations multi-focales apparaissent dans le sillage du mouvement de contre-culture né sur la côté Ouest des USA et dans la foulée d'une remise en question radicale de l'ordre social qui devait culminer en mai 1968.

La première et la plus radicale apparaît dès 1960 sous la plume d'un auteur prolixe, Thomas Szasz. La maladie mentale est un mythe, dit-il. Dans le contexte américain, cette affirmation n'a pas paru tellement subversive puisque la critique du concept de « maladie mentale » était menée déjà avec vigueur depuis longtemps. Chez nous, l'œuvre du philosophe Michel Foucault, avec beaucoup plus de sérieux et de hauteur, aboutit prosaïquement à des conclusions voisines. À cette œuvre se joint un courant sociologique représenté par R. Castel. Cet auteur élargit sa critique à la psychanalyse et à la psychiatrie sociale. Il dénonce le danger des techniques « psy » en général avec les risques de manipulation et de contrôle social qu'elles recèlent. En France, cependant, l'anti-psychiatrie se traduit surtout par des discussions, des affrontements polémiques, quelques envolées lyriques (voir citation) et des succès de librairie. Les mouvements dits de psychiatrie alternative, inspirés des Italiens, ne débouchent sur aucune réalisation pratique.

> « Si l'antipsychiatrie demeure, c'est parce qu'elle aura permis de se faire jour à la plus grande révolution dans la culture occidentale survenue depuis celle des Lumières. Ce qui s'annonce, à travers elle, c'est la fin d'une époque, et le déclin d'un monde. Mais aussi le début d'un autre, à la porte duquel sera écrit : quiconque désire entrer ici, doit comprendre la nécessité de mettre un terme à toute pensée du "Dieu est mort". »
>
> C. Delacampagne, 1974.

En fait, le mot d'anti-psychiatrie est attaché à deux expériences : l'une anglaise l'autre italienne. L'une revendique le mot et l'autre pas. En réalité, on peut se demander si l'inverse ne serait pas plus juste. C'est dire combien ce mouvement contestataire reste entouré de confusions et de malentendus ; largement entretenus, encore une fois, par la difficulté de la psychiatrie à définir son champ de façon claire et à se situer dans la société d'aujourd'hui.

Le mouvement anglais est celui qui a exercé le plus d'influence en France. Il condamne la pratique de la psychiatrie dans ses formes institutionnelles classiques et tentera des expériences véritablement communautaires. S'inspirant de l'enseignement de Freud, il souligne l'intérêt thérapeutique de la « régression » en en respectant les aspects les plus intempestifs. Encore faut-il que cette régression soit accompagnée par le thérapeute, un peu à la manière du modèle fourni par la *Gradiva* quelque cinquante ans plus tôt. Il fournit enfin une version pragmatique de la phénoménologie et de l'existentialisme sartrien. Éclectique dans ses inspirations doctrinales, pas toujours très rigoureuses d'ailleurs, il est marqué surtout par ses réalisations et son militantisme politique.

David Cooper, né à Capetown en 1931, dirige de 1962 à 1966 une unité expérimentale dans un hôpital psychiatrique où il travaille. C'est la fameuse expérience du « Pavillon 21 » ; menée avec des soignants volontaires et des malades sélectionnés, elle se fonde sur la subversion de l'organisation traditionnelle. Elle bute sur l'hostilité de l'administration et se termine par l'épuisement psychologique et moral des soignants. Il faut poursuivre l'expérience ailleurs.

En 1965, R. Laing, D. Cooper et A. Esterson fondent la Philadelphia Association, qui se donne pour but d'organiser des lieux d'accueil pour les personnes souffrant ou ayant souffert de maladies mentales. Trois « *homes* » sont ainsi ouverts, dont le plus célèbre occupe de 1965 à 1970 les locaux d'un très ancien centre communautaire dans la banlieue est de Londres : Kingsley Hall. Cent dix-neuf personnes y séjournent pendant cette période. La malade vedette est sans conteste Mary Barnes. Elle incarne et illustre les théories de Cooper à la façon, peut-être, dont certaines malades de Charcot illustraient celles du maître.

En 1967 se tient le Congrès international de dialectique de libération. Le mouvement se politise et se radicalise. Il s'agit de démythifier la violence humaine sous toutes ses formes. L'une d'elles étant, bien sûr, la psychiatrie. D'éminentes personnalités participent au congrès, entre autres : Gregory Bateson, Stokeley Carmichael, le leader des Black Panthers, le philosophe Herbert Marcuse, etc.

Un des aspects, et non des moindres, du travail fait par les Anglais, porte sur les familles de psychotiques. Dès 1958, Laing, psychiatre et psychanalyste, né à Glasgow en 1927, entreprend des recherches dans ce sens sous les auspices du « Tavistock Institute ». En 1970, Esterson, le plus théoricien du trio, nous livre les fruits de son expérience.

En 1962, Laing va travailler à Palo Alto avec Bateson. Cette rencontre apporte l'appareil conceptuel capable de formaliser l'expérience acquise dans le commerce avec les familles. Après la psychanalyse et la phénoménologie, le mouvement anglais s'enrichit ainsi d'un nouveau courant qui prend sa source dans les recherches de Gregory Bateson (1904-1980).

> Fils de William Bateson (1861-1926), célèbre biologiste anglais inventeur de la génétique, il étudie l'anthropologie à Genève et à Cambridge. Il se fait connaître avant la guerre par ses travaux d'anthropologie menés sur le terrain en Nouvelle-Guinée et à Bali. En 1949, il travaille en tant qu'ethnologue dans un hôpital psychiatrique en collaboration avec un psychiatre, J. Ruesh. Il étudie alors le comportement des schizophrènes de la même manière qu'un anthropologue étudie une société étrangère, c'est-à-dire sans modèle préconçu. À partir de 1952 on le retrouve sur la côte Ouest des USA, à l'Université Stanford à Palo Alto. Il y dirige un projet de recherche qui aboutit en 1958 à *Vers une théorie de la schizophrénie*, vingt pages qui feront parler d'elles.

Deux postulats sont à la base de ces recherches :

– une distorsion de la communication (*double bind*) peut jouer un rôle important dans l'étiologie et les symptômes cliniques de la schizophrénie ;

– cette distorsion s'est constituée au sein de la relation familiale, bien avant l'apparition de la maladie.

On est loin désormais de l'anti-psychiatrie primaire et pour tout dire viscérale, d'un T. Szasz. Bien plus près du culturalisme américain. Faut-il ajouter que G. Bateson a épousé Margaret Mead ?

L'anti-psychiatrie italienne prend sa signification dans un contexte très particulier : celui d'une psychiatrie restée sous le régime fasciste parfaitement statique et répressive. L'assistance aux malades mentaux est toujours régie par la loi de 1904 qui confère l'essentiel du pouvoir non pas au psychiatre mais à la police et à la magistrature. Cette loi devait se raidir encore pendant la période fasciste. En 1930, Rocco, ministre de la Justice, impose la mention de l'internement dans le casier judiciaire. C'était assimiler la maladie mentale aux crimes et délits. La dépendance à l'égard du pouvoir, la rigidité bureaucratique du fonctionnement de l'institution font des hôpitaux psychiatriques des lieux d'exclusion.

Les choses auraient pu bouger après l'écroulement du fascisme mais la défaite des partis de gauche en 1948 bloque toute évolution. Au début des années 1960, avec l'entrée des socialistes au gouvernement aux côtés de la Démocratie chrétienne, la question de la psychiatrie sort du frigidaire. Des contacts s'établissent avec les psychiatres français à Naples en 1963, à Bologne en 1964, à Courchevel en 1968. On parle « secteur » et psychothérapie institutionnelle. Les psychiatres italiens veulent, eux aussi, sortir de l'asile et plusieurs essais commencent à s'organiser. Mais le modèle français ne sera finalement pas adopté. Il est jugé trop conservateur par l'aile progressiste de la profession qui redoute une psychiatrisation de la société, pour ne pas parler de quadrillage policier.

En 1963, commence l'expérience de Gorizia sous l'impulsion de Franco Basaglia. L'anti-psychiatrie italienne est née. Son leitmotiv fondamental est la destruction de l'asile en tant que lieu privilégié des contradictions de la société capitaliste. Originaire de Venise, Basaglia travaille à la clinique neuropsychiatrique de l'Université de Padoue. Très vite en conflit avec le système, il est exilé à Gorizia. Nommé directeur, il découvre pour la première fois la misère et la violence de l'asile et la psychiatrie s'identifie désormais pour lui à l'univers carcéral. Parmi ses voyages à l'étranger, l'étape la plus importante est la communauté thérapeutique de Maxwell Jones à Londres. De retour à Gorizia, il s'entoure d'une équipe et transforme le vieil asile en instituant une vie communautaire, dans un climat d'activisme militant. Un travail considérable y est fait sous le signe de la libération. Avec ses collaborateurs, il publie en 1967 *Qu'est-ce que la psychiatrie ?* La question restera en suspens. On ne peut rien dire de la « maladie mentale » puisqu'on ne connaît pas la part de la maladie iatrogène. Mieux vaut laisser la question entre parenthèses. Dès lors, le concept de « maladie » glisse du côté de la marginalisation ; les malades mentaux sont assimilés aux pauvres, aux déshérités, aux damnés de la terre ; tous, plus ou moins victimes d'une société égoïste où les plus forts déchargent leur violence sur les plus faibles. Un pas de plus est franchi avec *L'institution en négation* (1968) et le terme de l'analyse aboutit à la négation de l'institution, fût-elle « communauté thérapeutique ». Non au secteur, non à la psychanalyse, non à la communauté ; dans cette fuite en avant il ne reste plus qu'à se mêler, à la tête de la cohorte des marginaux, aux luttes sociales et politiques :

> « La lutte contre les asiles d'aliénés [...] doit ne faire qu'un avec la lutte contre les exploitations dans les usines, contre la pollution du milieu vital et doit se souder à la lutte des travailleurs dans la communauté. Un front unique de lutte doit réunir tous ceux qui respectent réellement la dignité de l'homme. »
>
> F. Basaglia, 1967.

Mais là, Basaglia se heurte à la réserve ou à l'hostilité des syndicats et du Parti communiste. En 1968, au plus fort du mouvement, au moment où Gorizia devient le pôle d'attraction de nombreux intellectuels, politiciens, sociologues, hommes de lettres, Basaglia, probablement conscient de l'impasse, quitte les siens et se retire à Venise. Dans les années 1970, ses élèves reprennent le flambeau anti-institutionnel et se répandent dans toute l'Italie. Ils fondent une association à caractère national : *Psichiatria democratica*. En fait, la grande majorité des professionnels restent hostiles au mouvement. En 1978, c'est l'épilogue de l'aventure. Une commission parlementaire où tous les partis sont représentés fait voter la loi 180 qui intègre la psychiatrie dans une réforme sanitaire globale. Disparaît le carcan politico-policier de la loi de 1904. La psychiatrie revient dans le giron de la médecine et des organismes sociaux sur la base d'une organisation territoriale très décentralisée. Basaglia, qui obtient satisfaction avec la fermeture des hôpitaux psychiatriques, ne désavoue pas la loi. D'où l'amertume des militants de *Psichiatria democratica* qui protestent contre cette médicalisation de la folie. Si l'utopie généreuse de Basaglia s'achève dans l'échec, elle a fortement contribué à la refonte de la psychiatrie italienne.

Dégel ou éclatement ? (1970-1980)

À partir de 1970, la fièvre tombe. Les mouvements anti-psychiatriques ne réussissent pas à s'implanter de façon durable, que ce soit aux USA, en Angleterre ou en Italie. La fièvre libératrice ou révolutionnaire se heurte non seulement aux milieux conservateurs, mais peut-être plus encore à l'inertie du noyau dur de la psychose. Et pourtant, en France, l'ébranlement des structures sociales par la crise contestataire de 1968 provoque le dégel de la politique sanitaire et une transformation de l'organisation de la psychiatrie.

La politique de secteur, déjà dessinée sur le papier depuis 1960, entre en application à partir de 1971. En 1976, on compte 725 secteurs adultes dotés d'un ou plusieurs dispensaires. En plus des établissements déjà existants, on crée 107 petits services de psychiatrie dans les hôpitaux généraux. On développe aussi l'hospitalisation à temps partiel avec la création de 255 hôpitaux de jour.

Du côté de l'enseignement universitaire, jusqu'ici pratiquement absent, la psychiatrie (adulte) se voit dotée de dix-sept chaires qui vont assurer, avec la collaboration des psychiatres publics, la formation des médecins et des psychiatres. En 1981, on évalue à près de cinq mille le nombre de psychiatres ou neuro-psychiatres. Enfin, depuis la mise en application de la loi Debré (1968), les hôpitaux psychiatriques n'existent plus. Ils deviennent des hôpitaux généraux et le statut des psychiatres publics s'aligne sur celui des médecins hospitaliers à plein temps. Ensemble de réalisations considérables qui répond à peu près aux vœux des professionnels et aux projets en gestation depuis la précédente décennie.

Peut-on à grands traits dégager les orientations actuelles ? Où va la psychiatrie en cette fin de siècle ?

Dans le champ de la psychopathologie, la psychanalyse jusqu'ici s'était imposée comme cadre de référence. Depuis le déclin de la psychothérapie institutionnelle, une certaine désaffection se fait jour. D'autant que les intégristes voient d'un mauvais œil l'alliage de l'« or pur » de la psychanalyse avec le « vil plomb » de l'institution. Depuis le Congrès de psychiatrie de Tunis (1972), les théories systémiques et la théorie de la communication acquièrent droit de cité dans la psychiatrie officielle.

Dans le domaine de la clinique, l'intérêt jusqu'ici focalisé sur les schizophrénies se déplace vers les franges de la psychiatrie, vers les états-limites, vers les psychopathies, vers les toxico-manies. L'afflux des immigrés ouvre un nouveau champ, celui de la psychiatrie transculturelle.

Enfin, on assiste à un essor remarquable de la recherche fondamentale. L'étude des neurotransmetteurs cérébraux de type dopamine, sérotonine, GABA, permet une meilleure compréhension de certaines chaînes comportementales. Elle éclaire également le mode d'action de certains psychotropes. Le « *binding* » vis-à-vis des récepteurs permet, outre l'approche plus précise de certaines structures, un renouvellement de médicaments traditionnels. La découverte de récepteurs spécifiques aux opiacés permet de formuler l'hypothèse d'une discrimination possible d'opiacés à action sélective. Les récepteurs aux benzodiazépines ouvrent également de nouveaux horizons. La peptidergie cérébrale avec la découverte des enképhalines par H.W. Kosterlitz, T.W. Smith, J. Hugues en 1975, puis celle des endorphines par S.H. Snyder en 1977, l'isolement de substances (VIP, cholecystokinine…) retrouvées dans l'organisme, soulèvent l'épineux problème du franchissement de la barrière hémo-encéphalique dans leurs applications qui ne sont encore qu'à leurs balbutiements.

Faut-il clore ce bref survol historique et forcément lacunaire sur des accents triomphalistes ? Ce serait pour le moins déplacé. L'érosion du concept de psychose au profit d'une formalisation des systèmes de communication au sein d'un groupe, l'effacement du concept de maladie mentale par celui de marginalité introduisent des confusions théoriques qui ne vont pas sans conséquences sociales. Sous couvert de prévention on introduit dans le corps social la notion d'une pathologie aux contours flous qui soulève la question de la thérapeutique des normaux. L'usage d'une nosographie extensive a conduit certains pays (l'URSS en particulier) à considérer comme malades mentaux des opposants politiques. À l'inverse, des conduites authentiquement pathologiques sont facilement gommées ou banalisées et le psychotique dilué dans la masse des marginaux risque de se voir privé de soins. C'est dire que reste ouverte la question du champ de la psychiatrie.

BIBLIOGRAPHIE

ACHERKNECHT E.H., *A short history of psychiatry*, Hafner, New York, 1968.

ELLENBERGER H.-F., *À la découverte de l'inconscient*, Simep-Éditions, Villeurbanne, 1974.

FOUCAULT M., *Histoire de la folie à l'âge classique*, Gallimard, Paris, 1972.

HOWELS J.G., *World history of psychiatry*, Brunner-Mazel, 1975.

HUNTER R., MACALPINE I., *Three hundred years of psychiatry*, Oxford Univ. Press, 1963.

ZILBORG G., *A history of medical psychology*, Norton, New York, 1941.

POUR SITUER LA PLACE DE LA PSYCHANALYSE DANS L'HISTOIRE DE LA PSYCHIATRIE

Suivant la conception généralement reçue, la psychiatrie évoluerait par grandes révolutions, ou *ruptures* (volontiers qualifiées d'épistémologiques), où se liraient-déliraient les moments mutatifs de son progrès. Après le geste inaugural (?) de Pinel libérant les insensés de leurs chaînes (pour en faire... des aliénés) viendraient les ères anatomoclinique, institutionnelle, neuroleptique, entre lesquelles la *révolution freudienne* aurait sa place marquée et appréciable (c'est-à-dire devant être appréciée).

Ce n'est pas ici le lieu de se demander si une telle représentation est bien conforme à un réel qui ne voit jamais si clairement l'abolition définitive du passé, ni l'orientation si exclusive de l'avenir. Sans être totalement fausse, une telle vision n'est peut-être pas suffisamment sensible à l'*écart* théorico-pratique, aux *inerties* historiques stratifiées et, surtout, à la nature nettement plus *spirale* du développement vers une actualité toujours infiltrée de rémanences comme de multiples *intrications.*

Mais le point est d'autant plus grave à considérer que, si la psychanalyse a promu le *concept d'inconscient,* elle n'a pu le poser que sur une *autre scène* que celles des « manifestes » les plus respectables : dont les psychiatriques, pour ce qui nous occupe. Ces manifestes ne sont certes pas, pour autant, annulés ; mais mis dans une *perspective... d'excentricité.*

Rien ne s'arrange, non plus, à considérer que – si le dit inconscient « ignore le temps » – sa découverte, et ce qu'elle entraîne d'effets, ne peut se limiter à une *chronologie* où elle se fixerait. Sauf à faire intervenir au niveau événementiel les scansions de ses occultations et de ses retours marqués. Ceci entre les deux pôles d'une *dénégation itérative* et d'une *admission intellectuelle* qui efface encore plus sûrement tout travail effectif de reconnaissance.

Il reste que, si ce n'est pas accessoirement, c'est toujours de *façon un peu « déplacée »* (suivant les moments et les rapports variables de la détermination et de la *surdétermination*) que la psychanalyse a trouvé ses *applications dans le champ psychiatrique*. Selon les cas, et non seulement selon les préjugés, sa position y est, tour à tour, centrale et marginale, la décision relevant de la patience de l'après-coup, voire des accumulations besogneuses du coup-à-coup. Encore les *excursions* et *discursions* dont la théorie psychanalytique procède, par la mise en œuvre des variantes d'une méthode (ab)errante, ne répondent-elles pas obligatoirement aux urgences de la réalité et de ses épreuves, ni au simple principe d'économie. Rien n'indique d'ailleurs qu'elles épuisent jamais, dans sa totalité, le polymorphisme de la clinique et de ses ressorts.

Toujours est-il qu'au fil des temps, la psychanalyse a apporté de façon tantôt décisive, tantôt hypothétique, *d'autres « dimensions »* à la psychiatrie, et d'abord une dimension autre. Et un bilan pourrait être tenté, qui rappellerait comment le point de vue des placements conflictuels d'investissements pulsionnels a conduit à une *nouvelle vision des agencements* dans les faits de la vie quotidienne de la névrose et de la culture, en réduisant (ou « proportionnant ») le hiatus traditionnel du normal au pathologique…

Ceci, qui se réduplique d'*une ouverture au sens* des signes, n'est pas sans *conséquences… sémiologiques* ; ni exempt de *retombées technologiques* (test d'associations, Rorschach, etc.). Une *psychopathologie* en résulte, au moins pour certains états soumis aux essais de la cure-type et à ceux des méthodes psychothérapiques dérivées, qui en démontrent (et parfois démontent) les compromis historiques et les « bénéfices » paradoxaux. Ceci n'étant soutenable, du reste, qu'en dehors de tout dogmatisme, dans une attitude répétitivement questionneuse, où le challenge intellectuel et pratique se doit de respecter le divers de la facticité et sa résistance.

Sans entrer ici dans les détails de la doctrine et de la technique, disons que la psychanalyse *propose* ainsi à la pertinence psychiatrique des *modèles* métapsychologiques, architecturaux et fonctionnels ; des *mécanismes*, des *processus*, des *principes* ; et encore des *paradigmes* et des *analogons* (avec le travail de rêve, par exemple). Elle lui offre surtout, il est vrai, du déroutant pour ce qui l'intéresse le plus si – en présence de certains cas – elle lui lègue l'énigme d'une *« perte » ou d'un « refus » de la réalité dans la psychose*, interrogeant le délire comme *phénomène paradoxal de guérison*. Le matériel clinique voyant s'opérer là la réversion qui questionne son essence, ramenée à sa *fonction* (de tenant-lieu d'une insoutenable relation) et à sa *valeur* (de substitut d'objet) !

Mais est-il bien convenable de recommander ainsi de se déprendre du leurre symptomatique, en réduisant ses brillants éclats au statut de *solution oblitérée d'un drame aliéné* ? Certains psychiatres seront tentés d'aller y voir. Sont-ils d'une espèce particulière ? Sans doute, puisqu'ils acceptent de « rêver » leurs malades en associant librement, dans leur écoute, l'attention flottante et l'élaboration secondaire. On leur demandera, à juste raison, si *les résultats* qu'alors ils obtiennent sont décisoires ou indiciels, exhaustifs ou partiels. Gageons qu'ils n'en finiront pas d'apporter la preuve et de l'articuler aux effets d'autres procédés comme aux *rebondissements d'aspects* : selon les multiples sollicitations de la compulsion commune à la synthèse, et l'impossibilité d'une réduction univoque aux seules données privilégiés du « dynamisme ».

En somme, *la relation la plus constante de la psychiatrie et de la psychanalyse est de « complémentarité »* : on sait que cela exclut toute harmonie préétablie ! Comme le dira L. Binswanger, le plus généralement psychiatrie et psychanalyse se « croisent ». Il est vrai qu'on peut l'entendre de l'une ou de l'autre oreille...

Mais laissons cela, qui demanderait une discussion particulière ; et notre propos étant censément d'histoire, et non d'histoires, ouvrons plutôt à elle.

Court abrégé de l'instauration psychanalytique

La psychanalyse est *née en marge de la psychiatrie*, d'un accident de parcours dans la carrière de son inventeur, neuro-histologue « échoué » dans une pratique privée où abondaient les « petits nerveux » abandonnés de la médecine.

Sous l'effet de la nécessité économique et de l'amour, S. Freud, qui a 26 ans, se résigne à quitter, en 1882, l'Institut de physiologie d'E. von Brücke. Il « renonce à la science ». Mais, avant de s'installer, il se fait admettre durant trois ans à l'Hôpital général de Vienne. Passant de poste en poste, il est nommé « *Sekundärzt* » chez T. Meynert pendant le semestre qui formera, avec un court remplacement à l'asile d'Oberdödling, la totalité de sa formation psychiatrique ! Il est vrai qu'il « fonctionne » sept heures pleines auprès des malades, tandis qu'il travaille jusqu'à minuit à l'Institut du cerveau. Il trouve pourtant le temps de lire les classiques et les contemporains de la psychiatrie, d'enseigner les étudiants, de publier. L'intérim d'un service de neurologie lui donne, avec son passé scientifique, et une renommée clinique débutante, un argument pour briguer le titre de « *Privat-Dozent* ». Il obtient, dans le même temps, une bourse de travail pour Paris.

Les quatre mois (fin 1885, début 1886) passés à fréquenter, pour ainsi dire, « l'hystérie de Charcot » le marqueront de façon indélébile. Breuer, un ami de chez von Brücke, lui avait déjà parlé de ses expériences de *catharsis* mentale. L'autorité de Charcot en induira la réminiscence. Freud admire, chez le maître, le vaste esprit pour qui rien ne saurait être tabou, insignifiant ou rebutant au regard de la science. Mais il admire aussi la méthode obstinée à faire apparaître un ordre combinatoire d'un apparent chaos. Charcot donne par son style une « vue de l'esprit » à Freud qui le traduira, avant de repasser sur ses traces pour en pousser le langage (« zones (hyst)érogènes », « transfert », « déplacement », « expression polymorphe », etc.) à la limite de ses effets signifiants. Mais tout ceci est d'abord pris dans un registre identificatoire : Freud, fasciné, regarde autant et plus qu'il n'écoute le maître. Il se mire dans son œil dont il fait le miroir révélateur qui engendre son désir rivalisant où se « noue » sa vocation. C'est ce qu'il exprime, à la lettre, dans sa correspondance où apparaît l'image-miroir qui refoule les imagos idéalisées précédentes : celle du « génial »

Meynert qui est, en somme, « remercié » ; celle de von Brücke, avec l'école de qui il coupe définitivement les ponts...

Au retour de Paris, la direction à temps partiel d'un service de neuro-pédiatrie est rapidement suivie par l'installation définitive. C'est *l'aventure des « psycho-névroses »* qui commence et qui aboutit à la découverte de la *méthode des associations libres*, mettant bientôt en relief, avec la technique d'abord des *résistances* qui s'y opposent, les notions de *défense*, de *transfert* et de *psychosexualité*. Les recherches initiales trouvent l'appui de la collaboration de J. Breuer, véritable inspirateur de la première ébauche métapsychologique des données recueillies (1886-1895 ; 1895, *Études sur l'hystérie*).

Après la « rupture » avec Breuer et avec l'hypno-catharsis[1], la « psychanalyse » connaît son véritable démarrage. C'est cependant sous couvert d'un échange intellectuel avec Fliess (que Freud a apprécié à l'hôpital), à qui la distance n'épargne pas les conflits d'une création supportée par l'entreprise insolite de *l'auto-analyse* à laquelle se livre Freud. Le moment culminant de cette phase est la parution, qui passe inaperçue, de *L'interprétation des rêves* (1899, prédaté 1900), et *l'invention du complexe d'Œdipe*.

Freud et Fliess rompent définitivement en 1902. Dans son identification mosaïque intime, Freud aimera à évoquer, en post-effet du succès, sa « traversée du désert ». Au moins toucha-t-il rapidement la terre promise avec la constitution d'un premier noyau de disciples réunis, chez lui, dans la *Société de psychologie du mercredi* (1902), embryon de la future *Société de psychanalyse de Vienne* (1908), support du *Premier congrès international* (Salzbourg, même année) et premier jalon vers *L'Association psychanalytique internationale* (1910). 1902 a apporté d'ailleurs, grâce entre autres aux faveurs de von Krafft-Ebing, la nomination au professorat.

En 1909, la renommée de Freud est assez grande pour qu'il soit invité à la Clark University où il prononce ces *Cinq leçons sur la psychanalyse*. C.G. Jung l'accompagne dans le Nouveau Monde puisque, fait décisif de l'histoire psychiatrico-psychanalytique, le Pr E. Bleuler de Zürich s'étant mis en relation avec Freud dès 1904, son assistant Jung représente, à partir de 1906, le « Burghölzli » dans la jeune Société où il fait figure de dauphin.

La fécondité du travail mené trouve ses fruits dans les premiers écrits techniques, mais surtout (1905) dans *Dora* et dans les *Trois essais sur la théorie de la sexualité*, écrits en doublet avec le *Mot d'esprit*, et qui obtiennent un véritable succès... de scandale. 1909 voit paraître *L'Homme aux rats*, 1911 *Le Président Schreber*, 1912 *Totem et Tabou*.

La Première Guerre mondiale ne détruit pas l'organisation psychanalytique internationale, qui avait déjà survécu, entre 1911 et 1913, aux *dissidences* retentissantes de Jung et d'A. Adler.

---

1. La période d'investigation hypnotique a conduit Freud à se rendre, en 1889, auprès d'A.A. Liebault et d'H. Bernheim, lui donnant ainsi la possibilité de mesurer l'enseignement de l'école de la Salpêtrière à celui de l'école de Nancy.

Elle n'interrompt pas non plus la production freudienne : *Pour introduire le narcissisme* (1914) ; *Introduction à la psychanalyse* (1916) ; *L'Homme aux loups* (1918) ; divers articles complétant les écrits techniques et le recueil de la *Métapsychologie* (dont *Deuil et mélancolie*, 1917). Le travail se poursuit dans l'après-guerre, marqué de tournants et révisions qui témoignent d'une créativité renforcée : *Au-delà du principe du plaisir* (1920) ; *Psychologie collective et analyse du Moi* (1921) ; *Le Moi et le Ça* (1923) ; *Inhibition, symptôme et angoisse* (1926) ; *Malaise dans la civilisation* (1930) ; *Nouvelles conférences* (1932), pour ne citer que quelques textes fondamentaux[1]. *L'Abrégé* de 1938 (publié en 1946) précède d'un an la mort d'un génie productif jusqu'au dernier souffle, et qui aura su traverser sans faiblesse toutes les épreuves de la vie et de l'histoire.

À sa mort, Freud sait que son œuvre lui survivra. Le développement de sa « cause », après la guerre, le dispose à l'optimisme dans son *Autobiographie* (1925), où il note, en passant, la *« pénétration pacifique » qui s'effectue en psychiatrie*. Cette pénétration, l'histoire le prouve, ne fut pourtant jamais si simple, ni assurée.

À reprendre d'ailleurs *l'ensemble de la trajectoire fondatrice de la psychanalyse*, on y note, pour ainsi dire, comme une « déclinaison » au départ. C'est à la croisée des chemins de la Salpêtrière que Freud découvre une hystérie qu'il sortira rapidement de toute « mythologie » cérébrale, et donc de la neurologie qui l'avait cependant réhabilitée *contre* (ceci est clair chez Charcot) « les psychiatres et leur dégénérescence ». Il se place donc ainsi d'emblée, et sa pureté d'intention ne peut être une excuse, *en situation de renégat pour les neurologues et d'intrus chez les psychiatres* ! Que Meynert, le seul psychiatre dont Freud fut si brièvement l'élève, fût fermement opposé à Charcot (et, généralement, à l'hypnotisme) mettait l'affaire, dès l'origine, sous un jour délicat.

Les premiers travaux de transition (*Sur le mécanisme psychique du phénomène hystérique*, avec Breuer, 1893 ; *Quelques considérations pour une étude comparative des paralysies motrices organiques et hystériques*, 1893 ; *Les psychonévroses de défense* et *Qu'il est justifié de détacher de la neurasthénie un syndrome particulier : la névrose d'angoisse*, 1894 ; *Obsessions et phobies, leur mécanisme psychique et leur étiologie*, 1895 ; *La sexualité dans l'étiologie des névroses*, 1898, etc.) n'arrangèrent pas les choses par l'introduction de considérations économico-dynamiques, puis par la référence sexuelle comme, probablement aussi, par la « prétention » qui y pointe de *redistribuer la nosologie* sur des bases théoriques nouvelles. Les ambiguïtés ultérieures d'un Freud avançant une nature essentiellement spéculativo-inductive de la connaissance psychanalytique des psychoses (alors que, malgré ses réserves sur la limitation du transfert dans les conditions « narcissiques », il est clair qu'il avait lui-même mené avec succès des analyses de formes légères de paranoïas, de schi-

1. Pour une liste des travaux de Freud dans le champ extensif des sciences dites humaines, *cf.* par exemple Anzieu.

zophrénies et même de mélancolies) n'ont pu que contribuer à fournir un écran protecteur à la résistance psychiatrique.

Il lui devenait donc urgent, pour que la pénétration psychiatrique aboutisse, de se trouver, parmi ses élèves, des partisans « qualifiés ».

Aspects d'une première tentative d'entrée en psychiatrie de la psychanalyse

1906 : nous avons déjà donné cette date capitale comme celle de la première *tête de pont* de la jonction de la psychanalyse avec la recherche hospitalière de pointe.

Si l'Autriche, puis l'Allemagne, se méfièrent longtemps de celui qu'elles avaient produit culturellement (et qu'elles devaient finalement rejeter), il n'est que juste de louer *la Suisse asilaire* pour avoir permis à sa pensée de bénéficier d'un peu plus que de neutralité bienveillante. Les disciples se recrutèrent souvent, trouvèrent ensuite accueil, auprès de celui qui devait tant marquer la psychiatrie moderne : le Pr Eugen Bleuler.

Ainsi que pourra l'évoquer A.A. Brill un demi-siècle plus tard : « Lorsque je pris mon premier contact avec elle, en 1907, je ne pensais pas qu'on pourrait jamais considérer la psychanalyse comme quelque chose à part de la psychiatrie. Car je pénétrais dans cette science qui m'était totalement étrangère par le portail de la Clinique psychiatrique de la ville de Zürich. »

Dans son article de 1906 (*Freudsche Mechanismen in der Symptomatologie von Psychosen*), Bleuler lui-même n'écrit-il pas en effet : « Le contenu de bien des délires n'est souvent rien d'autre qu'un rêve de désir à peine déguisé qui, au moyen de ce qu'offre la maladie particulière (hallucinations des divers sens, délires, paramnésies), cherche à représenter le désir comme réalité. Je dis cherche à représenter car, même dans le délire ou un rêve, le sujet n'oublie pas toujours totalement que ses désirs sont confrontés aux obstacles. Ces derniers sont symbolisés comme "persécution", tout de même que les expériences semblables des personnes saines ont engendré Ormuzd et Ahriman, Dieu et le Diable. »

On sait le rôle de propagandiste ardent que mena dans cette phase historique l'assistant en premier de Bleuler, C.G. Jung, alors freudien convaincu et sur la voie de la notoriété pour sa « méthode diagnostique d'associations ». Sa *Psychologie de la démence précoce* (1907) est un premier effort vers une *conception compréhensive-dynamique* des psychoses. *La démence précoce ou groupe des schizophrénies* de Bleuler (1911) couvrira cependant quelque peu de son ombre cette tentative. Apparemment, la psychanalyse y est considérée et mentionnée à l'égal des points de vue cliniques traditionnels. En réalité, elle se voit déjà orientée vers une fonction de servante, surtout destinée aux services de rangement dans la maison psychiatrique : préposée à la mise en ordre des « contenus ».

Bleuler, l'inventeur du concept d'ambivalence (comme le soulignera malicieusement Freud), ne peut en effet admettre que la psychanalyse gouverne en maîtresse tout l'édifice après avoir séduit ses fils et lui-même.

Il reste que, de 1909 à 1914, il édite avec Freud le *Jahrbuch für psychoanalytische und psychopathologische Forschungen* que publie Jung. D'importants travaux sur les psychoses y prennent place, en particulier sous la plume de P. Bjerre (*La cure type de la paranoïa chronique*, 1911), et d'A. Maeder (*Recherches sur la démence précoce*, 1910 ; *Psychanalyse d'une mélancolie*, 1911).

Quoi qu'il en soit des réserves dernières et de l'éloignement progressif du grand psychiatre, le Burghölzli reste un haut lieu du mouvement, une plaque tournante de son destin. La renommée et l'autorité de Bleuler sont en effet d'un poids décisif dans, si ce n'est la reconnaissance, « l'acceptation » de la psychanalyse. Il en fournit le plus important *cautionnement scientifique et moral* à un moment crucial, s'il n'est pas, à proprement parler, le fondateur de la « psychiatrie psychanalytique ». Garant d'un moment, et non gérant, il est encore le médiateur avec le monde germanique et anglo-saxon (à titre d'exemple, A. Brill, K. Abraham furent ses assistants, H. Nunberg son interne...). La médiation est d'abord volontaire, puis plus réservée devant une exigence d'affiliation « internationale » entraînant, plus loin qu'il ne l'aurait souhaité, les conséquences de ses bons offices.

La Suisse est « perdue », provisoirement, à la veille de la Grande Guerre, avec la dissidence jungienne. Ce n'est pas le lieu d'en exposer ici la nature et la portée. C'est par contre celui d'en remarquer qu'un des éléments polémiques en est emprunté à l'analogie entre les *constructions délirantes* et les *fantasmes psychotiques* avec les *mythes culturels et religieux*, dans un parallèle ontophylogénétique où Jung assoiera sa doctrine des « archétypes ». Il est curieux de remarquer, à ce propos, que c'est Jung qui indique à Freud le livre de mémoires de Schreber, et que c'est l'interprétation des écrits de l'illustre « paranoïaque » (?) qui ouvre la crise de la doctrine de la libido, pour aboutir aux nouvelles considérations freudiennes sur le narcissisme, comme aux développements sur la perte de la réalité et la « reconstruction » délirante dans la psychose.

Tout, du côté psychiatrique, semble – arrivé à ce point – à refaire. Freud s'y emploie dans ses *Conférences d'introduction* (1916) sur un plan théorique. Non sans ambiguïtés. Freud, qui en souhaite toujours l'*extension*, commence pourtant à craindre la *« domestication »* de sa trouvaille, qu'il voudrait que l'on reconnaisse d'abord dans toute son originalité. Non pas contribution comme une autre, mais *découverte mutative* (de l'ordre de celle de Galilée, de Darwin et, bientôt, de son contemporain Einstein). D'ailleurs, la généralisation du modèle onirique le conduit à réduire le « pathologique » au normal vers une *généralisation anthropologique* qui éloigne la psychanalyse de toute subordination psychopathologique dont l'abord représente, dès lors, une « application » particulière, et non plus le point central de sa recherche (quand bien même le phénomène « clinique » reste, tout au long de l'œuvre, le lieu concret de pertinence et de « falsifiabilité » des modèles).

Il faut alors lire les textes où Freud mêle la tactique et la bonhomie à la maladresse, dans son projet de faire des avances scientifiques à la psychiatrie. Après avoir affirmé que ce n'est pas la psychiatrie, mais le psychiatre, qui s'oppose à la psychanalyse, l'ancien histologue ne voit pas malice à considérer les rapports de la jeune science et de son aînée à travers les métaphores des anatomies micro et macroscopiques. On peut douter que les cliniciens aient reçu sans quelque mortification ce projet de délimitation territoriale à une époque où l'étude des structures fines rejette à la simple apparence la description des grands ensembles morphologiques... Et le développement d'une œuvre sans compromis pointe d'ailleurs ce qui sépare, encore plus qu'elle ne rapproche, les buts, les moyens et les fins de la nouvelle recherche ; au moment même où, par souci d'exactitude, d'objectivité, de scientisme (au sens le plus noble du terme), naît l'idéal d'une psychiatrie arrivée à maturité. D'une psychiatrie répudiant pour cela la « philosophie » (voire la psychologie) pour s'engager sur une pente strictement anatomo-clinique, non sans d'éclatants succès.

Mais les choses vont leur train et, là comme ailleurs, le temps fait son œuvre[1]. Au-delà des polémiques, Freud suit son chemin. S'il lui plaît de marquer un accord, de citer un auteur (comme Leuret, qu'il honore et surestime pour son projet de « traduction des délires »), il ignore résolument les désaccords externes. Cela ne l'empêche pas, lui le psychanalyste, et plus avant que l'élucidation qu'il apporte des *névroses*, d'enrichir la compréhension des *grands syndromes de la « psychiatrie lourde »* (mélancolie ; manie ; démence paranoïde ; psychose hallucinatoire chronique ; paranoïa).

Dans le cadre des dimensions topique, économique, dynamique et génétique où s'articulent les avatars de l'histoire infantile et les accidents relationnels qui déterminent les organisations pathologiques, les directions sont précisées : celles des compromis des retours du désir refoulé (névroses) ; des fixations archaïques du plaisir dans la ligne de fuite de la perception générique (perversions) ; de l'écart du Moi et des idéaux (névroses narcissiques) ; de l'impasse régressive à maintenir, dans leurs avenues imaginaires et symboliques, la cohésion de l'identité et la « consistance » de l'objet (psychoses).

Le développement

Parallèlement aux découvertes du maître, certains élèves labourent désormais le champ psychiatrique et l'ensemencent. C'est la période des géants, et

1. Signalons, dans les franges de « l'ouverture » à la psychiatrie, les efforts conciliateurs de L. Binswanger, ancien adjoint de Jung et de Bleuler (et le premier à avoir pratiqué l'analyse en clinique psychiatrique chez son oncle O. Binswanger). Les traces en existent dans les publications laborieuses sur *Psychoanalyse und klinische Psychiatrie* (1920) et, ultérieurement (1936), *Freud und die Verfassung der klinische Psychiatrie*.

on est étonné de voir tant de travaux inspirés naître de la réflexion sur une pratique souvent menée dans des conditions précaires. Freud a su transmettre à quelques « prédestinés » sa fougue et sa ténacité de conquistador de l'esprit.

K. Abraham est, là, incomparable. Introduit à l'asile du temps des enthousiasmes freudiens de Jung qui l'a « converti », *c'est à partir de son expérience des psychoses* qu'il fait progresser la théorie freudienne de la libido et des mécanismes précoces de structuration. Fait décisif, il illustre ainsi – ce qui a du poids pour notre sujet – *ce que la psychanalyse doit à la psychiatrie*, autant que ce qu'elle lui apporte. Plus qu'à la *complémentarité* on tend, avec lui, à la *consubstantialité* : il y va d'une *archéologie des formes mentales* approchée à partir des phénomènes psychopathologiques majeurs.

Parmi tant d'écrits qui forment œuvre, citons les premiers travaux sur le rôle des « traumatismes » dans la symptomatologie de la démence précoce (1907) ; ses différences psychosexuelles d'avec l'hystérie (1908) ; et surtout l'étude de *L'étape prégénitale du développement de la libido* (1916), culminant (1924) dans l'*Esquisse d'une histoire du développement de la libido basée sur la psychanalyse des troubles mentaux*, première systématisation psychanalytique de la psychopathologie et de la thérapeutique de la psychose maniaco-dépressive dans ses rapports avec la névrose obsessionnelle et la paranoïa. Le travail de Freud sur *Deuil et mélancolie* porte la trace des incitations d'Abraham. Celui-ci fonde la Société psychanalytique de Berlin en 1908.

S. Ferenczi, le « nourrisson savant » de la psychanalyse, porté un moment au professorat à Budapest dans la mouvance de Béla Kun et de sa révolution communiste avortée, est certainement l'inventeur technique le plus original, le plus audacieux, et le théoricien le plus « risqué » du mouvement.

Dans une œuvre, là encore, immense, il étudie le *rôle de l'homosexualité dans la paranoïa* (1912), *les stades du développement du sens de la réalité* (1913), et publie ses *Observations cliniques sur la paranoïa et la paraphrénie* (1914). Un bilan exhaustif ne peut être entrepris ici. Ferenczi, dans le langage de son époque, est le premier à avoir repoussé les « limites de l'analysabilité » vers les états désormais dits « *borderlines* ». Inventeur de « l'introjection », de « l'identification à l'agresseur », il a le premier mis en lumière les mécanismes de clivage et les divers « défauts » dans les états régressifs graves, ou sous le masque des organisations caractérielles et atypiques.

E. Jones, élève de Kraepelin, un temps chargé de cours de psychiatrie à Toronto (1908-1913), marque moins par un apport psychiatrique direct (*hypomanie*, 1909) que par ses travaux sur le symbolisme, et par ses talents d'organisateur de sociétés psychanalytiques en Amérique et en Angleterre (il fonde la Société britannique à la fin de la Première Guerre mondiale). Il est aussi l'« introducteur » de Mélanie Klein, qu'il attire à Londres en 1936.

V. Tausk, ancien légiste devenu psychiatre (il travaille avec W. von Jauregg), passe comme un météore dans le ciel psychanalytique. Auteur d'un remarquable travail, *À propos de la psychologie du délire d'action des alcooliques* (1913), il s'immortalise par l'un des plus importants essais jamais écrits sur la psychiatrie psychanalytique avec son exploration de *la genèse de « l'appareil à influencer » au cours de la schizophrénie* (1919).

Une place particulière doit être donnée à P. Federn, vice-président (1923) puis président de la Société viennoise. Plus indépendant de la lettre de Freud, il a idéalement (mais non factuellement) toutes les qualités pour entreprendre véritablement la « colonisation » de la psychiatrie.

Intéressé par la *mélancolie* (1923), profond connaisseur de la *dépersonnalisation*, précurseur de la *psychothérapie des schizophrènes*, il intègre dans une synthèse personnelle le point de vue freudien et les enseignements de P. Janet, d'E. Bleuler, d'E. Minkowski. Son influence reste longtemps occulte, encore qu'active à Chicago. Il n'a été que tardivement « redécouvert », grâce à l'édition posthume, en 1953, de *La psychologie du Moi et des psychoses* par son ami E. Weiss.

P. Schilder (1866-1940), assistant du Pr Flechsig (le médecin traitant du président Schreber), puis en 1918-1929 de Wagner von Jauregg à l'Institut psychiatrique de Vienne, est nommé professeur en 1925. Il publie sur l'*Hallucination* (1920), *La manie* (1928), *La psychiatrie psychanalytique* (1928). Invité aux USA (par A. Meyer) en 1928, il y accepte en 1930 la charge de la section psychiatrique de la célèbre clinique Bellevue (New York). On sait comment ce puissant et encyclopédique esprit reprend à la base le clivage, qui a fait le génie de Freud, pour synthétiser les confins neurologiques et psychiatriques (*L'Image de notre corps*, 1935) à la lumière de la psychanalyse[1].

Déjà, *le domaine proprement organique* avait été soumis à l'investigation psychanalytique, en particulier avec les travaux de Ferenczi (avec I. Hollos, 1925) sur la *paralysie générale*, ceux de W. Steckel (1911), de P. Clark (1914) (ultérieurement, 1932, d'A. Kardiner, le futur anthropologue) sur *l'épilepsie*, etc. Nous ne pouvons pas nous étendre, comme il conviendrait, sur cette dimension d'une recherche bien propre à réfuter telle considération simpliste sur les limitations « psychogénétiques » de la théorie psychanalytique. Si quelque chose d'un peu sérieux et de concret a jamais été dit sur ce qui meuble l'écart *« organo-clinique »* des conditions neuropathologiques à l'expression psychique, c'est bien à des pionniers de la psychanalyse qu'on le doit ! Les atteintes toxiques ou lésionnelles du Moi, et leurs conséquences sur la redistribution de la « libido narcissique », ne sont pas que l'objet d'un vain jeu théorique, mais l'occasion d'une ouverture psychopathologique de première grandeur.

Nous ne pouvons, dans le cadre de ce travail, faire le bilan complet des travaux psychanalytiques menés par la « deuxième génération » entre les deux guerres, ni en respecter la stricte chronologie. *Quelque chose a pris corps qui*

1. On connaît l'influence qu'aura l'œuvre de Schilder sur des auteurs de la dimension du Pr J. Lhermitte, de J. de Ajuriaguerra, du philosophe M. Merleau-Ponty, etc. Notons, en passant, que la femme de Schilder, Lauretta Bender, fut une initiatrice de l'étude de la *schizophrénie infantile* par des travaux qui ne négligeaient pas les aspects constitutionnels et organiques. En 1934, elle avait publié sur le *délire des persécutions*.

interroge la psychiatrie et qui s'exprime, alors, dans toute sa vigueur diversifiée. Le tmps passant, les psychanalystes travaillent d'ailleurs de moins en moins isolés. Ils se sont réunis en sociétés établies pour conjuguer leurs intérêts polymorphes.

En 1911, A.A. Brill, l'ancien du Burghölzli, a fondé la Société psychanalytique de New York où se distinguera C.P. Oberndorf (*Folie maniaco-dépressive,* 1919 ; *Dépersonnalisation*, 1933). Le professeur de clinique neurologique J.-J. Putnam (1846-1918) mène à bien l'implantation américaine. Avec Jones, il fonde l'Association américaine, puis la Société de Boston. Dès 1920, se produit une véritable « pénétration » (pour reprendre le terme freudien) de la psychanalyse aux USA.

Le mouvement est supporté par des hommes éminents comme W.A. White (1870-1937) : *L'hygiène mentale*, 1916, *Le langage du schizophrène*, 1937), S.E. Jeliffe (1866-1945) et aussi, avec plus de nuances ou de réserves, l'illustre A. Meyer (1866-1950). H. Nunberg, l'ancien interne de Jung, explore la *catatonie* (1920), la *dépersonnalisation* (1924). Des noms apparaissent : ceux de G. Bychowski (*Un cas d'idées délirantes de persécution*, 1931, et, vingt et un ans plus tard, *Psychothérapie des psychoses*) et, dans une position un peu latérale, de H.S. Sullivan, le théoricien des « relations interpersonnelles », qui adapte le traitement psychanalytique aux schizophrènes (1931) et patronne F. Fromm-Reichmann qui consacrera sa vie (à Chestnut Lodge) à l'étude des *caractéristiques du transfert psychotique* et à son maniement. La pratique, désormais institutionnalisée, de la « psychiatrie psychanalytique », retrouve toute son orthodoxie avec K.A. et W.C. Menninger (à Topeka). En 1932, F. Alexander, passé par la formation psychiatrique en Hongrie et à Berlin, a créé l'Institut de psychanalyse de Chicago où se signalent S. Lorand et S. Radó qui travaillent sur les dépressions (*Le problème de la mélancolie*, 1927). R. Waelder produit ses travaux sur les psychoses en général (1925) et la *schizophrénie* en particulier (1926). R.P. Knight développe la psychanalyse des malades hospitalisés (1937).

Le mouvement paraît irréversible et, pour longtemps, il ne sera pas rare de voir associées les charges de professeur de clinique psychiatrique et de responsable de la formation psychanalytique. C'est le *triomphe de la « psychiatrie dynamique »* : « Le progrès de la psychiatrie dynamique, écrira F. Alexander, met fin à l'isolement de la psychanalyse. En tant que thérapeutique, la psychanalyse est en voie de réunion avec la médecine dont elle procède comme méthode psychiatrique. »

C'est justement ce dont Freud ne voulait plus ! Il avait cru (désiré) apporter la « peste » au Nouveau Monde en 1909. Il se plaint, en 1938, de « la tendance qu'ont les Américains à transformer la psychanalyse en bonne à tout faire de la psychiatrie ». Tels sont les renversements de l'histoire, que certains disent, plaisamment, dialectiques...

L'Europe est prise dans le processus.

En 1914, la Hollande fournit à la psychanalyse l'appui du professeur de psychiatrie G. Jelgersma. J.H.W. van Ophuijsen publie, en 1920, son retentissant travail sur *l'origine des sentiments de persécution.* A. Stärcke écrit, la même année, *Le renversement du signe libidinal dans les délires de persécution* et, en 1921, *Psychanalyse et psychiatrie...* En Norvège, c'est le ralliement du Pr A. Vogt (1907) et, transitoirement, celle de P. Bjerre en Suède. La psychanalyse italienne prend un faux départ avec le Pr Levi Bianchini, en 1925, avant son établissement véritable (1931) par le psychiatre des hôpitaux de Trieste que fut E. Weiss (qui rejoindra Alexander à Chicago après un passage à Topeka en 1939).

Le lecteur français ne trouvera peut-être pas superfétatoires quelques mots sur les débuts de la psychanalyse chez nous, pour autant qu'ils furent liés de très près (de trop près diront certains) au mouvement psychiatrique. Précédée des discrètes tentatives d'un Morichau-Beauchamp qui a publié, en 1912, sur *Homosexualité et paranoïa*, la première présentation un peu systématique de la psychanalyse en France, le livre de Régis et Hesnard, *La Psychanalyse des névroses et des psychoses* (1913)), sera reçue par Freud de façon moins sévère qu'il n'est devenu de bon ton de la juger de nos jours.

En 1921, le Pr G. Heuyer donne sa chance à E. Sokolnika, qui l'exploite mal. Par contre, en 1923, R. Laforgue quitte l'asile de Hoerdt pour travailler comme assistant du Pr H. Claude à la clinique de Sainte-Anne où il a la charge d'une consultation et d'un enseignement psychanalytiques.

Avec R. Allendy (un homéopathe...), E. Pichon (pédiatre et linguiste au style précieux qui fera école) et A. Borel, Laforgue tentera de développer le concept des « schizoses » et des « schizonoïas ». (Laforgue avait soutenu sa thèse (1922) sur l'*Affectivité des schizophrènes du point de vue de la psychanalyse.*) Il influence les conceptions de Claude sur la schizophrénie dont ses collègues H. Codet et J. Robin développeront les types « boudeurs morbides » et « rêveurs éveillés ».

Laforgue propose encore le terme de *« scotomisation »* pour qualifier *le mode du refoulement psychotique* de la réalité. Ceci lui vaudra la critique répétée de Freud qui s'oppose à la connotation aperceptive, et non économico-dynamique, d'un tel concept. Il propose, en place, le « déni » ou le « désaveu », non sans montrer quelque tolérance pour celui qui lui a « recruté » Marie Bonaparte.

Particulièrement attaché aux problèmes de l'angoisse, de la culpabilité, de l'échec et du masochisme individuel et collectif, Laforgue apparaît comme un précurseur possible des conceptions systémiques (*La névrose familiale*, 1936).

Très... symptomatiquement, la première Société psychanalytique de Paris voit sa naissance (1926) jumelée avec celle de *L'Évolution psychiatrique* dans une visée de synthèse éclectisante, rapidement déséquilibrante (la « résistance » ayant ici la stature d'un H. Ey, d'un E. Minkowski). Le « décollage » de la psychanalyse « à la française » reste finalement assez laborieux.

La deuxième génération des analystes parisiens fait souvent le détour par les hôpitaux psychiatriques. S. Nacht (habilité par la Société psychanalytique de Paris en 1933) continue toute sa vie (seul, puis avec P.-C. Racamier) à travailler sur les *délires et la dépression.* Il a fait progresser aussi l'abord des « déformations du Moi », dans le souci de subordonner ses conceptions à la recherche d'aménagements thérapeutiques propres à lever les obstacles de la cure, en tenant compte des spécificités de l'organisation mentale pathologique.

Élève de G. de Clerambault, J. Lacan (habilité en 1934) fait son entrée retentissante en psychiatrie doctrinale avec sa thèse, désormais classique, sur *La psychose paranoïaque dans ses rapports avec la personnalité* (1932). La psychanalyse en est la référence articulatoire, et on y devine déjà la future critique des conceptions « réifiantes » de l'Ego, la mise en valeur des phénomènes identificatoires et d'idéalisation-méconnaissance impliquant la prise de position théorique ultérieure sur le *stade du miroir* (1936). La « connaissance paranoïaque » restera un axe de sa pensée, jusqu'au séminaire sur *Les psychoses* (1955) où le mécanisme de la *« Verwerfung »* sera proposé comme pivot structural de toute psychothérapie possible dans ces états. Le développement ultime de la théorie de l'inconscient-langage, de la topologie du symbolique, de l'imaginaire et du réel, sont toujours d'actualité en attendant leur place définitive dans l'histoire. Ils inspirent de nombreux élèves psychiatres qui en mesurent désormais la pertinence clinique dans l'épreuve des charges hospitalières.

Le groupe britannique de psychanalyse fait, quant à lui, un début brillant. Un E. Glover s'y signale, parmi d'autres, par *La psychothérapie des psychoses* (1930) et *L'approche psychanalytique de la classification des troubles mentaux* (1932). En 1926, J. Rickman avait déjà publié un travail sur *Le développement de la théorie psychanalytique des psychoses* où il recensait près de cinq cents titres. Un phénomène considérable se produit, en 1936, avec l'arrivée à Londres de Mélanie Klein.

Son influence déborde de loin sa rivalité historique avec Anna Freud sur la question de *La psychanalyse des enfants* (1932). Travaillant à l'étude des phases précocissimes de l'établissement des « relations d'objet » et de leur organisation prégénitale, elle met pleinement en relief le rôle des pulsions sadiques et l'importance des mécanismes mentaux de l'identification projective et du clivage, dans la formation du Moi et du Surmoi. Le travail de 1930 sur *L'importance de la formation du symbole dans le développement du Moi* est riche de promesses qui seront bientôt tenues avec l'article fondamental : *Contributions à la psychogenèse des états maniaco-dépressifs* (1935).

La suite de l'œuvre kleinienne montre la structuration du psychisme autour de deux « positions » centrales. Répondant de l'aménagement des angoisses archaïques et des défenses afférentes, elles sont nommées respectivement : *position schizo-paranoïde* et *position dépressive.* Ceci devait entraîner quelques remous.

En effet, M. Klein (qui n'avait jamais été psychiatre !) maximalisait ainsi le *parallèle* abrahamien – voire : l'identité – *entre vécu psychotique et phases primitives de l'évolution mentale.* Son style, aux expressions abruptes légèrement condensées, scandalisait sur ce point même de la « psychiatrisation » de l'âme d'un nourrisson livré aux noirs enfers de la haine infantile.

Toujours est-il qu'à partir d'elle un problème est inexorablement posé. Non plus celui de l'« application » ou de l'« extension » de la psychanalyse à la psychiatrie ; mais celui de l'*inscription d'une problématique de la psychose au centre même de l'être-psychique* dont les phénomènes culturels et sublimatoires apparaissent comme une variété de « réparation »... Dans cette optique, les difficultés de l'analyse des psychoses ne sont plus essentielles (ou le sont en un nouveau sens), mais quantitatives et formelles (intensité et profondeur des angoisses en cause dans le transfert et le contre-transfert, massivité et extension des mécanismes en jeu).

La suite

Lorsque survient (Londres, 1939) la mort de Freud, la psychanalyse est définitivement *internationalisée* : sous le double effet de la volonté obstinée de son découvreur... et des persécutions nazies. Les écoles de Vienne, de Budapest, de Berlin, essaiment vers Londres, Paris, New York, Chicago...

L'histoire du mouvement freudien s'intrique étroitement ici dans l'*histoire globale*, grosse de la guerre de 1939-1945 et de ses déplacements de population. Avant la tourmente, les écoles psychanalytiques amorçaient, sur le fond commun de la « cause », une diversité d'inspirations, voire d'orientations et de méthodes. La grande dispersion exodique et ses brassages entraînent des confrontations socio-culturelles complexes et des *linkages* inattendus : des surgeons hongrois bouturent à Londres et à Paris ; New York devient, par certains aspects, viennoise, etc. M. Balint poursuit, en Angleterre, l'œuvre de Ferenczi ; passés par Paris, H. Hartmann et R. Löwenstein rejoignent E. Kris aux USA, pour y implanter « L'Ego Psychology »... Tout ceci engendre des *paradoxes géographiques et intellectuels* qui contribuent à mettre les sociétés sous tension, et créent autant de risques de déviations, de ruptures internes, que de conditions propices aux stimulations compétitives.

Les événements mondiaux font basculer, pour l'essentiel, la localisation de la psychanalyse en instaurant, pour de nombreuses années, la *« domination » américaine.*

Ce n'est pas Freud qui a apporté la peste au Nouveau Monde. C'est la peste brune qui a chassé dans sa « direction » la psychanalyse de l'Ancien, sans arriver pourtant à l'en déloger totalement, grâce à l'héroïque îlot britannique. Il serait intéressant, à ce propos, de noter comment les conversions de certains analystes, tel W.R. Bion, en *psychiatres militaires*, permirent, à partir de problèmes aussi ponctuels que la sélection des officiers, de faire faire un bond prodigieux aux techniques de la *psychanalyse de groupe*... Parallèlement, les Américains retournent aux sources de l'hypnocatharsis originaire dans la nécessité de traiter d'urgence les *psychoses de combat*, répétant ainsi ce que la Grande Guerre avait entraîné de spéculations sur les névroses traumatiques, le principe de liaison, la nature de l'angoisse.

La psychanalyse survit à la Seconde comme à la Première Guerre mondiale. Elle revient même en force dans les bagages des armées libératrices qui apportent, dans leur surplus, ce qui en avait survécu (essentiellement sous la forme dite de la *« psychiatrie dynamique »*).

La décennie 1950-1960 voit, en particulier, une incroyable floraison française largement en rapport, cela vaut d'être souligné, avec la participation engagée des jeunes psychiatres à la *réforme des vieux asiles*, tandis que J. Lacan mène sa croisade sur le *« retour à Freud »* qui trouve d'abord dans la Sainte-Anne du Pr J. Delay un lieu hospitalier, et dans le Bonneval de H. Ey un terrain de confrontation incomparable avec la pointe la plus avancé de la psychopathologie clinique et phénoménologique.

Il est impossible, dans le cadre limité de ce travail, d'envisager la totalité des *convergences psychanalytico-psychiatriques* caractéristiques de la période que l'on pourrait dire de *« l'après-Freud »*, et jusqu'à l'époque contemporaine. Il n'est plus concevable d'évoquer alors, dans le détail, les contributions de chaque auteur. Il nous faut globaliser, avec tous les risques de sélection arbitraire que cela comporte, des tendances.

L'école britannique a engendré une postérité kleinienne particulièrement douée, sur place et dans ses filiales sud-américaines (L. Grinberg, J. Bleger). H. Segal travaille *le délire et la schizophrénie*, D. Meltzer produit des travaux sur *l'hypochondrie* et, surtout, sur *l'autisme*. L'originalité de sa pensée rencontre les riches contributions d'un H.A. Rosenfeld, psychiatre d'origine qui, de 1947 à 1964, étudie systématiquement les *états psychotiques*. W.R. Bion, théoricien rénovateur, part de *« l'attaque sur la liaison »* (1959), après ses préliminaires sur *La théorie de la schizophrénie* (1954) et *L'Hallucination* (1958) pour étudier systématiquement les psychoses délirantes sous l'angle des troubles de la fonction de « l'appareil à penser les pensées ».

Dans les marges, la mouvance ou le développement parallèle du kleinisme, un D. Winnicott a à peine besoin d'être cité, tant sont devenues un bien commun ses idées sur « les objets et le champ transitionnel », le « faux Soi » et les divers aspects de la dépression, des mécanismes maniaques et schizoïdes. En toute indépendance, R.D. Fairbairn réexamine la *nosographie psychiatrique* à la lumière des « relations d'objet » et des phénomènes de clivage primaire. J. Bowlby, avec ses conceptions sur « l'attachement primaire », apporte des données nouvelles sur la *dépression*. Un M. Balint, parmi tant d'autres intérêts (formateurs, psychosomatiques, etc., qui, plus encore que la psychiatrie, « colonisent » la médecine la plus générale), se fait le spécialiste des « cas-limites » où le « défaut fondamental » paraît plus important que le conflit pulsionnel. Dans l'héritage classique, un E. Bibring n'a jamais abandonné ses intérêts sur *la mélancolie*, tandis que T. Freeman publie un volume entier (1969) sur *la psychopathologie des psychoses* dans une perspective proche de H. Ey.

Aux États-Unis, une multiplicité de tendances se fait jour pour émerger du vaste « *melting pot* » des indigènes et des émigrés. Là, plus qu'ailleurs, il nous faut être ridiculement allusif. Dans la ligne de « l'Ego Psychology », E. Jacobson, théoricienne du « Self », étudie plus particulièrement (1953) les *états dépressifs*. Proche de T. et K. Lidz et de leurs conceptions sur la pathologie de la communication, H. Searles (1965) explore systématiquement les chemins qui aboutissent à *la schizophrénie* au bout de « l'effort pour rendre l'autre fou ». R. Stoller consacre son œuvre à la psychopathologie associée au transsexualisme. M. Malher s'affronte aux formes symbiotiques et autistiques de la *psychose infantile* (1968) tandis que R. Spitz isole (1958 la *dépression anaclitique* du nourrisson et que B. Bettelheim consacre ses travaux à la « forteresse vide » de la schizophrénie infantile, pour laquelle il invente les modes originaux de thérapeutique psychanalytique institutionnelle. H. Kohut (1913-1981), O. Kernberg deviennent des leaders de la recherche sur les « *borderlines* ». La transition de l'ancien et du nouveau est assurée par les œuvres théoriques de M. Katan, de K. Eissler et par celle, didactique, d'O. Fenichel (1897-1946). C. Brenner et J. Arlow appliquent le point de vue « structural » aux psychoses ; P.N. Pao s'emploie à réconcilier Freud, Federn et M. Klein dans le traitement des schizophrénies. G. Devereux, quant à lui, développe systématiquement *l'ethnopsychiatrie...*

Le monde germanique et viennois ne semble, par contre, pas tout à fait remis du traumatisme de ses années noires. Des auteurs (comme A. Mitscherlich) paraissent plus centrés sur l'analyse de leurs séquelles culturelles que sur la clinique. *La Suisse* donne cependant les signes du renouveau. M. Sechehaye fait, en 1951, ses célèbres conférences sur la *psychothérapie des schizophrènes*. G. Pankow, assistant d'E. Kretschmer, qui viendra s'installer en France, publie à Berne sa *méthode de structuration dynamique* (1956). Le Pr C. Müller produit une série de travaux de grande rigueur sur le traitement des psychoses. Une nouvelle école, dont font partie A. Haynal, L. Kaufmann, etc., repousse insensiblement dans l'oubli les contributions plus anciennes d'un R. Brun, l'adjoint du Pr C. von Monakow...

Nous devons résister à la tentation d'en trop dire sur le *mouvement français,* au risque de paraître partial ou injuste. Après la guerre, S. Lebovici et R. Diatkine apportent, après P. Mâle, des contributions fondamentales à la *psychiatrie infantile* et au psychodrame analytique des adolescents psychotiques. M. Bouvet laisse un rapport classique sur la *dépersonnalisation*. F. Pasch isole la *dépression d'infériorité* et garde toujours, dans ses exceptionnelles spéculations métapsychologiques, un œil fixé sur le phénomène psychotique. Leurs élèves, avec R. Mises, M. Soulé, font progresser *la pédopsychiatrie*, avec A. Green, rouvrent le *problème nosologique* sur des bases psychanalytiques. Le Pr D. Lagache laisse derrière lui une œuvre immense, depuis ses premiers travaux sur l'*hallucination verbale* (1934) et *la jalousie amoureuse* ; les dimensions psychopathologiques y coexistent avec la psychologie générale et la criminologie. B. Grunberger applique ses conceptions originales sur le narcissisme à la *mélancolie*. J. Chasseguet-Smirgel fait avancer la question de la *paranoïa*. D'autres, comme J. Bergeret, focalisent leur recherche sur *la dépression* et *les états-limites*, comme A. Janneau sur la *cyclothymie...* Une place à part doit être réservée à P.-C. Racamier qui non seulement produit une œuvre clinique et théorique sur *le délire* et *les états dépressifs* (avec S. Nacht, 1958, 1959), *la manie* (1957), *la paranoïa* (1966), *les paradoxes du schizophrène* (1978), mais inspire, avec *Le psychanalyste sans divan* (1970), une pratique psychiatrique générale qui intègre à la psychanalyse les points de vue sociopathologiques, biologiques, institutionnels.

Du côté désormais « lacanien » (et dans la suite des éclatements groupaux inaugurés par la scission de 1955 de la Société psychanalytique de Paris) l'apport n'est pas mince non plus. S. Leclaire, F. Perrier, G. Rosolato (mais aussi M. Schweich) s'affrontent à la *schizophrénie* et aux problèmes théoriques des psychoses, sur les chemins indiqués par le maître. F. Perrier donne un travail remarquable sur *l'hypochondrie*, G. Rosolato des études sur la *paranoïa* et sur *l'axe narcissique des dépressions*. P. Aulagnier élabore, dans son travail chez G. Daumezon, ses réflexions sur la mélancolie avant de mesurer les *délires*, dont les paranoïaques, à « la violence de l'interprétation ». Bien d'autres auteurs (J. Boutonnier, F. Dolto, M. Mannoni, J.-B. Pontalis, etc.) devraient être cités dans ces parages, pour autant que leurs écrits impliquent, par certaines incidences, des « effets » psychiatriques. Une place à part devrait encore être faite à des psychiatres d'inspiration lacanienne (comme J. Ayme, P. Rappard, J. Oury, F. Tosquelles, etc.) promoteurs de la « *psychothérapie institutionnelle* » dont le rôle fut, et reste, si important dans l'entreprise de désaliénation… Nous devons, avec regret, limiter là nos aperçus sommaires.

Quel avenir ?

Faisant suite à l'immense développement des années 1950-1968, la psychanalyse est désormais entrée, dit-on, dans sa *phase de crise et de reflux* depuis une quinzaine d'années. Elle connaît une certaine désaffection[1] supportée par l'apparition de *nouvelles contestations idéologiques* et des *limitations pratiques.*

Les premiers signes du « déclin » seraient survenus aux USA, où les chaires psychiatriques ne sont plus monopolisées par les freudiens, tandis qu'apparaissent arrangements et *compromis méthodiques* plus ou moins couverts par la recommandation de Freud (mû par un tout autre idéalisme social de partage des « ressources »… psychothérapiques) de mêler le « plomb vil » à « l'or pur » analytique.

Une telle évolution, si elle se confirme, doit être versée au compte de l'histoire culturelle et de ses mutations. Il est d'ailleurs remarquable que la *« demande » d'analyse* se soit insensiblement modifiée, au cours des années, en fonction d'une pathologie dont les directions semblent emprunter le trajet régressif du sexuel au narcissique, du conflictuel au topique (donnant aussi

1. Qui ne saute pas aux yeux de qui consulte la liste du « *Roster* » des seuls analystes qui cotisent à l'IPA…

bien, il faut le souligner, des incitations à de *nouveaux progrès métapsychologiques ou techniques* : théorie du « Self », aménagements du « cadre »).

Le facteur décisif pourrait être situé dans le plein développement d'une pensée « opératoire » dominante, superstructurelle de l'évolution des technostructures. L'immense *progrès pharmacologique*, modèle d'efficacité, serait à inscrire à son... « actif ». Mais devraient l'être aussi le retour des *behaviorismes* et, par formation réactionnelle, la naissance d'une *anti-psychiatrie.*

Curieusement, certains des chantres de cette dernière (R.D. Laing, T.S. Szasz) ne sont pas sans connexions psychanalytiques. Et ce qu'elle peut contenir de stimulant est souvent la retranscription déformée des plus remarquables progrès produits par le mouvement (« faux-Self », « régression thérapeutique », « renouveau », « zone de créativité » de Winnicott et de Balint...).

Ne doit-il en résulter que des conséquences négatives ? Ne sommes-nous pas, plutôt, devant la nécessité... historique, de *réactualiser* de vieilles questions freudiennes et de les reconsidérer entre les deux pôles de leur radicalisation : la crispation et/ou le retour à l'essentiel ?

Ne s'était-on pas plaint (un peu coquettement) que la psychanalyse se soit potentiellement « dénaturée » dans le succès, sous couvert de sa réussite sociale ?

Si le paradoxe constitutif de sa méthode est qu'*à son offre on résiste*, pour qu'un progrès effectif se poursuive par le travail soutenu que la résistance exige, il n'est peut-être pas déplorable que la psychanalyse ne soit plus diluée par une admission trop facile, la vidant de tout contenu incisif ! Elle devra à nouveau « valider » ses prétentions et mesurer comparativement son type d'intervention (et sa nature) à d'autres modes. Seul y perdra le dogmatisme *a priori.*

On sera surtout amené à renouveler la réflexion sur quelques déclarations marginalisées du fondateur. Dans sa dernière pensée théorique, Freud, relativisant les applications thérapeutiques de la psychanalyse au profit de son destin anthropologique et culturel, ne souhaitait-il pas l'arrivée d'un « progrès chimique » permettant des *modifications directes* des « quantités » sous-jacentes aux conflits et à leurs « placements » ? Le risque est peut-être conjurable d'un « passage à l'acte chimiothérapique », alors qu'une possibilité est donnée, à exploiter, de pouvoir *instaurer* une psychothérapie analytique sinon impossible, ou d'en *désenclaver* les inerties.

Les travaux sont déjà nombreux qui articulent cet axe *« économique »* jouant globalement, ou spécifiquement, sur les rapports de forces localisées des énergies libidinales, agressives, ou sur « l'alimentation » narcissique et les *liaisons du Moi.* Jusqu'au point où il n'est plus concevable que les considérations métapsychologiques puissent servir de guide à la prescription ! Déjà la période des « chocs » avait permis des spéculations sur les phénomènes d'abréaction instinctuelle et sur les processus de régression-reconstruction...

À côté d'entreprises ponctuellement « puristes » de cures-types (dont il est peu probable de voir la disparition), la psychanalyse est en passe de s'orienter vers *de nouvelles formes d'intégration dans un projet thérapeutique global* dont bénéficiera une psychiatrie dédramatisée et décompartimentée.

Ceci est déjà inscrit dans les multiples *variantes*, individuelles et collectives, des *psychothérapies d'inspiration psychanalytique* comme dans le développement de la *« psychothérapie institutionnelle »* qui, au-delà de la charge individuelle, traite du cadre, du groupe soignants-soignés et de ses projections. Tandis que la formation psychanalytique du psychiatre l'incitera à exploiter les *moments privilégiés et les opportunités* de relancer le « contrat » analytique dans certaines phases de l'évolution des patients, en y gagnant souplesse et mesure, pour dégager les scansions symboliques des impasses imaginaires et des épreuves du réel.

C'est déjà ce à quoi s'emploient beaucoup de psychiatres, sans que le vent de l'histoire les détourne, avec l'héritage freudien, du souci de respecter – avec la *dimension psychodynamique* – l'humanité de leurs malades au-delà de la nécessaire, mais insuffisante, exigence de « réduire » le trouble mental. Ils tenteront demain encore d'en *rouvrir l'économie à l'intersubjectivité et au devenir.* Comment oublieraient-ils que leur formation leur a justement appris à supporter contradictions et compromis dans le projet de synthèse aléatoire inhérent à toute visée érotique, y compris celle de la libido sublimée de l'investissement professionnel ?[1]

1. Note de l'auteur : cet article reprend, tel quel, celui de 1983. Depuis, peu et beaucoup de choses ont changé. L'École lacanienne a légèrement réussi sa percée internationale. Des aspects « provinciaux » ont été mieux précisés (*cf.* à ce propos *L'Histoire de la psychanalyse*, tome 2, de R. Jaccard, Paris, Hachette, 1982). Des développements sont à prévoir avec le « nouvel ordre » mondial. Prenons rendez-vous pour l'an 2000…

NAISSANCE DE LA PSYCHIATRIE INFANTILE (DESTINS DE L'IDIOTIE, ORIGINE DES PSYCHOSES)

L'histoire de la psychiatrie de l'enfant se confond avec la lente émergence, dans la pensé médicale moderne, du concept de psychose infantile hors du cadre des arriérations profondes, après un bref passage dans le groupe des démences. Cette naissance s'étale sur un siècle et demi. Elle débute dans le sillage immédiat du *Traité médico-philosophique sur l'aliénation mentale* de Philippe Pinel, dont elle constitue la plus brillante illustration, par le traitement moral d'un jeune garçon muet trouvé dans un forêt, connu depuis sous le nom de Sauvage de l'Aveyron. Ce traitement fut l'œuvre d'un jeune chirurgien de troisième classe, J.-M.-G. Itard, ami d'Esquirol et élève de Pinel : la psychiatrie tout entière se constitue entre ces trois hommes.

Mais ce début très remarquable et explosif fut aussi un bouquet d'artifice ; et, faute sans doute d'un appareil conceptuel capable de supporter les conclusions de ce premier traitement et d'en replonger les découvertes, la psychiatrie de l'enfant, d'un coup constituée, s'est immédiatement, et pour un siècle, repliée vers une position pédagogique, voire orthopédique, dans laquelle le souci d'acquisition d'apprentissages simples, l'emportant sur une tentative de compréhension plus psychologique, signait une reddition sans condition au principe de classification quantitative des aptitudes intellectuelles et sociales : en ce sens, l'œuvre de Binet et Simon, établissant vers 1900 une échelle métrique – quasiment thermométrique – de l'intelligence, constitue l'apogée mais aussi la limite indépassable du mouvement *médico-pédagogique* que la pédopsychiatrie naissante avait embrassé en renonçant au projet *médico-philosophique*. Mais, arrivée à ce point extrême du cul-de-sac, elle s'est penchée à nouveau sur les échecs sinon les déchets du traitement pédagogique, et cela prit l'aspect d'une question banale : les idiots sont-ils idiots parce qu'arriérés intellectuels, ou bien cette arriération est-elle la conséquence de l'idiotie ? Cela revint à poser, cent ans après Itard, la question du statut du sujet, question chétive et bête, mais qui allait labourer dans la profondeur tout le corps pédopsychiatrique. Le repérage quantitatif des aptitudes intellectuelles par les échelles de Binet et Simon, aboutissement du mouvement médico-pédagogique, est exactement contemporain de la reprise avec le regard inaugural tourné vers le dedans, et questionnant le pourquoi, de l'être : la découverte de la démence précocissime par Sante de Sanctis entre 1902 et 1906 vient à point relativiser la prépondérance des conquêtes de la psychométrie.

Celle-ci, en repérant les formes partielles ou susceptibles d'évolution favorable, se donnait comme but et juste raison la concentration des efforts d'éducation sur des tâches possibles ; mais, en négatif, elle contribuait en même temps à objectiver les idioties à évolution démentielle ; c'est dans cet interstice que se repère au plus près le travail psychiatrique, à nouveau médico-philosophique, instaurant la démence précocissime comme reste des théories et des pratiques, et dont les avatars seront la schizophrénie infantile, puis les psychoses de l'enfant.

In radice, la pédopsychiatrie est l'histoire de cette découverte, perdue puis retrouvée. Elle prit son élan, sa forme et sa force à Paris, dans et alentour l'Hôpital général où échouèrent les enfants idiots au milieu des indigents. Petits gueux chétifs, bataillons de Gavroches invalides, ils furent présents dès le XVIIe siècle au cœur de cette armée de pauvres malades qu'assistent, secourent et soulagent la générosité et la charité de la Contre-Réforme, qu'enferme mais aussi nourrit le roi à Bicêtre et à la Salpêtrière.

Ce contingent d'enfants gravement perturbés, abandonnés pour la plupart de leur famille, formera le gros des services et des classes pour enfants idiots, où s'élaborera au XXe siècle la notion de psychoses infantiles ; l'histoire de ce cheminement parallèle des idiots et des idées mesure la perception de leur plus sinistre qualité : l'absolue déréliction, l'autisme.

Quelques jalons

Le Moyen Âge et la Renaissance

On reste dans les limbes presque jusqu'au XIXe siècle lorsqu'on tente de retracer l'histoire des idiots à travers les écrits médicaux ou théologiques. Certes, de saint Augustin à saint Thomas d'Aquin en passant par Isidore de Séville, le débat sur l'étiologie des déficiences mentales est clairement posé ; et le point de vue théologique leur assigne explicitement une origine naturelle. En ce sens, il est important de souligner qu'avant les hérésies dualistiques les fous et les idiots ne sont pas considérés comme des incarnations du Malin. Mais c'est précisément à partir de l'Inquisition que l'idée de la démonisation de la personne humaine prend sa mesure. Fous et idiots, sous tous leurs aspects, deviennent alors *opus diabolicum* et toute la discussion étiologique se résume à un procès *ad extirpenda*. Mais il ne s'agit que d'un bref moment qui n'a intéressé, par accident, qu'un bien petit nombre de cas. Les textes médicaux de cette époque sont muets, et il faut glaner les informations dans les écrits hagiographiques et, bien entendu, les actes de justice.

Avec la Renaissance, l'opposition bien connue des opinions de Montaigne – qui ne voit dans les faits humains, fussent-ils pathologiques, que des œuvres naturelles – et de Luther – qui fixe résolument la faute et attache le diable au corps des idiots – semble être la matrice de toutes les querelles doctrinales qui lui succéderont. C'est aussi à cette époque que Paracelse publie *De generatione stultorum* (1567 et 1569) ; il y avoue l'ignorance des causes de l'état mental des idiots. À côté de ce très grand texte, les autres écrits du XVIe siècle paraissent bien ternes, dans la continuité de ceux qui les ont précédés, et, lorsqu'ils parlent des arriérations, c'est, comme Jean Fernel, pour les classer dans la rubrique *démence*, pêle-mêle avec les étiologies traumatiques, les empoisonnements et les causes climatériques. Cette classification sera à peu près immuable jusqu'à Pinel.

L'époque classique et le siècle des Lumières

Cependant, au XVIIe siècle, Félix Platter, dans *De mentis imbecillitate*, publié en 1665, expose un point de vue original et intéressant puisque, parmi les enfants réputés débiles, il isole un groupe particulier qu'il décrit ainsi : « Par leurs parents, à quelques-uns de ces imbéciles s'attache un caractère héréditaire, et ce sont des causes internes qui sont alors responsables de l'imbécillité [...]. C'est parce que depuis leur plus jeune âge, ils sont marqués par de tels signes que l'on peut établir un lien de cause à effet. » Quant aux mesures thérapeutiques, il propose un programme d'exercice intellectuel pour les formes les moins sévères. Platter serait ainsi le premier, à notre connaissance, qui attribuerait la déficience mentale une cause héréditaire, et qui, tout en la déclarant incurable, préconiserait un traitement pédagogique.

Au même moment, Thomas Willis, dans *De anima brutorum*, publié en 1672 juste avant sa mort, avance de façon explicite au chapitre des étiologies qu'il faut retenir l'action pathogène « des parents trop adonnés à la lecture, l'étude et la méditation ». Des propositions thérapeutiques sont particulièrement intéressants puisqu'il préconise « l'œuvre conjuguée d'un médecin et d'un pédagogue pour que l'intelligence de ces enfants puisse être redressée et qu'ils soient menés jusqu'à l'usage de la raison ». À travers l'œuvre de Platter et de Willis, on voit s'élaborer tout un courant médico-pédagogique, mais hélas, les témoignages précis nous manquent.

Le XVIIIe siècle. C'est alors que va se préparer l'ère scientifique de la psychiatrie de l'enfant autour des réflexions concernant l'étiologie des déficiences mentales. En témoignent par exemple les articles *idiot* et *imbécile* insérés dans l'*Encyclopédie* de Diderot (édition de 1765). Et, parallèlement, la nosographie est l'effort de grands médecins du XVIIIe siècle, comme Boissier de Sauvages,

Cullen ou Pinel. Tout cet effort sera résumé par ce dernier dans son célèbre *Traité médico-philosophique sur l'aliénation mentale*, publié en octobre 1800. Au moment même où est publié ce livre, qui est l'acte de naissance de la psychiatrie moderne, arrive à Paris l'enfant connu sous le nom de Sauvage de l'Aveyron : avec son traitement, son médecin – J.-M.-G. Itard – fonde la pédopsychiatrie.

Un nouveau regard médical

Le Sauvage de l'Aveyron : dernier enfant-loup, premier enfant fou

Tout le monde connaît l'histoire de cet enfant – idiot au regard de la nosographie de l'époque –, ne serait-ce que par la version caricaturalement romantique qu'en a donnée François Truffaut en 1970 (*L'Enfant sauvage*), après qu'il eut manqué de peu les droits de *Miracle Worker*, la pièce de théâtre écrite d'après l'autobiographie d'Helen Keller.

Victor, l'enfant connu sous le nom de Sauvage de l'Aveyron, constitue un moment mythique et fondateur de la médecine mentale, au même titre que le *Traité médico-philosophique sur l'aliénation mentale* de Pinel en 1800, la *Traumdeutung* de Freud juste un siècle après (1900), ou encore le premier papier de Léo Kanner en 1942 sur l'*Early Infantile Autism.* L'importance de l'histoire de Victor se mesure au double glissement de la pratique et de la réflexion scientifique dont il est l'occasion et le point d'appui : avec lui, le sauvage et l'idiot disparaissent derrière l'humain de sa condition ; et c'est par son humanité qu'il est l'occasion d'un traitement moral – nous dirions aujourd'hui psychothérapique – longtemps poursuivi. Ce traitement moral est de surcroît le premier, et le seul, qui ait été publié avec autant de détails, jusque dans ses échecs ou ses culs-de-sac.

C'est pourquoi on ne peut le regarder comme l'occasion d'une simple querelle entre médecins, illustrant le vieux débat trompeur des limites imposées par la nature et les bienfaits apportés par la culture dans le développement de l'intelligence et de l'affectivité. On a en effet longtemps présenté son histoire comme l'opposition de Pinel et d'Itard : Pinel, le professeur d'âge mûr, penchant pour une étiologie organique des troubles de l'enfant (c'est parce qu'il est arriéré qu'on l'a abandonné) ; Itard, jeune étudiant, serait à l'inverse le héraut d'un point de vue psychologique (l'enfant paraît arriéré parce qu'il a vécu seul). La réalité des discussions entre les deux médecins est tout autre et leur approche apparemment différente recouvre en fait deux compréhensions homogènes. Le traitement de Victor par Itard n'est rien d'autre que la pratique du *Traité médico-philosophique* : on ne s'en étonne pas lorsque l'on sait qu'Itard et Esquirol sont, à ce moment, les deux élèves favoris de Pinel, dont ils suivent chaque jour l'enseignement auprès des folles de la Salpêtrière (1798-1804).

Pendant plus de quatre ans, Itard va s'occuper quotidiennement de Victor, en se faisant aider par une gouvernante, Mme Guérin, dont il guidera la direction éducative. Lorsque l'enfant arrive à Paris, après avoir été capturé dans un bois au bout de la France, sa description est caricaturale : il est empâté, d'une saleté repoussante, il gâte partout, marche droit en se balançant ou se tient presque tout le jour accroupi dans les coins des murs, occupé à d'interminables masturbations, refusant tout contact. Et pourtant, comme cinquante ans plus tard les petits malades de Kanner, il paraît très intelligent. C'est cet enfant qu'Itard prend en charge et auprès de qui il a accepté et affronté – illusions ou audaces de la jeunesse – d'insurmontables difficultés. Pour tenter de le rendre à la communication, il s'est lui-même confronté à ses propres limites, dont il a fait le tour douloureux en venant buter sur celles du sauvage.

Mais, après quatre années d'efforts quotidiens, il se repliera progressivement vers une position d'abstention thérapeutique et de silence. Même il tentera d'oublier cet enfant, comme un chagrin d'amour ou comme une faute ; et lorsqu'il évoquera tout le temps qu'il lui a donné, ce sera, vingt ans après, pour avouer quel renoncement cela avait été. L'enfant n'apprit jamais à parler ; après un mieux relatif, il se remit à grossir énormément, sembla élever entre le monde et lui une barrière de plus en plus haute et épaisse, se réfugia dans des activités stéréotypées ou banales ou grotesques entrecoupées par des accès de masturbations enragées. Il devient ainsi pour Itard le témoin vivant de son échec.

Mais quel échec ? Celui de son hypothèse initiale qui se refusait à ne voir dans Victor qu'un idiot *congénital*, ou celui des lendemains de ses audaces métaphysiques – nous dirions aujourd'hui métapsychologiques ? L'originalité de sa démarche était dans le questionnement qu'il instaurait de la théorie par la pratique clinique, et le traitement de Victor, le plus aliéné des idiots, est l'affirmation de l'intégralité de son humanité. Banalité pour notre XXe siècle finissant, cette découverte n'est pourtant que d'hier : la spirale métaphysique dans laquelle Itard tente d'arracher son Victor aux représentations monstrueuses qu'il s'en fait ne peut s'opérer que dans un mouvement d'identification.

En apercevant un nouvel objet de la médecine et en tentant de le circonscrire – la psychopathologie la plus lourde de l'enfant, nous dirions aujourd'hui les psychoses infantiles –, Itard fonde la pédopsychiatrie moderne en plongeant sur l'au-delà de ses limites. Presque trente ans plus tard, malade, brisé, solitaire, mais s'occupant toujours des petits enfants sourds-muets, il découvre un groupe particulier parmi eux, le *Mutisme produit par la lésion des fonctions intellectuelles* (l'année même de la mort de Victor en 1828), et décrit ainsi dans un mémoire célèbre ce que l'on appelle aujourd'hui psychoses sans langage et dysharmonies évolutives.

L'œuvre, méconnue parce que *romantisée*, de J.-M.-G. Itard apparaît bien ainsi comme l'une des plus importantes de toute l'histoire de la médecine. Cependant, après lui, les pédagogues et les médecins qui s'occuperont des idiots ne retiendront de sa tentative qu'une apologie du dressage ; il faudra plus d'un siècle pour renouer avec sa naïveté audacieuse et sa détermination géniale : ce sera l'œuvre du mouvement psychanalytique infiltrant la réflexion psychiatrique.

Les premiers services pour enfants idiots

Un bref rappel s'impose pour dire qu'il n'existe pas de services spéciaux pour les enfants pendant les premières années du XIXe siècle (le sauvage de l'Aveyron ayant été hébergé quant à lui à l'Institution nationale des sourds-muets). On sait de plus que la loi du 30 juin 1838 ne prévoit aucune mesure particulière de traitement des enfants. C'est une raison supplémentaire pour souligner deux tentatives pionnières, œuvres de deux médecins.

Jean-Pierre Falret et Félix Voisin

La première tentative de regroupement des enfants idiots est opérée par Jean-Pierre Falret en 1821 à la Salpêtrière, l'année de sa nomination à la tête de la section des idiots, où il fonde immédiatement une école pour les enfants de ce service. Il y dirige ce service jusqu'en 1840, année de la mort de son maître Esquirol à qui il succèdera à la tête de la section Rambuteau. Pendant ces vingt années (1821-1840), on peut distinguer deux temps dans sa réflexion sur la pathologie mentale.

Jusqu'en 1830, il s'en tient à une causalité toute linéaire anatomo-clinique et se lance dans la collection des moules et des plâtres ainsi que dans l'ouverture des corps. Il est très influencé par les théories régnantes et à la mode issues de la phrénologie, et, au-delà, par les théories de Broussais, qu'ont magistralement illustrées les découvertes de Bayle ou plutôt, on le sait, de son maître Royer-Collard, copiées par son élève.

Mais, à partir de 1830, il se met « à rechercher dans la psychologie les moyens de suppléer à l'insuffisance de l'anatomo-pathologie ». Il avait jusque-là recherché une lésion anatomique pour rendre compte d'une façon univoque et obligatoire de l'idiotie et de l'imbécillité : il va dorénavant rechercher une origine psychologique, qui sera comprise comme un déficit de telle ou telle faculté *morale*, et il sera particulièrement attentif à la marche de la maladie, à son histoire, et aux remaniements possibles : on sait d'ailleurs que c'est en s'attachant à l'histoire des malades qu'il a découvert la *folie circulaire* devenue la psychose maniaco-dépressive. Le souci humanitaire de Falret était grand et c'est lui le premier qui organise une sorte de foyer de post-cure, 35, rue Plumet, pour les femmes sortant de la Salpêtrière et sans ressources. Il entraîne dans cette aventure Félix Voisin ainsi que le directeur de Bicêtre et Mgr Affre, qui mourra sur les barricades. Si on signale le côté humanitaire de J.-P. Falret, c'est parce que, avec Delasiauve et Bourneville, on retrouvera le même souci d'insertion des malades dont ils auront la charge et parmi eux des plus défavorisés, c'est-à-dire les idiots et les imbéciles, allié à des positions humanitaires assez proches.

Les positions de son ami Félix Voisin sont peut-être encore plus éloquentes. On sait qu'il fut, lui aussi, l'élève d'Esquirol ; il en fut même l'élève préféré et celui-ci l'emmenait très régulièrement en tournée d'inspection lors de la préparation de la loi de 1838. C'est ensemble qu'ils ont visité la fameuse colonie de Gheel dans les Flandres. En 1833, il est chargé d'organiser à l'Hospice des incurables de la rue de Sèvres un service temporaire d'enfants idiots et épileptiques. Ce service est transféré en 1836 à Bicêtre en même temps que les enfants qui se trouvaient dans l'éphémère École orthophrénique qu'il avait créée 14, avenue de Vaugirard à Issy-les-Moulineaux avec Jean-Pierre Falret.

Ce sont les conceptions étiologiques de Voisin qui président à la fondation de l'École orthophrénique en 1834, dont la direction « médicale, hygiénique et physiologique » était confiée à Falret. Cette maison devait recevoir plusieurs catégories d'enfants :

- les enfants nés pauvres d'esprit et qui se trouvaient être les intermédiaires entre l'homme ordinaire et l'idiot ;
- les enfants nés comme tout le monde mais auxquels une éducation première mal dirigée avait fait prendre une direction vicieuse. Et à leur propos Voisin parle de « la surface de rapports qui facilitera le moyen de les rendre à eux-mêmes » ;
- les enfants nés « extraordinairement : ils sont aptes aux plus grands vices comme aux plus grandes vertus, aux plus grands crimes comme aux plus grandes actions » ;
- les enfants nés de parents aliénés : « Ils sont en naissant fatalement prédisposés à l'aliénation mentale ou à toutes autres affections nerveuses. »

C'est dire très clairement que pour Voisin, outre la catégorie de la grande arriération avec nombreux troubles associés, comitialité, malformations de toutes sortes, etc., tout le reste de la pathologie de l'enfant est non seulement reconnu, mais encore considéré sous l'angle d'une étiologie psychogène.

L'œuvre de Ferrus à Bicêtre

De la même génération d'aliénistes, c'est-à-dire ayant reçu en même temps que Falret, Georget et Voisin l'enseignement de leur maître Esquirol, Ferrus organise, de façon contemporaine à ce que fait Voisin à la Salpêtrière, le service des enfants idiots de Bicêtre. On sait que la Salpêtrière était réservée aux femmes et Bicêtre aux hommes. Il est nommé en 1826 médecin en chef de Bicêtre en remplacement de Pariset. Ce ne sont que ses opinions libérales qui avaient reculé sa nomination. Il fit énormément pour Bicêtre.

C'est lui qui parvint à force d'insistance et après de longues luttes à briser l'inertie, sinon l'opposition, de l'administration et fit construire la ferme destinée à recevoir les convalescents de son service, c'est-à-dire l'asile Sainte-Anne. Tout dans son œuvre marque un souci humanitaire comme peu d'aliénistes de son siècle et même du nôtre en montreront. Son livre *Des aliénés* « se vend au profit des pauvres ». Parmi l'ensemble des malades dont il a la charge, il est immédiatement choqué par l'état des enfants idiots et des épileptiques et, dès

1828, fait organiser à l'intérieur de Bicêtre un centre qui leur est spécialement réservé. Pour lui l'idiotie est une sorte d'engourdissement qui ne touche en rien à l'humanité de ses jeunes malades. Le seul problème est de tâcher, par pédagogie et traitement moral, de réveiller ce corps dont les « organes dorment ».

Lui encore, comme ses amis Voisin et Falret, reconnaît deux pôles étiologiques aux déficiences : d'une part les grands délabrements somatiques avec cortège malformatif ou pathologique, et de l'autre côté la masse des troubles liée à de mauvaises conditions d'éducation et de ce que nous appellerions aujourd'hui de maternage.

Après un premier engouement anatomo-pathologique dans les années 1820, nous avons donc assisté à l'efflorescence d'une tentative de traitement moral des idiots et imbéciles à la Salpêtrière avec Voisin et Falret, à Bicêtre avec Ferrus, même si les moyens utilisés furent précaires.

Delasiauve et Bourneville

Après ces trois médecins (J.-P. Falret, F. Voisin et Ferrus) il faut attendre Delasiauve pour retrouver un souffle nouveau dans le domaine de la réflexion sur la pathologie psychiatrique de l'enfant. D'abord médecin dans le service de Leuret, Delasiauve reçoit à la mort de celui-ci la responsabilité d'un nouveau service, celui des enfants arriérés, après la division du service de Leuret en deux parties (adultes et enfants). Il publie en 1854 *Des principes qui doivent présider à l'éducation des idiots*. Son œuvre en faveur des enfants idiots et imbéciles est considérable. Il la poursuivra à la Salpêtrière dans le service des épileptiques et idiots adultes à partir de 1864

Mais, ne trouvant pas auprès des adultes un bonheur dans le travail comme celui qu'il rencontrait à Bicêtre, il démissionne quelques mois avant la guerre de 1870 et restera deux ans sans travailler. Baillarger prenant sa retraite, on propose alors à Delasiauve son service, c'est-à-dire celui des petites filles épileptiques et idiotes, service tout à fait comparable à celui qu'il dirigeait à Bicêtre. Pour Delasiauve, de même que pour son élève Bourneville, le souci étiologique sera tout à fait secondaire et c'est d'ailleurs l'un des axes fondamentaux de la deuxième partie du siècle, tout au moins pour ceux d'entre ses représentants qui œuvreront pour l'enfance déficiente. Il ne faut pas oublier que, dès 1833, Delasiauve avait été nommé membre de la délégation cantonale pour les questions d'instruction et de pédagogie dans son département de l'Eure et qu'il se prit pour ces sujets d'une véritable passion. Ne nous étonnons donc pas qu'arrivant à la tête d'un service d'enfants idiots à Bicêtre, il se soit préoccupé beaucoup de faire fructifier l'ensemble de la personnalité de ses jeunes malades en s'appuyant sur les « qualités restées intactes » et qu'il décrive ainsi d'innombrables idioties partielles.

Il considère encore deux grandes catégories : d'une part la déficience profonde « manifestement » organique, avec son cortège de troubles associés et surtout son état clinique catastrophique, gâtisme, etc. ; d'autre part l'infinie diversité des formes associant des déficits partiels et pour lesquels s'impose une énergique prise en charge. Les étiologies des premières ressortissent à la pathologie organique, qu'elle soit pré, peri ou post-natale, les étiologies des secondes sont beaucoup plus incertaines et sur elles jamais ne se prononce définitivement Delasiauve. Éloquente prudence.

L'attitude de son élève Bourneville est strictement superposable lorsqu'il prend la direction du même service en 1879, c'est-à-dire quatorze ans après le départ de Delasiauve pour la Salpêtrière et après le passage d'Auguste Voisin et de Jules Falret à cette direction.

Les convictions et les attitudes politiques des deux hommes étaient tout à fait comparables. Delasiauve, républicain convaincu et actif, avait fait partie en 1830 du groupe libéral qui entrevoyait l'avènement de la liberté sous les traits de la République avec Hyppolite Carnot et Chardon, ses amis intimes. De même Bourneville : membre de l'Alliance républicaine de Ledru-Rollin, il se fait élire en 1876 conseiller municipal de Paris dans le quartier Saint-Victor où il demeura jusqu'en 1883.

Son travail à la direction du service des enfants idiots et épileptiques de Bicêtre, ainsi que de la Fondation Vallée à partir du 1er mars 1890, est sous-tendu par les mêmes conceptions étiologiques :

- il y a pour lui d'un côté toute la pathologie lourde, qui relève d'une étiologie somatique grave et gravement invalidante ;
- et de l'autre côté un ensemble très hétérogène de troubles regroupés sous les qualifications d'imbécile et d'arriéré. Il y a là explicitement des étiologies multiples, dans lesquelles prédomine le poids des déterminations psycho-sociologiques et pour lesquelles, du reste, il crée à Vitry le premier institut médico-pédagogique.

Lorsque la direction de la Fondation Vallée lui reviendra, après la mort de son fondateur, le même souci médico-pédagogique s'y appliquera pour la même catégorie d'enfants. Mais même les plus gravement et manifestement atteints par une lésion organique ne seront pas pour autant abandonnés à leur sort. En effet, une colonie éducative est créée pour eux à Vaucluse, dirigée par le docteur Blin, puis, de 1920 à 1930 par le docteur Théodore Simon, l'homme de la psychométrie.

C'est d'ailleurs un souci de plus grande efficacité éducative qui avait également conduit au désencombrement du quartier d'enfants de la Salpêtrière et à la transformation en 1888 d'une division de l'hospice de Villejuif en centre d'enfants dirigée par le docteur Briand.

Ab experimento, Bourneville démontre donc, en multipliant les efforts de prise en charge (physique, physiologique, pédagogique, etc.), qu'il existe une sorte de déficience mentale apparente. Il suit en cela l'exemple ou plutôt le chemin bien indiqué par ses devanciers : parmi ceux-ci, il convient de réserver une place particulière à deux figures très originales : Édouard Seguin et Hippolyte-Tranquille Vallée.

Édouard Seguin : de Bicêtre aux États-Unis d'Amérique

Dans l'histoire de la psychiatrie de l'enfant, Seguin occupe une place originale et privilégiée. Pourtant le début de sa vie échappe à ses biographes. On sait seulement qu'il appartient dans les années 1830-1835 au groupe de Ledru-Rollin, Louis Blanc et Victor Hugo qui suivent les enseignements de Saint-Simon et de ses successeurs, le Père Enfantin et le Père Olinde Rodrigue. Ce noyau sera un groupe très actif d'opposition de gauche animé par la certitude, la conviction profonde de l'arrivée prochaine d'une République fondée sur le principe du plus grand bien pour le plus grand nombre, c'est-à-dire sur un principe fondamental de démocratie et de partage des connaissances et des biens. Chacun se donne une tâche précise et Édouard Seguin se met à l'œuvre pour arracher par tous les efforts possibles les idiots à leur condition de *Lumpenproletariat* de la médecine.

On ne comprend rien à son entreprise si on ne la replace pas dans cette considération politique. On le trouve comme surveillant à l'Hospice des incurables ; il suivra les enfants à Bicêtre lorsque, comme nous l'avons dit plus haut, les enfants y seront regroupés. C'est Guersant qui propose Seguin en 1837 à Itard pour prendre en charge un jeune idiot muet hospitalisé à l'Hospice des incurables (le père de Seguin et Itard s'étaient peut-être connus au Val-de-Grâce dans les années 1797-1800). Itard accepte, et, sous la direction et l'observation de celui-ci et d'Esquirol, Seguin entreprend l'éducation d'un enfant idiot. La mort d'Itard survenue courant 1838 ne mettra pas fin à cette entreprise et Esquirol lui-même rendra justice à son ami le 18 août 1839 en reconnaissant que, « en dix-huit mois, Monsieur Seguin a appris à son élève à se servir de ses sens, à se souvenir, à comparer, à parler, à écrire, à compter, etc. Cette éducation a été faite par Monsieur Seguin d'après la méthode de feu Itard dont il avait reçu les inspirations ». Durant cette même année 1839, Seguin ouvre une école pour idiots rue Pigalle, école qui, de même que l'Institut orthophrénique d'Issy-les-Moulineaux, fondé par Jean-Pierre Falret, ne sera qu'éphémère.

En 1842, le Conseil général des hôpitaux et hospices civils de Paris décide de confier à Seguin la direction de l'école de Bicêtre, estimant qu'il « pourrait avec avantage être chargé d'appliquer sa méthode aux nombreux idiots de l'Hospice de Bicêtre auxquels seraient réunis ceux sont l'éducation a été commencée à l'Hospice des incurables ». On lui donne un an. « Monsieur Seguin est invité à continuer à l'égard des jeunes idiots de l'Hospice de la Vieillesse (hommes) jusqu'à la fin de l'année 1843 l'essai de la méthode d'éducation qu'il a appliquée jusqu'ici avec succès aux idiots de l'Hospice des incurables. » Il entre en fonction le 27 novembre 1842 et il est défalqué des registres le 21 décembre 1843.

On sait comment en 1859, avec l'avènement du prince-président, Seguin décide finalement de s'exiler aux États-Unis, craignant une persécution politique. C'est par lui que vont se développer les écoles de la côte est des États-Unis, et que la psychiatrie de l'enfant nord-américaine va prendre racine puisque Seguin, outre les conseils pédagogiques qu'il va prodiguer, entreprend des études de médecine et deviendra en particulier le médecin de l'Institution de Syracuse aux côtés du docteur Wilbur. C'est grâce à lui que seront créées les nouvelles institutions du Connecticut, de l'Ohio, de la Pensylvanie, etc. Avec lui la question étiologique est reléguée à l'arrière-plan du projet pédagogique. On peut dire qu'il considère toute organisation psychopathologique grave de l'enfant comme toujours amendable et accessible au traitement médico-pédagogique.

La fondation de H.-T. Vallée

Il est difficile de comprendre l'importance d'Édouard Seguin si l'on ne rappelle immédiatement le souvenir d'Hippolyte-Tranquille Vallée. Celui-ci entre en effet à Bicêtre en mars 1844 juste après le départ de Seguin (en novembre 1843) et surtout l'arrivée de Delasiauve en janvier 1844. C'est là, près des enfants idiots, qu'il entreprend sa formation d'instituteur et de thérapeute. Après bien des aventures, il finira par fonder son propre centre de traitement en achetant en 1847 une propriété sise à Gentilly, au-dessous des fossés de Bicêtre. À sa mort, un jeu compliqué d'héritages fera tomber cette maison dans le patrimoine de l'Assistance publique de Paris, et elle sera rattachée au service des enfants idiots de Bicêtre dirigé par Bourneville. Depuis lors, elle est connue sous le nom de Fondation Vallée. Cette petite maison ne comportait tout d'abord qu'une vingtaine de places pour enfants des deux sexes ; après son rattachement à Bicêtre (1er janvier 1890), elle sera exclusivement réservée aux filles, et en premier aux quatre-vingts petites idiotes hébergées provisoirement dans le service de Briand à Villejuif depuis 1888. Bourneville fera énormément pour la Fondation Vallée, tout comme il avait fait pour Bicêtre. Et lorsqu'atteint par la limite d'âge en 1905 il est contraint d'abandonner son poste de médecin-chef à Bicêtre, le préfet de la Seine lui conserve cependant la direction médicale de la Fondation Vallée. C'est là qu'il avait fait ses premiers pas lorsque, jeune étudiant, il y avait fréquenté Vallée sur le conseil de son compatriote Delasiauve : entre normands franc-maçons...

Lorsqu'il s'éteint le 30 mai 1909, il a consacré trente ans aux enfants psychologiquement malades. Il était l'héritier de tout un siècle de travail pendant lequel des médecins, avec l'aide de rares pédagogues, avaient reconnu et regroupé les enfants idiots et imbéciles. Bourneville a été celui qui a organisé pour eux le vaste mouvement de construction des asiles-écoles qui furent en France une œuvre relativement tardive, le Second Empire n'ayant eu aucun souci des enfants internés.

Les enfants dans les asiles

Dans le rapport d'inspection des asiles de 1875, Constant et Lunier déplorent que seuls une douzaine d'asiles psychiatriques aient réservé un quartier spécial aux enfants ; pour les garçons : Armentières, Bicêtre, Clermont, Fin,

Maréville, Prémontré, Quatremarre, Saint-Alban ; pour les filles : la Salpêtrière ; pour les deux sexes : Évreux, Mondevergues, Montpellier. Mais encore faut-il ne se faire aucune illusion sur l'état de ces services surencombrés, insalubres et sans équipement. C'est pourquoi l'œuvre de Bourneville organisant à l'échelle de son service un asile-école et se faisant le prosélyte de cette organisation est tout à fait exemplaire. Dans les premières années du XXᵉ siècle, cinq asiles en ont organisé : Saint-Yon, La Roche-sur-Yon, Clermont, Sainte-Gemme, Auxerre.

C'est dans ces services d'enfants idiots qu'on applique le traitement médico-pédagogique prôné par Bourneville. De quoi s'agit-il ?

> « Une bonne installation de locaux bien aérés, une nourriture non seulement saine et abondante, mais encore appropriée à la voracité de certains, l'hydrothérapie, la gymnastique, la marche, les promenades aux environs, constitueront le traitement hygiénique. L'éducation s'appliquera au développement des facultés qui restent aux idiots : par les leçons de choses, les exercices de reconnaissance d'objets plus ou moins communs, l'enseignement du dessin, de la musique, on exercera leurs sens, leur mémoire et, jusqu'à un certain point, leur jugement ; en les habituant à la douceur, à la propreté, à une action commune, on les disciplinera, on développera leur volonté et on relévera sensiblement leur niveau moral. »
>
> Chambard, 1889.

L'Europe entière a construit des centres analogues pendant la deuxième moitié du XIXᵉ siècle en s'inspirant surtout des pionniers français (Itard, Ferrus, Falret, Voisin). Il y eut certes d'autres modèles : Goggenmoos en 1816 avait tenté une expérience d'asile-école près de Salzbourg mais y avait rapidement renoncé ; Iphoden en Saxe n'avait pas été plus heureux ; Guggenbuhl et sa colonie de crétins et d'idiots sur l'Abendberg, dans le canton de Berne en Suisse, eut tout d'abord une audience plus vaste mais finit dans la déconfiture, après avoir essaimé notamment au Royaume-Uni, en Hollande, en Allemagne, et aux États-Unis.

Il y a donc, dans les dernières années du siècle, un réseau d'hospitalisation des enfants idiots, tendu et précis, même s'il est à mailles larges. En France l'impulsion donnée par Bourneville est encore multipliée par ses élèves, en particulier Sollier, Roubinovitch et Paul-Boncour. Ce seront les apôtres du traitement médico-pédagogique, maladie infantile de la pédopsychiatrie.

Le sommet de ce mouvement pédagogique, très tôt dénoncé par le grand aliéniste Régis à Bordeaux (1913), est constitué par l'entreprise de Binet, secondé par Simon, encore jeune interne chez Jules Voisin à la Salpêtrière, et qui sera plus tard médecin-chef du service d'enfants de Vaucluse. Leur projet est d'établir une échelle de mesure sur laquelle on lirait par degré, comme sur un thermomètre, la capacité globale de l'intelligence (1905). Cela eut pour conséquence de déposséder les aliénistes par les deux côtés de l'échelle, puisque l'entreprise de Binet aboutit à la création en 1907 des classes de perfectionnement relevant uniquement de l'Instruction publique qui devaient drainer les plus intelligents des idiots et imbéciles, puisqu'aussi Binet affirmait que les plus atteints ne tiraient aucun profit du traitement médico-pédagogique.

Entreprise ambiguë que celle de Binet, qui eut sur le corps médical la vertu d'un *halte-là !* sur le chemin hasardeux de la perversion pédagogique en quoi risquait de s'abîmer la pensée pédo-psychiatrique naissante. Il faut dire que Binet ignorait parfaitement l'univers de la folie et le monde de l'aliénation mentale. En ce sens, il est remarquable que son œuvre soit exactement contemporaine de la réflexion psychiatrique qui, secouant les vieilles idées sur l'idiotie à la lumière des échecs des traitements médico-pédagogiques, allait réviser de fond en comble la nosographie et mener à la notion de psychoses infantiles, en passant par les démences.

Idiotie, démences, psychoses

De la démence précoce infantile...

Dans les différentes éditions de son *Traité de psychiatrie* (de 1890 à 1907) Kraepelin regroupe une classe de malades tôt frappés pendant leur vie par l'aliénation et dont les traits cliniques saillants se dessinent autour de la bizarrerie, l'ambivalence, l'impénétrabilité et l'autisme, évoluant inéluctablement vers un état d'hébétude et d'incohérence : du fait de l'apparition juvénile des premiers signes de cette démence, il l'appelle *dementia praecox.*

Sur son modèle les aliénistes chargés des enfants vont, en quelques années, ouvrir une brèche décidée dans l'étau de la contrainte médico-pédagogique. C'est le suisse Bartschinger qui constate le premier l'existence de formes infantiles de démences précoces (1901). D'autres auteurs, également de langue allemande, développent à sa suite les mêmes idées (Ziehen en 1902, Modena en 1906, Meyer en 1907). Weygandt démembrant l'idiotie en 1905, puis Constantini en 1907 au Congrès de Venise, vont dans le même sens, tout comme Kraepelin lui-même dès 1906.

... à la démence précocissime

Mais c'est surtout le romain Sante de Sanctis qui apporte le travail fondateur lorsqu'il publie de 1906 à 1909 une série d'articles consacrés aux formes très précoces de démence précoce, qu'il baptise démence précocissime. C'est le diagnostic différentiel qui est à l'origine de sa démarche puisque, pour lui, « ces enfants échappent au diagnostic d'idiotie ou d'imbécillité et doivent plutôt être compris sous celui de démence précoce, en ce sens qu'ils présentent les symptômes de cette psychose, tels que bonne mémoire, bonne capacité de perception, toutes choses contrastant avec une instabilité extrême de l'attention, une faiblesse ou l'absence de formation de pensé d'ordre supérieur, des perturbations graves de l'activité volontaire, du caractère et des attitudes, telles que négativisme, tendance aux actes rythmés, impulsivité. »

L'histoire de Lucien R.

En France, Aubry, médecin-chef de Maréville, publie le premier grand texte résumant la question : *Psychoses de l'enfance à forme de démence précoce (dementia praecox),* en 1910. Il y rapporte l'observation minutieuse du petit Lucien R., entré à Maréville à l'âge de 7 ans en 1903.

> « Père alcoolique, commis voyageur en spiritueux. Mère irritable, émotive, sujette à de grandes crises de colère ; une sœur, folle d'amour, a été internée [...]. Naissance et développement normaux. Enfant très avancé, surtout pour le langage qui était développé de façon extraordinaire. Quelques habitudes d'onanisme à 3 ans. [...]
>
> « Entré à l'école de bonne heure, était, aux dires de l'institutrice, le plus avancé de l'école, voulait tout savoir. Cependant enfant difficile, grincheux et brutal. [...]
>
> « À quatre ans et demi, une vive frayeur occasionnée par une chute sous les pieds d'un cheval entraîne insomnie et cauchemars.
>
> « Entre à l'école primaire. Devient violent, grossier, inattentif. Frappe sans raison ses camarades. Vers 7 ans paraît être sous l'emprise d'hallucinations. Devient tout à fait insupportable. C'est alors qu'il est hospitalisé à Maréville (septembre 1903). Pendant un an mutisme presque total, entrecoupé d'insultes. Grimaces, violences sur les autres enfants. Refus d'alimentation. Quelques explosions de rires immotivés.
>
> « En avril 1907 devient gai et plaisante. Répond comme un petit enfant, attention très affaiblie, conscient de sa maladie. Les acquisitions antérieures, lecture et écriture, sont en voie de disparition.
>
> « En juillet 1907, rendu à sa famille, en raison de l'amélioration. Curieux, actif, s'intéresse à tout. Aucune hallucination ne subsiste. Malgré une grande activité intellectuelle, les sentiments n'ont pas reparu. L'attitude est encore bizarre, persistance des grimaces et des accès de rire immotivés.
>
> « Cette pseudo-guérison ne dura pas. Après une semaine, nouvel accès d'agitation avec délire, hallucination et violence. Placé à nouveau à Maréville.
>
> « Depuis ce moment aspect démentiel, gâte presque chaque jour, se barbouille avec ses matières, bave sur ses vêtements qu'il déchire et dont il mange les lambeaux. Il s'accroupit dans les coins, les mains dans les poches, la face inexpressive, agité de mouvements des yeux et des lèvres. De temps en temps il a un accès d'agitation de peu de durée, court en cercle, frappe les autres enfants, parle seul et insulte, hallucinations auditives [...]. »

Les symptômes du petit Lucien R. ne sont pas différents de ceux présentés, un siècle avant lui, par Victor de l'Aveyron, et Aubry, le médecin de Lucien, insiste bien sur la différence avec l'idiotie puisque son petit malade, après un premier développement sinon harmonieux du moins spectaculaire, s'enfonce rapidement dans une faillite démentielle.

À la même époque, et dans le même sens, paraissent des synthèses cliniques importantes : Voigt et Raecke en 1909, puis le travail d'ensemble de Pujol et Terrien en 1914. Tous décrivent des démences précoces apparues entre 5 et 10 ans, sans troubles antérieurs évidents. À ces descriptions de formes sans antécédents vont progressivement s'ajouter des observations de démences précoces chez des enfants atteints d'imbécillité plus ou moins importante : dès lors se trouve explicitement posé, par Kraepelin lui-même (1913), le problème des liens entre démence précoce et imbécillité, cette dernière lui apparaissant comme le signe d'une poussée antérieure et *très précocissime* de la maladie, au tout début de la vie. Ces formes seront étudiées un peu plus tard par Targowla, qui les regroupera sous le terme général de *débilité mentale évolutive* (1933).

La démence de Heller

À la suite des travaux de Sante de Sanctis, il faut rappeler les six observations de Heller (1908) de cas débutant vers la troisième année de la vie et aboutissant rapidement à une démence profonde, la *démence infantile*. Ces enfants évoluent en effet vers la démence avec maniérisme des attitudes et stéréotypies gestuelles et du langage. En 1913, Kraepelin, dans la huitième édition de son *Traité*, puis, en 1919, Voigt, pensent que ces petits malades de Heller doivent être regardés comme des déments précoces. Dans le même sens, Zappert publie en 1921 sept observations comparables ayant débuté vers 3-4 ans sans antécédents pathologiques et évoluant rapidement vers un effondrement démentiel : il insiste particulièrement sur les points de ressemblance entre la maladie de Heller et la démence précoce – devenue entre temps schizophrénie – tels que stéréotypies, impulsivité, manifestations catatoniques ; il accorde surtout une grande place à ce qui les séparent : l'importance et la précocité des troubles du langage. Les différents tableaux seront résumés par Higier en 1924.

Mais faisant symétrie avec le pôle démentiel de la schizophrénie, certains auteurs s'intéressent à la même époque aux formes caractérielles, sans ou avec faible retentissement intellectuel. Là dominent les troubles du caractère et le déséquilibre mental, les perturbations de l'affectivité et de la modulation des sentiments et des émotions (Ssucharewa).

Schizophrénie et schizophrénie infantile

C'est aussi à cette époque que le cadre des démences précoces de Kraepelin est reconsidéré, d'abord par Chaslin et Stransky, puis par Bleuler en 1911 qui, notant qu'il s'agissait moins d'un effondrement démentiel global et irréversible, mais bien plutôt d'une désagrégation de la personnalité, forge le mot de schizophrénie : il entend indiquer ainsi le côté, sinon secondaire, du moins contingent des symptômes démentiels. *Et c'est sur ce modèle que la démence infantile et la démence précocissime seront rebaptisées schizophrénie infantile*, bien que, jusqu'au premier Congrès international de psychiatrie de l'enfant (Paris, 1937), les descriptions oscillent entre le pôle démentiel, pour insister sur l'infléchissement de la courbe de développement, et le pôle schizophrénique, pour indiquer la construction active du processus pathologique.

C'est alors que Lutz (1937) délimite précisément la schizophrénie infantile face aux évolutions schizophréniques, épileptiques en particulier. La description qu'il fait de la maladie se superpose à la maladie de Bleuler.

En France, Heuyer suivra une démarche comparable ; mais pour lui, l'intérêt doctrinal de la schizophrénie infantile est considérable puisque l'existence de cette maladie bien avant la puberté l'amène à se demander s'il faut, dès lors, rejeter l'étiologie présumée par Kraepelin, à savoir « une auto-intoxication génitale », ou s'il est au contraire urgent de renouveler la compréhension psychoaffective des processus pathologiques de l'enfant, dans laquelle la sexualité au sens large prendrait toute sa place.

Les premiers écrits psychanalytiques de Mélanie Klein et un gros travail de Potter (1933), insistant sur la notion dynamique de régression, ouvrent à une compréhension psychogénétique et envisagent les conditions familiales de la schizophrénie infantile.

À l'Institut psychiatrique de New York : J.-L. Despert

Malgré tous ces travaux, c'est certainement à J. Louise Despert qu'il faut reconnaître la première grande description de la maladie. En s'appuyant en effet sur une observation de vingt-neuf cas suivis entre 1930 et 1937 à l'Institut psychiatrique de l'État de New York, elle brosse le tableau des différentes variétés symptomatiques. Elle accorde en particulier une place importante aux formes qui débutent insidieusement, très tôt dans la vie, et dans lesquelles les troubles du langage sont précoces et témoignent d'une méconnaissance par l'enfant de ses frontières avec le monde, comme si soi et environnement n'étaient pas distingués : l'enfant parle de lui à la troisième personne. Dans tous les domaines, c'est l'aspect régressif du comportement qui frappe : anxiété massive, s'exprimant par des accès de colère, masturbations effrénées, tendance auto-destructive et comportements impulsifs agressifs, résistance têtue à l'instauration de nouvelles situations ou de nouvelles relations, maintien d'un lien tyrannique avec la mère ou une personne privilégiée – mais lien d'autant plus totalitaire qu'il se transforme et se défait petit à petit dans la dissociation.

À côté des schizophrénies infantiles à début brutal, ou apparemment brutal, J.-L. Despert insiste donc particulièrement sur les formes qui saisissent la personnalité dans son élaboration. Cette considération l'amènera d'ailleurs à envisager des formes encore plus précoces dans lesquelles le processus de retrait schizophrénique intervient avant même tout contact affectif. Mais elle ne fera que suivre les observations géniales de son maître Léo Kanner (1942).

L'autisme infantile précoce

Celui-ci, observant les enfants que la schizophrénie infantile a laissés à l'idiotie profonde, en isole un groupe particulier, remarquable par son inaptitude à établir des relations normales avec les personnes et à réagir normalement aux situations dès le début de la vie. Au contraire de la schizophrénie infantile, il ne s'agit pas d'un processus de retrait de la participation à un mode de relation antérieur : il y a dès l'origine une solitude autistique extrême dans laquelle l'enfant dédaigne, ignore, exclut, refuse tout ce qui vient de l'extérieur. Personne, bruit, mouvement, objet, etc., tout ce qui vient de l'extérieur est vécu comme une menace contre son isolement autistique. Ce sont des enfants pour qui les personnes qui s'occupent d'eux semblent transparentes ; ils donnent l'impression de ne rien voir et de ne rien entendre autour d'eux. Leur langage est très souvent absent et, s'il s'installe, l'emploi du *je* n'apparaît jamais. *Tel est l'autisme infantile précoce*, encore connu sous le nom de maladie de Kanner. Il n'est rien d'autre que l'asymptote vers quoi tendait la réflexion médicale en faisant parcourir à la schizophrénie et à ses processus d'amputation, sinon tous les âges de la vie, du moins les premiers degrés de la jeunesse et de l'enfance.

Le tableau général des formes graves de la pathologie psychiatrique de l'enfant possède dès lors tous ses contours, il ne restera qu'à le remplir.

Le groupe des psychoses infantiles

Margaret Malher, elle aussi élève de Kanner, est la première grande théoricienne – en même temps que L. Bender, Bradley et Rapoport – à résumer dès 1942 tous les axes de compréhension du processus schizophrénique chez l'enfant... À partir de cette époque, on tend de plus en plus à insister, dans les recherches cliniques et théoriques, sur le mode d'être du schizophrène ; c'est pourquoi le nom de schizophrénie, exprimant trop les conséquences négatives de la fissuration du monde intérieur, tombe petit à petit en désuétude ; on lui préfère celui, moins contraignant, de psychose, dont le caractère vague traîne moins derrière lui de connotations pessimistes.

Dès lors les choses iront très vite. En France, ce seront les élèves d'Heuyer qui approfondiront les recherches, particulièrement Lebovici qui, dès 1949, fait prévaloir un essai de compréhension à partir de la théorie psychanalytique. Cependant, l'acte de naissance officiel de la psychose infantile ou plutôt du groupe des psychoses infantiles est encore plus récent et on s'accorde à le reconnaître dans l'article de Diatkine, Stein et Kalmanson paru en 1959 dans l'*Encyclopédie médico-chirurgicale*.

Certes, d'autres auteurs apporteront une contribution intéressante (Bettelheim, Manonni, Lang, Misès) ; mais le moule psychogénétique est tout entier là, ils ne feront que s'y couler. Leurs théorisations et leurs pratiques n'en seront que des variantes ou des variations. Ainsi, en l'espace de quelques années, tout un effort aux multiples et souvent obscures raisons a conduit à démembrer de fond en comble le cadre des idioties et des démences infantiles ; et il peut aussi se retrouver, d'un autre côté, dans l'importance décisive, qu'il instaure, du jeu de l'inter-subjectivité – que ce soit pour en nommer les contraintes étiologiques néfastes ou pour en promouvoir la spirale thérapeutique désaliénante.

Le bruit de l'accessoire

À la périphérie de ce nouveau regard psychiatrique découvrant la force des déterminations humaines les plus archaïques, se met en place une poussière de pratiques et d'intérêts pour des troubles plus bénins et sans rupture profonde avec la réalité. C'est autour de ce groupe protéiforme de *l'enfance en danger* que sont créées des consultations de guidance infantile, de conseil, de dépistage, d'orientation médico-pédagogiques, matrices des futurs offices publics d'hygiène sociale de l'immédiat après-guerre (1947). Parallèlement, on assiste à la multiplication d'internats puis d'externats pour enfants dits caractériels et, dans le même sens, à la fondation des premiers centres médico-psycho-pédagogiques. Et c'est aussi à cette époque qu'à Paris, est créée la première chaire de Neuropsychiatrie infantile (1948), dont le premier titulaire fut tout naturellement Heuyer.

Depuis, la contribution des pédopsychiatres s'est étendue à beaucoup de domaines, juridiques, sociaux, pédagogiques, mais sans que ce développement remanie la nosographie comme l'avait fait la découverte patiente des psychoses infantiles. C'est pourquoi, dans l'agitation et le bruit où peut se diluer la spécificité de la pédopsychiatrie, il n'est pas anachronique d'être sensible à l'éloquence exigeante, primesautière mais résolue, du geste fondateur, puisqu'aussi bien J.-M.-G. Itard en résume avec génie et par avance toute la postérité, jusque dans ses échec, ses bavardages, ou ses trahisons.

BIBLIOGRAPHIE

AUBRY E., « Psychoses de l'enfance à forme de démence précoce », *L'Encéphale*, 1910, n° 10, 272-278.

BOURNEVILLE D.-M., *Recueils de mémoires, notes et observations sur l'idiotie*, Paris, au bureau du Progrès médical, 1891.

DESPERT J.-L., *Schizophrenia in children*, New York, Brunner-Mazel, 1968, trad. fr. *La schizophrénie infantile*, Paris, PUF, 1978.

GINESTE T., *Déficience mentale et folie depuis le Moyen Âge. Quelques textes*, thèse méd., Paris, 1975.

GINESTE T., *Victor de l'Aveyron, dernier enfant sauvage, premier enfant fou*, Paris, Le Sycomore, 1981. Voir également « Le sauvage, la nature et la grâce », *Annales de l'Université populaire du Sud-Rouergue*, Millau, Nove, 1993.

HELLER T., « Über Dementia Infantilis, Zeitschriftz, Erf. u. Bechand. d. Jugendl », *Schwach-sinus. II*, 1909.

KANNER L., « Autistic disturbances of affective contact », *Nervous child*, 1943, 2, 217-230.

KANNER L., *A history of the care and the study of the mentally retarded*, Springfield, C.C. Thomas, 1964. (Pour un survol sommaire de l'histoire des enfants « arriérés ».)

LUTZ J., « Über die Schizophrenie in Kindersalter », Schweiz, *Arch. Neurol. Weurochir. Psych.*, 1937, 39, 335-372, 40, 141-161.

MAHLER M., *On human symbiosis and the vicissitudes of individuation*, Vol. 1 : Infantile psychosis, New York, Int. Univ. Press, 1969. Trad. fr., *Psychose infantile*, Paris, Payot, 1973.

MARTEAU S., *Hippolyte-Tranquille Vallée*, thèse méd., Caen, 1982.

MARTIN J., *Une biographie française (1812-1850) d'Onésime-Édouard Seguin (10 janvier 1812-28 octobre 1880), premier thérapeute des enfants arriérés, d'après ses écrits et les documents historiques*, thèse méd., Paris, 1981.

SANCTIS S. de, « Dementia precocissima catatonica », *Fol. neurobiol.*, 1909, II.

L'ÈRE MODERNE DES THÉRAPEUTIQUES BIOLOGIQUES

Généralités

L'histoire des thérapeutiques biologiques en psychiatrie n'obéit pas à une organisation logique, car l'étiologie[1] des maladies mentales reste inconnue : seules, un certain nombre d'hypothèses pathogéniques, qu'elles soient somatiques ou/et psychologiques, ont été formulées. La causalité des maladies mentales est ainsi factorielle. Dans cette perspective, le traitement biologique ne constitue qu'une partie du traitement, qui comprend également une dimension psychologique et sociale. De plus, le traitement médicamenteux, modalité essentielle des traitements somatiques, entraîne lui-même deux effets conjugués, un effet pharmacologique[2] proprement dit, un effet placebo[3], qui peut être positif ou

1. Il convient de distinguer l'étiologie (recherche de la cause d'une maladie) et la pathogénie (recherche du mécanisme par lequel les causes déterminent les maladies). Les mécanismes pathogéniques peuvent être uniques ou multiples et plusieurs mécanismes pathogéniques peuvent s'associer et augmenter les chances de survenue d'une affection. Par exemple, le tabac, comme l'alcool, sont des facteurs favorisant l'apparition des cancers du rhinopharynx par des mécanismes pathogéniques inconnus, et probablement différents. On peut mesurer statistiquement que le nombre des sujets qui fument est beaucoup plus souvent atteint de cancer qu'une population témoin avec un risque inférieur à 5 % que la différence soit due au hasard. Mais l'étiologie du cancer est inconnue, certains malades qui ne fument ni ne boivent en sont atteints. Par contre, même si certains facteurs favorisent, par un mécanisme pathogénique, l'apparition d'une maladie infectieuse, il n'existe jamais de fièvre typhoïde en l'absence de bacille d'Ebert. L'étiologie est ici connue.
2. *Effets pharmacologiques* : action des médicaments sur l'organisme sain (pharmacodynamique) et sur les sujets malades (pharmacothérapie).
3. *Placebo* : préparation pharmaceutique, exactement comparable par sa forme (comprimés, pilules, formes injectables...) à un médicament actif, mais qui ne contient qu'une substance inerte.

négatif. Cet effet placebo est à la fois somatique et psychologique, il s'ajoute ou se retranche à l'effet propre du médicament, et introduit dans la relation thérapeutique une variable dépendant à la fois des réactions psychologiques et psychopathologiques du sujet, des convictions psychologiques dans lesquelles le médicament est administré, c'est-à-dire de la psychologie du prescripteur. On conçoit qu'une prescription médicamenteuse d'un médicament psychotrope, c'est-à-dire dont les effets sont psychologiques, est un phénomène complexe, que l'on peut représenter par le schéma suivant (figure 1).

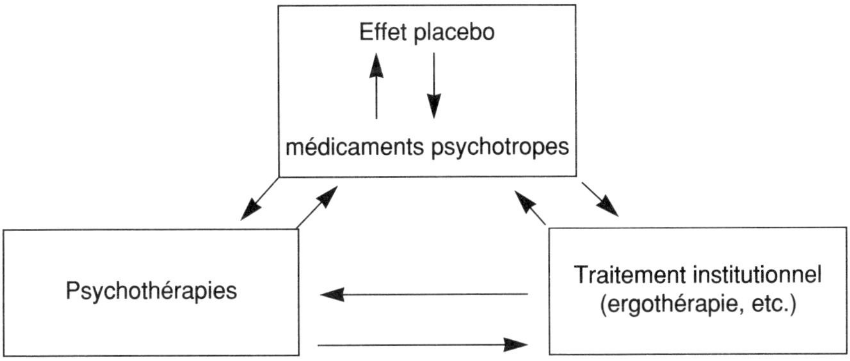

Figure 1.

« On peut trouver l'ébauche d'un raisonnement scientifique dans une pratique magique, et un fond de pensée magique dans un raisonnement d'apparence scientifique irréprochable. Notre vieux fond culturel est donc toujours là et... montre qu'il faut savoir compter avec lui, le connaître, plutôt que d'essayer à tout prix de le refouler : c'est certainement une des leçons les plus précieuses que l'histoire peut nous apporter », concluent Hubert et coll. (1981), parlant de la place du médicament dans l'histoire de la psychiatrie. L'effet placebo a sa place parmi les mécanismes psychologiques de nos croyances anciennes, mais il ne prend une dimension magique que si l'on oublie qu'il existe. On risque alors d'attribuer à un médicament un effet qui n'appartient qu'au seul fait de prescrire.

Les thérapeutiques dépendant des thérapeutiques biologiques : psychothérapies et thérapeutiques institutionnelles

Nous avons vu que le problème était complexe, puisque les dimensions psychothérapiques et institutionnelles interviennent dans les résultats d'une thérapeutique biologique. Or chaque modalité de psychothérapie est une situation expérimentale propre, qui ne peut être comparée avec celle d'un autre mode de psychothérapie. De même, chaque institution est différente d'une autre, suivant ses buts et les conflits qui la structurent. Une institution peut aussi se modifier avec le temps. Psychothérapie et institution autosélectionnent les cas traités. Aussi, d'un point de vue scientifique, aucune mesure de ces deux dimensions n'est possible. La variance[1] de la mesure d'un effet du médicament contient toutes les variabilités de ces facteurs. Une étude multicentrique, qui compare les effets d'un produit dans plusieurs centres hospitaliers, est autant une mesure de l'effet propre du produit que l'évaluation thérapeutique des différentes institutions de soins. On conçoit donc la prudence avec laquelle la littérature doit être lue : une position dogmatique, se référant à une pathogénie psychogène ou somatogène exclusives l'une de l'autre, est réductionniste pour toutes les raisons exposées précédemment : une telle position n'est pas objective.

La voie finale commune : l'épidémiologie des maladies mentales

Comme on peut espérer que les thérapeutiques sont efficaces, il est logique d'admettre que leur introduction doit modifier l'incidence[2] et la prévalence[3] des maladies auxquelles elles s'adressent. Deux exemples d'études rétrospectives nous montrent que, si les statistiques apportent des informations essentielles, celles-ci ne relèvent pas d'une explication univoque. On connaît le chiffre moyen d'entrées et le chiffre moyen de malades présents au Worcester State Hospital, un des plus vieux hôpitaux des États-Unis, de 1833 à 1950. Cette statistique est représentée par Bockhoven sous forme de diagramme, diagramme repris par Brown (1960) et Tissot (1979) (figure 1). On peut admettre qu'avec un décalage de quelques années, cette population psychiatrique est représentative de celle de l'Europe occidentale. Jusqu'en 1885, le nombre des entrées et des sorties s'équilibre : incidence et prévalence sont à peu près parallèles, et le taux d'amélioration compatible avec une sortie est tout à fait remarquable. À partir de 1890, si le nombre des entrées tend légèrement à s'accroître, celui de la population résidente est multiplié par six. Les malades restent plus longtemps à l'hôpital : ils deviennent chroniques. Tissot y voit la conséquence de

1. *Variance* : lorsqu'on étudie un médicament on compare la moyenne de ses effets à la moyenne obtenue soit avec un placebo soit avec un produit actif de référence. Ainsi le médicament paraît-il plus actif, non différent, ou moins actif. Mais pour pouvoir définir exactement l'effet du médicament, un second indice est nécessaire : c'est l'écart de chaque mesure à la moyenne, qui définit la dispersion des mesures. La variance d'une mesure est le carré de son écart à la moyenne. Un test statistique – l'analyse de variance – permet de comparer les moyennes et de dire si les différences entre elles sont ou non significatives.
2. *Incidence* : nombre de nouveaux cas de maladie observés pendant une période donnée
3. *Prévalence* : nombre total de cas de la même maladie observés pendant la même période.

l'introduction dans les hôpitaux psychiatriques du modèle médical, au détriment de la psychiatrie morale. Mais Brown insiste également sur la nouvelle fonction de « gardiennage » des hôpitaux à partir de cette époque. Peut-être faut-il rappeler l'existence d'un facteur intrinsèque aux institutions importantes (c'est la période de construction de véritables villes psychiatriques), comme le soulignent Quétel et Morel (1979) : les hôpitaux deviennent bureaucratiques, sécrètent leurs propres lois et de ce fait se coupent de l'extérieur.

Le deuxième exemple concerne l'évolution de la population des hôpitaux publics américains de 1905 à 1975. L'introduction, en thérapeutique, de la chlorpromazine (Largactil®) s'accompagne d'une chute très caractéristique du nombre des malades hospitalisés (figure 3). Cette courbe se retrouve identique dans toutes les statistiques européennes. Cette relation causale linéaire qui réunit la chimiothérapie et l'évolution de la population hospitalière est niée par Henri Ey, qui la rapporte au changement d'attitude psychologique des médecins des hôpitaux psychiatriques, retour en quelque sorte à une psychiatrie morale. Ce point de vue est insoutenable. Le nombre des centres psychothérapiques était à l'époque minoritaire par rapport à la totalité des services hospitaliers. Quoi qu'il en soit, ces discussions paraissent aujourd'hui dépassées. La chimiothérapie a indiscutablement accéléré un processus de désaliénation déjà entrepris par des moyens plus spécifiquement psychologiques. Comme nous l'avons déjà souligné, la chimiothérapie est elle-même dépendante des autres techniques et il est vain de vouloir les séparer.

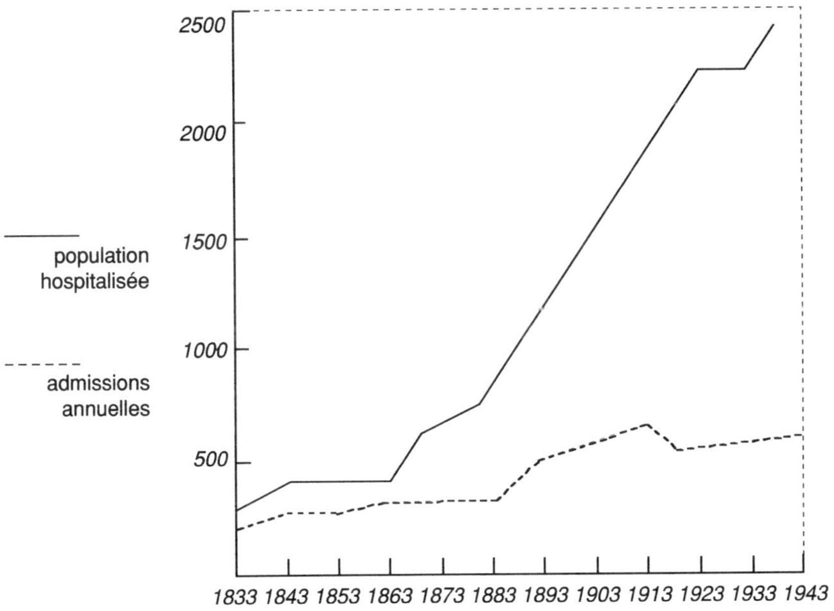

Figure 1.

(In R. Tissot, Introduction à la psychiatrie biologique, *Paris, Masson, p. 27.)*

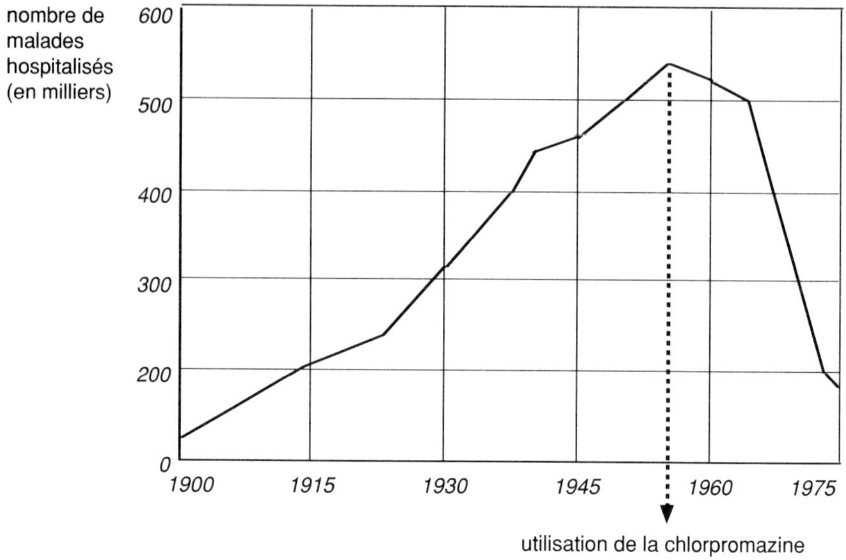

Figure 3 :
Malades hospitalisés dans les hôpitaux américains de 1905 à 1975.
(Données du NIMH, reproduit in Kaplan, Friedman, Sadock, Comprehensive Text Book of Psychiatry, *Williams et Wilkins, Baltimore, London, p. 2258.)*

Histoire des thérapeutiques biologiques modernes

Nous situerons le début de l'ère moderne à la découverte de la malariathérapie en 1917. Mais il est indéniable que le grand développement de ces thérapeutiques doit être rapporté à la découverte des médicaments psychotropes en 1952. Ce préambule visait à situer la relativité de la chimiothérapie parmi les thérapeutiques psychiatriques. Cette complexité a donné lieu à un certain nombre de confusions. L.B. Kalinowsky (1980) décrit les mythes de cette histoire. De même, Dilip V. Jeste et coll. (1979) démystifient le terme de *serendipity*, terme qui postule que le hasard est à l'origine de nombreuses découvertes psychiatriques. Nous avons nous-mêmes rappelé quelques notions élémentaires concernant le médicament pour tenter de délimiter l'irrationnel, si tant est que ce soit toujours possible. Dans l'espace limité de cet article nous ne pourrons donner que quelques exemples.

La malariathérapie de von Jauregg (1917)

En 1917, Wagner von Jauregg décrit la technique de l'impaludation pour le traitement de la paralysie générale. Cette découverte venait mettre une conclusion à une longue suite d'observations. On connaissait depuis longtemps l'effet favorable des maladies hyperthermiantes sur un certain nombre de maladies psychiatriques, mais dès 1900, von Jauregg restreint cette activité thérapeutique à une manifestation tardive de la syphilis : la paralysie générale, alors que, pour les autres psychoses, cet effet était inconstant et temporaire. La paralysie générale était régulièrement mortelle par un état de démence atrophique, dans un délai inférieur à deux ans. Sa gravité justifiait toutes les tentatives thérapeutiques. De 1900 à 1917, von Jauregg recherche quelle maladie infectieuse serait la plus efficace. L'inoculation du germe pathogène du paludisme, le *Plasmodium falciparum*, prélevé à partir du sang de malade impaludé, lui paraît la méthode la moins dangereuse, car la quinine peut contrôler les accès. Dix à douze accès palustres, hyperthermiques, suffisent pour guérir un certain nombre de paralysies générales, à la phase précoce où les atteintes anatomiques lésionnelles étaient encore limitées. Cette découverte est la conséquence logique d'une recherche clinique systématique. Le traitement est spécifique de la paralysie générale et la malariathérapie appliquée aux psychoses « fonctionnelles » – schizophrénie et psychose maniaco-dépressive – est inefficace. Ce n'est pas l'hyperthermie qui est à l'origine de l'efficacité thérapeutique, puisque les fièvres artificielles provoquées par des abcès de fixation sont sans effet sur la paralysie générale. Un mécanisme pathogénique était découvert. L'introduction de la pénicilline dès 1942, traitement étiologique de cette maladie infectieuse qu'est la syphilis, faisait disparaître, avant qu'elle ne pût se développer, la paralysie générale. Ceci ne retire rien à l'importance de la découverte de von Jauregg.

L'insulinothérapie : la Cure de Sakel (1933)

L'insulinothérapie était utilisée à petites doses, dans le but d'améliorer l'état général des toxicomanes à l'opium. L'observation fortuite, chez un certain nombre de malades sensibles à l'insuline, de coma hypoglycémique suivi d'une amélioration de leur psychose, conduit Sakel à utiliser pendant plusieurs années de fortes doses d'insuline pour traiter les schizophrènes. Sa technique – ou Cure de Sakel – est définitivement décrite en 1933 : des doses croissantes d'insuline sont administrées à des patients jusqu'à obtention d'un coma. Une fois la dose obtenue, une quarantaine de comas successifs sont réalisés, six jours par semaine. Cette méthode thérapeutique induit un processus de régression neurologique et psychologique dont les étapes doivent être bien connues. Il est en effet nécessaire de surveiller les fonctions neurologiques et neurovégétatives, pour prévenir les accidents. De même, sont surveillées attentivement les modifications de la conscience vigile, qui fluctue avant la période de coma et surtout après, surveillance établie dans une perspective plus réellement psychologique. Dans chaque service concerné était ainsi aménagée une unité séparée d'insulinothérapie, avec un personnel nombreux, apte à surveiller un traitement médical dangereux, mais aussi intéressé à entreprendre une relation psychothérapique prolongée avec un schizophrène pendant plusieurs semaines. On insistait d'ailleurs sur la nécessité de conduire la cure avec le même soignant. L'introduction de ce traitement apporte une révolution dans les services hospitaliers d'un double point de vue : formation du personnel soignant à une activité de réanimation ; introduction dans les services hospitaliers d'une véritable psychothérapie des schizophrènes, pour lesquels on pensait que cet abord n'était pas possible. Il faut probablement trouver là la cause de l'extrême confusion de ce traitement. En effet, avec du recul, il est difficile de mesurer l'importance de son efficacité. L'intrication des facteurs somatiques, psychothérapiques et institutionnels ne permet pas de comparer les résultats de cette méthode à quelqu'autre. La pratique de l'insulinothérapie est aujourd'hui pratiquement abandonnée, en Europe et aux USA. Quoi qu'il en soit, cette thérapeutique reste un des meilleurs exemples de la transformation qu'un traitement somatique peut apporter dans l'attitude psychologique des soignants.

Le Cardiazol® : von Meduna (1935)

Il avait été remarqué que certains schizophrènes, après une ou plusieurs crises d'épilepsie, pouvaient s'améliorer transitoirement. On considérait également qu'épilepsie et schizophrénie ne coexistaient que rarement chez un même malade. À partir de cette hypothèse, von Meduna cherche à provoquer une épilepsie expérimentale chez les schizophrènes et choisit comme agent causal le Cardiazol®. Mais Kalinowsky rapporte une anecdote savoureuse : avant de choisir le Cardiazol®, von Meduna emploie d'abord une solution huileuse de camphre dans le même but ; mais il ne connaît pas un article de W. Oliver dans le *London Medical Journal* de 1785, qui rapporte avoir observé une rémission chez un malade mental, après une crise d'épilepsie provoquée par le camphre ; deux ans après, le malade ayant rechuté, la même thérapeutique obtient le même résultat. La thérapeutique expérimentale était donc observée depuis un siècle et demi, mais personne n'avait songé à la reproduire. Le Cardiazol® est aujourd'hui abandonné au profit de l'électrochoc. On sait que la convulsivothérapie n'est pas un traitement de la schizophrénie, bien qu'utilisé dans certaines formes cliniques (catatonie). C'est, par contre, une thérapeutique irremplaçable de certains accès dépressifs de la maladie maniaco-dépressive. Mais l'électrochoc l'a avantageusement remplacé.

L'électrochoc : Cerletti et Bini (1938)

Un an après la publication de von Meduna, Cerletti et Bini rapportent le premier cas d'électrochoc appliqué à l'homme. Dans la même perspective pathogénique, ce traitement est appliqué à un schizophrène. Après quelques chocs, une rémission de deux ans est obtenue. La découverte de ces deux psychiatres était la conclusion d'une longue série de travaux expérimentaux sur l'animal. La sécurité de la méthode avait été établie lorsque les deux électrodes passantes furent appliquées au niveau de la tête, ce qui annulait tout risque d'arrêt cardiaque. Cette technique remplace rapidement la convulsivothérapie par le Cardiazol®, vu la simplicité de sa réalisation. Elle est actuellement pratiquée sous anesthésie générale et curarisation, ce qui supprime tout risque de fracture. Ce traitement est irremplaçable, car ses risques thérapeutiques sont moindres que ceux des chimiothérapies et ses indications spécifiques sont des accès dépressifs graves. Les critiques qui lui sont encore faites relèvent plus d'une question doctrinaire que d'une appréciation réelle de ses risques. On peut peut-être y trouver la crainte ancestrale que provoque encore ce mal sacré qu'est l'épilepsie.

Neuroleptiques, tranquillisants, antidépresseurs (1952-1960)

En moins de huit ans, les principaux groupes de médicaments sont découverts. Leur histoire est l'objet d'une littérature considérable pluridisciplinaire : psychiatrique, neurobiochimique, neurophysiologique, neuropsychologique. Une centaine de composés sont largement utilisés. Ils sont spécifiques de certains diagnostics (tableau 1). L'étude de leurs mécanismes d'action biochimique a permis d'accumuler des connaissances foisonnantes sur le fonctionnement de la synapse, les neuromédiateurs[1] (sérotonine, noradrénaline, acétylcholine, dopamine, histamine, etc.) étant le support chimique de la transmission.

Les médicaments psychotropes agissent par deux mécanismes : soit indirectement sur le fonctionnement du système, soit en agissant directement sur des récepteurs spécifiques : tel est le cas des benzodiazépines, principale classe de tranquillisants. Le premier mode d'action a donné lieu à des hypothèses pathogéniques (tableau 2).

<table>
<tr><td rowspan="2">Diagnostic</td><td rowspan="2">Schizophrénie</td><td colspan="2">Psychose maniaco-dépressive</td><td colspan="2">Névrose</td></tr>
<tr><td>manie</td><td>dépression</td><td>dépressive</td><td>non compliquée</td></tr>
<tr><td>Traitement</td><td colspan="2">Neuroleptiques</td><td colspan="2">Antidépresseurs</td><td>Tranquillisants</td></tr>
</table>

(Ce schéma ne rend bien entendu pas compte de la complexité des traitements, mais il reste exact dans ses grands axes. Un tranquillisant ne guérit jamais une dépression. Un antidépresseur est contre-indiqué dans les névroses et aggrave le plus souvent une schizophrénie. Les neuroleptiques ne guérissent jamais une dépression.)

Tableau 1.

1. *Neuromédiateur* : substance chimique libérée par le neurone présynaptique dans la fente synaptique et qui active, en se liant à des récepteurs spécifiques du neurone post-synaptique, ce dernier neurone. Ainsi est assuré le transfert d'une information.

Dépression		*Schizophrénie*
Déficit sérotoninergique	Déficit noradrénergique	Hyperactivité dopaminergique ou Hypersensibilité des récepteurs dopaminergiques post-synaptiques

Tableau 2 :

Exemple d'hypothèses pathogéniques faisant référence à une anomalie d'une neurotransmission.

Nous nous bornerons ici à la clinique, car l'histoire d'un médicament commence au moment où le clinicien découvre son activité.

Le Largactil® (chlorpromazine) : Delay, Deniker (1952)

Le noyau phénothiazinique, squelette de la molécule, est découvert en 1883 par Bernthsen. La famille des composés phénothiaziniques, soupçonnée d'avoir une activité antimalarique, a été l'objet d'une recherche chimique importante. L'activité antipaludique n'a pas été retrouvée, mais on observe que certains composés ont un effet sur le système nerveux central, activité sédative et, pour certains, activité antihistaminique. L'effet sédatif est utilisé par Daumezon et Guiraud pour calmer les agitations. Laborit note dans sa pratique anesthésique l'effet hypnotique, hypothermique et analgésique du Largactil®, dont l'activité centrale est beaucoup plus puissante que celle des composés précédents. Laborit utilise le Largactil® comme ingrédient d'un cocktail, pour « établir une hibernation artificielle » préventive d'un choc opératoire. Il note un effet psychologique d'un « désintéressement du malade pour tout ce qui se passe autour de lui ». Hamon et coll. traitent un état maniaque avec un résultat médiocre puisque des électrochocs doivent compléter la chimiothérapie.

Dans une perspective pathogénique, aujourd'hui obsolète, de suppression des réactions irritatives par un processus « inverse de celle des chocs », Delay et Deniker traitent un large éventail de malades par le Largactil® seul.

Il convient ici de revenir sur la pathogénie : nous l'avons vu, la découverte par les cliniciens d'un effet thérapeutique n'est pas l'effet du hasard. Il y a toujours eu organisation de l'expérience par rapport à une hypothèse pathogénique définie, que les cliniciens tentent de vérifier. La plupart des hypothèses sont inexactes, mais peu importe. L'hypothèse de Delay et Deniker, inverse du mécanisme pathogénique des électrochocs, est aussi discutable. Pour la vérifier, il fallait l'appliquer à un grand nombre de diagnostics pour lesquels cette hypothèse était plausible, alors que les précédents expérimentateurs n'avaient pris en compte que l'effet sédatif du produit en ne traitant que des états d'agitation. C'est ainsi que Delay et Deniker observent l'efficacité du Largactil® dans les états d'excitation et dans les états confusionnels : l'absence de résultats probants pour les dépressions ; la rémission d'états schizophréniques aigus et d'états délirants. Les auteurs n'étaient pas allés au bout de leur système, en pensant que les schizophrènes déficitaires ne souffraient pas du même processus pathogénique. Notons qu'aujourd'hui l'hypothèse d'un dysfonctionnement dopaminergique dans la schizophrénie est venue confirmer, sinon expliquer, la valeur de ces premières observations qui ne pouvaient trouver leur sens que dans une étude systématique sur une population psychiatrique représentative[1].

Les tranquillisants : méprobamate, Berger (1954), et benzodiazépines

Emploi clinique du méprobamate (Équanil®, Procalbadiol®), premier des tranquillisants, puis utilisation du chlordiazépoxine (Librium®), première des benzodiazépines, en 1959.

Les antidépresseurs : l'iproniazide, Saunders et Kline, et l'imipramine, Kuhn (1957)

C'est la même année que sont découvertes les propriétés cliniques des deux chefs de file des deux classes principales des antidépresseurs. On avait constaté que l'isoniazide (Rimifon®) pouvait déclencher des états d'excitation chez des tuberculeux traités par cet antibiotique. Un dérivé du Rimifon®, l'iproniazide (Marsilid®), possède une action stimulante sur l'humeur. Kline l'utilise chez les déprimés avec succès.

Kuhn expérimente une nouvelle molécule dont le noyau diffère de celui de la chlorpromazine, mais qui a la même chaîne latérale. Ce traitement est proposé pour les mêmes indications que le Largactil®. Il n'en a pas les propriétés mais s'avère être un antidépresseur. Dans ce cas encore, l'intuition clinique de Kuhn l'avait conduit à inclure, dans son groupe, des déprimés. Sinon cette molécule aurait rejoint le « grand cimetière » des molécules inactives.

Le lithium : action sur la manie, Cade (1949), activité préventive des rechutes de la maladie maniaco-dépressive, Baastrup et Schou (1970)

Le lithium est utilisé à doses faibles depuis 1860, en particulier pour le traitement de la goutte. On pensait que l'urate de lithium, étant le plus soluble des

1. *Cf.* Swazey J.P., *Chlorpromazine in Psychiatry, a study of therapeutic innovation*, The MIT Press, 1974.

sels d'acide urique, s'éliminait mieux. Cade, en 1948, fait l'hypothèse qu'un « composé toxique » est à l'origine des accès maniaques. Injectant des urines de maniaque à un cobaye, il trouve que celles-ci sont plus toxiques que celles de sujets normaux. L'urate de lithium protège les cobayes d'un excès d'urée, mais, injecté à des cobayes neufs, il provoque une léthargie. Cade traite alors des états maniaques par des sels de lithium dans le but de réduire l'agitation. C'est un succès, résultat confirmé par nombre d'études ultérieures.

La mise en évidence d'un effet protecteur du lithium vis-à-vis des accès de la psychose maniaco-dépressive a donné lieu à de nombreux travaux et controverses. Après Hartigan, Baastrup et Schou, en 1967, publient une première étude portant sur quatre-vingt-huit malades : chaque malade est traité à partir du jour zéro par le lithium. À la fin de l'étude, sont comparées, en miroir, la période pré-thérapeutique (A) et la période thérapeutique (B). Le nombre des rechutes, défini par le nombre des hospitalisations, et la durée des épisodes aigus sont ainsi comparés. Les résultats sont très favorables, l'amélioration après traitement portant sur les deux paramètres. Cette étude a fait l'objet de multiples critiques méthodologiques. Deux sont justifiées : la même poussée évolutive peut être hospitalisée à deux reprises et être ainsi comptabilisée comme deux poussées évolutives ; on ne peut préjuger de l'évolution de la maladie maniaco-dépressive, c'est-à-dire prévoir pour la période thérapeutique quel sera le nombre égal, inférieur ou supérieur de poussées évolutives. Angst, pour répondre à cette question, entreprend une étude rétrospective de l'évolution des psychoses maniaco-dépressives hospitalisées dans plusieurs cliniques universitaires avant l'utilisation du lithium. Par une étude statistique de régressions multiples, qui permet de pondérer les facteurs hétérogènes de la maladie, il confirme : d'une part, que le nombre de rechutes dans la période B est au moins égal à celui de la période A., ce qui conforte l'étude préliminaire de Schou ; d'autre part, il retrouve deux sous-groupes qui évoluent différemment et qu'il faut donc séparer dans une étude prospective car ils ont des taux de rechutes différents. En 1970, Schou, Baastrup et coll. reprennent alors leurs travaux avec une méthodologie différent. Comme les résultats du traitement étaient contestés, le problème éthique de l'utilisation d'un placebo ne se posait pas. Ils observent, dans un premier temps, un groupe de malades traités par le lithium pendant un an. Au jour zéro, à la fin de cette année, la moitié d'entre eux, après tirage au sort, poursuit cette thérapeutique, l'autre moitié reçoit un placebo. Les malades sous placebo rechutent, dans une proportion très significative par rapport au nombre de malades restés sous lithium. Les études statistiques ultérieures, plus sophistiquées, le confirmeront.

Conclusion

Ce rapide survol d'un certain nombre d'exemples n'a ici valeur qu'anecdotique. Mais la plupart des découvertes cliniques ont été faites suivant la même cohérence logique. Nous avons exclu de nos exemples la psychochirurgie, car les problèmes éthiques qu'elle pose lui sont très particuliers. La critique de Jeste à propos du hasard érigé en *deus ex machina* est particulièrement utile. Horace Walpole, en 1754, s'avisant de la similitude du chapeau d'une duchesse et de celui des membres de la famille royale, en tirait certaines conclusions psychologiques. Il emploie alors pour la première fois le terme de « *serendipity* », qui rend compte d'une découverte faite à la fois par accident et par sagacité, à propos de quelque chose qu'on ne recherche pas. Freud a décrypté nombre de ces illusions : ne porte le chapeau de la reine qui veut et par hasard ; ne se rend pas à la garden party de la reine quiconque. Nous espérons avoir incité le lecteur à la prudence vis-à-vis des informations qui concernent le médicament. C'est malheureusement un sujet de polémiques. Un bruit de fond vient souvent masquer l'essentiel. Cet essentiel est le legs d'un travail cohérent et intelligible d'un certain nombre de psychiatres qui ne s'en sont pas laissé conter. On doit les en remercier.

BIBLIOGRAPHIE

BROWN G.W., « Length of hospital stay and schizophrenia. A view of statistical studies », *Acta psychiat. Scand.*, 1960, 35, 414-240.

HUBERT J.-P., FORNARI Ph., LE GAL M., « Place du médicament dans l'histoire de la psychiatrie », *J. Psy. Biol. et Thérap.*, 1981, 1, 3, 24-29.

JESTE D.V., GILLIN J.C., WYATT R.J., « Serendipity in biological psychiatry. A myth ? », *Arch. Gen. Psychiat.*, 1979, 36, 1173.

KALINOWSKY L.B., « The discoveries of somatic treatments in psychiatry : facts and myths », *Comprehensive psychiatry*, 21, 6, 1980, 428-435.

NIMH, *Lithium in the treatment of mood disorders*, 1970.

QUÉTEL C., MOREL P., *Les fous et leurs médecines de la Renaissance au* XXe *siècle*, Paris, Hachette, 1979.

TISSOT R., *Introduction à la psychiatrie biologique*, Paris, Masson, 1979.

LE MÉTIER DE PSYCHIATRE ET L'ENSEIGNEMENT DE LA PSYCHIATRIE

Ce titre soulève en deux mots beaucoup de problèmes. *L'enseignement de la psychiatrie* suppose qu'il s'agit d'un savoir, disponible ou à construire, idée qui a été longtemps celle des psychiatres, mais qui est aujourd'hui récusée par une bonne part d'entre eux, si bien qu'on parle plus volontiers de la *formation* du *psychiatre*, mais cela ne doit pas faire négliger qu'il existe bien un savoir disponible, donc enseignable. La question paraît par conséquent, pour la psychiatrie plus encore qu'ailleurs, d'essayer de déterminer ce qui peut être enseigné et ce qui ne peut s'apprendre que par expérience personnelle.

Le métier de psychiatre est la pratique d'un médecin qui se consacre à l'étude de la pathologie des conduites et aux soins requis par cette pathologie. Ce métier évolue sans cesse et la proposition que nous formulons d'en décrire les divers aspects se heurtera à la difficulté de le cerner. La psychiatrie vient en effet de vivre, depuis trente ans, dans les pays développés, une expansion considérable, qui a suscité des ambitions peut-être excessives pour ses capacités réelles ; la tendance des années récentes va vers plus de modestie. L'exposé portera sur les raisons et les formes de cette expansion, les limites du métier de psychiatre, la fonction du psychiatre. Nous ne répondrons pas complètement à des questions si complexes et si évolutives, mais nous ne pouvons pas ne pas les poser.

Le temps du consensus sur la clinique

L'enseignement de la psychiatrie a d'abord été fusionné avec le métier. J. Postel et ses élèves, notamment Gladys Swain, ont bien montré que l'originalité de Pinel n'a pas résidé dans ses idées humanitaires (alors largement répandues à travers l'Europe), mais dans la constitution d'une méthode. « Au commencement fut la rupture avec l'idée d'une folie complète. » (G. Swain, 1977.) c'est-à-dire que la psychiatrie apparaît lorsqu'émerge le projet d'une connaissance ordonnée du monde de la folie par l'observation clinique. On peut dire, en simplifiant à peine, que la constitution d'un savoir a été le premier objectif de la psychiatrie. Le projet thérapeutique était implicite. Il s'ensuivrait de lui-même. Isoler, rassembler, définir et soigner : la cohérence de la démarche est assurée. La science, le métier, l'institution. Construire un langage, ordonner le savoir. Il faut mettre à part les fous afin de vivre avec eux, pour les connaître, les protéger, et les distinguer selon leurs genres et leurs espèces. Le métier créerait le savoir, qui créerait les soins.

Un savoir doit se constituer par une collection d'observations, faites au besoin par les yeux des soignants, des « hommes simples », comme le célèbre infirmier de Pinel, Pussin, dont le long commerce avec les malades permettra au médecin-philosophe les généralisations scientifiques. C'est par Pinel que le métier nouveau et les bases d'un enseignement de la discipline nouvelle ont été fondés, et ils ont été fondés, réunis, par la méthode et dans l'esprit de la clinique. Le consensus sur ce point fut durable : il occupe tout le XIXe siècle.

Les contradictions des doctrines et celles des carrières ne feront pas éclater le consensus sur la place de la clinique. Quelles que soient les écoles et leurs controverses, quelles que soient aussi les tensions entre les carrières diverses ou les animosités personnelles, les psychiatres, peu nombreux, dépourvus de thérapeutiques, se consacrent au même effort : la description clinique. C'est le siècle des « Traités ». Paul Bercherie (1980) a fixé les limites du siècle de la clinique à 1911, c'est-à-dire au livre de Bleuler, avec un prolongement jusqu'en 1920 pour G. de Clérambault. Bleuler apporte en effet dans la description psychiatrique une nouvelle méthodologie, qui vient de Vienne.

La psychanalyse introduit dans la clinique un véritable changement de pensée, qui va lentement fissurer l'édifice positiviste et causaliste du siècle des traités. Mais voici qu'apparaissent des changements rapides : entre 1940 (électrochoc de Cerletti) et 1956 (découverte des antidépressifs) en passant par 1952 (la chlorpromazine, chef de file des neuroleptiques), la psychiatrie est entrée dans l'ère des thérapeutiques actives. Un autre mouvement est né des années de guerre. Pour les besoins mêmes de la guerre, on a eu besoin des psychiatres, de leurs techniques et de leurs réflexions : soit pour sélectionner les aptitudes dans des armées hâtivement levées (Grande-Bretagne, Amérique du Nord), soit pour organiser la réhabilitation des victimes. En Angleterre, Maxwell Jones, Bion, Tom Main et d'autres ont étudié la théorie de la *« communauté thérapeutique »*. En France, la guerre apportait une autre expérience dans les asiles : malades jetés sur les routes par les bombardements, misère et faim décimant les malades internés. Un mouvement naissait de la « profonde fraternisation » (P. Evans, 1982) dans laquelle prit naissance, pour notre pays, la réflexion dont sortirait plus tard la sectorisation (Le Guillant, Henri Ey, Tosquelles, Bonnafé, Balvet et bien d'autres).

C'est la combinaison de ces trois ordres de faits : l'arrivée de thérapeutiques actives, le développement de la psychanalyse, le mouvement vers une psychiatrie communautaire, qui a, en quelques décennies, profondément modifié le métier.

Évolution du métier

Rien n'illustre mieux l'évolution du métier que les chiffres. En trente ans, de 1952 à 1982, le nombre des psychiatres en France a été multiplié par sept. Il est passé de 666 à 4 500-5 000, alors que la population a augmenté pendant cette même période de moins de 20 %. Les chiffres des autres pays montrent partout une forte croissance. Pour la période 1970-1980, ces chiffres sont présentés sur le tableau 1.

Les pentes d'accroissement sont différentes, en raison de plusieurs facteurs (nombres antérieurs, systèmes de santé différents, etc.), mais l'augmentation des effectifs a été partout considérable. En France, ils ont doublé de 1952 à 1954. Puis ils ont plus que triplé de 1964 à 1982. Que signifie cette explosion des chiffres ? L'entrée de la psychiatrie dans l'ère thérapeutique a entraîné une révolution des pratiques, des idées théoriques, du rôle effectif et de l'image sociale du psychiatre. Nous ne pouvons qu'esquisser rapidement l'étude des facteurs de cette révolution.

	Nombre de psychiatres		*Nombre de psychiatres pour 1 000 habitants*
	1970	*1981*	
France	1 800	4 500 à 5 000	9,28
Allemagne	2 500	4 839	7,85
Grande-Bretagne	-	2 500 à 3 000	5,35
Suisse	450	600	9,41
Canada	-	2 200	9,08
Pays-Bas	1 025	1 200	8,40
	1965	*1980*	
États-Unis	20 254	25 345	11,03

Les chiffres pour les États-Unis sont ceux de l'*American Assoc. of Psychiatry.* Ceux des autres pays proviennent, pour 1970, de l'enquête que j'avais faite en 1971-1972, et, pour les chiffres plus récents, des correspondants qui ont bien voulu me les fournir en vue de ce chapitre : T. Held (Allemagne) ; P. Evans (Angleterre) ; M. Trenkel (Suisse) ; M. Dongier (Canada) ; J.J. Van Bork (Pays-Bas) ; M. Grossmann (États-Unis), que je remercie vivement.

Tableau 1.

Rôle des thérapeutiques physico-chimiques

Le voie qu'avaient montrée dans les années 1930, avec de faibles résultats, les méthodes de choc par la fièvre, l'insuline ou le métrazol fut complétée en 1940 par la découverte de la pénicilline, mais surtout amplifiée par celle de l'électrochoc. Ces premiers succès furent considérablement étendus par l'apparition en 1952 du premier neuroleptique et en 1956 des antidépressifs. On peut dire qu'en quinze ans le paysage était transformé par la mise en œuvre de procédés efficaces dans l'ensemble des épisodes aigus et dans un certain nombre de manifestations suraiguës ou chroniques.

Rôle de la psychanalyse

C'est un fait que la psychanalyse prit, dans les mêmes années de l'après-guerre, un nouvel essor. Elle était devenue un instrument conceptuel nécessaire au moment où la psychiatrie se transformait sans avoir les moyens théoriques de comprendre ses nouveaux pouvoirs. À leur efficacité sur les symptômes ne pouvait pas suffire le renvoi aux sites cérébraux que proposait la neurologie. Les effets thérapeutiques produisaient deux résultats conjoints : l'éclatement des cadres de référence et le rapprochement du malade. La psychanalyse se proposait alors comme une pratique du contact rapproché et comme un champ d'hypothèses pour la découverte du sens et du contenu des psychoses. Là est la réponse au paradoxe qui a tant heurté les autres médecins : c'est au moment où les actions physico-chimiques se révélaient démontrées sur nombre de manifestations psychotiques que les psychiatres se sont détachés de la neuro-psychiatrie et de ses théories pour se tourner vers des méthodes et des concepts qui n'avaient guère fait leurs preuves jusque là que dans le champ des névroses ! Tels ont été les faits, dont la portée et la signification ne sont pas épuisées.

Rôle des mouvements de thérapeutique communautaire

Nous en avons vu la naissance dans les années de la Seconde Guerre mondiale. Contentons-nous de les citer et de les relier aux mouvements précédents. Les institutions ont été transformées par les médicaments. Les grands hôpitaux perdaient leur logique à partir du moment où les sorties devenaient nombreuses et les internements moins fréquents. La tendance à créer de petites unités de soins, proches des lieux de vie, ouvertes sur la communauté, se traduisit en France par la sectorisation, ailleurs par les mouvements de « psychiatrie communautaire », en Italie par la fermeture des hôpitaux psychiatriques. Nombre d'institutions privées ont donné les premières l'exemple de ce que pouvaient être des organismes de soins vivants, ouverts, évolutifs. L'antipsychiatrie des années 1960-1970 a joué un rôle dans la critique interne de l'institution psychiatrique prise dans son ensemble. Le développement des thérapeutiques de groupes, l'analyse micro-sociologique des institutions, la phénoménologie, les études familiales aboutissant à des thérapies systémiques, c'est-à-dire à l'étude des communications, tous ces efforts parfois tumultueux ont abouti à un brassage social et à une effervescence intellectuelle qui caractérisent l'évolution récente de notre métier.

On ne comprendrait pas cette évolution si on ne s'efforçait de voir que les axes de transformation qui viennent d'être cités ont agi en réciprocité d'influences constantes. C'est l'efficacité thérapeutique qui a créé l'appel à la multiplication des effectifs et au renouvellement des concepts. Les médicaments et la psychanalyse ont, ensemble, produit la généralisation du point de vue psychodynamique et la transformation des institutions. L'éclatement des institutions a contribué aussi à la multiplication des psychiatres. Tous ces mouvements enfin interpellent la société : la psychiatrie devient bruyante et coûteuse. Les malades étaient (pour la plupart) « aux champs » dans des asiles éloignés, et la psychiatrie calme ; tandis que voici maintenant les malades en ville, et les psychiatres au milieu de leur milieu, plus ou moins compris par les autres médecins et par les représentants de la cité.

La diversité des pratiques

Il résulte de ce qui vient d'être dit que le métier s'est profondément diversifié. Les grandes orientations traditionnelles des carrières persistent : vers l'Université, les hôpitaux psychiatriques ou la pratique privée. Mais sont apparus beaucoup d'autres clivages, qui ont créé des pratiques nouvelles et qui retentissent forcément sur les orientations traditionnelles. *Les lieux de soins* se sont diversifiés. Les hôpitaux psychiatriques de modèle ancien sont périmés. Des « structures intermédiaires » se multiplient. Les hôpitaux généraux sont de plus en plus ouverts à la psychiatrie. Les cliniques privées constituent d'autres pôles d'activité. Les psychiatres privés s'intéressent de plus en plus aux psychotiques. *La psychiatrie de l'enfant et de l'adolescent* est devenue une orientation importante pour les carrières. La frontière entre cette pratique et la pédiatrie est un point sensible des problèmes professionnels. Quoi qu'il en soit, cette discipline s'est imposée dans l'exercice public et dans l'exercice privé, avec un large domaine institutionnel, généralement semi-public en France. *L'orientation psychodynamique* de la pratique dégage un autre plan de clivage : aux deux extrêmes se situent la pratique pharmacologique exclusive et la psychanalyse exclusive. La plupart des psychiatres, *d'exercice public ou privé*, se rangeront entre les deux, avec d'infinies nuances d'écoles, de tendances et de pratiques. Inutile de dire qu'ici les frontières du métier deviennent incertaines aux deux ailes. La psychopharmacologie confine à la médecine générale, la psychanalyse et les diverses modalités psycho-dynamiques sont exercées par d'autres que les psychiatres. Certaines pratiques sont des *sur-spécialités*, parfois exercées exclusivement : thérapies de psychotiques, thérapies familiales, etc. ; de telles pratiques sont en même temps *des recherches*, et ce point est assez particulier à la psychiatrie pour être souligné. Notre métier n'a pas de recherche fondamentale qui lui soit propre, mais c'est dans sa pratique elle-même que s'exercent les recherches.

Nous ne prétendons pas faire de ces diverses formes d'exercice une énumération complète car la liste ne peut pas en être fermée. Elle est, par nature, évolutive. C'est ainsi que la démographie est en train d'imposer une nouvelle forme de pratique, qui est et qui sera la psychiatrie du troisième et surtout du quatrième âge, celui de la démence, pour laquelle des formes nouvelles de prise en charge doivent être inventées.

Cet inventaire serait très incomplet si l'on n'ajoutait pas à l'évolution du métier de psychiatre le caractère probablement le plus important de sa récente histoire : *le partage, organisé ou non, des responsabilités du psychiatre avec des intervenants d'autres professions.* Nous ne disposons pas de statistiques sur ce point, du moins pour l'Europe. (Voir tableau 3 une statistique américaine.) Un premier groupe est celui des soignants, collaborateurs du psychiatre : infirmiers, infirmières, psychologues, travailleurs sociaux, éducateurs, ergothérapeutes. Ce groupe de collaborateurs s'enrichit en compétences, en qualifications et en nombre. Un second groupe est celui des professionnels ou des amateurs qui exercent, pour leur propre compte, une pratique psychodynamique. Ce groupe est sans limites précises, car il comprend, en plus des collaborateurs habituels du psychiatre déjà cités, qui peuvent travailler seuls, une marge assez large et flottante qui provient parfois de toutes les professions précédentes, mais les déborde. Un nombre indéterminé de « thérapeutes » ont trouvé un « créneau » pour offrir des services variés, qui vont du yoga à toutes les formes de méditation ou d'intervention, généralement en groupes, avec ou sans intermédiaire corporel. Beaucoup de ces procédés sont nés aux États-Unis. La nature même de la souffrance mentale permet de comprendre que des réponses marginales aient de tout temps existé et que notre temps ne peut pas faire exception. Les frontières du métier de psychiatre montrent ici, mieux qu'ailleurs encore, leur indétermination. C'est la médecine qui assure à la psychiatrie son seul et vrai fondement original.

(1981)	Services publics	Cabinets privés
Allemagne	3 187	1 652
Pays-Bas	1 200	200 à 250
Canada	1 800	400
Grande-Bretagne	2 400 à 2 900	100
France	1 300	3 200 à 3 700
Suisse	200	400

Trois groupes se remarquent : dans les quatre premiers pays cités, le nombre des psychiatres d'exercice public est nettement plus élevé que celui des psychiatres privés. Mais les chiffres du Canada et de l'Angleterre signalent la pratique privée *exclusive*, qui n'a pas été indiquée pour les deux autres. La France et la Suisse connaissent au contraire une nette prépondérance de psychiatres d'exercice privé. En fait, partout, la pratique la plus répandue est mixte, mais les chiffres reflètent la plus ou moins grande difficulté de l'exercice mixte.

Tableau 2 : les positions professionnelles.

Nombre de psychiatres aux USA	1970 :	21 100	[1]
	1978 :	22 800	[1]
	31.12.1978 :	25 596	[2]
Membres de l'Association américaine de psychiatrie	1.1.1976 :	22 205	
	1.1.1980 :	25 345	
Population	1970 :	203 211 916	
	1978 :	226 504 825	
Exercice (1978) :			
– essentiellement en cabinets libéraux		14 175	
– essentiellement à l'hôpital		8 595	

(*Sources* :

1. US Dept. of Congress, Bureau of Consult., 10th edition, 1980.

2. Profil of Medical Center for Health Service Research and Development, American Medical Association.)

	1974	1978
Professionnels de psychiatrie (psychologues, travailleurs sociaux, infirmiers et infirmières de psychiatrie, tous temps plein)	41 853	50 423
	(accroissement de 20 %)	
Nombre moyen de psychiatres à temps plein dans les grandes institutions	4,2 %	3,7 %
Nombre moyen de psychologues à temps plein du niveau de la maîtrise ou au-dessus	2 %	3,6 %

(*Sources* :

- Rosalyn D. Bass : Tendances dans le noyau professionnel des institutions de la Santé mentale. Où sont passés les psychiatres ?
- Mental Health Statistics, Notes n° 160.
- Chiffres du US Dept. of Healt and Human Services.
- *Psych. New. Journal de l'APA* 19 février 1982.)

Pour l'ensemble des services de la santé mentale, en 1978, le nombre des psychiatres dépasse encore celui des psychologues (5,6 contre 4,8 en moyenne) mais les psychiatres travaillent de plus en plus à temps partiel. Il existe un « effet de dilution », car il y a de moins en moins de psychiatres pour de plus en plus de centres de soins.

Tableau 3 : positions professionnelles aux États-Unis d'Amérique.

L'enseignement de la psychiatrie

Sa difficulté essentielle est apparue dès le début, au temps des premiers traités puisque, nous l'avons noté, Pinel avait essayé d'équilibrer le point de vue positiviste, qui constituait sa théorie scientifique, par la notion de la psychiatrie morale, qui était sa conviction profonde. On ne peut pas en effet se contenter de décrire et de classer comme des phénomènes des troubles qui ne sont qu'en partie observables. Cette aporie de la clinique a été non pas résolue, mais du moins élucidée par Freud. La psychiatrie comporte donc par force tout un champ de connaissances, dans lesquelles on peut tailler des *programmes d'enseignement,* et *un champ de formation,* qui ne relève pas seulement d'un apprentissage, lui aussi nécessaire, mais d'une véritable formation de la personne, qui ne peut être ni obligatoire, ni méconnue. Tel est le difficile problème de la psychiatrie moderne à l'égard de l'enseignement. Les choix difficiles ne sont pas tellement des choix entre les matières de l'enseignement, littéralement immenses, mais des choix *pédagogiques* afin que le futur psychiatre apprenne à apprendre et puisse avoir envie de continuer d'apprendre.

Nous avons vu combien sont récents les cadres de l'enseignement de la psychiatrie. Pendant tout le XIXe siècle, il n'existait pas d'enseignement de la psychiatrie autre que l'apprentissage chez un ou plusieurs maîtres, d'ailleurs non absolument obligatoire, puisque le diplôme de médecine était d'ordre général. Cela n'avait rien de particulier à un pays. Le texte de Grossman montre qu'aux États-Unis l'on se déclarait soi-même neuro-psychiatre jusqu'en 1934. Pourtant il existait partout des chaires de psychiatrie : en Allemagne, dès le milieu du XIXe siècle ; à Paris dès 1879. Mais ces chaires ne comportaient pas l'organisation d'un enseignement reconnu comme nécessaire à la pratique du métier. Le système consistait donc dans l'apprentissage auprès d'un ou de plusieurs maîtres. Il faut croire que ce système n'était pas si mauvais puisque tous les grands cliniciens en sont sortis. C'est généralement après la Deuxième Guerre mondiale que les sociétés imposèrent certains cadres à notre discipline. L'exemple de la France est assez typique à cet égard.

En 1950, la *Sécurité sociale* demande à l'*Ordre des médecins* de définir les spécialités, afin de fournir des chiffres-clés pour le remboursement des soins. Ainsi fut définie la spécialité de neuro-psychiatrie. Dans les années 1950 s'est élaboré dans les facultés de médecine un certificat de neuro-psychiatrie (CES) dont on repère la trace à partir de 1955 (premiers diplômes). Des « équivalents » de ce CES étaient donnés aux internes des villes de faculté, puis aux internes des hôpitaux psychiatriques de certains centres, qui restaient donc sous le régime traditionnel de l'apprentissage. La réforme hospitalo-universitaire de 1958, qui unifiait l'enseignement (Université) et l'apprentissage clinique (hôpitaux) pour l'ensemble de la médecine, « oubliait » la psychiatrie. Il faut attendre 1969 pour que soit créé le régime sous lequel nous vivons encore à l'heure où j'écris, qui a généralisé le CES de psychiatrie en le séparant de celui de neurologie. Histoire à suivre.

Deux pédagogies

Quel que soit le système choisi, selon les pays, pour la formation des psychiatres, il existe deux sortes de pédagogie qui, dans tous les systèmes, se combinent en proportions variables : l'apprentissage de la clinique par l'expérience, et l'enseignement proprement dit, par les livres et les cours.

Le système fondamental reste celui de l'apprentissage, c'est-à-dire de l'expérience clinique et thérapeutique acquise sur le terrain par l'exercice de responsabilités progressives et contrôlées. Ce système est universellement reconnu, mais avec des variantes très importantes. Il est en effet reconnu, pour qu'une telle pédagogie fonctionne :

– que les expériences formatrices s'étendent sur plusieurs années – quatre années paraissent exigées actuellement partout ;

– que ces expériences soient variées. Le passage par plusieurs services est donc nécessaire. La Grande-Bretagne vient récemment de le reconnaître alors que la règle y était fréquemment d'une formation entière dans un seul service ;

– que, pour que la formation soit progressive et contrôlée, un système de « tutorat » est utile, sinon indispensable. Ce système, qui est à la base des formations nord-américaines, vient d'être adopté par l'Angleterre. Il manque en France. Il exige un personnel nombreux par rapport aux élèves et une organisation rigoureuse ;

– que l'organisation d'un tel système permet à la formation de chaque futur psychiatre d'être personnalisée selon ses capacités, ses désirs et selon les « offres » de postes sur le terrain. Elle débouche tout naturellement sur une formation psychothérapeutique, dont on va parler plus loin, et sur les compléments scientifiques qui correspondent au cursus choisi (dans des séminaires par exemple).

La deuxième pédagogie est celle de l'enseignement proprement dit, c'est-à-dire de ce qui peut être recueilli dans les livres ou par des cours oraux. On peut facilement distinguer ici les matières indispensables à la formation et celles qui sont complémentaires selon le choix et l'évolution de chacun. La société intervient aussi dans l'organisation de tels enseignements. Ainsi voit-on, par les renseignements de nos correspondants étrangers, comment les Pays-Bas ont récemment diminué le poids de la neurologie dans la formation (Van Bork)[1] ; tandis qu'en Grande-Bretagne, la formation s'élargit vers les objectifs sociaux : psychiatrie carcérale - arriération - démence (P. Evans)[2]. En Suisse la direction socio-psychiatrique se précise (Trenkel)[3].

1. Communications personnelles.
2. *Idem.*
3. *Idem.*

C'est au niveau des universités que se fait généralement, par un système de sélection, *la régulation du flux de formation*, indispensable pour maîtriser la démographie psychiatrique. Ainsi, au Canada, à *Mc Gill*, « le nombre de médecins résidents inscrits au diplôme de psychiatrie est passé de cent vingt à cinquante ». Maurice Dongier ajoute : « La qualité de l'enseignement et le sérieux de la sélection en ont généralement bénéficié, bien que nous ayons lutté contre les quotas imposés. »[1]

Reste le *problème de la formation psychothérapique* : nous nous bornerons à quelques points généralement admis.

Le plus important est que cette formation ne peut être que *personnelle*, ce qui veut dire désirée, ajustée aux capacités du candidat, et non imposée et contrôlée.

Pour aboutir à un tel résultat, forcément variable, une série de moyens ont été envisagés. Une psychanalyse personnelle est loin d'être la seule méthode et on en connaît les exigences. Beaucoup de lieux de formation utilisent des méthodes de groupes, où la participation active du candidat peut être progressive : jeux de rôles, psychodrames, cercles thérapeutiques, discussions de cas du type Balint, etc.

Le *tutorat* se révèle ici particulièrement utile. Ce qu'il convient d'obtenir pendant les années de formation est que le candidat soit suffisamment informés de ses propres résistances internes et des méthodes accessibles. Une modification « limitée, quoique considérable », de sa personne, selon le mot de Balint, est le but que lui-même doit se proposer.

Le métier de psychiatre en 1993[2]

Ces vingt dernières années, le métier de psychiatre a considérablement évolué, poussant parfois jusqu'à l'absurde, parfois au-delà de ce qui était escompté, les bases jetées, en 1969, lors de la mise en place d'une spécialité autonome de psychiatrie.

Divers aspects de cette évolution peuvent être examinés, qui se recoupent ou non. La liste n'en est certes pas exhaustive, mais semble conduire à une conclusion optimiste : la psychiatrie française, dont le passé glorieux s'est effacé, paraît avoir désormais la capacité d'un dynamisme nouveau, à condition d'oser prendre des initiatives originales, internationalement attendues.

1. *Idem.*
2. Par Simon-Daniel Kipman.

Expansion

Si entre 1952 et 1982, en trente ans, le nombre des psychiatres français a été multiplié par sept, il a encore plus que doublé en dix ans, atteignant maintenant près de 12 000 psychiatres. Du coup, les voici devenus les plus nombreux des spécialistes médicaux, jouant un rôle de plus en plus important au sein des instances nationales.

Les conséquences de cette explosion démographique sont importantes, tant sur la prise en compte des problèmes de santé mentale en termes plus généraux de santé publique (*cf. infra*), sur la place de la psychiatrie dans la médecine, que sur l'exercice de la profession.

Actuellement, l'installation de *numerus clausus* à l'entrée des études médicales, la limitation du nombre de spécialistes admis à l'internat, et la suppression de l'accès à la spécialité par une formation hors internat ont arrêté cette expansion, posant quelques questions sur l'avenir.

L'augmentation du nombre de psychiatres a complètement inversé les équilibres à l'intérieur de la profession. Si, autrefois, les psychiatres se retrouvaient essentiellement dans le cadre du service public, la majorité exerce actuellement en pratique privée, ou à temps partiel dans divers types d'institutions. La prise en charge des malades mentaux, y compris des plus lourds, se fait désormais à travers un réseau relativement dense de psychiatres publics et privés, articulés avec les généralistes, les institutions et les autres spécialités.

La majorité des psychiatres – sauf dans quelques grandes villes et le Midi – exerçant aux tarifs de la Sécurité sociale, l'accès aux soins de tous ordres est aisé à travers ce réseau. La coordination des soins l'est sans doute moins.

On a pu croire que la psychiatrie subissait une expansion anarchique, se déchirant entre diverses conceptions de la psyché et de multiples écoles.

Si les conceptions sociales à travers l'antipsychiatrie ont subi une relative éclipse provisoire, les tenants d'une approche biologique se sont nettement affirmés et opposés aux adeptes des formes de psychothérapies les plus variées.

L'approfondissement des connaissances (plutôt que des traitements) a montré, ces dix dernières années, les limites de ces conceptions, l'inanité des querelles d'écoles, et la stimulation qu'apportaient les conceptions les unes aux autres. Le concept d'inconscient permet de dépasser le mécanisme biologique, tandis que des découvertes biologiques permettent de valider ou d'affiner des concepts psychologiques.

Du coup, les diverses associations scientifiques françaises de psychiatres (plus de trente) ont réussi à s'unir au sein d'une fédération qui leur permet de confronter leurs idées et de montrer, au-delà des approches divergentes et parfois incompatibles, l'unité de la maladie et de la souffrance mentale.

Conséquences

Cet élargissement et ce regroupement marquent profondément l'exercice de la psychiatrie.

Le service public de psychiatrie, puis la montée en puissance de la psychanalyse et, enfin, les idéaux des années 1970 ont paru isoler voire opposer la psychiatrie au reste de la médecine. Pourtant, dès que la spécialité fut créée, le mouvement en faveur d'une réelle insertion dans le cadre médical, mettant en avant la recherche et la volonté soignante, s'avéra majoritaire.

Ce mouvement vers la médecine peut se repérer de trois façons différentes (au moins) :

- de plus en plus de services de psychiatrie sont insérés dans des hôpitaux généraux. Un tiers des secteurs est, actuellement, basé au sein d'hôpitaux et ce mouvement devrait s'accroître et s'accélérer, au détriment des institutions psychiatriques spécifiques, victimes de la politique du redéploiement (on ne crée rien qui ne corresponde à une suppression équivalente) ;
- pour les psychiatres privés, qui disposent, dans la nomenclature de la Sécurité sociale, d'une lettre clé spécifique et d'un prix de consultation particulier, cette originalité financière – qui correspond à la lenteur de la pratique et à l'investissement personnel que cela implique – tend à s'amenuiser en dépit des efforts des syndicats de psychiatres ;
- enfin, le développement des approches liées à la psychosomatique conforte le rapprochement de la médecine et de la psychiatrie (*cf. infra*).

La réduction du nombre de lits d'hospitalisation, qui n'atteint pas les excès brutaux des USA il y a une douzaine d'années, ajoutée à la crise financière des régimes d'assurances, qui empêche les créations d'établissements variés, et à la multiplication des psychiatres de villes, véritables psychiatres de proximité, a conduit à une forme de désinstitutionnalisation assez souple.[1]

Parallèlement, la durée des traitements psychiatriques va dans le même sens que la multiplication des maladies de longue durée (maladies rénales, vasculaires, endocriniennes). La limite entre handicap et maladie classique s'estompe, et un nouveau concept apparaît : celui de la réhabilitation, plus centré sur l'individu que celui de réinsertion dans une société ou un milieu donné. Il s'agit d'offrir à un individu la connaissance et la possibilité d'exercer ses capacités en utilisant à son avantage les possibilités du milieu. Cette « réhabilitation » implique une articulation médico-psycho-sociale au plus près du patient, redynamisant ainsi la doctrine française de la sectorisation psychiatrique.

Une place particulière doit être faite à la psychosomatique et à la psychiatrie de liaison moins en fonction de leur importance quantitative ou de leur

1. Il est inutile de retenir comme repère historique la loi de 1990 relative à l'hospitalisation des malades mentaux en dehors de leur volonté. C'eût pu être l'occasion d'une reformulation d'une loi plus que centenaire en fonction de critères modernes. Cela n'a conduit qu'à compliquer un peu la tâche des psychiatres.

rigueur théorique qu'à cause du mouvement d'idées qu'elles traduisent. Il s'agit moins de redécouvrir que l'homme est un tout et que psyché et soma sont intimement liés (ce qu'on savait tout de même depuis bien longtemps), mais de s'apercevoir de deux changements à l'intérieur de la médecine et de la psychiatrie.

D'abord, si l'homme est un, les approches sont différentes. Du coup, aucun des intervenants (acteurs de santé) n'a le monopole de la synthèse. S'occuper d'un malade est chose trop complexe pour être confiée à un homme seul. Une équipe, un groupe, est nécessaire, au sein duquel le psychiatre « généraliste de la psyché » (Ch. Brisset) a une place éminente, et constamment nécessaire.

Donc, les traditionnelles limites entre spécialités, les traditionnels découpages de l'homme en organes (le psychiatre étant alors le spécialiste du cerveau) n'ont plus cours et sont dépassés. Des définitions plus souples, plus mouvantes, plus aléatoires en fonctions sont nécessaires ; et la fonction de pensée, celle des psychiatres, en est un bon modèle.

Les méthodes

Les méthodes – et leurs soubassements théoriques – ont donc considérablement évolué, explicitement et implicitement.

La clinique psychiatrique se cherche – et se cherchera encore – car elle évolue sans cesse. Les tentatives d'échelles se voulant athéoriques et (provisoirement) définitives et (aussi provisoirement) éternelles se montrent décevantes quel que soit leur intérêt statistique. Par contre, elles ont conduit à l'élaboration de grilles cliniques plus complexes, mais tenant compte d'approches plus fines (histoire personnelle, structuration psychique) évitant de considérer le patient comme un objet d'étude immobile (ou artificiellement immobilisé).

Ainsi la clinique conduit-elle :

- soit à créer des entités réputées nouvelles, comme les attaques de panique, les dépressions asymptomatiques, les « TOC », dont on peut se demander, pour certaines, si elles ne sont pas organisées autour de produits particuliers, et d'une efficacité thérapeutique présupposée ;
- soit à réinvestir des entitées négligées, à la lumière des connaissances actuelles.

C'est par exemple l'aventure du cadre des névroses, peu ou prou abandonné par les psychiatres au profit de la flamboyance des psychoses ; disparaissant pratiquement des classifications américaines (DSM III), oublié des soignants, au profit des dépressions entre autres, le voici, sous la pression des constatations cliniques, réapparaissant dans les classifications, redevenant objet de publications et de colloques, apparaissant comme un problème majeur de santé publique.

Les thérapeutiques évoluent en conséquence, privilégiant les actions rapidement efficaces au détriment des traitements de fond au long cours.

Cette évolution vers le résultat immédiat est particulièrement sensible dans le travail psychiatrique assumé par les généralistes. On sait qu'environ un tiers de leur clientèle est faite de personnes présentant une souffrance psychique. Ils partagent donc une partie de leur tâche avec les psychiatres, assurant le renouvellement de prescription, la « suite » de certains patients, voire une activité à orientation psychothérapique. Mais ils sont aussi incités à confondre toute souffrance, tout malaise, avec une maladie, et à traiter le symptôme plutôt que le malade. C'est ainsi que des souffrances liées à un deuil sont de plus en plus souvent traitées par des antidépresseurs ; que l'angoisse liée au chômage et à la marginalisation sociale est soignée par des tranquillisants. L'extraordinaire hyper-consommation, en France, de médicaments psychotropes est, pour l'essentiel, liée aux prescriptions des généralistes. Il n'empêche qu'elle contribue à définir la place de la psychiatrie et de la maladie mentale dans notre pays.

Dans cet ensemble complexe, le psychiatre oscille désormais entre trois rôles :

- celui de soignant, disposant de méthodes d'investigation et de traitement spécifiques, dont l'essentiel repose sur un exercice et une formation à l'entretien et à l'implication personnelle ;
- un rôle de consultant auprès des autres soignants, et des malades et de leur famille ;
- enfin, un rôle d'expert, de spécialiste du fonctionnement normal et pathologique du psychisme auprès de nombreux organismes.

L'enseignement

L'enseignement de la psychiatrie a eu bien du mal à suivre une évolution aussi rapide. Ni le personnel enseignant ni les structures ni les traditions n'étaient prêts à supporter tant de monde et tant de changements à la fois. On peut craindre que l'enseignement de la psychiatrie ne soit donc en retard sur ce mouvement. Or il ne saurait se réduire à l'enseignement de la pathologie mentale aux seuls psychiatres.

La psychiatrie, dans sa dimension d'information et de prévention, peut s'enseigner, à tous. C'est le sens des campagnes lancées en direction du grand public depuis quelques années (semaine d'information sur la santé mentale), relayées par de nombreuses associations et le CFES (Comité français d'éducation pour la santé). C'est le sens, aussi, de la présence de nombreux psychiatres auprès des média.

La psychiatrie est indispensable aux soignants : la prise en compte de la structure psychique d'un patient et de celle de son entourage, l'importance de sa souffrance psychique, font partie intégrante du travail soignant. De nombreux psychiatres, à titre individuel, au sein d'unités de psychiatrie de liaison, à partir de secteurs de service public, ou dans des organismes privés à buts lucratifs et non lucratifs, participent de façon plus ou moins désordonnée à la formation des personnels soignants. Cette dimension apparaît clairement dans la formation initiale des auxiliaires médicaux, alors qu'elle est encore aléatoire et notoirement insuffisante chez les médecins.

La psychiatrie est évidemment enseignée aux futurs psychiatres : l'explosion démographique a entraîné une multiplication des postes hospitalo-universitaires. Ceux-ci doivent maintenant faire face à la diminution du nombre des étudiants.

La formation des psychiatres tend à s'uniformiser et à leur donner des clartés sur toutes les dimensions professionnelles (de la dimension juridique à la dimension psychanalytique). Cependant, on peut encore regretter l'absence quasi totale des sciences fondamentales dites sciences de l'homme (sociologie, ethnologie, par exemple).

Enfin, la part la plus importante est celle de l'enseignement post universitaire. En France, à la différence de nombreux pays étrangers, cette formation n'est pas encore obligatoire ; mais elle existe. On peut dire qu'elle est à la fois anarchique – car livrée à l'initiative des uns et des autres, en dépit d'organismes centralisateurs de formation médicale bien décevants – et foisonnante. Il n'y a pas de semaine, et surtout de fin de semaine, sans une pléthore de réunions, colloques, congrès ou séminaires.

Cette activité intense, brillante, dynamique, est relayée par une dizaine de revues qui continuent à paraître malgré les difficultés éditoriales croissantes.

BIBLIOGRAPHIE

Association mondiale de psychiatrie, rapports au Congrès de Madrid, sept. 1966, « Pour le statut de la spécialité psychiatrique dans l'Europe des Six » ; rapports présentés par : le Pr Ehrhardt pour l'Allemagne, le Pr M. Dongier pour la Belgique, le Pr Th. Kammerer pour la France (*Évolut. psychiat.*).

BERCHERIE P., *Les fondements de la clinique*, Paris, Ornicar, Seuil, 307 p., 1980.

BRISSET C., *L'avenir de la psychiatrie en France*, Paris, Payot, 297 p., 1972.

EVANS P., *Psychiatrie communautaire dans un centre hospitalier urbain : les premières dix années*, article inédit, 20 p. dactylographiées.

GROSSMAN M., « A review of American Psychiatry of the 1900's. Clinical Practice and education », *Psychiatrie française*.

POSTEL J., *Genèse de la psychiatrie. Les premiers écrits de Ph. Pinel*, Paris, Le Sycomore, 312 p., 1981.

SWAIN G., *Le sujet de la folie*, Toulouse, Privat, 174 p., 1977.

Enfin, nous avons cité dans le texte les correspondants étrangers qui nous ont permis d'actualiser les informations. Qu'ils soient encore remerciés ici.

L'ÉVOLUTION DE LA QUESTION MÉDICO-LÉGALE À TRAVERS L'EXPERTISE PSYCHIATRIQUE

Les discussions actuelles sur l'expertise psychiatrique doivent se comprendre en tenant compte de son histoire, que nous ne pourrons étudier ici de façon exhaustive. Le recours à l'expertise, si fréquent de nos jours, ne doit pas faire illusion : il est récent. Il fallut que la folie fût reconnue, qu'ensuite qu'elle entraînât l'incapacité civile ou l'excuse pénale, pour que l'expertise fleurisse puis entre dans les mœurs.

Cela témoigne d'une lente évolution de la société et de son droit : on poursuivait le jeteur de sort en 1560, le sorcier encore en 1618, même le cadavre en 1561 et, aussi bien, le pourceau durant des siècles en 1094 et encore en 1612[1].

La loi ne définit pas plus la folie qu'elle ne définit la mort : elle n'en régit que les conséquences ; un expert semble indispensable : « Les progrès de la technique et le souci des magistrats de parvenir à la manifestation de la vérité, fait bien souvent, de l'appel aux experts, une véritable nécessité. » (P.-J. Doll, 1960, p. 11.) Alors, la reconnaissance de la maladie mentale est affaire médicale non judiciaire.

La question de la compétence médicale en matière de folie

La revendication médicale est ancienne, implicite chez Paré (XVIe siècle) comme dans son rejet des incubes et succubes[2], explicite chez Wier

1. Desmaze, *Supplices, prisons et grâce en France*, Paris H. Plon, 1866.
2. *Œuvres*, L. 25, ch. XXIX.

(XVIe siècle) : « Premièrement & devant toute chose incontinent que lon se apperçoit de quelque mal engendré contre l'ordre de la nature : il faut avoir recours [...], à celuy qui estãt celebre par doctrine, profession & usage, entend fort bien les maladies, leurs différences, leurs signes, & leurs causes : c'est à scavoir au médecin qui soit de bonne conscience »[1], et très précise chez Zacchias (XVIIe siècle), médecin légiste, qui pose en principe que le médecin seul est compétent pour juger de l'état mental d'un individu. C'est vouloir passer du domaine religieux et métaphysique au domaine de la Nature donc de la science. Ces pionniers voulaient aussi que la folie fût reconnue comme excuse ou, du moins, comme maladie à traiter[2].

À l'opposé, Kant prétend que l'examen des questions judiciaires sur l'état mental et intellectuel relève des facultés de philosophie ; le docteur Coste (1826) affirme que quiconque de jugement sain peut reconnaître la folie ; cette opinion est reprise par l'avocat Regnault, qui va plus loin : « Je suis resté persuadé que si la monomanie homicide existait réellement, elle devrait être pour le juge comme si elle n'existait pas »[3] ; le premier président Troplong dit même (parlant de monomanie) : « Je pense que la médecine légale n'a ajouté aucun progrès sérieux aux doctrines reçues dans la jurisprudence, et qu'elle ne doit en rien les modifier »[4] ; un écho moderne est produit par le docteur Landry qui, parlant de l'expert psychiatre, dit : « Il n'est absolument pas évident que son jugement doive, *a priori*, être considéré comme plus objectif et plus sûr que celui de l'homme de la rue. » (M. Landry, 1976, p. 94.)

Cette thèse est vigoureusement combattue par MM. Georget, Leuret, Marc, Orfila et Royer-Collard au XIXe siècle et l'est encore maintenant : « [...] le contrôle véritablement qualifié, est celui des médecins. Bien des gens se figurent que le vulgaire bon sens suffit pour apprécier l'aliénation mentale »[5] ; pour ces auteurs la folie est maladie et donc ressortit à la médecine. Nous pourrions multiplier les exemples dans un sens et son contraire, la discussion est ouverte.

De la fréquence de l'usage de l'expertise

C'est effectivement cette position qui est adoptée par la société dans sa justice : « L'examen de l'état mental des inculpés, qui de nos jours tient une si

1. *De l'imposture des Diables*, L. IIII, ch. 23.
2. *Cf.* Wier, L. V, ch. 5.
3. *Du degré de compétence des médecins dans les questions judiciaires relatives aux aliénations mentales, et des théories physiologiques sur la monomanie*, Paris, B. Warée fils aîné, 1828, Avant-propos.
4. Cit. de Tardieu, *Étude médico-légale sur la folie*, Paris, J.-B. Baillière et fils, 1872, p. XVI.
5. Abeley, Lauzier, *Assistance et protection des malades mentaux*, Paris, Doin, 1950, p. 40.

large place dans la médecine légale et dans les débats judiciaire [...] »[1] ; mais, au début du XIXe siècle, des jugements ordonnant des expertises médicales sont attaqués, parce que « les juges ne pouvaient faire dépendre des conjonctures des médecins la solution d'une question qu'ils pouvaient décider d'après leurs propres lumières et d'après les résultats de l'enquête », toutefois « le but des premiers juges [...] n'a été que d'éclaircir la question [...] ; et l'opération qu'ils ont ordonnée à cet égard ne les liant pas [...] met l'appellation au néant »[2] ; ou bien on s'en passe, que ce soit au civil : « Le tribunal [...] d'après un avis de parens et l'interrogatoire subi par la citoyenne Corbin en présence de l'un de ses membres, décida qu'elle n'était pas en démence et qu'il n'y avait pas lieu de l'interdire »[3], ou au pénal : F. Muse (1980) signale que, dans le Calvados « il est en effet extrêmement rare qu'il [le médecin] intervienne dans l'examen des accusés » (1811-1825), et même « l'avocat plaide l'état de démence au moment des faits mais ne cherche pas à s'appuyer sur un avis médical » (en *1810*, p. 77, 78).

De nos jours le recours à l'examen psychiatrique est quotidien et extensif : par exemple, *au civil* : recherche des séquelles psychiques en dommage corporel ; art. L. 351 du Code de santé publique (sortie judiciaire d'un interné en psychiatrie) ; pour le divorce des malades mentaux (a. 23 Code civil) ; *au pénal* l'article 64 (cf. *infra*) ; examen médico-psychologique (a. 81 Code de procédure pénale) ; encore pour les pensionnés militaires ; pour un médecin (a. L. 460 Code de santé publique), suspension d'exercice pour état pathologique rendant dangereux l'exercice ; pour la Sécurité sociale (décret du 7 janvier 1959), etc.

En vérité, beaucoup de ces expertises n'en sont pas *strito sensu* ; cela n'a pas grande importance pour notre propos limité.

Cet expert, qui est-il, qu'est-il censé être ?

On dit que c'est un homme de l'art réputé détenir une connaissance et représenter la science, mais encore ? Est-ce un témoin instruit ? Non, car il ne prononce pas le serment des témoins. Est-il lié soit au commettant soit au sujet examiné ? Non, il n'a de lien contractuel ni avec le juge qui le désigne ni avec le sujet (qui n'est pas un malade avec qui existerait un contrat de soin). « Il n'est ni un fonctionnaire public ni un agent ou dépositaire de l'autorité ni un citoyen investi d'un service public. » (A. Porot, C. Bardenat, 1959, p. 5.) Du moins, ses conclusions (présumées d'ordre technique) sont-elles irréfragables ? Nenni : son avis ne lie pas son commettant. On dit seulement que sa mission

1. Demaze, *op. cit.*, p. 204.
2. Strasbourg 8 juillet 1809, C. Imp. Colmar 5 novembre 1811, *J. Pal.*, *9*, 1811, 3e éd., Paris, F.F. Patris, 1838.
3. Tribunal de cassation 24 niv. an X ; *J. Pal.*, *2*, an X, *id.* 1837.

est d'intérêt public et il est réputé auxiliaire de la justice, ce qui ne précise rien. En outre, ses possibilités d'investigations sont limitées : il ne peut entendre des témoins sous serment ; s'il veut de l'aide, il doit demander à son commettant de lui adjoindre des co-experts. *Il est médecin* et comme tel soumis à sa déontologie ; notamment, le secret professionnel de l'article 378 du Code pénal n'est levé *que* pour l'objet de la réquisition et pour répondre aux questions posées ; « hors de ces limites, le médecin expert doit taire ce qu'il a pu apprendre à l'occasion de sa mission » (article 86 du Code de déontologie médicale).

Le choix des experts

« Cela suppose déjà que ce médecin est habile et trop souvent les magistrats sont peu judicieux dans le choix qu'ils font des hommes de l'art auxquels ils demandent des rapports. »[1] C'est pourquoi il existe une liste d'experts par Cour d'appel et une liste nationale, bien que les juges restent libres de leur choix en le motivant ; soulignons qu'il faut faire acte de candidature pour être inscrit (nous n'envisageons pas le cas de la réquisition).

Néanmoins, la contestation va des avocats, comme Tixier-Vignancourt (A. Porot, C. Bardenat, *op. cit.* p. 3), aux médecins comme Landry : « [...] certains psychiatres voient la folie partout, alors que d'autres ne la voient nulle part » (M. Landry, 1976, p. 95) (c'est une phrase classique chez les détracteurs aux XIXe et XXe siècles, sous quasiment toujours la même forme) ; cet auteur estime que l'expert doit « adhérer à la nosographie officielle » (A. Porot, C. Bardenat, *op. cit.*, p. 6), dont il dénonce « l'absence de fondements théoriques, la plasticité et l'incohérence » (*ibid.*, p. 95), semblant penser, comme quelques magistrats, que l'expertise actuelle a pour rôle « l'étiquetage du criminel sur la base de classifications archaïques » (*ibid*, p. 8).

À cela Casper répondait : « Je ne puis trop blâmer cette tendance regrettable de toujours *classifier* en médecine légale, tandis qu'au contraire tous les efforts doivent tendre à *l'individualisation et à l'éclaircissement de chaque cas particulier* »[2] ; surtout, ces grands fondateurs de la psychiatrie et de la médecine légale françaises que sont Esquirol, Orfila, Marc, Pariset, Rostan, Mitivié, Leuret, ont affirmé dans leur *Consultation délibérée à Paris sur l'état mental de Pierre Rivière* : « Loin de partager l'idée de M. Boucharelle, qui, ne pouvant classer l'état normal de Pierre Rivière dans aucune des grandes divisions de la folie, le déclare sain d'esprit, *comme si les divisions établies par les nosographes étaient autre chose qu'un moyen de classer les faits, et d'en faciliter l'étude, mais sans jamais prétendre imposer à la nature des limites qu'elle ne*

1. Orfila, *Leçons de médecine légale*, Paris, Béchet J., 1823, t. I, 2e partie, p. 699, *cf.* Colin (H.), *Ann. Méd. psycho., 13*, 1901, 8e série, 105-110.
2. *Traité pratique de médecine légale*, Paris, Germer Baillière, 1862, t. I, p. 258.

puisse franchir [...] »[1] (C-.C-.H .Marc, 1840, p. 152) ; Tardieu conclut : « J'affirme que si le médecin sait renfermer ses appréciations dans les limites que les faits eux-mêmes lui imposent, s'il n'apporte dans ses jugements aucune idée systématique et préconçue, s'il reconnaît [...] qu'il ne lui appartient pas d'imposer des doctrines scientifiques là où on ne lui demande que des constatations appropriées à un fait particulier, si, en un mot, il se conforme dans les questions de folie aux mêmes principes que ceux qui doivent guider le médecin légiste dans les expertises d'un autre ordre, je ne crains pas d'affirmer qu'il retrouvera toujours et partout devant quelque tribunal que ce soit la confiance et l'autorité [...]. »[2]

Mais peut-être est-ce là le problème, car les experts psychiatres actuels n'ont pas tous connaissance de la démarche d'esprit de la médecine légale, de la psychiatrie médico-légale ; on ne peut le leur reprocher puisque, lorsqu'ils sollicitent leur inscription sur une liste d'experts, on ne leur demande pas de savoir parler le langage de la loi, de comprendre le dit du juge, de transmettre leurs doutes et de rédiger leur rapport dans un langage compréhensible par un profane, un juge[3] ; on exige seulement d'eux d'être supposés compétents dans leur domaine particulier puisqu'ils sont pour la plupart professeurs, médecins des hôpitaux psychiatriques, chefs de service... C'est aussi le problème, souvent évoqué depuis le XIXe siècle, de la formation des experts, auquel certains essaient de répondre, encore partiellement[4].

De quelques-uns des problèmes généraux de l'expertise

But de l'expertise

Le rôle respectif de l'expert et du magistrat est résumé par Briand et Chaudé : « C'est au médecin qu'il appartient d'éclairer la justice sur l'état de cette intelligence ; c'est au juge à tirer de cet état les conséquences juridiques, bien que la loi n'ait pas exigé l'avis d'un homme de l'art. »[5] La reconnaissance de la maladie mentale est affaire médicale et non judiciaire, mais ses conséquences juridiques, particulièrement la responsabilité, sont choses judiciaires.

1. Souligné par nous.
2. *Op cit.*, p. XIX, XX.
3. *Cf.* Simonin (C.), séance 20 mai 1954, *Soc. Méd. Lég.*, et Trillot (J.), Bernardy (J.), « L'expertise psychiatrique médico-légale et contradictoire en matière criminelle », LIII Congr. méd. alién. et neurol. F, Nice, 1955, p. 707.
4. Par exemple, à l'Université R.-Descartes, l'UER de médecine légale, droit médical et déontologie médicale par son certificat de criminologie appliquée à l'expertise mentale.
5. *Manuel de médecine légale*, Paris, Martinet, 1880, 10e éd., t. II, p. 6.

Rappelons qu'un magistrat n'est jamais tenu d'ordonner une expertise *stricto sensu* (même s'il est tenu à certaines constatations médicales) ; en outre, il n'est *jamais* lié par les conclusions d'une expertise ; même si « trop souvent le magistrat fait à l'expert une véritable délégation de ses pouvoirs » car les conclusions « n'ont d'autres buts que de fournir des éléments de fait que seuls les magistrats ont qualité pour apprécier au point de vue juridique » (circ. Chancellerie 20 mars 1935), il ne devrait pas confier « à l'expert une mission qui le dispensera d'une instruction rendue inutile par l'irresponsabilité du prévenu »[1].

L'expertise ne doit porter que sur des questions d'ordre technique (article 158 du Code pénal) et l'expert médecin doit se récuser « s'il estime que les questions qui lui sont posées sont étrangères à la technique proprement médicale » (article 86 du Code déontologie médicale). Mais qu'est-ce qui relève de la technique en psychiatrie ? Les discussions et polémiques durent encore, même si la réforme du Code de procédure pénale, dit Gerthoffer, vise à ce que « désormais, l'expert, en matière pénale, n'aura plus à formuler un avis, son rôle se borne exclusivement à des constatations relevant de sa spécialité » (P.-J. Doll, 1960, p. 2).

Le concept même d'expertise semble impliquer *l'objectivité* ; mais, en psychiatrie, on sait l'importance de la relation entre médecin et sujet examiné ; par exemple, l'expert décrit toujours la présentation et l'attitude du sujet, mais il reste bien muet sur sa propre attitude ; il faut admettre que l'expert, la situation d'expertise, le lieu de l'expertise ne sont pas neutres pour le sujet expertisé. Beaucoup de détenus n'ont pas confiance dans les experts, qui sont assimilés aux adversaires (comme les juges d'ailleurs). Pourtant l'expert se doit d'être indépendant. En outre, qu'on le veuille ou non, l'expert ne peut être en dehors de la société et donc de ses préjugés ou de ses principes et le droit est reflet d'une époque… on ne peut expertiser en faisant abstraction de tout et notamment des conséquences.

Les intervalles lucides

La doctrine des intervalles lucides a été une des grandes préoccupations de la psychiatrie médico-légale, si elle l'est moins maintenant. Qu'est-ce ? « L'intervalle lucide est donc, à bien dire, une cessation temporaire de l'aliénation mentale » (C-.C-.H. Marc, 1840, p. 496), ce qui est repris par le chancelier d'Aguesseau : « une espèce de guérison passagère, une intermission si clairement marquée, qu'elle soit entièrement semblable au retour à la santé » (M. Laignel-Lavastine, A. Barbé, A. Delmas, 1929, p. 597). Moyennant quoi un intervalle lucide permet la reconnaissance d'enfant naturel et le mariage, même chez un interdit[2].

1. Trillot, Bernardy, *op. cit.*, p. 707.
2. Cass. Req., 12 novembre 1844, *J. Pal.*, t. 1, 1945, *id.*, p. 515.

Mais on voit une différence entre le civil et le pénal : il y a tendance dans les tribunaux civils à considérer l'intervalle lucide comme donnant la capacité civile entière de faire un acte, même si son existence n'empêche pas l'interdiction ; alors que les juridictions pénales inclineraient à l'ignorer et à estimer une « capacité » pénale nulle (*ibid.*, p. 598).

Sans que le mot soit prononcé, le Code civil en envisage la possibilité puisque le majeur en curatelle peut voir valider *a posteriori* un acte qu'il a fait seul sans en avoir le droit (article 510-1).

L'expertise contradictoire

Au civil, l'expertise, comme toute la procédure, est contradictoire (article 276 du Nouveau code de procédure civile), les parties ont le droit d'assister aux opérations, de s'y faire représenter, d'y présenter par écrit des observations ou réclamations auxquelles l'expert doit répondre ; les parties peuvent demander la récusation de l'expert. Au civil, ce sont les parties qui en principe mènent le procès.

Au pénal, il n'en est pas de même : la contradiction a lieu au prétoire. Depuis le XIXe siècle (projet Cruppi de 1898), la nécessité ou non du caractère contradictoire de l'expertise pénale est débattue ; ainsi, MM. Moro-Giafféri, Isorni, Fonlupt-Espéraber avaient déposé une proposition de loi tendant à ce que les inculpés aient « le droit de réclamer le bénéfice de l'expertise contradictoire ». Le Pr Simonin préférait parler d'expertise simultanée. Cela vient d'une erreur ; les inculpés (par méfiance et de bonne foi), leurs conseils (par métier et usant de ce moyen de bonne guerre), le public et les journalistes (par ignorance plus ou moins volontaire) considèrent les experts au pénal comme étant les experts de l'accusation, ce qui est faut : les experts ne sont pas les mandataires de l'accusation ni de quiconque, ils sont désignés par le juge d'instruction ou le président de la juridiction, ils sont indépendants et impartiaux ; leurs rapports servent aussi bien à la défense qu'à l'accusation. D'autres sont opposés à cette expertise contradictoire, comme M. Daumezon : « Je pense que l'expertise contradictoire est la négation de l'expertise : l'expert ne peut être l'émanation d'aucune des parties, il est un témoin objectif qui aide à la manifestation de la vérité. »[1]

Légitimité de certains moyens utilisés dans l'expertise

La préoccupation de la recherche de la vérité, qui implique la reconnaissance de la simulation, sursimulation, dissimulation, ou imputation, pose le problème des moyens propres à cette mise en évidence. Autrefois on cherchait plus à révéler la folie simulée ; actuellement, c'est la folie dissimulée.

1. *In* Trillot, Bernardy, *op. cit., in fine.*

Paré rapporte que le Dr Flecelle donna des coups de pied au ventre d'une « grosse garce » pour démasquer son imposture[1] ; comme Zacchias, Orfila préconisait « un traitement fatigant et même douloureux »[2]. Marc rapporte (observation 65, t. 1, p. 378) les menaces d'application d'un fer rouge dans l'oreille d'un faux sourd et les moyens utilisés par des experts qui[3] pensèrent à provoquer une rixe pour faire réagir le sujet, puis à la décoction de valériane, puis à la cautérisation légère qui fut pratiquée à plusieurs reprises, associée à la coloquinte, puis ils songèrent à pratiquer l'adustion à la nuque et enfin à y passer un séton, ce qui le détermina à s'exprimer et à « répouver qu'il n'était ni fou ni muet » ; il découla « que le traitement auquel il a été soumis n'a pu être d'aucune utilité contre une maladie qui n'existait pas ; mais qu'il l'a décidé à cesser de jouer le rôle d'insensé qu'il simulait depuis plus de deux mois ». Ces procédés thérapeutiques peuvent paraître barbares mais ont été utilisés pendant des siècles et les moxas font encore partie de la médecine traditionnelle au Japon et en Chine.

Récemment, l'affaire du penthotal a relancé la réflexion sur la légitimité des moyens d'expertise : le tribunal a relaxé le psychiatre « attendu que [...] en pratiquant une piqûre de penthotal afin de déjouer les ruses de l'inculpé et de déceler sa simulation par les moyens que la science mettait à sa disposition [il] était resté dans le cadre de la mission qui lui était impartie ; [...] attendu que C. a accepté de subir la piqûre qui lui était proposée ; que cette piqûre ne lui a causé aucune douleur appréciable et qu'elle ne pouvait nuire à sa santé [...] »[4]. La Société de médecine légale pensait que ces procédés ne pourraient être utilisés que comme moyen de diagnostic, « mais l'expert ne pourra faire état des révélations obtenues sur la matérialité des faits, sous l'influence de ces substances. [...] Il est recommandé de ne faire usage de ces méthodes qu'après échec des moyens courants d'investigation. »[5] Le conseil de l'Ordre des avocats de Paris[6] s'oppose à cela, arguant que l'inculpé doit conserver « ses facultés de libre détermination » ; l'Académie nationale de médecine[7] les condamne complètement car ces méthodes privent « le prévenu de sa volonté libre ».

Marc, qui admet « que les moyens de rigueur sont souvent indispensables pour démasquer la fourberie », ou encore que « le meilleur moyen de distinguer la simulation de la réalité consiste à soumettre le malade à des épreuves plus ou moins difficiles à supporter dans l'état normal de la sensibilité percevante », s'est posé « la question de savoir jusqu'à quel point il peut être permis au médecin de recourir à ce genre d'épreuves sans blesser les lois de l'humanité » et estime que ces procédés n'ont rien d'illicite « *lorsqu'ils sont choisis et administrés de manière à ne pas aggraver la maladie, si elle était réelle, ou encore,*

1. L. 25 ch. XXIII, encore ch. XXIV.
2. *Op. cit.*, 2e partie, p. 450.
3. Observation 63, t. 1, p. 361, à propos d'un sieur Gérard.
4. Seine, 23 fév. 1949.
5. 9 juillet 1945.
6. En 1948.
7. 22 mars 1949.

dans cette dernière supposition, à n'être ni incommodes ni pénibles pour les malades » ; il limite l'usage de la douleur (sans risque d'altérer la santé) aux cas où, si la maladie est réelle, la perception est abolie et à ceux où ces « moyens douloureux, quels qu'ils puissent être, [...] seraient indiqués comme propre à guérir la maladie, si elle était réelle » (C-.C-.H. Marc, 1840, p. 361, 378 et 379).

Le problème de l'observation

Les médecins légistes ont toujours, en matière psychiatrique, préconisé l'observation continue [1, 2]. La difficulté est de trouver le lieu de cette observation ; les centres hospitaliers spécialisés en psychiatrie se récusent, à juste titre, nous semble-t-il : ils sont lieu de soins hors des systèmes judiciaire ou pénitentiaire, même si, dans des circonstances particulières, ils peuvent remplir ce rôle, quand ils concluent à la non-aliénation (cas de l'article D 398 du Code procédure pénale) ou encore en cas de mise en observation par ordonnance d'un juge d'instruction[3]. Les annexes psychiatriques des prisons[4] et surtout les nouveaux Centres médico-psychologiques régionaux près des prisons pourraient-ils remplir ce rôle ? Nous avions émis cette hypothèse[5] en soulignant que « la moindre des précautions à prendre ne sera pas de veiller au respect du principe déontologique de l'incompatibilité du médecin expert et du médecin traitant (article 56 du Code déontologie médicale) ; outre le fait que le détenu doit être prévenu de l'expertise (article 57 du dit Code) ». On pourrait encore imaginer d'autres lieux, comme ces « Cliniques de psychiatrie médico-légale », qui existent en Suède, dont parlait M. Daumezon[6]. Quoi qu'il en soit la France n'a pas résolu le problème de l'observation en expertise, si nécessaire et si difficile déontologiquement[7].

En exemple

Autrefois on s'intéressait beaucoup au civil, on sanctionnait des rapports de faits ; maintenant on se passionne pour le pénal, on considère plutôt la personne face à la société.

1. Marc, observation 64 ; Orfila, *op. cit.*, p. 451, etc.
2. Trillot, Bernardy, *op. cit.*
3. Benezech (M.), Robert (G.), « La mise en observation d'un détenu dans un centre hospitalier spécialisé par ordonnance d'un juge d'instruction est-elle légale ? Réflexions à partir d'une observation », *Med. leg. exp. med.*, 1976, *4*, n° 4, 257-259.
4. Trillot, Bernardy, *op. cit.*
5. S.P. Note et réflexions sur le placement psychiatrique de détenus. Exposé à la CMC 18 nov. 1977, tirage offset, CHSI de Clermont-de-l'Oise, 31 mars 1978, 50 p., p. 34 et 35.
6. Trillot, Bernardy, *op. cit., in fine*.
7. *Cf.* de ce point de vue le piège tendu par la loi Peyrefitte (a. L. 363 – 4 C. Santé publ.).

Contrairement à certaines affirmations dogmatiques contemporaines, le fou est et reste sujet de droit, comme tout membre du corps social, mais le droit à lui appliqué ou le rend incapable d'exercer certains droits[1] ou le fait bénéficier de l'impunité légale.

De l'interdiction à la loi du 3 janvier 1968

La jurisprudence avait tendance à suivre le pénal et à conclure que l'aliéné ne pouvait être responsable et donc ne pouvait réparer (en argent, nous sommes au civil) ; l'exigence d'équité envers la victime entraînait les tribunaux à trouver un responsable (un payeur), qu'ils ont souvent recherché parmi les médecins[2].

La reconnaissance du droit de la victime à réparation, une réflexion sur la folie, la valeur symbolique de l'argent, ont amené le législateur à décider que l'existence d'un trouble mental n'en oblige pas moins l'auteur à réparer (article 489-2 du Code civil).

Depuis la constitution de l'an III, l'interdiction était prononcée pour un état habituel d'imbécillité, de démence ou de fureur, que les juges pouvaient apprécier sans avis médical (*cf. supra*).

Maintenant, le juge est contraint de recueillir l'avis du médecin traitant et ne peut prononcer l'ouverture d'une tutelle (ou curatelle) que si *l'altération des facultés mentales ou corporelles* (innovation fondamentale) a été constatée par un médecin spécialiste choisi dans une liste établie par le procureur de la République (article 493-1 du Code civil), formalité substantielle. Comme toujours le juge est libre de commettre un expert au surplus.

Depuis la réforme, le juge, *sur avis du médecin traitant*, peut moduler la *capacité* : de la tutelle complète à une tutelle allégée, où le majeur pourra faire certains actes mais sera toujours représenté par un tuteur, ou à une curatelle où il conserve l'initiative des actes mais où il sera conseillé ou contrôlé.

L'expertise de l'article 64 du Code pénal

Ulpien[3] affirmait l'innocence du furieux « *quia doli capax non est* » ; nous avons vu que l'ancien droit ne le suivait pas[4] et ce fut le Code pénal de 1810, en son article 64 : « Il n'y a ni crime ni délit, lorsque le prévenu était en état de

1. Civils, électoraux etc. ; *cf.* C. débits de boissons, Code de la route, détention d'armes… !
2. Article 1383, 1384 du Code civil, *cf.* « ceux qui auraient laissé divaguer des fous ou des furieux étant sous leur garde, ou des animaux malfaisants ou féroces » a. R. 30 Code pénal (*cf.* loi 19-22 juil. 1791).
3. Domitius Ulpianus, jurisconsulte, ami de Septime Sévère.
4. « La persuasion d'un sortilège ne pourrait rentrer que dans la démence, qui ne constitue pas une excuse », note sous Trib. Cass. 16 frimaire an IX. *J. Pal.* t. II, 3e éd. 1837.

démence au temps de l'action ou lorsqu'il a été contraint par une force à laquelle il n'a pu résister» [1] : il n'y a pas lieu à poursuivre, donc à punir, mais, ce faisant, compte tenu du système français de procédure, on n'établit pas la *réalité* des faits ni *qui* en est l'auteur, ce qui est bien regrettable.

La démence de l'article 64 : la très grande majorité des auteurs suivent peu ou prou la définition suivante : « Sans doute sous cette expression il faut comprendre toutes les nuances que la science médicale a reconnues dans l'aliénation mentale » (C.-C.-H. Marc, 1840, p. 126), où le terme est pris dans une « acception générale équivalant à celle de folie ou aliénation mentale » (*ibid.*, p. 261).

Moyennant quoi de très importantes questions se posent et, suivant les réponses, détermineront les attitudes expertales bien différentes. Rappelons que le juge est libre des questions qu'il pose à l'expert, qu'il n'est pas tenu par les circulaires de la Chancellerie.

Etablir la démence au sens de l'article 64, est-ce de la compétence de l'expert ? La question est presque toujours posée et il y est répondu. Cependant, il s'agit d'un concept juridique, et non médical ; la compétence de l'expert est d'établir la réalité du trouble mental, voire de l'aliénation ; on pourrait estimer que c'est au juge à poser en son intime conviction la « démence » puis à prononcer le non-lieu. En fait, quand l'expert répond à cette question, il donne un *avis*, une appréciation, qui ne relève pas *stricto sensu* de sa technique.

La responsabilité : certains acceptent le mot et s'estiment compétents pour l'apprécier, comme Marchand ou Régis, beaucoup sont contre : Dallemagne, Casper qui précise que l'expert « ne doit avoir pour but de son expertise que les phénomènes de la nature »[2] ; Laignel-Lavastine, Barbé, Delmas citent G. Ballet : « Nous ne sommes pas compétents pour trancher la question d'ordre métaphysique, non d'ordre médical, qui est celle de la responsabilité » (M. Laignel-Lavastine, A. Barbé, A. Delmas, 1929, p. 545) position qui est celle de la majorité des experts contemporains[3]. Certains toutefois ne vont pas sans réticences admettre que l'expert puisse répondre sur « l'anormalité, la nocivité, l'adaptabilité, l'impulsivité, l'intimidabilité, la perfectibilité du prévenu » (*ibid.* p. 549). Laignel-Lavastine et coll. proposent le concept intéressant de « capacité pénale » (*ibid.*, p. 514).

Le concept de monomanie avait entraîné celui de *responsabilité partielle* ; le monomane était responsable des actes qui n'étaient pas en rapport avec son délire ; très combattue, « la persistance partielle de la raison dans la folie n'implique nullement une responsabilité partielle correspondante »[4]. On est

1. Un fait extérieur est nécessaire à la production de la contrainte (Cass. 11 avril 1908) ; certains psychiatres voudraient y inclure les pulsions…
2. *Op. cit.*, p. 257.
3. *Cf.* Leyrie (J.), « L'expertise psychiatrique », *Enc. Méd. Chir.*, Paris, Psychiatrie, 37902/A10-1981.
4. Parant (V.), *La raison dans la folie*, Paris, O. Doin et fils, Toulouse, Privat, 1888, p. 409.

arrivé à la *responsabilité atténuée* : même si elle « devait aboutir à une atténuation de peine préjudiciable à la société, la psychiatrie n'en serait pas moins dans l'obligation de la formuler, parce qu'elle repose sur un fait, auquel on ne peut rien changer [...]. On ne peut pas faire qu'il n'y ait pas différents degrés de psychopathies »[1], c'est au juge d'apprécier cette atténuation, bien qu'il demande souvent à l'expert de répondre à cette question[2].

La « dangerosité » : quel est son sens pour le psychiatre, le criminologue, le sociologue, le juriste ? Cela pose très souvent la question de l'intelligibilité du concept par l'un ou l'autre groupe ; la dangerosité sociale étant, le plus souvent, considérée par le psychiatre comme n'étant pas de sa compétence. Lorsque la loi dit « dangereux pour l'ordre public ou la sûreté des personnes », peut-on affirmer que le préfet et le psychiatre entendent la même chose ? Et la justice ?[3]

Enfin, *l'internement consécutif à un non-lieu article 64* est la conséquence de deux notions : la « dangerosité » sociale et l'assistance de la société due à un membre de la collectivité. Il faut éviter l'exclusion en raison de la maladie si on peut justifier l'exclusion en raison d'un acte délictueux. Magnan pense même que « ce serait limiter l'irresponsabilité des aliénés dits criminels que de les traiter autrement que les autres aliénés »[4] et s'oppose donc aux services spéciaux.

Certains posent l'équivalence : irresponsabilité pénale et exclusion. Il nous semble qu'il ne faut pas connaître la prison, qui est bien le lieu d'exclusion par excellence où se multiplient les exclusions internes : « mitard », quartiers spéciaux, homosexuels (i.e. travestis), toxicomanes, feus les QHS, etc., pouvoir de l'arbitraire. Les malades qui ont mis des siècles à sortir de prison vont-ils y être renvoyés par leurs médecins ? Ils ont le droit d'être reconnus et soignés, l'expert psychiatre y a sa responsabilité ; condamné ou prévenu, seul l'homme en tant que tel est important.

L'expertise psychiatrique, la psychiatrie médico-légale comme toute chose vivante, est amenée à évoluer : il faut veiller à sauvegarder ses principes.

« *[...] Fais que je ne voie que l'homme dans celui qui souffre...* »
(Prière dite de Maïmonide.)

1. Régis (E.), *Précis de psychiatrie*, Paris, O. Doin et fils, 1914, p. 1072.
2. Circ. Justice, 20 déc. 1905.
3. *Cf.* S.P., *op. cit.*, p. 7.
4. *Leçons cliniques sur les maladies mentales*, Paris, L. Bataille, Le progrès médical, 1893, 2e éd., p. 53.

BIBLIOGRAPHIE

DOLL P.-J., *La réglementation de l'expertise en matière pénale (suivie d'un formulaire)*, Paris, R. Pichon et R. Durand-Auzias, 1960.

LAIGNEL-LAVASTINE M., BARBÉ A., DELMAS A., *La pratique psychiatrique*, Paris, J.-B. Baillière et fils, 1929, 2e éd.

LANDRY M., *Le psychiatre au tribunal,* Toulouse, Privat, 1976.

MARC C.-C.-H., *De la folie, considérée dans ses rapports avec les questions médico-judiciaires*, Paris, J.-B. Baillière, 1840, 2 vol.

MUSE F., *L'homicide dans le Calvados de 1811 à 1944 et la question de l'expertise psychiatrique*, mémoire pour le CES de psychiatrie, Caen, 1980, 619 p. dactyl.

POROT A., BARDENAT C., *Psychiatrie médico-légale*, Paris, Maloine, 1959.

LA NOUVELLE LOI FRANÇAISE SUR L'INTERNEMENT (LOI DU 27 JUIN 1990)

La vieille loi de 1838, inspirée par E. Esquirol, signée par le roi Louis-Philippe en son château de Neuilly, est enfin décédée ! Elle avait servi de modèle à bien des législations sur l'internement des aliénés, et avait résisté à la disparition de la monarchie constitutionnelle qui l'avait vue naître, au Second Empire, à trois Républiques, et à trois grandes guerres, dont la dernière avait complètement bouleversé le monde occidental. Même la vague antipsychiatrique des années 1960, et la destruction des asiles en Italie, ne l'avaient pas beaucoup ébranlée. On ne comptait plus les projets de réforme qui, depuis celui de Gambetta, à la fin du règne de Napoléon III, avaient voulu la transformer sinon la faire disparaître.

C'est seulement dans l'ambiance de la commémoration tapageuse du bicentenaire de la Révolution de 1789 que les parlementaires français ont décidé d'en venir à bout et de la remplacer par une nouvelle loi, elle aussi publiée un 30 juin, la loi du 27 juin 1990[1]. Mais il ne s'agit que d'un nouveau feu d'artifice commémoratif. Car aucun des grands principes de l'ancienne loi n'a été vraiment mis à terre. Comme nous le verrons, les hospitalisations sous contrainte demeurent, et le vieux placement d'office à l'initiative de l'autorité administrative ou policière reste pratiquement inchangé, même s'il s'appelle maintenant « hospitalisation d'office ». L'enfermement du malade mental reste la solution unique au problème de l'obligation de soins, et l'exclusion de celui qui dérange la société demeure la démarche administrative et légale normale. Aucune réflexion approfondie de nos législateurs n'a tenu compte de la pratique de la psychiatrie de secteur ni des impératifs du maintien avant tout de l'insertion sociale des malades. L'augmentation des possibilités et obligations de contrôle

1. *Journal officiel*, 30 juin 1990, p. 7664-7668.

de l'internement n'est qu'une garantie de surface, pour les malades. Seule la création de la nouvelle Commission départementale peut apparaître comme un véritable progrès. Encore faudra-t-il qu'on lui donne les moyens de fonctionner réellement, et que les usagers y soient vraiment représentés.

Correspondant à l'ensemble des articles L 326-1 à L 355 du *Code de la santé publique*, cette loi nous rappelle d'abord que « toute personne hospitalisée avec son consentement pour des troubles mentaux est dite en hospitalisation libre ». Elle bénéficie alors des mêmes droits et statut qu'un malade hospitalisé dans un service quelconque d'hôpital général. En revanche, lorsqu'elle est hospitalisée sans son consentement, elle va relever soit de l' « hospitalisation sur demande d'un tiers », qui remplace l'ancien « placement ou hospitalisation volontaire », soit de l' « hospitalisation d'office », correspondant à l'ancien « internement d'office ».

L'hospitalisation sur demande d'un tiers

La première modalité (section I de la loi, articles L 333 à L 341) ne peut se réaliser que si les troubles mentaux du malade rendent impossible son consentement et si son état psychique impose, par ailleurs, des soins immédiats assortis d'une surveillance constante en milieu hospitalier. En plus de la demande d'admission écrite par un membre de la famille du malade ou par une personne susceptible d'agir dans l'intérêt de celui-ci (à l'exclusion des personnels soignants, s'ils exercent leurs fonctions dans l'établissement d'accueil), il faut deux certificats médicaux datant de moins de quinze jours et circonstanciés, attestant l'impossibilité du consentement par le patient et la nécessité qu'il soit soigné et surveillé d'une manière continue dans un établissement hospitalier. Normalement, ces deux certificats devraient être rédigés par des médecins extérieurs à cette institution, pour éviter tout risque de collusion entre les praticiens. Cependant, il a été admis que le deuxième médecin certificateur pouvait exercer dans l'établissement d'accueil. Ceci rend en partie illusoire la séparation qui aurait dû être maintenue entre les médecins responsables médicalement de l'hospitalisation sur demande et le praticien hospitalier chargé, lui, de confirmer ou d'infirmer dans les 24 heures, puis dans les quinze jours, et ensuite tous les mois, la nécessité de maintenir cette hospitalisation sur demande. Ce dernier doit chaque fois, dans ce but, rédiger un certificat circonstancié concluant au maintien ou à la levée de l'hospitalisation. En dehors des certificats périodiques « légaux », il peut et il doit rédiger un certificat de levée d'hospitalisation sur demande, dès qu'il constate que celle-ci n'est plus justifiée. Les différents certificats doivent être adressés dans les plus brefs délais aux autorités administratives (articles L 334, L 337 et L 338), ce qui garantit un contrôle extra-médical de l'hospitalisation sur demande, mais ne permet pas le respect du secret médical pour le malade, puisqu'aucun article de la loi n'oblige les dites autorités au secret. Lorsque les conditions de l'hospitalisation ne sont plus réunies, et en absence de certificat médical remis à temps, le préfet peut ordonner la levée immédiate de cette hospitalisation (article L 338). Mais dans le cas habituel, c'est le médecin de l'établissement qui aura, tout en rédigeant un certificat de levée de l'hospitalisation sur demande, procédé à la sortie du malade ou, avec son consentement, gardé ce dernier en hospitalisation libre pour la poursuite, si elle est encore nécessaire en milieu hospitalier, de son traitement.

L'hospitalisation d'office

La deuxième modalité (section II de la loi, articles L 342 à L 349) correspond à l'hospitalisation d'office. Elle ne diffère pratiquement pas de l'internement d'office de l'ancienne loi de 1838. C'est en effet toujours un arrêté préfectoral (à Paris, le préfet de police) motivé et énonçant avec précision les circonstances rendant l'hospitalisation nécessaire, au vu d'un certificat médical détaillé (qui ne peut être rédigé par un praticien de l'établissement d'accueil), qui ordonne cette hospitalisation d'office. C'est ensuite au médecin hospitalier de confirmer, ou d'infirmer, la nécessité du maintien de cette hospitalisation, dans ses certificats de 24 heures, de quinzaine, et mensuels successifs. Si le psychiatre déclare que la sortie peut être ordonnée, le directeur de l'établissement est tenu d'un référer dans les vingt-quatre heures au préfet, qui doit statuer sans délai (mais pas forcément dans le sens de la libération immédiate, puisque l'article L 348-1 prévoit que, pour certains patients, le préfet peut choisir deux psychiatres extérieurs à l'établissement pour confirmer l'avis du praticien hospitalier, avant d'ordonner cette sortie).

Les droits du malade

Des sanctions pénales particulièrement sévères (cinq jours à un an de prison, et 500 à 15 000 F. d'amende, art. L 352, 353, 354) sont prévues pour les directeurs et les médecins hospitaliers n'ayant pas transmis dans les plus brefs délais ces certificats ou, pour ces derniers, ne les ayant pas rédigés dans les temps prévus. C'est dire que dans l'ensemble le pouvoir médical est particulièrement bien contrôlé, tandis que le préfectoral garde, pour les hospitalisations d'office, une grande liberté de décision.

Le patient doit être informé dès son admission, et par la suite à sa demande, de sa situation juridique et de ses droits (art. L 326-3). Ces derniers sont d'abord de communiquer avec les autorités, et en particulier avec le président du tribunal de grande instance et le procureur de la République. Ils sont aussi d'émettre et de recevoir du courrier, de consulter le règlement intérieur de l'établissement où il est hospitalisé et « de recevoir les explications qui s'y rapportent ». Ils sont également de prendre conseil d'un avocat ou médecin de son choix, et même de continuer à exercer son droit de vote et de se livrer aux activités religieuses ou philosophiques de son choix. Et bien entendu, le malade conserve à sa sortie « la totalité de ses droits et devoirs de citoyen » (art. L 326-5). Il bénéficie aussi d'une surveillance particulière de l'établissement où il est hospitalisé. Ce dernier doit être visité (art. L 332-2) « sans publicité préalable une fois par semestre par le préfet ou son représentant du tribunal de grande instance ou son délégué, le maire de la commune ou son représentant et, au moins une fois par trimestre, par le procureur de la République dans le ressort duquel est situé l'établissement ». Ces autorités reçoivent les réclamations des personnes hospitalisées ou de leur conseil et procèdent, le cas échéant, à toutes vérifications utiles.

La commission départementale

Enfin, une « commission départementale des hospitalisations psychiatriques chargée d'examiner la situation des personnes hospitalisées en raison de troubles mentaux au regard du respect des libertés individuelles et de la dignité des personnes » doit être instituée dans chaque département (art. L 332-3), et se composer :

1. d'un psychiatre désigné par le procureur général près de la cour d'appel ;

2. d'un magistrat désigné par le premier président de la cour d'appel ;

3. de deux personnalités qualifiées, désignées l'une par le préfet, l'autre par le président du conseil général, dont un psychiatre et un représentant d'une organisation représentative des familles de personnes atteintes de troubles mentaux.

Cette commission joue un rôle de contrôle très important sur les hospitalisations sans consentement (sur demande d'un tiers ou d'office), dont elle doit être régulièrement informée. Elle est aussi avertie de leur renouvellement (à la quinzaine et chaque mois), et de leur levée lorsque le malade a retrouvé ses possibilités de consentement. Elle examine si besoin est la situation des personnes hospitalisées et, obligatoirement, celle de toute personne dont l'hospitalisation sur demande d'un tiers se prolonge plus de trois mois. Elle saisit, lorsque cela lui semble justifié, le préfet ou le procureur de la République de la situation des personnes hospitalisées. Ses membres doivent visiter régulièrement les établissements où celles-ci se trouvent, recevant toutes leurs réclamations, ainsi que celles de leur conseil. Enfin, cette commission vérifie toutes les informations transcrites sur les registres légaux, et fait elle-même un rapport annuel d'activité transmis aux autorités administrative et judiciaire (6e art. L 332-4). C'est là un progrès considérable par rapport à la vieille loi de 1838. Et il faut souhaiter que ces commissions départementales bénéficient d'une autorité et de moyens suffisants pour pouvoir véritablement fonctionner, comme le prévoit la loi.

Conclusion

Somme toute, cette dernière représente une certaine avancée sur celle de 1838. On regrettera seulement qu'elle n'ait pas été soutenue par un projet plus ambitieux. « Au lieu de rafraîchir une vieille loi déjà bien démantelée et qui peu à peu tombait en désuétude, notre pays, à la fin du XXᵉ siècle, ne devait-il pas conduire une réflexion éthique plus large sur les procédures d'obligation de soins pour toutes les personnes à capacité décisionnelle réduite, n'isolant plus les malades mentaux dans une loi d'exception comme au siècle dernier ? » (N. Horassius et J.-C. Escolier.)

Son mérite essentiel sera peut-être, devant les grandes difficultés de son application pratique et certaines de ses contradictions internes, d'être rapidement obsolète, ce qu'a d'ailleurs prévu le législateur, qui propose de la réviser dans cinq ans (dernier article, L 355-4).

Septième partie

ASPECTS DE LA PSYCHIATRIE EN EUROPE ET EN AMÉRIQUE

TABLE DES MATIÈRES

L'ALLEMAGNE

Le XIXe siècle

Jusqu'au début du XIXe siècle, dans les pays allemands, l'assistance portée aux malades mentaux était essentiellement l'affaire des communes ou des fondations qui en supportaient les frais. Les villes ou leurs environs possédaient des salles de fous, certains couvents accueillaient des malades mentaux ; parfois, d'anciennes léproseries avaient été converties en établissements pour ces malades. Dans les régions protestantes, des couvents désaffectés ont été rendus disponibles pour l'accueil des fous à la suite de la réforme par les monarques et les princes locaux. Au XVIIe siècle, les cellules de fous étaient le plus souvent attachées aux hôpitaux. Les monarques du XVIIIe siècle, par contre, ont fait construire des maisons d'éducation et de travail accueillant non seulement les criminels et les asociaux mais aussi les malades mentaux. Dès la seconde moitié du XVIIIe siècle, ces derniers furent internés dans des « maisons de fous » destinées à mieux soigner « les mélancoliques et les crétins ainsi que les maniaques et les furieux ». Un premier établissement privé à la portée des gens riches fut fondé en 1764 près de Brême, dans lequel on pratiquait des cures d'opium.

Dans les pays germaniques, des progrès dans le placement et les soins des malades mentaux ne seront introduits qu'à la suite des guerres napoléoniennes dans le cadre de la sécularisation : l'organisation intérieure de chaque État allemand sera alors resserrée et accordera une attention plus importante aux droits et aux devoirs de l'État ainsi qu'à ceux des citoyens. Le cours de ces transformations a fait prendre plus vivement conscience de la responsabilité de l'État de prendre en charge les malades mentaux, qui, vu le développement des idées humanitaires, étaient devenus pour les communes une charge trop onéreuse. Ce point de vue fut clairement soutenu en 1805 par le ministre prussien de Mardenberg et rejoint le projet de faire de ces établissements des lieux de recherche scientifique. C'est dans la même année, sous l'effet de ces stimulations, que fut construite à Bayreuth une « Maison de santé pour malades mentaux ». Peu après, de nombreuses institutions psychiatriques ont été créées, particulièrement dans des couvents et des châteaux qui, vides à la suite de la sécularisation, sont mis à la disposition d'œuvres utiles à la société par les princes du pays.

Le développement des établissements psychiatriques en Allemagne au XIXe siècle, qui s'est déroulé sur le fond sociopolitique évoqué ci-dessus, a été conduit idéologiquement par des psychiatres romantiques, parmi lesquels J.-G. Langermann (1768-1832) et J.C. Reil (1759-1813) eurent une influence particulièrement marquante. Reil postulait deux buts pour les établissements publics de fous : ils devaient d'une part servir à l'internement et aux soins des fous incurables et d'autre part être susceptibles de libérer les fous « subjectivement » curables de leur maladie. Pour les établissements d'internement, il soutenait que les fous devraient être gardés de manière à ne pouvoir nuire ni à eux-mêmes ni aux autres. En même temps, les institutions devraient tout faire pour offrir au malade le maximum de bien-être. Enfin, elles devraient offrir à chacun une occupation adaptée à son état.

En Allemagne, le développement du réseau des établissements psychiatriques fut tributaire des idées romantiques sur l'influence bénéfique du transfert du malade psychique dans un milieu naturel, harmonieux et idyllique. C'est ainsi que presque tous les grands hôpitaux psychiatriques ont été construits en dehors des villes. D'abord, de nombreux bâtiments, destinés antérieurement à d'autres usages, ont été modifiés et réadaptés. Vers la moitié du XIXe siècle, des constructions nouvelles ont peu à peu vu le jour. La première du genre fut l'asile de Schleswig, fondé en 1820. Les premières maisons adaptées ou construites étaient de petite taille, faute de méthodes thérapeutiques appropriées à la surveillance et aux soins d'un nombre trop élevé de malades. Reil propose 120 à 150 lits. Le nombre d'admissions croissant continuellement, le nombre de places s'élève vers le milieu du XIXe siècle à 300 environ. Le plus grand asile allemand, ouvert en 1911 à Kleve, prévoit 2 200 malades. Au XIXe siècle la construction d'établissements psychiatriques a été considérable : 279 hôpitaux psychiatriques ont été ouverts entre 1800 et 1899 ; parmi eux, 254 sont entièrement nouveaux et 25 seulement sont des adaptations d'anciens bâtiments. Par contre, au cours des trois premières décades du XXe siècle, seuls 45 nouveaux établissements ont été ouverts en Allemagne. De nombreux établissements privés ont également été créés dans la seconde moitié du XIXe siècle (106 entre 1840 et 1869).

Dans les dix premières années du XIXe siècle, seuls des établissements pour traitements ont été fondés. Les malades chroniques étaient placés dans des établissements primitifs, complètement séparés. Les possibilités de traitements précaires et l'incertitude du pronostic obligèrent cependant de nombreux malades, devenus chroniques, à demeurer dans des établissements pour traitement. C'est la raison pour laquelle H. Damerow (1798-1866) s'est prononcé pour une

« combinaison relative » des établissements pour traitement et pour internement et soins, c'est-à-dire pour placer dans le même établissement les deux catégories de malades, mais dans des parties différentes. Ce point de vue a été rapidement soutenu par l'opinion générale. Les raisons en sont, d'une part des considérations morales, le transfert d'un malade d'un établissement « de traitement » à un établissement « de soin » pouvant être péniblement ressenti par les malades ou leur famille ; d'autre part, des raisons scientifiques : un malade transféré échappera à une observation exacte du cours de sa maladie. Von Gudden (1829-1886) préconise enfin l'établissement mixte, car la plupart des cas incurables ne se différencient pas essentiellement des cas guérissables. Il existe encore actuellement les trois types d'établissement en Allemagne : séparés, relativement combinés et mixtes.

Au XIXe siècle, les modes de traitement appliqués dans les institutions curatives en Allemagne ne se différencient pas essentiellement de ceux employés à la même époque dans d'autres pays. Les « romantiques » accentuent davantage l'élément psychique, qui peut agir sous forme de peur, d'angoisse, de tension, et emploient des lits et des chaises tournantes, des douches, des bains, etc. Les « somaticiens » emploient des crèmes nécrotisantes sur la peau du crâne, des saignées, des lavements excessifs, des privations alimentaires, etc., auxquels s'ajouteront par la suite l'emploi de l'opium, des bromides, de l'hydrate de chloral et d'amylène ainsi que du paraldehyde. Dans la mesure seulement où un meilleur rapport psychologique s'établit avec les malades et où des méthodes sédatives de bain permanent et de traitement « au lit » furent introduites, la structure architecturale des établissements ainsi que l'emploi des méthodes de force se modifieront. Les bâtiments perdront leur aspect de prison aux longs corridors et aux nombreuses cellules. En Allemagne, von Gudden et L. Meyer (1827-1900) furent les représentants enthousiaste du « *Non-restraint-System* » de Conolly. Sous leur influence, les camisoles de force ainsi que les autres objets de restriction furent peu à peu délaissés pour finir par disparaître ; les malades se sont vu octroyer une plus grande liberté de déplacement.

Sous l'effet de l'humanisation des établissements psychiatriques, le milieu du siècle a vu croître la disponibilité de la population à confier des cas légers à ces institutions. Il s'en suivit un élargissement de la marge de liberté accordée aux malades. De nombreux psychiatres, parmi lesquels W. Griesinger (1817-1868), constatant ces changements, ont émis l'idée qu'une bonne partie des malades se trouvant dans des établissements pouvaient être mieux placés dans des colonies agricoles. Celles-ci ont été planifiées en tenant compte des expériences d'autres pays, comme la Belgique (Gheel) et la France. C'est ainsi que de nombreux établissements furent complétés par des dépendances rurales. Ce mode de soins eut une importance particulière pour les épileptiques et les oligophrènes. L'établissement le plus important de ce genre, fondé en 1967 en Rhénanie-Westphalie, fut d'abord destiné aux épileptiques, sous la direction du pasteur F. von Bodelschingt (1831-1910). Par la suite, il s'élargira et accueillera d'autres malades mentaux ainsi que des débiles, des imbéciles, des toxicomanes, et leur offrira des ateliers de travail et des soins appropriés.

Ainsi, à la suite de courants d'idées humanitaires propres à la première moitié du XIXe siècle, des mutations correspondant à ses principes idéalistes ont été introduites, modifiant les conditions d'hospitalisation des malades mentaux. Ces changements ont conduit, dans la seconde moitié du siècle, à la multiplication d'établissements nouveaux et ont réduit l'emploi des méthodes de force. De même, le système de traitement en « colonie » a été réservé à certains groupes de malades. Toutefois, certains progrès thérapeutiques déterminants ne seront pas encore réalisés. Les principes légaux d'admission et de placement des malades mentaux dans les différents établissements ne reposent, au XIXe siècle, sur aucun règlement général précis. Ceux-ci n'apparaîtront en Allemagne qu'au cours de la deuxième moitié du XXe siècle à la suite d'une loi constitutionnelle du 23 mai 1949, obligeant les « lands » à en émettre.

Ce développement des institutions psychiatriques allemandes s'est effectué sur le sol des grands courants de pensée qui ont inspiré dans son ensemble la médecine de cette époque. Ceux-ci sont, dans la première moitié du XIXe siècle, le fruit d'idées spéculatives propres au romantisme allemand à côté desquelles les conceptions de la psychiatrie française paraissent sobres et terre à terre. Au milieu du siècle seulement, des connaissances anatomiques et physiologiques ainsi que des observations cliniques sont venues modifier ces conceptions, qui auront par la suite une influence plus décisive et plus profonde qu'en France sur le développement d'une nosologie psychiatrique.

Les pionniers caractéristiques du romantisme psychiatrique considèrent la maladie mentale comme une maladie de l'âme. On les appelle « psychiciens » (*Psychiker*) parce que leur attitude est « moraliste » plutôt que « psychologiste » (Ackerknecht 1957). Les premiers romantiques importants ont été : J.J. Langermann (1768-1832), dont la contribution principale a été la réforme des soins donnés aux fous, J.C. Reil (1759-1813) et J.C.A. Heinroth (1773-1843). Reil, qui fut un pionnier de l'humanisation des institutions psychiatriques, a publié en 1803 le premier traité systématique de psychothérapie : *Rhapsodie sur l'application des méthodes de traitement.* Heinroth, lui, concevait toute maladie mentale comme conséquence du péché ; en tant que protestant, il attribuait une signification particulière à la conscience individuelle en la mettant en relation avec l'apparition de troubles psychiques ; il a formulé les premières idées sur la compréhension des conflits intérieurs. Il peut être compris comme un précurseur de la psychanalyse dans la mesure où il distingue un « ça » incluant des instincts et des sentiments, un « moi » et une instance, décrite comme le « sur-nous », qui représente la conscience. Il fut également le premier à employer le terme « psychosomatique ». À côté des « psychiciens religieux », il s'est également trouvé des « psychiciens éthiques », parmi lesquels K.-W. Ideler (1795-1860), élève de Langermann. Dans son *Précis de thérapeutique de l'âme* (1835), dans lequel pour la première fois des anamnèses de malades sont rapportées, il soutient le point de vue que de fortes pulsions instinctives non satisfaites conduisent à un écroulement psychique qui mène à la maladie mentale.

Un débat s'établit entre les « psychiciens » et les « somaticiens », qui s'intéressaient particulièrement aux modifications corporelles chez les malades mentaux, sans être pour autant moins spéculatifs que leurs adversaires. Dans cette situation, les directeurs d'établissements psychiatriques, tels que H. Damerow (1798-1866), K. Fleming (1799-1880) et C. Roller (1802-1878), sont devenus les figures clefs de la psychiatrie allemande, que leur orientation ait été plus philosophique-anthropologique ou plus somatique. La raison de leur importance dans la psychiatrie réside dans le fait que leurs confrontations quotidienne avec les malades les mobilisaient au dépens de spéculations excessives, leur énergie étant avant tout centrée sur le bon fonctionnement des institutions décrites plus haut.

Le milieu du XIXe siècle connut donc un oubli des idées romantiques ; elles seront redécouvertes plus tard par Freud, qui n'eut probablement jamais connaissance de la littérature psychiatrique romantique. « La psychiatrie d'asile » perdit peu à peu sa prédominance au profit de la « psychiatrie universitaire ». Ce tournant donna naissance à l'essor de la psychiatrie clinique organique, introduite par W. Griesinger (1817-1869).

Après avoir terminé ses études, Griesinger avait travaillé deux ans dans l'hôpital de Winnenthal chez A. Zeller (1804-1872). Il devint professeur de médecine interne à Tübingen, Kiel et Zürich, et professeur de psychiatrie et neurologie à Berlin jusqu'à sa mort en 1865. En 1845, il publia la première édition de *Pathologie et thérapie des maladies psychiques*. Le désir de Griesinger fut de libérer la psychiatrie allemande du romantisme et de considérer la folie comme constituée de différents états cérébraux anormaux, formant un complexe de symptômes. Il a avancé des idées, valables aujourd'hui encore, sur les relations entre les sentiments et les modifications physiques, sur l'importance de l'inconscient, et a développé une subtile psychologie du « moi ». Son esprit éclectique lui a permis de reconnaître une causalité psychologique aux maladies mentales tout en soulignant les dangers de leur surestimation au détriment des causes somatiques. Il fut également un défenseur de la genèse complexe des maladies mentales. La psychopathologie doit à Griesinger une analyse subtile des troubles de l'humeur, de la pensée, de la volonté, de la sensibilité et de la motricité. Si l'on reconnaît ses constantes références à l'anatomie pathologique, il peut être considéré comme le vrai fondateur de la neuropsychiatrie.

La psychiatrie universitaire, naissante avec Griesinger, fut rapidement suivie par la création successive et rapide de chaires et par la tentative d'établir un système psychiatrique nosologique des maladies mentales. Ces efforts, qui représentent un éloignement des conceptions de Griesinger sur la « psychose unique », se présentent sous la forme de deux tendances différentes : la « psychiatrie du cerveau », d'une part, et « l'école clinique », d'autre part.

Les représentants les plus importants de la première tendance furent l'autrichien T. Meynert (1833-1893) et son élève C. Wernicke (1848-1905), qui se sont essentiellement occupés des aphasies et ont proposé un schéma des troubles psychiques sur le modèle de ceux-ci ; il sera par la suite modifié et développé par K. Kleist (1879-1961). Les recherches microscopiques du cerveau, telles qu'elles ont été poursuivies par C. Westphal (1833-1890) par exemple, en grande partie réalisables grâce aux nombreux cas de paralysie générale, conduisirent à une série de découvertes pathologiques-anatomiques qui n'ont cependant pas contribué de manière significative à la nosologie psychiatrique. L'isolation des démences préséniles d'A. Alzheimer (1804-1915) et d'A. Pick (1851-1924) représentent une exception. Contrairement à « l'établissement de systèmes » de l'anatomie spéculative, comme disait Kraepelin, les chercheurs cliniciens ont essayé d'isoler des types de maladie par l'observation de l'ensemble de leur cours. Ce développement a commencé avec Snell (1817-1892), qui postula en 1865, à côté de la manie et de la mélancolie, l'existence d'une « troisième maladie mentale primaire », laquelle deviendra plus tard la paranoïa de Kraepelin. Les défenseurs les plus marquants de cette orientation clinique furent K. Kahlbaum (1828-1899), qui a décrit la catatonie, ainsi que son élève E. Hecker (1843-1901), qui a isolé l'hébéphrénie, et E. Kraepelin (1856-1926), qui a apporté à la nosologie allemande une empreinte qui, jusqu'à nos jours, n'a guère perdu de sa validité.

À la suite d'une formation approfondie en psychiatrie, en anatomie cérébrale et en psychophysiologie, Kraepelin fut professeur de psychiatrie à l'âge de 30 ans à Dorpat ; en 1890, il reçut la chaire de psychiatrie de Heidelberg et en 1904 celle de Munich. Il prit sa retraite en 1922 pour se consacrer à la direction de l'Institut de recherche psychiatrique qu'il avait fondé. Son manuel de psychiatrie, mondialement connu, parut en 1883 et fut réédité neuf fois jusqu'en 1927. Le système nosologique de Kraepelin différencie tout d'abord les psychoses exogènes des psychoses endogènes. Les premières comprennent les troubles psychiques au cours d'états fiévreux, d'épuisement, d'empoisonnement, des troubles du métabolisme, d'infections et de tumeurs cérébrales, ainsi que la démence précoce, qu'il interprète comme suites d'une auto-intoxication ; Kraepelin réunit dans la *dementia praecox* les sous-formes de l'hébéphrénie de Hecker, la catatonie de Kahlbaum et une forme paranoïde. Les psychoses endogènes comprennent les psychoses d'involution, la folie maniaco-dépressive, la paranoïa, les états psychopathiques, l'idiotie et l'imbécillité. Ce vaste système descriptif des maladies mentales représente l'achèvement du développement de la psychiatrie allemande du XIXe siècle et offre en même temps des conditions propices au développement international ultérieur de cette discipline au XXe siècle.

La situation actuelle

Le développement de la psychiatrie des hôpitaux et celui des universités continuent au XXe siècle à se dérouler séparément. Au début du siècle, les établissements s'occupaient essentiellement de l'amélioration des conditions d'hospitalisation et de l'introduction de nouvelles méthodes thérapeutiques, parmi lesquelles l'ergothérapie se vit attribuer une attention particulière. Ces efforts ont acquis, dans les premières décennies du XXe siècle, un caractère de modèle international ; ils furent particulièrement stimulés par H. Simon (1867-

1947), qui introduisit en 1929 des méthodes de « traitement actif ». L'ère nationale-socialiste, la Deuxième Guerre mondiale et ses conséquence eurent une influence néfaste sur la continuation de la réforme hospitalière. Des efforts considérables dans cette direction furent toutefois déployés dans la dernière décade : une enquête sur la situation de la psychiatrie dans l'ex République fédérale constatait que le 30 mai 1973, pour une population de presque 62 millions d'habitants, la République fédérale avait dans ses institutions privées et publiques 113 500 lits destinés aux malades mentaux. Parmi ces dernières, les hôpitaux de plus de 1 000 lits étaient particulièrement nombreux. Dans la plupart des hôpitaux, les malades étaient placés dans des grandes salles. Les tentatives d'amélioration ont été poursuivies de manière inégale, aussi bien dans chaque *land* de l'ex République fédérale allemande que dans ceux de l'ex République démocratique allemande. Cependant, partout régnait une tendance à réduire la dimension des établissements et le nombre de malades groupés dans une même salle ainsi qu'à établir un système hospitalier psychiatrique et psycho-hygiénique général qui mette l'accent sur des institutions intermédiaires et sur des soins ambulants.

Un règlement légal uniforme pour l'Allemagne entière, correspondant à celui de l'Autriche, ne fut jamais conçu. En 1949, la République fédérale avait promulgué une loi constitutionnelle. Celle-ci chargeait tous les *Länder* membres de la République d'établir leurs propres règlements légaux, qui furent achevés entre 1951-1969. En 1968, une loi sur les admissions avait été également promulguée dans la République démocratique allemande. Les différences entre ces législations résident essentiellement sur le choix de la personne chargée de l'admission lorsque celle-ci n'est pas volontaire ainsi que sur la durée d'internement forcé dans des cas d'urgence ou nécessitant une observation. Des tentatives de réforme des conditions légales actuelles se centrent surtout sur une réduction des services fermés.

Kraepelin ayant fortement imprégné la psychiatrie allemande d'un esprit clinique descriptif, les écoles qui se sont développées au XXe siècle ne se sont jamais, malgré leurs divergences, éloignées de cette orientation clinique. Trois courants scientifiques essentiels peuvent se distinguer : l'école clinique *stricto sensu* maintint son intérêt pour la recherche sur l'évolution des maladies et proposa des modifications ou des élargissements du système nosologique de Kraepelin. Parmi ceux-ci, l'introduction des « syndromes exogènes aigus » par K. Bonhoeffer (1868-1948) est le plus prégnant. Les modifications les plus importantes concernent les sous-divisions des psychoses endogènes : l'école de Hamburg (H. Bürger-Prinz, 1897-1976) interprète une partie des psychoses attribuées classiquement à la schizophrénie comme « états maniaco-dépressifs mixtes à alternance rapide » ; dans l'ex République démocratique allemande, K. Leonhard (né en 1904), comme son maître K. Kleist (1879-1960), descendant de la psychiatrie localisatrice, oppose à la dichotomie entre psychoses schizophréniques et affectives l'hypothèse qu'il existe un grand nombre de psychoses endogènes différentes. L'orientation psychopathologique fondée par K. Jaspers (1883-1962) et connue sous le nom d'école d'Heidelberg se donne pour tâche de décrire et de dénommer les phénomènes psychiques pathologiques sans les mettre immédiatement en relation avec les unités nosologiques. Un des représentants les plus célèbres de cette école, K. Schneider (1887-1967), a indiqué des critères de schizophrénie sans rapport avec le cours de cette maladie : les symptômes de premier rang ; ceux-ci seront par la suite, contrairement à l'intention de Schneider, employés par de nombreux psychiatres allemands et anglo-saxons pour établir un diagnostic nosologique. La troisième école allemande, celle de la psychiatrie pluridimensionnelle, a ses sources à Tübingen ; ses représentants les plus célèbres sont R. Gaupp (1870-1953) et E. Kretschmer (1888-1964). Le propre de cette école est de prendre en considération dans chaque cas particulier tous les facteurs pouvant jouer un rôle dans la genèse et le cours de la maladie, tels que la constitution, les mécanismes psychoréactifs, les modifications génétiques et organiques des fonctions cérébrales.

Abstraction faite des tentatives de l'école de Tübingen, le développement de la psychothérapie en Allemagne s'effectue en dehors des universités. Une société de psychanalyse fut fondée en 1908 à Berlin et en 1910 à Munich. Berlin organisa en 1919, une année avant Vienne, un institut de formation dans lequel de célèbres psychanalystes ont travaillé, tels que F. Alexander (1891-1964), O. Fenichel (1897-1946) et K. Horney (1885-1953). Le national-socialisme interrompit ce développement jusqu'à la fin de la guerre.

Après celle-ci les universités se sont appliquées à créer des départements représentatifs des différents courants psychothérapeutiques actuels, dont le nombre n'a cessé de croître jusqu'à nos jours.

BIBLIOGRAPHIE

ACKERKNECHT E., *Kurze Geschichte der Psychiatrie,* Stuttgart, Enke, 1967.

ALEXANDER F.G., und SELESNICK S.T., *Geschichte der Psychiatrie*, Konstanz, Diana, 1969.

ERNST K., « Zur Geschichte der Psychiatrie und ihrer Krankenhäuser », in *Krankenhauspsychiatrie*, p. 3-6, Stuttgart-New York, Fischer, 1977.

HADDENBROCK S., « Unterbringung und Freiheitsentziehung aus psychiatrischer Sicht » in *Handbuch der forensischen Psychiatrie*, (hsg. H. Göppinger u. H. Witter), p. 1384-1426, Berlin-Heidelberg-New York, Springer, 1972.

JETTER D., *Geschichte des Hospitals*, Bd. I., Wiesbaden, Steiner, 1966.

KOLLE K., *Grosse Nervenärzte*, Bd. I, II, Stuttgart, Thieme, 1970.

PANSE F., *Das psychiatrische Krankenhauswesen*, Stuttgart, Thieme, 1964.

RIGLER O. und BRIGL H., « Anstaltpsychiatrie gestern und heute », in *Wien. Klin. Wschr. Jhg.* 74, S 876-881, 1962.

TÖLLE R., « Die Entwicklung der deutschen Psychiatrie im 20.Jahrhundert », in *Die Psychologie des 20.Jahrhunderts*, Bd. 10, p 13-23, Zürich, Kindler, 1980.

L'ARGENTINE

L'Argentine est un pays de formation récente : la dite révolution de Mai a lieu en 1810, l'indépendance est déclarée en 1816. Caractérisée par un faible nombre d'habitants dispersés sur un immense territoire, le pays dispose d'une grande variété de climats et détient d'importantes ressources naturelles. Sa population est constituée pour la plus grande part de descendants d'immigrés européens arrivés en masse à la fin du XIXe et au début du XXe siècle. À cette époque, les Indiens sont déjà quasiment exterminés ; la population autochtone est constituée de créoles, produits du métissage entre les colons espagnols installés dans les territoires du Rio de la Plata depuis le XVIe siècle et les femmes indigènes.

Avec un développement culturel tourné vers l'Europe, une population majoritairement urbaine, une fracture historique entre l'énorme et arrogante Buenos Aires et le reste du pays, l'Argentine, toujours en quête d'une identité nationale, est un pays de contrastes et de controverses. Sa dépendance politique et économique vis-à-vis des nations plus développées constitue le déterminant historique le plus important. S'ajoute enfin sa localisation géographique qui incita Borges à situer l'Argentine dans les « faubourgs du monde ».

L'Argentine, dont on pensait qu'elle allait devenir les États-Unis d'Amérique latine, ne tint pas ses promesses. Événements politiques singuliers et productions culturelles de premier plan s'entrelacèrent avec des époques de rare violence.

Ce destin, à la manière du tango, laisse entrevoir la trame tantôt tragique, tantôt dérisoire de son existence.

Dans le champ de la psychiatrie puis, ultérieurement, dans ceux de la psychologie et de la psychanalyse, une double particularité, propre à l'Argentine, doit être relevée :

– un développement précoce comparé à celui du reste du continent,
– une extension qui s'est traduite par une influence considérable sur l'ensemble de la vie culturelle.

En effet, depuis la *Disertación sobre la mania aguda* écrite en 1827 par Diego Alcorta (1801-1842), première thèse de doctorat en psychiatrie non seulement de l'Argentine mais de l'Amérique du Sud, jusqu'au mouvement psychanalytique de ces dernières décennies en passant par l'œuvre institutionnelle de Domingo Cabred (1859-1929) au tout début du XXe siècle, on vérifie dans ce pays l'existence d'un phénomène très singulier si on le compare non seulement aux pays voisins mais, aussi bien, aux contrées plus lointaines.

L'importance, tant démographique que politique, de la ville de Buenos-Aires et de ses alentours justifie le fait que, dans la chronique synthétique que nous présentons, nous la prenions comme scène principale de l'histoire psychiatrique argentine. Les villes de Cordoba, Rosario et Mendoza la suivent en importance en ce domaine.

La colonisation espagnole

Croyances et savoirs indigènes

Les Indiens habitant les territoires du Rio de la Plata, dont on distingue trois grands groupes : les Guaranis au nord-est, les Quechuas au nord-ouest, les Araucans au sud-ouest, avaient des conceptions médicales voisines. Ils nommaient dans leur langue les différentes formes de folie, distinguant « la susceptible de l'expansive, la mélancolique de la furieuse, la catatonique de l'impulsive, l'ivresse alcoolique, l'évanouissement, le délire, l'extravagance ».

Les affections mentales se traitaient habituellement par une cérémonie collective au cours de laquelle on dansait avec le malade. Le recours au sorcier était constant. Les délires fébriles, reconnus, étaient pris en charge par le guérisseur avec recours éventuel au sorcier. Une importance particulière était donnée aux maladies congénitales, attribuées aux influences de la mère sur le fœtus et soignées par des sortilèges.

Coca, belladone et datura, utilisées pour parvenir à l'extase au cours de cérémonies destinées à chasser les mauvais esprits, pouvaient occasionner des troubles mentaux d'origine toxique.

Les délires lycanthropiques occupaient une place à part en raison de leur fréquence ; les légendes indiennes en portent la trace (l'Indien-tigre). Pour lutter contre ces phénomènes, le recours aux talismans, à des oiseaux aux vertus surnaturelles, voisinait avec l'élection de plantes choisies pour orner l'autel des sorciers.

Un des mythes retrouvé à l'époque coloniale attribuait la plupart des maladies aux mouvements d'un organe, le *padrejon* chez l'homme, la *madre* chez la femme, organe logé entre ventre et poitrine et susceptible de monter à la tête. La croyance aux esprits était corollaire d'un culte à la Pacha Mama, à laquelle on demandait la libération de l'esprit retenu prisonnier. Chez les Guaranis, Curupi, être phallique fabuleux, produisait la folie chez les femmes l'ayant aperçu. Son organe viril lui permettait d'enlacer les personnes qu'il voulait emporter.

Les gauchos craignaient le maléfique Basilisco, vipère cyclopéenne dont l'unique regard faisait perdre la raison.

Évêques et gouverneurs de la colonie luttèrent vainement contre la sorcellerie, n'aboutissant, outre la contagion de nombreux Espagnols, qu'à en modifier l'imagerie et à en déplacer les thèmes.

Institutions de soins et formation des médecins sous la colonie

Lors de la seconde fondation de Buenos Aires, en 1580, Juan de Garay destine la « manzana » à la construction d'un hôpital, mais ce n'est finalement qu'en 1611, sur un autre emplacement, que se construit l'hôpital San Martin. Formé d'une chapelle et de deux maisons de pisé, il est peu utilisé faute de médecins et de médicaments. Pouvoir politique et autorités religieuses se disputent le contrôle du maigre dispositif sanitaire alors que les habitants préfèrent se soigner à domicile en utilisant des recettes traditionnelles et en ayant recours aux guérisseurs et aux sorciers.

En ce qui concerne la folie, tant les moines que les responsables municipaux ont l'habitude de répartir les malades en trois catégories, chacune ayant son mode de traitement :

- les « furieux » sont mis en prison après consultation du sorcier s'ils sont indigènes, du prêtre s'ils sont blancs. Là, on les tient reclus par simple décision municipale ; ils sont « pétris » par des coups, des jeûnes forcés, des douches, immobilisés par des chaînes. Une fois passée la période d'agitation, les familles les ramènent à la maison, où le traitement se poursuit, avec le prêtre ou le sorcier selon les cas. À défaut, ils peuvent rester prisonniers pendant des années ;
- les « déprimés » sont soignés à domicile ;
- les « tranquilles » enfin font l'objet d'une subdivision entre « fantasques », dont le délire partiel autorise leur maintien dans un milieu social simple et tolérant, « niais », gardés par leur famille et souvent enfermés au domicile pour les dissimuler, « gracieux » enfin, qui servirent de bouffons dans les cours successivement des Incas puis des vice-rois quand ce n'était pas chez les gouverneurs, les évêques, voire les grands propriétaires qui les adoptaient pour réjouir et distraire leurs enfants.

La population restreinte des villages du vice-royaume du Rio de la Plata rendit superflu la création de maisons d'insensés au cours des XVIIe et XVIIIe siècles. Ce n'est qu'à partir du début du XIXe siècle que l'essor démographique commence d'exercer sa pression : la ville de Buenos Aires comptait alors plus de 40 000 habitants.

Mais déjà en 1748, l'hôpital San Martin, devenu l'hôpital Santa Catalina, est dirigé par les religieux de Notre-Dame-de-Béthléem. On y interne les « déments » parmi les autres malades. Ils sont adressés par les autorités civiles quand ils gênent en prison. Les prêtres béthléémites les emploient comme infirmiers ou serviteurs. Quand ils ne peuvent remplir ces fonctions, ils sont isolés dans une masure contiguë à l'hôpital, appelée « *El loquero* ».

Lorsqu'en 1767 les jésuites sont expulsés d'Amérique, les béthléémites obtiennent du roi l'autorisation d'occuper les lieux restés vides. L'un d'entre eux, la résidence de Béthléem, va servir à partir de 1799 à l'internement des « incurables, fous et contagieux ». Peu après, l'édifice étant habilité à devenir un hôpital général pour hommes, les malades mentaux, dont le nombre augmente considérablement, vont être logés dans un secteur particulier de cet hôpital – le quartier des déments – hébergeant la moitié des malades admis à l'hôpital. Il s'agit de « fous sans ressources » qu'on ne peut laisser ni à domicile, ni en liberté.

Aucune famille disposant de revenus suffisants n'interne les siens à la résidence, préférant la réclusion de ceux-ci en couvents ou dans des maisons de campagne.

José Ingenieros (1877-1925) relate que « deux tiers des aliénés échappaient à l'hospitalisation, la coutume s'opposant à celle-ci ». « Hormis l'horreur et la honte que suscitent les hôpitaux à cette époque, l'on sait parfaitement que les tranquilles ne bénéficient d'aucune assistance médicale tandis que les furieux sont dressés par de violentes méthodes de correction. » Le même auteur estime à deux cents le nombre d'aliénés pour la ville de Buenos Aires en 1810.

Pour le reste du pays, à part quelques références isolées dans les archives de telle ou telle ville, une seule expérience mérite l'intérêt : les chroniques sur les aliénés internés depuis le milieu du XVIIIe siècle à l'hôpital San Roque de Cordoba, lui aussi aux mains des béthléémites.

Jusqu'au milieu du XVIIIe siècle, les seuls médecins accostant la lointaine colonie sont ceux des navires de commerce et des transports de troupes. Pour favoriser le développement de la santé publique, le vice-roi Vertiz crée le *Protomedicato* et presse le médecin de l'expédition de Ceballos, Miguel O'Gorman, de rester pour organiser les hôpitaux. Formé à Paris et Reims, ayant ensuite revalidé son titre à Madrid, O'Gorman prend la tête du Protomedicato en 1780. Cette nouvelle institution a en charge toutes les questions de santé publique, et notamment l'accréditation des médecins et des pharmaciens. Elle est dissoute en 1822.

Le XIXe siècle

Dès l'aube du XIXe siècle, Buenos Aires, siège du vice-royaume de la Plata, est le centre le plus important du territoire argentin. En 1806 et 1807, sa population en armes repousse deux tentatives d'invasions anglaises. L'Espagne est occupée par les armées napoléoniennes et son roi fait prisonnier. Les colonies doivent choisir leur gouvernement.

Porté par les commerçants et les intellectuels, un climat de révolte imprègne l'atmosphère de cette époque. Rousseau et l'encyclopédisme, la révolution française et l'indépendance des États-Unis, l'enseignement laissé par les jésuites, mais aussi les préceptes du droit « foral » espagnol, toutes ces influences donnent les matériaux avec lesquels les idéologues de la révolution de Mai 1810 élaborent une base doctrinale hétérogène aux effets explosifs.

Les coutumes se modifient, la vie quotidienne s'infiltre de politique, les structures de la rigide Espagne coloniale sont mises en question. Les idées nouvelles arrivent au rythme de l'installation des nouveaux immigrants.

L'influence européenne se fait profondément sentir dans le champ propre de la médecine. Dès 1801, le Protomedicato met en place un plan de formation des médecins modelé sur celui existant à Édimbourg. Parmi les lectures obligatoires, citons le traité de chimie de Lavoisier, ceux d'anatomie de Castells et Lavaca, de médecine clinique de Cullen et de Grégori.

Cosme Argerich va remplacer O'Gorman et diriger les études de médecine, qui, en 1813, seront données dans le cadre d'un institut de médecine militaire.

Argerich et son fils, qui lui succède, délivrent un enseignement inspiré du sensualisme et de la philosophie (Condillac, Cabanis et Destutt de Tracy.)

Alors que ses troupes mènent la guerre d'indépendance contre la monarchie espagnole restaurée, se battant jusqu'au Chili et au Pérou, l'ancienne colonie est traversée de remous politiques ; le pouvoir de Buenos Aires se consolide. Juntes puis triumvirat éphémères laissent le pouvoir à Bernardino Rivadavia, politicien sagace, progressiste, lié aux grands propriétaires terriens de la province de Buenos Aires et désireux de créer un foyer culturel de style européen sur les bords de la Plata. C'est pendant son gouvernement (1826-1827) qu'est créée l'université de Buenos Aires. Les études sont encouragées de façon décisive, des initiatives journalistiques fleurissent, les premières études statistiques et des relèvements topographiques sont commandités par l'État. Les études de médecine passent aux mains de la nouvelle université, dans laquelle un département de médecine est créé. Cosme Argerich fils en est le professeur. C'est sous sa direction que Diego Alcorta termine ses études par sa fameuse thèse sur la manie (*cf. infra*). On y dénote une parfaite connaissance de l'œuvre de Pinel, traduite en espagnol dès 1804. Alcorta s'y révéla positiviste avant l'heure, critiquant chez Pinel le défaut d'approfondissement en anatomie pathologique ; il pense pouvoir trouver dans celle-ci le substrat organique des maladies mentales ; il n'en reste pas moins admiratif devant l'édifice théorique construit par Pinel. Exerçant au quartier des déments de l'hôpital général des hommes, il y relève que « dans notre pays, les maladies mentales se caractérisent plutôt par une prostration particulière que par l'excitation de la manie aiguë ».

En 1826, l'hôpital est constitué de trois salles générales (100 lits), d'une salle de prisonniers (10 à 20 lits), d'une salle de chroniques (20 à 25 lits), d'une salle réservée aux officiers de l'armée (10 lits). En annexe, le quartier des déments consiste, selon Albarellos, en un « quadrilatère de 33 mètres de long par 21 mètres de large, édifié de tous côtés, longé d'une galerie voûtée, ayant quelques arbres en son milieu », qui « paraissait avoir été destiné à servir de cellules aux jésuites qui le construisirent, étant donné qu'il est composé de chambres isolées avec portes donnant sur la galerie, les pièces étant toutes jolies et très sèches. Là, on maintenait enfermés avec une sentinelle à la porte les fous qu'un médecin ne passait voir que s'ils tombaient malades d'autre chose que de leur démence car pour celle-ci on ne prodiguait alors aucun traitement. [...] Ces fous étaient soignés, ou pour mieux dire dirigés par un contremaître qui généralement tenait une trique avec laquelle il avait l'habitude de donner des coups à ceux qui n'obéissaient pas à ses ordres, se faisant ainsi respecter par la terreur. Quand l'un des fous devenait furieux dans l'un de ces accès que l'on rencontre fréquemment dans les démences chroniques, on l'enfermait dans sa chambre, sans meubles et bien souvent sans lit ; il y restait le temps que durait son état d'exaltation mentale. »

Notons, comme le signale Vezzetti, que la thèse d'Alcorta se centre davantage sur les questions nosographiques et cliniques que sur les aspects ayant trait à la thérapeutique institutionnelle ou au traitement moral ; il ne fonde pas d'école, ne suscite pas d'élèves et tombe dans l'oubli. Son travail ne réapparaît qu'un siècle plus tard, d'abord comme référence bibliographique.

Alcorta n'est pas seulement médecin ; il enseigne également la philosophie à la suite des Argerich et de deux penseurs qui inaugurèrent ce type d'études en Argentine : Juan Crisostomo Lafinur et Juan Manuel Fernandez de Aguero. Alcorta occupe la chaire de philosophie (alors « idéologie ») à l'université lorsque la réaction aux positions des idéologues commence à se répandre dans ses travées.

En effet, durant le gouvernement de J.M. de Rosas, qui va de 1829 à 1852, un mouvement d'idées analogue à celui de la Restauration française va prendre le dessus et « l'Athènes d'Amérique va se transformer en Thèbes de la Plata », comme se lamente C.O. Bunge en 1911.

Pour des raisons politiques, Rosas retire aux sociétés philanthropiques et de bienfaisance l'administration des hôpitaux et des écoles, et réduit bientôt à quasiment rien les subventions que le gouvernement leur octroyait. Va s'en suivre l'abandon complet de toute politique sanitaire et l'extrême détérioration des hôpitaux.

Les malades mentaux enfermés dans le quartier des déments vont traverser la pire pénurie qu'on puisse imaginer. Melendez et Coni, dans un travail en 1880, racontent :

> « Ils vivaient agglutinés les uns aux autres, la plupart sans autre lit que le sol froid et nu, dans des cachots humides, obscurs et pestilentiels. Les chaînes pour les assujettir et pour apaiser les furieux étaient d'usage fréquent pour calmer l'agitation. [...] La thérapeutique se résumait aux saignées, sétons, révulsifs cutanés et à l'opium [...] ; le traitement moral ne fut généralement pas connu dans ces années et, s'il le fut, on ne le mit pas en pratique [...]. Si l'on consulte les données de cet établissement, on constate que la majeure partie des malades

était classée comme déments, mot qui exprimait bien plutôt le genre de l'affection que l'affection elle-même. D'autres étaient étiquetés "*délirium tremens*" et très souvent on confondait le symptôme et la maladie ; illusions et hallucinations étaient ainsi classées comme maladies alors qu'elles sont des symptômes communs à toute une variété de maladies mentales. »

On estime à plus de deux cents les aliénés de l'hôpital général des hommes, auxquels il faut ajouter ceux qui sont enfermés à la prison municipale, encore plus mal lotis. La situation des femmes n'est pas meilleure. Pendant toute la période de la Restauration argentine, les études traitant de pathologie mentale sont accueillies avec défiance et considérées comme suspectes d'hérésie. Les rares thèses publiées alors, onze au total, sont de peu d'intérêt scientifique ; et si sont lus les travaux des aliénistes européens, comme certains indices le laissent supposer, cela ne se traduit ni dans l'enseignement universitaire, ni dans les pratiques hospitalières. Ingenieros rapporte que les discussions sur l'œuvre de Mesmer et le magnétisme animal, qui avaient suscité l'intérêt au début du siècle, disparaissent de la scène ; ne circule alors qu'une bibliographie concernant « la médecine et la thérapeutique de Leroy proche d'une pratique de guérisseur ».

La constitution nationale est promulguée en 1853, un an après la chute de J.M. de Rosas. Les fondements de l'organisation de la nation et de la construction de l'État s'établissent sous l'emprise de Buenos Aires, qui accroît sa domination à partir de 1862.

Un aliéniste, Ventura Bosch (1814-1871), président de la Société philanthropique, et un homme politique, Tomasa Velez Sarsfield, de la Société de bienfaisance, dévoués à la tâche de libérer les fous de leurs souffrances, vont former un couple mythique. Ils créent en 1854, à Buenos Aires, sur les terrains de l'antique maison de convalescence, le premier établissement pour aliénées. Dès l'inauguration, y sont hébergés soixante-huit malades. Deux des trois services portent les noms, respectivement, de Pinel et d'Esquirol. Ce lieu deviendra l'Hôpital général des aliénés ; il hébergera au début du XXe siècle près de 2 000 malades, et reste aujourd'hui, sous le nom d'Hôpital Braulio A. Moyano, l'hôpital pour femmes le plus important du pays.

À ses débuts, Bosch, s'inspirant du traitement moral, imprime aux soins une conception pinélienne. Les patientes doivent travailler (elles cousent des uniformes pour l'armée) et souscrire aux pratiques religieuses en vigueur. La folie reste identifiée au péché et l'on espère que la volonté, le travail et la prière pourront en venir à bout. Néanmoins, sont introduites les premières règles d'hygiène, les exercices physiques, un système de récompenses, des ateliers témoignant de l'humanisation de l'accueil fait aux malades.

Osvaldo Eguia (1826-1897) prend la direction de l'institution à la suite de Bosch. Il sera le maître de Domingo Cabred.

De leur côté, les malades du quartier des déments de l'hôpital général pour hommes de Buenos Aires sont transférés en 1863 dans une nouvelle institution, créée elle aussi à l'initiative de Ventura Bosch : l'hospice San Buenaventura. Ce dernier devient l'hospice de las Mercedes en 1873, puis, à partir de 1967, l'hôpital J.T. Borda. Formant dès l'origine le plus grand hôpital psychiatrique pour hommes de la capitale, il est devenu la figure emblématique de l'asile en Argentine.

La génération des années 1880

On donne ce nom au groupe politique et culturel d'hommes qui, portés par une volonté de progrès social, provoquent la transformation accélérée de la société argentine, tout en élargissant le pouvoir de l'État à l'ensemble du pays.

Cette étape coïncide avec l'arrivée massive de vagues migratoires provenant principalement d'Espagne et d'Italie mais également de France, d'Irlande, d'Allemagne, de Russie, de Pologne, comptant de nombreuses familles d'origine juive. Paysans ou artisans poussés le plus souvent par la misère, ils cherchent terres de labour et sources de travail. La frustration précoce de ces espoirs en rejette la plupart dans les faubourgs des villes. Capitale et centres urbains voient leur population s'accroître massivement, ce qui engendre de nouvelles problématiques dans une société en pleine mutation.

Le discours religieux, mis à mal par les lumières de la science, le positivisme scientifique et philosophique et l'utilitarisme dans l'éthique, fait place à une religion de la nature. L'intelligentsia de la nouvelle république, tournée vers l'Europe, se fait l'écho de ce mouvement des idées et tente de reproduire « ces mêmes critères aux limites de la ville-port et de la pampa sauvage ».

Ce climat imprime au dispositif psychiatrique un nouvel élan. De la description de la manie aiguë, on passe à l'institution asilaire, à la mise en place du traitement moral et du travail thérapeutique. Le Pinel clinicien et nosographe d'Alcorta cède la place, avec un décalage de plus d'un demi-siècle, au Pinel thérapeute.

Le grand animateur de ce changement est Lucio Melendez ; il reçoit la charge d'être, lors de sa création en 1886, le premier professeur de la Chaire des maladies mentales de la faculté de médecine (qui s'appellera ultérieurement Chaire de clinique psychiatrique).

Le fort courant migratoire de ces années-là accroît et modifie la population des asiles. Environ la moitié des personnes internées sont d'origine étrangère ; la plupart sont italiens, célibataires, et sans instruction. Cette constatation favorisa une conception tendant à identifier les catégories de fou, pauvre, marginal et immigrant qui eut une profonde répercussion dans le discours psychiatrique de l'époque.

Vers 1900, Coni décrit ainsi l'hospice de las Mercedes :

> « C'est un asile fermé avec des cours carrées entourées de galeries. La partie la plus récente se compose de pavillons isolés, qui constituent les pensionnats. Plus éloignés se trouvent les secteurs des aliénés délinquants, complétés du Laboratoire d'anatomie pathologique. Là même, au sein de cette société marginalisée, fonctionnent des ateliers de fabrication de balais, de couture, de cordonnerie, de menuiserie, de matelasserie, d'imprimerie, de photographie, ainsi

qu'une laverie où l'on désinfecte le linge de tous les hôpitaux municipaux. Le travail que réalisent les internés représente une importante somme d'argent destinée au secteur de cet endroit singulier. »

En 1892, Domingo Cabred (1859-1929) succède à Melendez tant à la direction de l'hospice de las Mercedes qu'à la Chaire des maladies mentales. Poursuivant l'œuvre de son prédécesseur, il va l'étendre en introduisant en Argentine le concept d'« *open door* » et les colonies agricoles. Révolté par l'aspect carcéral du soin aux malades mentaux, il promeut le « traitement en liberté des aliénés ». Il étaye son argumentation de thèses utilitaristes : le travail des aliénés doit permettre la construction et l'entretien des établissements en même temps qu'il favorise leur réinsertion dans le circuit productif. Il s'appuie également sur les observations qu'il a faites au cours d'un voyage en Europe, d'expériences écossaises ou allemandes, et notamment de la colonie d'Alt-Scherbitz en Saxe, modèle paradigmatique de ses projets. L'assistance psychiatrique en Argentine devient avec lui la plus avancée d'Amérique latine. La majeure partie du dispositif institutionnel psychiatrique du pays se construit à cette époque : asilo-colonia « Melchor-Romero » (1884) ; hospital para alienados de Cordoba (1890) ; asilo-colonia de Luján « *open-door* » (1901) ; asilo de Lomas de Zamora (1908) ; asilo mixto de Oliva (1917) ; asilo-colonia mixto de Torres (1918) ; réfection et agrandissement de l'hospicio de las Mercedes, nationalisé en 1905, et de l'hôpital général pour aliénées de Buenos Aires.

Parallèlement à la création de ce réseau d'institutions s'instaure un dispositif criminologique incarné par Francisco de Veyga (1866-1948) et José Ingenieros (1877-1925) dont on peut retrouver les antécédents dans l'œuvre d'Alejandro Korn (1860-1936).

En 1875, avait été créée la Chaire de médecine légale de la faculté de médecine. Son premier titulaire avait été Eduardo Wilde (1844-1913). De Veyga lui succède. Lui et Ingenieros, directeur en 1907 de l'Institut de criminologie, créent les bases de la théorie de l'école criminologique argentine. Celle-ci, de pure inspiration positiviste, donna crédit aux spéculations sur l'hérédité chères à Morel et à Lombroso, mettant l'accent sur la recherche des signes de dégénérescence, l'étiologie organique de la pathologie mentale et des conduites délictuelles.

L'œuvre d'Ingenieros franchit les limites de l'aliénisme et de la criminologie pour s'aventurer dans l'histoire, la sociologie et la philosophie. Il fonde avec De Veyga et Horacio Pinero (1869-1919) la Société de psychologie et crée en 1902 la revue *Archivos de psiquiatría y criminología*, dans laquelle vont écrire les principales figures du mouvement positiviste argentin des débuts du XXe siècle. Parmi celles-ci, citons Cristofredo Jakob (1866-1956), neuropathologiste allemand invité par Cabred, et José Maria Ramos Mejía (1852-1914), auteur, en 1870, de ce que l'on considère comme le premier texte de psychopathologie argentine : *Las neurosis de los hombres celebres*.

Pour Ingenieros, la psychologie est une branche de la biologie ; il la considère comme une science naturelle. Sa méthode, qui s'appuie sur l'observation rétrospective et l'expérimentation, est génétique dans son essence. L'aliéniste italien Morselli exerce une vive influence sur la conceptualisation d'Ingenieros.

Sur l'impulsion de Cabred, la débilité mentale commence à être prise en considération. Cabred considère que les arriérés sont éducables ; il réclame la formation de maîtres spécialisés. Il introduit en Argentine les textes de Binet et Simon ainsi que les jeux didactiques. D'abord à l'hospice de las Mercedes, puis surtout à l'asile-colonie mixte de Torres, Cabred promeut des soins et une éducation largement inspirée des méthodes de Bourneville.

En 1920, sur l'initiative de Lanfranco Ciampi (1884-1968), disciple de Sante de Sanctis, est créé l'Institut psychopédagogique. Cette même année s'inaugure la Chaire de neuropsychiatrie infantile à laquelle on annexe une clinique psychologique inspirée du modèle américain et fonctionnant sur celui, allemand, des *Tages-internat,* ainsi qu'une école d'orthopsychopédie chargée de former les enseignants.

Anibal Ponce (1898-1938), médecin spécialisé en psychologie, disciple d'Ingenieros, fut la figure marquante dans ce domaine de la psychologie de l'enfance et de l'adolescence. En 1942, Carolina Tobar Garcia (1899-1962) fonde l'école d'adaptation et se dédie à l'enseignement spécialisé et Telma Preca (1904-1979) apporte à la psychiatrie infanto-juvénile les influences de l'école nord-américaine, alors que déjà se fait sentir, venant de France et d'Angleterre, la part déterminante que la psychanalyse va prendre dans ce domaine.

Le XXe siècle

Avec l'époque d'Ingenieros se termine l'étape de construction du champ psychiatrique en Argentine. À partir de là, on va assister à un développement de la spécialité faisant écho aux courants européens et nord-américains. Osvaldo Loudet (1890-1985) obtient en 1942 la création d'un Cours supérieur de médecin psychiatre. Progressivement, viennent s'ajouter à une influence kraepelinienne précoce celles des travaux de Bleuler et de la *Psychopathologie générale* de K. Jaspers, puis, plus tardivement et avec moins d'impact, la pensée de Kleist et Léonhard. L'école française garde une influence constante sur les spécialistes argentins. Les traités de Bumke et Rogues de Fursac s'utilisent comme références premières. L'arrivée de l'œuvre d'Henri Ey va rapidement les reléguer à l'arrière-plan. Actuellement, les classifications nord-américaines occupent le devant de la scène et le DSM III-R est devenu le manuel de référence pour beaucoup de psychiatres.

Binswanger et sa psychiatrie existentielle, l'hypnoanalyse, les courants pavloviens, des techniques thérapeutiques particulières comme l'usage d'hallucinogènes, l'anti-psychiatrie, les tentatives de désinstitutionnalisation inspirées de la réforme italienne, d'autres modèles théorico-pratiques encore ont su trouver des émules localement.

Trois figures ont laissé une empreinte particulière.

Grégorio Bermann (1894-1972) fonde en 1926 la revue *Psicoterapia*. Il déploie une intense activité enseignante, syndicale, sanitaire et clinique. Il acquiert une renommée qui dépasse les frontières avec son ouvrage sur la santé mentale en Chine. Enrique Pichon-Rivière (1907-1977) invente la théorie des groupes opérationnels, repense l'ensemble de la psychiatrie et propose pour les troubles mentaux un concept de maladie unique. Mauricio Goldenberg crée le premier service de psychiatrie d'un hôpital général en 1956 ; lieu d'ouverture et d'innovation, cette expérience va laisser une marque profonde chez de nombreux spécialistes formés à ses côtés.

Mais l'influence sans aucun doute la plus déterminante sur le champ de la santé mentale est celle qu'apporte le mouvement psychanalytique à compter du milieu de notre siècle.

Depuis son insertion précoce dans le monde hospitalier et universitaire avec l'incorporation de psychanalystes comme professeurs par les facultés de psychologie dans les années 1960 (J. Bleger, D. Liberman, D. Garcia Reinoso, C. Paz et L. Ostrov à Buenos Aires ; A. Garma à La Plata ; H. Etchegoyen à Mendoza ; E. Teper et I. Siquier à Rosario, etc.), en passant par son poids considérable dans les domaines de la littérature, du journalisme, des arts plastiques, de l'humour et du cinéma, la psychanalyse a eu et détient toujours un ascendant peu courant sous d'autres latitudes.

Comme l'a mis en valeur H. Vezzetti, les textes de Freud circulent à Buenos Aires dès les premières décennies du siècle, suscitant assentiments ou critiques, mais il faut attendre 1942 pour qu'un groupe de pionniers (A. Garma, M.-A. Carcamo, M. Langer, E. Pichon-Rivière, E. Ferrari Hardoy et A. Rascovsky) fonde l'*Asociación psicoanalítica argentina* (APA) avec la bénédiction d'Ernest Jones.

Au début des années 1970, alors que la société argentine est traversée de luttes politiques violentes, un groupe d'analystes provoque une première scission au sein de l'APA. Ils lui reprochent les contenus de la formation, son centralisme et son absence de prise de position et d'engagement politiques. En 1978, une seconde rupture trouve ses raisons dans une critique doctrinale ; se crée alors une seconde société, membre de l'International psycho-analytic association (IPA) : l'*Asociación psicoanalítica de Buenos Aires* (AP de BA).

Parallèlement prend forme le courant inspiré par l'œuvre de Jacques Lacan. On trouve une citation extraordinairement précoce sous la plume de Pizarro Crespo dans la revue *Psicotérapia* de G. Berman, éditée à Cordoba. En 1936, cet auteur nomme non seulement la thèse de Lacan mais de plus, à propos d'histoires cliniques, il énonce « les bases des relations psychologiques de compréhension que Dilthey et Jaspers ont apportées, et que Jacques Lacan a limitées avec un art mesuré ». Il faut cependant attendre une conférence de 1964 prononcée par Oscar Massotta à l'Institut Pichon-Rivière de psychiatrie sociale, « Jacques Lacan et l'inconscient dans le fondement de la philosophie », pour que le départ soit donné d'un mouvement au succès croissant. Philosophe de formation, Massotta fonde, avec quelques autres, l'École freudienne de Buenos Aires en 1974. La dissolution par Lacan de l'École freudienne de Paris en 1978 va, en miroir de ce qui se passe en France, entraîner l'éclatement du mouvement lacanien argentin en une kyrielle d'associations. Une tendance récente au regroupement de celles-ci semble se dessiner, avec notamment la création de l'*Escuela de orientación lacaniana* au début de 1992.

En 1985, dans le strict cadre de l'IPA, l'Argentine était, sans compter les lacaniens, le deuxième pays au monde derrière les USA pour le nombre de psychanalystes. Si on y ajoute les nombreuses institutions qui forment des psychothérapeutes à des techniques individuelles ou groupales d'inspiration variée, on ne peut manquer d'être surpris d'un phénomène unique au monde. Cela s'est traduit dans la pratique par une grande diversité des techniques thérapeutiques, où voisinent psychodrame, thérapies familiales, communautés thérapeutiques, hôpitaux de jour, psychogériatrie, services de psycho-pathologie en hôpital général, etc.

Les traitements biologiques, en particulier la psychopharmacologie promue par Edmundo Fischer (1905-1975), s'intriquent fortement avec ces différents courants.

Cet impressionnant développement peut sembler aujourd'hui excessif et hétérogène. Il a cependant constitué un moment fécond dont on pouvait attendre des avancées nombreuses. Mais, en 1974, va déferler sur le pays une vague de violence, caractérisée par des assassinats politiques, des enlèvements de personnalités des milieux intellectuel, politique et syndical. Des commandos para-militaires infiltrent la société civile, annonçant la terrible répression que va subir le pays à partir du coup d'État du 24 mars 1976.

La dictature frappe sévèrement le mouvement de la santé mentale ; maintes activités sont brutalement interrompues ; de nombreux professionnels, bannis des hôpitaux, centres de santé, chaires universitaires, sont dispersés dans les ténèbres de la disparition, de l'exil, de la mort physique ou institutionnelle. Vezzetti commente ainsi les coups portés à cette fécondité :

> « On remarqua alors l'ingénuité et l'éclectisme qui domina à ces débuts le grand et audacieux pari. Il lança psychanalystes et aspirants dans un propos de formation et de conscientisation qui mêlait disciplines théoriques et pronunciamentos idéologiques. Mais, au bout du compte, toute évaluation de cette entreprise doit partir du fait qu'elle fut brutalement frappée alors qu'elle était à peine en condition d'apporter ses premiers fruits. Après dix ans de déploiement dans un champ intellectuel qui aurait fonctionné librement, le présent de la psychanalyse et des institutions psychiatriques serait probablement bien différent. »

En 1984, à la sortie de la dictature militaire, le ministère de la Santé dressait le bilan de la situation ainsi :

1. la formation universitaire et post-universitaire des psychologues et des médecins n'a pas intégré les nouvelles formes d'action professionnelle en santé mentale. Le nombre d'auxiliaires est infime et leur formation déficiente pour la plupart ;

2. la dotation en lits psychiatriques du pays, d'environ 25 000, n'est destinée dans sa quasi-totalité qu'aux patients chroniques. Ces derniers ne bénéficient d'aucun programme de réhabilitation. Les patients aigus se chronicisent. Les institutions asilaires sont surdimensionnées ;
3. les services de santé mentale dans les hôpitaux généraux manquent ;
4. on ne dispose pas de données épidémiologiques. Les quelques études existantes ne sont pas mises à profit ;
5. certaines pathologies de grande prévalence, telles que l'alcoolisme ou le retard mental, ne reçoivent ni soins, ni réhabilitation, de même que la toxicomanie ;
6. la quantité d'institutions spécifiques et d'agents formés adéquatement est insuffisante en ce qui concerne des classes d'âge telles que l'enfance, l'adolescence, la vieillesse.

Les dizaines de milliers de psychologues auxquels s'ajoutent quelque 2 000 psychiatres forment un réservoir humain important. Mais cette abondance contraste, aujourd'hui comme hier, avec la carence de ressources institutionnelles et budgétaires.

Depuis 1989, la loi 22914 règlemente l'internement psychiatrique, ses prescriptions n'étant pas toujours appliquées, pour les raisons déjà évoquées.

Un grand effort a été tenté ces dernières années pour renverser la situation, mais, bien que certaines expériences aient permis d'intéressants résultats tant à l'intérieur du pays (Cordoba, Santa Fe, Rio Negro) que dans la capitale, le défaut d'une planification globale, l'absence d'une politique clairement définie, l'insuffisance d'une formation moderne des ressources humaines ainsi que les carences budgétaires éloignent en permanence l'horizon des changements indispensables.

Malgré cela, cette Argentine qui fut la première au monde à se doter d'une Chaire de psychiatrie infantile (Rosario, 1920), dont un groupe d'écrivains invite Freud, dès 1933, à fuir les périls de l'hitlérisme et à venir s'établir en Argentine, qui voit Pichon-Rivière créer un Institut de psycho-somatique dès 1948, continue d'étonner. Horacio Etchegoyen, président actuel de l'IPA et Jorge Ciprian-Ollivier, président de l'Association mondiale de psychiatrie biologique, ne sont-ils pas tous deux argentins ?

BIBLIOGRAPHIE

Asosiación psicoanalítica argentina (1942-1982), Bs.As, Ed. APA, 1982.

BALAN J., *Profesion e identidad en una sociedad dividida. La medicina y el origen del psicoanalisis en Argentina*, Bs.As, Cedes, 1988.

BERMANN G., *Nuestra psiquiatria*, Bs.As., Païdos, 1960.

BERMANN G., *La salud mental y la asistencia psiquiatrica en la Argentina*, Bs.As, Païdos, 1965.

CABRED D., *Tratamiento en libertad de los alienados*, Conférence du 7 août 1909 au 4e Congrès latino-américain de médecine de Rio de Janeiro, Imprimerie de l'Hospice de las Mercedes, Bs.As. 1910.

CUCURULLO A., FAIMBERG H., WENDER L., « La psychanalyse en Argentine », *in Histoire de la psychanalyse*, tome 2, sous la direction de R. Jaccard, Paris, Hachette, 1982.

FELDMANN N.N., *La psychiatrie en Argentine - mémoire de spécialisation en psychiatrie*, Université René-Descartes, Paris-V, 1992.

GARCIA G.L., *La entrada del psicoanalisis en la Argentina*, Buenos Aires, Altabor, 1978.

GARCIA BELSUNCE C.A., *Salud y delito en Bs.As.*, Ed Cuatro, 1982.

GARCIA BELSUNCE C.A., *Informe oficial sobre los asilos y hospitales regionales en la Republica Argentina (Ley 4953). Prevision y asistencia social 1922. 1926* (original publié en espagnol et en français), Imprimerie de l'Hospice de las Mercedes.

INGENIEROS J., « La locura en la Argentina », in *Obras completas*, Vol. 12, Bs.As., Ed. L.-J. Rosso, 1919.

INGENIEROS J., « La psychiatrie en Argentine, blessures et espoirs », numéro spécial de l'*Information psychiatrique*, sous la direction de Stagnaro J.-C. et Wintrebert D., vol. 65, n° 4, avril 1989.

LOUDET O., LOUDET O.E., *La psiquiatria argentina*, Bs.As., Troquel, 1971.

MELENDEZ L., CONI E.R., « Consideraciones sobre estadistica de la enajenacion mental en la provincia de Buenos Aires », *Congrès international de sciences médicales*, Amsterdam, 1882.

VEZZETTI H., *La locura en la Argentina*, Bs.As., Païdos, 1985.

VEZZETTI H., *El nacimiento de la psicologia en la Argentina*, Bs.As, Punto sur, 1988.

VEZZETTI H., *Freud en Buenos Aires (1910-1939)*. Bs.As, Punto sur, 1989.

VEZZETTI H., « Domingo Cabred y el asilo de puertas abiertas », in *Vertex, Revista argentina de psiquiatria*, vol. II, n° 3.

VEZZETTI H., « Situacion actual del psicoanalisis », in Langer M., *Cuestionamos II*, Bs.As, Búsqueda, 1987.

L'AUTRICHE

Le XIXe siècle

Le développement des établissements psychiatriques en Autriche a ses racines dans le siècle des Lumières. Dès le début de son règne, Joseph II, qui fut lui-même adepte de la philosophie des Lumières, ordonna en 1780 que la construction de l'hôpital général viennois comprenne un bâtiment indépendant destiné à l'admission et aux soins des malades mentaux. Il n'y avait auparavant aucun établissement de cette sorte en Autriche : les fous étaient gardés dans des prisons. Sans qu'il existât aucun modèle analogue de ce genre, le médecin personnel de l'empereur, le baron V. Quarin, reçut de celui-ci l'ordre de concevoir le plan de la « tour des fous » à Vienne et de la « maison des fous » à Prague ; dans le reste du pays, les cellules furent adaptées aux fous dans les différents hôpitaux locaux. Un grand progrès fut ainsi accompli : l'annexion aux hôpitaux des soins aux malades mentaux. Bien qu'à cette époque la conviction demeurât que les maladies mentales étaient incurables, ces nouveaux établissements ont toutefois été créés comme lieu d'hébergement des fous avec l'idée d'en protéger la société et de permettre à ceux-ci de se protéger eux-mêmes. L'architecture de la « tour des fous » de Vienne, ouverte en 1789, correspond clairement à ce concept : elle comprend un système circulaire de cellules alors que des couloirs transversaux intérieurs étaient destinés aux services médicaux ; les cours intérieures servaient de lieu de repos. Les malades mentaux étaient soignés par les deux médecins-chefs les plus jeunes de l'hôpital général voisin. Les besoins augmentant et la conviction que la solitude dans la nature serait salutaire, un établissement de quarante lits fut crée en 1816 en dehors de Vienne pour les malades tranquilles ; peu après, un autre pouvait recevoir deux cent quatre-vingt malades.

Parmi les médecins-chefs de la « tour des fous », B. Goergen (1777-1842) et M. von Viszanik (1792-1872) se sont particulièrement distingués pour leurs réformes. Le premier, fortement impressionné par le concept de « traitement psychique » de l'allemand Reil, parvint à la conclusion que la tour ne répondait pas aux qualités requises. C'est pourquoi il fonda en 1819 le premier établissement privé pour malades mentaux, permettant de les soigner selon leurs penchants tels que l'équitation, les jeux de cartes, le billard ou la musique. Viszanik supprima dans « la tour des fous », en 1839, 1500 kilos de chaînes ; par ailleurs, il fonda en 1851 une association de soutien pour les malades ayant quitté l'établissement. Le projet d'un nouveau grand établissement pour les fous débute dès 1820 ; celui-ci devait remplacer la « tour des fous ». Dans cette perspective, des terrains furent achetés dans le voisinage de l'hôpital général. Viszanik entreprit un voyage en 1843 afin de visiter des établissements allemands, suisses et français et réunit des informations en vue de mieux planifier l'établissement viennois. Le choix final se fit en faveur d'un système de « combinaison relative » tel que celui de Damerow en Allemagne. Un établissement de sept cents malades fut ouvert en 1853 dans un vaste parc. Celui-ci offrait également des pièces destinées à l'ergothérapie, semblables à celles de l'hôpital de Prague, fondé en 1822. C'est de Prague que fut appelé à Vienne le premier directeur, G. Riedel (1803-1870), considéré comme le spécialiste le plus compétent.

La seconde moitié du XIXᵉ siècle se caractérise, comme en Allemagne, par la fondation de nombreux établissements. Sous la monarchie austro-hongroise, en 1863, il existe vingt et un établissements publics et sept privés destinés aux malades mentaux (dont huit publics et cinq privés dans les régions de l'Autriche actuelle). Deux établissements furent ouverts en Basse-Autriche respectivement en 1885 et en 1902. Le dernier a été construit dans un style de pavillons exemplaire pour cette époque et selon le système « des portes ouvertes ». L'ergothérapie et les soins en famille y furent introduits vingt ans avant que Simon n'établisse le « traitement actif » en Allemagne. Comme dans ce pays, la fin du siècle vit se terminer la grande époque de construction d'établissements : à l'exception d'un hôpital psychiatrique dans le Vorarlberg, la dernière ouverture d'un grand hôpital psychiatrique fut celle d'un nouvel établissement dans la banlieue viennoise. Celui-ci fut construit, selon le système de pavillons, en style « art nouveau » par le célèbre architecte Otto Wagner et remplaça l'hôpital psychiatrique de 1853, transformé en clinique universitaire.

Les bases légales d'admission et de maintien des malades mentaux dans les hôpitaux étaient d'abord réglées par des décrets de la police. Une loi contient des dispositions strictes empêchant d'éventuels abus d'admissions dans les établissements privés : l'admission ne peut être effectuée sans certificat médical. Celui-ci doit avoir été établi par le médecin fonctionnaire de l'arrondissement ou de la commune du domicile du malade ; le cas échéant, le certificat ayant été établi par un autre médecin, celui-ci doit être validé par un médecin fonctionnaire. De même, lorsque la police considère une admission comme nécessaire, celle-ci ne peut s'effectuer qu'avec un certificat du médecin fonctionnaire. Le médecin-chef de l'établissement a le devoir de signaler l'admission au tribunal régional dans les 24 heures.

Les malades guéris ainsi que les non encore guéris doivent être relâchés immédiatement sur le désir des leurs, à condition que ceux-ci garantissent la surveillance nécessaire. Par la suite, une rectification prévoit la possibilité dans des cas urgents d'une admission provisoire sans certificat médical. Celle-ci devra être suivie dans les 24 heures d'un examen fait par le médecin fonctionnaire. Par cette loi, l'admission ainsi que les conditions de placement dans les établissements psychiatriques publics n'étaient formulées que sous une forme générale, exigeant que les statuts de ces établissements fussent admis par le ministère de l'Intérieur.

Dès ses débuts, le développement scientifique en Autriche a progressé en dehors de la psychiatrie des hôpitaux. Comme en Allemagne, la psychiatrie scientifique est imprégnée par deux conceptions opposées, l'une psychiquement anthropologique, l'autre somatique. Les deux étaient déjà représentées vers la fin du XVIIIe siècle par deux personnalités de renom international, mais aussi discutables vu leur attitude spéculative. L'une était F.A. Mesmer (1734-1815), qui stimula la psychothérapie par le développement de cures magnétiques, et l'autre J.F. Gall (1758-1828), qui voulait localiser les maladies mentales dans certaines parties précises du cerveau et développera la théorie connue de la « phrénologie », soutenant que les traits de caractère se laissent reconnaître à la forme du cerveau. L'apport scientifique de Gall est la création d'une nouvelle méthode séparant la substance blanche et la substance grise du cerveau, qui donna le départ à une théorie des centres cérébraux d'aptitudes localisés. L'un d'entre eux, le centre moteur du langage, a été confirmé beaucoup plus tard par Broca. Mesmer et Gall ont fait leurs études à Vienne et y ont travaillé, mais ont finalement dû quitter cette ville car leur enseignement et leurs méthodes étaient considérés comme suspects étant donné les normes religieuses et morales de cette époque.

F. von Feuchtersleben (1806-1849) fut le représentant le plus marquant des romantiques autrichiens. Il étudia particulièrement les interférences entre le corps et l'esprit, qu'il considérait comme formant une unité, tout en accordant une plus grande puissance à l'esprit qu'au corps. Cette force lui semblait permettre à l'homme non seulement de contrôler ses humeurs, mais également de sauvegarder son corps de la maladie. C'est pourquoi il développa une théorie sur la prévention des maladies physiques grâce à des efforts mentaux. Ainsi Feuchtersleben, qui fut traduit en anglais, français, hollandais et russe, a-t-il anticipé sur les idées fondamentales du mouvement d'hygiène mentale, qui prendra naissance de manière tout à fait indépendante aux États-Unis après la Seconde Guerre mondiale, et développé le concept de base de la médecine psychosomatique. Il devint le premier enseignant de psychiatrie à Vienne. Son approche romantique disparut ensuite presque complètement de la scène universitaire jusqu'à l'avènement de la psychanalyse.

J. Dietl (1804-1878) était l'opposant « somatique » de Feuchtersleben. C'était un disciple de C. von Rokitansky (1804-1878), qui comme professeur ordinaire d'anatomie pathologique jouissait d'une grande réputation internationale. Dans son livre *Anatomie clinique des maladies mentales*, paru en 1845, Dietl tente de relier les maladies mentales à des lésions localisées du cerveau. Il applique les méthodes morphologiques de Rokitansky pour trouver un moyen d'objectiver le diagnostic des maladies mentales. Il s'opposait fortement à Feuchtersleben, qui considérait que les « métamorphoses organiques des psychopathes » ne représentent pas la maladie elle-même. Par contre, Dietl pensait que les troubles mentaux n'apparaissent que lorsque le cerveau est affecté par des troubles mécaniques ou chimiques. Bien que ses théories soient imprégnées d'esprit spéculatif, Dietl se proclamait objectif, contrairement au système spéculatif de Feuchtersleben. Les idées de l'Allemand Griesinger confortaient celles de Dietl ; Griesinger, cependant, introduisit dans la discussion un nouvel aspect, qui jusqu'alors avait peu intéressé les psychiatres autrichiens : l'observation clinique et la description. Dans la mesure où ils prirent conscience de ces aspects, l'école « objective » viennoise se divisa en deux tendances, l'une anatomique-pathologique, l'autre descriptive. La première se concentra sur les localisations ; ses représentants furent dénommés « analystes » ; la seconde se centra sur l'étiologie et ses représentants furent dénommés « descripteurs ». Les premiers se sont basés sur Rokitansky alors que les seconds ont rejoint la médecine internationale.

Théodor Meynert (1833-1892) fut le chef le plus marquant de l'école psychiatrique pathologique et anatomique ; il débuta comme pathologiste et, quatre années plus tard, se vit accorder une licence d'enseignement sur la structure et les fonctions cérébrales. Ce ne sera qu'après trois ans, en 1868, que son enseignement débordera sur la psychiatrie. Il devint professeur extraordinaire de psychiatrie et directeur de la clinique psychiatrique universitaire de Vienne, nouvellement fondée en 1870. Nommé professeur ordinaire en 1873, il appliqua les théories de Rokitansky à la psychiatrie. Meynert peut être considéré comme le père de la science cytoarchitectonique, devenue célèbre avec son disciple V. von Économo (1876-1931) ; nombreux sont les neuropsychiatres, tels que C. Wernicke (1848-1905), A. Forel (1848-1931) et également S. Freud (1856-1939), qui ont bénéficié des idées inspiratrices décisives qu'ils reçurent dans le laboratoire destiné aux recherches sur les aphasies et le diencéphale de Meynert. Sa théorie de base soutenait qu'il devait exister une relation entre la maturation des tissus et leurs fonctions. Il a ainsi ébauché l'idée d'une cérébration progressive, idée largement développée par la suite par von Economo. Il supposait que les ganglions du tronc cérébral, phylogénétiquement plus anciens, sont continuellement réprimés par l'écorce, qui ne parvient que beaucoup plus tard à maturité ; l'antagonisme fonctionnel entre le cortex et le tronc cérébral est le postulat majeur du système psychiatrique de Meynert. Il le qualifiait de « clef importante pour la compréhension du jeu anormal du mécanisme cérébral dans les maladies mentales ». Le tronc cérébral était pour lui le centre des actions involontaires, instinctives et automatiques alors qu'il considérait l'écorce comme « le centre fonctionnel de la formation du moi ». Ses études sur l'architecture cyto-myélogique furent à la base de cette théorie : il différenciait entre les fibres de projection et celles d'association. Les premières « saisissent » l'environnement ; elles forment l'« ego primaire » contenant les perceptions sensitives et les sensations corporelles. L'« ego secondaire » comprend les pensées traditionnelles et les motivations éthiques ; il dépend du développement du nombre de fibres d'association ; il représente la raison et la possibilité d'évolution de l'homme aussi bien que la liberté de l'individu. La recherche contemporaine sur le système d'activation central ascendant et le système limbique a apporté un support expérimental substantiel aux idées de Meynert. Sa théorie sur les affects distingue deux types de base : l'attaque et la défense. Il les met en relation avec des phases particulières de nutrition cérébrale.

C'est ainsi que Meynert anticipe les découvertes de Hess sur l'ergotropie et la trophotropie. Son indéniable mérite fut qu'il forma une importante école de pensée. Ses centres d'intérêt essentiels : les études pathologiques et anatomiques, l'ont amené cependant à négliger quelque peu les soins portés aux malades mentaux qui étaient pris en charge par les psychiatres des hôpitaux. Ceux-ci réclamant un enseignement plus clinique, l'homme le plus puissant dans la faculté de médecine, Rokitansky, sut aplanir ce conflit en créant à Vienne, en 1875, une seconde clinique universitaire pour Meynert, lequel se vit privé de sa chaire en faveur de Leidesdorf (1816-1889). Ce dernier, adepte de Griesinger, fut l'initiateur d'un enseignement psychiatrique clinique solide et le créateur de l'association viennoise de psychiatrie et de psychologie légale. Leidesdorf représente ainsi déjà un pont entre les tendances pathologiques-anatomiques et la psychiatrie descriptive.

Cette dernière trouva son premier représentant éminent en la personne de Krafft-Ebing (1840-1902). Ses réserves sur l'approche de Meynert s'exprimèrent clairement dans sa leçon inaugurale, dans laquelle il dit : « La psychiatrie actuelle doit se proclamer avant tout comme une science descriptive et non explicative. » Il ne considérait la pathologie et la physiologie expérimentales que comme des sciences auxiliaires de la psychiatrie, pour se concentrer sur les sources cliniques et nosographiques de celle-ci. Pour Krafft-Ebing, comme pour Meynert, la maladie mentale était une maladie du cerveau ; mais il attribua peu d'importance aux classifications des psychoses sur la base de l'anatomie pathologique. Il envisagea par contre une classification basée sur l'étiologie et sur la description clinique, comme le démontre son manuel de psychiatrie, publié en 1879, devenu internationalement célèbre. Krafft-Ebing fut influencé par la théorie française de la dégénérescence de Morel et Magnan et décrivit une « constitution neuropathique » qu'il considérait comme modifications mentales dues à la dégénérescence, s'exprimant surtout sur le plan sexuel. Sa *psychopatia sexualis* (1886) est la première description intégrale des déviations sexuelles. Krafft-Ebing a formulé une série de notions telles que « état crépusculaire », « sadisme », « masochisme », « fétichisme », qui appartiennent aujourd'hui encore au vocabulaire psychiatrique. Son manuel de psychopathologie légale (1875), le premier dans le monde, qui accorde une attention particulière à la situation légale en Autriche, en Allemagne et en France, provient de son intérêt pour la dégénérescence.

Les dernières décades du XIXe siècle furent en Autriche également celles de la fondation des cliniques psychiatriques universitaires (Vienne, Graz,

Innsbrück). Krafft-Ebing vint en 1892 à Vienne après avoir travaillé à Strasbourg et à Graz. Il fut le dernier grand psychiatre autrichien dont la période active se situe essentiellement au XIXe siècle. J. von Wagner-Jauregg (1857-1940) et S. Freud (1856-1939) ont atteint le point culminant de leur carrière au début de notre siècle.

Wagner-Jauregg, professeur à Graz en 1889, puis dès 1893 à Vienne, fut le premier à introduire dans la psychiatrie le mode de pensée de la médecine interne. Partant de l'observation que des malades souffrant de paralysie générale guérissaient à la suite d'infections accidentelles, il rechercha une méthode de pratique de la « thérapie de fièvre » et il arriva ainsi, grâce à ses connaissances des maladies internes, à la malaria-thérapie. L'importance des résultats de cette nouvelle thérapie, qui lui a valu le prix Nobel en 1927, dépasse de loin le traitement de la paralysie : Wagner-Jauregg démontra que les maladies mentales peuvent être guéries et rompit la barrière qui régnait en psychiatrie depuis le nihilisme thérapeutique de Dietl. En ce sens, il doit être considéré comme l'un des grands précurseurs de la psychiatrie biologique. D'autres succès de Wagner-Jauregg sont estompés par cette découverte sensationnelle ; citons toutefois ses recherches sur le crétinisme et sa prévention, ainsi que d'importantes contributions à la psychiatrie légale.

S. Freud était un disciple direct de Meynert et il est impossible d'ignorer que les aspect mécanistes de sa psychanalyse reflètent les traces de l'esprit de son maître. Il fut également très influencé par le physiologiste mondialement célèbre E.W. von Brücke (1819-1912). Avant qu'il ne commence à travailler avec Meynert, il publia au cours des années 1882 à 1885 six publications neuro-physiologiques. C'est à cette époque que Freud découvrit l'effet anesthésique de la cocaïne, introduit dans l'ophtalmologie par C. Koller (1875-1944). Il devint professeur de neuropathologie en 1885 et reçut en 1890 une bourse d'étude à Paris où il fit la connaissance de Charcot, ce qui fut un événement décisif. C'est ainsi que Freud fut confronté à différents champs d'intérêt : l'anatomie cérébrale et la recherche sur l'hypnose. Le premier sujet a été traité dans sa monographie sur les troubles du langage à la suite de maladies mentales, dans laquelle il exprime déjà, en 1891, ses doutes sur les théories mécanicistes des centres du langage et introduit un point de vue plus dynamique. Ce livre demeure une date dans la recherche sur l'aphasie et représente l'ultime publication neurologique de Freud. Car, tout en continuant à s'intéresser aux problèmes neurologiques, il pratiquait déjà l'hypnose avec sa clientèle particulière. Ses idées sur l'étroite relation entre les troubles névrotiques et les conflits sexuels ne furent pas acceptées par J. Breuer (1842-1925), qui publia avec lui en 1885 *Les Études sur l'hystérie* et participa à ses expériences sur l'hypnose cathartique jusqu'en 1889, lorsque Freud se rendit à Nancy. La méthode des associations libres fut découverte par Freud en 1895 ; en 1896, il cessa de pratiquer l'hypnose et employa pour la première fois le mot « psychanalyse ». En 1900 parut *L'interprétation des rêves*. Au cours des dernières décades du XIXe siècle, Freud fut relativement isolé ; vers les années 1902, un groupe de médecins intéressés par ses avancées se forma, qui devint par la suite le mouvement psychanalytique.

Le développement de la psychiatrie autrichienne au XXe siècle se caractérisera par des confrontations entre la psychiatrie universitaire, d'orientation organique et descriptive, et la psychanalyse et ses dérivés – Freud et ses élèves n'ont jamais dirigé une clinique universitaire – et par des tentatives de synthèse.

La tour aux fous, à Vienne

« Dans le voisinage du magnifique établissement que nous décrivions tout à l'heure, près du grand hôpital civil, s'élève une construction bizarre, dont la forme arrondie, les haute murailles noircies par le temps et percées de quatre rangs de fenêtres à barreaux de fer, attirent tout d'abord l'attention et attristent le regard. Est-ce une imitation grossière des tombeaux d'Adrien (Château Saint-Ange) ou de Caecilia Metella de Rome ? Ne serait-ce pas plutôt la tour restée d'un de ces châteaux gothiques comme on en rencontre tant dans la vieille Allemagne, ruine gigantesque que le temps à respectée ? [...] C'est le Narenthurm, l'ancien asile des aliénés, occupé encore aujourd'hui (pour peu de temps, il faut l'espérer) par plus de deux cents malades, épileptiques, idiots et fous déclarés incurables.

« Monument d'une époque déjà éloignée de nous, et qui, placé en regard du nouvel Institut, marque le point de départ de la science psychiatrique, comme ce dernier indique ses progrès.

« L'intérieur en est coupé par un bâtiment servant d'habitation aux divers employés, concierge, surveillant, infirmiers. La tour comprend quatre étages : le premier et le deuxième sont occupés par des hommes, le troisième par des femmes, le quatrième par des hommes. Je n'ai pas pu connaître les motifs de cette singulière répartition. Les loges étroites, dallées, sombres, ne reçoivent le jour que par une lucarne grillée. Malgré le soin avec lequel elles sont tenues, l'air en est vicié par les émanations qui s'élèvent des petites latrines placées dans un coin de la chambre. Dans quelques-unes, on voit encore de gros anneaux de fer fixés sur les dalles du parquet, et qui servaient autrefois à attacher les aliénés dangereux. Plusieurs sont fermées par deux lourdes portes en fer, la première (la porte intérieure) est à clairevoie, la seconde (celle extérieure) est massive.

« On prend infiniment moins de précautions, dans les ménageries, contre les plus féroces animaux, qu'on n'en prenait jadis contre les aliénés.

« Mais en voilà assez sur cette affreuse demeure, qui, nous le croyons, ne peut tarder à disparaître. Le gouvernement, à qui l'humanité et la science sont redevables de tant de beaux asiles, se doit à lui-même de ne pas la laisser subsister plus longtemps. »

J. Moreau (de Tours), « Notes sur les établissements d'aliénés de Siegburg, Halle, Dresde, Prague, Berlin et Vienne. Réflexions sur la médecine psychiatrique en Allemagne », *L'Union médicale*, 1853.

La situation actuelle

L'histoire de la psychiatrie autrichienne au XXe siècle est divisée par la Deuxième Guerre mondiale en deux périodes très différentes. La première se présente comme la continuation des tendances propres à la fin du siècle précédent : après les dernières fondations d'établissements psychiatriques, les efforts des médecins des hôpitaux se sont essentiellement concentrés sur l'amélioration des conditions de séjour et de thérapie des malades. La recherche était pratiquée avant tout dans les cliniques universitaires, alors que les écoles psychothérapeutiques se développaient au sein de sociétés privées.

Le règlement légal d'admission et de séjour des malades mentaux fut réformé en 1916 ; les établissements publics ainsi que les cliniques universitaires furent alors soumis aux mêmes règlements que les institutions privées. L'aspect important de ces règlements, valables encore aujourd'hui, était que le maintien d'un malade dans une institution contre la volonté de celui-ci doit être examiné dans le délai d'un mois par une commission patronnée par un juge qui, après avoir entendu un expert psychiatrique non attaché à l'établissement, jugera de la légitimité de l'internement. À côté de ces règlements destinés à empêcher un internement abusif, existe également la possibilité légale d'une admission volontaire.

La situation économique s'étant consolidée après la Deuxième Guerre mondiale, certains hôpitaux psychiatriques et cliniques universitaires furent remplacés par de nouveaux bâtiments ; d'autres furent modifiés dans leur architecture intérieure en faveur de salles plus petites ; davantage de salles de séjour et d'ateliers d'ergothérapie furent créés et le nombre des divisions fermées fut considérablement réduit. Cette tendance, dont l'initiative revient avant tout à H. Hoff (1897-1969), continue de nos jours.

En 1983, l'Autriche, avec une population de 7 518 000 habitants, possède dix établissements psychiatriques, représentant un total de 11 500 lits ; le plus important se trouve à Vienne, avec 2 500 lits, le plus petit à Salzbourg, avec 300 lits. L'ensemble des cliniques universitaires ne comporte que 356 lits. La réduction de placement dans des hôpitaux psychiatriques a pu être obtenue par la création d'institutions spécialisées destinées aux alcooliques, aux toxicomanes et aux malades mentaux criminels, par l'établissement de centres de réadaptation pour schizophrènes ainsi que de maisons accueillant les malades qui ne peuvent retourner dans leur famille et, avant tout, par la création d'un réseau de services psychosociaux fonctionnant en partie selon le principe de la sectorisation. Ces institutions complémentaires sont gérées en partie par les communes ou l'État, en partie par des fondations. Par ailleurs, des malades ambulatoires peuvent consulter des médecins spécialisés dans le cadre de l'assurance-maladie ou sur une base privée.

Dans les universités, la neurologie et la psychiatrie étaient réunies dès le début à Graz et à Innsbruck, à Vienne depuis 1911 (la seconde clinique psychiatrique fut abandonnée en 1907), jusqu'à une époque récente. Ce fut la cause de la priorité donnée à la recherche organique, dans laquelle trois courants principaux se distinguent : le premier, stimulé par le succès de la malaria-thérapie que les élèves de Wagner-Jauregg poursuivirent et affinèrent, s'est concentré dans la recherche de nouvelles méthodes de traitement ; l'introduction des chocs d'insuline en 1933 par M. Sakel (1900-1956) en est un illustre exemple ;

le second courant scientifique se rapporte à la psychiatrie clinique-descriptive et légale de Krafft-Ebing. Les représentants les plus importants de cette orientation furent J. Berze (1866-1957) et E. Stransky (1877-1962) qui, grâce à leurs échanges de pensée constants avec E. et M. Bleuler, apportèrent d'importantes contributions à la nosologie et à la psychopathologie de la schizophrénie et des psychoses maniaco-dépressives. La troisième tendance est une continuation de la « psychiatrie cérébrale ». P. Schilder (1886-1940) et O. Pötzl (1877-1962) en sont les représentants les plus célèbres. Ils se sont appropriés certains modes de pensée propres à la psychanalyse pour effectuer une synthèse entre celle-ci et la psychiatrie organique. Schilder a écrit des travaux brillants sur l'image du corps ainsi qu'un manuel de psychiatrie basé sur la psychanalyse. Pötzl, bien que n'étant pas psychanalyste, a introduit dans ses théories non seulement la psychanalyse et la Gestaltpsychologie mais aussi des théories sur l'électricité, les combinant en une théorie dynamique des fonctions cérébrales. Nombre de ses idées sur les interactions entre les régions cérébrales furent prouvées plus tard neurophysiologiquement et neuropsychologiquement.

Après qu'Adler (1870-1937) se fut séparé de Freud en 1911, les écoles de psychanalyse et de psychologie individuelle se sont épanouies indépendamment. En 1938, l'*Anschluss* interrompit brusquement ce développement ; ce ne sera qu'après la fin de la guerre que la psychologie des profondeurs se remettra progressivement de ces événements et deviendra peu à peu indépendante de la psychiatrie universitaire. Après la Seconde Guerre mondiale, celle-ci concentra son intérêt sur la recherche somato-thérapeutique et sur l'évaluation des succès des traitements appliqués dans les différents établissements spécialisés et sur celle des résultats obtenus dans les services *extra muros* cités plus haut. Ce ne sera qu'au cours des dernières années que la psychologie des profondeurs s'établira dans les universités grâce à la fondation d'instituts de psychothérapie. Ceux-ci furent éclectiques dès leurs débuts ; c'est ainsi qu'ils enseignent et pratiquent aujourd'hui des méthodes psychothérapeutiques les plus différentes, y compris la thérapie comportementale.

Le développement de la psychiatrie universitaire conduisit à des innovations importantes au cours de la dernière décennie. Une clinique universitaire de neuropsychiatrie infantile et juvénile fut créée à Vienne. Dans cette ville, comme dans toutes les universités, les cliniques psychiatriques furent séparées des cliniques neurologiques et s'organisèrent en départements destinés à des recherches spécialisées. Ils comprennent d'une part les recherches de base biochimiques, électro- et neurophysiologiques et sont d'autre part essentiellement centrés sur l'épidémiologie, la recherche psychopharmacologique et la psychopathologie. Cette dernière représente, par son orientation syndromatologique et sa conception étroite de la schizophrénie, qui se différencie nettement des écoles internationales, la particularité le plus marquante de la psychiatrie scientifique autrichienne contemporaine.

BIBLIOGRAPHIE

ACKERKNECHT E., *Kurze Geschichte der Psychiatrie*, Stuttgart, Enke, 1967.

ALEXANDER F.G. und SELESNICK S.T., *Geschichte der Psychiatrie*, Konstanz, Diana, 1969.

BARCIO SALORIO D., RUIZ-FERNANDEZ M.E., « History of psychiatry », in Sevo (A.), ed. *The European Handbook of Psychiatry and Mental Health* 12-39, Editorial Anthropos, Barcelona 1991.

BREITNER B., *Geschichte der Medizin in Osterreich*, Wien, Rohrer, 1951.

ERNST K., « Zur Geschichte der Psychiatrie und ihrer Krankenhäuser », in *Krankenhauspsychiatrie*, S 3-6, Stuttgart-New York, Fischer, 1977.

HADDENBROCK S., « Unterbringung und Freiheitsentziehung aus psychiatrischer Sicht », in *Handbuch der foresischen Psychiatrie*, (Hsg. H. Göppinger u. H. Witter), p. 1384-1426, Berlin-Heidelberg-New York, Springer, 1972.

HOFFMANN J., *Das Wener K.K. Allgemeine Krankenhaus*, Wien, Hof-U. Staatsdruckerei, 1873.

JETTER D., *Geschichte des Hospitals* Bd. I, Wiesbaden, Steiner, 1966.

KATSCHNIG H., GRUMILLER I. und STROBL R., *Daten zur stationären psychiatrischen Versorgung Osterreichs*, Teil 1 : Inzidenz, Teil 2 : Prävalenz, Wien, Osterr. Bundesinstitut für Gesundheitswesen, 1975.

KOLLE K., *Grosse Nervenärzte* Bd.I. u.II, Stuttgart, Thieme, 1970.

LESKY E., *Die Wiener medizinische Schule in 19. Jahrhundert*, Graz-Köln, Böhlau, 1978.

PANSE F., *Das psychiatrische Krankenhauswesen*, Stuttgart, Thieme, 1964.

RIGLER O. u. BRIGL H., « *Anstaltspsychiatrie gestern und heute* » in *Wien. klin. Wschr. Jhg.*, 74, S 876-881, 1962.

SCHÖNAUER L., *Das medizinische Wien*, Wien, Urban and Schwarzenberg, 1947.

SLUGA W., *Geisteskranke Rechtsbrecher*, Wien-München, Manz 1977.

LA BELGIQUE

C'est au cours du XIXe siècle que sont édifiés la plupart des grands asiles belges et que sont élaborées les lois qui les régissent. Au lendemain de la révolution de 1830, la Belgique, désormais séparée de la Hollande, se donne rapidement un gouvernement provisoire qui, dès le 1er février 1831, élabore une constitution puis devient le royaume indépendant qu'elle est encore aujourd'hui. Nous ignorons si avant cette époque assez tourmentée l'influence des réformes asilaires réalisées à Paris par Pinel puis par Esquirol s'était déjà fait sentir en Belgique. En ce temps-là, les malades mentaux étaient hébergés dans des hospices, des couvents, ou dans de petites maisons annexées aux hôpitaux, mais bientôt des établissements spéciaux sont aménagés ou construits.

Premières mesures

Dès 1841, le jeune gouvernement charge une commission, spécialement constituée à cet effet, de proposer un plan pour l'amélioration de la condition des aliénés. Elle signale d'une manière saisissante, dans son rapport, l'état déplorable dans lequel se trouvaient la plupart des établissements et le défaut ou tout au moins l'insuffisance absolue des soins médicaux. En plaçant les maisons d'aliénés sous le contrôle de l'autorité administrative et de l'autorité judiciaire, en soumettant l'entrée et la sortie des malades à des règles positives, en organisant avec soin le service médical, la loi du 18 juin 1850 inaugure une ère nouvelle. Après une expérience de plus de vingt années, cette loi est à son tour modifiée et améliorée par celle du 28 décembre 1873. Ces dispositions légales, dont nous allons donner un bref aperçu, forment encore aujourd'hui le code sur la matière, complété par d'importantes mesures administratives.

Les asiles belges

Le nombre des établissements psychiatriques fermés qui existent dans le pays au début du siècle s'élève à cinquante-quatre, dont six sont la propriété de l'État. Les autres appartiennent soit à des administrations publiques (provinces ou commissions communales d'assistance) soit à des particuliers, soit surtout à des corporations religieuses.

L'article 1er de la loi dit que « nul ne peut ouvrir ni diriger un établissement destiné aux aliénés sans une autorisation du gouvernement ». L'ouverture d'un établissement doit donc faire l'objet d'un arrêté royal, de même que la nomination du directeur. Celui-ci pouvait, sous le régime de la loi de 1850, choisir lui-même un médecin. La loi de 1873 a tenu à remédier à cette situation de dépendance en faisant nommer les médecins par le ministre de la Justice. Certains asiles ou colonies ont à leur tête un médecin-directeur. Jadis le médecin pouvait être celui du village le plus proche. Il a fallu attendre un arrêté ministériel du 9 avril 1931 pour voir créer un jury d'examens chargé de vérifier les connaissances en neuro-psychiatrie des candidats.

Les rigueurs de la loi

La loi se montre fort rigoureuse au point de vue de l'installation matérielle des établissements et un règlement général organique, du 1er juin 1874, détermine minutieusement toutes les conditions qu'ils doivent réunir, notamment au point de vue de la disposition des locaux, du personnel de direction et de soins, de toute la vie intérieure de la maison, de la tenue des registres officiels et d'observations cliniques détaillées, de l'exercice des cultes.

La surveillance des établissements est confiée au procureur du roi, qui est tenu de visiter au moins tous les trois mois les divers asiles d'aliénés de l'arrondissement. Il existe en outre un Comité central d'inspection, composé de trois psychiatres placés sous l'autorité du ministre de la Justice, ainsi que des inspecteurs administratifs. Si des contraintes ont dû être employées vis-à-vis de certains malades, il doit en être fait mention dans un registre spécial, également contrôlé par le procureur du roi. Le texte de l'article 17 de la loi, relatif au recours possible des aliénés auprès du président du tribunal de première instance, doit être affiché à côté des boîtes aux lettres (circulaire du 23 août 1872).

De l'admission dans les établissements d'aliénés

Toute personne ou toute autorité intéressée peut présenter une demande d'admission qui doit être accompagnée d'un certificat médical ayant moins de quinze jours et délivré par un médecin étranger à l'établissement, dans des termes prescrits par arrêté ministériel. Le médecin en chef examine le malade et consigne ses observations dans un registre officiel dont chaque page a été préalablement paraphée par le procureur du roi. À l'issue des cinq premiers jours, il confirme ou infirme la nécessité d'une hospitalisation. Une copie de ces observations est alors adressée à cinq autorités : procureur du roi de l'arrondissement, gouverneur de la province, juge de paix du canton, bourgmestre de la commune, comité permanent d'inspection. Si le malade est maintenu en traitement contre sa volonté, le bourgmestre de la commune prend un *arrêté de collocation*[1], qui doit être confirmé par le collège échevinal lors de sa plus proche réunion.

De la sortie

Lorsque le malade est déclaré guéri, la mise en liberté ne peut avoir lieu immédiatement : le directeur en donne avis par lettre recommandée à la personne ou à l'autorité qui a demandé la collocation et aux autorités qui ont été informées. Un délai de cinq jours doit être observé afin de permettre à tous les intéressés de s'opposer éventuellement à la sortie. Ceux-ci doivent alors s'adresser à la Députation permanente du conseil de la province, qui est seule compétente en la matière.

La sortie peut avoir lieu aussi à l'initiative du signataire de la demande d'admission, même contre l'avis médical. Le directeur est tenu de signaler à l'administration centrale les malades dangereux qui seraient retirés malgré l'avis du médecin. Indépendamment des autres mesures protectrices, le malade lui-même, ou toute personne intéressée, peut s'adresser au président du tribunal du lieu de l'établissement, qui ordonne éventuellement une expertise judiciaire. Si une ordonnance d'élargissement intervient, cette mesure est susceptible d'appel et même de cassation.

Des autres formes de sortie. Le médecin peut autoriser des sorties en promenade, en congé ou à l'essai. Au-delà du terme de congé de quinze jours, le congé devient une sortie à l'essai, qui doit être autorisée par la personne ou l'autorité qui a demandé la collocation. La sortie à l'essai est en principe de trois mois, période renouvelable trois fois. Elle devient définitive de plein droit après un an. *L'administration des biens du malade colloqué* est confiée à un administrateur provisoire désigné par le tribunal de première instance du lieu de son domicile. Cet administrateur ne peut représenter l'aliéné en justice que pour les actions concernant ses biens. Une action en divorce, par exemple, est suspendue pendant l'internement de l'un des époux. Toutefois, l'aliéné colloqué conserve sa capacité légale, il demeure capable de poser des actes juridiques et éventuellement de voter. Il peut être personnellement cité en justice et il parvient même parfois à faire citer en justice le médecin en chef de l'asile ! S'il

1. Le terme « collocation » désigne la séquestration officielle d'un malade, celui d'« internement » étant réservé aux mesures prises en vertu de la loi dite de « défense sociale ».

est hospitalisé, la privation de liberté fera obstacle au mariage ; mais s'il est *interdit*, la jurisprudence et la doctrine belges décident, contrairement à la doctrine et à la jurisprudence françaises, qu'il ne peut contracter mariage.

Les services ouverts

Beaucoup d'asiles « fermés », c'est-à-dire réservés aux malades colloqués, ont organisé sous la pression de l'opinion médicale des services « ouverts » pour malades libres qui, d'après le règlement, doivent être « non protestataires et présumés non dangereux ». On doit les héberger dans des locaux distincts de ceux des colloqués. Il existe en outre dans le pays une dizaine de services ouverts ou cliniques non annexés à des asiles.

Ces « pavillons libres » ont dû se développer au début du siècle contre la volonté de l'autorité judiciaire, qui y voyait des asiles clandestins. Les audacieux protagonistes du traitement libre des malades mentaux furent souvent menacés de poursuites et durent même subir des descentes du Parquet, à la recherche de détentions arbitraires. Le mouvement se développa néanmoins dans l'illégalité, ainsi qu'il est de règle à l'origine de tout progrès : « Les mœurs ont plus de force que les lois », disait Anatole France...

Les pavillons libres n'étaient alors accessibles qu'aux malades fortunés et il fallut attendre de longues années encore avant de voir ce progrès se généraliser et de pouvoir soigner des malades, même indigents, sans les formalités vexatoires de la collocation.

Les établissements pour enfants

Une loi du 14 juin 1920 a fait perdre aux établissements pour enfants anormaux leur caractère d'asiles d'aliénés. Ceux-ci ont été transformés en *instituts pour enfants anormaux*, mais ils restent soumis, comme les services ouverts, aux mêmes inspections que les asiles. Cependant cette loi ne vise que les enfants « anormaux ». Ceux qui sont atteints de « démence » restent soumis aux prescriptions de la loi sur le régime des aliénés et séjournent dans un asile. Les mineurs dépendant du juge des enfants sont soustraits pendant toute la durée de leur collocation aux effets de la loi sur la protection de l'enfance. Le juge ne peut donc pas ordonner la libération de son pupille colloqué.

Le mouvement d'Hygiène mentale, né au lendemain de la Première Guerre mondiale, a ouvert dans le pays de nombreux dispensaires, tant pour adultes que pour enfants. Ces organisations ont inauguré la politique dite de secteur, très utile tant au point de vue de la prévention qu'à celui de la collaboration avec les établissements, les écoles, les tribunaux.

La Colonie de Geel

L'histoire du traitement familial des malades mentaux à Geel est douze fois séculaire et vaut qu'on s'y attarde quelque peu. Vers la fin du VIIᵉ siècle, la fille d'un roi d'Irlande, prénommée Dimphne, quitta clandestinement son pays accompagnée de son confesseur, le vieux prêtre Gerebernus. Elle voulait échapper à son père, qui lui proposait des rapports incestueux. C'est à Geel, sur le chemin d'un pèlerinage à Rome, que les fugitifs furent rejoints par le roi à la tête de ses gens d'armes. Furieux, il fit mettre à mort le vieux confesseur et il décapita lui-même sa fille.

D'après la légende on aurait observé des guérisons miraculeuses de troubles mentaux sur la tombe de la vierge martyre, qui symbolisa désormais la résistance au démon. Geel devint un lieu de pèlerinage et les habitants continuèrent à héberger les malades. Dimphne fut ultérieurement canonisée, ainsi d'ailleurs que le père Gerebernus, et lorsqu'on lui édifia une église, au XIIIᵉ siècle, on y adossa une « chambre des malades » qui devint une sorte de petite annexe psychiatrique où les pèlerins faisaient des neuvaines. Les reliques de sainte Dimphne furent placées dans une châsse montée sur une sorte de baldaquin et sous laquelle les « possédés » passaient à croupetons pour être exorcisés : la dalle de pierre qui supporte le tout est usée tant les passages ont été nombreux !

Le traitement familial des malades mentaux se perpétua même après que furent construits, en 1862, une infirmerie, puis un hôpital psychiatrique, et que la colonie devint propriété de l'État. Actuellement encore, les villageois de toute la région se montrent fiers d'accueillir un malade car les autorités ne confient cette charge qu'aux familles de bonne réputation. Notons que malgré ce système de placement familial tous les malades étaient « colloqués ». Ce n'est que depuis 1929 que Geel possède un secteur « ouvert » !

Une colonie analogue fut créée en 1885 en pays wallon, à Lierneux ; son organisation est semblable à celle de Geel mais, en l'absence de tradition historique, le placement familial des malades fut plus difficile à réaliser. Il réussit cependant dans de nombreux cas et la colonie demeure très vivante.

Le traitement des délinquants anormaux

La loi du 9 avril 1930 dite « de défense sociale » a institué un régime juridique nouveau pour tous les délinquants anormaux, non seulement pour ceux dont la responsabilité est complètement annihilée, mais aussi pour ceux dont la responsabilité est « atténuée », à condition cependant que cette « atténuation » ait un certain caractère de permanence (article 1ᵉʳ de la loi). Les juridictions d'instruction et les juridictions de jugement ont la faculté (pour les cas où la détention préventive est autorisée) de placer ces inculpés en observation dans une annexe psychiatrique d'un centre pénitentiaire, pour une durée d'un mois, laquelle peut être renouvelée sans qu'elle puisse en aucun cas dépasser six mois.

Un expert psychiatre ou un collège d'experts examine l'inculpé et, s'il est reconnu être « dans un état de démence ou dans un état grave de déséquilibre ou de débilité mentale le rendant incapable du contrôle de ses actions », la juridiction qui l'a placé en observation prononce l'*internement* dans un établissement spécial. La durée de l'internement est en principe de cinq ans. Ce terme est porté à dix ans si le fait est punissable des travaux forcés, ou à quinze ans si le fait est punissable de la peine de mort. Ces décisions sont susceptibles d'appel.

Une commission composée d'un magistrat, d'un membre du barreau et d'un médecin psychiatre – en général le médecin de l'annexe psychiatrique où le malade a été observé – désigne l'établissement où l'internement aura lieu et statue ultérieurement sur la mise en liberté à l'essai ou définitive. Si le malade n'est pas guéri, l'internement peut être prorogé indéfiniment. C'est donc la sentence indéterminée appliquée aux inculpés anormaux. Un membre du Parquet et des agents sociaux assistent aux séances de la commission. Celle-ci réexamine tous les six mois le cas de chaque interné à la lumière des observations faites par les médecins de l'établissement, et tente de trouver un reclassement social pour les malades guéris ou simplement améliorés. Les sorties à l'essai sont soumises à des conditions qui, si elles ne sont pas respectées, entraînent automatiquement la réintégration du malade. Dès la première année de son application cette loi a donné de très bons résultats.

Le XXe siècle

Il y a actuellement soixante-six hôpitaux psychiatriques en Belgique, dont quarante-cinq en Flandre. Parmi les patients qu'ils hébergent, un tiers seulement sont « colloqués », alors que jadis ils l'étaient tous, même à Geel. Le développement de la sectorisation, des chimiothérapies ambulatoires, des services libres, et les retombées du mouvement antipsychiatrique ont complétement transformé le monde « psy ». L'intervention de psychologues, d'ergothérapeutes, de kinésithérapeutes, de physiothérapeutes, d'éducateurs, a largement contribué à ce renouveau, en même temps que la création d'ateliers protégés et que l'extension des dispensaires d'hygiène mentale.

Parmi les publications récentes d'auteurs belges, nous citerons : *Le système AMDP. Manuel de documentation et de quantification de la psychopathologie*, par D.-P. Bobon. Comme l'a dit J. Sutter, rarement un aussi petit livre aura relaté un travail aussi considérable et jamais sans doute un système de cotation n'aura revêtu dans l'histoire de la psychiatrie une importance aussi grande. Il s'agit du fruit de nombreuses consultations internationales sur le vocabulaire psychiatrique et d'un procédé standardisé d'évaluation. Ce système est déjà transposé ou en cours d'adaptation en onze langues. Le secrétariat de l'AMDP a été confié à la Clinique psychiatrique universitaire de Liège.

Au point de vue législatif, une loi nouvelle du 1er juillet 1964 est venue apporter quelques perfectionnements à la loi de « défense sociale ». L'internement est maintenant, quelle que soit la gravité de l'acte, d'emblée de durée indéterminée. Ceci constitue un évident progrès car on ne fixe jamais d'avance la durée d'un traitement. D'autre part, la commission est autorisée, en cas de nécessité thérapeutique, à transférer le malade dans une clinique privée, les conditions de travail dans les établissements officiels ne permettant pas toujours un traitement adéquat.

Malheureusement, le rôle du psychiatre avant le jugement est resté le même : le faux problème du « contrôle des actions » continue à lui être posé bien que certains travaux juridiques aient montré « l'impasse de la responsabilité pénale » (P. Cornil). Il n'a pas été possible, lors des travaux préparatoires à la révision de la loi, de faire admettre aux juristes que la réalité clinique est trop variable, trop mouvante, pour s'adapter à des définitions juridiques rigides. L'expert psychiatre continue donc à devoir terminer son rapport par un pieux mensonge en déclarant le malade « incapable du contrôle de ses actions », ce qui est non seulement faux dans l'immense majorité des cas mais aussi nettement antithérapeutique, au moment précis où l'on va entreprendre un traitement de rééducation de la volonté et de la responsabilité.

Quoi qu'il en soit, on voit que, malgré les radicales différences entre la sanction et la thérapeutique, un accord médico-juridique se dessine : depuis plus de cinquante ans les commissions de défense sociale, composées d'un magistrat, d'un avocat et d'un psychiatre, assistés d'un représentant du Parquet et d'agents sociaux, recherchent et trouvent, avec le détenu lui-même, avec son conseil, sa famille, ses employeurs, les conditions qui permettent la réinsertion sociale même des anormaux les plus graves. Et ce résultat est souvent possible malgré les conditions matérielles encore très insuffisantes des œuvres de reclassement. La preuve de l'efficacité de ce travail se trouve dans ce fait que toutes les statistiques démontrent : le taux de la récidive est trois fois plus faible parmi les anormaux de défense sociale que parmi les récidivistes (souvent tout aussi anormaux !) confiés à la répression classique.

L'entente si difficile entre l'esprit juridique et l'esprit médical est donc possible, pour autant qu'on fasse l'effort d'adopter vis-à-vis du détenu une attitude commune, attitude qui doit se situer au-delà du droit pour le magistrat et au-delà de la médecine pour le psychiatre, sur un terrain commun, celui de la *personne humaine*. L'éminent pénaliste qu'était le procureur général Léon Cornil n'a-t-il pas déclaré dans un de ses derniers travaux qu'il voyait les principes de la « défense sociale » appliqués un jour aux normaux comme aux anormaux ? On peut espérer parvenir ainsi à une justice plus humaine et, partant, plus efficace.

D'autre part, il faut signaler encore que l'atmosphère des prisons a considérablement changé depuis que des services psychiatriques, que l'on devrait appeler plutôt médico-psychologiques, y ont été organisés. Les recours aux punitions et au « cachot » sont devenus beaucoup plus rares. Pour l'examen des cas difficiles un centre d'orientation pénitentiaire (COP) a été créé à la prison de Saint-Gilles, sous la direction du professeur J.-P. Dewaele, actuel directeur du Service d'anthropologie pénitentiaire, qui a monté un très beau laboratoire de recherche psychologique, utilisant des méthodes tout à fait originales d'analyse des personnalités.

BIBLIOGRAPHIE

BOBON D.-P., *Système AMDP. Manuel de documentation et de quantification de la psychopathologie*, Bruxelles, Mardaga, 1981.

CORNIL L., procureur général près la Cour d'appel de Bruxelles, « Exposé et analyse de la loi du 9 avril 1930 », *Revue de droit pénal et de criminologie*, 1930.

CORNIL P., professeur à l'Université de Bruxelles, « L'impasse de la responsabilité pénale », *Revue de droit pénal et de criminologie*, 1962.

LEY J., agrégé à l'Université de Bruxelles, « La psychiatrie en question, évolution et perspectives », *Revue de droit pénal et de criminologie*, 1979.

WOUTERS P., conseiller à la cour de cassation, et POLL M., directeur général au ministère de la Justice, *Du régime des malades mentaux en Belgique*, 1 vol., 247 pages, deuxième édition, Bruxelles, 1938.

LE BRÉSIL

La période coloniale

Rares sont les données sur le sort des malades mentaux au Brésil durant la période coloniale. Selon Seibel *et al*, au XVIIIe siècle, à l'hôpital de la Santa Casa de Misericordia de Bahia, on gardait les malades mentaux dans les « *casinhas de doudos* », mais ces « petites maisons de fous » n'étaient pas des lieux de traitement. À l'époque coloniale, l'assistance hospitalière et médicale dépendait la plupart du temps des communautés religieuses, régies selon les principes de la charité chrétienne. Dès 1543, les hôpitaux de la Santa Casa de Misericordia suivirent cette règle. Notamment, ils hébergeaient les pauvres.

Si l'on excepte l'exemple de la Santa Casa de Misericordia de Bahia, l'internement pour cause spécifique d'aliénation mentale semblerait inexistant. L'assistance aux malades mentaux n'apparut réellement qu'après 1822, date de l'indépendance du Brésil.

Le XIXe siècle

Naissance de la psychiatrie

L'indépendance du Brésil provoqua de grands changements dans la société de ce pays. Une monarchie vit le jour et amena de nouvelles institutions. La médecine brésilienne put se forger à la faveur de ces transformations : elle devint une institution et détint enfin le pouvoir qu'elle revendiquait depuis la période coloniale.

Au Brésil, la naissance de la psychiatrie fut étroitement liée à l'histoire de la médecine sociale. Selon I. Paim, le journal de médecine du Dr Sigaud (1796-1856), *Annales de médecine, chirurgie et pharmacie*, joua un rôle considérable dans le développement de la culture médicale. Il contribua à divulguer la médecine européenne et plus particulièrement la médecine française. Ce journal n'eut qu'une durée éphémère, puisqu'il ne fut publié que de 1827 à 1828, mais de nombreuses études y furent insérées, comme les *Hallucinations sensorielles de Bayle (1795-1858)* ou *L'épilepsie du Dr Broussais*. Les médecins brésiliens purent ainsi prendre conscience de l'importance des problèmes de psychopathologie. Ils établirent les fondements d'une société apte à « promouvoir le goût pour les études médicales et l'intérêt pour le progrès de la science », comme le remarque I. Paim.

En 1829, fut donc créée à Rio de Janeiro la Société de médecine et de chirurgie. Elle visait essentiellement à renforcer l'hygiène publique et à défendre les sciences médicales. Elle se voulut une Société de médecine sociale. C'est au sein de cette société que les médecins brésiliens menèrent leur campagne pour une meilleure assistance aux aliénés ; il s'agissait des docteurs Sigaud, J. Meireles (1798-1868), J.-M. da Cruz Jobim (1802-1878) et L. de Simoni (1792-1881). Ils créèrent l'*Hebdomadaire de la Santé publique* en 1831, qui devint l'organe de la Société de médecine et de chirurgie. En 1835, cette dernière prit le titre d'Académie impériale de médecine.

Des modifications intervinrent dans l'enseignement médical. Une loi de 1832 transforma les anciens collèges de médecine et de chirurgie de Bahia et de Rio de Janeiro en facultés de médecine. Ces collèges avaient été créés en 1808 par D. João VI lorsque la cour du Portugal s'installa à Rio de Janeiro, important événement puisqu'il contribua aux débuts des transformations culturelles et scientifiques du Brésil. Répondant aux préoccupations de la Société de médecine qui avait créé par ailleurs la Commission de salubrité générale, la loi de 1832 instituait la chaire de médecine légale. Le Dr J.M. da Cruz Jobim fut le premier professeur de médecine légale à la faculté de médecine de Rio de Janeiro, alors que le Dr J.F. de Almeida remplissait les mêmes fonctions à Bahia.

Les problèmes occasionnés par l'aliénation mentale préoccupèrent les titulaires de ces nouvelles chaires et tout particulièrement le Dr J.M. da Cruz Jobim. En effet, il signa un rapport sur les conditions de traitement des malades mentaux, qu'il présenta, en 1830, devant la Commission de salubrité générale, alors qu'il n'était pas encore directeur de la faculté de médecine de Rio de Janeiro. Dans ce rapport il signalait qu'on ne pouvait plus passer sous silence la manière dont étaient traités les malades mentaux dans l'hôpital de la Santa Casa de Misericordia : « On peut à peine croire qu'à Rio on puisse rencontrer un tel degré de barbarie dans une maison destinée à soulager le malheur dont chacun de nous peut être la victime. Nous sommes persuadés que ce qui manque c'est un cœur bien intentionné et beaucoup d'influence pour faire sentir la nécessité d'un asile d'aliénés dans les environs de la ville, où ils bénéficieront de toutes les commodités qu'exigent leur état et traitement. » D'autres voix s'unirent à celle du Dr da Cruz Jobim, ainsi celles du Dr Sigaud et du Dr Silva Peixoto qui, en 1837 présenta la première thèse de doctorat brésilienne de psychopathologie à la faculté de médecine de Rio.

Les protestations qui émanaient de la Société de médecine, surtout celle du Dr da Cruz Jobim, contre les conditions lamentables des insensés dans les hôpitaux de la Santa Casa de Misericordia, sont à l'origine de la psychiatrie brésilienne.

Il se constitua ainsi trois noyaux de la psychiatrie au Brésil :

1. l'un à Rio de Janeiro, sous la bannière du Dr Juliano Moreira, influencé par le discours de la psychiatrie allemande ;

2. l'autre à São Paulo, sous la direction du Dr Franco da Rocha, dont la conception de la maladie mentale était plus organiciste ;

3. l'autre à Pernambuco (région du Nordeste brésilien), postérieur aux deux autres, sous la direction du Dr Ulysses Pernambucano, ne se revendiquant d'aucun discours psychiatrique européen, mais tenant compte des réalités du moment historique de sa région ; l'aspect typiquement régional était à la base de ses études psychiatriques.

Le mouvement de protestation alimenté dès 1830 par le Dr da Cruz Jobim porta ses fruits : l'empereur Pedro II (1840-1889) signa le décret de fondation du premier hôpital national : l'hospice D. Pedro II inauguré en 1852 à Rio de Janeiro. Avant cette date, les malades mentaux, lorsqu'ils n'étaient pas enfermés dans les prisons, traînaient sur la voie publique ou étaient hébergés dans les Santas Casas de Misericordia aussi bien dans l'État de Rio que dans ceux de São Paulo, Pernambuco ou Bahia. D'autres asiles furent construits sur le modèle de l'hospice D. Pedro II : à São Paulo en 1852, à Pernambuco en 1861, à Bahia en 1874 et au Rio Grande do Sul en 1884. En 1898, l'hospice de São Paulo fut reconstruit en un lieu-dit, Juqueri, qui donne son nom à l'hospice. Comme le remarque Seibel *et al*, la construction de cet hôpital revêtit une importance toute particulière : il devint la plus grande institution pour malades mentaux de l'Amérique du Sud. Le professeur Franco da Rocha, chargé de l'organisation du Service d'assistance aux aliénés, avait détourné les pouvoirs publics de leurs intentions premières. En effet, ceux-ci, impressionnés par le flux migratoire et le développement de l'État de São Paulo, avaient favorisé la création de diverses colonies éparpillées dans la province. Le professeur Franco da Rocha, au contraire, « leur démontra, d'une manière convaincante, les inconvénients d'une telle mesure. Il proposa, et sortit victorieux du débat, que soit créé dans la capitale, ou à proximité, un hospice central modèle construit selon les bases de la psychiatrie moderne ; en relation avec lui fonctionneraient les asiles-colonies ». Et Seibel conclut : « Cette attitude a rendu sans effet une des expériences peut-être les plus originales de décentralisation proposé dans notre évolution psychiatrique. Si cette expérience avait vu le jour, elle aurait eu comme plus grand avantage de laisser le malade à proximité de sa communauté. »

En 1884, le professeur M. Bittencourt obtint la première chaire de psychiatrie de la faculté de médecine de Bahia, et le professeur T. Brandão celle de la faculté de médecine de Rio de Janeiro. Le développement théorique et clinique de la psychiatrie put ainsi avoir lieu. Cependant, des médecins, tels que T. Brandão, Peixoto ou Fontes, demeurèrent sous l'influence du discours théorique de la psychiatrie française.

La naissance de la psychiatrie et la fondation des hôpitaux psychiatriques au Brésil découlèrent à la fois de la protestation du docteur da Cruz Jobim et de données socio-économiques et politiques. Les transformations sociales survenues à la faveur de l'indépendance du Brésil permirent l'apparition d'une relation « maladie mentale-aliénation hospitalière », passée inaperçue auparavant. Elles favorisèrent aussi la naissance de la psychiatrie en tant que science médicale, quoique rattachée à la médecine générale : elle ne trouvera son autonomie qu'au début du siècle suivant. Toutefois, la psychiatrie brésilienne, comme le souligne Freire-Costa, « jusqu'à Moreira, s'est limitée à reproduire le discours théorique de la psychiatrie française et à suivre la pratique dictée par le personnel laïc et religieux, chargé de l'administration des hôpitaux ».

L'organisation hospitalière : l'hospice Pedro II

Inauguré en 1852, l'hospice D. Pedro II resta subordonné administrativement à l'hôpital de la Santa Casa de Misericordia, en vertu du décret de sa fondation. Le premier médecin-chef de l'hospice D. Pedro II fut le docteur da Cruz Jobim, et le premier psychiatre à en prendre la direction, T. Brandão (auparavant il n'y avait que des médecins généralistes).

Structure

L'hospice D. Pedro II était divisé en un corps de bâtiments et deux ailes symétriques. Le bâtiment central comprenait l'administration, la chapelle et les services généraux. Les ailes étaient destinées à l'accueil des malades ; celle de gauche était réservée aux hommes, celle de droite aux femmes. Chacune de ces ailes avait deux étages ; l'étage inférieur était occupé par les malades agités, l'étage supérieur, par les sujets calmes. Il faut savoir qu'auparavant, aux mêmes étages, voisinaient les paralytiques, les épileptiques et les idiots avec les agités. Il y avait encore deux grands réfectoires, l'un pour les pensionnaires, l'autre pour les indigents, des vastes salles, des bibliothèques, des ateliers où se tenaient les malades durant la journée, enfin des bains. Un jardin ceint d'une grille de fer séparait l'hospice de la route. T. Brandão, dans un ouvrage intitulé *Des établissements d'aliénés au Brésil*, en 1883, soulignait l'importance de l'hospice D. Pedro II. Il notait : « L'architecte qui a fait cet hospice a pris pour modèle les établissements analogues de l'Europe ; seulement il l'a adapté au climat, faisant ainsi les pièces plus larges, les plafonds plus élevés », et il ajoutait : « là [...] fonctionne la clinique psychiatrique et l'on [y] trouve un grand nombre d'éléments pour l'étude de cette spécialité. »

Administration

L'hospice D. Pedro II était administré par une association de bienfaisance. Une commission de trois membres de la Santa Casa de Misericordia supervisait l'administration, avec pour président celui de la Santa Casa de Misericordia. Le personnel supérieur se composait d'un administrateur, de la sœur supérieure, d'un aumônier, de deux médecins – un médecin-chef et un médecin-adjoint chargés d'examiner les malades venus de l'extérieur. Une religieuse s'occupait de la pharmacie. Il n'y avait pas d'interne en médecine. Que l'hospice D. Pedro II fût administré par cette association de bienfaisance signifiait qu'il n'était qu'une annexe des hôpitaux de la Santa Casa de Misericordia. Selon I. Paim, ce fut l'un des facteurs qui détermina un retard de quarante-cinq ans dans le développement de la psychiatrie au Brésil. I. Paim note que les portes de cet établissement, fondé par les pouvoirs publics pour le traitement des aliénés, s'ouvraient seulement pour y recueillir des privilégiés. L'hospice dépendait des sœurs de Saint-Vincent-de-Paul, qui y règnaient en souveraines, n'admettant ni les conseils ni les réprimandes des médecins. Leur pouvoir était absolu.

Effectifs, type de maladies mentales

P. Rey avance le chiffre de 15 000 aliénés sur une population de 11 780 000 habitants dans tout l'Empire. Il y avait en principe 300 places à l'hospice D. Pedro II, mais l'on y recevait parfois plus de 350 malades mentaux. La population se composait d'indigents et de pensionnaires. Les premiers étaient admis gratuitement, les seconds subvenaient aux frais de leur séjour. Le tarif des pensions variait selon trois classes de pensionnaires. L'hospice de São Paulo, où la majeure partie des aliénés étaient des indigents, comptait, en 1895, 376 malades, répartis comme suit : 258 blancs, 77 noirs, 41 mulâtres. Or il y avait environ deux millions d'habitants à São Paulo, avec un pourcentage de : 30 % d'étrangers, 11 % de noirs, 13 % de mulâtres.

D'après P. Rey, à l'hospice D. Pedro II de Rio, apparaissaient, par ordre décroissant, les maladies suivantes : la démence, la manie, la monomanie, la lypémanie, l'épilepsie, l'alcoolisme, l'imbécillité, l'hystérie et la paralysie générale[1]. T. Brandão remarquait que cette dernière maladie était encore rare peu d'années avant 1883, mais se rencontra souvent cette année-là. La paranoïa, en tant qu'entité nosologique, n'apparut qu'en 1895. Certains médecins attribuaient l'étiologie de maladies mentales à l'hérédité, d'autres, tels les docteurs da Rocha et T. Brandão, s'appuyaient sur l'hérédité mais aussi sur l'affectivité. Dans le cas des psycho-névroses, comme la manie, l'origine de la maladie relevait de troubles affectifs, l'étiologie était d'ordre vaso-motrice. Dans le cas d'une manie grave ou du délire systématisé chronique, l'aspect organique et psychique était considéré comme à la base de la maladie. La paranoïa résultait d'une dégénérescence héréditaire.

1. On trouvera de plus amples données statistiques dans le livre de P. Rey, *L'hospice Pedro II et les aliénés au Brésil*, Paris 1875.

Mulâtres	Noirs	Blancs	F.	H.	Étrangers	Brésiliens	Type de maladie
20	26	120	78	88	70	96	Manie et excitation maniaque
27	28	279	159	175	171	163	Lypémanie
-	2	6	4	4	2	6	Manie grave
7	6	31	9	35	28	16	Délire systématisé chronique
13	12	64	48	41	25	64	Folie périodique, circulaire, forme double
11	6	50	20	47	30	37	Folie consécutive aux perturbations extra-cérébrales
-	1	2	-	3	-	3	Catatonie
9	2	48	25	34	14	45	Démence
9	-	84	3	90	52	41	Ménigo-encéphalite chronique et diffuse
14	23	82	16	103	45	74	Alcoolisme chronique
8	12	43	29	34	23	40	Démence sénile due aux traumatismes, foyers lésionnels
-	-	4	2	2	2	2	Délire aigu
2	2	23	3	24	12	15	Syphilis cérébrale
30	32	129	72	119	52	139	Paranoïa
26	16	132	53	121	53	121	Folies parallèles ou de substitution aux grandes névroses
-	1	6	1	6	3	4	Hébéphrénie
16	5	87	26	82	21	87	Folie de dégénérés
20	18	67	43	62	15	90	Imbécillité
-	5	14	11	8	5	14	Idiotisme
212	197	1 271	602	1 078	623	1 057	

D'après le Dr F. da Rocha, *Esbôço de Psychiatria Forense*, 1904.

Recensement de la population de l'hospice d'aliénés de São Paulo, 1904.

Traitement

On préconisait le traitement moral ainsi que le traitement par le travail. Ces choix allaient d'eux-mêmes, puisque les psychiatres brésiliens s'appuyaient sur le modèle théorique français. Ainsi les aliénés travaillaient-ils dans les ateliers, dans les services intérieurs, à la cuisine ou au jardin. Les femmes s'occupaient à coudre, broder... Une partie des ouvrages des malades était destinée à l'établissement, l'autre était vendue à leur profit. Des médicaments étaient aussi employés pour le traitement des malades mentaux : le bromure et l'iodure de potassium, le chlorhydrate de morphine et d'une manière générale les révulsifs et les purgatifs. Des préparations pharmaceutiques de bellaton, les composés cyaniques et des antispasmodiques étaient couramment utilisés ainsi que la digitale et l'émétique. Selon T. Brandão, on traitait la lypémanie au moyen du tonique, de préparations opiacées, des bains sulfureux et de douches. On soignait les cas de folie résultant de l'épilepsie grâce à des préparations bromurées ; l'hystérie, à l'aide d'antispasmodiques ; la paralysie générale avec les opiacés. On modérait les surexités par des bains tièdes prolongés.

L'organisation hospitalière faisait appel aux modèles européens, et français en particulier, du point de vue aussi bien institutionnel que thérapeutique. Si l'hôpital était défini comme lieu de traitement, il n'était cependant pas reconnu comme tel par la population, à quelques exceptions près, mais reçu plutôt comme un pis-aller où les malades mentaux étaient relégués, une fois perdu l'espoir de la guérison par un traitement à domicile, ainsi que l'exprimait le docteur da Rocha.

Législation

De la fondation de l'hospice D. Pedro II, en 1852, jusqu'à la fin du XIXe siècle, les aliénés furent internés, sans qu'une législation réglementât leur internement. La législation fut donc *tardive* au Brésil. Même si, en 1886, le docteur T. Brandão notait la nécessité d'une législation réglementant l'internement des aliénés, dans une étude *Des établissements d'aliéné au Brésil*, c'est seulement en 1893 que le gouvernement approuva des statuts qui déterminèrent les modalités de séquestration et de sortie des malades mentaux ; ils suffirent pour prévenir les abus. Comme l'écrit P. Rey, les placements étaient volontaires ou officiels. Le placement volontaire, à l'asile public ou dans les maisons privées, dépendait de la demande du tuteur, du conjoint ou de la famille de l'aliéné, leur signature devant être légalisée par un magistrat, de même que le certificat médical, visé par les autorités. Le placement officiel se faisait sur réquisitoire du juge des orphelins ou du chef de la police du district de l'aliéné ou du lieu de son arrestation. Dans les cas graves, le « provedor » ordonnait le maintien ou la remise en liberté du malade. La sortie du malade exigeait donc un certificat du médecin, l'avis du « provedor » et celui des autorités.

Ces dispositions prévaudront jusqu'en 1903. Sous l'influence de Moreira et surtout sous celle de T. Brandão, élu député fédéral en 1903, fut votée la première loi réglementant l'internement des aliénés. Le Congrès national approuva le décret-loi n° 1132 du 22 décembre 1903 qui réorganisait l'assistance aux aliénés. Désormais l'internement s'effectuait seulement après vérification de l'état mental de l'individu. Le médecin-chef de l'établissement concerné rédigeait un rapport qu'il envoyait au juge qui prenait ainsi connaissance de l'admission du malade. Le malade ne pouvait être gardé au-delà de 24 heures ; ce délai expiré, le juge devait être saisi. L'un des aspects significatifs de la loi de 1903, pour ne citer que celui-ci, était la séparation légale des malades mentaux, des criminels et des aliénés criminels. Les articles 10 et 11 de cette loi décrétaient :

– *art. 10* : il est interdit de maintenir les aliénés dans les prisons publiques ou parmi les criminels.

– *art. 11* : tant que les États n'auront pas d'asile spécialisé pour les aliénés criminels et les délinquants, ceux-ci devront rester dans les asiles publics, dans des pavillons existants ou spécialement créés à cet effet.

Le décret n° 24559 du 3 juillet 1934 permit le vote d'une seconde loi réglementant l'assistance aux malades mentaux. Comme le note Freire Costa, cette loi réglementait les services psychiatriques et les normes de la prophylaxie mentale, de l'assistance au psychopathe et de sa protection.

Le XXe siècle

En 1890, un an après la proclamation de la République, l'hospice D. Pedro II devint l'Hôpital national des aliénés et fut placé sous la tutelle de l'État. Cependant, l'assistance psychiatrique se détériora en raison de considérables réductions budgétaires décrétées en 1899. Pour rétablir la situation, le gouvernement Rodrigues Alves (1902-1906) fit appel au docteur Juliano Moreira. Pendant trente ans, celui-ci exerça son influence sur les destins de la psychiatrie brésilienne. Avec le docteur Peixoto, il créa des *Archives brésiliennes de psychiatrie et de neurologie* en 1905, et la Société brésilienne de psychiatrie, neurologie et médecine, dont il fut le premier président, en 1907. Le Dr Moreira sut le premier souligner l'importance de la psychiatrie allemande. En effet, c'est à partir de J. Moreira qu'un tournant s'opéra au sein de la psychiatrie brésilienne : les conceptions théoriques de la psychiatrie française cédèrent le pas aux conceptions organicistes de la psychiatrie allemande. Comme le souligne Freire Costa, les psychiatres brésiliens assimilèrent alors les problèmes psychiatriques aux problèmes culturels en général, les expliquant grâce à la causalité biologique. Ce discours fut tenu au sein de la Ligue brésilienne d'hygiène mentale fondée par le Dr Riedel en 1923. Le but de cette association était d'améliorer l'assistance psychiatrique apportée aux malades. Ces variations du discours psychiatrique, selon Freire Costa, étaient liées aux transformations socio-économiques et politiques que connaissait alors, dans les années 1930, la République. En 1912, la psychiatrie devint une spécialité autonome. En 1927, fut créé le Service d'assistance aux malades mentaux, rattaché plus tard au ministère de l'Éducation et de la Santé.

Dans les années 1950 la dimension sociale est prise en compte pour déceler et étudier la maladie mentale. Le fait psychiatrique est pris dans la multiplicité des facteurs qui le déterminent et les concepts organicistes qui, jusqu'ici, expliquaient les maladies mentales, perdent leur exclusivité et cèdent la place à d'autres concepts qui viennent se greffer dans la compréhension des maladies mentales et du malade mental. Ce changement est dû aussi bien à l'influence des théories psychanalytiques qu'à l'écho tardif des mouvements psychiatriques qui se sont déroulés en Europe à l'époque de la Libération, surtout en France et en Angleterre[1]. Dans les années 1960 et 1970, le discours psychiatrique est surtout centré sur les points suivants :

- l'intégrale misère de l'assistance aux malades mentaux ;
- la découverte des effets nocifs du milieu asilaire ;
- l'affirmation de la psychiatrie sociale (communauté thérapeutique, psychiatrie institutionnelle, sectorisation)[2].

---

1. *Cf.* Dr Eleny Disessa Delgado, *L'assistance psychiatrique au Brésil : histoire des théories et des pratiques*, thèse de doctorat, université Paris V – René-Descartes, 1987.
2. *Ibid.*

En 1974, un décret fixa les lignes directrices d'une politique nationale de la santé mentale. Il établissait un programme prophylactique de diagnostic et de traitement en vue de la réhabilitation des malades. En 1979, un autre décret stipula que la politique d'assistance et de santé, y compris de santé mentale, devrait tenir compte des spécificités régionales au niveau aussi bien socio-économique que culturel. Aujourd'hui au Brésil, l'assistance psychiatrique affronte de graves problèmes.

Priorité est donnée au secteur privé, au détriment des hôpitaux publics, par l'INAMPS, l'organisme d'État qui subventionne les centres hospitaliers et psychiatriques publics. Entre 1975 et 1978, les services de l'INAMPS diminuèrent de 9 %. À ce jour vingt-sept hôpitaux psychiatriques publics seulement restent subventionnés par cet organisme.

Certains psychiatres brésiliens ont souligné que l'on avait trop tendance à transformer tout problème non forcément psychique en problème psychiatrique. En effet, les aspects socio-économiques sont plus souvent à l'origine de l'internement que l'aspect psychiatrique. Les psychiatres brésiliens sont conscients des difficultés actuelles et proposent souvent des solutions telles que la cogestion des hôpitaux, ce qui en faciliterait la gestion et permettrait une assistance plus dynamique. Ils pensent aussi qu'il serait bon de créer des hôpitaux de jour qui tiendraient le rôle de structure intermédiaire. Ils voudraient encore étendre au Brésil tout entier l'expérience de sectorisation qui se pratique à l'hôpital psychiatrique de São Pedro au Rio Grande do Sul.

Selon Seibel *et al.*, la spécificité de la psychiatrie brésilienne résiderait actuellement dans son effort :

- pour changer le style de l'hôpital psychiatrique par la thérapeutique ;
- pour dénoncer les conditions précaires des malades mentaux dans les grands hospices surpeuplés et l'accroissement considérable des institutions psychiatriques privées, dont l'action ne suit généralement pas les directives proposées par les organismes officiels ;
- pour développer une politique de prévoyance sociale auprès de la majorité de la population sans pour autant s'appuyer sur les principes de base de la psychiatric communautaire, sociale et préventive.

Le constat d'une augmentation significative ces dernières années du nombre des psychiatres et professionnels des sciences parallèles – psychologues, psychanalistes, assistantes sociales, thérapeutes et éducateurs – permet de comprendre que les relations interprofessionnelles restent difficiles, les psychanalystes étant réfractaires au dialogue avec des professionnels d'autres tendances en plus de leur éloignement de l'activité psychiatrique à caractère social.

Cela se double du grand nombre d'opinions divergentes sur les questions fondamentales de la psychiatrie et, finalement, de la reconnaissance, insuffisante encore, des sciences sociales comme une des bases d'action du psychiatre.

Les psychiatres brésiliens reconnaissent que la psychiatrie brésilienne, de ses origines à nos jours, a toujours importé des modèles théoriques, institutionnels et thérapeutiques forgés en Europe. Aujourd'hui, ils s'inspirent de la psychiatrie organiciste allemande et des théories américaines, mais lorsqu'ils proposent la sectorisation ou la création d'hôpitaux de jour, ils reprennent des théories françaises contemporaines.

Cependant, actuellement, des médecins, psychologues, tels que le Dr Disessa Delgado, Loyola, C.-P. Camargo, Oliveira Lima, M. Augras – pour ne citer que ceux-là –, prônent un retour aux sources, par leurs travaux de recherche[1], à l'orientation première enseigné par le Dr Ulysses Pernambucano, qui consistait à étudier le fait psychiatrique dans ses aspects sociaux, anthropologiques, culturels, sans laisser pour autant de côté l'aspect neuro-psychiatrique. En effet, selon le Dr Eleny Disessa Delgado, existerait ce qu'elle appelle « le syncrétisme en psychiatrie »[2], comme celui existant en religion. La population brésilienne utilise les rites afro-brésiliens comme moyens de soins de la maladie mentale ainsi que le recours aux psychiatres, d'où « le syncrétisme en psychiatrie ». Bien que leurs approches diffèrent totalement. Il y a donc un champ immense d'investigations à ce niveau et une possible théorisation de ces pratiques et de leurs effets sur la dynamique psychopathologique des patients qui les utilisent.

Pour conclure, il faut souligner que ces théories étrangères furent importées et transposées sans être adaptées au Brésil alors que l'évolution historique de ce pays différait de celle de l'Europe. Il n'y eut aucune commune mesure entre ces théories étrangères et les spécificités socio-économiques et culturelles de la société brésilienne. La naissance de la psychiatrie brésilienne et ses transformations ultérieures reflètent les caractéristiques typiques des pays ayant été touchés par un processus de colonisation.

---

1. D. Eleny Disessa Delgado, *L'étude des effets des rites afrobrésiliens comme agents thérapeutiques sur la dynamique psychopathologique des patients qui les utilisent comme thérapeutique alternative à la psychiatrie* CNPq, Ed. UnB Brésil, 1988. A.-M. Loyola, « Cure des corps et cure des âmes. Les rapports entre les médecines et les religions dans la banlieue de Rio », *Actes de la recherche en sciences sociales*, n° 43, juin 1982. C.-P. Camargo, *Kardecismo e Umbanda*, Ed. Pioneiro, S.P., Brésil, 1961. Oliveira Lima, « Estudo comparativo entre populações atendidas em centro de Saúde e um Terreito de Umbanda na cidade de São Paulo, 1976 », *Temas*, ano VI, n° 11, S.P., Brésil, 1976. M. Augras, « Transe e Construção da Identidade no Candomblé » *Revista Psicologia, Teoria e Pesquisa*, vol. 2, n° 3, set-dez., Ed. UnB., 1986.
2. Dr Eleny Disessa Delgado, *op. cit.*

BIBLIOGRAPHIE

BRANDÃO T., « Des établissements d'aliénés au Brésil », in *Annales médico-psychologiques*, 6e série, tome XI, 1884.

DISESSA DELGADO E., *L'assistance psychiatrique au Brésil* : histoire des théories et des pratiques, thèse de doctorat, Université Paris V – René-Descartes, 1987.

FREIRE COSTA J., *L'influence du contexte brésilien des années 1920-1930 sur la Ligue brésilienne d'hygiène mentale*, Mémoire, 1974.

PAIM I., *Tratado de Clinica psychiátrica*, Ed. Ciências Humanas, 1980.

REY P., « L'hospice Pedro II et les aliénés au Brésil », in *Annales médico-psychologiques*, 5e série, tome XIII, 1875.

DA ROCHA F., « Ensaio de Estatistica - Hospicio de São Paulo », S.P. Typ. *Diario Official*, 1895.

DA ROCHA Dr F., *Esbôço de Psychiatria Forense*, typ. Laemmert, 1904.

SEIBEL, COURA et FILHO, « Évolution de la politique brésilienne d'assistance psychiatrique et de santé mentale », in *Société médico-psychologique*, 1979.

L'ÉGYPTE

Trois regards se disputent le champ de l'aliénation mentale en Égypte au XIXe siècle. L'œil de l'étranger décrit les institutions, dénombre et classe par genres les malades mentaux, ramène dans le champ de la psychiatrie européenne, française en particulier, des compléments de nosographie et de thérapie. L'œil de l'administrateur égyptien de la santé publique lie la notion de maladie mentale au champ des événements socio-politiques. Enfin, celui du peuple possède son mode propre de reconnaissance et de traitement de l'aliénation.

L'histoire de la psychiatrie en Égypte ne peut se situer qu'à partir de ce triple regard, où l'aliénation mentale n'apparaît pas seulement comme une notion précédant celle de maladie mentale. La construction de la notion de maladie mentale, concomitante de la médicalisation de la folie et des institutions qu'elle suppose, se donne au départ comme une construction chimérique située dans la dénégation de l'espace désigné comme celui de l'aliénation mentale par la société égyptienne.

Le regard de l'étranger

Dans la *Description de l'Égypte*, Desgenettes, médecin-chef de l'armée d'expédition napoléonienne, fait état du *Moristan El-Nassery*, grand hôpital des fous du Caire, fondé en l'an 710 de l'Hégire, soit 1310, par le prince El-Nassery, de la première dynastie des Mamlouks. Le terme de *moristan*, ou *bimaristan*, signifie maison de malade, hôpital, hospice. Les hôpitaux généraux portent le nom de Dâr El Chifa (maison de santé). Le moristan du Caire est aussi appelé Dâr El Khothan (maison des aliénés).

Tout d'abord un petit hôpital, une école publique et un oratoire sont construits sur le même terrain. Puis l'oratoire devient mosquée et les bâtiments de l'hôpital s'agrandissent : chaque type de maladie avait ses locaux et son médecin particuliers. Une partie de l'édifice était réservée aux aliénés et à ceux dont la folie est intermittente. Cet hôpital était administré par une délégation du corps des Ulémas ; sa direction médicale était constituée d'un triumvirat : un médecin général, un chirurgien et un oculiste, dont les charges et les fonctions étaient héréditaires. Le moristan demeura jusqu'en 1856 l'asile des lunatiques. Les patients furent ensuite transportés dans un entrepôt à Boulaq, quartier populeux du Caire, d'où ils furent mutés en 1880 dans les quartiers actuels de l'hôpital d'Abbassieh.

Le moristan est composé de huit pièces, susceptibles de recevoir une centaine de malades. En 1833, J.-J. Marcel, visitant le moristan, y rencontre quarante et un malades, dont vingt-sept relevant de la médecine générale et quatorze insensés. « On m'a conduit dans deux petites cours séparées par des murs élevés, contenant chacune dix-huit loges, pour autant d'hommes et autant de femmes insensés ; il y avait sept hommes et sept femmes. Les hommes paraissent mélancoliques, les loges des femmes ne sont pas toutes grillées, les hommes et les femmes sont enchaînés, mais quelques femmes ne sont pas fixées aux murs de leurs loges comme le sont tous les hommes. »

En 1840, Moreau de Tours, rendant compte de la situation des aliénés en Egypte, confie : « Je comptais [pour le moristan] vingt et un malades hommes et sept femmes [...], le délire de la plupart roulerait sur des sujets religieux ou érotiques. Les individus amenés dans l'hospice, selon les dires du gardien, sont atteints d'une folie causée par le Datura stramonium (pomme épineuse). » La médication prescrite était une tasse de lait chaud avec deux onces de sel diluées. La plupart des malades ne viennent pas du Caire mais des villages voisins. Le traitement se fait au moyen de purgatifs salins et de bains en été, dans le bassin central. Les faits sont là : un hôpital pour aliénés au Caire, ville qui compte 400 000 habitants ; pas un seul à Alexandrie, qui compte pourtant plusieurs hôpitaux ordinaires pour une population de 90 000 habitants.

Tandis qu'à la même époque l'intérêt que l'Europe porte au sort des aliénés semble accroître le nombre même de ces malades : « Au fur et à mesure qu'ils se construisent, les asiles se remplissent » (Moreau de Tours), les Arabes ne songent à enfermer qu'une espèce d'aliénés : « ceux que leurs idées fixes, leur turbulence rendent dangereux et insupportables, les terreurs des personnes au milieu desquelles ils vivaient ».

Quelles sont les raisons qui s'opposaient à la « séquestration » des aliénés ? Ignorance, préjugés, défaut de police et de surveillance administrative, état inexistant d'une science se préoccupant des « affections morales », telles sont les raisons les plus souvent alléguées par les aliéniste (Moreau de Tours, L. Auriol...) et que l'on retrouve aussi dans les récits de voyageurs et diplomates étrangers. Tous nous répètent que la folie est regardée comme un mal sacré. Tant que l'aliéné est inoffensif, il est vénéré comme un saint ; s'il devient furieux, c'est qu'il est possédé par un mauvais génie. Dans ce dernier cas, son entourage le respecte toujours mais se tient à distance. Nous y reviendrons. Les témoignages des médecins étrangers en Égypte attestent tous la rareté du phénomène. Mais pour tous, ce qui n'est pas encore épinglé sur le territoire de la maladie mentale est repéré comme tel dans l'errance d'individus vivant en état de démence et d'imbéciles toujours accueillis par la population, objets de culte et de vénération. « Tout porte à croire, conclut Moreau de Tours, que beaucoup de santons soient de véritables aliénés. Quoi qu'il en soit, on ne saurait révoquer en doute que, dans ces contrées (Proche-Orient), les fous ne soient infiniment moins nombreux qu'en Europe. » Pourquoi ? Le monde rural serait-il plus à l'abri de la folie ? « Je n'en ai pas rencontré un seul, pas même un idiot, dans toute la Nubie. » La civilisation occidentale serait-elle favorable au développement de la maladie mentale ? « Le régime politique auquel sont soumis les peuples de l'Orient suppose aussi une barrière au développement des aberrations mentales. »

Quelles seraient les causes de l'aliénation mentale ? L'Islam, le haschisch, le khamsin, tel est le trio le plus fréquemment évoqué dans les approches européennes au XIXe siècle : l'exaltation des idées religieuses comme cause principale (la prière dont la répétition conduirait au délire maniaque momentané) ; l'abus du haschisch sur un grand nombre d'années ; le khamsin, « ce vent qui rend fou. On en perdrait la tête si l'on restait longtemps soumis à son influence ».

La facteur climatique sera soit associé à d'autres (isolement, famine, carence alimentaire, état infectieux, stupéfiants), soit isolé comme provoquant un genre d'hallucination particulière : le *ragle* ou hallucination du désert, tel qu'il est décrit par le comte d'Escayrac de Lauture dans son rapport détaillé adressé à l'Académie des sciences en 1855. Hallucination que les voyageurs du désert connaissent bien, qu'ils traitent avec quelques heures de sommeil et un bain dans le cas où la mort ne les aurait pas déjà surpris.

Le haschisch a constitué sans doute pour les Européens le centre d'intérêt de leurs voyages et de leurs recherches sur le terrain. Au Moyen Âge européen, il fait partie de la pharmacopée et est utilisé pour des fins magiques (traité de démonologie). À partir du XVIIe siècle, il n'en est plus fait mention que dans les traités de botanique et c'est l'expédition de Bonaparte en Égypte qui le replace dans une actualité politique d'abord, thérapeutique ensuite, d'éclaircissement sur le mystère de l'aliénation mentale enfin.

Desgenettes, S. de Sacy et d'autres l'étudient sur place à la suite d'un incident qui avait défrayé la chronique du corps expéditionnaire : Napoléon avait failli être poignardé par un homme en état d'ivresse cannabique. D'où l'arrêté promulgé en octobre 1800 par le commandant des troupes françaises : « L'usage de la liqueur faite par quelque musulman avec une certaine herbe nommée haschisch, ainsi que celui de fumer la graine de chanvre sont prohibés dans toute l'Égypte. »

Tout au long du XIXe siècle, administrateurs égyptiens et anglais se demanderont si la répression de la consommation du haschisch ne tournerait pas au profit de l'alcool, qui commençait à s'y associer de plus en plus. Dans sa *Note sur la folie haschischique*, A. Marie relève un pourcentage s'élevant à 22 % en 1902 et 14 % en 1905 sur le total des malades mentaux internés à l'hôpital d'Abbassieh. Cette diminution de cas n'est pas due à une moindre absorption de haschisch mais à des instructions données pour n'interner que les cas d'intoxications les plus aigus.

Le haschisch, les maladies de parasitisme endémiques et les intoxications alimentaires (pellagre) seront l'objet de travaux s'inspirant de l'épidémiologie et seront étudiés au niveau d'une sémiologie d'états mentaux dérivés d'états physiques très perturbés, c'est-à-dire en tant que syndromes toxi-infectueux. Par exemple, A. Marie reconnaît qu'en dix ans (1896-1905) plus de mille pellagreux ont été traités à l'hôpital public de Kasr El Nil au Caire. Sur ce nombre, les cas compliqués d'aliénation mentale ont été évacués sur l'asile de Abbassieh (11 en 1896, 65 en 1905), mais le taux des paysans égyptiens atteints varie de 15 à 62 % (travaux du Dr Sandwith).

Les travaux des aliénistes européens, passant ou résidant en Égypte au XIXe siècle, consistaient *grosso modo* dans le repérage d'une relation entre les perturbations physiques profondes et l'expression de la maladie mentale d'une part, dont le syndrome dominant serait celui de catatonie et de mélancolie ; et d'autre part dans le repérage de maladies mentales auxquelles est appliquée la nosographie européenne de l'époque, dont le syndrome dominant serait celui de l'agitation et de l'état maniaque.

Ce que l'Européen appelle maladie mentale est tout simplement nommé folie, possession, par les Égyptiens qui n'enferment leurs fous que dans un cas extrême de danger pour la société. Cependant, les comptes-rendus des observateurs et aliénistes font allusion à une pléthore d'aliénés circulant librement. La notion de maladie mentale et son support institutionnel, l'hôpital psychiatrique, sont tout à fait étrangers à la société égyptienne du XIXe siècle, comme nous le verrons dans un troisième temps. Cette notion sera cependant introduite et véhiculée par les élites des colonies grecques et italiennes installées en Égypte. Elle apparaîtra aussi, vers la fin du XIXe siècle, dans les textes des fonctionnaires égyptiens de l'armée et de la santé publique.

Le regard de l'administration

En 1893, Ahmed Hamdi, premier inspecteur de la Santé publique, publie un traité des maladies simulées, qu'il oppose aux maladies nerveuses (hystérie-mélancolie et pathologies dues à certaines addictions : drogues, alcool, éther, plantes) et aux maladies vraies (pathologie des différentes atteintes du corps). Ces maladies simulées se rencontrent surtout parmi les recrues voulant échapper au service militaire, les criminels et les délinquants. L'auteur y fait une description minutieuse des crises dites vraies et des crises simulées d'hystérie et d'épilepsie, qui sont l'apanage des enfants qui ne veulent pas aller à l'école, des mendiants qui essaient d'apitoyer les passants et des militaires qui veulent être exemptés du service de l'armée. Cet opuscule était destiné aux médecins de l'armée qui devraient départager la maladie simulée de la maladie mentale.

Enfants, mendiants, militaires ; école, société, armée, trois types d'acteurs sociaux et trois lieux qui indiquent que l'Égypte est en prise avec les changements brusques qui la secouent. En cette fin de XIXe siècle, l'émigration, le brigandage, l'addiction à l'alcool ou au haschisch, l'affaiblissement physique du fellah, le recours aux dévotions populaires et aux allégeances confrériques sont des signes à la fois de la désagrégation et de la résistance de la société face à l'investissement de plus en plus grand de l'Égypte par l'Europe.

En parallèle de la société égyptienne, les colonies étrangères disposaient d'écoles, de services publics et d'hôpitaux pour leur propre communauté. Ainsi, l'hôpital communal grec d'Alexandrie avait aménagé depuis le dernier quart du XIXe siècle une section pour incurables (infirmes et débiles majeurs). Le psychiatre grec Nicolaou s'installe en 1910 à Alexandrie et y fonde une clinique psychiatrique privée dénommée Asklipios, qui fonctionnera jusqu'en 1950. D'orientation solidement organiciste, Nicolaou introduit en Égypte le choc insulinique et cardiozolique dans le traitement des maladies mentales.

Ces cliniques et sections d'hôpitaux ne concernent pas la population autochtone, pas plus que le quartier spécial des aliénés de l'hôpital gouvernemental d'Abbassieh, qui n'enregistre au début de notre siècle qu'un taux très faible de malades mentaux internés pour l'ensemble de la population du Caire. Faudrait-il y lire une attitude culturelle de la société égyptienne envers la folie ? S'agit-il de garder les aliénés au lieu de les faire soigner dans un établissement spécialisé ?

Le regard du peuple

Le peuple parle d'aliénation mentale, de folie, et non pas de maladie mentale. Il a ses moyens et ses circuits de thérapie, ses critères de guérison. L'hôpital de Abbassieh est le dernier recours, lorsque l'aliéné est déjà passé par d'autres lieux. Ceci reste partiellement valable pour la période actuelle.

Parmi les pratiques de guérison, les pèlerinages aux saints guérisseurs et les séances de *zar* sont les plus répandues. Les saints guérisseurs sont spécialisés pour certaines maladies : ainsi à Aboukir près d'Alexandrie, saint Cyr et saint Jean délivrent les possédés ; de même pour saint Georges au Caire ; par contre aux saints Côme et Damien, près de Guizeh, sont amenés les épileptiques et à Samamûd les enfants possédés d'esprits impurs. Toutes ces délivrances se font par incubation. Les aliénés passent la nuit dans une crypte de l'église, les saints leur apparaissent pendant leur sommeil et œuvrent à leur guérison. La folie étant perçue comme une maladie mystérieuse, due à la possession d'esprits mauvais, les djinns, celui qui voudra en être délivré s'adressera au prêtre, au cheikh ou au spécialiste du *zar*.

La première mention du *zar* se situe en 1862. A partir de cette époque on en parlera de plus en plus, si bien qu'en 1903 Mac Donald, dans *Aspects of islam*, y verra l'une des trois plaies de l'économie domestique avec le mariage et l'enterrement.

Des femmes, les *codias*, sont les spécialistes de ce rituel dans lequel la religion intervient en tant que discours-paroles saines et bonnes pouvant chasser le mal et les djinns. Pour les coptes et musulmans d'Égypte, ce qui permet la guérison, c'est ce qui est considéré comme bénéfique par le consensus social : la religion. Le Pharmacos n'était-il pas remède matériel et incantation ?

Le rituel du *zar*

L'assistance, assise en rond, scande en frappant des mains au rythme d'une musique saccadée. Le malade vêtu de blanc est debout au milieu du cercle. Il danse et entre en transes. La musique force l'esprit maléfique qui habite le malade à parler afin d'indiquer la médication.

Le malade s'agite de plus en plus fébrilement. Une voix, qui n'est pas la sienne, se fait entendre et présente sa demande.

Un pigeon, une brebis... en général un animal pour être sacrifié, apporté par la famille.

L'animal égorgé est placé sur un plat, encensé et entouré de bougies. La malade oint son corps avec le sang de la victime. L'esprit maléfique est chassé, le malade guérit.

Si les limites de tolérance de cette société à l'égard des comportements bizarres sont très grandes, si la société peut se charger avec ses critères et ses moyens spécifiques de soigner ses membres malades ou déficients, elle sait aussi rejeter dans des hôpitaux ou des institutions équivalentes les cas de trauma culturellement atypiques. Le groupe de référence est alors incapables de fournir, pour ces cas, les mécanismes de défense traditionnels, tels que les séances de cryptesthésie et de *zar*. Au fur et à mesure que la société égyptienne subit les contre-coups du développement industriel et crée ses propres conditions de développement, deux réactions sont enregistrées concernant sa relation à l'aliénation mentale. D'une part, une hostilité vis-à-vis du malade qui refuse de travailler et dont les symptômes ne sont pas très apparents pour son entourage ; tout se passe ici comme si la société intégrait inconsciemment les nouvelles lois du fonctionnement des rapports sociaux basés sur la notion de travail. D'autre part, l'augmentation de la « sorcellerie » peut être corrélée avec l'acculturation de cette société en tant que solution compensatrice de la névrose. Telle serait l'une des constatations essentielles du rapport de M. Mead pour l'UNESCO en 1953, dans lequel a été dressé un premier bilan sur la relation tradition et technologie dans le tiers-monde.

Ce que nous révèle ce troisième regard, à l'aube du XXe siècle, celui que la société égyptienne porte sur l'aliénation mentale, c'est le troisième terme fondamental à la compréhension du système de psychopathologie (les deux autres termes étant le psychiatre et le malade) : le consensus collectif sans lequel toute cure est impossible. C'est ce terme même qui a été court-circuité par les aliénistes européens soucieux de répertorier et de mettre de l'ordre dans l'empire qui s'offrait à eux, occultant que c'est la société égyptienne et non la psychiatrie européenne qui fournirait la définition de la maladie mentale.

Dans ce cas précis, les dispositions législatives concernant la maladie mentale seront marquées par cette donnée de base. Elles seront défavorables au malade, associant la notion de maladie mentale à celle d'exclusion et de réclusion. Le fléau de la loi s'infléchira du côté de la protection de la collectivité mais ne garantira pas à l'individu le droit aux soins appropriés. Du même coup, l'idée de l'hôpital psychiatrique restera longtemps phagocytée par celle d'asile d'aliénés ou de maison de fous, lieux de détention, et non pas de traitement, où se côtoient des individus à la fois non consentants et dangereux et une population fluctuante, pas nécessairement dangereuse mais potentiellement improductive, que l'on a pu progressivement épingler et territorialiser.

C'est au carrefour de ces trois regards que s'est construite au XXe siècle l'institution psychiatrique en Égypte, ainsi que son support législatif et la notion de maladie mentale. Son devenir sera marqué par ces trois regards legs, qu'il nous a semblé important de poser au départ.

BIBLIOGRAPHIE

AL MISRI F., *Al Zar*, Le Caire, 1975.

HAMDI BEY A., *Traité sur les maladies simulées*, Le Caire, 1893.

JAGAILLOUX S., la médicalisation de l'Égypte au XIXe siècle (1798-1918), *Synthèse* n° 25, Recherche sur les civilisations, Paris, 1986.

MARCEL J.-J., *Précis historique et descriptif sur le moristan ou le grand hôpital des fous du Caire*, Paris, 1833.

MARIE A., « Folie pellagreuse des Arabes ; note sur la folie haschichique », extrait de la *Nouvelle iconographie de la Salpêtrière*, Paris, 1907.

MOREAU DE TOURS, *Du haschisch et de l'aliénation mentale*, suivi de la *Recherche sur les aliénés en Orient*, Paris 1845.

VIAUD G., *Magie et coutumes populaires chez les coptes d'Égypte*, Paris, 1978.

WARNOCK I., *Report of the egyptian government hospital for the insane for 1906*, Le Caire, 1907.

Mémoires de A.-B. Clot Bey, publiées et annotées par J. Tagher, Le Caire, impr. de l'IFAO, 1949.

L'ESPAGNE

Le XIXe siècle

La grande occasion perdue

Les origines de l'assistance psychiatrique en Espagne remontent au XVe siècle et se situent dans la région levantine : en 1409, le roi Martin l'Humain approuve la construction du premier hôpital psychiatrique connu, celui de Valence. Jusqu'à ce moment-là, le malade mental était admis fréquemment dans les hôpitaux généraux. Mais la création d'un centre d'assistance destiné exclusivement à l'insensé constitue, d'après ce que nous savons aujourd'hui, une authentique innovation en Occident. Traditionnellement on attribue aux religieux de la Merced, et en particulier au père Jofre, la création de cette œuvre. Et, sans aucun doute, il existe des faits qui confirment cette supposition : les moines de la Merced, qui avaient pour fonction principale, à cette époque-là, de mener à bien des négociations pour le rachat des chrétiens captifs des musulmans, ont dû avoir l'occasion d'apprécier la manière dont était traité l'aliéné dans le monde islamique, si différente des pratiques en usage dans les pays chrétiens. Il se peut même que sur le sol espagnol ces religieux aient pu observer ce mode de procéder sur lequel ils ont tant réfléchi : en effet, il existait à Grenade un hôpital (*Bimaristán*) qui, semblerait-il, était occupé presque exclusivement par des déments. Cet hôpital fut créé par Muhammad V en 1367. Quoi qu'il en soit, le fait est que dans l'Espagne de la Reconquête, dans celle où les contacts entre les différentes cultures (arabe, juive, christiano-visigothique) étaient à l'ordre du jour, se produit une éclosion d'établissements destinés à l'assistance au malade mental : Saragosse (1425), Séville (1436), Tolède

(1480), Valladolid (1489) et Grenade, déjà au XVIe siècle, disposeront de ce que, au sens large du mot, nous pouvons appeler aujourd'hui hôpitaux psychiatriques. Cette situation, exceptionnelle dans le cadre européen, commencera à changer à la Renaissance. L'œuvre de charité sera minée par la *ragioneria*, et la situation économique, très critique, va détruire l'autonomie qui existait dans ces centres. Les différentes fondations d'aide, situées dans une même localité, seront dans l'obligation de se grouper, chacune d'elles devenant une simple fraction de l'hôpital général et perdant ainsi ses particularités propres. Le centralisme caractéristique de l'État moderne finira, dans le meilleur des cas, par amener le malade mental au même niveau d'égalité que le malade somatique et bien souvent l'aliéné sera comparé au délinquant, comme cela se pratique dans d'autres pays d'Europe.

Le siècle des Lumières va signifier pour l'assistance psychiatrique la réappropriation de certaines valeurs oubliées : bien avant que dans l'Europe civilisée ne se produise la « médicalisation » du malade mental, dans les institutions espagnoles c'est le médecin qui prescrit, dans chaque cas, la conduite à suivre avec le patient. Il est vrai également que l'on exigeait, pour l'admission, tout au moins dans les centres les plus importants, un certificat médical, de même que se pratiquait dans ces institutions ce que l'on pourrait appeler, aujourd'hui, thérapie occupationnelle. Tout cela montre quel était l'esprit des médecins et des administrateurs de ces hôpitaux : attitude qui apparaît à l'époque baroque – les *Ordonnances* de l'hôpital de Saragosse de 1656 voient dans les déments « des malades comme les autres » – et qui passe par la reconnaissance du caractère pathologique, susceptible de traitement, des maladies psychiques.

Devant ces faits, personne ne s'étonnera que la révolution d'assistance, menée en France et pour toute l'Europe, par Pinel, trouve sa source dans la connaissance du fonctionnement de l'asile d'aliénés de Nuestra Señora de Gracia à Saragosse, qui n'était pas, à cette époque, une institution indépendante, mais, pour les raisons citées auparavant, une partie de l'hôpital général. Il y a d'ailleurs fort peu d'asiles d'aliénés qui fonctionnent en dehors de la structure hospitalière générale. Malgré cela, à cette époque, aura lieu la création d'un nouvel asile d'aliénés, celui de Nuncio Viejo, à Tolède (1790-1793), le meilleur d'Europe aux dires de certains auteurs, même si la participation du médecin ne fut pas prise en considération lors de la réalisation des plans du bâtiment. D'autre part, cet hôpital, comme tous les autres, construit à l'intérieur de la ville se trouve avoir un handicap : le manque d'un terrain cultivable qui, tout en permettant de subvenir, plus ou moins, aux besoins de l'asile, offre aux patients la possibilité de trouver dans les travaux agricoles la thérapeutique occupationnelle que j'évoquais. À la fin de cette période (1798), cette situation se généralisera lorsque l'État s'appropriera des terres qui appartenaient aux hôpitaux et aux centres de bienfaisance en général. Par la suite, la guerre d'Indépendance (1803-1813) viendra compliquer la situation déjà précaire de l'assistance psychiatrique espagnole. Les combats livrés dans les villes eurent comme conséquence la destruction de certains hôpitaux et, entre autres, la plus spectaculaire et la plus lamentable, celle de Nuestra Señora de Gracia.

Contre le passé espagnol et le présent européen

Sous ces auspices lugubres commence le XIXe siècle. Et la période de l'après-guerre ne trouvera pas, malheureusement, une direction valable pour surpasser cette crise. Pendant la monarchie de Ferdinand VII nous assistons à l'écroulement des finances espagnoles : une politique économique qui, depuis l'arrivée au pouvoir de la Maison d'Autriche, ne se maintenait que grâce aux ressources des riches colonies d'Outre-mer ne pouvait que s'effondrer lorsque, devant la nécessité de reconstruire un pays ravagé par la guerre, ses dirigeants se trouvaient privés de celles-ci. À cette pénurie économique qui supprimait cette assistance psychiatrique, vint s'ajouter la pénurie intellectuelle ; la politique absolutiste du roi Ferdinand, sa systématique persécution de la bourgeoisie rénovatrice, forceront de nombreux intellectuels à émigrer hors de cette Espagne qui avait pourtant besoin d'eux. Ainsi, alors qu'en Europe nous assistons à un renouveau conceptuel et méthodique – renouveau où l'influence espagnole n'est pas négligeable –, en Espagne, en revanche, nous assistons à l'effondrement de l'institution psychiatrique. La « médicalisation » du dément, fait indiscutable et non discuté dans l'Espagne des Lumières et, maintenant, norme acceptée dans les pays européens les plus avancés, se perd dans le nôtre par le fait d'une bureaucratie absolutiste. Le signe évident de cette régression, c'est le fait que le certificat médical, qui était exigible pour l'internement en asile d'aliénés d'un malade, se voit peu à peu remplacé par une simple ordonnance de l'autorité locale – le maire généralement. Cette ordonnance devra seulement être contrôlée par un magistrat. Alors que les autres nations occidentales luttent pour que l'institution psychiatrique ne soit plus une structure répressive – ce qui, comme on le sait, ne sera obtenu que partiellement –, en Espagne, au contraire, on se met à adopter ce modèle rétrograde. Tant que le pays aura des gouvernements conservateurs, la situation ne changera pas ; or le conservatisme sera la tendance générale de la vie politique espagnole tout au long du XIXe siècle.

Les brèves périodes à prédominance libérale donneront lieu, par contre, à des tentatives d'actualisation dans d'importants secteurs de la vie publique et en particulier dans celui qui nous concerne. La première de ces étapes, dénommée « Triennat Libéral » (1820-1823), donne une vigoureuse impulsion rénovatrice à l'assistance au malade mental : la philanthropie bourgeoise, l'assistance publique organisée par l'État, se chargeront d'administrer les hôpitaux ; le malade mental retrouvera les soins des médecins et la thérapie spécialisée ; toute l'assistance se rationalisera scientifiquement, en commençant par la classification et la séparation des malades selon les modalités de la médecine sensualiste française, qui aura une grande influence pendant ce siècle en Espagne…

Ce sont ces objectifs que la loi d'assistance de 1822 voudrait atteindre. Malheureusement, les changements politiques feront que ceux-ci ne pourront se réaliser tout au long de ce siècle. Des lois spéciales pour l'assistance au malade mental verront le jour plus tardivement ; par contre, elles apparaîtront en Grande-Bretagne en 1828, en France en 1838, et postérieurement dans d'autres pays européens et américains. La tentative espagnole n'aura donc aucune répercussion pratique. Lorsque les libéraux reviennent au pouvoir pendant la période de 1834 à 1842, l'un de leurs soucis sera d'actualiser la loi de 1822, ce qu'ils feront en 1836, mais elle ne sera pas mise en application.

Enfin, pendant le règne d'Isabelle II, se produit une certaine amélioration économique et intellectuelle qui se répercutera positivement sur l'assistance publique, comme sur l'assistance privée. La France sera à cette époque-là le principal et presque le seul fournisseur en livres scientifiques d'une Espagne qui vit seulement de traductions. C'est ainsi que la psychiatrie française commence à être connue par certains médecins espagnols. En ce qui concerne l'assistance publique, les éléments antérieurs inciteront à la parution d'une nouvelle loi (1849), qui n'apportera qu'une réglementation générale, sans mettre l'accent sur les thèmes spécifiques qui nous intéresse, l'assistance à l'aliéné, ni sur un point aussi essentiel que la politique économique sanitaire. Des décrets successifs, des ordonnances, et des consignes... qui s'avéreront pratiquement inopérants. Ainsi, par exemple, deux décrets royaux de 1864, dans lesquels il est ordonné que les provinces devront mettre en état des locaux adéquats pour l'assistance au malade mental, seront réitérés avec peu de succès en 1870 et 1876. Par contre, il n'en sera pas de même dans l'assistance privée, qui va bénéficier des connaissances acquises par certains médecins dans le domaine de la psychiatrie telle qu'elle se pratique au-delà des Pyrénées, ce qui aura pour conséquence la création d'asiles d'aliénés privés qui vont essayer, tant bien que mal, de faire ce dont les services publics se révèlent incapables : aider le malade mental à guérir. Voyons sommairement le développement de chaque type d'institution...

Bienfaisance ou « malfaisance »

Commençons par le lieu matériel où se prête l'assistance : les asiles d'aliénés publics. Lorsqu'ils ne sont pas des simples dépendances de l'hôpital général, ils sont souvent des vieux édifices destinés à un tout autre usage qu'à celui d'asile – palais, couvents –, et en conséquence avec une infrastructure absolument inadéquate. Un exemple type est celui du « Manicomio Modelo » projeté par le Dr Pedro Maria Rubio, médecin personnel de la reine Isabelle II. Devant l'impossibilité matérielle de construire un bâtiment avec les deniers publics, on procédra en 1851 à l'achat d'un vieux palais situé dans la localité madrilène de Leganés. Ce fut un mauvais exemple que la naissance de cet asile d'aliénés ; et, malheureusement, ces conditions hospitalières ne sont pas les seuls facteurs qui empêcheront la réussite d'un travail d'assistance qui n'était d'ailleurs pas orienté vers la guérison, mais seulement vers l'obtention par le malade d'un minimum de bien-être. Des médecins et des profanes rendront compte dans la presse, spécialisée ou non, des conditions misérables dans laquelle l'incurie administrative fait vivre les internés dans ces institutions : entassement, sous-alimentation et manque de vêtements sont fréquemment dénoncés par ceux qui se rebellent contre cet état de choses. Dans le domaine strictement scientifique il faut signaler que les premiers à se préoccuper d'une psychiatrie plus avancée n'ont rien à voir avec l'assistance ; tel est le cas de Pedro Mata y Fontanet, médecin légiste intéressé, pour des raisons évidentes, par la nouvelle science psychiatrique. Par contre, ce sont des médecins généralistes engagés par l'administration du centre qui sont chargés de s'occuper de la pathologie purement somatique dont les reclus peuvent souffrir. Dans certains cas, ces médecins essaieront de recueillir des observations qui pourront les éclairer sur la pathologie mentale de leurs patients et les compareront avec les hypothèses explicatives qu'ils trouveront dans les textes étrangers, essentiellement français, nous le savons. C'est ainsi qu'agirent, par exemple, Rodriguez Villargoitía, Pi y Molist et Benito González ; c'est d'ailleurs à Pi y Molist que l'on doit la construction de l'asil d'aliénés de la Sainte-Croix de Barcelone prenant pour modèle les centres européens les plus modernes. Malgré tout, cela ne représente que des cas isolés dans le panorama de l'assistance publique au malade mental. Le fait que la plus haute autorité de l'asile d'aliénés soit, dans tous les cas, l'administrateur, ainsi que l'absence d'un authentique spécialiste en maladies mentales, qui pourrait occuper les fonctions de directeur technique sous l'autorité de celui-ci, contribuera au maintien de cette situation, effet d'un jugement de valeur radicalement opposé à la morale chrétienne : celui qui fait du fou, du malade mental, un sujet désagréable, peu sociable, parfois nuisible et toujours improductif, et de qui la société doit se protéger. Ce malade est considéré comme un élément perturbateur de la stabilité sociale, à tel point que certains auteurs soutiennent que la construction de nouveaux asiles, où ces patients s'entassent dans des conditions précaires, viendrait surtout du désir de voir expulser l'aliéné de l'hôpital général afin d'améliorer l'image de ce dernier pour le public et les professionnels de la santé. Une autre donnée, qui va dans le même sens, est la subvention allouée par l'État à l'asile d'aliénés pour chaque patient : elle est très inférieure à celles que reçoivent les administrateurs des autres hôpitaux. À présent, répétons-le, l'aliéné n'est pas considéré en Espagne comme un malade authentique. Pour cette raison, et d'autres concernant un malencontreux respect du cadavre, les rares médecins qui, connaissant les réussites et tentatives de la méthode anatomoclinique en plein essor dans le pays voisin, décident de pratiquer l'autopsie afin de chercher les lésions explicatives de la pathologie – Vieta, Benito González – se heurteront à l'opposition des groupes traditionnels détenteurs du pouvoir.

Une alternative nécessaire

La totale impuissance des instances de l'État à s'occuper du malade psychiatrique poussera, dans la deuxième moitié du XIXe siècle, un certain nombre de médecins exigeants à entreprendre la création de centres privés. Ce sera des régions économiquement et socialement plus favorisées – Catalogne en premier lieu, Biscaye ensuite – que surgiront les premiers asiles d'aliénés, grâce à l'initiative privée. Le premier, celui de la Torre Lunática (Tour lunatique) fut créé à Lloret de Mar par Francisco Campderá, en 1844. Plus important que ce dernier est l'asile de San Baudilio de Llobregat, fondé en 1854 par Antonio Pujadas. Il s'agissait d'un centre de grande capacité, qui connut vite des difficultés de fonctionnement en raison de problèmes économiques. En 1885, l'épidémie de choléra, qui fait des ravages dans l'hôpital, obligera l'autorité gouvernementale à intervenir et mettra à la tête de l'asile le docteur Arturo Galcerán. Ce dernier mènera à bien d'importantes améliorations dans l'infrastructure hospitalière et dans l'assistance au malade, abandonnant définitivement l'emploi de moyens répressifs. Il faut aussi signaler l'hôpital de Nueva Belén, catalan également, dont le directeur, Juan Giné y Partagás, sera l'un des pères de la psychiatrie espagnole et fera de son hôpital l'embryon de la première école psychiatrique de ce pays. L'hôpital fonctionne depuis 1857 ; Giné en abandonnait la direction en 1864 ; en 1873, l'institution est transférée dans un nouveau bâtiment, avec des terrains annexes qui permettront aux malades qui le désirent de s'adonner aux travaux agricoles. Dans ces nouveaux locaux, des cours de psychiatrie sont donnés bénévolement aux étudiants en médecine. Il s'est créé également en Catalogne en 1863, grâce à Tomás Dolsá et Pablo Llorach, l'Institut phrénopathique, où il est bien précisé depuis sa fondation que, contrairement à ce qui est institué dans les centres d'État, la direction de cet institut sera entre les mains du corps médical. Dans cet établissement, comme dans les autres cités plus haut, l'aliéné est, avant tout, un malade. Et le fait de l'isoler obéit plus au désir de le séparer d'un environnement qui, selon les médecins, exerce un rôle essentiellement pathogène dans l'origine et la persistance de la maladie, qu'à la volonté de protéger la société de cet élément perturbateur. Bien plus tard, fut créé le premier hôpital privé de Madrid, dû au docteur Esquerdo (1877), hôpital qui ne sera pas à la hauteur des hôpitaux catalans. Enfin, pour terminer, il y a lieu de citer les asiles de l'ordre de Saint-Jean-de-Dieu, dont le plus important est celui de Ciempozuelos (1877) dans la région de Madrid.

Tel est le panorama de l'assistance psychiatrique durant le XIXe siècle espagnol. En ce qui concerne l'institutionnalisation de la psychiatrie en tant que science et comme discipline universitaire autonome – il faut se souvenir que la psychiatrie entre à l'Université comme une branche de la médecine légale –, il suffit de signaler que la première association de psychiatres naîtra en 1911 à Barcelone et que lorsqu'en Espagne commence à surgir, comme un phénomène isolé, un certain enseignement dans l'hôpital de Giné, à Heidelberg se crée la première clinique universitaire de psychiatrie d'Europe.

Conclusion

L'assistance au malade mental en Espagne, si exemplaire dans toutes ses conceptions au début du Moyen Âge et à l'époque dite du siècle des Lumières, tombe en déchéance tout au long du siècle passé, prenant un retard considérable par rapport à la progression constatée en d'autres pays. Il en est de même dans la connaissance scientifique de la maladie mentale : avec bien du retard, les médecins espagnols importent la science française – d'orientation clinique au début, résolument organiciste, anatomoclinique, ensuite – alors que déjà en Allemagne se développe une psychiatrie radicalement nouvelle qui va s'imposer dans les premières décennies du nouveau siècle.C'est avec ce petit héritage que devra se constituer la psychiatrie espagnole du XXe siècle

Où en est la psychiatrie en Espagne ?

L'avenir d'une illusion

Comme nous l'avons vu, pendant les dernières décennies du siècle passé, la psychiatrie espagnole tente, surmontant de graves difficultés, de s'incorporer aux lignes modernes de recherche et de soins à travers l'effort d'un petit nombre de professionnels exigeants. Avec le retard que l'ineptie institutionnelle comporte, cet effort finira par mettre en application, au moins partiellement, cet objectif. Au XIXe siècle déjà, certains de ces auteurs ont introduit la psychiatrie française, clinique et organiciste. Face à elle, la psychiatrie allemande sera la grande absente jusqu'aux alentours de la Première Guerre mondiale. Dans la découverte de cette psychiatrie, l'Institution d'enseignement libre, créée en 1876 par Francisco Giner de los Rios, joue un grand rôle. Elle se proposait d'éduquer la future classe intellectuelle espagnole dans un esprit progressiste et libre, l'un des piliers de cette éducation étant la parfaite connaissance de la science européenne, obtenue le plus souvent grâce à des séjours dans les pays les plus avancés scientifiquement. Luis Simarro est institutionnel, c'est le premier psychiatre espagnol qui confère à sa recherche une orientation expérimentale, histologique et clinique, selon le modèle germanique. C'est en suivant ce modèle que travaille Santiago Ramón y Cajal, universellement connu comme chercheur en histologie du système nerveux central, mais aussi comme psychiatre. Tous deux, mais surtout Simarro, constituent la tête visible de ce que l'on pourrait appeler la « première école psychiatrique madrilène ». L'âme de la deuxième sera Nicolàs Achúcarro, disciple d'Alzheimer à la clinique de Kraepelin ; seront également ses élèves les psychiatres et neurohistologistes Lafora, Sacristán, Prados, Alberca et autres. À Barcelone aussi une « deuxième école » se substituera à celle déjà connue d'orientation anatomoclinique ; c'est autour d'Emilio Mira López que se cristallisera cette école.

Cette nouvelle psychiatrie, représentée par des médecins fixés dans les deux principales villes espagnoles, aura comme organes d'expression les *Archivos de Neurobiologia*, créées en 1920 par le philosophe Ortega y Gasset et les médecins Lafora et Sacristán. Les collaborateurs de cette revue arrivent à introduire en Espagne la psychiatrie allemande, ainsi qu'à modifier certains points du système kraepelinien et à assimiler les tendances les plus récentes – psychanalyse, psychiatrie phénoménologique de Jaspers, psychiatrie constitutionnaliste de Kretschmer –, réussissant, pour la première fois, et pour longtemps, à marcher au pas de la science européenne. Enfin, les premières chaires universitaires de psychiatrie sont créées : en 1933, la psychiatrie devient, à l'Université centrale de Madrid, une matière de doctorat. L'année suivante, à l'Université autonome de Barcelone, quoique éphémère mais de brillante existence (1931-1939), la psychiatrie entre et fait partie du *curriculum* de la licence, qui est à la charge de Mira Lopez. Il aurait été nécessaire que cette situation favorable puisse se maintenir pour entreprendre la rénovation consécutive des centres d'assistance. Mais la guerre fit échouer les espoirs que la génération des *Archivos de Neurobiologia* avait fait naître.

De nouveau Sisyphe

La guerre civile de 1936-1939, sanglante démonstration de la survivance des « deux Espagnes » apparemment inconciliables, apporta comme séquelle indésirable l'exil de ceux qui, s'étant alignés de façon plus ou moins engagée du côté des vaincus, ne trouvent pas leur place dans la société de l'après-guerre franquiste. Ainsi Lafora, Mira et d'autres encore durent partir, et l'œuvre qu'ils essayaient tous ensemble de mener fut dissoute.

Ceux qui restèrent, ou ceux qui remplacèrent les absents, rejetèrent certaines de leurs lignes de recherches préférées : ainsi de la neurohistologie et de la psychanalyse. Par contre, la psychiatrie basée sur la phénoménologie de Husserl, ou celles qui s'appuyaient sur la pensée existentialiste de Heidegger, Jaspers et Sartre, et sur l'anthropologie philosophique de Max Scheler, prirent un caractère officiel dans le cadre péninsulaire, l'œuvre de López Ibor étant le plus vif témoignage de ces influences. La psychopharmacologie fut acceptée avec promptitude par la psychiatrie officielle, car elle n'entrait pas en conflit avec l'appareil conceptuel sur lequel elle prenait appui. Par contre, d'autres mouvements nés plus récemment, en particulier l'antipsychiatrie, seront rejetés au profit de celle reconnue, à ce moment-là, comme « science normale ». Malgré tout, ces nouvelles tendances seront assumées par les jeunes générations, de telle sorte qu'à partir des dernières années du régime de Franco les certitudes de la psychiatrie établie seront soumises à critique, en attirant l'attention des professionnels et de profanes vers les aspects sociologiques de la pathologie psychiatrique. En ce qui concerne l'assistance, il faut signaler que tout au long du siècle, elle va être essentiellement médicale et technique, ce qui ne veut pas dire qu'elle soit la mieux adaptée aux exigences actuelles. Récemment on tend, comme dans les autres pays occidentaux, à limiter l'internement du malade et à remplacer, dans la mesure du possible, la pharmacologie par d'autres soins, reconnus comme mieux adaptés au but recherché : la guérison de la maladie mentale. Il ressort de tout cela que la psychiatrie espagnole vit actuellement une crise fondamentale qui, vraisemblablement, va la conduire, pour le bien du malade, à la place qui lui correspond.

BIBLIOGRAPHIE

ESPINOSA J., « La asistencia al enfermo mental en España durante la Ilustración y el reinado de Fernando VII », *Cuadernos de Historia de la Medicina Española, V*, 1966, 181-215.

ESPINOSA J., *La asistencia psiquiátrica en la España del siglo XIX*, Valencia, 1966.

GONZALEZ DE CHAVEZ M. (Ed.), *La transformación de la asistencia psiquiátrica*, Madrid, 1980.

GONZALEZ DURO E., *Psiquiatría y sociedad autoritaria : España, 1939-1975*, Madrid, 1978.

GRACIA GUILLEN D., « Medio siglo de psiquiatría española : 1885-1936 », *Cuadernos de Historia de la Medicina Española, X*, 1971, p. 305-340.

PESET V., « Sobre la psiquiatría española del siglo XIX », *Archivos Iberoamericanos de Historia de la Medicina, II*, 2, 1950, 622-627.

ULLERSPERGER J.-B., *Historia de la Psicología y de la Psiquiatría en España*, trad. esp. Madrid, 1964.

VALENCIANO GAYA L., *El doctor Lafora y su época*, Madrid, 1977.

ALVAREZ R., « The history of psychiatry in Spain », *History of Psychiatry*, 2-7, 1991, p. 303-313.

ALVAREZ URIA F., *Miserables y locos. Medicina mental y orden social en la España del siglo XIX*, Barcelona, 1983.

COMELLES J.-M., *La razón y la sinrazón. La asistencia psiquiatrica y el desarrollo del Estado en la España contemporánea*, Barcelona, 1988.

LES ÉTATS-UNIS

Le XVIIIe siècle

Les malades mentaux ne firent l'objet d'aucun intérêt de la part du public pendant la période coloniale. Même en 1790, la nouvelle République des États-Unis, à la population clairsemée, avec six villes de plus de huit mille habitants, avait peu de raisons de se doter d'établissements pour fous ou pour idiots. Mais la maladie, la pauvreté, l'âge ou le statut social pouvaient conduire à une dépendance directe des ressources publiques, mais aussi à une dépendance indirecte par suite de la carence des moyens familiaux. Au XVIIIe siècle et au début du XIXe, quand le fossé entre les besoins personnels et la responsabilité publique fut reconnu comme socialement dangereux, on le combla de différentes manières. En particulier, quand un comportement violent accompagnait la dépendance, il en résultait un internement soit en prison, soit dans un hospice ou un hôpital ; quelquefois la famille engageait une action publique pour garder le fou à la maison ou à la ferme, où le travail et la détention pouvaient être considérés comme mutuellement avantageux.

Bien qu'il soit peu évident que les fous en tant que classe aient été considérés comme spécialement dangereux, le propos de ces arrangements était explicitement la protection du public, et la surveillance était ordinairement confiée à un responsable de la communauté dont la tâche consistait à la fois à restreindre les abus envers le malade et à éviter des atteintes contre les personnes et les biens. Les croyances concernant l'origine de la folie n'incitaient pas aux mesures préventives, tandis que le traitement n'était pas la raison primordiale du confinement dans un établissement. Néanmoins, on proposa que le premier hôpital général construit dans la colonie admette des fous car, à mesure que la ville de Philadelphie se développait, le « nombre de personnes à l'esprit troublé et privées de leurs facultés de raisonnement augmentait sans cesse ». En 1751, Benjamin Franklin émit une pétition devant l'Assemblée provinciale pour « un hôpital destiné à recueillir les malades pauvres [...] et pour héberger et soigner les fous » ; une fois terminé, celui-ci comprit au sous-sol des cellules de dix pieds carrés destinées aux fous indigents.

À Williamsburg, dans la colonie de Virginie, la plus riche des USA, un asile public spécifiquement destiné aux fous fut ouvert en 1773. Les événements liés à la révolution rendent difficile l'identification des fonctions médicales et sociales de cet hôpital à ses débuts, mais, en 1786, le taux très bas des demandes d'admissions amena les directeurs à faire de la publicité pour trouver des malades ; trente-six personnes seulement furent admises au cours des quatre années qui suivirent, mais dans les années 1840, sous l'énergique direction du Dr John M. Galt, cet hôpital public paraissait l'idéal de la thérapie mentale souhaitée par tous les réformateurs d'asiles de la première moitié du XIXe siècle. Au milieu du siècle, son architecture à base de pavillons parallèles, son recensement de 250 personnes par jour et son budget de 40 000 dollars reflétaient un style « national » de psychiatrie institutionnelle qui contrastait avec le régionalisme, autrement plus typique, de la vie du Sud et de ses établissements.

Tendances et pratiques au XIXe siècle

Bien que ces hôpitaux coloniaux fussent déplacés dans le contexte de l'idéologie populaire du XVIIIe siècle et de la pratique médicale aux USA, leurs descendants directs – l'hôpital pour malades mentaux de Pennsylvanie et l'asile de Virginie de l'est – reflétaient la conviction, prépondérante au milieu du XIXe siècle, que la folie était une maladie que la médecine pouvait traiter et que la société se devait de contrôler au dedans même des établissements.

Des hôpitaux publics pour fous s'ouvrirent quand la densité de la population et sa diversité submergèrent les hospices et les prisons, où les malades mentaux étaient en général dépourvus de soins. L'élan qui provoqua l'extraordinaire investissement public générateur de plus de deux cents hôpitaux avant la fin du siècle fut nécessairement un mélange d'opportunisme, d'hostilité, et de foi dans la réhabilitation médicale. Les motifs étaient plus nombreux que les établissements, mais moins faciles à cerner.

Les tensions en rapport avec la guerre civile (1861-1865) relancèrent l'ardeur des réformateurs et donnèrent aux services publics des ressources et des raisons d'être ; avant la fin de la décennie suivante, tous les États de l'Union sauf deux s'étaient dotés d'au moins un grand hôpital d'aliénés.

Cependant, quand les États-Unis totalisèrent une population de 50 millions d'habitants lors du recensement fédéral de 1880, il y avait plus de 41 500 fous dans les asiles et deux fois plus dans les hospices de charité. Au cours des quarante années suivantes, des diagnostics orientés vers une causalité organique vinrent récuser les buts thérapeutiques et les pronostics optimistes qui dominaient en 1843 et 1844 quand le *Journal américain de la folie* parut pour la première fois et que fut fondée l'Association des surintendants médicaux des hôpitaux d'aliénés (AMSAAII). L'influence des petits asiles privés créés dès le début du siècle se réduisit peu à peu en taille et en clientèle, pour se conformer aux désirs des patients fortunés. Les autorités d'État, de comté et les municipalités intervinrent quand les objectifs en manière d'hôpitaux furent redéfinis pour faire face aux crises sociales ou fiscales aussi bien qu'à une compréhension scientifique plus attentive des désordres mentaux. Bien qu'avec le temps les conflits aient modifié la pratique médicale et la politique sociale, ils n'altérèrent pas fondamentalement le lieu traditionnel de soins des aliénés.

En 1955, le nombre total des malades mentaux résidant dans les hôpitaux américains culmina à 559 000, soit 3 % de la population totale. Les circonstances qui conduisirent à la construction d'hôpitaux pour aliénés et l'environnement qui fut créé pour les soins médicaux marquèrent profondément les pratiques psychiatriques qui en ont découlé.

Les origines de cette confiance dans les soins hospitaliers sont des plus remarquables car les attitudes contemporaines et l'expérience n'engageaient pas au développement des asiles. En temps ordinaire, au XIXe siècle, les Américains malades n'étaient pas soignés à l'hôpital, sauf si des raisons, plus économiques que médicales, rendaient l'isolement nécessaire. Il n'y avait pas pour le malade subvenant à ses besoins de soins équivalents à ceux prodigués dans des asiles privés ou dans des hôpitaux privés financés par souscription, comme Friend's Asylum en Pennsylvanie (1813), l'Asile Charlestown (plus tard Mc Lean) au Massachussetts (1818), Bloomingdale à New York (1821) et la Retraite à Hatford, Connecticut (1824). Quand les autorités des États ou des villes commencèrent à construire de grands hôpitaux au cours des années 1830, les précédents hospitaliers à suivre étaient peu nombreux. L'inspiration initiale dérivait du traitement moral inventé par le quaker anglais William Tuke dans sa petite Retraite d'York, et la libération des fous de leurs chaînes par Philippe Pinel dans les immenses hôpitaux de Paris était plus symbolique que concrète. Les médecins américains citaient des textes anglais et européens et voyageaient à l'étranger pour visiter les hôpitaux célèbres, revenant chez eux pour constater une fois de plus que l'environnement américain modifiait les causes du mal, les symptômes de l'affection et donc les méthodes de guérison.

Bien que tonnant contre les dangers des locaux séparés pour les malades chroniques, faisant des réserves contre la nécessité des entraves ou l'absurdité du système pavillonnaire, les aliénistes américains étaient tous d'accord avec l'opinion du profane selon laquelle la folie constituait au Nouveau Monde un impératif prépondérant.

L'importance accordée au diagnostic médical qui se révélait lors du choix d'un médecin comme surintendant d'hôpital fut une autre nouveauté car elle montrait un respect pour le docteur en médecine bien peu habituel au début du siècle aux États-Unis. Si on les compare à leurs pairs anglais ou français, les médecins américains avaient un statut fort bas et une sécurité précaire. De plus, par rapport aux autres médecins américains, par exemple ceux des hospices ou des hôpitaux généraux, l'aliéniste jouissait d'une grande autorité à l'intérieur de l'asile. Cependant, beaucoup de médecins américains, n'étant formés à aucune spécialité, dépendaient de leur apprentissage pour leur expérience clinique, et manquaient de diplômes pour certifier leur niveau professionnel. Tandis que leurs confrères se disputaient les malades, l'assurance relative des aliénistes était un signe supplémentaire des circonstances spéciales créées par l'asile.

L'une des raisons de cette position favorisée de la psychiatrie et de l'asile était une vue générale de la folie qui mettait l'accent à la fois sur sa prédominance et sur les circonstances de son étiologie. La crainte que la sujétion due à l'immigration et au paupérisme aussi bien que les influences malsaines émanant d'une poursuite bornée des richesses matérielles ne puissent affecter gravement le comportement et la santé n'était pas nouvelle aux États-Unis ; mais durant les années 1830 et 1840 le taux des crimes, des maladies et de la mortalité urbaine croissante vinrent confirmer les avertissements antérieurs selon lesquels l'avance de la civilisation serait compromise par une décadence morale, sociale et physique.

L'ampleur du spectre social des dispositions conduisant à la folie explique en partie la crainte que nourrissaient les possédants et le désir d'avoir des asiles petits et bien isolés. Un catalyseur important de l'opinion publique envers les hôpitaux d'État fut, après 1830, l'espoir que le traitement y serait obligatoire pour tous les malades, y compris les pauvres et les étrangers. Cependant que l'extension inhabituelle de la maladie confirmait la responsabilité publique, la nature particulière de la folie encourageait le traitement justement parce que, même profondément enfouies, les causes prédisposantes pourraient être modifiées. Aux États-Unis comme ailleurs, la pauvreté était le dénominateur le plus commun d'internement des malades aussi bien que des fauteurs de troubles, mais ce ne fut qu'en Amérique que les psychiatres plaidèrent en faveur d'hôpitaux où les malades payants et les indigents pourraient se mêler sous la même surveillance. La classification selon les conditions mentales et sociales était jugée essentielle ; les arguments américains pour les établissements « mélangés » dérivent d'une analyse particulière des conséquences psychologiques qui découlaient de la perception des réalités économiques et sociales du Nouveau Monde. Isaac Ray, auteur du classique *Traité de jurisprudence médicale de la folie* (1838) et directeur de deux asiles, écrivait que la pauvreté aux États-Unis était « une condition accidentelle, une infortune passagère, le résultat d'un accident, d'une maladie, de la malchance, et qu'elle s'éteignait avec son malheureux sujet ». Ceci offrait une occasion peu courante de changer la condition humaine.

Bien sûr, la constatation selon laquelle la folie et sa guérison étaient prises entre les mâchoires des causes sociales et des causes psychologiques prédisposantes n'était pas limitée à l'Amérique. L'environnementalisme sous-jacent de Pinel, de Tuke et de Vincent Chiarugi alliait la réforme de l'incurie institutionnelle, si bien ancrée, à la confiance dans le pouvoir de l'institution de guérir les malades.

Dorothea L. Dix prôna avec ténacité une réforme officielle des conditions inhumaines qui règnaient en Grande-Bretagne avec les mêmes postulats que ceux qu'elle avait mis en avant dans ses États-Unis natals. Les réformateurs américains du XIXe siècle se distinguaient des autres Américains par leur confiance dans l'environnement hospitalier comme instrument de progrès pour les malades de toutes les classes sociales, et au sein de la communauté internationale des réformateurs d'asile, les Américains divergeaient aussi par leur apparente croyance aux causes sociales de la maladie.

Trois principes d'organisation, qui caractérisaient les asiles fondés aux États-Unis pendant la première moitié du siècle, eurent une influence prolongée alors qu'ils avaient perdu leur importance ou leur spécificité dans la routine de ces hôpitaux :

- les hôpitaux étaient dotés le plus souvent, au départ, de fonds à la fois privés et publics et prévoyaient l'admission de malades de divers classes et revenus ;
- les arguments des médecins et des administrateurs, selon lesquels les impératifs du traitement moral et médical justifiaient l'isolement de tout malade potentiellement curable de sa famille et de ses amis, intervenaient en faveur de l'internement ;
- les détails de l'administration de l'hôpital et des malades étaient, le plus souvent de mauvaise grâce, confiés aux surintendants médicaux par les administrateurs, qui maintenaient une surveillance formelle sur l'admission et la sortie des malades. L'organisation interne démontrait intentionnellement l'influence médiatrice de l'environnement et son application possible aussi bien sur la santé que sur la maladie.

En distinguant le malade des autres internés, l'environnement intentionnellement thérapeutique que constituait l'asile mettait en évidence des ambiguïtés qui étaient plus facilement ignorées que résolues. À la fois la politique sociale et les concepts de la thérapie morale et médicale supposaient des facteurs sous-jacents, déterminant la santé ou la maladie, qui opéraient sur tout un chacun ; des facteurs de cristallisation qui submergeaient tout le monde sauf les plus solides ; une discipline qui pouvait soigner quiconque sauf les plus irréductibles.

De ce fait, lorsqu'un asile ouvrait ses portes, il représentait une alliance d'intérêts qui trouvait un terrain d'entente dans l'esprit d'aménager et de surmonter la présence désagréable de malades dont l'affection avait des origines diverses. Cette alliance était mise à l'épreuve dès le premier jour au sein du conflit implicite sur les conditions d'admission dans ces hôpitaux. Dans chaque État, la législation recommandait la participation financière de certaines catégories de patients ; cette procédure différait d'un endroit à l'autre, mais le but était toujours de placer les sujets les plus difficiles. Les critères d'admission étaient à la fois économiques et psychiatriques ; le verdict d'internement était rendu par des tribunaux ou d'autres instances extérieures à l'hôpital. Ces arrangements, discutables en ce qu'ils ménageaient l'acceptation du malade pour l'asile, assuraient aussi que le fou le plus furieux aurait un droit de priorité en cas de places limitées. La croyance unanime qu'un traitement commencé tôt augmentait les chances de guérison fut une raison explicite de l'internement, mais la force de cet argument fut rapidement oubliée au profit de pressions plus immédiates. Là où l'on admettait des pauvres, le luxe apparent était en conflit avec la conscience et les convenances ; là où les patients payants étaient admis, le registre des admissions montrait une nette préférence à interner des moribonds. Partout, des intérêts opposés exigeaient simultanément plus de place et bloquaient les issues, cependant qu'en 1854, l'offre du Congrès proposant de donner aux États des terrains fédéraux dont les revenus auraient été destinés aux aliénés pauvres fut rejetée comme trop libérale. Tels furent les prémices du désastre qui submergea rapidement les asiles privés et publics un peu partout aux États-Unis.

Plus les psychiatres prenaient de l'expérience et plus ils ouvraient d'asiles, la demande de soins ne cessant point ; il y avait peu de changements dans les causes principales de la maladie qui menait à l'asile entre 1820 et 1860, alors que de nouveaux cas de folie continuaient à menacer la famille et la communauté. L'asile de Bloomingdale admit 1 680 fous entre 1824 et 1836, patients payants pour la plupart. Dans ce nombre il y avait 23 % d'aliénés alcooliques. Dans d'autres hôpitaux privés, l'intempérance amenait à la folie entre un quart et un tiers de toutes les entrées masculines, ce qui plaçait l'alcool au sommet de la liste des dangers contre la santé. Les Américains, tant hommes que femmes, étaient grands buveurs, bien que les femmes prissent souvent leur alcool comme remède. L'absorption totale d'alcool était estimée à quatre gallons[1] par tête jusqu'en 1830, où elle se réduisit de moitié. Cependant, la boisson était un facteur relativement insignifiant d'aliénation chez la femme, tandis que la faiblesse physique combinée aux séquelles des accouchements était responsable d'un tiers à une moitié de toutes les causes de folie qui conduisirent les femmes à l'asile avant 1880.

Les registres d'admission d'un grand hôpital d'État (Worcester, Massachussetts) montrent que, lorsque le nombre de patients pauvres ou d'origine étrangère internés par décision de justice s'élève, le taux de femmes en mauvaise condition physique augmente, et la proportion des alcooliques décroît de 33 % à 18 %.

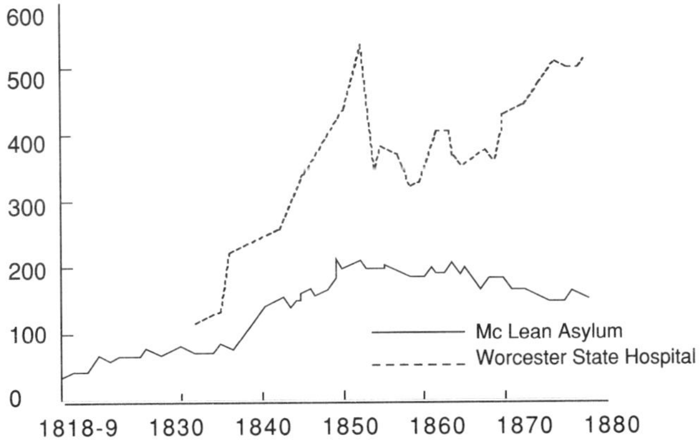

Figure 1. — *Moyenne annuelle de patients au Mc Lean Asylum et à l'hôpital d'État de Worcester de 1818 à 1880.*

1. Environ 20 litres.

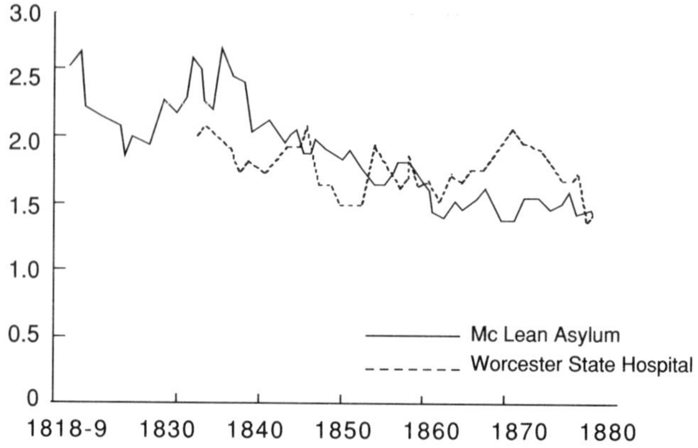

Figure 2. — *Rapport entre le nombre total des malades et leur nombre moyen dans les mêmes asiles, de 1818 à 1880.*

Les statistiques sur les « buveurs invétérés » reflètent un changement dans la juridiction en même temps que l'influence des mouvements de tempérance, puisque les immigrants pauvres risquaient plus ou moins, après 1851, d'être jetés à l'hospice ou en prison. À l'asile privé voisin, Mc Lean Asylum, où il n'y avait en principe ni pauvres ni Irlandais, les critères établis bien avant furent maintenus alors que le nombre de patients s'élevait. Dans une perspective moderne, alors que les patients changeaient, la pathologie persistait ; et dans les deux établissements, alors que de plus en plus de malades y étaient admis chaque année, le besoin d'agrandissement se faisait sentir (figure 1). Avec le temps, « l'envasement » corrosif de l'asile par des patients qui ne guérissaient pas à dû alourdir les premiers chiffres, mais au cours des années 1850 les enthousiastes de la guérison voyaient dans l'encombrement des services une preuve de l'accroissement des besoins. Là où les statistiques de l'hôpital nous permettent de vérifier ces notions opposées de nécessité et d'efficacité, la relation entre le nombre total de malades et la moyenne paraît étonnamment stable (voir figure 2), tout en étant basée sur deux établissements très différents.

La mauvaise réputation des asiles qui prévalut dans les années 1880 eut d'autres causes.

Le mécontentement à l'égard de la psychiatrie d'asile n'était pas nouveau. Des accusations portées par d'anciens internés sur des abus de la vie asilaire circulaient dans des pamphlet depuis les années 1830. Les directeurs d'asiles étaient soupçonnés d'abus de confiance envers les naïfs et durent faire face à des accusations de détention illégale qui amenèrent les lois sur la liberté personnelle et culminèrent dans des procès en appel dans presque tous les États avant 1880. Les normes de l'AMSAII quant aux dimensions des hôpitaux furent cassées, puis révisées, tandis que des hôpitaux séparés étaient fondés, comme « dépôts » pour les malades incurables, pendant les années 1860, et que les débats sur la curabilité potentielle de la folie menés par Pliny Earle rallumaient les accusations d'aggravation iatrogène dès les années 1880. Avec le temps, le rôle de fondateur d'asiles de l'État devint beaucoup moins flatteur au fur et à mesure que l'espoir de guérison s'effondrait.

Bien qu'aucun principe unifiant n'ait surgi pour résoudre l'incompatibilité entre les impératifs de la médecine et ceux du maintien de la sécurité, de nouvelles associations de professionnels et de réformateurs tentèrent de rétablir l'équilibre.

La plus durable fut la Conférence nationale pour les œuvres de charité et de correction (1874, de nos jours, Association nationale des assistants sociaux), qui représentait à la fois la bureaucratie d'État et la philanthropie scientifique. L'Association nationale pour la protection des aliénés et la prévention de la folie (1880-1884) est un bon exemple de cette alchimie nouvelle qui réunit étroitement des critiques diverses contre l'ordre traditionnel dans les asiles. Le conflit entre l'internement et la thérapie ne pouvaient trouver d'issue dans les établissements colossaux qui représentaient la psychiatrie à la fin du XIXe siècle, mais l'échec qui illustra la fin de ce conflit est plus difficile à analyser. Les différences d'opinions sur la question de savoir si les troubles organiques incurables devenaient prépondérants ou les moyens de traitement moins abondants, si la science était ignorée ou bien imparfaite, tels furent les symptômes de la dissolution du XXe siècle, qui devinrent eux-mêmes des indications du malaise social et de la pathologie psychologique. Le résultat le plus important du siècle fut cette réalité : les soins délibérés aux aliénés constituaient pour toujours une part du système social des États-Unis.

Le XXe siècle

« Que faire des malades chroniques, et comment peut-on les aider ? » Les réponses à cette question posée en 1874 à un congrès national sur la santé dominèrent la politique de la santé mentale et la pratique psychiatrique pendant les cent ans qui suivirent. Au tournant du siècle, la législation dans les États les plus peuplés reconnaissait le principe de responsabilité centralisée pour les soins de tous les aliénés qui résidaient légalement à l'intérieur de leurs frontières géographiques. Les « lois de santé d'État » reflétaient les pressions démographiques, économiques et politiques associées à la croissance urbaine et à la diversité sociale, qui augmentaient visiblement et devenaient problématiques pour ces Américains qui avaient autrefois célébré les vertus réhabilitantes de l'environnement du Nouveau Monde.

À l'époque où l'État devenait responsable des aliénés, cette perspective encourageante identifiait la dépendance avec la pathologie, qui légitimait aussi l'intervention dans la vie des enfants, des alcooliques, des débiles et de nombreux autres individus que l'on pourrait qualifier de déviants et donc nécessitant assistance. L'immigration des Européens et des Asiatiques dont les langues, les apparences, le style de vie et le nombre empêchaient une assimilation rapide, stimula les premières tentatives légales, pendant les années 1880, de réduire l'immigration aux États-Unis. Au cours du demi-siècle suivant, l'adhésion populaire à ces principes conduisait à la déportation des étrangers socialement ou biologiquement indésirables, à la législation sur la stérilisation des parents inaptes et, finalement, en 1922, à des lois limitant l'immigration à une proportion fixe de population en provenance de chaque pays choisi.

Les malades mentaux chroniques (ainsi que physiques) furent assimilés aux rebuts qui surchargeaient les communautés. La réforme sur l'aliénation mit l'accent sur une classification qui pouvait conduire à hospitaliser des gens inoffensifs, mais le plus souvent provoquait la création de vastes établissements franchement carcéraux. Si le principe de prise en charge par l'État résultait en partie des changements dans les caractéristiques de l'ensemble de la population, la pratique altérait profondément la démographie de la population hospitalisée elle-même. Tout au long du XIXe siècle, les fous âgés furent extrêmement peu nombreux dans les asiles, en raison à la fois de la distribution des âges dans la population générale, et de l'incidence de l'aliénation dans l'échelle des âges.

Après que l'État eut pris la responsabilité des aliénés, l'incitation à identifier toutes les personnes âgées dépendantes comme démentes accrut sensiblement le taux d'admission des personnes âgées. En 1880, l'âge moyen dans les asiles était juste au-dessus de 43 ans ; entre 1880 et 1886, seuls 12 % des malades internés dépassaient 59 ans. L'État de New York représente l'ensemble du pays avec 40 % de premières admissions en 1950 de personnes de 60 ans ou plus, juste un demi-siècle après que l'hospitalisation d'État a été promulguée.

L'hospitalisation sensiblement plus longue résulte aussi de l'encouragement officiel à hospitaliser, et des avantages hospitaliers dérivés de l'antique classification entre patients que le traitement pourrait guérir et patients sans espoir de guérison.

La politique sociale et la science médicale s'accordaient sur l'utilité de classer les malades selon leur affection. La pratique psychiatrique souffrait de divisions internes à la fin du XIXe siècle, quand elle était à la traîne des autres spécialités médicales recueillant les bénéfices des progrès faits alors dans les sciences fondamentales qui enrichissaient la physiologie et la pathologie. Dans une certaine mesure ce statut dégradé était compensé par les diagnostics et la recherche, qui entamaient un rapprochement étroit et fructueux entre la médecine spécialisée et les problèmes sociaux inhérents à la maladie. E.E. Southard, premier surintendant à l'hôpital psychopathique de Boston, remarqua en 1913 que les pratiques psychiatriques dans son établissement étaient « en train de devenir l'une des sources les plus concrètes d'éclaircissement à propos des psychopathes, et que toute société pour l'hygiène mentale, l'hygiène sexuelle, pour la lutte antialcoolique, pour l'eugénisme, devait faire de son mieux pour l'aider à créer un hôpital psychiatrique avec services de consultations dans chaque communauté où il y aurait le moindre espoir de réveiller le sens social ».

L'enthousiasme initial pour la recherche et les traitements préventifs, et l'espoir que la vulgarisation des principes d'hygiène mentale pourraient puissamment sonner le glas des maladies mentales ne furent pas couronnés de succès. En effet, l'incidence des maladies mentales sembla augmenter en proportion du nombre de possibilités offertes aux malades. Après la Deuxième Guerre mondiale, les nouveaux services de jour firent augmenter le nombre total d'individus recevant des allocations pour cause psychiatrique ; les modalités de sortie plus rapides, associées à l'introduction des drogues psychotropes, raccourcit les durées d'hospitalisation mais accrut les rechutes au point que les réadmissions excédèrent les admissions initiales après 1965. Au cours des années 1970, l'économie fit retirer les patients séniles des centres de traitement ; vers 1974, les maisons de santé annoncèrent qu'environ un quart des 284 000 lits nécessaires pour les convalescents étaient occupés par des personnes de plus de 65 ans ou des débiles mentaux.

En dépit de l'odeur d'asilisme qui infectait la santé mentale, la psychiatrie remonta dans l'estime du public pendant le plus gros de ce siècle. Parmi les facteurs influents, il y eut l'adoption universelle des concepts de la psychodynamique dans maints secteurs de la vie publique ou privée. Quand Freud visita l'Amérique, pour un congrès de psychologues en 1919, il fut surpris par l'accueil chaleureux qu'on lui réserva. Plus tard, il fut quelque peu consterné de voir quelle altération sa psychologie avait subie sous l'inspiration américaine, mais une vive appréciation de l'utilité pratique de l'investigation psychanalytique continue à être respectée dans les lieux aussi distants et éloignés d'elle que le sont les grands hôpitaux publics.

Les études empiriques qui associaient l'incidence de psychoses graves aux handicaps économiques et sociaux engendrèrent logiquement l'espoir qu'un environnement social et psychologique amélioré conduirait à une santé mentale également améliorée. Le paradoxe de l'abondance aux États-Unis, la conviction que les Américains font toujours mieux, perdura pendant deux siècles et fut encore perceptible dans la prévision optimiste d'un psychiatre distingué étudiant la santé mentale de 1 660 personnes résidant au centre de New York, en 1954. Vingt ans après, le docteur Leo Srole, comme les membres du Congrès qui ordonnèrent des recherches sur l'association de facteurs économiques et des contraintes sociales dans la dégradation de la santé, croyait que la sensibilité aux maladies mentales était virtuellement universelle, la dégradation omniprésente, et que la possibilité de conserver la santé mentale dépendait de l'amélioration des conditions de vie et de travail des gens. Bien qu'aucune de ces découvertes n'implique directement la psychiatrie, le résultat, pour le XXe siècle, fut de continuer à utiliser de plus en plus les services psychiatriques.

LA GRANDE-BRETAGNE

Chaque branche de la médecine possède des dimensions à la fois nationales (ou locales) et internationales, qu'il s'agisse des théories appréciées, ou des pratiques préférentielles, ou des formes institutionnelles. L'importance de ces paramètres nationaux, ou plutôt, dirait-on, paroissiaux, est particulièrement visible en psychiatrie car la perception des troubles mentaux ou du comportement est entrelacée avec les valeurs sociales et culturelles des lieux, des époques et des groupes particuliers aussi bien qu'avec les institutions thérapeutiques, éducatives et professionnelles dominantes. Même à l'intérieur d'un pays particulier on trouve des variations significatives ; c'est le cas par exemple entre l'Angleterre, le Pays de Galles et l'Écosse ; l'Irlande présente ses caractéristiques particulières en dépit du fait que son indépendance n'ait été officiellement achevée qu'en 1922. Pour des raisons de clarté, ce bref essai se consacrera surtout à l'Angleterre, mais la bibliographie énumérera des ouvrages traitant d'aspects de l'histoire de la psychiatrie en Écosse et en Irlande (Henderson 1964, Finnane 1981). Nous traiterons surtout d'aspects particuliers de l'expérience anglaise, bien que de nombreuses influences transnationales aient empiété en Angleterre et que de nombreux parallèles entre l'évolution anglaise et celle des autres pays européens et américains soient possibles.

Particularités des Anglais

Beaucoup d'aspects sociaux, intellectuels, économiques et idéologiques de la vie nationale anglaise pèsent sur son histoire psychiatrique des XVIIIe et XIXe siècles. Tout d'abord, la relative stabilité politique qui évitera à l'Angleterre les troubles révolutionnaires vécus périodiquement par les autres pays européens. Après la guerre civile des années 1642-1651, la restauration de Charles II en 1660 et la Glorieuse Révolution de 1688, la monarchie anglaise dut composer avec le Parlement et les autorités locales. La décentralisation du pouvoir allait de pair avec l'importance accordée à la liberté individuelle et la (relative) tolérance religieuse. La philosophie de John Locke (1632-1704) consacra un empirisme épistémologique qui continua à recevoir l'agrément rhétorique des philosophes et des docteurs pendant presque toute la période qui nous occupe. Les médecins appréciaient le pragmatisme des connaissances, au point de vue de la thérapie, et les réputations professionnelles dépendaient plus des nuances du beau monde et d'une clientèle influente que de la poursuite rigoureuse d'un nouveau savoir. Le *laisser-faire* économique s'étendit jusqu'au domaine médical, où il se traduisit par la diversité des chemins pédagogiques possibles pour les étudiants en médecine et l'absence de lois nationales contrôlant entièrement la profession médicale avant 1858. Les hôpitaux étaient généralement financés par des contributions volontaires de citoyens aisés, qui pouvaient en retour recommander des voisins importuns, des serviteurs ou des employés comme objets convenables de cette charité.

En même temps, depuis au moins l'époque d'Elisabeth Ire (1533-1603), on admettait explicitement que dans certains cas la philanthropie privée était incapable de subvenir aux besoins les plus élémentaires de familles handicapées par le chômage, la maladie, l'accident, la mort du chef de famille, ou une paie trop au-dessous du niveau critique, et les lois élizabéthaines sur les pauvres (1597, 1601) prévoyaient que les taxes locales soient affectées à aider ceux-ci. Bien que les Anglais aient expérimenté occasionnellement aux XVIIe et XVIIIe siècles quelques essais d'hébergement en asiles de nuit ou en hospices, il n'y eut pas en Angleterre de « grand renfermement » comparable à celui que décrit Michel Foucault pour la France. Pourtant, l'Angleterre fut la première nation à s'industrialiser et l'accroissement des demandes au titre des lois des pauvres au début du XIXe siècle conduisit à leur révision en 1834. Ces débats et les changements sociaux qu'ils amenèrent eurent d'importantes conséquences pour la psychiatrie, car ce fut largement grâce aux problèmes médicaux des indigents que l'État en Angleterre commença à légiférer dans les domaines des troubles médicaux et psychiatriques. Une bonne partie de cette activité parlementaire englobait les desseins poursuivis par des groupes variés de la classe moyenne, les uns, comme par exemple les quakers et les évangélistes, motivés par des préoccupations religieuses, les autres, comme les utilitaristes, plus laïques dans leur approche des solutions sociales et des relations humaines. Pendant ce temps, bien entendu, la profession médicale avait accordé assez d'intérêt aux délibérations pour bénéficier souvent des emplois, du prestige ou des considérations officielles qui s'ensuivaient. Beaucoup d'études historiques récentes ont largement traité de ces développements en termes de contrôle social et d'agrandissement professionnel, bien que l'approche des historiens de tradition libérale soit encore intéressante pour ces changements sociaux, institutionnels et épistémologiques compliqués. Les motifs et les événements ne sont jamais dépourvus d'ambiguïté ; la philanthropie privée et l'œuvre de l'État sont toujours à double tranchant.

Les établissements psychiatriques anglais

Les valeurs dominantes anglaises d'individualisme et de régionalisme expliquent que la famille fut pendant longtemps la première unité responsable de la surveillance de ses membres, mais un établissement londonien, Sainte Mary de Bethleem (plus connu sous le nom de Bedlam), hébergea des malades mentaux dès 1403 et fut dès le XVIIe siècle une puissante et évocatrice image sociale et littéraire. Fondation religieuse à l'origine, Bedlam fut donnée à la cité de Londres par Henry VIII lors de la dissolution des monastères (1534). En tant qu'institution publique, elle présente une reconnaissance précoce des caractéristiques particulières aux malades mentaux, bien que les conditions à l'intérieur aient bien justifié l'emploi littéraire et artistique qui en fut fait par Shakespeare, Jonathan Swift ou William Hogarth. Jusque dans les années 1770, ses portes furent ouvertes aux curieux moyennant un léger droit d'entrée. Les patients devaient alors y être gravement atteints car l'établissement ne disposait d'aucun remède pour les affections chroniques. La thérapie s'en tenait à des remèdes physiques tels que les saignées et les purges, largement utilisées dans la plupart des cas de troubles corporels ; ce qu'on appelait « le traitement » consistait le plus souvent en l'usage des chaînes et d'autres formes de contraintes physiques, ainsi qu'en celui de la peur et de l'intimidation. Les malheureux diagnostiqués comme « bons pour Bedlam » devaient être de préférence insensibles au froids, à la douleur, à la faim, à la soif ou à la honte.

Au XVIIIe siècle, d'autres établissements publics ou semi-publics commencèrent à compléter les facilités psychiatriques de Bedlam. Occasionnellement ils étaient liés à des arrangements de la loi sur les pauvres, tel l'hôpital Saint-Pierre à Bristol ; le plus souvent ces asiles ou ces services de psychiatrie dans les hôpitaux étaient fondés sur le modèle de la souscription publique (par exemple : Norwich, 1724 ; Manchester, 1776 ; Newcastle, 1767 ; York, 1777 ; Liverpool, 1790). Le plus fameux fut l'hôpital Saint-Luc (1750) à Londres, dont l'un des fondateurs, William Battie (1703-1776), fit œuvre de pionnier en y enseignant la psychiatrie clinique. Le *Traité sur la folie* de Battie (1758) incita le médecin de Bedlam, John Monro (1715-1791), à lui répondre par un court essai, le premier écrit psychiatrique formel à venir d'un officiel de Bedlam. La controverse Battie-Monro constitue une vue en coupe de la pensée psychiatrique anglaise au milieu du XVIIIe siècle ; à partir de ce moment, les travaux psychiatriques parurent de plus en plus souvent, émanant de médecins anglais qui pour la plupart profitaient de leur rattachement aux établissements psychiatriques pour s'adonner à ces études.

Égaux en importance aux secteurs public et bénévole, existaient des asiles privés dirigés par des entrepreneurs individuels uniquement attirés par le profit. Des références occasionnelles à ce « commerce de la folie » remontent au XVIIe siècle, et vers le milieu des années 1700 il existait un grand nombre de ces établissements. Leur taille variait de deux ou trois patients gardés par le propriétaire dans sa propre maison à des établissements considérables (parfois même construits spécialement) comptant des centaines de malades. Ils concernaient des patients pris dans toutes les couches de la société, depuis l'énorme établissement pour les fous indigents de Sir Jonathan Miles, à Hoxton, East London, jusqu'à Ticehurst House, Sussex, dirigé pendant près de deux cents ans par la famille Newington et qui, à une certaine époque, n'employait pas moins de cent cinquante domestiques et gardiens pour répondre aux besoins d'environ la moitié moins de patients. Il en coûtait cinquante fois plus pour vivre à Ticehurst que dans un asile privé destiné aux pauvres ; dans ce dernier cas, les dépenses étaient prises en charge par les administrateurs de la loi sur les pauvres, qui renvoyaient des charges variables, écrasantes ou complètement démentes au secteur privé. La plupart des asiles privés oscillaient entre ces deux extrêmes : ou bien ils s'adressaient aux classes aisées, ou bien ils recevaient un mélange de patients et de miséreux. Cependant que les responsabilités légales s'attachaient au diagnostic de la folie (le malade n'était pas capable de gérer ses propres biens, par exemple), le public s'intéressait au mauvais emploi potentiel des asiles privés où des parents sans scrupules et des gardiens trop complaisants s'entendaient pour enfermer des individus riches. En 1774, le Parlement vota une loi régularisant les procédures d'admission dans les asiles privés et donnant à un comité appointé par le Collège royal des médecins quelques pouvoirs d'inspection. En pratique, cette loi était moins que suffisante, mais elle représentait la première d'une série d'étapes destinées à redresser la machinerie légale et médicale relative aux fous.

À mi-chemin entre les asiles privés et le secteur public se trouvait la Retraite d'York, l'établissement dont la fondation en 1796 par le philanthrope quaker William Tuke (1732-1822) eut des conséquences significatives pour la théorie idéale et la pratique de la psychiatrie britannique. La Retraite incarnait les notions quaker de dignité humaine et de self-contrôle ; le personnel y abandonnait les traditionnels remèdes physiques au profit de la maîtrise – ou traitement moral, comme on l'appellerait bientôt – dans laquelle le malade était traité selon une structure hiérarchique basée sur l'idée d'une vaste famille. Au moyen d'une série de récompenses et de punitions, le personnel tentait de resocialiser les patients et d'en faire des membres responsables de la société. Les méthodes « morales » ou psychologiques de La Retraite avaient beaucoup de points communs avec les pratiques simultanées, quoiqu'aussi originales, de Pinel à Paris, et, en particulier après la publication de la *Description de la Retraite* de Samuel Tuke (1813), le traitement moral devint célèbre dans toute l'Angleterre.

L'État et la profession

Cependant, la Retraite ne s'était pas édifiée dans un désert social, et les fous formaient un groupe reconnu par de nombreuses personnes et cercles épris de réforme dans l'Angleterre en pleine industrialisation. En 1807, une commission parlementaire rassembla des faits à propos de l'opinion publique concernant les soins apportés aux malades mentaux, et le Parlement vota une loi donnant aux comtés la permission d'édifier, aux frais de la population, des asiles pour soigner les malades pauvres, qui restaient pour la plupart hébergés soit dans un environnement familial inadapté, soit dans des établissements de surveillance générale. Peu de départements y adhérèrent, mais une série de déclarations publiques sur les conditions déplorables qui régnaient à Bedlam, à l'asile d'York (aucun rapport avec la Retraite) et dans d'autres établissements suscitèrent une autre commission parlementaire en 1815-1816, dont les conclusions corroborèrent la supériorité des thérapies morales sur les physiques et, de plus, stimulèrent la vigilance du public qui, depuis la « folie » du roi Georges III (1788), demeurait considérable. Les lois présentées en 1817, 1818, et 1819 ne furent point acceptées et c'est seulement en 1828, après dix années de pressions des laïques et des médecins, qu'une nouvelle loi fut votée. Celle-ci remplaçait le vieux Comité du collège royal des médecins par un nouveau corps d'inspecteurs, les Commissaires métropolitains à la folie. Composée à la fois de docteurs, de juristes et de particuliers, la commission fut dotée de grands pouvoirs d'inspection et de contrôle ; pendant une grande partie du siècle elle fut présidée par le septième comte de Shaftesbury (1801-1885), le pair évangéliste qui voua sa vie à différentes causes humanitaires, parmi lesquelles la santé publique et les conditions de travail en usine. Les premières préoccupations législatives victoriennes pour les fous atteignirent leur apogée avec la loi de 1845, qui rendait la construction d'asiles dans chaque comité obligatoire et renforçait la position des médecins dans la structure des établissements en plaçant des surintendants médicaux à la tête de ces asiles publics.

L'influence privée de la Retraite d'York et les implications pratiques du traitement moral étaient venues défier les prétentions des médecins à une compétence particulière dans le diagnostic et le traitement des maladies mentales. Les enquêtes menées en 1815 par le Parlement avaient révélé de nombreux cas de négligence médicale et le manque d'accord entre médecins quant à la nature, aux causes et au traitement approprié à la maladie. Cependant, puisque les docteurs et les profanes s'entendaient à reconnaître que la folie était une maladie, le contrôle médical des fous semblait approprié et les médecins admirent le traitement moral dans leur arsenal, et firent activement campagne pour rendre crédible leur propre compétence professionnelle en matière psychiatrique. Dans les asiles publics, la tendance au « *no-restraint* », dont les pionniers dans les années 1830 furent Robert Gardiner Hill (1811-1878) et John Connoly (1794-1866), paru associer un savoir médical profond à des valeurs humaines éclairées.

La création de l'Association des officiers médicaux des asiles et hôpitaux pour aliénés en 1841 donna aux psychiatres une identité réelle ; dès 1853 l'Association publia son propre périodique, le *Journal de l'asile*, édité initialement par J.-C. Bucknill (1817-1897). L'affermissement de la profession est également visible dans l'implication médicale sans cesse accrue dans les questions d'aliénation criminelle. Le concept de la folie morale de J.-C. Prichard (1786-1848) prépara le terrain à la pshchiatrie légale, et Forbes Benignus Winslow (1810-1874) contribua beaucoup à familiariser le public victorien avec la présence dans les tribunaux des « experts » en psychiatrie. Winslow fonda aussi une revue psychiatrique, le *Journal de médecine psychologique* (1848).

Vers le milieu du XIXe siècle, une spécialisation médicale pour les problèmes de l'aliénation était relativement bien établie en Angleterre. La période de formation (peut-être la plus créative) était terminée, et les aliénistes se vouèrent à la tâche plus terre-à-terre consistant à diriger les asiles publics. Malheureusement, les problèmes étaient surtout d'ordre carcéral et administratif et, tandis que les asiles augmentaient de volume et se trouvaient très vite surchargés de malades chroniques, les occasions de recherche et d'innovation étaient rares. Le premier laboratoire de pathologie compétent associé à un asile anglais ne fut créé qu'à la fin des années 1860, par James Crichton-Browne (1840-1939), surintendant médical de l'asile de West Riding à Wakefield. Les recherches effectuées là comprenaient les travaux de David Ferrier (1843-1929) sur la topologie cérébrale. Cependant, dans la plupart des cas, de jeunes psychiatres ambitieux, comme Henry Maudsley (1835-1918) ou Crichton-Browne lui-même, trouvaient peu satisfaisante une carrière entièrement consacrée au travail en asile. Maudsley tenta d'appliquer la physiologie, la psychologie et la pathologie à la psychiatrie, ceci au sein d'une structure évolutive. Ses écrits lui apportèrent une réputation internationale considérable, bien que son héritage sans doute le plus durable ait été l'argent qu'il donna pour la construction de l'hôpital psychiatrique consacré à la recherche et à l'enseignement qui porte son nom. À l'Institut de psychiatrie est associé l'hôpital Maudsley, qui est resté une force dominante dans la psychiatrie anglaise tout au long du XXe siècle. L'Institut fut construit sur le modèle de l'institut psychiatrique d'Emil Kraepelin (1856-1926) à Munich.

La psychiatrie britannique a conservé un aspect éclectique, mais la profession a toujours eu tendance à regarder plus du côté de la médecine que de celui de la psychanalyse tant pour ses modèles de maladie que pour ses critères de recherche. La plupart des grands hôpitaux de médecine générale ont des services de médecine psychologiques, et la création du Service national de santé en 1948 a encouragé la prédominance continue des remèdes physiques (tels que les drogues ou les électrochocs) ou de la psychothérapie de groupe plutôt que de la coûteuse psychanalyse.

Cette dernière se groupa en Angleterre autour d'Ernest Jones (1879-1958), de Mélanie Klein (1882-1960) et d'Anna Freud (1895-1982), et eut comme lieu d'origine la clinique Tavistock à Londres. Bien qu'il y ait actuellement un grand nombre de psychanaystes médicalement qualifiés en Grande-Bretagne, les psychiatres ont généralement préféré s'identifier avec la profession médicale, même s'ils utilisent certaines des méthodes de Freud ou de ses successeurs. L'état actuel des grandes lignes de la psychiatrie anglaise peut être apprécié dans les monographies de Clare et dans le manuel édité par Shepherd.

BIBLIOGRAPHIE

CLARE A., *Psychiatrie dissidente*, Londres, Tavistock, 1976.

FINNANE M., *La folie et les fous en Irlande après la famine*, Londres, Croom Helm, 1981.

HENDERSON D., *L'évolution de la psychiatrie en Écosse*, Edimbourg, Livingstone, 1963.

HUNTER R.A. et MACALPINE I. *Trois cents ans de psychiatrie, 1535-1860,* Londres, Oxford University Press, 1963.

MACALPINE I. et HUNTER. R.A., *Georges III et le commerce de la folie,* Londres, Allen Lane, 1969.

PARRY JONES W.L., (éditeurs), *Asiles, aliénistes et aliénés ; histoire sociale de la psychiatrie à l'ère victorienne*, Philadelphie, Université de Pennsylvanie, 1981.

SHEPHERD M. (éditeur), *Manuel de psychiatrie*, 4 vol., Cambridge, Presses de l'Université, 1982.

SMITH R., *Jugés par la médecine,* Edimbourg, Presses de l'Université, 1981.

LA GRÈCE

On peut considérer trois mouvements dans l'évolution de la psychiatrie en Grèce depuis la fin du XVIIIe siècle jusqu'à nos jours :

– le traitement de l'aliénation s'inspire *des traditions et pratiques populaires* ayant cours dans la vie rurale, ainsi que des modes de prise en charge des aliénés à l'intérieur des monastères ;
– *une première législation* relative à la maladie mentale est mise en place et les Anglais fondent le premier établissement psychiatrique à Corfou, suivi bientôt par d'autres ;
– aujourd'hui, *une nouvelle législation* précise les conditions de vie des malades mentaux. Les changements interviennent dans les institutions à partir de la découverte et de l'usage des médicaments psychotropes, conduisant à une nouvelle approche contemporaine de la maladie mentale. Il y a une ébauche de sectorisation qui accompagne un mouvement de désinstitutionnalisation et qui se fonde, avec l'introduction des cliniques psychiatriques dans les hôpitaux généraux, sur le développement de soins extrahospitaliers et sur la création de structures intermédiaires.

Traditions populaires et religieuses

Au cours des siècles, le concept et l'approche de l'aliénation en Grèce ont subi des transformations.

La tradition hippocratique donne à la folie des fondements biologiques et cliniques. Aristote a introduit une approche empirique, en posant que l'âme est la forme du corps et qu'elle est donc dépendante de lui.

Pendant la période byzantine, l'Église orthodoxe considérait la folie comme une possession démoniaque. Il n'y a eu cependant aucune persécution pour sorcellerie des aliénés. Toutefois, on brûlait et exorcisait le corps des possédés défunts.

Au XVIIIe siècle, les aliénés trouvaient leur place aussi bien dans la famille que dans la cité. Souvent les familles cachaient la personne malade mentale, soit à domicile, soit en un lieu à l'abri du regard public. De fait, celle-ci représentait comme une honte pour ses proches parents.

Vers 1831, l'Église possédait quatre cents monastères. Les aliénés étaient soit internés dans les monastères, soit contraints à participer à des pèlerinages, à des exorcismes ou autres manifestations religieuses. Un certain nombre de témoignages et de protestations ont souligné la détresse et la misère dans lesquelles vivaient un grand nombre de malades mentaux.

La population attribuait à certains personnages religieux des dons de protection et de guérison de la folie et de certaines maladies. Ainsi saint Gerasimos de Céphalonie (1506-1579) est-il encore aujourd'hui l'objet de pèlerinages dans l'île qui porte son nom.

Pour des raisons sociologiques et culturelles, les contemporains croyaient que les fous exprimaient un message religieux. La folie était considérée de façon variable d'un monastère à l'autre, d'un lieu de culte ou de pèlerinage à un autre.

Notons que, selon certains auteurs, l'influence de la pensée européenne a parfois atténué ce que l'on appelait rigueur vis-à-vis des malades (évolution du rôle du gardien de fou).

Historiens et hommes de science ont souvent souligné les protestations et la résistance des fous envers les pratiques religieuses qui leur étaient imposées.

Législation

On ne peut passer sous silence l'importance de la réunion des îles Ioniennes à la Grèce ; elles faisaient partie antérieurement de la République vénitienne, qui possédait également des hôpitaux depuis le XVIIe siècle. Grâce à cette alliance réalisée en 1864, la loi du 22 mars 1862 a pris effet.

Il s'agit de la première loi, connue comme ΚΨΜ concernant l'internement des aliénés et le fonctionnement des hôpitaux psychiatriques, votée par l'Assemblée nationale.

L'intervention de cette loi prévoyait la création des établissements psychiatriques près de la capitale, mais également visait à « protéger et à soigner les infortunés malades mentaux, et d'un autre côté à protéger la société qui les subit et les craint » : « Jusqu'à nos jours, les infortunés souffrant des nerfs [phrènes] [...] sont soit placés dans les monastères où ils souffrent et ne reçoivent aucune thérapie, soit gardés par leurs familles en dépit de gros efforts et d'épreuves, soit deviennent vagabonds au détriment de l'ordre et au scandale public, soit, les plus fortunés et les moins nombreux, envoyés dans les établissements spécialisés étrangers. »

Départements	*Nombre de malades mentaux*
Attique et Béotie	45
Cyclades	67
Messénie (Péloponèse)	42
Arcadie (Péloponèse)	20
Achaïe et Élis (Péloponèse)	45
Argolide et Corinthie (Péloponèse)	55
Eubée	27
Phtiote et Phokis (Grèce centrale)	55
Akarnanie et Étolie (Grèce centrale)	40
Total	422
dont :	
– hommes	295
– femmes	127

Répartition des malades mentaux phrénoblables en 1862.
(D'après le rapport du ministère de l'Intérieur.)

Cette loi précisait que la protection des intérêts matériels des aliénés serait prise en charge par l'État. Il est évident que l'assistance aux malades par des « soins et thérapies » serait également assurée par l'État. La rédaction de la loi était conforme à la foi française de 1838, « parce qu'elle est la plus complète, la plus pratique, la plus conforme à notre législation » (Christopoulos, 1862). L'article 19 mettait fin à une pratique consistant à mettre en prison les malades dangereux, « incurables ». Ces anciens lieux de détention visaient à protéger « l'ordre moral » dans la cité. En 1902, avait été proposée, sur le modèle de la prison de Buch à Berlin, la création d'une section d'aliénés dangereux, et ceci dans les lieux mêmes de la prison d'Athènes. Ce projet n'a jamais été réalisé. Un local pour les malades mentaux continuait à exister dans la « prison Averof ».

Dans l'étude des conditions de vie des aliénés dans la capitale, on doit noter qu'un petit groupe de malades était enfermé au sous-sol des bâtiments de la police, brutalisé lors des crises d'agitation et laissé à peu près sans nourriture. La population du quartier manifestait vis-à-vis de ces malades de grossières et parfois de violentes réactions. Vers la fin du XIXe siècle, on note qu'un nombre considérable d'aliénés sont emprisonnés dans ces conditions. « Il y a deux ans, le 6e commissariat de police était devenu un asile non officiel : dix et douze aliénés y étaient enfermés sous les ordres d'un simple policier » (G.B. Tsokopoulos, 1902.) Par la suite, en 1961, une section de « malades dangereux » sera créée dans l'Hôpital psychiatrique d'État (Daphni).

Création des asiles

En 1864, avec l'union des îles Ioniennes, naît le premier établissement psychiatrique, à Corfou, créé à l'initiative britannique. Il avait été précédé par un certain nombre d'initiatives aboutissant à l'installation d'un asile dans un bâtiment militaire abandonné.

Selon les documents de cette période (1836-1838), cette initiative amenant la création d'un établissement très mal adapté à des soins fut dès l'origine une erreur. En effet, pendant les années au cours desquelles les malades étaient accueillis dans ces locaux, on a pu comparer leurs conditions de vie dans ces bâtiments à celles existant dans une prison. Aussi s'étonne-t-on qu'une réalisation aussi indigente et au caractère répressif et ségrégatif ait pu faire l'objet de cette déclaration : « L'hôpital psychiatrique de Corfou eut l'honneur d'être le premier des Balkans. » (A. Goussis, 1960.) Quelques années après son ouverture, et sous la direction des médecins directeurs grecs, le règlement de l'établissement parut en 1842, largement inspiré de la législation européenne. Christos Tsirigotis, directeur de l'asile, reprenait en français cette citation d'Esquirol : « Une maison d'aliénés est un instrument de guérison. Entre les mains d'un médecin habile, c'est l'agent thérapeutique le plus puissant contre les maladies. » (C. Tsirigotis, 1879.) L'hôpital psychiatrique de Corfou est le seul à avoir conservé une direction médicale jusqu'en 1938.

De la fin du XVIIe siècle au début du XIXe siècle, d'autres structures hospitalières d'origines diverses se sont constituées à Athènes (capitale de la Grèce depuis 1836), dont certaines fonctionnent encore de nos jours.

En 1882 a été réalisé, à la suite d'une donation privée, l'hôpital psychiatrique de « Dromokaïtion », établissement très médicalisé. L'atmosphère y était de type « asilaire ». On y trouvait les contradictions internes entre le luxe et la misère. Les malades internés étaient beaucoup plus nombreux que l'hôpital ne pouvait en contenir, les soignants en nombre insuffisants, et ceci depuis l'origine de l'établissement jusqu'aux années 1980. Depuis, le fonctionnement et l'organisation de cet hôpital se sont améliorés progressivement par l'introduction de personnel quantitativement suffisant et qualifié.

Un des établissements de type asilaire, le plus « dramatique », fut l'asile des aliénés (*phrénoblabes*) de *Sainte-Éléoussa*, situé dans une villa abandonnée entre Le Pirée et Athènes. Sans nous attarder sur les divers sévices subis par le malade, il nous faut cependant évoquer la nudité, la faim, le manque de soins les plus élémentaires (plus les absences de chauffage et de fosse septique), un personnel soignant et médical en nombre très insuffisant. À l'origine, cet établissement était destiné à l'accueil des vagabonds. Par la suite, le regard sur les vagabonds s'est modifié et ils ont été assimilés à des malades mentaux. À cette population s'est ajoutée celle des toxicomanes et des psychotiques.

Citons maintenant le premier établissement psychiatrique et neurologique universitaire, celui d'« Éginition », fondé par décret royal du 19 juillet 1904, à la suite du testament du Pr D. Éginitis. Son but était de couvrir une partie des besoins de l'enseignement de la Faculté de médecine et d'accueillir des malades aigus. Cet établissement, dépendant de l'Université d'Athènes, est dirigé par les professeurs de psychiatrie et neurologie. Il est le siège d'un centre de recherches psychiatriques.

Le premier établissement d'État est fondé par décret des 26/31 juillet 1925 près de Daphni et a fonctionné en 1934 selon la loi 6077 des 16 janvier/21 janvier 1934 sur « l'organisation des psychiatres de l'État ». Une des raisons première de cette fondation a été la volonté d'éloigner de la ville les malades séjournant à Sainte-Éléoussa. Cet hôpital a accueilli des pensionnaires provenant des milieux populaires.

Vers 1930, une dizaine de médecins de diverses spécialités ont été nommés, ce qui a contribué à l'amélioration de l'établissement. Jusqu'en 1936 la direction fut assurée par un médecin assisté par un Conseil scientifique ; cette direction a largement contribué à l'évolution de l'hôpital. Une initiative qui mérite d'être signalée est l'organisation par les médecins d'un enseignement pour les infirmiers.

Les soins pratiqués dans cet hôpital ont été orientés vers de nouvelles méthodes thérapeutiques, biologiques, médicamenteuses. L'étude des relations des maladies organiques avec la maladie mentale a été entreprise. La spasmothérapie (cardiazol et insuline) y a été pratiquée à partir de 1936.

En 1936, l'établissement comptait 1 300 personnes internes et 1 800 en 1938.

Notons qu'au cours de la Deuxième Guerre mondiale les réactions vis-à-vis des malades mentaux ont dramatiquement illustré les attitudes profondes de rejet de toute notre société. Nombre d'entre eux sont morts de faim et de maladie, abandonnés à la rue.

Quelques établissements de province

De petits établissements psychiatriques locaux aux possibilités d'accueil limitées ont existé en province. Nous citerons l'*asile psychiatrique de Céphalonie*. Il fut créé par les autorités britanniques de l'île, en 1840, dans les locaux d'une caserne, et cédé à la Grèce en 1864. En 1918, reconstruit grâce à une donation, il prend le nom du donateur, « Vegion ». Il n'a accueilli que les patients de l'île de Céphalonie. Détruit en 1953 par un tremblement de terre, il fonctionnera sous des tentes jusqu'en 1959. Par la suite, les quelques malades qui y restaient encore furent transférés à l'asile de Leros.

L'asile psychiatrique Skylitsion de Chios a été reconstruit grâce à une donation vers 1886 (jusque-là, il avait fonctionné avec de petits effectifs). Il a survécu à l'aide des contributions des habitants jusqu'à 1958, date à laquelle fut créée la colonie de Leros, où ces patients furent transférés.

L'asile d'Ermoupolis (île de Syros), créé par décret royal en 1908, fut dénommé « asile pour malades mentaux des Cyclades ».

L'asile municipal Hirsch de Salonique, rattaché à l'hôpital Hirsch, accueille les malades mentaux de la communauté juive de Salonique. Créé en 1906, il a disparu, comme la majeure partie de la communauté juive, au cours de la Deuxième Guerre mondiale.

En 1914, à Salonique, a été créé un asile public, dépendant du ministère de l'Intérieur jusqu'en 1924, appelé par la suite *hôpital psychiatrique*.

Peu de documents concernant *l'hôpital de Lesbos* existent. On signale que, vers 1940, il pouvait accueillir une vingtaine de malades.

En 1958, dans l'île de Leros a été créée *une colonie agricole de malades mentaux*. Une fois de plus, c'est dans les locaux d'une caserne militaire que s'est érigé cet hôpital. La population : quelques malades misérables, incurables, isolés, démunis, sans aucune protection et rejetés des asiles. Ces dernières années, il y a eu restructuration importante de l'établissement, impliquant l'amélioration des conditions de vie et des soins des patients, et le transfert d'une partie vers des foyers de post-cure.

Secteur privé

L'aisance économique d'une certaine classe sociale et le surpeuplement des établissements psychiatriques a favorisé la création des *cliniques spécialisées privées*. D'abord, elle furent soumises à la loi ΚΨΜ de 1862. En 1924, des lois spécifiques ont été votées. Avant la Première Guerre mondiale, fonctionnent dix cliniques privées, recevant 4 500 malades. En cette période, il y avait onze établissements psychiatriques sur toute la Grèce.

La première clinique privée a été créée par S. Vlanianos en 1905. À sa suite le Pr M. Katsaras, le Dr Economakis ont également dirigé des cliniques privées neurologiques. Dès 1905, les cliniques privées donnent une large place à la publicité concernant les soins pratiqués dans leurs établissements. Cette publicité est faite, soit dans les revues dirigées par certains directeurs de cliniques, soit dans la presse et sous forme de tracts.

On peut remarquer que la démarche des cliniques privées procédait de la même erreur que celle vécue dans les établissements publics tout au long de l'histoire de la psychiatrie grecque : vouloir répéter ou décalquer les principes et les techniques de la psychiatrie européenne dans un contexte socio-culturel et économique très différent.

Après la Première Guerre mondiale, le secteur privé a connu un essor concomitant à l'évolution de la société grecque et de son économie.

Approche contemporaine de la maladie mentale

À la suite du développement socio-économique, les demandes de soins psychiatriques se sont accrues et ont eu pour résultat l'augmentation des services d'hospitalisation et la transformation de quelques institutions en asiles. En 1990, il y avait dix grands établissements psychiatriques avec une capacité totale de 7 524 lits.

Dans les établissements dits asilaires, les conditions matérielles sont très insuffisantes pour les patients. Les relations soignants-soignés sont souvent autoritaires ou inexistantes et les relations avec l'extérieur complètement coupées.

Les hôpitaux asilaires sont ceux de Corfou (500 lits), de Petras Olympe (430 lits), de Tripolis (500 lits), de Saloniki (Lembeti) (2 000 lits), de la Canée en Crète (420 lits) et de Leros (1 700 lits).

On retrouve dans la population de ces hôpitaux toutes sortes de troubles mentaux, principalement des psychoses et des syndromes cérébraux organiques.

Des réformes qui changeraient les conditions de vie des malades ont souvent été proposées. Cependant, la vie politique et ses changements vécus par la Grèce n'ont pas permis une élévation suffisante du niveau de vie de ces hôpitaux et la naissance d'une autre conception globalisante de la maladie mentale (place du malade mental dans la famille et dans la société).

Ce n'est qu'à partir de 1969 que le problème des enfants malades mentaux a été envisagé en tant que problème spécifique. À cette date, a été créée la première clinique pédo-psychiatrique à l'hôpital public d'Athènes (Daphni). Une autre clinique fut créée par la suite à Pedeli (aux environs d'Athènes), où on trouve un souci d'évolution.

Aujourd'hui, fonctionnent d'autres institutions accueillant des enfants présentant des troubles importants. Un nouvel intérêt naît pour l'enfant et l'adolescent malade, intérêt qui se développe à la fois dans quelques familles et dans l'école, où de nouvelles méthodes pédagogiques sont utilisées.

Dans les années 1960, quelques changements ont été effectués dans quelques hôpitaux publics, grâce aux nouvelles méthodes de traitement (contact avec les familles, développement du travail social).

Depuis vingt ans, la politique des assurances sociales et autres formes d'assistance offre une médication gratuite aux malades mentaux. La législation de l'hygiène mentale (loi d'hygiène mentale 104/1973) modifie celle de 1862, qui prévoyait la réhabilitation sociale des malades mentaux ainsi que la nécessité de la psychiatrie préventive, mais vaguement ; mais le décret ministériel A2B 5345/1979 a modifié le placement d'office en établissant en même temps le statut de l'hospitalisation libre.

On assiste à l'ouverture de cinq hôpitaux de jour à Salonique et à Athènes. Le département de psychiatrie de l'hôpital d'Athènes a fondé en 1979 un centre d'hygiène mentale communautaire (dispensaire) pour desservir les régions de Kessariani et de Byron, qui couvrent une population de 100 000 habitants. Il s'agit de créations inaugurant une période de développement important du secteur extrahospitalier, qui évolue depuis.

Enfin, des chaires de psychiatrie ont été créées dans les universités de Patras et de Jannina, Alexandroupolis.

Une connaissance accrue des droits et exigences de l'hygiène mentale, l'entrée de la Grèce dans la communauté européenne, font apparaître la nécessité d'introduire dans le champ psychiatrique de nouvelles et nombreuses réformes, tout en développant une politique de soins touchant des couches importantes de la population. Le projet de loi de mars 1991, qui n'est pas encore appliquée dans sa totalité, représente une innovation qui va dans ce sens. Il reconnaît comme base de soins psychiatriques les unités extrahospitalières et prévoit une sectorisation proche de celle de la France, avec la différence que le secteur privé occupe une place plus importante. Sur le plan légal, l'hospitalisation d'office est prononcée par une séance plénière du tribunal d'instance et elle ne peut pas excéder les six mois.

On distingue les déficiences intellectuelles ou les syndromes organiques des malades mentaux ; pour les derniers, on prévoit un ensemble de structures et de soins qui se situent dans une perspective de désinstitutionnalisation de la maladie mentale.

Retenant certains points, citons la création de dispensaires, de structures intermédiaires, de services psychiatriques dans les hôpitaux généraux. À ces efforts de décentralisation et de réorganisation des services psychiatriques répondant plus efficacement aux besoins de la santé mentale de la population grecque, s'ajoutent des projets d'amélioration des méthodes d'enseignement psychiatrique ainsi que de la recherche. Dans ces mouvements, les psychologues, qui commencent à recevoir depuis peu une formation universitaire, occupent une place importante. On note la constitution en corps professionnels des infirmiers psychiatriques, des orthophonistes et des ergothérapeutes. C'est dans le cadre de cette évolution que le taux d'occupation des lits psychiatriques passe de 96,7 % à 87,9 % et que la durée moyenne d'hospitalisation chute, en l'espace de cinq ans, de 259 jours à 87 jours.

Toutes ces réformes, ces mesures, ne trouveront leur efficacité et leur sens que dans un mouvement de compréhension et d'acceptation véritable du problème de la maladie mentale. Ceci renverrait à une réflexion approfondie sur les processus d'aliénation dans la société grecque.

Quelques repères concernant l'introduction de la psychanalyse en Grèce

On note en 1915 la première communication d'une théorie psychanalytique sur l'origine de la langue, par M. Triandaphyllidis, dans le *Bulletin du groupe pédagogique*.

Puis, en 1925, la première traduction de S. Freud, *Trois essais sur la théorie de la sexualité*.

Le premier mouvement analytique officiel en Grèce est créé en 1946 par Marie Bonaparte, A. Embirikos et les deux psychiatres analystes, G. Zavitzianos et D. Kouretas. Cette association a été reconnue par la Société internationale de psychanalyse en 1949 sur l'intervention de Marie Bonaparte en accord avec Anna Freud et Ernest Jones.

De 1970 à 1980, on peut noter une pratique sporadique, ainsi que des publications (traductions pour la plupart).

En 1977, une société de psychothérapie psychanalytique affiliée à son homonyme anglaise a été créée.

C'est en 1983 qu'un certain nombre de psychanalystes grecs constituent un groupe d'études psychiatriques dépendant de l'IPA, dont le but est d'assurer un cadre de formation. Depuis 1990, des groupes lacaniens se sont également créés.

BIBLIOGRAPHIE

BLUM R., BLUM E., *Health and healing in rural Greece*, Stanford, Univ. Press. Stanford, 1965.

CHRISTOPOULOS (ministre de l'Intérieur), Rapport à l'Assemblée Nat. sur la création des hôpitaux psychiatriques (en grec), in *Asklipios*, Per. B, 7e année, 1862, p. 420-450.

GOUSSIS A., *Christos Tsirigotis (Le premier psychiatre grec)*, Corfou, 1960, p. 15.

HARTOCOLLIS P., « Psychiatry in contemporary Greece », in *Iatriki Epistimi*, 1949, Acte 16, 4, p. 1-10, en grec.

PLOUMBIDIS D., « L'histoire de la psychiatrie en Grèce », in *Thèmes contemporains*, Triapsis logos 1, Saloniki, 1989, en grec.

PLOUMBIDIS D., « L'exercice de la psychiatrie en Grèce dans le cadre européen », in *Santé mentale : réalités européennes*, Érès, 1993.

STEFANIS C., MADIANOS M., « Mental Health Care Delivery System in Greece. A critical overview in Aspects of Preventive Psychiatry », *Bibliotheca Psychiatrica*, n° 160, Karga Basel Bocsel, 1981, p. 78-83.

STEFANIS C., MADIANOS M., « The Chronic Mentally Ill in Greece. Recent Developments in Treatment and Rehabilitation », sera publié in *Journal of Hospital and Community Psychiatry*.

TSIRIGOTIS C., *Statistique de l'asile psychiatrique de Corfou 1871*, Athènes, Impr. Nat., 1879 (BILCL).

TSOKOPOULOS G.B., « Les aliénés en Grèce », in *Psikiatriki kai neurologi epitheorissis*, 1902, 1re année, n° 4, p. 97-100.

TZAVARAS A., « Embirikos et la psychanalyse », in *Bulletin de la Société d'études de la civilisation néo-hellénique*, Athènes, 1981, en grec.

LA HONGRIE

Le début de l'âge d'or

La psychiatrie n'existe que depuis la deuxième moitié du XIXe siècle en Hongrie. Faute de structures soigantes et de médecins compétents, auparavant « les fous » vivaient à l'état de vagabonds, ou dans des asiles de pauvres où ils étaient mis en prison. Les malades plus riches se faisaient soigner à domicile ou dans les établissements psychiatriques de Vienne. Mais, à partir de 1812, les patients hongrois n'ont plus été admis dans des institutions de l'Autriche.

C'était dans le secteur privé que le premier service spécialisé a commencé son activité dans le domaine de la psychiatrie, en 1850. Son directeur, Schwartzer, a été l'auteur du premier manuel psychiatrique en Hongrie. L'Asile national n'a été créé qu'en 1868 à Budapest.

Pendant les dernières décennies de ce siècle, la jeune psychiatrie hongroise a montré un développement très dynamique ; elle connut sa grande époque vers la charnière des deux siècles. Cette période s'est caractérisée par la croissance de la capacité soigante des établissements publics ou privés, par l'amélioration de la qualité du traitement, par les progrès de l'enseignement universitaire de la psychiatrie et par l'animation de la vie scientifique. Selon certaines statistiques, entre 1900 et 1916, le nombre des malades soignés dans les asiles ou dans les services hospitaliers a presque triplé.

À cette époque, l'Asile national, l'institution la plus grande du pays, a pu accueillir trois cents patients ; les diagnostics les plus fréquents étaient ceux de paranoïa, de paralysie progressive, de manie, de démence et d'épilepsie. Il faut noter que l'accueil était déterminé par les paramètres sociaux des hospitalisés :

les malades pauvres étaient admis dans les hospices d'État, tandis que les gens plus riches et cultivés pouvaient se faire soigner dans les services privés.

La pratique du traitement était alors marquée d'un certain éclectisme, avec tendance à une synthèse de différentes méthodes thérapeutiques et avec un respect des spécificités individuelles du patient et de la maladie. Dans le répertoire des techniques utilisées on pourrait trouver l'alitement, les bains, le régime alimentaire, la pharmacothérapie, mais aussi la milieu-thérapie et la sociothérapie. En ce temps-là, la pharmacothérapie avait encore des possibilités très modestes : opium, opiacés, dérivés du brome, paraldehyd... En ce qui concerne la psychothérapie individuelle, c'étaient surtout les patients des établissements privés qui pouvaient en bénéficier.

Malgré ce développement impressionnant, le retard est resté énorme pendant longtemps dans le champ de la psychiatrie : les services étaient surchargés et le nombre des spécialistes était insuffisant.

La situation de la psychiatrie entre les deux guerres mondiales

À la fin du XIXe et durant les premières décennies du XXe siècle, de grands personnages de la psychiatrie hongroise ont pris des initiatives importantes en vue de créer de nouvelles structures de soin, d'humaniser le traitement, de changer le caractère carcéral des hospices, de régler la situation légale des malades et de favoriser leur réinsertion sociale et familiale. Parmi eux les figures les plus considérables ont été Schwartzer, Lechner, Olah, Fabinyi, Zsako. La « Ligue pour la protection mentale », organisée en 1924, a par exemple lutté pour la prévention des souffrances psychiques, la prise en charge précoce des malades mentaux et l'extension des soins prodigués hors des murs de l'hôpital. C'étaient là des objectifs progressistes.

Mais on pourrait dire qu'après la Première Guerre mondiale le rythme du développement de la psychiatrie s'est ralenti. Cette situation est due à plusieurs raisons : politiques, scientifiques, psychologiques...

Pendant cette période, quelques nouveaux services psychiatriques, attachés aux hôpitaux publics, ont cependant été inaugurés, surtout dans les villes de province. Grâce à Nyiro et Fabinyi dans les années 1930, la première structure accueillant les névrotiques et le premier centre de soin ambulatoire ont été créés en Hongrie. Le système des familles d'accueil a su instaurer des traditions stables dans le traitement des malades mentaux.

Au niveau des méthodes thérapeutiques, les traitements convulsifs avec cardiazol ou avec insuline et l'électrochoc ont été de plus en plus utilisés dans la prise en charge des grandes maladies psychiatriques. Parmi les tendances psychothérapeutiques, c'est l'hypnose, la psychanalyse et l'*individual psychologie* qui ont été prédominantes.

Quelques mots sur l'histoire de la psychanalyse en Hongrie

La naissance et l'évolution de la psychanalyse est un chapitre très important et célèbre de la psychiatrie hongroise du xxe siècle.

Le premier personnage remarquable de cette approche fut Ferenczi, qui a commencé à étudier la psychanalyse en 1908 avant de devenir l'élément moteur de l'organisation de l'Association nationale psychanalytique en 1913 et aussi professeur d'université en psychanalyse en 1919. L'influence de l'œuvre de Ferenczi et de « l'école de Budapest », avec Hermann, Balint, a été considérable sur l'ensemble de la théorie et la pratique de la psychanalyse partout dans le monde.

Les émigrations, les déportations et la Deuxième Guerre mondiale ont mis fin à cette période de prospérité. La plupart des spécialistes hongrois, Roheim, Balint, Rado, Rapoport, Alexander ont fait carrière à l'étranger...

La psychiatrie après la Deuxième Guerre mondiale

Après la guerre, la psychanalyse a connu un nouvel essor ; mais, à partir de la prise du pouvoir des communistes et de la naissance du système prétendument « socialiste », cette tendance a été rejetée dans l'illégalité. Pendant ces décennies, les analystes ont travaillé dans une semi-clandestinité ; cette activité « bourgeoise et réactionnaire » était mal vue, bien que, cependant, elle ne fût pas interdite dans les cabinets privés. Depuis la fin des années 1970, cette école a pu sortir de sa situation isolée, stigmatisée, et commencer à s'intégrer à la pratique quotidienne du soin et aussi à la science.

Pendant ces années où la dictature communiste a fait passer la psychiatrie à l'arrière-plan, la neurologie a essayé de l'annexer ; la nouvelle formation, la neuropsychiatrie, est restée conforme aux critères de la science marxiste et matérialiste.

C'est vers la fin des années 1970 que cette situation a commencé à changer. Parallèlement à la déstabilisation des conditions politiques, la psychiatrie biologique et plusieurs tendances psychothérapeutiques sont apparues. En 1980 a été créée l'Association nationale psychiatrique, sous la direction de Juhasz ; qu'il soit devenu vice-présient de l'Association mondiale de la psychiatrie en 1983 a aggravé le conflit avec les Soviétiques, qui ont dû quitter l'association en même temps.

Depuis la fin des années 1980, la psychiatrie hongroise est tout à fait libre. Aujourd'hui on peut trouver dans son champ toutes les tendances et toutes les écoles existant dans le monde, et le nombre des petites asociations et de groupes de travail témoigne d'une diversité et d'un enrichissement rapide. On constate, sur ce point, que l'orientation allemande précédente de la psychiatrie hongroise a été remplacée par une influence plus anglo-saxonne.

BIBLIOGRAPHIE

PISZTORA FERENC, *A magyar pszichiátria vázlatos története az Osztrák-Magyar Monarchia korában és a két világháború közötti idöszakban* (1867-1944).

Psychiatria Hungarica, 1991, október, VI. évf. 4, szám 265-278.

Psychiatria Hungarica, 1993, április, VIII. évf. 2. szám 125-137.

Psychiatria Hungarica, 1993, megjelenés alatt.

SZÖNYI GABOR, *Pszichoanalízis*.

Psychiatria Hungarica, 1993, június, VIII. évf. 3., szám 127-128.

MARIA BÉLA szerk, *Az Országos Ideg- és* Emegyógyintézet 1oo éve Bp. 1968.

L'ITALIE

Fragmentation politique et culturelle

Pour comprendre l'histoire de la psychiatrie italienne au XIXe siècle, il faut avoir présent à l'esprit deux faits.

Le premier est que la péninsule reste jusqu'aux années 1860 « une simple expression géographique », comme l'avait définie le prince Metternich ; et si 1861 est la conclusion de son unification politique, ce n'est que le début de son unification administrative. Pour la psychiatrie, celle-ci n'adviendra qu'au début du siècle suivant, en 1904, date de promulgation de la première loi nationale sur « les asiles et les aliénés ». La loi municipale et départementale du 28 mars 1865 n'avait fait qu'effleurer le problème, en décidant le passage des frais d'hospitalisation des fous pauvres de la charge des congrégations de charité, qui en étaient les détenteurs historiques, à la charge des départements.

Le deuxième fait, c'est que les différents États qui composent la péninsule – des royaumes du nord (le royaume de Sardaigne à l'ouest, le vice-royaume de Lombardie-Vénétie faisant partie de l'empire habsbourg, à l'est), au royaume des Deux-Siciles des Bourbon de Naples, en passant par les petits et les grands duchés et les États du pape – ont des lois, des traditions et des niveaux de civilisation très différents. Pour ne citer qu'un exemple, rappelons que seule la Toscane avait, grâce au *motu proprio* du 2 août 1838 de Léopold II, une loi psychiatrique (calquée sur la loi française du 30 juin de la même année) tandis que les autres États se réglaient sur des coutumes dont les garanties étaient approximatives, voire inexistantes. La variété des pratiques psychiatriques est le trait dominant de l'aliénisme italien de la première moitié du siècle, mais des différences locales seront conservées après l'Unité et jusqu'à nos jours.

Les premiers asiles : les idées de l'« Aufklärung » et le geste des pouvoirs

Quant à l'attitude vis-à-vis de la folie en Italie, le XIXe siècle reprend et relance un héritage lui venant du XVIIIe siècle, héritage d'une théorie qui cherche à devenir une pratique.

Des soins entendus comme un soulagement apporté aux souffrances du malade on est passé à l'idée du traitement scientifique de la maladie : considérer les fous comme des délinquants fait scandale (*Des délits et des peines* de Beccaria date de 1764), il faut trouver des solutions à la prison et à l'hôpital général. Les malades aigus continueront à être soignés dans les Hôtels-Dieu, selon une tradition ancienne malgré un regard médical nouveau et grâce à une nosographie qui ne distingue guère les délires idiopathiques et les délires symptomatiques ; par conséquent, c'est comme une tentative d'institutionnalisation médicale de la folie chronique qu'il faut voir la création de cette génération d'asiles qui s'ouvrent entre environ la moitié du XVIIIe et la moitié du XIXe siècle : en 1725 à Rome (rue de la Lungara), en 1727 à Turin (rue du Dépôt), en 1733 à Venise (Saint-Servolo), en 1750 à Florence (Sainte-Dorothée), en 1754 à Reggio Emilia (quelques pavillons de l'ancienne léproserie spécialement réservés aux fous), en 1773 à Lucques, en 1780 à Milan (la Maison de Charité Senavra), en 1788 à Bonifazio de Chiarugi, en 1813 à Aversa, par arrêté de Murat.

Les idées nouvelles sur la folie et son traitement se maintiennent après Waterloo, et c'est en pleine restauration que continue l'ouverture des Maisons des fous : en 1818, Marie-Louise, ancienne impératrice des Français, fonde l'asile de Parme, le grand-duc de Toscane celui de Sienne. En 1821, s'ouvre celui de Pérouse (États du pape) et celui de Reggio Emilia (duché de Modène) transforme complètement en asile l'ancienne léproserie de Saint-Lazare ; en 1824, le baron Pierre Pisani, un philanthrope, ouvre et dirige la « Real Casa dei Matti » de Palerme.

Ces premiers asiles sont en majorité les services de chroniques des Hôtels-Dieu. Issus des idées éclairées des souverains, logés dans d'anciens couvents, réalisés sans aucun programme, ils révèlent rapidement leurs limites. Le nombre des malades et les frais d'entretien dépassent vite les prévisions approximatives des administrations. Leur label médical est très relatif, les moyens de contention sont largement employés, la mortalité y est très élevée (à Turin, en 1829, sur 94 hommes admis, il y a 48 sorties et 47 morts), les soins médicaux, de type « somatique », sont confiés à un chirurgien-infirmier. Le médecin reste un sous-ordre par rapport soit à l'administration qui détient le pouvoir économique, soit à la congrégation de charité qui détient le monopole du personnel infirmier ou, au moins, de ses cadres ; il ne sera « directeur » que vers la moitié du siècle, et il n'aura une carrière régulière qu'avec la loi de 1904. Aussi faut-il ajouter que les aliénistes de la péninsule n'ont pas le prestige culturel et philosophique d'un Pinel. Entre le matérialiste Pinel et le spiritualiste

Chiarugi, ils choisiront ce dernier, adoptant ce « cérébralisme » un peu ambigu qui, s'il produira les grandes études anatomiques italiennes (allant de Rolando à Luciani et à Camillo Golgi), permettra en première instance d'échapper aux accusations et aux scrupules des matérialistes. Ne se proposant pas comme les titulaires du « traitement moral », ces premiers aliénistes n'auront pas le pouvoir dans l'asile. Le docteur Gualandi, directeur à Bologne puis à Rome, rapporte les salaires de l'asile d'Aversa : le médecin était payé comme le concierge de l'asile (9 ducats par mois) tandis que le salaire du chef-comptable était de 25 ducats (équivalant à celui du « maître des fous », le chef-infirmier) et que celui du directeur, le chevalier Linguiti, un philanthrope bien en cour, était de 61 ducats et 90 grains.

Une statistique nationale du mouvement des malades n'existe pas ; elle n'aurait d'ailleurs pas beaucoup de sens. Les statistiques locales ne sont significatives que pour le fonctionnement de l'asile concerné, car une bonne partie de ce qui était hospitalisé comme « folie » était soigné dans les « *pazzerie* » (salles des fous) des Hôtels-Dieu. Nous rapportons ici quelques données locales à titre d'exemple :

- à S. Lazare de Reggio Emilia, de 1802 à 1820 : 22 admissions et 1 sortie ; en 1856 : 229 malades, au 1er janvier : 242, au 31 décembre : 76 admissions, 38 sorties, 25 décès ;
- à S. Servolo à Venise, en 1847 : 355 malades au 1er janvier, 397 au 31 décembre ; les admissions sont 296, les sorties 162 et les décès 92. Les données de l'année 1865 sont les suivantes : présents, 431 au 1er janvier, 415 au 31 décembre. Admissions : 194 ; sorties : 141 ; décès : 69 ;
- à Fregionaia (Lucques), de 1813 à 1827, on a les données suivantes : présents, 36 au 1er janvier, 71 au 31 décembre. Admissions 618, sorties 422, décès 161. De 1843 à 1857 : présents, 95 au 1er janvier, 125 au 31 décembre. Admissions : 1061, sorties 663, décès 368. Notons au passage que l'asile de Lucques ne dessert que le petit duché, tandis que S. Servolo dessert toutes les provinces de la Vénétie ;
- pour le « Regio Manicomio » de Turin, on a les données suivantes pour l'année 1829 : hommes admis de 1791 jusqu'au 1er janvier 1829 : 199, « en grande partie des chroniques incurables » ; admis pendant l'année : 94. Femmes admises de 1804 jusqu'au 1er janvier 1829 : 132 ; admises pendant l'année : 44. Total des présents au 31 décembre 1829 : 469. Total des sorties de l'année 1829 : 68 (48 hommes, 20 femmes) ; total des décès 77 (47 hommes, 30 femmes). Présents au 1er janvier 1830 : 324.

Du point de vue législatif, il y a une grande disparité de dispositions d'un État à l'autre, surtout en ce qui concerne l'admission et la tutelle des biens de l'aliéné. Seule la Toscane, nous l'avons déjà dit, a, à partir de 1838, une loi spéciale pour la psychiatrie, imposant l'autorisation du tribunal autant pour l'admission que pour la sortie ; cette loi a toutefois une carence en ce qui concerne la tutelle des biens de l'aliéné et la surveillance des asiles. Dans les autres États, si la pièce-maîtresse de l'admission reste presque partout le certificat médical, l'autorité de contrôle et les obligations vis-à-vis d'elle sont très variables : à Gênes, il faut l'autorisation du préfet ; à Pavie, celle du président du Conseil général ; à Reggio Emilia, celle du maire ; à Pérouse, il suffit de l'autorisation du président de la congrégation de charité gérant l'hôpital ; à Brescia et à Messine aucune autorisation n'est nécessaire, et les « *pazzerie* » des Hôtels-Dieu de Vérone et de Venise ne sont même pas obligés d'informer le préfet ou le préfet de police des malades qu'ils reçoivent – obligation presque générale ailleurs.

Quant à la sortie, c'est l'attestation du médecin-directeur qui fait loi, l'autorisation venant du tribunal en Toscane, du préfet à Gênes, du président du Conseil général à Macerata...

« La surveillance sur les asiles, tant publics que privés, est, chez nous, nulle presque partout », écrivait Tamburini en 1891. Ce chaos juridique continuera jusqu'en 1904 !

Le projet de psychiatrie italienne : grandeur et décadence de l'asile

Autour des années 1850, l'aliénisme italien change profondément d'orientation, en corrélation avec les profonds changements politiques qui se préparent dans la péninsule. L'idée du XVIIIe siècle du traitement des fous était restée un peu abstraite, surtout à la suite de la décadence du traitement moral ; elle fait place à l'idée, beaucoup plus précise, d'un « projet de psychiatrie italienne » qui vise la mise au point d'une loi nationale, l'unification de la nosographie, la construction des asiles d'après des critères scientifiques et l'organisation de l'enseignement. La psychopathologie qui sous-tend le « projet » est inspirée par un organo-mécanisme qui ira se précisant à partir des années 1860, à la suite des découvertes de Broca, et qui en Italie s'enracine bien car il poursuit la tradition du cérébralisme mis en place par Chiarugi et que la génération suivante avait continuée en cherchant dans la phrénologie de Gall le sens de la connaissance clinique et de celle du cerveau. Avec la théorie des centres nerveux, à laquelle ils contribuent par leurs recherches anatomiques, les aliénistes peuvent finalement se poser comme les interprètes légitimes de la folie et réussir cette prise de pouvoir qu'ils avaient manquée au moment de l'essor du traitement moral, soixante ans auparavant.

Les hommes de cette génération sont assez différents de leurs prédécesseurs : ils ont dépassé le particularisme un peu provincial de ceux-ci dans l'idée nationale, ils prendront part activement aux guerres d'indépendance, ils ne seront plus les « conseillers » d'un pouvoir éclairé plus ou moins disposé à les écouter, ils seront eux-mêmes le pouvoir : Andrea Verga sera sénateur, Leonard Bianchi député et ministre, pour ne citer que ces deux exemples.

Andrea Verga, de Milan, fut le principal concepteur et réalisateur du « projet » : il le fit accepter par ses collègues, connaître à l'opinion publique, et le proposa au pouvoir. Dès 1852, il avait fondé la première revue de la spécialité, l'*Appendice psychiatrique de la Gazette médicale italienne*, qui permit aux phréniatres de l'Italie encore divisée de se connaître ; il la transforma en 1864, avec la collaboration de S. Biffi et C. Castiglioni, en *Archivio italiano per le malattie nervose e più particolarmente per le malattie mentali* qui, jusqu'à l'essor de la *Rivista sprimentale di freniatria* (fondée en 1875) de C. Livi et A. Tamburini, fut la principale revue spécialisée.

A. Verga fut aussi le fondateur de la Société phréniatrique italienne (qui prit son nom actuel de Société de psychiatrie en 1935). Sa fondation date de 1873, à l'occasion du XIe Congrès des savants à Rome.

Il organisa enfin une « Société de patronage pour les fous pauvres de la Lombardie », en développant une idée qu'Ignazio Zani avait réalisée à Bologne dès 1869, montrant ainsi une conscience précise de la dimension sociale de la psychiatrie.

À la force de l'initiative et du pouvoir, la génération des pères fondateurs de la psychiatrie italienne associe le prestige du savoir : s'illustrèrent ainsi Camillo Golgi, ancien assistant de Lombroso à Pavie, prix Nobel en 1906 pour ses études sur la structure fine des organes centraux du système nerveux ; Auguste Tamburini et Eugenio Tanzi, pour leur théorie des hallucinations comme épilepsie des centres sensoriels ; Cesare Lombroso, fondateur de l'anthropologie criminelle.

À ces noms il faut ajouter celui de Giovanni Stefano Bonacossa, de Turin, de Francesco Roncati, de Bologne, de Domenico Gualandi (d'abord à Bologne, puis à Rome), de Enrico Morselli, de Gênes, de Biagio Miraglia, de Naplcs.

Les pères fondateurs réaliseront l'asile et la clinique, feront voter la loi (n° 36 du 14 février 1904), superposable dans son ensemble à la loi française de 1838, si ce n'est qu'en Italie le directeur sera toujours un médecin. Toutefois, ils n'atteindront pas tous leurs objectifs, comme la laïcisation radicale de l'assistance psychiatrique, véritable rêve de ces hommes anticléricaux. Car, bien que ne participant pas à la vie politique, en hommage au « *non expedit* » de Pie IX, les catholiques restaient très puissants dans le pays ; or ils n'auraient pas toléré un attentat au pouvoir et à la richesse des congrégations religieuses. En 1914 (enquête Vidoni), sur 140 instituts psychiatriques il n'y avait que 59 hôpitaux psychiatriques provinciaux. En effet, en Italie, et ceci jusqu'à la loi d'institution du Service sanitaire national (1978), les asiles publics seront minoritaires, l'assistance psychiatrique étant partagée entre ceux-ci et :

- les asiles des Œuvres et Charité, plus ou moins soumises à l'ingérence des pouvoirs publics ;
- les divisions neuropsychiatriques des hôpitaux généraux ;
- les asiles privés, soumis à une certaine surveillance des pouvoirs publics.

En 1875 (date de la première enquête nationale, promue par A. Verga), dans les 43 instituts existants il y avait 12 913 malades, représentant 4,7 % de la population ; en 1914, dans les 140 instituts recensés, il y avait 54 311 malades représentant 15,2 %. Un médecin pour chaque groupe de cent malades restera un rêve jusqu'aux années 1960. Le personnel, autant médical qu'infirmier, sera toujours réduit au minimum par des administrations départementales peu disposées à prendre en charge les frais des asiles et auxquelles le ministre Giolitti avait fait octroyer une autonomie assez ample.

L'enseignement sera attribué aux cliniques universitaires, dépendant du ministère de l'Éducation nationale et reliées aux asiles (dépendant des Administrations départementales) par des « conventions » : la clinique fonctionne comme service d'admission de l'asile, l'asile est tenu à fournir les « matériaux » pour la recherche et l'enseignement. Les pères fondateurs de la psychiatrie italienne, qui avaient débuté comme médecins des hôpitaux, finissent professeurs. Ils instaurent la prééminence de la clinique sur l'asile : l'élève le plus prestigieux leur succédera dans l'enseignement. En Italie, il n'y aura que théoriquement une carrière des hôpitaux.

Le « projet de psychiatrie italienne » suit la trajectoire de la génération des pères fondateurs. L'enseignement privilégie la neurologie (le titre des chaires est révélateur : maladies nerveuses et mentales) et, pour les asiles, à partir de la fin de la Première Guerre mondiale, c'est une déchéance progressive ; phénomène complexe et mal étudié à propos duquel on peut rappeler :

- l'hostilité des administrations qui, avec l'essor de l'automobile, après 1918, délaissent l'asile pour se consacrer au réseau routier de leur compétence ;
- le désintérêt des médecins qui, mal payés, préfèrent le travail en clientèle ;
- l'appauvrissement de la réflexion psycho-pathologique, dû aussi à l'isolement culturel de l'Italie fasciste.

La découverte de l'électrochoc, faite par Ugo Cerletti et Lucio Bini en 1938, ne change pas le destin des asiles ; celles des neuroleptiques leur assénera un coup quasi définitif : désormais n'échoueront plus dans les asiles que les « chutes » et les rebuts de la filière aiguë, c'est-à-dire des cliniques universitaires, des services « neuropsy » des hôpitaux, des maisons de santés privées.

En 1968, le ministre de la Santé en personne les qualifiera de « *Lager* » et en commencera le démantèlement.

En 1982

La psychiatrie est actuellement réglementée par la loi du 13 mai 1978, n° 180, dont l'essentiel a été inséré dans la loi 833 du 23 décembre 1978, instituant le Service sanitaire national.

Les nouveautés de ces lois sont les suivantes :

- la prévention devient prioritaire et concerne les organismes socio-sanitaires à gestion démocratique (Unités sanitaires locales, gérant, chacune, jusqu'à 200 000 habitants) ;
- les maladies mentales sont des maladies comme les autres ; pour la première fois dans l'histoire de l'Italie, les interventions les concernant sont établies par une loi sanitaire et non par une loi de police telle que la loi de 1904 ;

- le traitement des cas aigus est opéré par des équipes spécialisées travaillant en collaboration avec d'autres spécialistes (réanimation, psychologie, service social, etc. ; l'hospitalisation doit être exceptionnelle et faite dans les Services de diagnostic et de cure (SDC), faisant partie du département d'urgence des hôpitaux généraux ;
- les asiles seront fermés et les Régions indiqueront les structures intermédiaires pour les malades chroniques (hôpitaux de jour, hôpitaux de nuit, foyers, etc.).

Ces lois, qui sont considérées comme révolutionnaires par les « modérés », ne sont qu'une étape intermédiaire sur le chemin de la démédicalisation totale de la folie pour les « progressistes ». Elles sont en effet le résultat d'une lutte qui est devenue politique et dont l'issue est encore incertaine ; lutte entre « l'establishment » psychiatrique d'une part, qui a lourdement misé sur la psycho-pharmacologie, qui est resté assez réservé vis-à-vis des psychanalystes et des phénoménologues et qui avait peu œuvré pour éliminer le scandale social et humain des asiles, et le mouvement antipsychiatrique d'autre part, sous la direction incontestée de Franco Basaglia, qui est parti de la critique de la condition asilaire pour aboutir à la politisation de la lutte contre la folie.

L'application de la nouvelle loi est assez difficile et inégale d'une région à l'autre : on va de la Vénétie, où les 31 SDC institués fonctionnent tous, aux Pouilles où, sur 33 SDC, il n'y en a que 14 qui fonctionnent. Les données nationales sont les suivantes : SDC institués (sauf Piémont) : 257 avec 3 437 lits ; SDC fonctionnants : 216 pour 2 740 lits. Nombre des hospitalisations (sauf Latium) : 30 596 (données se référant au premier semestre 1981). Dans les quelques 95 asiles publics, les malades hospitalisés sont passés des 51 853 du 16 mai 1978 aux 35 956 du 30 juin 1981[1].

Il faut dire que, pour la pathologie aiguë, cette loi a ouvert des perspectives inconnues et très intéressantes en ce qui concerne la phénoménologie clinique et l'évolution de la « crise » ; pour la pathologie chronique, elle a repoussé la psychiatrie à une phase « pré-asilaire ». Des projets de loi visant à éliminer cette grave lacune sont actuellement à l'étude au Parlement.

Situation en 1992 et perspectives

Dans la psychiatrie italienne actuelle, il faut distinguer deux aspects : la loi, et son application.

La loi, la « 180 » (1978), tant discutée et discutable (en fait dépassée et subsumée par la loi 833 de la même année), a été un mélange, d'ailleurs typiquement italien, de réformisme retardataire et d'avant-gardisme idéologique et abstrait. Aussi faut-il ajouter que c'est dans un climat de guerre civile qu'elle a vu le jour : l'affaire Aldo Moro tombe à ce moment-là.

1. Données dont nous sommes redevables à notre collègue Eliodoro Novello, de Padoue.

Le souci de garantie sanitaire et le territorialisme sont parmi ses aspects réformateurs. « Malade » devient aussi un attribut parmi tant d'autres du « citoyen », qui garde tous ces droits que la vieille loi de 1904 lui ôtait dès son « association » à l'asile. D'autre part, l'activité psychiatrique déplace son foyer de l'hôpital à l'espace vécu de la ville, devenant, en même temps, de plus en plus préventive, interdisciplinaire et sociale.

Le silence sur la chronicité peut au contraire être mis au compte des excès idéologiques de la loi, du fait aussi qu'il implique la négation subreptice du fait naturel « chronicité » et son affirmation en tant qu'artifice asilo-capitaliste. L'anti-asilarisme, par contre, n'est qu'à demi un excès ; par son autre moitié, c'est un soubresaut de dédain légitime, vu la situation des asiles italiens de l'époque, qu'un ministre de la Santé n'avait pas hésité, on l'a vu, à qualifier comme « *Lager* ».

L'application de la loi a été l'histoire d'une utopie, qui se réalise dans la mesure où elle devient « autre chose ». Ainsi, trahie pour les uns, raisonnée pour les autres, la 180 a-t-elle « réussi », bien qu'il faille nuancer une telle affirmation dans un sens régional : assez vraie pour le centre-nord, elle est moins vraie pour le centre-sud de la péninsule. Mais au-delà de telles différences régionales historiques, l'impact de la loi a produit des effets généraux et probablement irréversibles : le changement des professions et le changement de la « demande ».

D'un côté, le psychiatre du territoire n'est pas comparable, quant à son rôle et au prestige, à l'ancien aliéniste ; et celui que l'on nomme encore infirmier psychiatrique a, dans ses fonctions, une autonomie et des responsabilités inimaginables jusqu'alors ; de nouvelles « figures professionnelles » sont à envisager à sa place. Les différentes espèces d'éducateurs-thérapeutes apparaissent au fur et à mesure ; en seraient-elles l'anticipation ? Autrement dit, on aurait une anaplasie des métiers assortie d'une métaphasie déjà en acte.

D'un autre côté, un service « territorial » censé pouvoir répondre aux besoins – sinon aux désirs – de millions de citoyens est bien autre chose qu'un asile consacré à quelques milliers de fous et suscite des effets de sens bien différents sur les techniques, les institutions et les idéologies. Aussi faut-il ajouter que de tel effets, provenant d'un service fort politisé, risquent un double glissement sémantique : du côté de l'inefficacité vers l'affairisme des maisons de santé privées et, du côté du zèle, vers le contrôle social des risques.

BIBLIOGRAPHIE

AA. VV., *Atti della Conferenza Nazionale sullo Stato della Psichiatria nel Territorio 1978-1988*, A cura della Società Italiana di Psichiatria, Napoli, Idelson, 1989, 3 vol.

AA. VV., *L'assistenza psichiatrica a dieci anni dalla riforma*. Provincia di Arezzo, Cortona, 1991.

BARALDI M. *Statistica dal 1821 al 1974 del movimento dei ricoverati e delle degenze negli Istituti Ospedalieri Neuropsichiatrici « San Lazzaro » di Reggio Emilia*, Reggio E., AGE, s.d.

CANOSA R. *Storia del manicomio in Italia dall'unità a oggi*, Milano, Feltrinelli, 1980.

CASTEL R., *La gestion des risques*, Paris, Minuit, 1981.

CONTINI G.F., STATICO E., *Il manicomio dimenticato*, Bologna, CLUEB, 1988.

GIORDANO G.B., Tra registri e statistiche di Fregionaia, *La Provincia di Lucca*, 3, 6, 1962.

GUALANDI D, *Osservazioni sopra il celebre stabilimento di Aversa e sopra molti altri ospedali d'Italia destinati alla reclusione e cura dei pazzi*, Bologna, Masi, 1823.

KEMALI D. *et al.* : Sondaggio sulle opinioni degli italiani nei riguardi dei malati di mente e della situazione dell'assistenza psichiatrica, *Riv. Sperim. Freniat.*, suppl. Fasc. V, 1989.

LANTERI-LAURA G., *Histoire de la phrénologie*, Paris, PUF, 1970.

LOMBROSO C., TAMBURINI A., ASCENZI R., *Relazione a S.E. il Ministro dell'Interno sulla ispezione dei manicomi del Regno*, Roma, 1 oct. 1891 (cité par Canosa).

PERRICONE A.R., Il problema delle malattie neuropsichiatriche in Italia nel quadro delle rilevazioni statistiche, *Difesa sociale,* Roma, 1978.

PROSDOCIMI E SALERIO, *Tavole statistiche degli alienati che ebbero cura nel manicomio centrale maschile in S. Servolo di Venezia nel decennio 1847-1856 inclusivi*, Venezia, Tip. Armena S. Lazzaro, 1857.

TROMPEO B., *Prospetto statistico del Regio manicomio di Torino nell'anno 1829*, Torino, fontana, 1830.

VIDONI, Enquête, in A. Tamburini, G.C. Ferrari, G. Antonini, *L'assistenza degli alienati in Italia e nelle varie nazioni*, Torino, UTET, 1918.

Débat entre le docteur Cornelia Thiels et les docteurs Tognoni et Bollini de Milan, *British Journal of Psychiatry*, 1984, *145*, 212-228.

« Il dopo 180 », *Censis*, n° 8, Psichiatria, 1985.

LE MEXIQUE

Du XVIe au XIXe siècle

Tout ce que nous savons sur l'exercice de la médecine et sur les idées et pratiques relevant de ce que nous qualifierions aujourd'hui de psychiatrique ou psychologique, parmi les habitants de l'ancien Anahuac, nous le devons pour une part aux travaux de Fray Bernardino de Sahagún – fondateur de l'ethnologie – et pour l'autre au Codex Badianus (« *Libellus de Medicinalibus Indorum Herbis* »).

Il n'est pas donc sans intérêt de rappeler que nos anciens croyaient que le corps humain possédait plusieurs propriétés, que nous dirions de l'âme, dont l'harmonie était nécessaire pour une bonne santé : le *tonalli*, siégeant dans la tête, force qui mettait l'homme en relation avec le cosmos et dont la fonction était l'acte de pensée le plus pur, celui qui était dépourvu de toute émotion ; le *teyolía*, siégeant dans le cœur, lié à l'émotion, la volonté et la mémoire, et dont la défaillance pouvait produire la folie ; et *l'ihiyotl*, dont le siège était dans le foie, qui donnait son origine au désir, à la passion, à la vigueur ; sa défaillance se manifestait par la paresse, l'angoisse, le découragement, l'aboulie.

Pour certains auteurs, la médecine aztèque était même capable de préciser quelques entités taxinomiques. Devons-nous en conclure pour autant que les *tlaulilocayotl* (les excités) et les *xolopiyotl* (les tranquilles) correspondaient *stricto sensu* aux deux pôles de la folie circulaire ? D'autres encore (Parres, Wasserman) en viennent à avancer que les médecins aztèques (*tlamatimine*) étaient de « vrais psychiatres » et qu'ils possédaient une « vraie psychothérapie », selon la définition socioculturelle de Jérôme Frank. La *yolmelaua* était-elle donc une « catharsis », comme le croit le psychanalyste du XXe siècle, ou plutôt une « confession », comme a cru le comprendre le franciscain du XVIe ? Était-elle les deux à la fois ou bien tout autre chose ?

Un des aspects les plus soulignés et les mieux étudiés de la survivance des pratiques « psychiatriques » précolombiennes est sans doute celui qui concerne l'utilisation des produits végétaux aux propriétés psychodysleptiques. L'éthnomycologie et la psychiatrie expérimentale surent en tirer des leçons de grande utilité.

Les découvertes successives de l'éthnomycologue américain Gordon Wasson, du botaniste français Roger Heim, du chimiste suisse Albert Hofmann, sur l'identification du champignon *psilocybe mexicana Heim* (le *teonanacatl* : chair des dieux) puis de la psilocybine, sont bien connues. L'expérimentation clinique avec des volontaires et avec des malades mentaux fut menée à l'hôpital Sainte-Anne par Jean Delay (*Les champignons hallucinogènes du Mexique*, Paris, 1958). Hofmann devait synthétiser plus tard une substance très proche du LSD 25 à partir de l'*ololuihqui* (*rivea corimbosa*).

Champ en grande partie encore vierge pour l'ethnopsychiatrie, le monde précolombien et sa survivance après le « choc de la Conquête » a été vu de très différentes façons par les historiens européens. Par exemple, l'Espagnol Guerra publia en Angleterre un livre très tendancieux dont le titre exprime bien le point de vue : *The precolumbien Mind : A study into the aberrant nature of sexual drives, drugs affecting behaviour, and the attitude towards life and death, with a survey of psychotherapy, in pre-Columbian America*, tandis que les Français Gruzinski et Todorov en ont fait le sujet de très sérieux ouvrages sur l'évolution des mentalités et sur la question de l'Autre.

Dans les textes d'histoire de la psychiatrie, la référence la plus connue concernant le Mexique est celle de la fondation du premier hôpital du Nouveau Monde consacré aux malades mentaux : l'hôpital de San Hipólito, œuvre d'un personnage singulier : Bernardino Alvarez.

Originaire d'Utrera, au sud de l'Espagne, Alvarez vint en Amérique comme jeune fantassin et y participa à plusieurs campagnes au nord de la Nouvelle-Espagne. De retour à Mexico, il y mena une vie fort déréglée ; mêlé à une affaire d'homicide autour d'un jeu de cartes, il fut condamné aux galères et envoyé à Acapulco pour être embarqué sur la flotte qui devait explorer les Philippines, Catay et Cipango (noms espagnols de l'époque, correspondant à la Chine et au Japon). Avant de partir il connut au port une femme qui l'aida à s'en échapper, prit la fuite et résussit à gagner le Pérou où il demeura pendant trente ans. Après cette si longue absence, il décida de revenir au pays, possesseur alors – comme il se doit dans une vie d'aventures si féérique – d'une grande fortune, comme on en faisait à l'époque où ce pays était un vrai Eldorado (le Pérou ! comme disent les Français).

En 1566, Bernardino Alvarez subit une conversion soudaine (semblable à celles d'autres soldats du temps, dont Loyola) et décida d'abandonner sa vie d'aisance pour dédier dorénavant et sa vie et sa fortune à soigner les plus délaissés des malades : les fous. Il fonda à cette date une hôpital consacré au secours des fous, des vieillards, des convalescents démunis, des « innocents » (tout comme l'hôpital de Valence qui avait été dédié aux « fols, inocents et orats »). Il acheta un grand bâtiment à côté de l'église de Saint-Hippolyte qui donna son nom à l'hôpital. (L'église avait été bâtie à l'endroit même où avait eu lieu la capitulation de Tenochtitlan le 13 août 1521, jour de la Saint-Hippolyte.) Ainsi, celle qui était devenue la royale et impériale ville de Mexico devait posséder ledit hôpital parmi d'autres prémices de sa grandeur, à côté de la première imprimerie et la première université du continent.

Dès son début, l'entreprise obtint l'appui du vice-roi et de l'archevêque. Elle recevra plus tard celui du roi et du Souverain Pontife. En effet, Grégoire XIII, Sixte V, Clément VIII, Paul V et Clément IX approuvèrent les règles de l'ordre hospitalier fondé par Alvarez : les Frères de la Charité. Plusieurs années après la mort du fondateur, Innocent XII devait en faire un ordre régulier sous la règle de Saint-Augustin, en 1700, avec des vœux solennels de chasteté, pauvreté, obéissance et hospitalité.

En plus de cet hôpital, Fray Bernardino Alvarez fonda deux réseaux hospitaliers pour le secours des voyageurs. Le premier, vers l'est du pays, comptait les hôpitaux de la Sainte-Croix de Oaxtepec et de Sainte-Marie d'Acapulco ; le deuxième, vers l'ouest, ceux de Saint-Roch de Puebla (le seul qui soit toujours en service), Sainte-Marie-de-Belem de Perote, la Conception de Xalapa et Saint-Martin de Veracruz. Il y en eut même un autre à La Havane, à Cuba. Tous dépendaient de Saint-Hippolyte.

Depuis sa fondation et pendant deux siècles, les malades mentaux jouirent là d'un traitement humain, digne et respectueux, suivant en cela l'enseignement des méthodes que saint Jean de Dieu avait établies en Espagne. L'ordre des Hippolytes (ainsi nommait-on les Frères de la Charité) était l'équivalent de l'ordre de Saint-Jean-de-Dieu de Grenade. Plusieurs auteurs ont qualifié ses méthodes de psychothérapiques et logothérapiques : il n'y a point là d'exagération. L'historienne Josefina Muriel écrit à ce propos : « On avait à Saint-Hippolyte un soin spécial en ce qui concerne la propreté et l'alimentation. Les malades y étaient traités avec attention et tendresse parce que le fondateur avait sur eux une vision surnaturelle : il les regardait comme un exemple qui devait conduire les hommes à ordonner leur vie. Il opposait la folie malade de ses malades à la folie consciente du monde, et qui pouvait en savoir plus que lui sur les folies étant donné sa propre expérience ? »

L'appui des autorités civiles et religieuses et celui des personnes riches et charitables qui prirent en charge l'hôpital, une fois dépensée la fortune de Bernardino Alvarez, diminua peu à peu au cours du temps. À la fin du XVIIIe siècle, les malades étaient « nus, sans médicaments, affamés et risquaient de mourir car les toits étaient sur le point de s'effondrer » (lettre de 1774 du père général au vice-roi). Celui-ci, le bailli de Bacareli y Ursua, autorisa un budget spécial et le bâtiment fut restauré ; mais la décadence de l'hôpital ne fut point enrayée. L'ordre des Frères de la Charité fut supprimé par arrêté des cours espagnoles le 10 octobre 1821 et la mairie pris la direction de l'hôpital. Les religieux continuèrent à s'occuper des soins aux malades jusqu'en 1843. En 1864, une requête envoyée à l'empereur Maximilien dépeint les malades dans les mêmes conditions que celles de 1774 et une autre, de 1881, montre que les idées du fondateur concernant le traitement des malades avaient été abandonnées du tout au tout et que ceux-ci vivaient alors dans des conditions pré-pineliennes. L'hôpital continua de fonctionner, chaque jour plus délabré, jusqu'en 1910. Il avait duré trois cent quarante-quatre ans.

Saint-Hippolyte fut tout au long de son existence un hôpital pour hommes. Son équivalent féminin fut l'hôpital « Del Divino Salvador », lui aussi fruit de la charité et de la philanthropie d'un particulier : José Sáyago, humble menuisier qui prit la décision, avec sa femme, d'héberger chez lui les malades mentales qui erraient dans la ville. Bientôt après, sa démarche incita à la compassion l'archevêque de Mexico, Aguiar y Seijas, qui prit en charge le loyer d'une maison plus grande et appropriée et l'alimentation des malades internées. Une congrégation fut créée, qui prit le nom de l'hôpital et qui, à la mort du prélat en 1698, acheta une grande demeure sur la rue de la Canoa (du canoë, nom sous lequel cet hôpital fut connu pendant deux cent dix ans) qui ouvrit ses portes en 1700. La congrégation du Divin-Sauveur ne compta pas moins de huit cents membres, ecclésiastiques et laïques, parmi les plus illustres des gens du vice-royaume dévouées aux œuvres pieuses : l'hôpital a joui pendant sa vie d'un appui beaucoup plus grand que celui de son pendant masculin. De sa fondation au moment de son expulsion hors des domaines des Bourbon, la Compagnie de Jésus y prêta son concours ; une autre confrérie qui le protégea jusqu'à l'Indépendance fut la « Real Congregación de Nuestra Señora de los Dolores y socorro de mujeres Dementes ». En 1824, la municipalité prit l'hôpital sous sa protection et créa même une loterie pour son maintien. En 1855, le soin des malades fut confié aux sœurs de la Charité-de-Saint-Vincent-de-Paul. Trois années plus tard fut établi un règlement du gouvernement interne où on prenait grand soin d'empêcher les abus, et en particulier, de « faire passer pour démentes des personnes qui ne l'étaient point pour les enfermer sous des motifs extramédicaux ». Cette particularité foncière se traduit dans le rapport fait sur l'état des hôpitaux à l'empereur Maximilien en 1864 : « Les lits sont en fer avec deux matelas bien propres et parfaitement munis de linge : il n'est pas possible de tirer plus de profit de ce lieu ni d'améliorer l'hygiène et le bon ordre qui y reigne [...], un établissement qui devrait servir d'exemple aux autres [...] Les dortoirs et les autres dépendances feraient honneur au meilleur hôpital d'Europe.»

En 1871, la mairie décida que l'hôpital devait aussi servir de refuge « aux filles et aux femmes abandonnées, pour éviter leur corruption »... Elles y séjournaient en qualité de « déposées » et suivaient le régime des internées. En 1874, les sœurs de la Charité furent limogées à cause des lois anticléricales du moment et l'institution sombra rapidement dans une situation semblable à celle de Saint-Hippolyte. En 1864, il y avait 70 malades, en 1882, 203 et en 1900, 403. En 1905, la différence entre les deux institutions avait finalement disparue.

Une recherche récente sur les diagnostics établis à l'hôpital du Divino Salvador à la fin du XIXe siècle a mis en évidence l'écart existant avec la psychiatrie européenne de l'époque, puisque les aliénistes du lieu en étaient restés à une nosographie des temps jadis (monomanie érotique, monomanie homicide et suicide héréditaire, hystéromanie, passion de jalousie).

Tout devait changer complètement pour les deux hôpitaux et pour l'exercice de la psychiatrie avec l'inauguration en 1910 du nouvel Asile général de « la Castañeda », on le verra.

À son tour, l'ordre hospitalier de Saint-Jean-de-Dieu arriva au Nouveau Monde en 1596 pour élargir vers les terres récemment conquises à la Couronne espagnole l'œuvre de charité entreprise chez les fous dès 1538 à Grenade par Joao Cidade, plus connu comme San Juàn de Dios. Ses premières fondations eurent lieu en Amérique du Sud (Cartagena, Lima, Callao, Potosí, Cuzco, etc.) et n'arrivèrent en Nouvelle Espagne qu'après le brevet de Philippe II en 1602. Les « juaninos » fondèrent vingt-quatre hôpitaux sur l'ensemble du pays au XVIIe et au XVIIIe siècles, mais leurs soins étaient consacrés plutôt aux lépreux, aux syphilitiques, aux malades chroniques et déshérités, et à « tous les êtres consumés par le vice ». Ce ne fut qu'en 1901 que l'ordre établit son premier hôpital à vocation purement psychiatrique. Actuellement, il gère quelques institutions privées à Mexico et à Puebla.

On ne peut parler de l'histoire psychiatrique de la Nouvelle-Espagne sans prendre en considération, serait-ce de façon sommaire, l'activité de l'Inquisition sur certaines conduites qui aujourd'hui seraient qualifiées de psychiatriques (déviations sexuelles, délires mystiques, psychoses démonopathiques, etc.). Dans quelques cas, une expertise médicale établissant la folie de l'accusé (donc l'absence de libre-arbitre) a permis de déclarer celui-ci « non responsable ». Elle était, en revanche, sans pitié envers ceux qui avaient simulé la folie pour échapper aux rigueurs du jugement. Dans son œuvre *Locura e Inquisición en el Virreinato de la Nueva España* (FCE, Mexico, 1992), Ma. Cristina Sacristán a étudié les diagnostics et les catégories qu'employa l'Inquisition à propos de la folie pendant les trois siècles où elle a sévi chez nous.

Quelques autres auteurs se sont penchés sur des cas individuels et anecdotiques puisés dans les archives de l'Inquisition. Parmi eux, une place d'élection était donnée aux délires extatiques, qui étaient toujours fort suspects à ses yeux. Somilinos d'Ardois a étudié par exemple quelques états mentaux altérés à la suite de jeûnes excessifs, de l'usage du cilice, de flagellations solitaires ou collectives, etc., et d'autres qui n'étaient que de l'hystérie collective, dont celui des religieuses du couvent de Saint-Jérôme de Puebla qui, entre 1750 et 1754, se mirent à présenter des mouvements convulsifs et spasmodiques. La supérieure, sœur Alejandra Beatriz de los Dolores, voyant que ni les confesseurs ni les exorcistes n'arrivaient à dominer la situation et face à une Inquisition qui s'intéressait dangereusement à l'affaire, eut recours à un médecin, qui établit le diagnostic d'épilepsie. Il s'agissait donc dès lors d'une « maladie naturelle », et l'Inquisition ne s'en mêla plus ; les bonnes sœurs purent se donner à cœur joie aux dits mouvements.

Le XXe siècle

La triste situation dans laquelle était tombée au cours des années l'assistance psychiatrique (après des commencements si prometteurs avec des approches morales tout à fait pinéliennes avant la lettre) devait changer d'une façon surprenante, on l'a évoqué, lors de l'inauguration en 1910 de l'Asile général de « La Castañeda » (« La Châtaigneraie »). Ce fut pour les malades de Saint-Hippolyte et de « La Canoa », sinon un bond de l'enfer aux cieux, du moins un pas de l'enfer à la terre plus secourable d'un véritable hôpital psychiatrique, calqué sur les plus modernes de France et d'Allemagne. Les aliénistes mexicains eurent l'espoir de voir leur spécialité rattraper le retard qu'elle avait pris par rapport au reste de la médecine mexicaine, qui avait reçu, elle, un appui magnifique dès notre Second Empire et surtout au cours des vingt dernières années du XIXe siècle et durant la première décennie du XXe, sous le despotisme éclairé du gouvernement du général Díaz, qui avait stabilisé et modernisé le pays après sa très convulsive histoire précédente.

Sur une surface de 141 662 m^2 au milieu d'un bosquet au sud de Mexico on a élevé vingt-cinq bâtiments. Il y avait des ateliers, des bains, un amphithéâtre. La construction avait suivi les préceptes de l'architecture sanitaire la plus évoluée. On a créé même une bibliothèque extrêmement complète, qui devint, du jour au lendemain, l'une des plus riches du monde. Mais les aliénistes étaient très peu nombreux et il n'y avait pas d'enseignement bien établi. Au tournant du siècle, le Dr Alvarado puis le Dr Peón del Valle ont donné quelques leçons à « La Canoa » et à l'école de médecine, mais la plus grande partie des aliénistes étaient de vrais autodidactes. De toute façon, la création de l'Asile général et la possibilité pour les médecins d'accéder aux œuvres fondamentales de la psychiatrie européenne de leur temps se traduisit bientôt par l'amélioration de l'attention portée aux malades. Si les traitements n'étaient parfois pas trop différents de ce que l'on faisait auparavant, les histoires cliniques étaient, en revanche, de vrais modèles de la taxinomie germanique.

C'est cette première génération de cliniciens cultivés qui devait, en 1925, rencontrer Pierre Janet.

En 1924, la « Sociedad Franco-Mexicana » avait invité le psychologue Georges Dumas à donner des conférences. L'année suivante, les invités furent Pierre Janet et le psysiologiste Gley. Cette fois-ci, l'Université se joignit à l'invitation dans le cadre des célébrations du XVe anniversaire de l'inauguration de l'Université (héritière de la Real y Pontificia que les libéraux du XIXe siècle avaient fermée) qui avait été parrainée par la Sorbonne.

La tournée de Janet fut triomphale. Il fut reçu comme membre d'honneur à l'Académie nationale de médecine (fondée à son tour en 1862 dans le cadre des activités franco-mexicaines de la commission scientifique établie par Maximilien) par le Dr Aragón avec un long discours : « La tétralogie de la Salpêtrière », qui montra l'évolution de la psychiatrie française de Pinel à

Janet, en passant par Esquirol et Charcot (un tour de force rhétorique avait comparé ceux-ci à une autre tétralogie : Aristote, Dante, Tasse, Pétrarque...).

Janet donna un cours à l'Université : « Psychologie des sentiments » (lui-même le rappelle dans le prologue du tome second de *De l'angoisse à l'extase*), rééditée en 1980 avec un prologue du Pr Pichot. Pendant son séjour, Janet réunit les aliénistes mexicains et fonda avec les plus importants d'entre eux (Ezequiel A. Chavez, Meza Gutierrez, Aragón, Miranda et Guevara Oropeza) la « Sociedad mexicana para Estudios Psicológicos » ; en dépit de cet enthousiasme et des projets initiaux, la société ne survécut que trois ou quatre séances au départ de son fondateur. Janet devait aussi influencer les autorités universitaires pour la création d'un enseignement psychiatrique théorique, qui fut d'ailleurs établi l'année suivante, avec les Drs Guevara Oropeza (titulaire) et Ramirez Moreno (adjoint).

Au cours des années 1930 et 1940, la psychiatrie mexicaine va se développer grâce à certains facteurs particuliers. On peut en souligner les plus décisifs. D'abord, la présence d'un corps médical qui, à « La Castañeda », s'efforça d'appliquer de nouvelles méthodes thérapeutiques (celles de von Jauregg, Sackel, von Meduna, Moniz... même si peu à peu l'institution sombra dans l'incurie qu'avaient connue jadis Saint-Hippolyte et le Divin-Sauveur, et pour les mêmes motifs), de nouer des relations internationales et de créer des sociétés et des revues psychiatriques spécialisées. On doit faire mention de l'activité significative du Dr Samuel Ramírez Moreno (qui fut l'ami des figures les plus importantes de la psychiatrie mondiale de son époque) : en 1938 il fonda la première revue psychiatrique mexicaine, la *Revista de psiquiatría, Neurología y Medicina Legal* (qui durera jusqu'en 1947) ; par la suite, il présidera la délégation mexicaine au Xe Congrès mondial de psychiatrie (Paris, 1950).

En 1937 fut fondée la Sociedad Mexicana de Neurología y Psiquiatría, qui publia *Archivos de Psiquiatría de México* puis, plus tard, *Neurología-Neurocirurgia-Psiquiatría.*

L'autre facteur de ce progrès fut sans doute l'arrivée des psychiatres espagnols à la suite de la Guerre Civile espagnole. Tous les aspects de la vie intellectuelle mexicaine bénéficièrent beaucoup de leur arrivée, grâce à la générosité du président Cárdenas, de celle qui a été appelée « la génération dispersée ». La plupart des artistes, scientifiques et intellectuels étant sympathisants (et parfois participants actifs et même fonctionnaires) de la République, l'Espagne subit une saignée spirituelle au moment du triomphe du général Franco. Parmi les médecins qui devaient passer au Mexique, soit pour quelques années, soit pour toute leur vie, il y avait des psychiatres très renommés : parmi eux on comptait Gonzalo R. Lafora, Sixto Obrador, Pascual del Roncal, Dionisio Nieto, etc. Tous possédaient déjà une solide formation, menée dans les centres les plus importants d'Europe, et appartenaient à l'école neurobiologique espagnole fondée par Don Santiago Ramón y Cajal.

Dès son arrivée, le groupe des « *trasterrados* » se mit activement à exercer la clinique et la recherche scientifique. En 1941 ils furent à l'origine de la fondation du Laboratoire des études médicales et biologiques de l'université, créé grâce à la donation de la Fondation Rockefeller (qui avait collaboré en 1927 à la création de l'Institut de Kraepelin à Munich), et actuellement Instituto de Investigaciones Biomédicas. Lafora devait rester à Mexico entre 1939 et 1947... et ses relations avec les psychiatres mexicains furent pour le moins tendues.

La figure la plus marquante des émigrés et celle qui devait avoir le plus d'influence sur la psychiatrie mexicaine fut sans aucun doute celle de Dionisio Nieto. Il avait été en Espagne l'élève de Pío Hortega, puis en Allemagne celui de Schneider, Rüdin, Jahnel, Bonhoeffer et Kretschmer. Sa formation première était donc de neuropathologiste, suivant en cela une habitude de l'époque ; l'école espagnole aspirait en effet à poursuivre l'approche kraepelinienne avec les outils de l'histologie cajalienne. À Munich, Nieto avait mis en place une technique de coloration argentée du tissu nerveux, qui porte son nom. Après avoir participé activement au conflit armé, il séjourna à Paris comme boursier de Clovis Vincent au laboratoire de neuropathologie de son service de neurochirurgie et devait quitter la France au moment de l'occupation allemande.

Il fut nommé chef du département de neurobiologie du centre qu'il avait collaboré à fonder et chef du pavillon pilote à « La Castañeda ». Là, il conduisit ses recherches sur une technique diagnostique de la cisticercose cérébrale (cause d'un grand nombre de syndromes psycho-organiques chez la population de l'asile et l'un des grands problèmes de salubrité publique au Mexique), qui est devenue « la réaction de Nieto », et sur la neuropathologie de la schizophrénie chronique, dans laquelle il a décrit des lésions caractéristiques dans les structures limbiques et mésencéphaliques, toujours fidèle à l'approche kraepelinienne (sinon à celle de Meynert). Ses publications et découvertes ont connu un nouveau regain grâce aux travaux récents des auteurs américains tenants de la psychiatrie biologique, qui lui reconnaissent une place de devancier.

Dans son pavillon, il participa aux premiers essais psychopharmacologiques menés dans le pays au début de l'ère neuroleptique et, à la même époque, il entreprit des expertises originales de psychiatrie expérimentale sur quelques produits végétaux mexicains aux propriétés psychodysleptiques. Plus tard, il mena des études fort sérieuses sur les connexions du néocortex avec le cervelet, sur la philogenèse et l'ontogenèse de la *substantia nigra*, sur la dégénération trans-synaptique de la sclérose du corne d'Ammon dans l'épilepsie, sur l'anatomie du cerveau du dauphin, et sur la physiopathologie de la glande pinéale dans la schizophrénie. Après la clôture de l'asile de « La Castañeda » durant les années 1960, remplacé par des hôpitaux plus modernes, Nieto dirigea le Service de psychiatrie du nouvel Instituto Nacional de Neurología (où René Tissot, de Genève, devait réaliser une partie de ses élégantes études sur la biochimie de la schizophrénie et la dépression). En 1972, lui fut offert un livre jubilaire international : *Dimensiones de la Psiquiatría Contemporánea* (Prensa Médica Mexicana, México, 1972), où la participation française fut assez importante (Ajuriaguerra, Baruk, Cossa, Delay, Deniker, Ey, Guiraud, Hécaen, Lambert, Pichot, Porot, Soulairac, Sutter, Vomat).

Il est facile de comprendre, d'après ce que nous venons de dire, que l'influence de Nieto ait été décisive pour le développement des neurosciences mexicaines (de l'éthologie à la neurochimie) et que, pour la même raison, les psychiatres mexicains soient restés très proches de celles-ci. Il est évident aussi que son activité a été qualifiée d'organiciste à outrance, mais sa fermeté, sinon son intransigeance, permit d'apporter un salutaire contrepoint à l'influence de la psychanalyse, qui n'a jamais atteint au Mexique la diffusion qu'elle a connue, par exemple, aux États-Unis et en Argentine (les pays où il y a eu, au monde, le plus de psychanalystes par habitants).

C'est durant les années 1950 que retournèrent au pays les premiers psychanalystes qui avaient suivi un enseignement à l'étranger. Les premiers furent Rafael Barajas (élève de Marie Bonaparte), Ramón Parres, qui étudia aux États-Unis, Santiago Ramirez, José Remus et José Luis González (formés en Argentine). Si au fil du temps devait se développer une école psychanalytique freudienne orthodoxe, la fondation d'une école frommienne mexicaine fut l'événement qui, du point de vue historique, présente le plus d'intérêt. Comme l'a bien souligné récemment Garrabé (*Histoire de la schizophrénie*, Seghers, Paris, 1992) en parlant d'Erich Fromm au Mexique : « Dans ce pays, c'est à travers son œuvre que la psychanalyse a influencé la psychiatrie. » En effet, comme il séjournait au Mexique en 1949 (il était venu lors de son année sabbatique à cause du climat, bénéfique pour la santé de sa femme, et pour écrire *Le langage oublié*), un groupe de psychiatres parmi les plus remarquables décida de l'inviter à diriger un séminaire sur la dynamique de l'inconscient. Il décida de rester et d'entamer la formation d'un groupe psychanalytique. Il y eu d'abord treize disciples, appelés de façon familière « les 13 apôtres » (aucun d'entre eux ne le trahira ni ne le reniera trois fois). Les premiers temps, il devait, pendant deux mois, aller à New York pour continuer sa collaboration à l'Institut de psychanalyse de cette ville mais, à partir de 1951, où il fut nommé professeur extraordinaire à la faculté de médecine de México, il resta parmi nous jusqu'en 1973.

En 1951 s'établit le « *Grupo Mexicano de Estudios Psicoanalíticos* » qui, à partir de 1956, est devenu la *Sociedat Mexicana de Psicoanálisis*. Celle-ci a contribué à la fondation en 1962 (avec la Société allemande de psychanalyse, le Cercle viennois de psychologie des profondeurs et la Société de l'Institut William Alanson Whitt) de la Fédération internationale de sociétés psychanalytiques, tout à fait indépendante de l'Association psychanalytique internationale. En 1963, la Société se transforma finalement en *Instituto Mexicano de Psicoanálisis* et obtint son propre bâtiment à côté de l'Université, avec une clinique consacrée aux malades sans recours, suivant le désir de Fromm d'éviter que la psychanalyse ne devienne « une pratique au service du pouvoir » (il avait, d'ailleurs, qualifié les psychanalystes orthodoxes américains de « prêtres du capitalisme »).

Pendant son séjour mexicain, Fromm écrivit une bonne partie de son œuvre, qui rapidement connut une grande diffusion en anglais et en espagnol, due aux relations de l'auteur avec les maisons américaines et à la création en

1956 de la collection « Psychologie et psychanalyse » de la maison d'édition mexicaine *Fondo de Cultura Económica* (une des plus importantes du monde hispanophone), qu'il devait diriger de même que la *Revista de Psicoanálisis, Psiquiatría y Psicología*, publiée par la suite par le même éditeur. Ramón de La Fuente a écrit à son propos : « Quels apports de valeur durable a faits Fromm au domaine de la psychologie et de la psychanalyse ? À mon avis, il a contribué à faire plus nette en psychanalyse la distinction entre théories accessoires ou très spéculatives et celles, essentielles, qui sont moins éloignées des faits de l'observation... À un moment où la psychanalyse était en train de stagner, son approche critique lui permit de reprendre une haleine rénovatrice. » (« *El pensamiento vivo de Erich Fromm* », El Colegio Nacional/FCE, México, 1989.)

À la fin du siècle, la psychiatrie mexicaine atteint le sommet de son évolution historique, après avoir reçu les influences que nous avons montrées tout au long de ce chapitre, avec des institutions universitaires et de recherche d'un très haut niveau. Cette dernière étape d'essor et de modernisation est l'œuvre d'une figure exceptionnelle : Ramón de La Fuente. Sa place dans la psychiatrie latino-américaine est celle d'un fondateur. Il a créé le programme de spécialité universitaire en psychiatrie qui, dès sa fondation, fut un des plus avancés, puisque, en plus de la formation clinique traditionnelle, il inclut les aspects des neurosciences qui étaient alors assez éloignés de l'intérêt du praticien de médecine mentale. La plus grande partie des spécialistes mexicains actuels et plusieurs des autres pays latino-américains ont suivi ce cours. Puis il a fait répartir la psychologie médicale tout au long du programme d'études. Pour lui, la psychologie médicale est une discipline-carrefour, entre la biomédecine et la sociomédecine, qui doit aider les étudiants et les médecins à prendre conscience de l'idée que l'approche de l'homme comme totalité doit présider à l'étude minutieuse des parties. Cette approche devrait éviter que le médecin ne devienne qu'un technicien et elle a profondément influencée toute la médecine mexicaine.

Au moment du départ de Fromm, il prit la tête de la collection « Psychologie et psychanalyse » (actuellement « Psicología, Psiquiatría y Psicoanálisis ») du Fondo de Cultura Económica. En 1966, il fonda l'Associatión Psiquátrica Mexicana, qui rassemble la plus grande partie des psychiatres mexicains, et la revue *Psiquiatría*, son organe de diffusion. En 1971, il organisa et présida le Ve congrès mondial de psychiatrie. Il est aussi à l'origine de la création du Consejo Mexicano de Psiquiatría (ces conseils de spécialités – semblables aux *boards* Américains –, qui ont l'appui de l'Académie de médecine, ont élevé notoirement le niveau de la médecine mexicaine).

Mais sa création la plus retentissante a été l'Instituto Mexicano de Psiquiatría, grand institut qui possède trois divisions : Recherches cliniques, Recherches épidémiologiques et sociales, Neurosciences (avec les laboratoires d'histologie, neurophysiologie, neurobiologie, chronobiologie, sommeil, neuropharmacologie humaine, génétique). Les buts, les activités et les publications de cet institut montrent l'extension des intérêts de l'école mexicaine, qui a su garder une certaine originalité tout en restant engagée dans les recherches de pointe de la psychiatrie mondiale.

LES PAYS-BAS

La théorie aussi bien que la pratique du traitement des aliénés connaît un grand développement au siècle dernier, mais les changements qui se réalisent aux Pays-Bas sont très minimes, surtout pendant la première moitié du XIXe siècle. Les Pays-Bas sont en retard par rapport à la France et à l'Angleterre, un retard qu'ils ne pourront rattraper qu'après 1880. Ceci est valable aussi bien pour la législation que pour les soins institutionnels.

La loi de 1841 concernant les aliénés

Comparés aux autres pays européens, les Pays-Bas n'étaient pas très en retard grâce à la promulgation en 1841 de la loi concernant les aliénés. Toutefois, les modalités prévues par cette loi étaient bien en deçà des lois françaises et anglaises de 1838 et 1845. Aussi bien du point de vue médical que du point de vue socio-politique, la loi avait une orientation fortement conservatrice.

À propos des procédures d'entrée et de sortie des maisons d'aliénés, on peut constater que l'élément politique y était très important. Dans toute la procédure on limitait à l'extrême le rôle que jouait le médecin, du moins formellement. La loi ne donnait pas non plus de réglementations concernant l'organisation adéquate des établissements. Contrairement à la loi française par exemple, il n'était pas obligatoire d'avoir un médecin interne. La loi était conservatrice non seulement du point de vue médical mais aussi du point de vue socio-politique. Les provinces étaient chargées de pourvoir à un nombre suffisant de placements, mais il n'y avait aucune garantie sur la création de ces espaces. Ceci n'était pas une obligation pour les provinces comme c'était le cas pour les départements en France et les comtés en Angleterre.

Ces remarques suffisent à montrer que la législation néerlandaise de 1841 n'était pas des plus avancées. Dans le domaine des soins institutionnels, les Pays-Bas ne faisaient pas non plus partie des progressistes.

La maison d'aliénés dans le système néerlandais

Vers 1840, l'intérêt que portaient les autorités de différents pays européens aux soins prodigués aux aliénés se manifestait surtout par l'effort gouvernemental en ce qui concernait la capacité d'hébergement des maisons d'aliénés. La période de 1830 à 1860 vit un accroissement important de l'adaptation des institutions, obtenue en grande partie en construisant de nouveaux établissement. Aux Pays-Bas, il y eut des développements différents, dont on peut relever trois caractéristiques frappantes.

La réorganisation de l'asile se fit sans qu'il soit question de construire de nouveaux établissements. Une seule exception, celle de l'institution provinciale « Meerenberg » à Santpoort. Au lieu de constructions nouvelles on s'attacha à rénover les vieux établissements, qu'on aménageait autant que possible d'après les exigences de l'époque. Les bâtiments qu'il n'était plus possible de rénover étaient démolis ; en conséquence, le nombre d'institutions diminua énormément. En 1825, il y avait 35 établissements dans les Pays-Bas du nord ; en 1842, quand l'inspection fut organisée, ce nombre était réduit à 31 et, en 1850, il n'en restait plus que 17. Ce nombre plus réduit d'institutions devait pourtant abriter un nombre d'aliénés considérablement plus important.

La rénovation touchait surtout les vieux établissements urbains. Ceci signifiait qu'aux Pays-Bas, contrairement à ce qui se passait ailleurs, les aliénés restaient en ville et n'étaient pas envoyés à la campagne. Pourtant, on tentait d'y exporter une partie du prolétariat appauvri ; la Société de bienfaisance fondée en 1818 s'en est occupée pendant longtemps.

Du point de vue de l'administration des établissements, la réorganisation signifiait surtout une résurrection des vieux collèges de membres de la commission administrative. De grandes compétences leur étaient assignées. La position d'organisateur attribuée aux médecins chargés du traitement restait marginale. La plupart des docteurs étaient attachés aux institutions à temps partiel et se trouvaient sous la surveillance étroite de la commission administrative.

La combinaison de ces caractéristiques démontre que le plan d'ensemble de la réorganisation de la maison d'aliénés aux Pays-Bas était passablement restreint.

Le vaste réseau d'organisations de petites villes, qui pour les uns avait comme fonction principale de garder les déments, tandis que pour d'autres ce n'était qu'une fonction secondaire, était cependant assaini : à la place s'installait un réseau un peu moins vaste, également constitué par des organisations urbaines, qui s'occupaient exclusivement de garder ou de guérir les aliénés.

Le caractère limité de la réforme n'était pas sans conséquences. Il s'avérait difficile d'introduire le « *moral treatment* » partout. Surtout, les possibilités de donner systématiquement du travail utile aux malades étaient très restreintes. Ceci était surtout vrai pour les cas où l'on essayait de laisser aux malades la possibilité d'exercer leur ancienne profession, ce qui signifiait qu'il fallait trouver l'espace nécessaire pour installer des ateliers. Dans les petits établissements urbains les possibilités pour cela étaient très limitées ; aussi, dans la pratique, beaucoup de personnes étaient-elles occupées à des travaux tels que scier du bois, effiler de la corde, ou, s'il n'y avait pas assez de travaux de ce genre disponibles, on leur faisait faire des exercices militaires. Donc, aux alentours de 1800, les établissements existants n'offraient pas assez de possibilités pour mettre en pratique le « *moral treatment* » et on ne s'étonnera guère du fait que sa mise en œuvre systématique telle qu'elle était appliquée en Angleterre durant les années 1830 à 1840 était peu suivie aux Pays-Bas. Cette mise en œuvre impliquait entre autres un renoncement total à tous les moyens mécaniques de coercition et un suivi très intensif des malades par le personnel. Tout cela imposait des exigences pour la classification des malades et donc également un outillage matériel de l'établissement. La plupart des maisons d'aliénés néerlandaises, étant donné leur disposition embrouillée et chaotique, était totalement incapable de répondre aux objectifs recherchés.

Les rapports des inspecteurs de la surveillance d'État sur les maisons d'aliénés, inaugurés en 1842, démontrent que, sans exception, tous les établissements des Pays-Bas étaient confrontés à un niveau aigu au problème de la surpopulation. Du côté de l'inspection, des efforts étaient faits pour résoudre ce problème au moyen d'une nouvelle législation. Il fallut cependant attendre 1882 avant qu'un projet de loi concernant les aliénés n'arrive à la Chambre des députés des États-Généraux. En 1884, était promulguée la seconde loi concernant les aliénés, qui est toujours en vigueur.

Un article très important de cette loi stipule que désormais le nombre maximum de patients serait déterminé pour chaque établissement séparément. Cela signifiait en pratique que quasiment tous les établissements devraient relâcher des aliénés. Toutefois, on ne précisait pas l'endroit où ils devraient aller, car, de même que la loi de 1841, celle-ci ne faisait pas obligation aux autorités provinciales ou urbaines de créer suffisamment de possibilités d'hébergement ; à cette différence cependant que désormais il y avait obligation légale pour l'État de construire une maison d'aliénés, mais cette obligation était expressément limitée à un seul établissement. Il est évident que la mise en exécution de la loi posait de graves problèmes. Le fait que le nombre d'aliénés par établissement parvînt à une occupation maximale, fût-ce avec un retard considérable, était dû aux activités déployées par l'initiative privée concernant les soins aux aliénés pendant le dernier quart du XIXe siècle, ce qui était le fait de groupements à références confessionnelles.

L'émancipation confessionnelle et les soins prodigués aux aliénés

Pendant la première moitié du XIXe siècle, différents groupements minoritaires religieux aux Pays-Bas se développèrent ; les plus connus d'entre eux étaient les calvinistes orthodoxes et les catholiques. En leur sein naquit une conscience religieuse et sociale croissante, qui se traduisit par un effort énergique d'émancipation, surtout pendant le dernier quart du XIXe siècle. Dans leur lutte avec l'État libéral, ces mouvements se décidèrent à créer leurs propres organisations concernant chaque domaine de la vie sociale ; les soins prodigués aux aliénés en faisaient partie.

Vers une prise en charge des aliénés par des établissements confessionnels

En 1884 était fondée aux Pays-Bas l'Association pour l'assistance chrétienne aux aliénés et aux névrosés. Les forces dirigeantes de cette association étaient composées de quelques théologiens et docteurs réformés. Le but de l'association était, comme le montrent les statuts, de promouvoir l'assistance chrétienne aux aliénés et aux névrosés d'après la parole de Dieu, mais aussi en créant des établissements adaptés à cet objectif.

L'association avait deux priorités : prévenir et guérir l'aliénation mentale. Sur le premier point, on peut remarquer qu'elle pensait pouvoir contribuer de façon importante à la prévention de l'aliénation, maladie toujours plus répandue et toujours plus redoutée. En bref, le remède proposé était une rechristianisation de la société ; en particulier on attendait beaucoup de la famille telle qu'elle était organisée selon les préceptes bibliques. En tenant des conférences, en distribuant des brochures et en publiant dans les journaux chrétiens, l'association diffusait ses conceptions. Pour la guérison de l'aliénation, la famille chrétienne se voyait aussi attribuer un rôle majeur : c'est au sein de la famille qu'il fallait soigner les malades en première instance. L'association reconnaissait toutefois que cela n'était pas toujours possible et dès le début elle s'efforça de fonder ses propres établissements. Elle fut très active et fonda cinq maisons d'aliénés et une clinique universitaire.

À la base des activités de l'association se trouvait une certaine philosophie sur ce qu'était l'aliénation et comment il fallait la traiter. Cela ne signifiait pas que l'on prétendît, sur le terrain de la thérapie par exemple, posséder des réponses toutes faites ; mais on se retrouvait sur des points de convergence. L'aliénation était une maladie ; donc un traitement médical, c'est-à-dire un traitement somatique, s'imposait. Il n'était absolument pas question d'un rejet total de la psychiatrie somatique et organique, mais l'on pensait que c'était insuffisant.

Que cette science manque de fondement, on croit le trouver en combinant la psychiatrie et la théologie. D'où il découle que les théologiens et les médecins participent au même niveau à la discussion sur l'essence et l'origine de l'aliénation ; il n'est pas question que les médecins détiennent le monopole du savoir. Les paroles du médecin en chef du premier établissement chrétien, « Veldwijk », prononcées à l'occasion de l'inauguration en 1886, sont révélatrices : « L'application des principes chrétiens a son avenir sur le domaine pratique de la psychiatrie, la psychiatrie théorique peut attendre de nouvelles révélations de ces observations. »

Cette prise de position amenait une situation où, pour recruter les premiers médecins, on se laissait moins guider par leurs connaissances théoriques et pratiques de la psychiatrie que par leur conception religieuse. De même, dans la formation du personnel infirmier, une place importante était consacrée à l'enseignement religieux : pendant la période initiale de « Veldwijk », l'enseignement était assuré non par le médecin en chef, mais par le ministre du culte. Le premier manuel qui ait été écrit pour cet enseignement, édité en 1894, *L'aliéné et son traitement*, était également l'œuvre de ce pasteur. Dans la façon dont le traitement des déments prenait forme, nous voyons la grande place que la pensée réformée attribuait à la famille.

Pendant la construction de la première maison d'aliénés, « Veldwijk », l'association décidait déjà d'opter pour le système de pavillons, ce qui signifiait un nouveau type d'établissements pour les Pays-Bas. En divisant l'établissement en unités plus petites on tentait de se rapprocher le plus possible du modèle familial. Les chefs des pavillons étaient désignés sous le vocable de « père de famille » et de « mère de famille ». S'ajoutait à cela une forme de traitement nouvelle pour les Pays-Bas et introduite rapidement à « Veldwijk » : les soins donnés dans une ambiance familiale. Un travail de pionnier a été effectué sur ce terrain. L'on prenait très au sérieux, dans ce milieu, l'idée que la psychiatrie théorique pourrait profiter des principes réformés ; ainsi la première chaire de la faculté de médecine de la « Vrije Universiteit » à Amsterdam fut-elle une chaire de psychiatrie.

La clinique annexe a été fondée par l'association en 1910. Il est intéressant de constater que ces initiatives réformées avaient lieu à une période où le monopole du traitement par les médecins était reconnu partout et où l'approche médico-organique des aliénés avait supplantée l'approche selon le « *moral treatment* ».

Les catholiques et leur assistance aux aliénés

Les réformés ne formaient pas le seul courant où l'on déployât des initiatives relatives aux soins des aliénés à la fin du siècle dernier. Du côté des catholiques on entreprenait également des actions couronnées de succès pour bâtir de nouvelles maisons d'aliénés. Les congrégations religieuses jouaient un grand rôle : ainsi notamment celle des Frères et celle des Sœurs d'Amour. Ces deux congrégations ont été fondées par le chanoine Triest de Gand au début du XIXe siècle. Après de nombreuses années d'activités dans les différents domaines de charité en Belgique, elles étendirent peu à peu leurs activités vers l'étranger – et vers les Pays-Bas. Entre 1907 et 1928 quatre établissements ont été fondés sur l'initiative de ces deux congrégations.

Les congrégations des Sœurs de Charité et des Frères de Notre-Dame-de-Lourdes étaient également importantes en ce qui concerne l'assistance catholique aux aliénés. Ces communautés, qui avaient leur siège à Ronse en Belgique, contribuaient de façon active à l'assistance médicale au sein de différents établissements catholiques. Cette extension des établissements catholiques montre le souci constant chez les catholiques d'avoir leur propre organisation dans le domaine de la charité. Cependant, ils n'étaient pas capables de satisfaire ce désir par leurs propres moyens. En effet, pendant des siècles, la partie catholique de la nation avait occupée une position minoritaire tant du point de vue social que culturel. Après 1853, quand la hiérarchie épiscopale fut à nouveau introduite, on put entamer l'extension du système d'organisation catholique sur le plan culturel et social ; le support de l'étranger resta néanmoins indispensable, et ceci pendant longtemps.

Bien que les catholiques aient déployé autant d'activité que les réformés dans le domaine des maisons d'aliénés, ils étaient pourtant beaucoup moins ambitieux dans le domaine de la psychiatrie : ils acceptaient le savoir de la psychiatrie établie et pendant cette période l'idée que cette science pourrait être influencée par la foi dans le domaine théorique n'existait pas chez eux. Il n'y eut donc pas d'attaque fondamentale sur le monopole du traitement médical.

Pourtant, l'emprise du clergé catholique-romain sur le système de la maison d'aliénés était grande. Les frères et les sœurs qui étaient chargés des soins à l'intérieur des établissements restaient intégrés à la hiérarchie de leur congrégation ; de plus, les évêques gardaient également un œil vigilant sur eux. Ceci fut surtout jugé nécessaire lorsque, pendant les années 1890, les médecins catholiques voulurent amorcer une formation pour les soins aux aliénés. Après de nombreuses discussions entre médecins et ecclésiastiques, on put enfin commencer l'enseignement des soins médicaux, mais ceci sous surveillance sévère du clergé. La situation telle qu'elle se développait à l'intérieur des établissements catholiques montrait à l'évidence qu'en pratique on minait le monopole de traitement des médecins, bien que du point de vue théorique ce pouvoir ne fût pas mis en discussion.

La situation actuelle

Les dispositions psychiatriques telles qu'elles existent aux Pays-Bas aujourd'hui sont très complexes et très embrouillées. À part les organismes publics, il existe un grand grand nombre d'associations et de fondations privées qui, d'une façon ou d'une autre, s'occupent toutes de l'hygiène publique mentale. Il n'est plus guère question d'une politique nationale et il manque une structure nationale qui ferait la jonction entre les nombreuses dispositions à l'intérieur et à l'extérieur des maisons d'aliénés.

Les autorités nationales, c'est-à-dire le ministère de la Santé publique et de l'Environnement, tentent depuis quelques années de renforcer leur emprise sur l'assistance à la santé mentale et l'on commence à apercevoir les contours d'une politique nationale. Dans cette optique, il s'agit de diminuer les dispositions à l'intérieur des institutions en faveur de l'assistance ambulatoire. Cette assistance ambulante doit se décentraliser et s'intégrer aux autres dispositions concernant la santé et l'hygiène sociale.

Cependant cette politique d'État est contrecarrée par les établissements confessionnels existants, privés, qui s'efforcent de maintenir un degré d'occupation optimal. Si les établissements psychiatriques ne rejettent pas l'idée de l'assistance ambulante, ils veulent que son organisation et sa régularisation soient réalisées par les institutions mêmes, auxquelles on continue d'attribuer la place centrale dans l'hygiène publique mentale.

L'influence croissante de l'État n'est pas le seul fait à laquelle l'assistance publique mentale néerlandaise soit confrontée depuis peu. L'émancipation grandissante du malade psychiatrique présente, si cela est possible, un défi encore plus grand.

Bien qu'aux Pays-Bas des patients individuels aient commencé à entreprendre des actions au XIXe siècle, on ne peut parler d'un mouvement des patients plus ou moins organisé que depuis les années 1970. Ce mouvement était étroitement lié au mouvement d'étudiants ainsi qu'à la naissance des mouvements qui, en dehors des services officiels, s'occupaient de l'hygiène sociale. Durant les premières années, le mouvement se laissa inspirer idéologiquement par le « Sozialistisch Patientenkollektiv » (le collectif socialiste des patients) de Heidelberg. À l'exemple de ce dernier, se formèrent des collectifs de patients à Rotterdam et à Utrecht, qui toutefois firent naufrage silencieusement quelque temps après. La Fédération des clients, fondée en 1971, était destinée à une vie beaucoup plus longue. Cette organisation adopta des objectifs très larges dès sa fondation. (Ils allaient de l'amélioration de l'assistance active à la tentative d'influencer la société.) C'est surtout après une émission télévisée consacrée aux scandales qui se produisaient dans des établissements psychiatriques, émission qui fit parler d'elle, que la Fédération des clients décida de limiter son terrain d'action au domaine des établissements mêmes.

Le mouvement des patients a déployé une autre initiative importante : la fondation d'un journal. Ce *Journal du dément* a existé de 1973 à 1978. Pendant cette dernière année, la rédaction a dû admettre qu'elle n'avait pas réussi à atteindre l'objectif originel : la réalisation de sa propre sous-culture par le dément.

Le mouvement des patients a tenté d'exercer une forte influence sur la législation et ceci est compréhensible car, en 1970, un projet de loi avait été déposé à la Chambre des députés des États-Généraux pour une nouvelle législation concernant les aliénés, en remplacement de la loi de 1884. Le mouvement des patients revendiquait une meilleure assistance juridique dans le cas d'internement forcé dans une maison d'aliénés et une meilleure protection judiciaire des patients au moment de l'admission. Les débats sur cette loi sont toujours en cours et une promulgation rapide de la nouvelle loi ne semble pas être possible.

Quant à la psychiatrie aux Pays-Bas, on dirait que le mouvement des patients n'a pas eu tellement d'influence sur elle. Les changements qui se sont produits ici sont probablement plutôt le résultat des changements qualitatifs réalisés dans le domaine de l'occupation du personnel à l'intérieur des établissements : pendant la dernière décade, de nouvelles catégories de personnel, psychologues, sociologues et assistants sociaux (aux Pays-Bas cette profession est occupée aussi bien par des hommes que par des femmes), ont été créés. C'est la raison pour laquelle le monopole de traitement du psychiatre et sa position hiérarchique à l'intérieur de l'établissement sont vivement remis en cause. Il est impossible de prédire de quelle façon se terminera cette lutte. Nous retrouvons un peu la même lutte à l'extérieur de l'établissement dans les débats sur la profession du psychothérapeute. Ici encore les différentes disciplines académiques n'ont pas fini de se heurter sur le problème de la définition exacte de cette profession.

BIBLIOGRAPHIE

BINNEVELD H., *Filantropie, repressie en medische zorg*, Deventer, 1985.

BINNEVELD J.M.W., LIEBURG M.J. V., «Psychiatric Reform in the Netherlands », Mededelingen Centrum voor Maatschappijgeschiedenis, n° 7, Rotterdam, 1979.

ESCH P., van der, *Geschiedenis van het Staatstoezicht of krankzinnigen* (3 dln), Ministerie van Volksgezondheid en Milieuhygiene (sl. sa.).

LES PAYS SCANDINAVES

Introduction

Nous réunirons ici, sous le concept de Scandinavie, le Danemark, la Finlande, l'Islande, la Norvège et la Suède, soit une aire géographique comptant actuellement une population de 23 000 000 habitants. Tous ces pays sont entrés dans l'histoire de la civilisation à une date relativement tardive. On sait peu de choses de notre histoire avant l'époque des Vikings. De l'an 800 à l'an mil, ceux-ci terrorisèrent la plus grande partie de l'Europe, y compris l'Angleterre et la France ; cependant ils s'installèrent aussi dans ces pays comme cultivateurs, commerçants, et eurent une influence décisive sur l'histoire de ces deux nations.

Peu d'endroits peuvent s'enorgueillir de posséder un trésor de légendes et de mythologies aussi bien conservé que celui des pays scandinaves, ceci grâce à la tradition islandaise. Les Islandais, originellement émigrés de l'ouest de la Norvège à l'époque des Vikings, ont conservé, grâce à leur isolement insulaire entre l'Europe et l'Amérique, leurs traditions orales jusqu'à nos jours. Leurs sagas constituent notre meilleure source d'information à propos des traditions nordiques.

Au temps des sagas, les troubles mentaux étaient censés être provoqués par des démons ou des esprits, de même que dans toutes les cultures primitives. On croyait universellement que les gens doués de pouvoirs magiques pouvaient susciter les maladies, y compris les désordres mentaux, en s'associant aux esprits et en utilisant des formules magiques, comme les runes, l'antique alphabet sacré des contrées germaniques.

Les désordres mentaux ne sont pas rares dans nos sagas. Elles décrivent l'anxiété conduisant parfois au suicide, les accès de rage et la psychose. Le fait de ligoter le « possédé » semble avoir été le traitement standard à l'époque des sagas, les désordres mentaux étant baptisés « maladies de surveillance ». Dans la plus fameuse de toutes les sagas nordiques, la « Saga Royale » des rois de Norvège, de Snorri Sturleson, on trouve des descriptions de troubles psychiatriques incluant des mesures thérapeutiques. Si l'on en croit les sagas, trois rois de Norvège ont souffert de psychoses : Harald le Blond (Harald Harfagre), qui fonda le royaume de Norvège vers 872, tomba ensuite dans une profonde dépression après la mort de sa compagne ; Haakon le comte (Hakon Jarl) développa un trouble dépressif de caractère léthargique au cours de son exil au Danemark ; Sigurd Jorsalfarer (le pèlerin) présenta une psychose probablement du type maniaco-dépressif avec des sautes d'humeur allant de la dépression à l'exaltation. Cependant, le souvenir de ces trois rois demeure glorieux et sans taches, et nullement gâté par ces épisodes psychotiques.

Du Moyen Âge au XVIIIe siècle

Avant et pendant le Moyen Âge, il n'y eut aucun traitement systématique des troubles mentaux en Scandinavie. Ceux qui en étaient atteints étaient pris en charge par leur famille, cependant qu'en séance du Conseil, le *thing* (« Parlement » constitué de tous les hommes libres) décidait des remèdes légaux à appliquer. Dans le Code commun du roi norvégien Magnus le Législateur (Magnus Lagaboter) en 1274, des mesures légales concernant les soins à apporter aux malades mentaux furent consignées. Cette loi incluait les règles du système de prise en charge obligatoire qui s'appliquait aux pauvres, et plus particulièrement aux malades mentaux. Selon la vieille Loi nordique, la juridiction des malades mentaux était dévolue aux tribunaux, bien qu'au cours du Moyen Âge cette fonction soit peu à peu passée dans les mains des fonctionnaires royaux.

Les anciennes lois de Suède comportaient des mesures pour la protection de la société contre les fous. La très ancienne loi Vestrogothique[1] et le codex plus récent de la même loi contiennent des articles mentionnant que le « fou » (*galin mann*) peut être emprisonné, et les mêmes clauses se retrouvent dans la loi d'Upland[2]. Selon la loi du Sudermanna[3], la famille devait tenir le malade sous bonne garde, et était passible d'amende s'il s'échappait ou se blessait. La législation danoise contenait aussi des règles bien définies à propos des devoirs de la famille envers le malade et la société, comme par exemple dans le Code de Zeeland, du roi Érik, en vigueur depuis le milieu du XIIIe siècle.

1. Il s'agit des différentes provinces suédoises (N.d.T.)
2. *Idem.*
3. *Idem.*

Au Moyen Âge les malades mentaux, en Scandinavie, étaient largement placés sous la responsabilité des familles ou des tribunaux. Ils étaient considérés, ainsi que dans le reste de l'Europe, comme des « originaux » ou des « maniaques » souvent errant dans les rues ou battant la campagne. Plus tard, les plus gravement atteints furent pris en charge et logés dans des communs, dans les greniers, des prisons locales ou des Hôtels de Ville. Quand, plus tard, la folie fut reconnue comme une maladie, on tenta de traiter en malades ceux qui en étaient atteints. Les hôpitaux, déjà chargés des patients des autres catégories, en vinrent peu à peu à se charger aussi des malades mentaux.

Le plus ancien hôpital de Norvège, mentionné dès 1170 par l'évêque Oystein, dépendait de la cathédrale de Trondheim. En 1538, on fait mention de l'hôpital d'Oslo, rattaché à un couvent franciscain. Les premières dispositions en vue d'organiser plus rationnellement le placement des malades mentaux se trouvent dans l'ordonnance royale de 1736, qui stipule que les institutions charitables de Norvège, ou tout au moins les principaux hôpitaux, « devraient aménager une ou deux pièces où l'on pourrait placer et garder "*les pauvres personnes égarées*" de manière à ce qu'elles ne puissent pas s'échapper facilement ». L'hôpital d'Oslo, qui existe toujours, fut la première institution psychiatrique en Norvège. Peu à peu des cellules pour les malades mentaux furent établies dans les hôpitaux ordinaires des principales villes de Norvège.

En Suède, la Maison du Saint-Esprit fondée par le roi Gustav Vasa ouvrit ses portes en 1551 à Danviken, près de Stockholm. L'asile de Danvik, qui fut une annexe de l'hôpital de Danviken, fut fondé au début du XVIIIe siècle et fut pendant de longues années la seule institution de Suède capable d'accueillir un nombre élevé de malades mentaux. Les hôpitaux de la Couronne, issus des couvents par une ordonnance royale de 1775, avaient pour seule obligation d'admettre les fous et les gens gravement malades. De 1773 à 1786, l'ordre des Séraphins eut la charge de tous les hôpitaux de Suède. De même qu'en Norvège, l'intérêt accordé aux maladies mentales était très faible en Suède.

Les conditions au Danemark étaient très proches de celles de la Suède et de la Norvège. Dès 1527 et 1528 on trouve mention de la création d'un asile d'État (l'asile de Bistrup), précurseur de l'actuel hôpital Saint-Jean à Roskilde, qui a servi d'hôpital psychiatrique à la capitale, Copenhague, depuis 1816, et l'est toujours.

En Finlande, il y eut aussi, au Moyen Âge, des maisons du Saint-Esprit qui hébergeaient les malades mentaux. La première, mentionnée dès 1396, était située à Abo, sur la côte ouest. Plus tard, l'hôpital de Seili fut fondé en 1623 sur ordre du roi Gustav Adolph II. Il était destiné à la fois aux lépreux et aux malades mentaux. Les pires conséquences du peu d'empressement de l'époque à admettre les malades mentaux sont des procès de sorcellerie, qui culminèrent en 1480 et durèrent jusqu'au XVIIIe siècle. Il ne fait aucun doute que, durant cette période, de nombreux malades mentaux ont été torturés à mort. Cependant, les procès de sorcellerie n'eurent pas en Scandinavie l'ampleur qu'ils revêtirent dans l'Europe centrale ou méridionale.

Le XIXe siècle

Celui-ci présenta une notable amélioration du traitement des patients en psychiatrie. Les idées humanitaires de l'époque des Lumières, la Révolution française et la première Déclaration des droits de l'homme jouèrent une part importante dans cette amélioration. Sans nul doute, les premières impulsions vinrent de France, où les pionniers du mouvement de réforme furent Philippe Pinel, Jean-Étienne Esquirol et le surveillant de Bicêtre, J.-B. Pussin. Ils introduisirent dans la psychiatrie des méthodes nouvelles et plus libérales et eurent ainsi une grande influence sur le développement ultérieur de la psychiatrie en Scandinavie.

La Norvège

Le premier Norvégien à se consacrer à ces réformes fut Frédéric Holst (1791-1871), professeur de médecine à l'Université d'Oslo. En tant que chef d'une commission chargée par le Parlement norvégien en 1824 d'enquêter sur la condition de vie des malades mentaux, il préconisa l'établissement de quatre maisons psychiatriques en Norvège. Cependant, son travail n'eut pas de résultats pratiques jusqu'à ce que Herman Wedel Major (1814-1854) l'ait remplacé. L'Acte norvégien pour le traitement et la garde des malades mentaux, voté en 1848, s'inspirait du projet de Major esquissant la première loi norvégienne sur la santé mentale. Avec ce texte, la Norvège eut l'une des lois les plus avancées concernant l'aliénation, établie peu après les lois française, anglaise et suisse. À propos de l'édification des hôpitaux, Major suivit les idées des psychiatres allemands Danerow et Roller, qui recommandaient de ne pas séparer les malades mentaux curables des incurables, de les garder en une seule institution sous le même toit, avec le même personnel tant médical qu'administratif.

Le premier hôpital psychiatrique de Norvège s'ouvrit en 1855. Ce fut le Gaustad Hospital d'Oslo, aujourd'hui hôpital universitaire. La construction fut conçue selon le modèle de l'hôpital psychiatrique d'Auxerre, en France. Le principe de Pinel et d'Esquirol – recommandant la séparation des deux catégories de malades mentionnées plus haut – fut établi peu après l'ouverture. Mais quelques années plus tard, cependant, le principe de Danerow et Roller fut appliqué comme aux autres hôpitaux scandinaves et à ceux de l'Europe de l'ouest, ceci jusqu'à la Seconde Guerre mondiale. Entre 1855 et 1881, quatre hôpitaux psychiatriques furent créés en Norvège : Gaustad à Oslo, Rotvold à Trondheim, Eeg à Kristiansand et Neevengarden à Bergen. Les conditions de vie s'y améliorèrent peu à peu, bien que ces établissements fussent clos et qu'ils fussent associés dans l'esprit du public à quelque chose de sinistre et de carcéral.

Le Danemark

Le système danois moderne concernant la santé mentale démarra en 1816 quand un hôpital précurseur de l'hôpital Saint-Jean fut construit. À cette époque, il y avait des asiles de piètre qualité dans quelques villes de province. Le premier hôpital d'État du Danemark s'ouvrit en 1820 sous la direction du professeur P.W. Jessen. D'autres pionniers de la psychiatrie danoise furent J.H. Seidelin, Jens Rasmussen Hübertz et Harald Selmer. Au cours du XIXe siècle furent construits les hôpitaux psychiatriques suivants : Aarhus (1852), Oringe (1857), Saint-Jean (1860), Viborg (1877) et Middalfort (1888). Le petit département de « cabanons » ouvert en 1863 à l'hôpital municipal de Copenhague se transforma en un département des maladies nerveuses en 1875. Un service des arriérés mentaux distinct des hôpitaux psychiatriques fut fondé en 1855 par Hübertz.

La Suède

L'ordre des Séraphins (avec un bureau de six chevaliers de l'ordre) eut la charge du système hospitalier en Suède jusqu'en 1876 ; ces hôpitaux psychiatriques furent finalement administrés par les services médicaux à partir de 1877. Pendant la première partie du XIXe siècle, les autorités accordaient occasionnellement leur aide au développement des hôpitaux ; ce n'est qu'en 1851 qu'une recommandation fut adoptée, largement inspirée des rapports du chef de l'hôpital de Daniken, C.U.Sonden.

La Finlande

La Finlande appartenait au royaume de Suède depuis le XIIIe siècle, lorsqu'elle fut rattachée à l'Empire russe de 1809 à 1917 en tant que grand duché autonome. En 1835, le Sénat constitua un comité pour enquêter sur l'aménagement et l'organisation des soins pour les malades mentaux en Finlande. C'est ainsi que l'hôpital Lapinlahti, actuelle clinique psychiatrique d'Helsinki, fut fondé en 1841 sous la direction de L.A. Fahlander. Par le décret impérial de 1840, des mesures furent prises qui déterminèrent pour longtemps l'organisation des soins psychiatriques dans le pays, rendant l'État seul responsable de la prise en charge des malades mentaux. De nouveaux établissements furent créés : en 1877 un hôpital psychiatrique près de Kuopio, en 1889 à Käkisalmi et en 1900 à Pitkäniemi.

L'Islande

L'Islande n'eut pas d'établissement psychiatrique pendant le XIXe siècle, les malades étant ou bien gardés dans les fermes ou bien envoyés à l'hôpital au Danemark (à Vordingborg). L'hôpital psychiatrique d'Islande, Kleppspitalinn de Reykjavik, n'ouvrit pas avant 1907.

Le XXe siècle

Après la Première Guerre mondiale, le développement des institutions psychiatriques prit un essor rapide en Scandinavie. La plupart des provinces eurent leur propre asile, ou le partagèrent avec la province voisine. De plus, des départements psychiatriques furent établis dans les hôpitaux généraux. Le premier service psychiatrique de Norvège entra en fonction en 1917 et faisait partie du vaste hôpital général Ulleval à Oslo. Le second fut le service psychiatrique de l'Université d'Oslo, construit comme unité détachée en 1926. L'Islande eut son propre service psychiatrique en 1979 à Reykjavik. De nos jours, la plupart des hôpitaux centraux de province ont leur petite unité psychiatrique, conçue en priorité pour les malades à court terme souffrant de psychoses, névroses, etc., et dont le traitement peut être effectué en quelques mois. En Norvège et au Danemark on trouve aussi quelques sanatoriums pour les maladies nerveuses nécessitant un traitement plus prolongé ; ils sont gérés par des entreprises privées. Les hôpitaux psychiatriques ont subi en Scandinavie des changements radicaux de structure durant ces dernières décennies. Le système des portes ouvertes a été adopté, les clôtures entourant les établissements ont été démolies et le système hiérarchique a été aboli cependant que s'installaient la démocratisation du travail et le syndicalisme. La thérapie institutionnelle est en vedette. L'équipe thérapeutique est de composition pluridisciplinaire, bien que dirigée par des psychiatres. L'atmosphère a changé radicalement, bien que le processus de développement en soit arrivé à des stades différents, selon la direction ou le personnel. Au cours de la dernière décennie, la psychiatrie de secteur a été introduite.

Dans une province, souvent de 300 000 habitants, on trouve un service de psychiatrie et un hôpital, qui se partagent la responsabilité des soins à l'intérieur de la province, ayant chacun leurs zones de recrutement et leurs services pour patients externes dispersés dans différentes aires géographiques. Le nombre des internés décroît graduellement dans les hôpitaux (déclin de la notion d'hospice, surtout dans les grands hôpitaux psychiatriques) et le nombre des patients externes croît proportionnellement avec les notions d'hôpital de jour, de foyers et d'ateliers d'ergothérapie. Le but est d'assurer une continuité des soins, grâce à laquelle la même équipe ou le même établissement offre une assistance totale depuis l'origine des troubles jusqu'à la guérison ou à l'évolution vers un stade plus chronique ou permettant un retour au foyer. Relativement peu de psychiatres sont dans le secteur privé. La plupart travaillent dans des établissements ou des centres de santé publics ; mais dans les capitales et les plus grandes villes on trouve aussi des psychiatres privés. Le besoin en services psychiatriques de la communauté n'est pas complètement couvert, mais l'expansion des cliniques de jour, des services d'observation, et les extensions régionales de tous ces services, sont en cours de réalisation un peu partout.

Traitement des débiles mentaux

Le Danemark a fait dans ce domaine œuvre de pionnier. Dès 1934, une loi sur les débiles mentaux fut adoptée. Les dispositions les concernant sont sous l'autorité du ministère des Affaires sociales depuis 1959. En Suède, le gouvernement est responsable du traitement des débiles réclamant des soins hospitaliers depuis 1955. En Norvège, la loi sur les soins aux débiles mentaux fut votée en 1949 et un plan général fut mis au point en 1952. Dans ce pays, le soin de s'occuper des débiles n'est pas dévolu à une administration centrale. Le ministère des Affaires sociales s'occupe des cas les plus graves, cependant que les moins sévèrement handicapés sont sous la responsabilité du ministère des Cultes et de l'Éducation. En contrepartie, les enfants ont le droit et le devoir de s'instruire, dans des écoles spéciales jusqu'à l'âge de 16 ans, et de 16 à 21 ans le droit et le devoir de suivre des cours professionnels spéciaux pour les débiles mentaux pendant trois ans. Dans tout le pays, on tente d'intégrer les enfants handicapés aux écoles ordinaires. Les attardés ne sont traités dans des départements psychiatriques que s'ils développent des psychoses ou d'autres maladies psychiatriques évolutives.

Traitement des alcooliques et des drogués

Le traitement des alcooliques et des drogués est très avancé en Scandinavie. Il y a des établissements thérapeutiques particuliers pour les alcooliques, à la fois publics (sanatoriums) et privés (la Croix-Bleue, Home Mission, A-A, etc.). Beaucoup d'alcooliques reçoivent tôt ou tard des soins en service psychiatrique ou en hôpital. De même, les traitements pour les drogués sont en partie donnés par les hôpitaux et les services psychiatriques. Ici, les jeunes drogués sont soit traités selon le « principe de dispersion » – selon lequel un petit nombre de drogués sont traités dans un milieu thérapeutique actif –, les plus jeunes représentant moins de 10 % de l'ensemble des patients, ou bien selon le « principe de concentration » où ils sont soignés ensemble dans un service spécialisé. Tout un ensemble de traitements non psychiatriques leur est aussi proposé, comme les services de traitement de jour, les institutions socio-pédagogiques et les communautés.

Le problème de la drogue, chez l'adolescent, est apparu en Scandinavie vers le milieu des années 1960. Ce problème est infiniment plus sérieux en Suède et au Danemark qu'en Islande, en Norvège ou en Finlande.

La psychiatrie infantile

Dans les pays scandinaves, la psychiatrie infantile est restée un domaine relativement négligé. Il y a bien quelques services psychiatriques pour enfants et adolescents dans chacun des pays, mais on est encore loin du temps où chaque hôpital central possédera son propre service de psychiatrie infantile avec un nombre de lits suffisant et des services externes adéquats. Le nombre des centres de traitement pour enfants et adolescents est également limité.

La psychiatrie médico-légale

Cette branche de la psychiatrie s'est développée de la même façon dans tous les pays scandinaves. La juridiction des malades mentaux était selon l'antique loi nordique réservée au *Thing*, puis s'était graduellement transférée aux fonctionnaires royaux. Les délits condamnables étaient portés devant les tribunaux. Si l'on soupçonnait le prévenu d'être psychopathe, ce problème devait être résolu par des experts.

Durant le XVIIIe et le XIXe siècle, le soin des expertises revenait aux fonctionnaires militaires et aux professeurs de médecine. Graduellement, ce système fut élargi jusqu'à utiliser des médecins employés d'État. Des commissions médico-légales furent établies, dès 1900 en Norvège, et en 1913 en Suède. S'il y a le moindre doute sur l'état mental d'un prévenu, le tribunal commet deux experts. En Suède, la psychiatrie judiciaire est devenue une entité autonome en 1946, époque où une chaire de psychiatrie médico-légale fut aussi créée.

En Norvège et en Suède, la preuve de présence de la folie est considérée comme suffisante pour déclarer l'accusé non responsable de son acte. La loi criminelle danoise requiert de plus une évaluation du degré de responsabilité comme facteur à considérer lors du verdict. Les psychiatries médico-légales norvégienne et suédoise sont donc fondées sur un concept médico-biologique, la danoise ayant suivi une orientation plus médico-philosophique.

Législation de la folie

Les lois sur la folie se sont développées suivant différentes lignes dans les pays scandinaves. Comme nous l'avons signalé plus haut, la loi norvégienne sur la folie rédigée par Herman Wedel Major est la plus vieille, datant de 1848, et remplacée en 1961 par la loi sur la santé mentale. La loi suédoise de 1929, entérinée pour la première fois en 1931 avec des amendements en 1949 et 1959, a donné les règles actuelles pour l'admission ou la sortie des établissements psychiatriques. Au Danemark, la loi de Christian V datant du XVIIe siècle fut en vigueur jusqu'à la loi sur l'hospitalisation des malades mentaux de 1938, amendée en 1954.

La procédure d'admission est similaire dans tous les pays scandinaves. Pour les admissions effectuées contre la volonté des patients, la condition préalable est que l'état du patient, en plus que de souffrir de troubles mentaux graves (psychose), nécessite aussi un traitement. Les parents proches doivent tout d'abord agir au nom du malade quand celui-ci est irresponsable et doit être interné ; si le malade n'a pas de famille proche, ce sont alors les autorités médicales ou les assistantes sociales qui demandent l'admission, et seulement exceptionnellement la police.

Tendances idéologiques

La psychiatrie allemande a fortement influencé la psychiatrie scandinave jusqu'à la Deuxième Guerre mondiale. Au cours du dernier siècle et de la première moitié de celui-ci, les Scandinaves qui se rendaient à l'étranger pour étudier la psychiatrie allaient à Munich, Berlin, Hambourg, Göttingen ou Vienne. Cependant, la psychiatrie française eut aussi une grande importance, due tout d'abord à Pinel, Morel, Esquirol, Janet et Briquet. Jusqu'aux années qui suivirent la Deuxième Guerre mondiale, la psychiatrie allemande classique, ainsi qu'elle avait été esquissée par Kraepelin, Jaspers, Schneider et Kretschmer, fut prépondérante.

L'influence de Freud ne commença vraiment qu'après la Deuxième Guerre mondiale. De nos jours, la psychanalyse suscite un grand intérêt, surtout parmi les jeunes psychiatres, même si elle n'est jamais devenue une méthode de traitement de premier plan, et ceci encore moins au Danemark et en Suède qu'en Norvège et en Finlande.

En général, on peut bien dire que la psychiatrie scandinave s'est surtout orientée vers les aspects somatiques et constitutionnels jusqu'à la Seconde Guerre mondiale, mais qu'elle tend maintenant de plus en plus vers la psychodynamique. La plupart des psychiatres scandinaves se reconnaîtraient probablement comme éclectiques.

Après la Deuxième Guerre mondiale, la psychiatrie scandinave s'orienta irrésistiblement vers la psychiatrie anglaise, et encore plus vers l'américaine. Le contact avec la psychiatrie allemande est encore très étroit, de même qu'avec la Suisse, l'Autriche et la Hollande, tandis que le contact avec la psychiatrie française devrait être amélioré.

La psychiatrie sociale a complété le tableau. Les psychiatres sont de plus en plus attentifs aux relations en dehors des hôpitaux. Les mesures préventives suscitent le plus grand intérêt. Sans nul doute, durant les vingt dernières années, la psychiatrie scandinave s'est orientée d'une part vers la psychothérapie et ceci considérablement, et d'autre part vers les données sociales.

La terminologie utilisée dans les pays scandinaves est très proche de celle employée dans l'Europe centrale. Le concept scandinave de schizophrénie est plus étroit que celui qui est couramment utilisé dans la littérature anglo-américaine et se rapproche du concept de Kraepelin de *dementia praecox*. Le concept de *psychose réactive* est largement employé, en référence à la psychose psychogène de Jaspers ; un grand nombre de chercheurs scandinaves a contribué à une meilleure compréhension de ce concept. De même, les psychoses schizophréniformes constituent un concept fréquemment usité dans les pays scandinaves (défini par Langfeldt en 1939). La considération des troubles psychiatriques comme un phénomène dû à des facteurs multiples a pénétré la psychiatrie scandinave.

Méthodes thérapeutiques

Les méthodes de traitements ont été les mêmes que dans les autres pays d'Europe de l'est. Durant le siècle précédent, il y avait peu d'hôpitaux. Les méthodes coercitives et l'isolement étaient employés avec les malades difficiles. Beaucoup de méthodes thérapeutiques impliquaient « l'expulsion » du mal, comme, par exemple, le traitement à base d'onctions mercurielles appliquées plusieurs fois par jour pendant trois à cinq jours consécutifs. La peau s'irritait et l'ulcération était fréquente. Les solutions d'opium étaient employées contre la mélancolie, tandis que les bains prolongés restaient la méthode de choix contre la folie furieuse. On essayait des herbes, des extraits et des huiles comme la valériane, le camphre et l'ipécahuanca. Dès 1870, le chloral fut utilisé comme calmant, les bromures apparaissant sur le marché vers la même époque. La saignée était encore utilisée au milieu du siècle dernier, mais tomba graduellement en désuétude.

Des méthodes plus actives ne furent pas introduites avant le présent siècle. La malariathérapie comme traitement de la paralysie générale (Wagner von Jauregg) ne fut introduite en Scandinavie qu'en 1923. Les méthodes convulsives furent en usage dès les années trente ; le coma à l'insuline luttant contre la schizophrénie fut remplacé par les neuroleptiques dans les années cinquante ; les électrochocs le furent en partie par les antidépresseurs vers la fin des années cinquante. La sismothérapie est toujours en usage, bien que considérablement moins répandue. La psychochirurgie, spécialement la lobotomie, à la mode dans les années quarante et cinquante, a été remplacée par les neuroleptiques.

En Scandinavie, les mesures d'internement ont toujours été considérées avec réserves. Cependant, l'emploi occasionnel des contraintes, spécialement sous forme d'entraves, a perduré jusqu'à nos jours dans beaucoup d'hôpitaux psychiatriques.

La psychothérapie constitue aujourd'hui la principale méthode de traitement des névroses. Elle forme aussi une part importante des programmes thérapeutiques pour les psychoses et autres troubles psychiatriques.

La psychanalyse freudienne comme moyen de traitement n'a jamais été acceptée unanimement, mais la psychothérapie d'introspection, basée sur la théorie psychanalytique, a été très employée comme psychothérapie à court terme. La psychanalyse en tant que telle est employée comme méthode de formation pour les psychothérapeutes.

La thérapie de groupe est utilisée depuis les années cinquante dans la plupart des services et des hôpitaux. Dans certains établissements, l'hôpital entier, ou une partie, est administré selon les principes de la « communauté thérapeutique ». La thérapie de milieu, l'ergothérapie, la thérapie de réadaptation et la thérapie d'apprentissage professionnel sont largement employées. Cependant, le traitement psychiatrique est de moins en moins en rapport avec la « notion d'alité ». Le nombre de lits dans les établissements diminue progressivement, cependant qu'un nombre croissant de services offre des traitements à temps partiel (hôpitaux de jour ou ne nuit, services de consultations, cliniques de soins externes et services ambulants œuvrant à domicile). L'objectif des services psychiatriques évolue de l'hôpital vers la société, les foyers et l'environnement familier.

L'enseignement universitaire

La psychiatrie entra dans le programme de l'enseignement médical au cours du siècle dernier. Ce ne fut pas avant ce siècle qu'on en fit un sujet d'examens. Dans la plupart des universités, la psychiatrie est maintenant considérée comme l'une des trois matières cliniques principales avec la médecine interne et la chirurgie. Des chaires de psychiatrie sont rattachées à tous les centres de formation médicale des universités. En principe, les chaires sont tenues par des chefs de service cliniciens en activité.

La recherche

La recherche psychiatrique a de vieilles traditions en pays scandinaves. Traditionnellement, les travaux de recherche ont porté essentiellement sur l'hérédité et la constitution d'une part, sur des études épidémiologiques d'autre part, et sur la poursuite d'observations cliniques personnelles portant sur l'évolution des troubles ou les symptômes

Les pays scandinaves ont une population réduite, raisonnablement stable et d'accès facile. Le système de recensement est très en avance, avec des registres centraux de toute confiance (registres centraux de statistiques, de psychoses, de gémellité, de cancer, etc.). La psychiatrie scandinave a aussi été à même d'apporter des contributions valables dans le champ de la psychiatrie biologique. Même si aucune « école » de psychiatrie de classe internationale ne peut se réclamer des pays scandinaves, leurs chercheurs ont grandement contribué à une meilleure compréhension des troubles mentaux, aussi peut-on dire que la petite Scandinavie a eu un impact sur la psychiatrie mondiale.

BIBLIOGRAPHIE

ACHTÉ K., « Le 130e anniversaire de l'hôpital Lapinlahti », *Psychiatria Fennica*, 1971, 9, 20.

ACHTÉ K., « De l'histoire de la psychiatrie finnoise et de l'hôpital Lapinlahti », *Psychiatria Fennica*, 1972, 10, 65-84.

LANGFELDT G., « La Scandinavie », in *La psychiatrie européenne contemporaine*, Ed. Bellak L., New York, Grove Press, 1971.

RETTERSTOL N., « La Scandinavie et la Finlande », in *L'histoire mondiale de la psychiatrie*, Ed. John G. Howells, New York, Brunner Mazel, 1975, p. 208-237.

LA POLOGNE

En Pologne, les première formes d'assistance aux malades mentaux, organisées par des ordres religieux, apparurent au XIIe siècle. Pourtant les soins strictement médicaux ne furent apportés aux malades qu'au XVIIe siècle. Cette époque-là vit également paraître les premières publications, en langue latine, sur des questions psychiatriques en Pologne. Il est cependant à souligner que, contrairement à d'autres pays d'Europe, il y fut beaucoup moins question de la sorcellerie.

Depuis la fin du XVIIe siècle, du fait du partage de la Pologne, la psychiatrie se développa différemment sur les territoires annexés par les monarchies russe, prussienne et autrichienne, selon les tendances dominantes dans ces pays. La situation politique influa également, et cela d'une façon considérable, sur la formation médicale, y compris sur la psychiatrie. Du fait de la fermeture par le pouvoir des universités polonaises, les Polonais allèrent faire leurs études à l'étranger ; ils y travaillèrent et publièrent leurs ouvrages dans des langues étrangères. Tout cela constitue un obstacle important aux recherches menées sur la psychiatrie polonaise et surtout sur les débuts de la psychiatrie moderne. Le premier manuel de psychiatrie, rédigé en langue polonaise par Bartlomiej Frydrych, paru en 1845. Dans les années 1860, d'autres manuels suivirent. C'est à cette époque-là que Romuald Plaskowski entreprit d'établir la terminologie polonaise des maladies et troubles mentaux. Les années 1870 virent paraître le premier manuel de psychiatrie judiciaire, publié par Antoni Rothe.

Malgré les différences culturelles qui existaient entre l'Autriche, la Prusse et la Russie, les premiers hôpitaux psychiatriques sur le territoire polonais furent fondés au cours de la première moitié du XIXe siècle : d'abord petits, dans des villes, ensuite, vers la fin du siècle, sous forme de grands ensembles situés en dehors des villes, par exemple Pruszlów près de Varsovie, Kulparków près le Lvov, Koscian près de Poznan. Vers le milieu du siècle dernier, les cours de psychiatrie firent leur apparition dans le programme des écoles de médecine.

L'indépendance de la Pologne, à la fin de la Première Guerre mondiale, permit aux psychiatres polonais de retrouver leur autonomie. En 1920, la Société psychiatrique polonaise fut fondée, mais des colloques de neurologues, de psychiatres et de psychologues polonais s'étaient tenus bien avant : en 1909 et 1912. La Société organisa des colloques et publia une revue. Les thèmes abordés aux colloques reflétaient les problèmes que l'on essayait de résoudre à l'époque. On s'occupait particulièrement de l'unification de la thérapeutique et des problèmes juridiques de la psychiatrie. En ce qui concerne les thèmes cliniques, les tendances biologiques prédominaient ; néanmoins, les ouvrages de Maurycy Borsztajn (1922) et de Jakub Forstig (1933) avait trait à la psychanalyse. Le colloque de 1936 fut consacré aux problèmes de l'hérédité et de la prophylaxie des maladies mentales. L'exposé de Stefan K. Pienkowski et la discussion qui suivit aboutirent à une protestation formelle contre les tendances eugéniques admettant la stérilisation des malades mentaux, ce qui était pratiqué à l'époque en Allemagne.

Jan Mazurkiewicz, chef de file de plusieurs générations de psychiatres polonais, joua à cette époque-là un rôle considérable. Dans son œuvre, parue après 1945, il construisit un modèle original des phénomènes de la vie psychique, toujours utilisé, basé sur des découvertes en neurophysiologie.

La psychiatrie polonaise souffrit énormément sous l'occupation nazie. L'euthanasie des malades mentaux (Action T4) prit sur le territoire polonais la forme d'un ethnocide massif : presque tous les patients des hôpitaux psychiatriques furent tués. Parmi les psychiatres, 60 % ne survécurent pas à la guerre : soit qu'ils aient été tués avec leurs patients, soit qu'ils fussent juifs, soit qu'ils fussent officiers de l'armée polonaise, ils furent déportés comme prisonniers de guerre dans des camps en Union Soviétique. Les autorités nazies fermèrent toutes les universités ; la formation des médecins ne put donc se réaliser que dans le cadre d'un système universitaire clandestin.

Après 1945, les très rares psychiatres qui avaient échappé à l'extermination travaillèrent au rétablissement de la psychiatrie. Le droit à l'assistance médicale publique et gratuite fit que, dans le pays affaibli par la guerre, le nombre de patients hospitalisés à long terme augmenta considérablement, très souvent pour les raisons sociales.

À la fin des années 1940, on imposa en Pologne l'interprétation soviétique du pavlovisme comme seule valable et obligatoire. On supprima la Société psychiatrique polonaise, et on la remplaça, suivant le modèle soviétique, par une société commune, regroupant les psychiatres, les neurologues et les neurochirurgiens. Les sujets des colloques de l'époque se limitaient à la doctrine imposée.

Dans la deuxième moitié des années 1950, la situation de la psychiatrie changea fondamentalement : la Société psychiatrique polonaise fut reconstituée, sa revue parut à nouveau et la thématique des colloques et des publications s'enrichit considérablement : des problèmes condamnés aux temps de l'endoctrinement soviétique purent enfin voir le jour. Ainsi, à partir du début des années 1960, trois écoles différentes se constituèrent :

- l'école clinico-nosologique (Bilikiewicz, à Gdansk), qui s'intéressait aux recherches de relations entre les lésions anatomiques du système nerveux central et des troubles psychiques ;
- l'école sociologique (Leder, Bizon, Henisz, à Varsovie), qui examinait les interactions entre les conditions sociales de vie et les troubles psychiques ;
- l'école anthropologico-holistique (Kepinski, à Cracovie), qui avait ses origines dans les idées personnalistes et dans la biologie moderne.

Les années 1960 marquèrent également des changements fondamentaux dans les méthodes de traitement psychiatrique. La psychopharmacologie se développa parallèlement à différentes formes de psychothérapie. D'abord, ce fut une thérapie de groupe basée sur les théories de dynamique de groupe et de communauté thérapeutique (Kepinski, Leder, Malewski, Winid) ; ensuite, à partir des années 1970, nous observons un développement rapide de la thérapie familiale, selon les interactions familiales et la tendance systémique (Orwid).

Bien que, depuis les années 1920, il existe dans la législation polonaise des critères modernes et précis d'imputabilité, on n'arrive toujours pas à régulariser l'aspect juridique du traitement psychiatrique sans le consentement du malade. Pourtant, la psychiatrie polonaise échappa aux abus des pratiques psychiatriques au service du régime politique. Même dans les périodes les plus difficiles (début des années 1950 et années 1980), la psychiatrie ne servit pas à éliminer de la vie publique des gens qui luttaient contre le régime. Et cela grâce à la conscience morale des psychiatres et de tout leur environnement professionnel.

Les changements politiques des dernières années n'influent pas pour l'instant sur le développement de la psychiatrie. L'assistance médicale est toujours financée par l'État, et toutes les réformes envisagées ne sortent toujours pas de la phase des débats. Les difficultés économiques menacent certaines formes de thérapie, assez développées auparavant dans le cadre de l'assistance médicale publique (par exemple, la psychothérapie analytique). Nous observons pourtant les premières tentatives réussies de traitement par l'environnement.

BIBLIOGRAPHIE

BILIKIEWICZ T., GALLUS J., *Psychiatria Polska na tle dziejowym*, PZWL, 1962, Warszawa.

BOMBA J. « Wartosci humanistyczne a poszanowanie praw czlowieka w trudnych warunkach (Caring for values of humanity : observing human rights in oppressive conditions) », *Psychiat. Pol.*, 1993, 27, 3, 225-238.

JAROSZEWSKI Z., *Pacjenci i pracownicy szpitali psychiatrycznych w Polsce zamordowani przez okupanta hitlerowskiego i los tych szpitali w latach 1939-1945*, 1989, Polskie Towarzystwo Psychiatryczne, Warszawa.

LE PORTUGAL

La tradition humaniste portugaise (XVe-XVIIIe siècle)

Le modèle le plus ancien et le plus justement célèbre de la littérature portugaise lié à la psychiatrie et à la pré-phénoménologie des troubles mentaux au XVe siècle est l'ouvrage de D. Duarte, *Le loyal conseiller* (*O Leal Conselheiro*). Dans cette œuvre très moderne déjà par l'auto-analyse clinique d'une « mélancolie » et de son traitement, le roi D. Duarte évoque, alors qu'il est placé soudain devant de lourdes responsabilités pour lesquelles il se sent mal préparé, une maladie due à une attaque « d'humeur mélancolique ». Contrairement à l'avis des « physiciens » de la cour qui lui conseillaient de boire du vin pour soigner ses terribles crises, D. Duarte découvre que le vin ne guérit cette sorte de mélancolie que très temporairement et qu'en abusant du vin pour soigner un mal, on finit par tomber dans la « *bevedice* » (l'«ivrognerie »). Dans cette analyse remarquable de ses troubles mentaux, D. Duarte se réfère à de nombreuses considérations morales, à ses péchés réels et imaginaires, à la culpabilité délirante qui est précisément l'un des symptômes de la « mélancolie », de la psychose maniaco-dépressive[1].

La première moitié du XVIe siècle est dominée par la grande figure de saint Jean de Dieu, né à Montemor-o-Novo en 1595, fondateur d'un ordre hospitalier. En 1607, l'hôpital Saint-Jean-de-Dieu est bâti sur le lieu même de la naissance du saint. Toutefois, l'œuvre de Jean de Dieu, pour exemplaire qu'elle

1. Voir sur ce point Daniel Sampaio, Antonio Lobo Antunes, « D. Durarte or the depression on the throne », *Acta psiquiatrica portuguesa*, oct.-déc. 1980, vol. 26, p. 203-210.

fût, se situait après la très célèbre fondation en Espagne de l'asile (« *manicomio* ») de Valladolid en 1409. D'autre part, au Portugal même, un document daté de 1539 indique qu'à l'hôpital de Todos-os-Santos de Lisbonne des fous étaient admis et que leur traitement fut confié, cette année-là, au père Pedro Fernandes Gouveia, chapelain du roi D. João III, qui « avait une grande expérience en la matière » et savait guérir de telles maladies. Toutefois, l'hôpital Saint-Jean-de-Dieu possédait un espace isolé réservé aux aliénés et, dans une biographie du saint publiée en 1660 par Mascarenhas, l'auteur souligne que saint Jean de Dieu « apportait un soin tout particulier » aux aliénés : « Il avait une immense compassion pour ces malheureux qui avaient perdu l'usage de la raison, leur adressait de bonnes paroles pour les réconforter et essayait de les calmer avec des manières aimables. » Cependant, l'extraordinaire action de saint Jean de Dieu ne devait connaître de réelle répercussion qu'au XIXe siècle avec l'ouverture de maisons de santé religieuses destinées aux malades mentaux, en particulier à Telhal, Barcelos et Braga, à Madère et aux Açores. Exception faite d'un hôpital comme l'hôpital de Todos-os-Santos, où il apparaît de l'examen d'un mémoire de 1679 que les aliénés ont presque tous été guéris « parce que les soins donnés à ces malades font l'objet d'une attention toute particulière », par la suite, et jusque vers 1840, le Portugal connaît un énorme retard en matière de thérapie et hôpitaux susceptibles d'accueillir les aliénés. Le docteur Bernardino Antonio Gomes lance un cri d'alarme qui finira par être entendu : en 1844, au Portugal, il reste encore tout à faire en matière de psychiatrie. Enfermés dans des réduits insalubres avec un personnel insuffisant, laissés à l'abandon et finissant par croupir dans les prisons, les fous sont encore, dans les premières décades du XIXe siècle au Portugal, victimes des préjugés défavorables, traités comme des bêtes à visage à peine humain. Toutefois, aux XVIIe et XVIIIe siècles, des médecins se penchent avec intérêt sur le problème de la « phrénésie » et l'on peut citer les œuvres de médecins et de savants comme Francisco Morato Roma (1664), Manuel de Azevedo (1668), Curvo Semedo (1695), Braz Luis de Abreu (1726)[1]. Leurs remarques médicales sur la « folie mélancolique », « *doudice melancolica* », et la « phrénésie » figurant dans leurs traités médicaux se réfèrent non seulement à Galien et aux médecins célèbres de l'Antiquité, mais aussi aux vieilles croyances démonologiques.

La psychiatrie portugaise à la recherche d'un modèle européen (1837-1844)

C'est le docteur Bizarro, médecin à l'hôpital São José de Lisbonne, qui publie en 1837-1838 les premières statistiques importantes concernant l'aliéna-

1. Francisco Morato Roma, auteur de *Luz da Medicina prática racional e metódica* (1964) ; Manuel de Azevedo, *Corecção de Abusos contra o verdadeiro método de Medicina* (1968) ; Curvo Semedo, *Poliantei Medicinal* (1965) ; Braz Luis de Abreu, *Portugal Médico* (1726).

tion mentale en signalant les cas de « manie », « monomanie », « démence », « idiotie ». Le docteur Bizarro signale l'exiguïté du local destiné, en particulier, au traitement des aliénés. Dans le même sens, le docteur Gomes évoquera, scandalisé, quelques années plus tard, l'espace réservé aux aliénés à l'hôpital São José comme un lieu où les folles sont nues et échevelées, hurlantes et gesticulantes, enfermées parfois dans un réduit obscur et infect, peu ventilé, où elles ont à peine une paillasse pour dormir. Les cent cinquante aliénées de l'hôpital sont surveillées par trois employés. Et c'est le docteur Bernardino Antonio Gomes qui, précisément, dans les années 1843-1844, au cours d'un voyage en Europe pour étudier les établissements destinés aux aliénés, sera l'une des chevilles ouvrières de l'instauration et de l'amélioration ultérieures de la psychiatrie au Portugal. Convié par le marquis do Fayal, président de la Commission de l'hôpital de San José, pendant quatre mois il accomplit un long voyage qui le conduira en Belgique, en Hollande, dans divers États d'Allemagne, le Nord de l'Italie, la France et l'Angleterre. Le but du docteur Gomes est de collationner des informations en Europe pour améliorer ensuite le sort des aliénés au Portugal. Bien qu'il ait visité la Salpêtrière et Bicêtre, G. Gomes admire profondément les « excellents » hôpitaux allemands, la séparation qui y est établie entre curables et incurables, l'utilisation de moyens moraux psychologiques et religieux qui donnent de brillants résultats dans le traitement de l'aliénation. Le docteur Gomes remarque que les petits États alémaniques, qui ne possèdent pas les richesses venues des colonies, possèdent des asiles magnifiques. Gomes propose, puisqu'il existe au Portugal de riches propriétaires fortunés, des confréries très riches (« Misericordias ») qui pourraient verser des subsides, de créer deux hôpitaux pour aliénés curables, l'un à proximité de Lisbonne, l'autre près de Porto. Il suffirait que chacun de ces hôpitaux puisse accueillir cent à cent cinquante malades en opérant des séparations en vertu du sexe, de la conditions sociale et de la forme d'aliénation des malades. Les hôpitaux pour les aliénés curables devront être totalement reconstruits à neuf, pour remplir les conditions requises. L'asile pour aliénés incurables pourrait admettre de cinq cents à six cents malades et serait situé au centre du Portugal. Celui-ci pourrait être établi dans les anciens couvents d'Alcobaça et de Tomar, en profitant de la situation centrale de ces édifices, de leur caractère spacieux, de l'agrément du site. De telles propositions formulées brièvement à la fin du rapport du docteur Gomes n'ont jamais visé à limiter son action réformatrice aux trois cents aliénés de l'hôpital São José. Il s'agit bien pour lui d'élargir ces mesures sur tout le territoire portugais, sans discrimination sociale.

Un aliéniste français visite l'asile de Lisbonne au lendemain de la loi de 1838

« Il n'existe dans tout le Portugal que deux établissements consacrés au traitement de la folie ; tous les deux sont à Lisbonne. Le principal, le seul d'ailleurs dans lequel il y ait actuellement des malades, fait partie de l'hôpital São José, dont il occupe la portion la moins aérée et la plus insalubre. Il se compose de deux divisions destinées à isoler les aliénés des deux sexes. Ces deux divisions ont toutefois ceci de commun, qu'elles sont petites, obscures, et encombrées de lits et de malades.

[...]

« La division des femmes, dite de Sainte-Euphémie, est située au premier étage. Moins spacieuse, moins éclairée que celle des hommes, elle offre, d'ailleurs, avec elle de nombreux points d'analogie ; elle est formée par une grande salle voûtée de 36 mètres de longueur, sur 15 de largeur et environ 15 mètres de hauteur. Vingt-cinq loges ont été disposées de chaque côté, surmontées comme chez les hommes, de galeries : ces loges sont petites, quelques unes ne recevant de jour que par la salle. Les galeries et les loges du côté de l'est sont aérées par huit grandes croisées, dont chacune éclaire au moins deux loges. Toutes sont à deux lits, moins deux ou trois, destinées aux surveillantes et à des magasins. La galerie de l'est contient vingt-quatre lits ; celle de l'ouest, ainsi que les loges qui y correspondent, n'est éclairée que par deux grandes croisées. Cette galerie contient vingt-six lits.

[...]

« Tel est l'asile des aliénés de Lisbonne. La description que nous venons d'en faire nous dispense d'insister pour faire comprendre l'insuffisance et le mauvais aménagement des locaux, soit qu'il s'agisse du quartier des hommes, soit surtout que nous nous occupions de celui affecté aux femmes. Ainsi, dans ce dernier, point de jardin ni de cour, pas le plus petit espace qui permette aux malades de respirer le grand air.

« Dans ces deux divisions, les lits sont en bois en forme dite à tombeau, un très grand nombre à sangles. Les aliénés, partageant sous ce rapport le sort des autres malades traités dans l'hôpital, couchent sur une simple paillasse recouverte de deux draps et d'une couverture de laine.

« La propreté de l'établissement ne laisse rien à désirer : parquets, meubles, linge, tout atteste des soins minutieux que la vétusté des bâtiments rend pénibles et difficiles, et qui étonnent d'autant plus que tous les services de l'hôpital sont confiés à des laïques à peine salariés.

[...]

« Cependant, malgré les défectuosités des bâtiments, il faut le dire, le sort des aliénés de Lisbonne n'est pas aussi malheureux qu'on pourrait le supposer. Les médecins, voulant se mettre à la hauteur de leur nouvelle position, se vouent dès leur entrée en fonction à l'étude des maladies mentales, et chacun d'eux a laissé des traces de son passage dans cette intéressante division.

[...]

« Au 15 janvier 1843, le nombre des malades traités dans l'asile était de 281, divisés ainsi :

– hommes	146
– femmes	135
	281

« On ne peut rien conclure de ce chiffre relativement au nombre total des aliénés existant en Portugal. Il n'y a, il est vrai, qu'un seul asile d'aliénés pour tout le royaume ; mais il résulte de renseignements pris par nous, *1*. que les trois quarts des malades de l'asile sont nés ou domiciliés à Lisbonne ; *2*. qu'il existe dans les villages, dans les villes, et même à Lisbonne, des aliénés inoffensifs dont on tolère la présence dans les rues, parce qu'on n'a pas d'établissement où l'on puisse les recevoir ; *3*. que l'insuffisance de l'asile de Lisbonne, les difficultés de transport dans un pays où les routes sont rares et mal tenues, et partant les communications très restreintes, forcent les autorités de la province à faire provisoirement enfermer dans les prisons ou dans les hôpitaux les aliénés nuisibles ou dangereux ; *4*. enfin qu'à Lisbonne ne sont guère admis que des aliénés appartenant aux classes inférieures, tandis que ceux qui ont de la fortune sont traités à domicile ou envoyés en pays étranger.

Note sur l'état des aliénés en Portugal, à Madère et à Ténériffe, par Marchant (G.), Paris, 1844.

L'ouverture de l'hôpital de Rilhafolles (Lisbonne, 1849)

C'est le 15 novembre 1849 que le docteur Francisco Martins Pulido fut officiellement chargé de la direction de l'hôpital de Rilhafolles à Lisbonne[1]. Dans un rapport publié en 1851, concernant l'organisation administrative et clinique de cet hôpital pendant les années 1850-1851, Pulido souligne les améliorations apportées aux locaux : cinq chambres fortes destinées aux aliénés furieux et un local pour cent soixante-dix aliénés ont pu être ainsi aménagés. Lors de l'installation des malades à Rilhafolles, Pulido note que vingt-cinq aliénés durent passer la nuit couchés sur de la paille « comme ils avaient coutume de le faire dans l'ancien hôpital de São José » à Lisbonne. Il relève les qualités exceptionnelles du site de Rilhafolles sis sur le bras droit du Tage. À Rilhafolles sont prévus des ateliers de tailleur pour les hommes, de couture pour les femmes et des activités de jardinage dans la « *quinta* » de Rilhafolles. Pulido signale, d'autre part, que, contrairement aux dispositions laxistes de l'hôpital São José, le décret du 17 avril 1851 limite à Rilhafolles les entrées des malades.

Seuls sont admis les aliénés curables, les non-indigents (quelle que soit leur condition), puisqu'ils paient eux-mêmes leur nourriture et les soins. Si Pulido reconnaît que ces restrictions ne sont pas conformes au droit que doit avoir tout indigent à être assisté par la société, elle sont fondées sur des raisons d'utilité publique. Aux yeux de Pulido, l'hôpital de Rilhafolles ne pouvant accueillir que 350 malades, le seul recours possible pour soigner tous les aliénés portugais, évalués alors à 1 708, serait de promouvoir la création d'autres établissements spécialisés, ce qui grèverait lourdement le budget de l'État. Se référant aux statistiques des admissions et des guérisons publiées par Esquirol, pour les années 1826-1833 (351 incurables sur 1 557 aliénés ; soit un rapport de 1 incurable pour 4,4 curables), Pulido retrouve une proportion analogue d'incurables à Rilhafolles (environ 265). La proportion des malades curables par rapport aux

1. Les docteurs Antonio Maria Ribeiro, Caetano Maria Ferreira da Silva Beirão (auteur des *Notes pour l'histoire des aliénés au Portugal* 1847), Guilherme da Silva Abranches (qui devait promouvoir les activités récréatives dans le traitement des aliénations) contribuèrent également à l'amélioration du sort des malades mentaux au Portugal.

incurables étant de 1 pour 3 à Rilhafolles, Pulido estime que sur les 1 708 aliénés, le chiffre des malades curables est de 569. En déduisant les aliénés appartenant à des classes sociales aisées et ceux qui, bien qu'indigents, sont soignés à domicile par leurs proches, Pulido émet la conclusion que Rilhafolles pourrait à lui seul couvrir les besoins du pays. Quant aux incurables, Pulido propose que les autorités suivent l'exemple de Namur, où les idiots et les non agités sont placés dans des asiles de mendiants. Pulido note, d'autre part, que, si dans 274 cas l'internement a été demandé par les autorités, pour 358 malades l'admission a été demandée par les familles, et que seuls 43 malades ont été déplacés de l'hôpital São José à Rilhafolles.

Dans l'analyse des cas nosographiques, Pulido attribue ce phénomène, non sans un certain « chauvinisme », « au naturel particulièrement excellent » du peuple portugais. L'influence bénéfique du climat, la supériorité de la race portugaise, les bonnes mœurs, la religion expliquent, de même, selon lui, l'absence de crétinisme au Portugal. Enfin, Pulido ne manque pas de noter dans ses statistiques que les célibataires sont plus exposés que l'homme et la femme mariés à l'aliénation mentale.

Pulido propose, finalement, pour les soins apportés aux aliénés de Rilhafolles d'opérer un retour au grand modèle *humaniste* déjà profondément illustré par saint Jean de Dieu au XVIe siècle : il demande aux surveillants, infirmiers et au personnel hospitalier de manifester à l'égard des malades une grande douceur, d'utiliser la persuasion, un système de récompenses, d'occupations et de loisirs à heures fixes et régulières. Les châtiments corporels seront évités au profit de sanctions morales : suppressions des visites, des promenades, d'exercices récréatifs, privations alimentaires. L'utilisation du collier de force, la réclusion, les bains de surprise seront exceptionnels. Ce même souci d'humanité et le respect des intérêts des malades amènent Pulido à considérer la limitation des visites des commissionnaires-inspecteurs à l'hôpital comme un bienfait par rapport aux pratiques des hôpitaux en France où la multiplication des visites et le nombre élevé des inspecteurs entraînent des perturbations chez les malades et chez les parents des aliénés, inquiets de possibles indiscrétions. En dernière analyse, ces dispositions prises reflètent les idées de Pinel qui sont citées par Pulido : l'établissement doit être placé sous l'autorité d'un seul responsable, d'une unique pensée directrice. Et ce sera, en particulier, le directeur qui accueillera et examinera les nouveaux aliénés admis à l'hôpital.

L'hôpital Conde de Ferreira (Porto, 1881) et l'action du docteur Sena

Précisément, J. Maria de Sena répondra à ces propositions et à ces remarques de Pulido en 1887. Docteur éminent, auteur de comptes-rendus sur les principaux établissements psychiatriques de Paris (Charenton), Vienne et Munich, visités en 1879 (*Rapport d'un voyage scientifique*)[1], d'un important mémoire sur les *Aliénés au Portugal* (1884) qui traitait de l'assistance publique et privée depuis l'époque précédant l'ouverture de Rilhafolles jusqu'en 1883, Sena publie en 1887, avec l'aide du célèbre docteur Julio Xavier de Matos (alors son assistant à l'hôpital Conde de Ferreira de Porto) et des docteurs J. Urbano, L. Peixoto, Magalhaes Lemos, le *Rapport sur les Services médicaux et administratifs à l'hôpital Conde de Ferreira (1883-1885).* Ce rapport et l'œuvre de Sena aboutiront à la promulgation de la loi de 1889, la première législation portugaise concernant les établissements destinés aux malades mentaux.

Faisant le décompte des subsides et des legs privés accordés aux hôpitaux d'aliénés au Portugal (legs Osbone Sampaio, Costa Lobo, Conde de Ferreira, João dos Santos Minho), Sena considère que ces derniers sont insuffisants et concentrés, souvent, sur un seul hôpital. L'ouverture de nouveaux hôpitaux d'aliénés au Portugal (Rilhafolles et l'hôpital Conde de Ferreira à Porto ne peuvent répondre aux demandes des 8 000 aliénés portugais, laissés à l'abandon dans les villages ou emprisonnés lorsqu'ils « perturbent l'ordre public ») est du ressort de l'administration de l'État. Se référant aux statistiques des entrées au Conde de Ferreira, Sena constate que c'est le district de Porto qui envoie le plus de malades dans le nouvel hôpital ; viennent ensuite les districts limitrophes de Braga, Aveiro et Vizeu, Viana, Vila Real, Bragança, Coimbra, et enfin les régions du Nord et du Centre (Minho, Douro, Tras-os-Montes, Beira Alta). Parmi les 257 aliénés accueillis au Conde de Ferreira, Sena dénombre surtout des vagabonds.

Sena corrige, d'autre part, les assertions de Pulido concernant la religion et l'état civil, qui seraient déterminants pour l'étiologie des maladies mentales ; le peuple portugais est croyant sans fanatisme ; en matière politique, il est également indifférent. Sena détruit le raisonnement de Pulido concernant le célibat, cause de dérèglements mentaux, en affirmant qu'il faudrait connaître la proportion exacte des célibataires adultes face aux personnes mariées.

Après avoir dressé une statistique nosographique qui suit de près la classification des maladies mentales de Krafft-Ebing et s'être référé à Morel (*Traité des maladies mentales*), Sena parachève son rapport en évoquant la curiosité du public lors de l'ouverture de son hôpital. La visite à l'hôpital devenant un prétexte à des promenades récréatives et dominicales pour beaucoup, Sena, méfiant au début, dut accepter ces visites pour supprimer les fables de sévices prétendument imposés aux aliénés, entretenues par des articles polémiques et diffamatoires de la presse régionale. Sena relève les réactions indiscrètes de certains visiteurs qui considèrent les fous comme des bouffons de jadis, la panique qui s'empare d'un magistrat portugais à l'idée de se trouver dans le pavillon des agités. Toutefois, l'opération « portes ouvertes » décidée par Sena eut des résultats positifs pour l'évolution des mentalités. Sena ne manque pas

1. Sena fréquente en 1879, à Paris, les cours de Ranvier, Brown-Séquard (Collège de France), Charcot ; à Zurich ceux de Huguenin. À Munich, il rend visite au docteur Gudden, à Vienne au docteur Anton Haller.

de signaler l'intérêt manifesté par certains visiteurs illustres, comme le conseiller Barros Gomes ou le général Ramón Corona, ambassadeur du Mexique à Lisbonne.

Un dernier élément souligné dans le rapport Sena est le problème de la législation civile et criminelle liée aux problèmes juridiques, soulevé par les aliénés[1]. Ces questions juridiques, qui trouveront un premier écho dans l'affaire Bessa, et seront développées, par la suite, dans les travaux du docteur Julio de Matos[2], aboutiront à la loi de 1889.

L'affaire Antonio Bessa

Le 24 mars 1883, jour de l'inauguration officielle de l'hôpital Conde de Ferreira à Porto, le docteur Sena reçoit un malade qui lui a été envoyé par le directeur de S. Antonio, l'ancien hôpital de Porto. Le malade, Antonio Bessa, est prostré, indifférent. Sena relève également la toux et les graves difficultés respiratoires d'Antonio Bessa. En auscultant le patient avec son assistant Julio de Matos, Sena trouve de graves lésions dans le poumon gauche. Il ne considère pas A. Bessa comme un aliéné. En vertu de l'article 30 du règlement intérieur de son hôpital, Sena n'accepte pas Antonio Bessa à l'hôpital Conde de Ferreira. Une lettre du 30 mars 1883 adressée par le conseiller Costa Leite de l'hôpital San Antonio rend Sena responsable d'une erreur de diagnostic grave : il n'a pas su relever l'alcoolisme et la syphilis d'A. Bessa, éléments étiologiques déterminants de son aliénation. À la suite de lettres et de libelles envoyées par Costa Leite et Sena, l'affaire se transforme en un règlement de comptes entre les autorités de l'ancien hôpital S. José et la direction du nouvel hôpital Condé de Ferreira. Sena écrira, par la suite, *Os Atestados Médicos*, ouvrage sur les internements abusifs, ouvrant ainsi la voie aux recherches ultérieures de Julio de Matos qui, lui-même, intervint dans cette affaire avec le libelle polémique adressé aux « médecins honnêtes » (*Aos Médicos Honestos*, 1883). La mort d'Antonio Bessa, survenue à l'hôpital S. Antonio le 13 avril 1883, donnera raison à Sena : l'autopsie révélera un abcès au poumon gauche, cause de l'état fébrile et des perturbations mentales d'A. Bessa.

Analyse de la loi du 15 juillet 1889 (« Loi Sena »)

Article 1 : Le continent portugais et les îles adjacentes sont divisés, pour le service des aliénés, en quatre « cercles » [« círculos »] constitués par les districts administratifs. Le premier « cercle » sera formé par les districts de Viana de Castelo, Braga, Bragança, Vila Real, Porto et Aveiro ; le deuxième par les districts de Coimbra, Viseu, Guarda, Castelo Branco, Leiria. Le troisième par Santarem, Lisbonne, Portalegre, Evora, Beja, Faro et Funchal. Le quatrième par Horta, Angra de Heroismo et Ponta Delgada.

Article 2 : Le gouvernement autorise la création des établissements suivants destinés aux aliénés : un hôpital pour 600 aliénés des deux sexes à Lisbonne qui devra remplir des conditions spéciales permettant d'enseigner la clinique psy-

1. Sena renvoie, à ce sujet, aux développements de Leote dans la *Revista de Legislaçao e de Jurisprudência*, vol. 17 et 18.
2. Les professeurs Barahona Fernandes et P. Polonio ont développé actuellement ces théories médico-légales.

chiatrique, ainsi que deux « infirmeries » [« enfermarias »] pour chaque sexe destinés aux aliénés criminels séquestrés par ordre des autorités. Un autre hôpital du même modèle à Coimbra sera destiné à 300 aliénés des deux sexes, un autre de 200 aliénés des deux sexes sera créé à l'île S. Miguel. Un autre asile pour 200 idiots, épileptiques et déments inoffensifs des deux sexes sera créé à Porto. Des « infirmeries » annexes aux centrales pénitentiaires seront aménagées pour recevoir des aliénés.

Article 3 : L'hôpital de Rilhafolles sera transformé en asile pour accueillir 300 idiots épileptiques et déments inoffensifs des deux sexes.

Article 7 : Une loi sur les aliénés, qui devra être soumise aux « Cortes » avant l'inauguration du premier établissement fondé en vertu de cette loi, désignera les réglementations administratives et médicales de ces établissements.

Article 8 : Un fonds de bienfaisance publique en faveur des aliénés est créé et sera constitué par un impôt spécial de 4 $ 500, 15 $ 000, 12 $ 000, 1 $ 000 réis, prélevé sur les dispenses accordées aux mariages consanguins, les attestations de titres nobiliaires, les licences de Monts-de-piété, le budget des confréries et les associations sujettes à l'approbation du Gouverneur civil.

Document réalisé par D. José de Sousa Coutinho
« Pour approbation de Sa Majesté Don Luis, roi du Portugal ».
(Décret du gouvernement n° 155, 15 juillet 1889.)

L'évolution de la psychiatrie à la fin du XIXe siècle

De Miguel Bombarda, qui donnera son nom à l'hôpital de Rilhafolles et polémiquera longuement contre le spiritualisme du père Santana, à Julio de Matos qui prend la relève de Sena, la psychiatrie portugaise connaît de multiples transformations. Matos, grand fondateur de la psychiatrie scientifique au Portugal, publie, en particulier, le *Manuel des maladies mentales* (1884), qui eut un grand retentissement au Portugal et au Brésil. Les mauvaises conditions d'hospitalisation dans lesquelles travaillait encore, en 1884, Matos, explique ses remarques sceptiques sur le «*no-restraint* » défendu par Conolly et par Magna et le ralliement de Matos aux idées de Voisin, Mausdley et Griesinger qui l'amènent à décrire longuement l'utilisation du collier de force. Matos publie, d'autre part, *Les aliénés dans les tribunaux* et *La folie*, ouvrage traduit en italien par Lombroso. À l'instar de Sena qui fut l'instigateur de la loi du 17 août 1889, l'action réformatrice de Matos aboutit à la loi du 3 avril 1896 promulguée à la suite des travaux des Conseils médico-légaux de Lisbonne, Porto et Coimbra. Cette dernière loi portait sur l'imputabilité des aliénés. En 1908, dans *Les aliénés au Portugal*, Matos, faisant le point sur l'assistance, la législation et l'enseignement de la psychiatrie au Portugal au début du XXe siècle, dresse la liste des établissements psychiatriques (Rilhafolles, Conde de Ferreira, Institut Saint-Jean-de-Dieu à Telhal, Institut du Sacré-Cœur à Idanha, asile Cãmara Pestana à Funchal et une section de la Maison de santé Portuense) et se réfère à l'ouverture imminente, aux Açores, d'un petit hôpital. Il souligne que seul Rilhafolles est encore un hôpital d'État et que les autres établissements fonctionnent avec leurs propres ressources, dons ou pensions des aliénés aisés. Matos relève, enfin, un contraste étonnant entre l'excellente organisation des services médico-légaux au Portugal, pays de pointe en ce domaine, et l'énorme retard quant à l'assistance hospitalière.

Après Matos, Magalhães Lemos, auteur de travaux anatomo-cliniques liés à la psychiatrie, Elisio de Moura, initiateur d'études portant sur le domaine psychosomatique, Egas Moniz, le célèbre praticien et théoricien de la psychochirurgie, prix Nobel de médecine, Sobral Cid, humaniste et défenseur de « l'antithèse psychopathologique » face au positivisme de Julio de Matos et au « neuronisme » théorique et matérialiste de Miguel Bombarda réactualisés par Egas Moniz, marquent les grandes étapes de la psychiatrie portugaise des premières décades du XXe siècle.

Où en est la psychiatrie au Portugal aujourd'hui ?

Le retour à l'humanisme : l'œuvre de H. Barahona Fernandes

Deux noms dominent la psychiatrique actuelle au Portugal : ceux des professeurs Henrique João de Barahona Fernandes[1], éminent psychiatre et humaniste, et de Pedro Polonio, ancien assistant du Pr Barahona Fernandes.

Dès 1936, à l'asile Bombarda, Barahona Fernandes instaure la participation des assistantes sociales en psychiatrie. En 1942, il fonde à l'hôpital Julio de Matos de Lisbonne le premier hôpital de jour (« *hospital de dia* ») au Portugal et combat inlassablement pour développer une « psychiatrie ouverte » et établir des liens entre la vie de l'hôpital psychiatrique et l'extérieur. À partir de 1948, il organise des cours de psychosomatique et de psychologie médicale, discipline qu'il introduit dans le cursus des études médicales portugaises. Fondateur de la Société portugaise de neurologie et de psychiatrie, de la Société de psychologie et de la Ligue d'hygiène mentale, membre de l'Académie des sciences de Lisbonne, conseiller technique à l'Organisation mondiale de la santé, ses travaux sont internationalement connus. Mais Barahona Fernandes, formé à l'école de Sobral Cid, est également un philosophe *humaniste* : il souhaite que la médecine de son époque respecte et envisage « l'homme-malade mental » dans sa totalité, dans son unité, comme « une organisation vivante, intégrale, structurée sur de fortes bases physiques, animé par des forces biologiques, éclairé par la conscience et une spiritualité qui font de lui une authen-

1. Nous avons eu le grand privilège de pouvoir nous entretenir à Lisbonne avec le Pr Barahona Fernandes le 13 avril 1982. Nous lui rendons hommage ici, en le remerciant pour cet entretien.

tique personne située dans le monde ». Le praticien devra donc, selon Barahona Fernandes, analyser la singularité personnelle de l'homme-malade, et pratiquer ce qu'il nomme le « point de vue convergent » ; chaque domaine (la psychiatrie à orientation somatobiologique, ou les orientations purement psychologiques et sociologiques) ne donnant qu'un éclairage partiel du problème, Barahona Fernandes considère, à l'instar de Kleist, la méthodologie phénoménologique de Jaspers comme une voie d'investigation psycho-pathologique et clinique très importante. Mais il a su s'écarter des positions doctrinales de Kleist et de Schneider. Il reproche, en effet, à Schneider de ne pas avoir étudié pratiquement les « fondements organiques de la psychiatrie, puisqu'il ne traite que de psychopathologie », et à Kleist de ne pas avoir la « compréhension phénoménologique de la vie des malades, de leurs motivations historiques, biographiques et sociales ». Barahona Fernandes est le défenseur d'une recherche axée sur une authentique anthropologie médicale, fondement primordial d'une médecine de l'humain (« *Medicina Humana* »). Avec le « point de vue convergent », il a voulu désamorcer le retour en force, dans la psychiatrie actuelle, du grand « dilemme psychiatricide », souligné déjà par Henri Ey, entre une tendance psychologiste à outrance et une orientation « somatomécaniciste ». Toutefois, *l'ouverture humaniste* de la psychiatrie portugaise, qui, avec Barahona Fernandes et Pedro Polonio, rend hommage à l'humanisme de Sobral Cid, des illustres prédécesseurs (le professeur Pedro Polonio a ainsi rendu hommage à l'œuvre de Jean de Dieu), et développe les problèmes médico-légaux soulevés par les aliénés devant les tribunaux (Barahona Fernandes et Pedro Polonio ont poursuivi, en ce domaine, les recherches entreprises par J. de Matos), est inconciliable avec l'anti-psychiatrie.

La critique portugaise de l'anti-psychiatrie : Pedro Polonio

Dans une communication prononcée devant le Ve Congrès lusitano-brésilien de l'Association médicale (Amelpo, 1972), le professeur Pedro Polonio – qui reprendra ces idées dans l'introduction d'un ouvrage fondamental pour l'évolution de la psychiatrie portugaise contemporaine, *Psychiatrie, médecine de la personne* (1978) – critique l'œuvre de Szasz[1] et considère, en général, les tenants de l'anti-psychiatrie comme des « extrémistes passionnés ». Polonio reproche aux anti-psychiatres de prendre comme paradigme de la maladie mentale l'hystérie, et de ne pas accepter le fait que la fonction du psychiatre dépasse largement le seul traitement des perturbations somatiques. Pour lui, le psychiatre a l'obligation déontologique d'aider le malade et sa famille, en particulier dans les cas de psychoses aiguës et chroniques qui peuvent entraîner de graves préjudices pour le malade lui-même et son entourage. À ses yeux, la

1. Pedro Polonio, « Psychiatrie, anti-psychiatrie et médecine », *O Médico*, n° 1114, vol. LXVI, 1973.

proposition émanant des anti-psychiatres de créer une société idéale où les maladies mentales n'existeraient plus est une utopie. Il renvoie les tenants de l'antipsychiatrie à l'exemple négatif du centre de Kingslay Hall, qui dut être fermé au bout de cinq ans d'expérience, où étaient appliqués exclusivement les principes de l'antipsychiatrie. Aussi, l'appel lancé à Lisbonne par le Groupe organisateur de débats sur les institutions psychiatriques (GODIP), en octobre 1974, au cours de Journées internationales, avec les interventions effectives des professeurs Basaglia, Tomkiewicz, Castel, Wulff, Garcia Lopez, Minguzzi et de Cooper (qui avait adressé un texte aux congressistes de Lisbonne), a eu un écho négatif au Portugal. En effet, pour P. Polonio, les méthodes de traitements de la psychiatrie classique, l'humanisme lié aux principes du « point de vue convergent » de Barahona Fernandez sont, de loin, les plus efficaces.

Parallèlement à ces recherches théoriques et pratiques des professeurs Barahona Fernandes et Pedro Polonio – auxquelles il faudrait associer de très nombreux noms, comme ceux de J. Seabra-Dinis, Fragoso Mendes –, une nouvelle direction des études psychiatriques, orientées, plus particulièrement, vers les problèmes des adolescents et des toxicomanes, apparaît, tout dernièrement, grâce à J.C. Dias Cordeiro, dont l'ouvrage *l'Adolescent et la famille* (Privat, 1975) est bien connu dans les milieux médicaux français.

BIBLIOGRAPHIE

BARAHONA FERNANDEZ H.J. de, *O Professor Sena et o problema da assistência psiquiátrica*, in Amatus lusitanus, Lisbonne, 1945.

« A psiquiatria portuguesa na doutrina e na prática », *Jornal de Médico*, XV, n° 382, 1950, p. 733-745.

Filosofia e Psiquiatria - Experiência portuguesa e suas Raizes, essai, vol. I, Atlantida, Coimbra, 1966.

POLONIO P. *A ordem de S. João de Deus na Assistência psiquiátrica*, octobre 1950, n° 58-59.

Psiquiatria - Medicina de Pessoa, Lisbonne, 1978.

LA RUSSIE

« La psychiatrie est un miroir qui reflète
les ombres de la vie. »
Giliarovski, cité par Glouzman, 1989.

La psychiatrie russe a été tributaire des modalités mêmes du développement d'une nation russe. Elle a été aussi, tout au long de l'histoire, un véritable indicateur des valeurs morales de cette nation.

Les fols du Christ

La psychiatrie est une discipline relativement récente ; son nom n'apparaît qu'à la moitié du XVIIIe siècle. Mais son objet – la déraison – est de toute évidence infiniment plus ancré dans les sociétés humaines. Il nous paraît donc logique, légitime de rechercher s'il y a dans un groupe humain donné des particularités quant à l'attitude vis-à-vis de ceux que la raison a désertés. À cet égard, l'histoire des peuplades slaves qui vont finalement se fixer dans le sud-ouest de la grande plaine russe mérite quelques rappels. Tout d'abord ces tribus slaves vont pratiquer une certaine forme de paganisme bon enfant jusqu'à ce que le prince Wladimir le Saint leur impose le baptême au Xe siècle. Le panthéisme slave russe comporte ainsi des divinités mineures qui sont censées habiter la maison, le « *domovoï* » (de « *dom* » : « maison »), ou la forêt (« *lechyi* », de « *less* », la forêt) et ces esprits sont l'équivalent de ce que en français on appellerait « de doux dingues ». D'où un climat d'indulgence amusée envers les formes les moins violentes de l'aliénation mentale (voir notamment M. Eliade, 1983).

L'autre remarque concerne le concept de « fol du Christ », ou « *yourodivyi* ». Il y a dans ce vocable la racine « *rod* » qui désigne à la fois l'espèce et l'engendrement. Un autre mot est issu de cette racine et ce mot est celui de « *ourod* » qui a trait à l'être laid, au monstre, à l'anomalie selon Canguilhem et, d'une certaine façon, annonce la doctrine future de la dégénérescence de Magnan.

La parenté étymologique de ces termes illustre admirablement la périlleuse notion de sainteté en Russie kiévlienne. Le « fol du Christ » qui est porteur d'une tradition authentique de sainteté est cependant exposé à frôler de près l'asocialité du parasitisme, voire de la folie et de l'exclusion sociale.

Il convient de citer le grand historien de la dérive mystique orientale, Kovalevski (1895) : « La voie du "*yourodstvo*"[1] est difficile et périlleuse. Comment sauvegarder l'esprit élevé, entièrement tendu vers Dieu, alors qu'on imite parfois la déraison des êtres les plus méprisables ? » En effet, le monachisme russe suit la voie tracée dès le IIIe siècle par les anachorètes égyptiens et reprise, notamment, par ceux du mont Athos. On peut l'opposer point par point au monachisme occidental catholique, qui s'attache à être un vecteur de culture et d'organisation sociale : le monachisme oriental privilégie la voie de l'expérience mystique et, par là même, est exposé à des effondrements. Néanmoins, des communautés monachiques ont existé aussi en Orient. Ce sont elles qui ont eu pour charge de prendre soin des « possédés » par le « *biès* » (le diable) et aussi des étranges vagabonds qui sillonnent la Russie, les « *strannyié* » (c'est-à-dire ceux qui sont à la fois étrangers et étranges).

L'État russe : Moscou - Saint-Pétersbourg

La Russie de Kiev va être balayée en 1240 par la tornade mongole et le noyau de la nation russe va chercher refuge au fond des forêts qui entourent Moscou, la nouvelle capitale. Je renvoie à mon article de 1984 pour ce qui est de l'histoire de la folie sous les grands princes puis les tsars de Moscou, sinon pour rappeler que pendant toute cette période qui s'étend du XVe au XVIIIe siècle, le *yourodivyi* est le seul qui ait le courage d'interpeller le tyran ; il est la véritable préforme du dissident du XXe siècle soviétique de même qu'Ivan le Terrible est la préforme du tyran moderne. À cet État moscovite qui, selon Kundera (1983) et Tchaadaïev[2], n'est ni européen, ni asiatique, va succéder

1. C'est-à-dire de l'état de « *yourodivyi* ».
2. Philosophe russe de la première moitié du XIXe siècle. Il avait eu l'audace d'écrire dans une revue intitulée *Télescope* que le monde catholique était plus générateur de culture que le monde orthodoxe. Nicolas Ier ne l'interna pas comme on le dit trop souvent, mais le mit aux arrêts de rigueur et le fit visiter quotidiennement par un médecin (au demeurant perpétuellement saoul).

celui de Pierre le Grand. Ce monarque s'intéresse d'ailleurs, entre autres, à l'objet même de la psychiatrie. Il a l'idée novatrice de faire examiner les simples d'esprit, les fous, par le sénat souverain (dont au demeurant les membres sont nommés par lui) ; il bâtit lui-même un questionnaire et Vallon et Marie (1893), qui ont visité la Russie à la fin du XIXe siècle et qui rapportent cet épisode, s'en montrent enchantés.

Au XIXe siècle, la Russie ne cesse de courir derrière une Europe occidentale qui prend le large. Cette aspiration au progrès revêt des formes variées. Tout d'abord l'esprit de tolérance, notamment vis-à-vis des formes intériorisées et dépourvues de violence de l'aliénation mentale, n'est pas appliquée uniformément. La tragique histoire de la chambre n° 6 de Tchekhov (1892) en témoigne. Aussi les éléments les plus libéraux de la psychiatrie russe militeront-ils pour l'adoption du principe de « *no restraint* » de Connolly.

En ce qui concerne l'orientation doctrinale, les Russes reconnaissent deux grandes écoles de psychiatrie : la française et l'allemande, avec cependant une certaine préférence pour cette dernière et plus précisément pour son maître à penser le plus radical, Griesinger (voir notamment Pichot, 1983).

À ce point de notre exposé, il convient de revenir à l'intense débat d'opinion qui traverse le XIXe siècle russe et qui oppose les slavophiles et les occidentalistes. Les psychiatres, notamment universitaires, sont en majorité occidentalistes. Ce n'est pas par accident que la doctrine de réflexologie formulée dès 1863 par Setchenov, reprise avec l'éclat que l'on sait par son disciple Pavlov, devait connaître un tel succès en Russie. Cette doctrine, matérialiste s'il en fut, est condamnée par une Église orthodoxe d'autant plus puissante que son chef est l'empereur lui-même. Au demeurant, de telles professions de foi scientifiques n'ont pas de contrepartie à proprement parler religieuses. Pavlov est croyant et il aura le mérite de le rester sous le régime soviétique.

Yudine : l'ouvrage de référence

On comprendra aisément que les sources susceptibles de nous renseigner sur l'histoire et le développement de la psychiatrie en Russie n'abondent pas en Occident. Force nous est de nous référer à l'ouvrage que nous ont offert jadis des collègues soviétiques et qui est celui de Yudine (1951), cela toutefois avec un certain nombre de réserves. Yudine est mort en 1949, donc dans les dernières années du règne stalinien. Son ouvrage a été publié à titre posthume en 1951. Le préfacier indique que l'ouvrage n'est pas terminé. L'auteur n'a pas eu le temps de terminer la description des réalisations soviétiques dont « avant la grande révolution d'Octobre les psychiatres russes les plus éclairés, n'auraient même pas pu rêver ». On trouvera, dans cette même préface, un coup de patte à l'auteur disparu : il n'a pas cité toutes les grandes figures de la psychiatrie soviétique ; surtout il a traité l'œuvre de Pavlov de façon superficielle, voire cavalière. Le nom de ce préfacier, rédacteur de ce volume, sera mentionné plus tard : il s'agit (déjà) d'Andreï Wladimirovitch Slejnevski, le maître à penser de la psychiatrie sous Khrouchtchev et Brejnev.

Une double remarque s'impose enfin. D'une part, l'avant-propos de l'auteur et la préface du rédacteur comprennent un certain nombre de citations de Marx, Lénine, Jdanov, et d'autres encore. D'autre part, comme dans tous les ouvrages soviétiques, est maintenue une rigide ligne de démarcation qui sépare la littérature nationale ou patriotique (« *otétchéstvennaïa* », de « *otétchestvo* » : « patrie ») de la « *zaroubejnaïa* », c'est-à-dire celle qui provient de l'autre côté de la frontière (*roubéje*). Cela étant dit, Yudine a fait de son mieux pour fournir les documents. Il retrace ainsi l'édification des grands hôpitaux psychiatriques dans la première moitié du XIXe siècle.

Naissance de la psychiatrie russe

Quand, en 1861, le servage est aboli, de nouveaux besoins se font jour et surtout commence à apparaître une structuration locale, celle des *zemstvos*, assemblées locales composées d'instituteurs, de médecins, d'ingénieurs, d'agronomes et de statisticiens (Pipes, 1974). Ce sont ces *zemstvos* qui vont créer pour les malades mentaux des colonies agricoles. Du point de vue universitaire, la première chaire de psychiatrie est créée en 1857 à l'Académie médico-militaire de Saint-Pétersbourg et le titulaire en est le Pr I.M. Balinski. Parmi ses successeurs, on relève le nom de W.M. Bekhterev en 1893. À Moscou, c'est A.J. Kojevnikov qui est le premier titulaire. Rappelons qu'il était aussi et surtout neurologue et qu'on lui doit l'isolement de l'épilepsie partielle continue. Signalons encore au passage deux noms de neuropsychiatres russes, dont l'un a été rapidement connu à l'étranger, W.M. Kernig d'une part, Rossolimo d'autre part.

Enfin, il apparaît que ce sont deux Odessites, A.S. Rozenblum et O.O. Motschutkowski, qui ont dès 1876, donc quarante et un ans avant Wagner von Jauregg, entrevu l'action salutaire de la fièvre récurrente sur certains troubles psychiques.

C'est l'élève chéri de Kojevnikov, S.S. Korsakov (1854-1900), qui va s'illustrer en décrivant en 1887 le syndrome psycho-polynévritique, véritable chef d'œuvre de la recherche clinique. En outre, il est manifestement en avance sur son temps dans sa compréhension des mécanismes et du rôle de la mémoire.

V.C. Kandinski (1849-1889). C'est à propos de lui que L.L. Rokhline se demande s'il y a d'autres cas d'aliénation dans la famille et ne trouve que son cousin, Wassily Kandinski, lequel ayant vu une fois un tableau accroché à l'envers, en a conçu l'idée de l'art abstrait...

Les pseudo-hallucinations décrites par Kandinski, le psychiatre, et que Pichot (1983) rapproche des hallucinations psychiques de Lasègue, sont-elles réellement une sorte de préforme de l'automatisme mental de Clérambault, au point que les auteurs soviétiques parlent d'un syndrome de Kandinski-

Clérambault, voire de Kandinski-Bekhterew ? La question mériterait d'être étudié. En tout cas, Kandinski apparaît dans ses écrits comme un être doux, très tôt touché par cette tempête intérieure dont il sera toute sa vie durant le patient et résigné exégète. Il a 28 ans quand se manifeste la première manifestation vraisemblablement délirante : il est, en sa qualité de médecin de la Marine impériale, à bord du vaisseau amiral quand les premiers coups de canon de la guerre russo-turque se font entendre. Il est alors pris d'une sorte de terreur et se jette tout habillé dans la mer. Il a en commun avec Clérambault le suicide : il se tuera à la morphine à l'âge de 40 ans.

J'évoquerai enfin une dernière figure, celle de W.P. Serbski (1858-1917). Anticipant sur la dernière partie de cette étude, je dirai que, pendant les années 70 et 80 de ce siècle, le nom de Serbski, par une sorte de réflexe conditionné pavlovien, évoquait le sinistre lieu où se pratiquaient les expertises des dissidents. Or Serbski (mort en 1917) ne méritait nullement qu'on donnât son nom à ce temple de la forfaiture. Il appartient entièrement à cette admirable cohorte de l'*intelligentzia* russe qui commence avec les décembristes (dont Pouchkine en 1825), se continue avec Bielinski, Herzen, Dostoïevski, Tolstoï, Tchekhov et tant d'autres, et qui tient tête aux autocraties dont l'histoire de la Russie n'est que trop pleine. Il faut réaliser que l'URSS a un double héritage. D'une part, son fondateur Lénine avait déjà pris une part active à la révolution de 1905, alors que Serbski considère que les révolutionnaires sont souvent des malades mentaux. Il parle en ces termes des communards, il estime que l'enseigne de vaisseau Schmidt qui prit une part active à la révolution de 1905, était atteint de psychose maniaco-dépressive. Mais en même temps l'URSS a hérité de la tradition autocratique-répressive de la monarchie absolue, en l'aggravant au-delà de toute imagination. Dans cette perspective Serbski est tout aussi loin des bolcheviks ; il n'est nullement inféodé au pouvoir tsariste et quand celui-ci, dans les années qui suivent la tentative révolutionnaire de 1905, essaie de briser l'Université, Serbski quitte sa chaire avec éclat. Je tire cette dernière information de l'ouvrage de Yudine ; il est facile de comprendre pourquoi il ne parle pas de l'attitude critique de Serbski vis-à-vis de la Révolution. Serbski est un homme libre ; voilà pourquoi le fait d'affubler de son nom un sinistre institut qui est à la botte de la tyrannie constitue une imposture.

La psychiatrie en URSS

On peut la diviser en trois grandes périodes. La première s'étend de 1917 à 1928, est marquée par un vif intérêt pour la psychanalyse, mais cet intérêt existait déjà avant la Révolution : faut-il rappeler que l'Homme aux loups était Russe ? (voir Koupernik et Gourevitch, 1992, et Domic et Doray, 1990.) Trotski lui aurait été très favorable... Cette phase correspond de façon générale à une grande vigueur de la vie intellectuelle en URSS à tous points de vue.

La deuxième période s'étend de 1928 à 1953, elle est entièrement dominée par le règne de Staline. La fenêtre sur l'Ouest se ferme, on va vivre en autarcie intellectuelle. Le pavlovisme devient une doctrine d'État. Elle correspond admirablement au concept de malléabilité : l'homme est ce qu'on en fait. Son psychisme, selon l'enseignement de W.I. Lénine, n'est que la réflexion de la réalité. Après tout, « réflexe » et « réfléchir » proviennent l'un et l'autre de « *reflectere* »... En termes pratiques, cela veut dire que la pathologie mentale ne peut avoir pour source qu'une influence sociale maléfique. Comme la société socialiste est par définition bienfaisante, la pathologie traduit une survivance de l'immonde tsarisme.

Staline s'assure un pouvoir absolu en 1928. Mais sous son règne il n'y a pas d'exemple d'usage de la psychiatrie à des fins politiques. Bien au contraire, quand la possibilité leur en est offerte, les psychiatres arrachent quelques égarés à la mort par exécution, par la faim, par le froid, et l'asile reprend son sens noble. Parallèlement, on condamne en bloc tout ce qui se pratique en Occident, qu'il s'agisse de psychanalyse, d'existentialisme, de néothomisme (au passage on ridiculise la pensée de saint Thomas d'Aquin). On condamne même la psychomorphologie qui n'est en fait que la doctrine des localisations cérébrales. Un cerveau soviétique fonctionne selon les lois édictées par Ivan Petrovitch Pavlov (voir Morosov, 1961).

La troisième période est celle des recours à l'internement pour faire taire « ceux qui pensent autrement » (en russe : « *inakamysliachtchié* »). Il faut rappeler, pour la bonne intelligence de la chose, que Khrouchtchev a dénoncé lors du XXe Congrès les abominations du pouvoir stalinien (en 1956), mais le dégel a alors risqué d'emporter les structures de cette tyrannie qui a eu la faiblesse de se confesser. La *Pravda* du 24 mai 1959 cite le nouveau Secrétaire général : « Peut-on concevoir l'existence de maladie ou de troubles nerveux dans une société communiste ? La réponse est "oui, de toute évidence". » (*cf.* Van Voren, 1989, Koupernik et Gourevitch, 1992.) Tout un appareil se construit, chacun y met du sien. La loi prévoit que le tribunal peut imposer un traitement forcé à quelqu'un que les experts ont reconnu comme étant malade ; à l'institut Serbski, le plus souvent. Ils le feront d'autant plus volontiers que le serment d'Hippocrate a été tronqué : le médecin soviétique doit être conscient de ses responsabilités vis-à-vis du Parti et de l'État (texte paru en 1971). Il y a une certaine monotonie dans le diagnostic : le même « criminel » peut être étiqueté « schizophrénie à évolution torpide », ou « personnalité pathologique paranoïaque ». Dix-neuf hôpitaux psychiatriques spécialisés sont prêts à accueillir des dissidents pour les guérir de leurs mauvaises pensées, soit en utilisant des doses considérables de neuroleptiques, soit par « un traitement » à la sulfazine, en fait vulgaire huile soufrée qui provoque un abcès et une forte fièvre. Ces hôpitaux psychiatriques spécialisés dépendent non pas du ministère de la Santé, mais du sinistre ministère de l'Intérieur, et le personnel sanitaire est composé de détenus de droit commun, ou de policiers. Voici quelques exemples de ces « transgressions psychotiques » : Wladimir Boukovski lit chez lui les œuvres de Milovan Djilas, il sera interné ; le général Grigorenko, héros de la guerre de libération, prend la défense des Tatars de Crimée, il sera déclaré fou ; les poètes Nathalia Gorbanevskaïa et Vadim Delaunay (en fait descendants du frère du gouverneur de la Bastille, lequel fut fait prisonnier après la débâcle des armées napoléoniennes en 1812 et se fixa en Russie) s'enchaînent sur la Place Rouge quelques jours après l'invasion de la Tchécoslovaquie, ils seront internés. Et tant d'autres...

Contre ces exactions, des membres du personnel soignant s'élèvent. Les psychiatres Glouzman, Koryaguine, vont payer d'années de prison et de camp leur tranquille courage. Les frères Alexandre et Kirill Podrabinek, Feldschers, continueront aussi un combat courageux. D'autres seront exilés comme Boukovski. L'opinion publique mondiale se réveille enfin. Plyouchtch est sauvé d'une mort certaine par un comité de mathématiciens où militent notamment Henri Cartan et Michel Boué. La bataille des congrès mondiaux s'engage : les Soviétiques, condamnés une première fois par une faible marge au congrès d'Honolulu en 1977, se retireront de l'Association mondiale de psychiatrie avant le congrès de Vienne en 1983. Ils reviendront par la petite porte d'Athènes en 1989 (voir Koupernik et Gourevitch, 1992 ; et surtout Bloch et Reddaway, 1977, 1984 ; Antebi, 1977 ; Van Voren, 1989). L'URSS va imploser en 1991.

La période actuelle

La période actuelle est difficile à cerner (Koupernik, 1993). Il y a un grand désarroi, notamment idéologique. Certains se raccrochent à des « techniques » d'inspiration occidentale, qu'il s'agisse de la relaxation, ou de l'hypnose à la Milton Erickson, ou encore de psychanalyse, cependant que d'autres vont chercher l'inspiration dans un ésotérisme orientalisant de pacotille. On ne sait plus qu'enseigner, les lourds traités soviétiques terriblement organicistes ne sont plus de mise. Il est à espérer que cette période trouble trouvera bientôt sa fin.

BIBLIOGRAPHIE

ANTEBI E., *Droit d'asile en Union Soviétique*, préface d'Eugène Ionesco, Paris, Julliard, 1977.

BLOCH S., REDDAWAY P., *Russia's Political Hospitals*, London, Victor Gollonez, 1977.

BLOCH S., REDDAWAY P., *Soviet Psychiatric Abuse*, London, Victor Gollonez, 1984.

BOUKOVSKI V., *Une nouvelle maladie mentale : l'opposition*, introduction de J.-J. Marie, Paris, Le Seuil, 1971.

CONTE F. (sous la direction de), *Les grandes dates de la Russie et de l'URSS*, Paris, Larousse, 1990.

DOMIC Z., DORAY B., « Regards sur la psychanalyse en URSS », *Psychanalystes*, 1990, n° 35, 87-96.

ÉLIADE M., *Histoire des croyances et des idées religieuses*, 3 : *De Mahomet à l'Âge des Réformes*, Paris, Payot, 1983.

GLOUZMAN S., *On Soviet Totalitarian Psychiatry*, Amsterdam Internat. Assoc. on the political use of psychiatry, 1989.

KORSAKOV S.S., *Izbrannyié Proïzvedenyia* (*Morceaux choisis*), en russe, Moscou, Éditions d'État de littérature médicale, 1954.

KOUPERNIK C., « Psychiatrie soviétique. Tendances et réalisations (Impressions de lectures et d'une mission d'étude dans le cadre des relations Est-Ouest) », *Cahiers du monde russe et soviétique*, 1962, III, 666-672.

KOUPERNIK C., « Psychiatrie russe avant la Révolution de 1917 », *Perspectives psychiatriques*, 1984, *11* (96), 154-160.

KOUPERNIK C., « Psychiatrie de l'Empire éclaté », *Conc. Méd.*, 1993, *115* (36), 3125.

KOUPERNIC C., GOUREVITCH M., « La psychiatrie soviétique », *Rev. Étud. Slaves*, 1985, LVII/2, 325-331.

KOUPERNIK C., GOUREVITCH M., « Psychiatrie soviétique : courants idéologiques et transgression politique », *Nouv. Rev. Ethnopsychiatr.*, 1992, n° 19, 73-80.

KOVALEVSKI S., *Yourodstvo o Khristié i Khrista radi. Yourodivyi vostotchnoï i rousskoï tzerkvi* (*Le phénomène du Yourodstvo pour et par le Christ dans l'Église orientale et russe*), en russe, Moscou, 1895.

KUNDERA M., « Un Occident kidnappé », *Le Débat*, 1983, n° 27, 3-23.

MANSON I, « Comment dit-on "Psychanalyse" en russe ? », *Rev. Int. Hist. Psychanalyse*, 1991, *4*, 407-423.

MATMONT T., MARIE J.-J. (documents recueillis par), *L'affaire Pliouchtch*, Paris, Le Seuil, 1976.

NAU J.-Y., « Crime psychiatrique contre l'humanité », *Le Monde*, 11 septembre 1991.

PICHOT P., *Un siècle de psychiatrie*, Paris, Produits Roche SA, 1983.

PIPES R., *Russia under the Old Regime*, New York, Charles Scribner's Sons, 1974.

PLIOUCHTCH L., *Dans le carnaval de l'histoire*, Paris, Le Seuil, 1977.

PODRABINEK A., *Punitive Medicine : A Summary*, London, Amnesty International, 1977.

SERBSKY W., *Psykhiatryia* (*Psychiatrie, Manuel pour l'étude des maladies mentales*), en russe, Moscou, Commission éditoriale des étudiants en médecine, 1912.

VALLON C., MARIE A., *Les aliénés en Russie*, Montévrain, 1899.

VAN VOREN R. (éd.), *Soviet Psychiatric Abuse in the Gorbachev Era*, Amsterdam Internat. Assoc. on the political use of psychiatry, 1989.

YUDINE T.I., *Otcherki Istorici Otetchesvennoï Psykhiatrii* (Études d'histoire de la psychiatrie nationale), en russe, Moscou, Medghiz, 1951.

LA SUISSE

Jusqu'à la fin du XVIIIe siècle, c'est-à-dire jusqu'à la Révolution française, les soins aux malades mentaux, qu'on pourrait appeler psychiatriques, sont pratiquement inexistants en Suisse. En cela, la Suisse ne se distingue pas des autres pays européens. Nous enregistrons ici et là la présence d'« aliénés » dans des sous-sols d'hôpitaux en soins généraux (Lausanne et Zurich par exemple). De temps en temps on construit, souvent dans le cadre d'installations pour malades infectieux, lépreux, etc., des petits bâtiments pour « agités » (à Berne par exemple). Les grands médecins suisses du XVIIIe siècle, tels que Tissot ou Haller, ne parlent que très peu des affections mentales (H.W. Bucher).

C'est au début du XIXe siècle que commence l'histoire de la psychiatrie suisse et, pour pouvoir la comprendre, nous devons d'abord nous pencher sur la structure politique de ce petit pays au cœur de l'Europe (H. Walser). La Suisse fut toujours une fédération de petits États, parfois minuscules, qui ont jalousement conservé à travers les siècles leur complète autonomie. C'est pour cela que l'on parle encore aujourd'hui de Confédération helvétique. La Révolution française et le renversement des régimes aristocratiques n'ont rien changé à cela. Jusqu'en 1848, date de l'introduction de la Constitution helvétique, chaque État était à tel point autonome qu'il existait vingt-deux gouvernements en Suisse ayant toutes les compétences pour régler les problèmes de politique intérieure. Même après 1848, les cantons ont gardé une totale indépendance dans les domaines de la santé, de l'instruction publique et des finances.

La « sectorisation » avant la lettre

Pour la psychiatrie, cette situation politique a eu l'immense avantage suivant : l'autorité politique n'a jamais eu à s'occuper de groupes de population importants, ce qui fait que la décentralisation, ou ce que les Américains appellent aujourd'hui « Community Mental Health », a pu se développer. Rappelons, à ce propos, que jusque vers 1900 les populations des cantons variaient entre 40 000 et 400 000 habitants. C'est ainsi qu'entre 1830 et 1900 la plupart des cantons de 100 000 habitants ou plus ont commencé à construire des « asiles d'aliénés ». Ce furent surtout les cantons jeunes, c'est-à-dire ceux qui avaient acquis leur indépendance depuis la Révolution française, tels que le canton de Vaud, le canton d'Argovie, qui firent œuvre de pionniers (C. Müller, le Champ-de-l'Air à Lausanne). Sans entrer dans les détails de la discussion actuelle sur les motivations de ces créations d'asiles, nous pouvons dire que, d'après les documents, il ne s'agissait nullement d'asiles destinés à héberger non seulement des malades mentaux mais aussi des vagabonds et des petits délinquants. L'intention des parlements cantonaux était bien d'assainir la situation tragique des aliénés sans secours dans les villages, rejetés par la population et livrés à la mendicité ; on ne peut certainement pas parler d'une intention politique visant à « mettre à l'ombre » des individus non aptes à suivre le progrès de l'industrialisation débutante (Foucault et Dörner).

Quels types d'institutions ?

Les « asiles d'aliénés » s'inspiraient, du point de vue architectural, de l'exemple de Charenton, et on peut admettre que, sur le plan théorique, les travaux de Pinel, d'Esquirol et plus tard de Conolly et de Jacobi étaient connus des médecins ayant la responsabilité de ces asiles d'aliénés. Le nombre de personnes à héberger était en général réduit et, la plupart du temps, les projets ne prévoyaient pas plus de deux cents à trois cents malades. À côté du nombre croissant d'asiles cantonaux, donc de l'État, nous trouvons au siècle passé quelques fondations à vocation chrétienne, notamment pour les épileptiques. C'est ainsi que des hospices spéciaux pour épileptiques furent créés parallèlement dans trois cantons de Suisse (Zurich, Berne, Vaud). Signalons enfin que, dans la deuxième moitié du siècle passé, les médecins ont commencé à ouvrir des maisons de cure privées destinées à une clientèle aisée. La période de ces services privés est aujourd'hui révolue et, pour ne citer que l'exemple du canton de Vaud, des six établissements privés connus avant la Deuxième Guerre mondiale, un seul subsiste actuellement.

En ce qui concerne la topographie de ces asiles, nous remarquons une grande diversité. Lorsqu'il s'agissait de constructions nouvelles, comme par exemple à Genève, Lausanne, Bâle, Zurich, etc., les gouvernements achetaient en général des domaines à proximité de la ville pour y construire des asiles.

Moins favorables étaient les solutions adoptées par certains cantons qui, dans le cadre de l'évolution de la politique ecclésiastique, disposaient d'un vieux monastère qu'ils transformaient en asile sans tenir compte des besoins réels des patients. Ces monastères se trouvaient souvent dans des endroits très isolés, loin de tout centre urbain. C'est de ce lourd héritage que souffrent aujourd'hui encore certaines régions (Bellelay dans le canton de Berne, Rheinau dans le canton de Zurich [voir Walser], Pfäffers dans le canton de Saint-Gall, Saint-Urbain dans le canton de Lucerne).

L'enseignement de la psychiatrie

Que se passe-t-il du point de vue enseignement psychiatrique au XIXe siècle ? Il faut signaler ici que les universités suisses, et par conséquent aussi les facultés de médecine et les écoles de médecine, furent pour la plupart créées à la fin du XIXe siècle. Notons cependant que le grand Griesinger, pionnier de la psychiatrie allemande, a fait ses débuts à Zurich au milieu du siècle passé : c'est là qu'il a écrit son fameux traité (O. Marx). C'est lui qui émit à l'origine l'idée que les asiles devaient être remplacés par de petites communautés pour aliénés dans les villes.

C'est avec la création des facultés de médecine de Genève, Lausanne, Bâle, Zurich et Berne que l'enseignement psychiatrique fut introduit en Suisse. Cet enseignement fut toujours confié au médecin-directeur des asiles cantonaux existants (Bel-Air à Genève, Cery à Lausanne, Waldau à Berne, Burghölzli à Zurich, Friedmatt à Bâle). Il s'agit là d'un phénomène d'importance capitale qui explique la différence considérable qui existe aujourd'hui encore entre la psychiatrie suisse et celle des pays environnants. Jamais jusqu'à nos jours la psychiatrie suisse n'a connu de petits services universitaires intégrés à un centre hospitalier universitaire et dirigés par le titulaire de chaire qui pratique une sélection des malades. Autrement dit, la psychiatrie universitaire fut inclue d'emblée dans un système de soins psychiatriques qu'on pourrait qualifier de sectorisé. Toutefois, il faut remarquer que les grands cantons ayant plus de 500 000 habitants (Berne, Zurich) à la fin du XIXe siècle ont eu quelque peine à suivre le mouvement. Ces grands cantons ont été obligés, vue la pénurie de lits, de construire un second, voire même un troisième asile pour leurs habitants, mais sans tenir compte d'une régionalisation, c'est-à-dire de l'attribution d'une zone de recrutement clairement définie. C'est seulement depuis une dizaine d'années que l'idée du secteur, tel qu'il a été instauré en France, a fait son chemin, et ce n'est qu'actuellement que des cantons prévoient une répartition des malades selon leur régions (par exemple le canton de Vaud).

La neurologie et la psychiatrie furent toujours séparées en Suisse. Contrairement à ce qui s'est passé dans les autres pays, la neurologie faisait partie de la médecine interne et ce n'est que vers les années 1940 à 1950 que les chaires de neurologie se sont créées et plus tard aussi les services respectifs. La Suisse n'a donc jamais connu le conflit âpre et infructueux de savoir si la neurologie et la psychiatrie faisaient partie du même domaine et devaient être enseignées par les mêmes enseignants.

Les *méthodes thérapeutiques* appliquées au XIXe siècle dans les « asiles » suisses furent exactement les mêmes que partout ailleurs. L'hypothèse que la maladie mentale était avant tout l'expression d'une lésion cérébrale organique a eu des effets néfastes : encombrement des hôpitaux, augmentation du nombre de lits, stagnation, manque de possibilités de réhabilitation ; bref, pessimisme thérapeutique. Le spectre de l'incurabilité planait sur les habitants des asiles. De petites occupations furent introduites, mais ce furent avant tout des activités domestiques : malades employés dans les domaines agricoles rattachés aux asiles, travaux de cuisine, de nettoyage, de buanderie, etc. Parfois, des politiciens émettaient l'opinion qu'un asile psychiatrique devrait presque pouvoir vivre en autarcie, ce qui revient à dire qu'il devait avoir besoin de peu de subsides de l'État, puisque les « malades » pouvaient contribuer à leur entretien.

Les « éminences »

Quels furent les psychiatres suisses qui, au XIXe siècle, marquèrent notre science ? Faut-il rappeler que la suisse fut, sur le plan universitaire, un pays sous-développé jusqu'au début du XXe siècle ! En effet, non seulement en médecine mais aussi dans les autres facultés, des chaires furent souvent occupées par des étrangers, notamment des Allemands. C'est ainsi que la fameuse clinique psychiatrique universitaire du Burghölzli a vu défiler un certain nombre de psychiatres allemands qui, après avoir fait leurs armes dans ce petit pays, retournaient dans le « Reich ». Il n'est pas faux de dire que c'est probablement Auguste Forel (1848-1931) qui fut un des premiers grands pionniers d'origine suisse. Né en Suisse romande, il partit compléter ses études en Allemagne et en Autriche, notamment chez von Gudden, futur professeur de psychiatrie à Munich et connu par sa fin tragique avec le roi Louis II de Bavière. Très jeune, Forel fut nommé directeur de la clinique psychiatrique universitaire de Zurich (Burghölzli). Il y introduisit des méthodes de traitement moderne, s'intéressa à l'hypnotisme après une visite chez Bernheim à Nancy, fut un fervent adversaire de l'alcoolisme et écrivit un livre très connu sur la sexualité. C'est sous sa direction que la clinique psychiatrique de Zurich a acquis une position prépondérante en Suisse. Forel ne fut pas seulement un psychiatre clinicien excellent, mais également un chercheur en entomologie. Il prit sa retraite relativement jeune pour retourner dans sa région d'origine en Suisse romande. Remarquons que son exemple est typique de l'émulation harmonieuse de la psychiatrie entre la Suisse francophone et la Suisse alémanique. Son successeur fut Eugène Bleuler, qui publia en 1911 son livre fondamental sur la schizophrénie ; avant d'être nommé professeur à l'Université de Zurich, Bleuler avait été directeur d'un hôpital de campagne où il eut l'occasion d'observer et d'étudier un grand nombre de schizophrènes chroniques.

Le XXᵉ siècle

L'évolution de la psychiatrie suisse au XXᵉ siècle peut être caractérisée de la façon suivante : la clinique psychiatrique universitaire du Burghölzli à Zurich devint La Mecque de la psychiatrie suisse. Pratiquement tous les titulaires de chaire ont fait leur initiation sous l'égide d'Eugène Bleuler. Celui-ci réunit autour de lui une pléiade de personnalités et s'intéresse activement au mouvement psychanalytique. Son amitié avec Sigmund Freud est connue et c'est grâce à son initiative que la psychanalyse a trouvé d'emblée un accueil favorable en Suisse ; le monde psychiatrique attend d'ailleurs avec impatience la publication de la correspondance importante entre Freud et Bleuler. Bleuler a en outre à ses côtés le fameux C.G. Jung, d'abord adepte de Freud, mais qui se sépare de ce dernier et fonde sa propre école. De nombreux pionniers de la psychanalyse (Abraham, Brill) font des stages à Zurich et c'est ainsi que se créée une atmosphère d'enthousiasme et d'intérêt pour la recherche en psychiatrie. J. Kläsi introduira la cure de sommeil au Burghölzli et inaugurera ainsi toute l'ère de la thérapie biologique. Rorschach présente ses premiers résultats de tests qui connaîtront plus tard un succès mondial.

Jusqu'au milieu du XXᵉ siècle, quatre des cinq chaires de psychiatrie des universités suisses seront occupées par des élèves d'Eugène Bleuler (J. Staehelin, J. Kläsi et M. Müller à Berne, H. Steck à Lausanne, H. Maier à Zurich). À Zurich, ce sera le fils d'Eugène Bleuler, Manfred Bleuler, qui continuera l'œuvre de son père, tout en s'intéressant particulièrement à l'évolution des schizophrènes.

Sur le plan thérapeutique, la période entre 1920 et 1960 est caractérisée avant tout par un intérêt croissant pour les traitements biologiques. Il y eut J. Kläsi et sa cure de sommeil, dont nous avons déjà parlé, puis Sakel et l'insulinothérapie. Dès que les premiers résultats de Sakel furent connus, l'insulinothérapie fut immédiatement reprise et développée en Suisse par M. Müller et H. Steck. Alors qu'en France, en Italie et en Allemagne on était encore réticent vis-à-vis de cette nouvelle forme de traitement, l'esprit d'initiative de M. Müller fit que beaucoup d'étrangers vinrent étudier l'insulinothérapie dans son hôpital de Münsigen. Depuis 1954, sous l'influence française, les neuroleptiques furent introduits dans l'arsenal thérapeutique. Un échange scientifique vivant entre la psychiatrie suisse et la française fut d'ailleurs développé grâce aux initiatives de E. Minkowski et H. Ey.

Un des traits caractéristiques de la psychiatrie suisse du XXᵉ siècle est que, sans négliger les théories psychopathologiques, elle a toujours montré un intérêt particulier pour tout ce qui touchait au domaine de la thérapie. C'est dans ce contexte que nous pouvons mentionner un autre pionnier, Burckhardt, qui, en 1890 déjà, avait pratiqué les premières interventions neurochirurgicales, méthode précurseur de la lobotomie.

L'introduction des cures biologiques n'a pas eu pour conséquence une mise à l'écart des domaines psychodynamiques et psychothérapeutique. Au début du siècle déjà, Paul Dubois, ami intime du grand neurologue français Déjérine, se créera une renommée mondiale par ses travaux sur la psychothérapie persuasive. Il a exercé une influence considérable sur ses contemporains et ses livres ont été traduits en plusieurs langues. Sa méthode consistait en un dialogue, qu'il appelait « socratique », avec le malade, dans des conditions d'hébergement particulier.

Plus tard, ce sont C.G. Jung et L. Binswanger qu'il faut mentionner parmi les pionniers d'écoles que l'on peut qualifier de « psychologiques ». Ce n'est pas le lieu ici de résumer l'œuvre de C.G. Jung, qui continue à avoir une influence considérable ; nous lui devons des hypothèses et des termes tels que les archétypes, l'extraversion et l'introversion, mais on oublie parfois que ce fut aussi un des premiers à s'intéresser aux tests associatifs. Notons aussi que Rorschach, en élaborant son test, fut fortement influencé par la pensée psychanalytique. L. Binswanger, dont la famille possédait depuis plusieurs générations un établissement privé au bord du lac de Constance, s'enthousiasma d'abord pour l'œuvre de Freud (M. Schrenk) ; plus tard, il se tourna davantage vers les tendances philosophiques modernes (Husserl, Heidegger) ; c'est ainsi qu'il créa ce qui fut appelé plus tard l'analyse existentielle (*Daseinsanalyse*). Binswanger publia des travaux fondamentaux sur la schizophrénie et on peut certainement dire qu'il a marqué toute une génération de psychiatres suisses.

Un autre élève d'Eugène Bleuler, A. Respond, fut un des chefs de file du mouvement d'hygiène mentale et présida, pendant un certain nombre d'années, cette association internationale. R. Kühn, un élève de Binswanger, fut plus tard celui qui découvrit l'effet anti-dépressif des médicaments tricycliques. Sur le plan psychanalytique pur, nous devons encore parler des personnalités suivantes : C. Odier, qui introduit, avec R. de Saussure, la psychanalyse en Suisse romande ; pour la Suisse allemande, nous mentionnerons E. Oberholzer, le pasteur Pfister, E. Blum. Plus tard, ce seront deux femmes psychanalystes, G. Schwing et M.L. Séchehaye, qui s'intéressèrent à l'application de la pensée psychanalytique au traitement des schizophrènes. Mme Séchehaye publie le « cas Renée » sur le déroulement d'un traitement psychanalytique chez une jeune femme schizophrène.

Quelle fut l'évolution *sur le plan institutionnel* au XXe siècle ? Le nombre des psychiatres installés est très faible jusqu'à la Deuxième Guerre mondiale. À part cela, la dichotomie hôpital psychiatrique/médecins installés tend à se transformer dans le sens d'une diversification et de la création d'institutions intermédiaires. C'est ainsi que, pour la première fois en Europe, Bleuler ouvrit avec Kläsi un dispensaire psychiatrique à Zurich ; plus tard les autres villes et centres universitaires suivirent cet exemple.

Le placement familial, selon le modèle de Geel, connut un grand succès depuis le début du siècle. On peut admettre que c'est vers 1920 que plusieurs centaines de malades mentaux furent hébergés partout en Suisse dans des familles supervisées par des médecins psychiatres et des assistants sociaux.

La formation du personnel soignant a également connu des changements importants. Alors que, jusque vers les années 1920, chaque établissement recrutait des aides sans formation, des écoles et des règles de formation furent peu à peu établies. Depuis les années 1940, il existe en Suisse un diplôme pour infirmières et infirmiers en psychiatrie et, en général, les écoles formant ce personnel sont rattachées à des hôpitaux psychiatriques. C'est surtout Morgenthaler, connu par ailleurs pour ses travaux de pionnier sur l'art psychopathologique (le cas Völfli), qui s'intéressa à ces problèmes de formation du personnel. Depuis la Deuxième Guerre mondiale, les institutions existantes (hôpital psychiatrique, dispensaire et placement familial) furent peu à peu élargies par la création de foyers, d'ateliers protégés et d'hôpitaux de jour. Comme partout en Europe, l'accent fut mis sur le traitement extra-hospitalier, de sorte que, ces dix dernières années, le nombre de journées de malades en hôpital a considérablement baissé partout en Suisse.

Le système fédéraliste suisse, qui est caractérisé, comme nous l'avons dit, par l'autonomie totale des vingt-deux cantons dans le domaine de la santé publique, a évidemment eu comme inconvénient qu'aucune loi n'a été promulguée sur le plan national en ce qui concerne les malades mentaux. Nous assistons donc à une grande diversité et on ne peut pas nier que des différences de qualité importantes existent d'un canton à l'autre. Certains cantons, à faible densité de population, ont dû recourir à des concordats avec d'autres cantons, qui se chargent donc de subvenir aux besoins psychiatriques de leur population. Depuis trente ans environ, un seul hôpital psychiatrique nouveau a été construit en Suisse. Ceux existant déjà ont été rénovés. La Suisse n'a jamais connu d'établissements spéciaux pour malades mentaux délinquants et on peut se demander si c'est un avantage ou un inconvénient. Toujours est-il que jusqu'à nos jours les malades mentaux délinquants sont soignés soit en prison, soit dans le centre psychiatrique régional où ils sont transférés.

La critique de l'institution psychiatrique et de la psychiatrie en général ne s'est pas arrêtée aux frontières de la Suisse. L'anti-psychiatrie y a aussi eu ses adeptes et des débats passionnels ont eu lieu dans les mass-medias. Mais c'est peut-être grâce à sa grande diversification, à sa répartition fractionnée, que la psychiatrie suisse doit actuellement sa situation relativement stable, lui permettant de progresser sur le plan institutionnel, mais aussi sur le plan de l'enseignement et de la recherche.

BIBLIOGRAPHIE

BLEULER E., *Lehrbuch der Psychiatrie*, Berlin, Springer, 1916.

BUCHER H.W., *Tissot und sein "Traité sur les nerfs". Ein Beitrag zur Medizingeschichte der schweizerischen Aufklärung*, Zürich, Juris Verlag, 1958, (Zürcher medizingeschichtliche Abhandlungen).

DÖRNER K., « Psychiatrie und Gesellschaftstheorien », in *Psychiatrie der Gegenwart*, Bd I/1, 2. Aufl. Berlin, Springer, 1979, S. 771-811.

FOREL A., *Mémoires*, Neuchâtel, Ed. La Baconnière, 1941.

GRIESINGER W., *Die Pathologie und Therapie der psychischen*

Krankheiten, Stuttgart, A. Krabbe, 1845.

MARX O.M., « Wilhelm Griesinger and the history of psychiatry : a reassessment », *Bull. Hist. Med.*, 46, 519 544, 1972.

MÜLLER C., « Paul Dubois und die Entwicklung der Psychotherapie. Schweiz », *Arch. Neurol. Neurochir. Psychiat.*, 78, 390-393, 1956.

MÜLLER C., « Gottlieb Burckhardt, le père de la topectomie », *Rev. méd. Suisse romande*, 78 : 726-730, 1958.

MÜLLER C., « Le Champ-de-l'Air, premier hôpital psychiatrique du Canton de Vaud », *Gesnerus*, 37, 28-33, 1980.

SCHRENK M., « Ludwig Binswangers Auseinandersetzung mit S. Freud, ein Stück Wissenschafts-geschichte », *Conf. Psychiat.*, 10, 113-127, 1967.

SECHEHAYE M.A., *Journal d'une schizophrène*, Paris, PUF, 1950.

WALSER H., « Die Klinik Rheinau und die Schweizer Psychiatrie. Schweiz », *Arch. Neurol. Neurochir. Psychiat.*, 109, 129-133, 1971.

WALSER H., « Schweizer Psychiatrie im 19. Jahrhundert », *Gesnerus*, 29, 183-195, 1972.

INDEX RERUM

D

E

F

N - O

P

INDEX NOMINUM

C

D

G

H

I - J

K

M

R

W

Y - Z

LISTE DES AUTEURS

Jean Bancaud	Directeur de recherche - INSERM
François Bing	Praticien hospitalier, hôpital Sainte-Anne
Hans Binneveld	Professeur d'histoire de la médecine à l'université Érasme de Rotterdam
Jacek Bomba	Psychiatre, Faculté de médecine Copernic, Cracovie
Jean-Guillaume Bouttier	Praticien hospitalier, hôpital Esquirol, Saint-Maurice
Charles Brisset	Médecin honoraire de l'hôpital Rothschild. Ancien secrétaire général du Syndicat des psychiatres français
Bela Buda	Psychiatre, vice-président de l'Association hongroise psychiatrique
William F. Bynum	Historien de la psychiatrie, directeur adjoint du Welcome Institute de Londres
Jean Ceard	Docteur ès Lettres, professeur à l'université de Paris XII
Jacques Chazaud	Psychanalyste, psychiatre des hôpitaux
Jacques Corraze	Professeur de psychologie à l'université Paul-Sabatier de Toulouse
Michel Craplet	Docteur en médecine, psychiatre, architecte DPLG
Luciano Del Pistoia	Historien de la psychiatrie
Eleny-Maria Delgado	Psychologue clinicienne
Thierry Gineste	Praticien hospitalier, hôpital Paul Guiraud de Villejuif
Giovanni Batista Giordano	Ancien médecin-chef à l'hôpital de Lucques

Danielle Gourevitch	Professeur d'histoire de la médecine, École pratique des hautes études (IVe section)
Michel Gourevitch	Médecin-chef à l'hôpital psychiatrique de Maison-Blanche
Martine Gros	Psychiatre des hôpitaux, hôpital Esquirol, Saint-Maurice
Bianca Halpern-Zaoui	Psychiatre, directrice de l'hôpital psychiatrique universitaire Talbich à Jérusalem
Danielle Jacquart	Directeur d'études à l'École pratique des hautes études
Nicole Khouri	Sociologue, psychologue, enseignante, chercheur à l'université Paris I
Simon Daniel Kipman	Psychiatre des hôpitaux, secrétaire général de l'Association française de psychiatrie
Cyril Koupernik	Professeur honoraire au collège de médecine des hôpitaux de Paris
Muriel Laharie	Maître de conférences en histoire du Moyen Âge à l'université de Pau
Georges Lantéri-Laura	Chef de service, hôpital Esquirol, Saint-Maurice, professeur à l'École des hautes études en sciences sociales
Jacques Ley	Directeur honoraire du service d'anthropologie pénitentiaire de Belgique
Patrick Maugeais	Médecin psychiatre. Praticien hospitalier au centre pour toxicomanes de Caen
Jean-Claude Margolin	Professeur émérite à l'université de Tours, ancien directeur du Centre d'études supérieures de la Renaissance
Duarte Mimoso-Ruiz	Directeur adjoint de l'institut d'espagnol et de portugais de l'université de Strasbourg II
Luis E. Montiel	Professeur d'histoire de la médecine à l'université Complutense de Madrid
Pierre Morel	Psychiatre des hôpitaux, professeur de psychiatrie à la faculté de médecine de Caen
Christian Muller	Professeur honoraire de psychiatrie, ancien directeur de la clinique psychiatrique universitaire de Lausanne
Hector Perez-Rincon	Psychiatre, professeur adjoint de psychiatrie à la faculté de médecine de l'université de Mexico
Pierre Peron-Magnan	Directeur de recherche à l'INSERM
Jackie Pigeaud	Professeur de philologie et littérature latines à l'université de Nantes

Jacques Postel	Médecin-chef au Centre hospitalier Sainte-Anne, Paris. Président honoraire de la Société internationale d'histoire de la psychiatrie et de la psychanalyse.
Serge Pottiez	Psychiatre, médecin légiste
Claude Prévost	Professeur de psychologie, université Paris VII
Claude Quétel	Historien directeur de recherches au CNRS et directeur du Centre de recherche d'histoire quantitative à l'université de Caen
Nils Retterstol	Professeur de psychiatrie à l'université d'Oslo
Barbara Rosenkrantz	Professeur d'histoire des sciences à l'université d'Harvard
Jacques Simonet	Psychiatre des hôpitaux, Centre hospitalier spécialisé de Perray-Vaucluse
J.-C Stagnaro	Professeur de psychiatrie, université de Buenos-Aires
Claire Synodinou	Professeur de psychologie, université d'Athènes
Étienne Trillat	Psychiatre des hôpitaux, historien de la psychiatrie
Heinrich Z. Winnik	Professeur honoraire, premier titulaire de la Chaire de psychiatrie de l'université hébraïque de Jérusalem
Dominique Wintrebert	Praticien hospitalier, hôpital de jour du Perreux

Imprimé en France. - JOUVE, 18, rue Saint-Denis, 75001 PARIS
N° 217746H. - Dépôt légal : Avril 1994